TRAITÉ ÉLÉMENTAIRE

DE

PHYSIOLOGIE HUMAINE

TRAITÉ ÉLÉMENTAIRE

DE

PHYSIOLOGIE

HUMAINE

PAR

F. VIAULT	**F. JOLYET**
Professeur d'Anatomie Générale	Professeur de Médecine expérimentale
et d'Histologie	à la Faculté de Médecine de Bordeaux.
à la Faculté de Médecine de Bordeaux.	Ancien Directeur-Adjoint
Docteur ès sciences.	du laboratoire de physiologie à la Sorbonne.

AVEC LA COLLABORATION

DE MM. BERGONIÉ ET FERRÉ

Agrégés à la même Faculté.

Avec 400 figures dans le texte.

PARIS

OCTAVE DOIN, ÉDITEUR

8, PLACE DE L'ODÉON, 8

—

1889

PRÉFACE

Ce livre s'adresse spécialement aux étudiants en médecine de nos Facultés, à qui nous avons voulu donner un résumé concis, quoique assez complet, de l'état actuel de la physiologie. Nous avons essayé, avant tout, d'imprimer à cet ouvrage un caractère positif et expérimental, et nous avons laissé systématiquement de côté les considérations historiques qui faisaient le fond de la plupart des anciens traités de physiologie. C'est l'état présent de la science que nous voulons exposer et non les tâtonnements, les erreurs, les hypothèses *a priori* des auteurs qui n'avaient de physiologistes que le nom et qui ont encombré la littérature scientifique d'opinions depuis longtemps reconnues fausses ou même absurdes. La physiologie « de cabinet » n'a plus de raison d'être aujourd'hui et doit être remplacée dans les livres, comme dans l'enseignement, par la physiologie « de laboratoire ». Nous ne pouvons plus accepter aujourd'hui que les seuls résultats dus à la méthode expérimentale, et la moindre expérience d'un Harvey, d'un Spallanzani, d'un Cl. Bernard fait beaucoup mieux notre affaire que les plus sublimes spéculations d'un Van Helmont, d'un Stahl ou d'un Blumenbach. Certes, tout n'a pas été inventé de nos jours et, souvent même, telle découverte tenue pour neuve avait déjà été faite depuis longtemps. Mais, d'une façon générale, si la connaissance de l'histoire de la physiologie est indispensable pour celui qui veut faire des recherches nouvelles, elle a beaucoup moins d'importance pour l'étudiant qui doit, avant tout, apprendre et connaître les vérités démontrées.

Toutefois, la masse des matériaux accumulés dans ces dernières années est si grande, qu'il serait difficile, et même dangereux, dans un livre élémentaire, de les mettre tous en œuvre. Tous, en effet, ne sont pas de même valeur et on peut dire que la science est encombrée d'expériences douteuses, de faits mal interprétés qui ne servent que trop souvent à étayer des conclusions hasardeuses. C'est le rôle de ceux qui enseignent les générations nouvelles par la parole et par le livre, de passer au crible de la critique et d'un déterminisme scientifique sévère ces expériences et ces théories, pour n'offrir aux esprits qu'une nourriture substantielle et profitable. Cela suffit donc à faire comprendre que, si nous n'avons voulu rien omettre d'essentiel, nous n'avons pas la prétention d'avoir été absolument complets.

C'est dans ce même esprit que nous avons traité les indications d'auteurs, qu'il est aujourd'hui de mode de donner à profusion. La science est impersonnelle et un nom n'ajoute pas grand'chose à une découverte. Nous avons donc été relativement sobres de ces indications, n'osant pas encore, cependant, comme l'a fait logiquement Foster dans son excellent *Text book of Physiology*, un des plus *suggestifs* qui existent, le supprimer entièrement[1]. Quant aux indications *bibliographiques* proprement dites, nous n'en donnons pas, les jugeant inutiles dans un livre élémentaire.

Le classement des chapitres d'un traité de physiologie est soumis en quelque sorte à des règles traditionnelles. On étudie d'abord les fonctions de nutrition, puis les fonctions de relation, enfin les fonctions de reproduction. Quelques auteurs ont procédé autrement, mais l'ordre qu'ils ont suivi ne paraît ni plus mauvais, ni meilleur, car tout classement est forcément artificiel et pèche par quelque côté. Le nôtre n'échappe pas à cette loi, du moins dans les détails, car, pour les grandes divisions, nous avons maintenu l'ordre classique. Nous étudions d'abord la *physiologie générale* de la matière vivante et de la cellule,

---

[1] Les partisans des citations d'auteur objectent que la physiologie ne s'est pas faite toute seule et qu'il est juste d'attribuer à chacun la part qui lui revient dans cette œuvre. Sans doute, mais alors il faut citer tout le monde. Or, veut-on savoir combien de noms d'auteur contient un livre, d'ailleurs excellent, le *Lehrbuch der Physiologie des Menschen,* de Landois? 2,156! dont la plupart sont cités plusieurs fois, quelques-uns jusqu'à 50 fois et plus, ce qui permet d'affirmer qu'il y a au moins 6,000 citations. Ajoutons que les homonymes sont déjà très fréquents et le deviendront de plus en plus. Il y a dans Landois 9 Müller, 8 Weber (qui ne sont pas tous frères), 6 Schmidt, 6 Hoffmann, 5 Wolff, 3 Hermann, 3 Ludwig, 2 Schiff, 2 Budge, etc., etc. Il faudra donc aussi, pour les distinguer, meubler sa tête de leurs prénoms. On conviendra que ce n'est plus là de la physiologie, et que la réforme de Foster s'impose, au moins pour les ouvrages d'enseignement.

c'est-à-dire l'ensemble de ces phénomènes généraux communs aux végétaux et aux animaux, et qui montrent bien l'unité de la vie. Nous nous sommes inspirés pour ce chapitre du beau livre de Cl. Bernard. Nous passons ensuite à l'étude des *Fonctions à actions chimiques*, qui comprend toutes les fonctions dites de nutrition, sauf la circulation, qui est avant tout un mécanisme musculaire et nerveux. Puis vient l'étude des *Fonctions mécaniques et nerveuses* (circulation et fonctions de relation), et enfin l'étude des *Fonctions de reproduction*. Nous avons passé rapidement sur l'embryogénie qui s'est constituée aujourd'hui en science distincte et qui n'est plus à sa place dans les traités de physiologie.

Le rôle prépondérant du système nerveux, même dans les fonctions de nutrition, chez les animaux supérieurs et chez l'homme, semblerait exiger que tout traité de physiologie commençât par son étude. Mais ces actions nerveuses, quoique certaines, sont souvent ignorées dans leur mécanisme, l'étude en est aussi plus difficile ; c'est pour cela que nous l'avons placée en un point où l'étudiant, plus avancé, peut même s'en rendre maître. Mais nous lui conseillons, pour la bonne intelligence de beaucoup de détails, de se reporter souvent au chapitre de la physiologie générale du nerf et du muscle. (*Système neuro-musculaire.*)

Nous avons fait précéder chaque grande division et mieux chaque chapitre important, d'un petit *sommaire synoptique* où l'étudiant peut voir, d'un seul coup d'œil, l'ensemble de la question. Il nous semble que cette espèce de reconnaissance générale du terrain favorise l'intelligence du sujet pour l'élève et soutient sa mémoire, aussi bien que les résumés placés à la fin des chapitres.

Plusieurs collaborateurs, que nous sommes heureux de remercier publiquement, ont bien voulu rédiger pour ce livre plusieurs chapitres : MM. Bergonié et Ferré, agrégés de la Faculté de médecine de Bordeaux, ont écrit, le premier, les chapitres *Respiration* (partie), *Chaleur animale*, *Locomotion* et *Phonation;* le second, le chapitre *Audition;* MM. Rochon-Duvigneaud et Conil, jeunes physiologistes distingués, ont rédigé, l'un les chapitres *Vision* et *Reproduction*, l'autre la *Physiologie des nerfs crâniens* Un plan fourni d'avance, une revision faite en commun assurent néanmoins à l'ouvrage l'homogénéité nécessaire.

En terminant, nous offrons aussi nos plus sincères remerciements à

MM. Marey, Franck, de Varigny, qui ont bien voulu mettre à notre
disposition les clichés d'un certain nombre de figures, et à notre
éditeur M. Doin, qui n'a reculé devant aucun sacrifice pour l'exécution
matérielle de ce volume.

F. VIAULT, F. JOLYET.

Faculté de médecine de Bordeaux, 15 février 1889.

TRAITÉ

DE

PHYSIOLOGIE HUMAINE

PHYSIOLOGIE GÉNÉRALE

LA VIE ET LES ÊTRES VIVANTS

La Physiologie est la science de la vie ; elle décrit et explique les phénomènes propres aux êtres vivants.

La vie a été, depuis Hippocrate, définie par bien des auteurs qui l'ont considérée *a priori* soit comme un *principe*, soit comme un *résultat*. Mais toutes ces définitions sont insuffisantes, car les phénomènes de la vie ne peuvent être connus qu'*a posteriori* comme tous les phénomènes de la nature. Il est donc préférable, au lieu de chercher une formule étroite, d'étudier les caractères généraux par lesquels les corps vivants se distinguent des corps bruts.

CARACTÈRES GÉNÉRAUX DES ÊTRES VIVANTS
(ANIMAUX ET VÉGÉTAUX)

Quelques caractères facilement reconnaissables tels qu'une forme typique, une individualité propre, le besoin de certaines conditions physiques (air, eau, chaleur, aliments), la provenance d'un germe antérieur, l'accroissement et la mort permettent à tout le monde, du moins dans l'immense majorité des cas, de distinguer à première vue un être vivant d'un corps brut. Mais, pour avoir de l'être vivant une notion scientifique et complète, il faut être sûr qu'il possède tous les caractères suivants :

1° **Caractères chimiques.** — *Hétérogénéité.* — Aucun être vivant, même le plus simple, n'a une composition homogène telle que celle que peuvent présenter les corps bruts, un morceau de charbon par exemple formé d'un seul corps simple, et les éléments suivants sont nécessaires à la constitution de toute matière vivante :

Carbone	C.	Soufre	S.	Potassium	K.	Fer	Fe.
Oxygène	O.	Phosphore	Ph.	Sodium	Na.	Silicium	Si.
Hydrogène	H.	Chlore	Cl.	Calcium	Ca.	Fluor	Fl.
Azote	Az.			Magnésium	Mg.		

Ces quatorze éléments (auxquels peuvent s'ajouter quelques autres chez certains êtres : brome, iode, cuivre, etc.) forment des combinaisons nombreuses et variées, binaires, ternaires, quaternaires, quinaires, etc., et ne sont jamais à l'état libre sauf O et Az., qui peuvent être libres ou combinés. — Les substances chimiques résultant de ces combinaisons sont souvent très complexes et, comme elles ont une très faible stabilité, elles présentent une grande facilité de rénovation moléculaire pour la nutrition et de dissociation pour la désassimilation et la mort. La formule atomique de l'albumine dont chaque molécule, d'après Schützenberger et Lieberkühn renfermerait 775 atomes, peut nous donner une idée de cette complexité : C^{240}, H^{392}, Az^{65}, O^{75}, S^3. La matière colorante du sang ou hémoglobine, d'après Hoppe-Seyler, serait encore plus complexe et contiendrait près de 2,000 atomes : C^{600}, H^{960}, Az^{154}, $Fe\ S^2$, O^{179}. C'est l'état spécial d'arrangement moléculaire de ces substances réagissant les unes sur les autres qui constitue ce qu'on a appelé l'*Etat d'organisation.* Cet arrangement donne naissance aux propriétés de la matière vivante qui ne sont que les propriétés physico-chimiques de la matière *organisée.*

2° **Caractères dynamiques.** — Tous les corps vivants dégagent des forces vives : chaleur, mouvement, électricité, etc. Les végétaux ne font exception qu'en apparence et le dégagement de chaleur par exemple peut, dans certaines conditions (germination, floraison), devenir très manifeste. Chez eux aussi, le mouvement, sauf dans les formes inférieures, est limité aux mouvements intracellulaires du protoplasma dans les parties où est localisée l'activité vitale ou aux mouvements partiels de certains organes, feuilles, fleurs, étamines.

Les êtres vivants ne créent pas ces forces vives, ils les empruntent : les animaux, à l'énergie chimique contenue dans leurs aliments qui sont fabriqués par les plantes ; et les plantes, à la radiation solaire. C'est donc en dernière analyse le soleil qui est le grand moteur de la vie, et les êtres vivants ne font que transformer sans la détruire l'énergie cinétique de ses rayons. Pas plus qu'il ne peut engendrer ni détruire la matière, l'être vivant ne peut donc engendrer ni détruire l'énergie, mais il emprunte au monde extérieur sa matière et ses forces et en varie à l'infini l'arrangement et les manifestations en restant toujours soumis aux deux grands principes de la *conservation de la matière* et de l'*équivalence des forces*.

3° **Caractères morphologiques.** — Les êtres vivants ont une forme extérieure typique qui n'est jamais géométrique et qui est la même pour tous les individus d'une même espèce. Ils tendent toujours à rétablir cette forme dès qu'ils ont subi des blessures et des mutilations (cicatrisation des plaies, régénération de certaines parties : patte de l'écrevisse, queue du lézard, etc.). Ce caractère donné comme exclusif aux êtres vivants se retrouve aussi dans les cristaux (Pasteur). Un cristal mutilé dans une de ses parties, angle ou arête, replacé dans sa solution mère, y répare cette mutilation et redevient régulier par un véritable travail de *cicatrisation* cristalline. Mais, sauf ce point très restreint de ressemblance, l'être vivant se distingue nettement du minéral au point de vue morphologique. Rien ne limite les dimensions des corps bruts et quelle que soit la taille d'un cristal on peut l'augmenter encore. Les êtres vivants ont des dimensions limitées, à peu près fixes pour chaque espèce, et les particules élémentaires mais dissemblables qui les composent sont elles-mêmes limitées à des proportions qui ne dépassent jamais quelques dixièmes de millimètre. C'est là un fait général et absolu. Dès qu'une masse protoplasmique a atteint cette taille, elle se divise spontanément en deux ou plusieurs masses distinctes, semblables entre elles et semblables à la masse mère qui se reproduit ainsi et se multiplie. Et ce phémonène se produit sous l'action de causes particulières que nous étudierons plus loin à propos de la *Synthèse morphologique* des organismes.

4° **Caractères évolutifs.** — a. *Naissance.* — Tout être vivant vient de parents antérieurs à lui. Il naît d'un germe, d'un œuf ou d'une graine et acquiert par des différenciations successives un certain degré de développement.

b. *Nutrition.* L'être vivant arrive à ce degré de développement et il s'y maintient grâce à un travail intérieur qui détruit et renouvelle, d'une façon continue, chacune des parties qui le constituent. Ce travail est la nutrition, la plus essentielle peut-être des propriétés des êtres vivants et qui a pu servir à quelques auteurs à définir la vie elle-même (*tourbillon vital* de Cuvier). L'organisme en effet est semblable à un tourbillon dont la substance empruntée sans cesse au dehors se renouvelle incessamment. Cette comparaison entre les êtres vivants et les tourbillons qui se forment dans les eaux courantes est aussi juste que frappante. Le tourbillon est permanent, mais les particules d'eau qui le constituent changent sans cesse. Entrant d'un côté elles sont entraînées dans le mouvement circulaire et constituent temporairement une partie de l'individualité du tourbillon et, quand elles sortent de l'autre côté, leurs places sont prises par de nouvelles arrivées. Nous étudierons plus tard, en détail, les deux termes de ce phénomène : la *synthèse ou création organique* et la *destruction organique*.

c. *Mort*. Tout être vivant n'a qu'une durée limitée au bout de laquelle il meurt, c'est-à-dire disparaît, comme être vivant, pour laisser chacune de ses parties faire retour au monde minéral.—Aucun de ces caractères évolutifs ne se retrouve chez les corps bruts qui ne naissent, ne grandissent, ni ne meurent, mais restent immuables tant qu'aucune force extérieure ne vient agir sur eux et sont indestructibles comme la matière.

CARACTÈRES DISTINCTIFS DES ANIMAUX ET DES VÉGÉTAUX

DUALISME FONCTIONNEL — UNITÉ VITALE

Les naturalistes ont, depuis longtemps, divisé tous les corps de la nature en trois règnes ou royaumes : le règne minéral, le règne végétal et le règne animal, et on connaît la formule célèbre par laquelle Linné les a caractérisés :

Mineralia sunt.
Vegetalia sunt et crescunt.
Animalia sunt crescunt et sentiunt.

C'est donc la *Sensibilité* qui sépare les végétaux des animaux d'après Linné. Mais ce critérium n'est pas absolu, car beaucoup de plantes manifestent une certaine aptitude à réagir sous l'influence d'excitations extérieures et ont ainsi un certain degré de sensibilité. Cuvier chercha un autre caractère et il crut le trouver dans l'existence d'un appareil digestif chez les animaux, tandis que les plantes en sont universellement dépourvues. Mais on sait aujourd'hui que beaucoup d'animaux inférieurs n'ont point de tube digestif et que certaines plantes dites *carnivores* ou *insectivores* possèdent des organes qui leur permettent de faire subir aux substances animales une véritable digestion. En outre, la nutrition intime étant *indirecte* et se faisant au moyen de *réserves*, on peut constater que les plantes, comme les animaux, forment des réserves nutritives (sucre, amidon, huiles, gluten, etc.) et qu'elles font subir à ces réserves alimentaires une véritable digestion chimique au moyen de ferments digestifs : diastase, pepsine, émulsine, avant de les utiliser pour leur nutrition. Ce caractère de Cuvier n'a donc qu'une valeur grossière et d'autres auteurs ont cru trouver la distinction dans une différence chimique : l'azote serait l'élément essentiel et caractéristique des animaux, tandis qu'il ferait presque absolument défaut dans les plantes. C'est encore là une erreur depuis longtemps dissipée car, indépendamment de la richesse en azote des champignons et de beaucoup de graines (gluten des céréales), le protoplasma du phytoblaste ou utricule azoté, seule partie active des végétaux, a la même composition que le protoplasma animal. De même, pour la *cellulose* qu'on croyait spéciale aux végétaux et qui se retrouve en particulier chez les Ascidies.

Mais c'est surtout dans les relations des animaux et des végétaux avec l'atmosphère qu'on a cru constater un antagonisme radical entre la *vie* des êtres de ces deux règnes. Comme l'a le premier démontré Lavoisier, l'animal absorbe de l'oxygène et exhale de l'acide carbonique, tandis que le végétal, au soleil, absorbe de l'acide carbonique et exhale de l'oxygène. Ce n'est pas tout; l'animal dépense et transforme en chaleur, en mouvement, en électricité, l'énergie chimique contenue dans ses aliments et produit de l'eau, de l'acide carbonique, de l'urée, corps saturés d'oxygène et tombés dans l'inertie chimique. Le végétal, au contraire, par ses parties vertes et sous l'influence de la radiation solaire, reçoit de l'énergie calorifique et lumineuse, l'emmagasine et la transforme en énergie de tension, en fabriquant, aux dépens des corps saturés rejetés par l'animal, des principes immédiats chargés d'énergie chimique en puissance que l'animal pourra de nouveau mettre en œuvre. Cette théorie de l'antagonisme vital, développée surtout par Dumas et Boussingault, Liebig, etc., amena les physiologistes à considérer les animaux comme des appareils d'*oxydation*, de *destruction* des principes immédiats, tandis que les végétaux, véritables appareils de *réduction*, de *désoxydation* des combinaisons oxygénées (CO^2, HO, Az H^4 O), en même temps qu'ils dégageaient de l'oxygène mettaient en œuvre le carbone, l'hydrogène, l'azote ainsi libérés pour en *former* des principes immédiats dont se nourrissent précisément les animaux.

Cette opposition est résumée dans le tableau suivant :

UN VÉGÉTAL (à chlorophylle).	UN ANIMAL
Exhale O.	*Absorbe* O.
Produit des matières sucrées, grasses, albuminoïdes.	*Brûle* et *détruit* des matières sucrées, grasses, albuminoïdes.
Réduit $\begin{cases} C O^2 \\ H O \\ Az\ H^4\ O\ (\text{sels ammoniacaux}). \end{cases}$	*Produit* $\begin{cases} C O^2 \\ H O \\ Az\ H^4\ O \end{cases}$
Absorbe de la chaleur.	*Dégage* de la chaleur.
Est *Immobile*.	Se *Meut*.

Or si, dans leur ensemble, les résultats indiqués par ce tableau sont exacts, les conclusions qu'on en a tirées sur le dualisme vital des animaux et des plantes ne le sont pas. Il est d'abord inadmissible *a priori* que, la substance vivante étant identique dans les deux règnes, les phénomènes de nutrition intime caractérisés par le double mouvement d'assimilation et de désassimilation ne soient pas identiques dans le végétal et dans l'animal. En effet, on a confondu une des fonctions secondaires de la plante verte, la fonction *chlorophyllienne*, avec la fonction vitale elle-même et c'est de là que vient l'erreur. Or le protoplasma végétal, même le protoplasma vert, vit à la manière du protoplasma animal, c'est-à-dire exécute le double travail d'oxydation et de création organiques qui détruit tour à tour et reforme sa substance, et la plante, comme l'animal, consomme des principes immédiats, absorbe de l'O et exhale du CO^2, comme il est facile de le constater lorsqu'elle est soustraite à l'action de la radiation solaire; c'est ce qu'on peut appeler avec Gautier, la *vie animale* de la plante. Mais, quand la radiation solaire intervient, la fonction chlorophyllienne s'exécute énergiquement et vient masquer les phénomènes généraux de la vie. En outre, il n'est pas vrai que les végétaux forment seuls des principes immédiats. Les animaux forment aussi de la graisse, des matières albuminoïdes et du sucre aux dépens de matériaux appropriés et ils ne se bornent pas à utiliser purement et simplement, dans ce but, la graisse, l'albumine et le sucre qu'ils trouvent dans leurs aliments, encore moins à les assimiler directement. Mais ce travail de formation organique qu'ils exécutent, pour se créer des réserves qu'ils brûleront ensuite, est peu apparent parce que ces réserves, surtout chez les animaux à sang chaud, sont consommées au fur et à mesure qu'elles se produisent, tandis qu'elles s'accumulent d'une façon très manifeste dans certains organes des végétaux et ne sont consommées par eux que longtemps après.

FIG. 1. — Cellules végétales avec corps chlorophylliens (protoplasma vert) dans l'épaisseur de l'utricule azoté (Sachs).

En un mot, les végétaux ne vivent pas autrement que les animaux ; le protoplasma chlorophyllien lui-même, qui a pour fonction de réduire l'acide carbonique et de dégager de l'oxygène, vit, pour son propre compte, comme tous les protoplasmas en absorbant de l'oxygène et en dégageant de l'acide carbonique. De même, le muscle, la glande, l'organe électrique, le cerveau ont des fonctions spéciales très distinctes, mais vivent cependant de la même façon. Nous pouvons donc conclure que l'animal et le végétal ont beau être pourvus d'appareils variés dont le mode de fonctionnement donne aux phénomènes de leur existence des apparences fort différentes, ils n'en vivent pas moins de la même façon, et la variété de la *fonction* ne doit pas nous dissimuler l'unité de la *vie*. (Cl. Bernard.)

PROTOPLASMA. — BASE PHYSIQUE DE LA VIE

Caractères et propriétés du protoplasma	Propriétés physiques et structure microscopique. Propriétés et composition chimiques.		
	Propriétés vitales	de *nutrition*. — Nutrition. — Respiration. — Formation de principes immédiats. de *relation*. — Sensibilité. Locomotion. de *reproduction*.	
Individualisation du protoplasma	Cytodes. Globules Cellules	Rôle du noyau et du nucléole.	
Conditions physiques de la vie du protoplasma et des cellules	Air. Eau. — *Vie latente*. Chaleur. — *Vie oscillante*. Milieu chimique approprié. — Milieu intérieur. — *Vie constante*.		

CARACTÈRES ET PROPRIÉTÉS DU PROTOPLASMA

Tout le monde a entendu dire que tous les êtres vivants, même les plus compliqués, résultent de la réunion d'un grand nombre de petites particules microscopiques qui en forment l'élément fondamental et irréductible et qu'on appelle des *Cellules*. Et c'est dans ces éléments, dans ces unités vitales dont l'être tout entier n'est que le multiple qu'on a placé le siège des phénomènes intimes de la vie normale ou accidentellement troublée, de sorte que la physiologie et la pathologie des organismes sont devenues la physiologie et la pathologie *cellulaires*. Cette conception est exacte en effet dans son ensemble, mais, au point de vue de la Physiologie générale où nous nous plaçons ici, il importe de faire remarquer que l'essence de la vie doit être séparée de la *forme* de son substratum et, de fait, la vie peut exister dans une matière qui n'a aucun caractère morphologique déterminé c'est-à-dire en dehors de la *Cellule*. Cette matière dont nous avons écrit déjà plusieurs fois le nom est le Protoplasma ou Sarcode. C'est en elle, abstraction faite de toute forme extérieure, que réside l'activité vitale : seule elle vit, travaille, fabrique des produits, se détruit et se reforme sans cesse aux dépens des matériaux du monde extérieur. Aussi mérite-t-elle le nom de *Base physique de la vie* que lui a donné Huxley.

Les éléments, les tissus, les organes, les appareils compliqués que l'anato-

mie fait découvrir dans les organismes élevés ne sont nullement nécessaires
à la production de la vie et si leur arrangement réciproque peut donner une
direction particulière aux phénomènes vitaux, il ne modifie en rien leur
essence. La vie n'est donc pas une *force* particulière animant les organismes ;
elle est une *propriété* de la substance protoplasmique, propriété indépendante
de toute forme déterminée.

La vie n'est dont pas nécessairement liée à une forme fixe, mais à une composition et à un arrangement physico-chimique déterminé, mélange de substances albuminoïdes ayant des caractères à peu près constants. Ce n'est que
par une différenciation morphologique ultérieure que ce substratum matériel
passera à un état d'individualisation plus prononcée et deviendra cellule, tube,
fibre, etc. Nous allons l'étudier d'abord sous son état le plus simple.

Propriétés physiques. — Structure microscopique. — A l'état amorphe
ou dans les organismes très simples, tels que l'amibe ou le globule blanc,
le protoplasme est une substance demi-liquide, plus ou moins visqueuse, incolore et hyaline quoique d'aspect granuleux, très endosmotique, facilement
pénétrée par l'eau qui la gonfle, mais ne la dissout pas, ne se teignant pas par
les matières colorantes lorsqu'elle est vivante, facilement colorée lorsqu'elle
est morte. Vue à de forts grossissements microscopiques, sa structure se
montre plus compliquée qu'on ne l'avait cru jusqu'ici. D'après Heitzmann
et Frohmann, qui ont observé ces faits sur la substance amorphe du cartilage et sur les noyaux des globules du sang de l'écrevisse, il est constitué par un réseau très fin de filaments entre-croisés, contractiles, dont les
points nodaux représentent ce qu'on a pris pour des granulations et qui contient un liquide entre ses mailles. Pour Hæckel, les granulations ont une existence propre et sont l'élément primordial du protoplasma. Ces granulations,

FIG. 2. — *Amœba princeps.*
Ectoplasme. — Endoplasme hyalin granuleux avec des corpuscules nutritifs et des vacuoles. (D'après Auerbach).

auxquelles il donne le nom de *plastidules*, sont reliées entre elles par de très
fins filaments et douées de vibrations comparables à celles dont sont animées
les molécules matérielles. Elles présentent fréquemment aussi le mouvement
Brownien. Le liquide répandu entre les mailles a reçu de Kuppfer le nom de
Paraplasme.

Vacuoles. — Les masses protoplasmiques, amorphes ou individualisées en
globules ou cellules présentent fréquemment de petites cavités rem-

plies de liquide qui, chez les végétaux et les animaux très simples, peuvent être animées quelquefois de mouvements contractiles réguliers. La formation de ces vacuoles paraît due à des modifications périodiques dans la capacité d'imbibition du protoplasme. L'eau se rassemble alors en gouttes pour être reprise plus tard. Rouget a vu des vacuoles dans divers éléments embryonnaires des vertébrés, on en voit fréquemment dans les globules blancs des batraciens. Quand elles sont très grandes, elles sont irrégulières et non contractiles et quelquefois traversées par des filaments protoplasmiques. Le liquide des vacuoles qui, dans les plantes, forme le *suc cellulaire* est la source où le protoplasme puise l'eau et les substances solubles venues du dehors dont il a besoin pour s'accroître et pour entretenir son activité et il est aussi le réservoir où s'accumulent les diverses matières solubles qui sont les produits de cette activité. Chez les êtres unicellulaires, ces vacuoles représentent comme un appareil circulatoire rudimentaire.

Propriétés et composition chimiques. — Le protoplasma a la composition chimique générale que nous avons déjà indiquée comme propre à tous les corps vivants et on y trouve les quatorze corps simples caractéristiques C, O, H, Az, S, Ph, Cl, K, Na, Ca, Mg, Fe et des traces de quelques autres. L'eau forme les huit ou neuf dixièmes de son poids. Le résidu solide forme un à deux dixièmes.

Eau. . . . 80 à 90

Solides . . 20 à 10 / 100 100

Pour 100 de parties solides.

Sels minéraux	29
Graisses, savons, lécithine, cholestérine . .	44
Amidon, glycogène, sucres	
Albuminoïdes.	
Produits *Animaux :* urée, acide urique, etc.	
oxydés *Végétaux :* asparagine, glutanine, etc.	30
Ferments solubles	
Nucléine (dans le noyau des cellules) . . .	

Au point de vue des réactions qui le caractérisent, il faut signaler l'action des acides concentrés qui le dissolvent en le colorant de diverses manières: SO^3HO en rouge pâle ou brunâtre, HCl en rose ou en violet, AZO^5 en jaune. Cette dernière coloration indique la formation de la *Xanthoprotéine*, ce qui prouve la nature albuminoïde du protoplasme. Le Réactif de Millon (azotate acide de mercure) le colore en rouge foncé. Comme les albuminoïdes de nature animale, il est coagulé par l'alcool, le chloral, la chaleur, enfin, réaction caractéristique des matières animales, il est dissous par les solutions alcalines concentrées de potasse et surtout d'ammoniaque.

Il est facile d'étudier la composition chimique du protoplasme végétal au moyen des plasmodies adultes de Myxomycètes qui ne contiennent ni membranes, ni noyaux, ni suc cellulaire et dont on peut se procurer des kilogrammes. Il est alors très riche en matériaux de réserve (destinés à la reproduction) et contient pour 100 de principes solides : 30 de substances azotées, 44 de substances ternaires et 29 de sels. Les matières azotées sont : la plastine (substance voisine de la fibrine), la vitelline, la myosine, des peptones, la pepsine, la lécithine, la guanine, la sarcine, la xanthine et le carbonate d'ammoniaque. Les hydrates de carbone sont : la paracholestérine, une résine spéciale, un principe colorant jaune, le glycogène, un sucre non réducteur, des acides gras (oléique, stéarique, palmitique) et des corps gras neutres. Les sels sont la chaux combinée aux acides carbonique (pour la plus grande partie), lactique, acétique formique, oxalique, phosphorique, sulfurique, les phosphates de potasse et de magnésie, le chlorure de sodium, le fer. (Van Tieghem.) — La composition chimique, à peu près identique, du protoplasma animal peut être étudiée sur les globules du pus.

La composition du protoplasme telle que nous la révèle l'analyse chimique ne nous donnerait qu'une idée fausse de la nature de cette substance si nous n'ajoutions que cette composition change sans cesse et n'a jamais la fixité de celle des composés chimiques. La *nutrition* imprime en effet à cette composition une mobilité incessante et les atomes y sont dans un perpétuel mouvement d'entrée et de sortie. Tandis que le corps chimique est immobile et cesse d'être lui-même si on modifie l'architecture de ses atomes, le protoplasme est dans un perpétuel *devenir* et l'édifice de ses atomes s'écroule sans cesse pour se reconstruire aussitôt. Il n'y a de permanent en lui que le mouvement et dès que ce mouvement s'arrête le protoplasme n'est plus : il se transforme en un mélange de substances albuminoïdes qui retombe sous l'empire des seules forces chimiques.

La vie ne dépend donc pas tant de la composition chimique du protoplasme que des mouvements moléculaires dont ce protoplasme est animé et cette notion nous permet de faire rentrer la vie dans la grande conception mécanique de l'Univers et de ne voir en elle qu'un simple *mode de mouvement* de la matière.

Propriétés vitales. — Nous les distinguerons, comme celles de l'organisme tout entier, en propriétés de nutrition, de relation et de reproduction.

A. NUTRITION. — Le protoplasma ne vit qu'à la condition de se *nourrir*. Il puise dans le monde extérieur et absorbe des principes divers minéraux, ternaires et quaternaires qu'il digère, assimile et transforme en sa propre substance, tandis que des principes ayant déjà fait partie intégrante de cette substance sont oxydés et transformés en produits inaptes à la vie, c'est-à-dire *désassimilés* et éliminés.

Il *respire* et exécute des échanges avec les gaz des milieux ambiants absorbant O et rejetant CO^2 et, sous l'influence de ces actions chimiques comburantes, il produit de la chaleur, des courants électriques, de la phosphorescence, etc.

Il *secrète* aussi et, grâce à son activité propre, il élabore et fabrique des principes immédiats nombreux par la mise en œuvre des éléments qu'il puise au dehors et, sous ce rapport, le protoplasma animal ne diffère pas du protoplasme végétal, comme on l'a cru pendant longtemps. Nous voyons, par exemple : le protoplasma des plantes fabriquer de la cellulose (avec son dérivé le ligneux) qui se dépose molécule à molécule dans ses couches les plus externes et lui forme une paroi cellulaire, un *phytocyste;* des matières colorantes ou pigmentaires (chlorophylle et pigments divers); de la fécule ou amidon et divers isomères (inuline, etc.); des matières sucrées (saccharose, glucose, lévulose, mannite, etc.); des gommes; du tannin et des acides; des matières grasses (huiles, graisses, cires); des essences et des résines; des substances azotées (gluten, légumine, caséine, asparagine, etc.) et des alcaloïdes nombreux. De même, le protoplasma animal fabrique de la cellulose (Tuniciers); des matières colorantes : hémoglobine, hémocyanine, pigments divers (des animaux inférieurs); des matières amylacées : glycogène ou zoamyline, dextrine; des matières sucrées : glycose, lactose, inosite; des matières grasses (graisses neutres, acides gras, savons, cires animales [*sperma-ceti*]; des acides minéraux (chlorhydrique), sulfurique (*Dolium galea*) et organiques; les uns azotés : biliaires, urique, hippurique, aspartique, etc., etc., les autres non azotés : formique, acétique, butyrique, benzoïque, lactique, succinique, oxalique, etc.; des substances azotées : albumines diverses, fibrine, caséine, gélatine, etc.; des corps comparables aux alcaloïdes : urée, créatine, leucine, tyrosine, etc... Ajoutons enfin, dans l'un et l'autre cas, la production par le protoplasme de ferments particuliers d'une importance considérable pour les phénomènes intimes de la chimie vivante.

Parmi tous ces principes, les uns sont destinés à servir de réserves pour la nutrition et le développement de l'organisme, les autres sont des produits intermédiaires et transitoires des réactions chimiques qui accompagnent les phénomènes de désassimilation.

Quant à savoir quel est le mécanisme intime de la production de ces principes, par quelle suite de réactions le protoplasma leur donne naissance, on ne peut, à cet égard, faire que des suppositions, car il est possible que la synthèse chimique opérée par les corps vivants, tout en aboutissant aux mêmes résultats que les synthèses de laboratoire, soit cependant effectuée par des procédés différents et spéciaux. Les corps gras, par exemple, résultent, comme l'a montré M. Chevreul, de l'union de la glycérine et d'un ou plusieurs acides gras, et M. Berthelot a pu opérer artificiellement la synthèse des substances grasses en faisant réagir les acides gras sur la glycérine. Or, il est possible que dans les corps vivants la formation des graisses ne soit pas due à l'union de glycérine et d'acides gras préexistants.

Nous venons de dire que le protoplasma animal pouvait fabriquer, comme celui des végétaux, de nombreux principes immédiats. Il y a cependant quelques différences, sinon dans la nature même des actes chimiques qui donnent naissance à ces produits, du moins dans la qualité des matières premières qui sont mises en œuvre par chacune de ces deux espèces de protoplasma, et les physiologistes ont séparé complètement, à ce point de vue, le protoplasme *incolore* des animaux et le protoplasme *vert* ou *chlorophyllien* des plantes. Mais, en réalité, pour la physiologie générale, la différence ne réside pas dans le protoplasma qui est partout le même et qui, chez les animaux, peut s'imprégner de matière verte (nombreux infusoires et radiolaires, hydre verte, pla-

naires, bonnellie[1]) comme il peut en être dépourvu chez les végétaux (champignons, plantes étiolées). Elle réside dans le point de départ des synthèses
hydrocarbonées qui peut être très bas (acide carbonique), si le protoplasma
renferme de la matière verte, qui doit être plus haut (hydrates de carbone) s'il
n'en renferme pas. Or, de ce simple fait, découlent des conséquences considérables, car, grâce à cette présence de matière verte, à cette fonction chlorophyllienne, les végétaux, qui vivent au fond pour leur compte comme les
animaux, n'en sont pas moins en réalité les seuls fabricateurs des hydrates de
carbone et des matières azotées dont les animaux ont besoin pour fabriquer
leurs principes immédiats.

Bien que le règne animal soit dans une dépendance étroite du règne végétal
et ne puisse subsister sans lui, il ne serait cependant pas juste d'admettre une
harmonie préétablie, une finalité qui aurait, depuis qu'il existe, destiné le
végétal à être le pourvoyeur de l'animal. Comme l'a fort bien rappelé Cl. Bernard, c'est pour lui-même que le végétal travaille, et s'il fabrique de l'amidon,
du sucre, des graisses, des albuminoïdes, c'est parce qu'il en a besoin pour
son propre compte. Il n'y a pas la moindre finalité dans le monde, et ce n'est
pas pour sucrer le café de l'homme que la betterave fabrique du sucre ; c'est
pour elle, betterave, qu'elle se crée une réserve qu'elle consommera dans sa
seconde année, quand viendra le moment de fleurir et de préparer les germes
de sa perpétuation. Rien ne prédestine l'herbe à la dent du bœuf, ni l'agneau
à celle du loup ; mais ils subissent tous la loi de fer de la lutte pour l'existence
et c'est le plus faible qui périt.

B. RELATION. — Si obscures qu'elles puissent être, les relations du protoplasma avec le monde extérieur donnent naissance à des réactions qui
se manifestent par des changements dans sa forme et par un dégagement
plus ou moins considérable d'énergie sous forme de contraction et de mouvement.

1º *Irritabilité.* — Haller a, depuis longtemps, démontré que la matière
vivante est essentiellement irritable, c'est-à-dire possède une aptitude particulière à réagir d'une manière qui lui est propre, sous l'influence des excitations
extérieures (mécaniques physiques, chimiques) qui viennent modifier son

---

[1] Les animaux pourvus de chlorophylle sont, parmi les infusoires : *Stentor polymorphus,*
Ophrydium versatile, Paramecium bursaria, Urostyla viridis, Dimystax Perrieri,
Euglena viridis, Epistylis plicatilis, Chlamydococcus pluvialis, Trachelomonas, etc.; parmi
les cœlentérés, *Hydra viridis;* parmi les vers tubellariés, *Vortex viridis, Convoluta*
Schultzii, etc.; parmi les géphyriens, *Bonnellia viridis.* Chez ces êtres, comme chez les
plantes, la chlorophylle existe sous deux formes, tantôt à l'état amorphe imprégnant
directement le protoplasma de la cellule (*Dimystax, Euglena,* etc.), tantôt localisée sur
des grains protoplasmiques différenciés (*Stentor, Paramecium*). Si, pour ce dernier cas,
on peut admettre à la rigueur l'hypothèse de Brandt et de Geddes à savoir que ces grains
de chlorophylle ne seraient autre chose que de petites algues parasites sur des animaux
comme d'autres le sont sur des champignons (symbiose des Lichens), les cas où la chlorophylle est amorphe dans les tissus des infusoires échappent à cette hypothèse. — Geddes
a recueilli dans de petites cloches retournées sous l'eau, l'oxygène dégagé par des Pla-
naires marines vertes placées au soleil.

équilibre moléculaire. Lorsqu'une de ces excitations, telles que le contact d'un corps étranger, vient atteindre cet organisme rudimentaire exclusivement protoplasmique qu'on appelle une Amibe, il s'y produit aussitôt un mouvement. Et ce n'est pas un simple mouvement passif dû à l'impulsion venue du

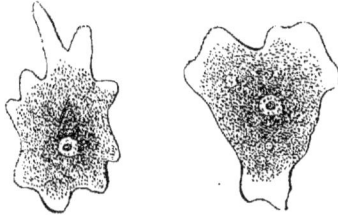

FIG. 3. — *Amœba vulgaris* (amibe).

corps étranger, c'est une manifestation active de la contractilité du protoplasma. Le stimulus extérieur a mis en liberté une certaine quantité d'énergie accumulée et latente dans ce protoplasma et qui se dégage sous forme de mouvement. Toute matière vivante qui, au contact d'un excitant, produit ainsi une explosion d'énergie (Foster) est dite irritable. Cette irritabilité peut, comme dans le cas de l'Amibe, produire un mouvement, mais, dans d'autres cas, l'énergie dégagée par l'explosion peut prendre une autre forme et se transformer par exemple en chaleur. Une substance peut donc être irritable, sans être pour cela contractile, bien que la contractilité soit une forme très commune de l'irritabilité.

Les mouvements présentés par l'Amibe ne peuvent pas toujours être rapportés à des modifications dans les conditions extérieures agissant comme excitants, et, souvent, le dégagement d'énergie a lieu sous l'action de modifications intérieures qui échappent à nos moyens d'observation. Les mouvements qui en résultent sont dits *spontanés* ou *automatiques*, mais ce n'est là, sans doute, qu'une apparence due à ce que nous ne pouvons pas saisir les conditions déterminantes de ces mouvements et il n'y a très probablement pas de véritable spontanéité.

2° *Sensibilité.* — L'aptitude à réagir suppose la faculté d'être impressionné, c'est-à-dire une espèce de *sensibilité*, et c'est en vertu de cette sensibilité, si confuse et si obscure qu'elle soit, qu'on voit le protoplasma être influencé par certaines excitations. La plupart des corps reproducteurs des algues, mousses, etc., certains infusoires, des amibes recherchent la lumière et, dans un vase en partie soumis à l'obscurité, on les voit se placer dans les parties éclairées ; d'autres fois, ils évitent une lumière trop vive. Certains végétaux ferment leurs fleurs ou rapprochent leurs folioles pendant la nuit (sommeil des plantes), ou sous l'influence de contacts extérieurs (sensitive, etc...). De même les étamines de beaucoup de plantes s'inclinent spontanément (rues, géranium, etc.), ou sous l'action d'un contact (épine-vinette, etc.) et par un mouvement du protoplasma véritablement approprié à un but déterminé, vers les organes à féconder. La preuve qu'il s'agit là d'une sorte de sensibilité, c'est que les agents *anesthésiques*, tel que l'ether, l'abolissent et paralysent momentanément ces mouvements.

3° *Contractilité*. — Il n'est pas douteux que les mouvements provoqués dans le protoplasma (d'une amibe) soient identiques, dans leur essence, avec ceux qui, dans un muscle, produisent la contraction, laquelle ne diffère que par sa régularité du mouvement amiboïde. L'intéressante expérience de Kühne consistant à remplir un intestin d'insecte avec du protoplasma de myxomycète et à faire contracter, sous l'action d'un courant électrique, cette espèce de fibre musculaire artificielle montre bien que le protoplasma même diffus jouit d'une véritable contractilité.

Les phénomènes que présente cette contractilité rudimentaire et irrégulière de l'amibe ou de la fibre de Kühne, lorsqu'on l'étudie au moyen de l'électricité, sont en tout comparables, du petit au grand, aux phénomènes de la contraction musculaire et on y retrouve, comme en germe, l'influence plus grande de la rupture et de la fermeture des courants, la sommation latente des excitations, le temps perdu, ou période de contraction latente, la fatigue, le tétanos.

Burdon Sanderson a démontré, en outre, que la contraction du protoplasma des cellules était accompagnée chez les végétaux d'un changement dans l'état électrique de la substance contractile comparable à ce que l'on observe dans les muscles des animaux et que, par exemple, la contraction d'un muscle de grenouille et d'une feuille de Dionée donne lieu à des phénomènes identiques.

Enfin, comme pour la contractilité musculaire on peut voir la contractilité protoplasmique et les mouvements amiboïdes des cellules s'arrêter sous l'influence de la *fatigue*, de l'absence d'O, de l'acide CO^2 ou lactique.

Les mouvements exécutés par le protoplasma cellulaire se rencontrent également chez les végétaux et chez les animaux. On peut les diviser en : 1° mouvements internes ou *de courant;* 2° mouvements de *déformation* ou amiboïdes; 3° mouvements *de masse* (reptation, locomotion vibratile).

Les mouvements de courant se voient dans les masses gélatineuses des myxomycètes dont les granulations se disposent en traînées mouvantes; ils se voient dans les cellules des poils urticants de l'ortie, dans les cellules des algues *Characées*, etc., et, chez les animaux, dans les cellules de cartilage, les cellules pigmentaires, l'ovule fécondé.

Les mouvements amiboïdes (ἀμοιβός, varié), qui peuvent exister sans déplacement de la masse et produire simplement des changements de forme sur place, s'observent chez les Myxomycètes, chez les Amibes, dans l'ovule fécondé, dans les globules blancs du sang et de la lymphe, les cellules de la cornée, etc., même chez les animaux supérieurs.

Tous les organismes amiboïdes peuvent, en même temps qu'ils changent de forme, déplacer leur masse par une sorte de reptation exécutée au moyen de l'émission de prolongements contractiles ou *pseudopodes* qui agissent, en quelque sorte, comme les bras à ventouses des poulpes. Enfin des mouvements plus nets, plus rapides et véritablement indépendants sont exécutés par certaines masses protoplasmiques qui nagent librement avec ou sans l'aide de cils vibratiles. Tels sont les corps reproducteurs de nombreux Cryptogames, anthérozoïdes, zoospores, beaucoup d'animaux inférieurs et d'embryons ciliés, les spermatozoïdes de la plupart des animaux et les épithéliums vibratiles.

FIG. 4. — Courants proto-
plasmiques dans une
cellule végétale.

FIG. 5. — Cellules pigmentaires de la queue du têtard.
A, B, C, D., divers états de contraction ; — *A.,* état passif ou de repos;
— *D.,* état actif ou de contraction (Klein).

C. REPRODUCTION. — Non seulement le protoplasma s'accroît, mais encore il se reproduit, comme il est facile de s'en assurer par des observations très simples.

L'amibe qui représente une unité organique peut, après une vie plus ou moins longue, et lorsqu'elle a grossi par l'addition du protoplasma nouveau qu'elle a fabriqué pour son accroissement, se résoudre par scission en deux parties dont chacune est capable de vivre comme un individu nouveau. Les globules de levûre de bière donnent naissance, par bourgeonnement, à d'autres globules qui bourgeonneront à leur tour. Le protoplasma diffus et erratique des Myxomycètes se roule en boule à une certaine époque et produit dans son intérieur de petites masses sphériques qui s'échapperont plus tard et, en germant, formeront de nouveaux plasmodes.

A propos de la reproduction du protoplasma, une question se pose : puisque le protoplasma est composé d'éléments chimiques parfaitement connus, dont les proportions sont déterminables et qui se rapproche notamment du groupe chimique des albuminoïdes, peut-on le reproduire par les procédés ordinaires de la chimie, c'est-à-dire en faisant agir les agents physiques sur les éléments chimiques qui le composent? Cette question de la synthèse artificielle du protoplasma est bien distincte de celle des *générations spontanées* qui a été tranchée d'une façon si victorieuse par M. Pasteur. Les expériences de cet illustre biologiste s'appliquent à des organismes — ferments, moisissures, infusoires — ayant un certain degré de différenciation et ont démontré qu'il est impossible de créer, dans les conditions actuellement réalisables même un élément anatomique individualisé, si simple qu'on le suppose. Mais elles ne s'appliquent pas au protoplasma amorphe et libre qui est la matière non individualisée de la vie, et s'il n'est pas absurde de supposer qu'on pourra peut-être un jour, quand la synthèse des matières albuminoïdes aura été faite [1], faire aussi celle du protoplasma, bien des raisons rendent cependant à jamais improbable la réalisation de cette hypothèse.

INDIVIDUALISATION DU PROTOPLASMA

CYTODES ET CELLULES

Le protoplasma est la matière commune à tous les organismes vivants, les plus perfectionnés comme les plus simples; c'est l'argile plastique du potier avec laquelle on peut fabriquer la brique la plus grossière ou reproduire la Vénus de Milo. Pour cela, le protoplasma s'individualise en quelque sorte en petits organismes rudimentaires, les *cellules* qui sont les éléments les plus simples, les vraies unités dont les organismes même les plus compliqués ne sont que les multiples.

CELLULE. — La cellule, comme l'ont démontré les recherches modernes, est l'élément anatomique que l'on trouve à la base de toute organisation animale ou végétale. Elle n'est autre chose que la première forme déterminée et individualisée de la vie, une sorte de moule où se trouve enfermée la matière vivante, le protoplasma. Il importe, avant d'aller plus loin, de faire remarquer que l'expression de cellule est aujourd'hui une expression très générale dont le sens s'éloigne notablement de celui que lui avaient attribué ceux qui l'ont d'abord employée. C'était pour eux (Schleiden, Schwann) une petite vésicule microscopique composée d'une membrane d'enveloppe et d'un contenu demi liquide, dans lequel se trouvait une vésicule plus petite, le noyau, pourvue elle-même d'une granulation, le nucléole. Mais les travaux de Dujardin, de Max Schultze, de L. Beale, de Brücke, etc. ont modifié cette conception et on a reconnu que l'élément anatomique fondamental peut être dépourvu de membrane d'enveloppe et consister en un petit globule de protoplasma avec un noyau, ou même être dépourvu à la fois d'enveloppe et de noyau. Les éléments sans noyau (protoblastes de Kœlliker) ont reçu d'Hæckel le nom de *Cytodes.*

---

[1] Déjà, M. Grimaux a pu fabriquer par synthèse un colloïde azoté, dérivé de l'acide aspartique, dont les réactions ressemblent beaucoup à celles de la caséine.

Dans son sens le plus large, le terme de cellule désigne aujourd'hui toutes ces formes et il est ainsi devenu synonyme d'élément anatomique primordial, qu'il soit cellule, globule, ou cytode, ces diverses formes se retrouvant d'ailleurs également dans la constitution des animaux et dans celle des plantes.

Pour prendre des exemples chez les animaux supérieurs, nous voyons l'ovule réaliser par une sorte de régression momentanée la forme de cytode lorsque, au terme de sa maturité, son noyau (vésicule germinative) disparaît. Et si la fécondation a lieu, la forme cellule reparaît par suite de la formation d'un nouveau noyau (noyau vitellin). La plupart des éléments anatomiques des animaux supérieurs se présentent sous la forme de globules, c'est-à-dire sont dépourvus d'enveloppe : globules nerveux, épithéliaux, conjonctifs, sanguins, etc., et il n'y a guère que l'ovule et quelques autres cellules : cartilagineuse, osseuse, adipeuse qui soient munis d'une membrane.

Des divers éléments qui entrent dans la structure d'une cellule nous avons déjà étudié le principal d'entre eux, celui qui constitue le *corps cellulaire*, c'est-à-dire le protoplasma, et nous avons indiqué notamment sa structure réticulée. Il nous reste à parler de l'enveloppe, du noyau et du nucléole.

La *membrane d'enveloppe* produit de l'activité du protoplasma et qui manque dans tous les éléments jeunes, est une mince couche hyaline et amorphe à double ou simple contour, suivant son épaisseur, qui délimite l'élément et le maintient sous une forme sphérique ou discoïde l'empêchant d'émettre des expansions sarcodiques. Son importance paraît, en général, peu considérable, surtout chez les animaux.

FIG. 6. — Cellule animale complète (ovule de chatte).

a., membrane d'enveloppe ; — *b.*, noyau nucléolé ; — *c.*, protoplasma ou corps cellulaire (d'après Klein).

Le *noyau* n'est pas, comme on l'a cru longtemps, une simple condensation de la partie profonde du corps cellulaire. Les recherches récentes de Bütschli, Hertwig, Auerbach, Beneden ont montré qu'il a une constitution bien plus complexe et se compose d'une *enveloppe* renfermant un *suc nucléaire*, dans un réticulum, un ou plusieurs *nucléole* et des *granulations*. Sa composition chimique diffère de celle du protoplasme par la présence d'une assez notable quantité de matière phosphorée (*Nucléine* de Miescher). Son existence très générale montre qu'il doit jouer un rôle important dans la cellule, comme nous le verrons plus loin, à propos de la multiplication des cellules, dont il paraît être l'agent essentiel. Il a aussi un rôle capital dans la fécondation et dans l'hérédité (Weissmann), comme nous l'indiquerons à l'article *Génération*. Au point de vue de la nutrition cellulaire, il peut avoir aussi une certaine activité et il semble être en particulier l'organe de concentration et d'utilisation du phosphore.

Le *nucléole*, d'après les auteurs cités plus haut, serait une masse protoplasmique pleine, entourée par une couche amorphe claire et par un cercle extérieur de granulations d'où partent des filaments radiés qui traversent la couche claire pour aller au centre du nucléole. C'est lui qui serait le germe reproducteur de la cellule. Pour M. Balbiani, sa structure serait différente, et il représenterait une masse lacunaire creusée de *vacuoles, vésicules nucléaires, nucléolules* susceptibles de se contracter, comme on le voit bien sur l'ovule d'une Arachnide, le *Phalangium* et d'un Myriapode, *Geophilus longicornis*. Dans d'autres cas, la masse tout entière du nucléole jouit de mouvements amœboïdes qui ont été observés sur de nombreuses cellules par différents histologistes.

FORMES ET DIMENSIONS DES CELLULES. — Dans les éléments peu différenciés la forme est en général sphérique ou polyédrique par pression réciproque (cellules embryonnaires, cellules glandulaires, beaucoup d'épithéliums), mais cette forme peut se modifier de diverses manières et devenir ovoïde, fusiforme, cylindrique, prismatique, aplatie, lamelleuse, etc. La surface externe peut présenter des prolongements particuliers, cils, épines, filaments simples ou ramifiés, etc., d'où résultent des formes spéciales et quelques cellules telles que les cellules nerveuses, ou les chromatoblastes de la peau de certains vertébrés peuvent présenter une forme très compliquée (fig. 5).

Les dimensions ne sont pas moins variables que la forme et, depuis les globules rouges du sang de l'homme qui sont parmi les éléments les plus petits, $(7 \mu 5)$ jusqu'à l'ovule (100 à 200 μ ou 1 à 2 dixièmes de millimètre) on observe de nombreux intermédiaires. Nous avons dit plus haut que cette limitation de la taille des éléments anatomiques à quelques dixièmes de millimètre est un caractère fondamental des organismes vivants.

CONDITIONS PHYSIQUES DE LA VIE DU PROTOPLASMA ET DES CELLULES.

La vie ne se manifeste et ne se maintient que lorsque les organismes sont placés dans certaines conditions cosmiques indispensables à la mise en jeu de leurs propriétés. Et comme la vie des organismes réside, en réalité, dans leurs éléments constituants, les cellules, et dans la substance même de ces cellules, le protoplasma, il s'ensuit que le protoplasma ne peut vivre que lorsqu'il rencontre les conditions physico-chimiques qui sont : 1° la présence de l'air, c'est-à-dire de l'oxygène ; 2° un certain degré d'humidité, c'est-à-dire la présence de l'eau ; 3° une certaine chaleur ; 4° un milieu chimique approprié, c'est-à-dire la présence d'aliments. Si l'une de ces conditions fait défaut, la vie n'est plus possible.

1° **Air.** — L'expérience vulgaire a montré, de tout temps, que l'air est indispensable à l'existence des animaux supérieurs et que l'asphyxie et la mort surviennent au bout de quelque minutes si on les empêche de respirer. Les animaux à sang froid et les invertébrés survivent plus longtemps en pareil cas, mais finissent aussi par succomber. C'est à l'oxygène seul qu'est due cette propriété vivifiante de l'air et Lavoisier a nettement avancé, le premier, que la vie de toute matière vivante est liée à une consommation incessante d'oxygène (1777). Spallanzani montra, de son côté (1800), que les tissus vivants, même extraits du corps, absorbent continuellement O et produisent CO_2. Les expériences faites, depuis, sur les éléments anatomiques eux-mêmes ont montré que le protoplasma des amibes cesse de se contracter, que les cils des cellules vibratiles cessent de se mouvoir après un séjour de quelques heures dans une atmosphère d'Az ou d'H, et que ces mouvements reparaissent si on laisse arriver l'air ou l'O. De même le poulet ne se développe pas dans l'œuf si on rend la coquille imperméable à l'air. A ce point de vue, les végétaux ne se distinguent pas des animaux et leurs cellules consomment aussi de l'O., ainsi que nous l'avons déjà dit. Sur des graines en germination, il est facile de mettre en évidence la nécessité de cette condition de la présence de l'air sur les manifestations de ce phénomène vital. En effet, en l'absence de l'air, la germination n'a pas lieu et la graine reste dans cet état d'indifférence chimique appelé par Cl. Bernard *vie latente*. Ainsi s'explique l'apparition d'une végétation inconnue sur des sols profondément remués. Des graines depuis longtemps enfouies ont été ramenées à la surface, c'est-à-dire au contact de l'air.

Les recherches de P. Bert ont montré que l'air doit contenir l'O. dans des proportions convenables, ni trop, ni trop peu ; car dans l'un et dans l'autre cas, la germination et, d'une façon générale, les phénomènes de la vie n'ont plus lieu. Les fortes tensions d'O. paraissent toutefois beaucoup plus nuisibles que les faibles tensions, et peuvent même déterminer la mort du protoplasma lorsque ce gaz pur est comprimé à plus de 3 atmosphères ou l'air à plus de 15 atmosphères.

Pasteur a montré que certains êtres inférieurs (ferments figurés) peuvent vivre dans un milieu privé d'air (*anaérobies*), ces êtres désoxydent alors le liquide qui les contient, pour se procurer l'O. nécessaire.

2° **Eau**. — L'eau entre pour une part considérable dans la constitution du protoplasma et communique aux cellules une mollesse et une délicatesse qui ne leur permet de vivre que dans un milieu très peu résistant ou même absolument liquide. Tous les êtres unicellulaires ou paucicellulaires vivent dans l'eau. Dans les êtres plus compliqués vivant dans l'air, des liquides organiques baignent constamment les éléments anatomiques. L'eau est donc une des conditions de la vie des cellules, aussi bien chez les végétaux que chez les animaux et l'expérience de tous les jours montre que les graines ne germent que lorsqu'elles rencontrent une humidité suffisante, alors même que les autres conditions de chaleur et d'accès de l'oxygène sont réalisées.

Un certain nombre d'animaux possèdent la propriété singulière de pouvoir être privés de leur eau, c'est-à-dire d'être desséchés sans mourir, mais en tombant dans un état de suspension vitale qui peut durer très longtemps (des années) et d'où ils ne sortent que si on leur rend leur eau. C'est ce que Cl. Bernard a appelé la *vie latente*. Ces animaux sont dits *ressuscitants* ou *réviviscents*. Ils comprennent certains infusoires (kérones, colpodes, etc.) qui, dans leur période d'enkystement, peuvent être desséchés et conservés indéfiniment; les *anguillules* du blé niellé dont Spallanzani a pu dessécher et ressusciter des individus jusqu'à seize fois ; les *rotifères*, petits crustacés qui vivent dans la mousse des toits et qui tombent en vie latente pendant la sécheresse pour ressusciter pendant la pluie ; les *tardigrades* arachnides voisins des acares

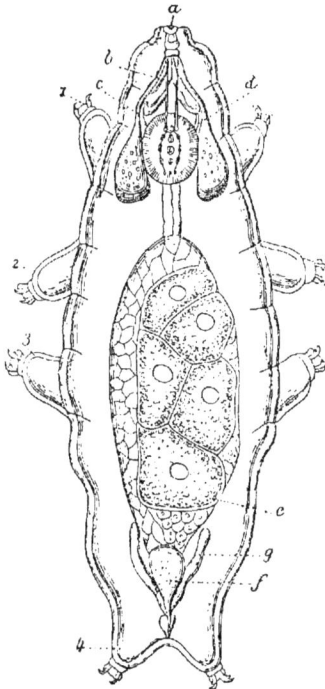

FIG. 7.—*Macrobiotus Schultzei* (tardigrade).

a., bouche ; — *b.*, pharynx ; — *c.*, glandes salivaires ; — *d.*, pharynx musculaire ; — *e*, ovaire ; — *f.*, vésicule séminale ; — *g.*. testicules. — 1, 2, 3, 4, les 4 paires de pattes (Greff).

FIG. 8. — *Hydatina senta* (rotifère).

a., anus ; — *b.*, vésicule contractile ; —*c.*. canaux aquifères ; — *e.*, ovaire ; — *f.* ganglion ; —*h.*, fossette sétigère (d'après Cohn).

et pourvus d'une organisation compliquée, qui vivent dans les mêmes conditions que les rotifères. La plupart des microrganismes (bactéries, ferments, etc.) présentent des propriétés semblables. Une fois desséchés, ces organismes peuvent supporter sans périr une température de 100 à 140°.

Cet état d'activité suspendue, entièrement comparable à celui de la graine qui peut garder pendant des siècles (?) son aptitude à germer, n'est à proprement parler ni la vie ni la mort, et on peut le comparer à celui d'une horloge dont tous les ressorts sont intacts, mais dont le balancier est arrêté.

3° **Chaleur.** — On sait qu'en chimie un très grand nombre de réactions ne peuvent avoir lieu qu'en soumettant les corps en présence à une certaine chaleur. Il en est de même dans la chimie vivante du protoplasma dont les réactions ne sont possibles qu'à une certaine température. L'énergie de ces réactions, c'est-à-dire des phénomènes vitaux, augmente ou diminue avec la température. Mais les limites sont assez différentes pour les diverses catégories d'êtres vivants et varient surtout avec leur degré de perfectionnement. Au-dessous de 0° toute manifestation de la vie est impossible, sauf dans les mousses et lichens d'une vitalité d'ailleurs si obscure et quelques plantes alpines. La congélation désorganise en général et détruit les tissus des animaux et des végétaux bien qu'on ait signalé le retour possible à la vie après le dégel d'êtres vivants relativement élevés (sangsues, crapauds, etc.)? A 0° la vie est à peu près nulle et les diverses fonctions du protoplasma ne s'exécutent qu'au-dessus de cette température et avec une énergie toujours croissante jusque vers 38 à 40°, comme le montre la courbe de Richet[1]. Au-dessus de 45 à 50°, le protoplasma animal meurt. Celui de quelques végétaux (algues des eaux thermales) peut résister jusqu'à 55 à 65°.

Le ralentissement des phénomènes vitaux, dans les basses températures voisines de 0° et leur réveil avec la chaleur, caractérise la *vie oscillante* que présentent un très grand nombre d'êtres vivants.

Tous les végétaux sont engourdis pendant l'hiver, c'est-à-dire que tous les phénomènes de la nutrition, sans être absolument supprimés, sont réduits au minimum. La végétation ne recommence qu'au printemps. Tous les vertébrés à sang froid présentent des phénomènes analogues et s'engourdissent pendant l'hiver. La digestion se suspend, la respiration se ralentit et les mouvements deviennent nuls. Un certain nombre de mammifères dits *hibernants*, loir, marmotte, ours, etc., tombent également, pendant l'hiver, dans une sorte de léthargie.

La raison de ce fait est que les éléments organiques de ces animaux sont entourés d'un milieu refroidi puisqu'il se met en équilibre avec la température ambiante, milieu dans lequel les réactions chimiques sont abaissées proportionnellement. Les animaux à vie oscillante sont dépourvus d'un mécanisme qui maintienne autour des éléments une température constante, malgré les variation atmosphériques. C'est le refroidissement et le réchauffement de leur milieu intérieur qui engourdit et réveille ces êtres, et ce n'est pas par une action primitive sur le système nerveux, régulateur général des fonctions, que le froid ou la chaleur agissent. Chaque élément anatomique, au contact d'un sang refroidi, s'engourdit pour son propre compte, car il a les mêmes conditions d'activité et d'inactivité que l'ensemble. Il en est de même pour son réveil, qui n'est pas dû non plus à l'intervention du système nerveux, engourdi alors comme les autres, mais au réchauffement du sang qui vient réveiller successivement chaque élément, suivant son ordre d'excitabilité. Ces faits montrent bien que la vie élémentaire réside en réalité dans les cellules et que la vie de l'organisme n'est que la résultante de ces innombrables vies locales.

L'engourdissement s'accompagne d'un repos absolu. Si l'animal ne présente plus d'actes assimilateurs, puisqu'il ne se nourrit pas, la désassimilation est également, sinon complètement suspendue, comme dans la vie latente, du moins réduite au minimum. Seuls les muscles respirateurs et le cœur continuent à travailler, mais très faiblement, la respiration est très atténuée ainsi que les

---

[1] Charles Richet. — *Les Nerfs et les Muscles*.

combustions organiques, le sang veineux est aussi rouge que le sang artériel et il n'y a que très peu de CO_2 excrété. L'animal vit alors, et aussi dans les premiers moments du réveil, sur les réserves (graisse, glycogène) qu'il a faites avant de s'endormir.

Comme les êtres dans l'état de vie latente, les animaux et les végétaux en hibernation résistent à des agents et à des conditions de milieu qui les tueraient s'ils étaient réveillés; tels sont une longue abstinence, la respiration dans une atmosphère pauvre en oxygène, l'action de beaucoup de poisons, etc.

4° **Milieu chimique approprié.** — La matière de la vie brûlant sa substance et se détruisant par cela seul qu'elle vit doit maintenir son équilibre en puisant au dehors les matériaux de sa réparation. Les animaux très simples, composés d'une ou seulement de quelques cellules, vivent dans l'eau, et c'est cette eau qui est le milieu où ils puisent directement ces matériaux. Pour les êtres composés d'un très grand nombre d'éléments, les éléments situés à la profondeur ne pourraient pas emprunter à ce milieu extérieur les principes qui leur sont nécessaires. Cela serait encore moins possible pour les êtres qui vivent dans l'air. Il se constitue alors un liquide circulant dans l'organisme, dans lequel chaque élément baigne, comme les êtres unicellulaires dans l'eau. Ce liquide sert d'intermédiaire entre les éléments et le milieu extérieur et leur fournit l'eau, l'oxygène, la chaleur, les aliments dont ils ont besoin jouant ainsi, vis-à-vis de l'organisme, comme l'ont si bien établi Robin et Cl. Bernard, le rôle de *milieu intérieur*. — Il y a donc réellement deux milieux pour les êtres vivants un peu compliqués, animaux ou plantes : l'un *extérieur* dans lequel est placé l'organisme, l'autre *intérieur* dans lequel vivent les éléments des tissus. Les phénomènes de la vie se déroulent en réalité, non dans le milieu extérieur, air ou eau, mais dans le *milieu liquide intérieur*, lymphe ou plasma interstitiel qui fournit aux éléments l'eau, l'oxygène, la chaleur et les aliments appropriés.

Les animaux à sang chaud, oiseaux et mammifères, ont une vie dite *constante* et *libre* parce que leur milieu ne change pas suivant les variations atmosphériques, et maintient leurs éléments, leurs tissus et leurs organes dans des conditions de fonctionnement toujours sensiblement égales. La fixité de ce milieu intérieur en ce qui concerne les conditions indispensables, c'est-à-dire l'eau, la chaleur, l'oxygène et les réserves est assurée par un ensemble de mécanismes que nous étudierons plus loin et où le système nerveux joue un rôle régulateur.

NATURE DES PROCESSUS GÉNÉRAUX DE LA VIE

I. Création organique. .
- *a.* Synthèse morpho-logique. . . . .
  - Multiplication des cellules.
  - Division du travail physiologique.
- *b.* Synthèse chimique
  - Mise en réserve.
  - Assimilation des C. H. O. Az.
  - Digestion intracellulaire.

II. Destruction organique.
- *a.* Destruction morphologique. — Mort des cellules.
- *b.* Destruction chimique. — Désassimilation. — Rôle des fermentations.

Nous avons déjà, à plusieurs reprises, parlé du double mouvement d'assimilation et de désassimilation que présentent tous les êtres vivants, du tourbillon dont la forme se maintient, mais dont la matière se renouvelle incessamment. Nous devons maintenant entrer plus avant dans l'étude de ces processus généraux, qui comprennent deux ordres de phénomènes :

1º Les phénomènes de *création vitale* ou *synthèse organique;*
2º Les phénomènes de mort ou de *destruction organique.*

Tout ce qui se passe dans l'être vivant se rapporte soit à l'un, soit à l'autre de ces processus, et la vie est caractérisée par la réunion et l'enchaînement de ces deux ordres de phénomènes qui se produisent dans tous les êtres, les plus compliqués comme les plus simples, et jusque dans les éléments les plus obscurs.

I. — CRÉATION ORGANIQUE

La création vitale comprend deux processus formatifs.

Tantôt elle forme les éléments histologiques des tissus en voie de développement en groupant les principes immédiats de l'organisme sous une forme déterminée, c'est la création ou *synthèse morphologique;* tantôt elle assimile simplement la substance ambiante pour en former des principes organiques destinés à nourrir les éléments déjà formés, c'est-à-dire à réparer les pertes résultant de leur fonctionnement ou à constituer la matière des éléments en voie de formation, c'est la *synthèse chimique.* Ces deux temps de la création vitale sont, en réalité, confondus par leur simultanéité, mais ils n'en sont pas moins essentiellement distincts par leur nature et nous devons les étudier séparément.

A. — **Synthèse morphologique**.

Le protoplasma ne représente que la vie sans forme spécifique. C'est une sorte de chaos qui contient en germe toutes les propriétés de la matière vivante, mais ce n'est pas à proprement parler un *être vivant* et *défini*. Il faut nécessairement la forme pour caractériser l'être vivant. Cette forme, à son degré le

FIG. 9. — *Bathybius Hœckelii*.
Simple réseau protoplasmique.

FIG. 10. — *Protamœba primitiva*.
Monère en voie de reproduction scissipare.

plus simple, c'est la cellule. Mais cette cellule présente des différenciations infinies, et, par des combinaisons diverses, donne naissance à d'innombrables formes vivantes. L'étude de ces formes constitue la morphologie et il y a lieu de distinguer la morphologie animale ou zoologie et la morphologie végétale ou botanique. Mais, au point de vue de la physiologie générale, c'est-à-dire quand on considère non pas les organismes animaux ou végétaux pris dans leur ensemble, mais les parties élémentaires qui les constituent, on voit que ces parties élémentaires, ces cellules, se forment par des processus très semblables et souvent identiques dans les deux règnes et que leur étude peut prendre le nom de Morphologie générale.

MULTIPLICATION DES CELLULES

Cependant, ainsi que nous l'avons déjà dit, il peut exister une forme élémentaire plus simple que la cellule. La matière protoplasmique peut exister sans avoir en quelque sorte de structure, sans être à proprement parler individualisée. Les plasmodes de myxomycètes, le *Bathybius Hœckelii*, les *Protamœba primitiva* et le *Protogenes primordialis*, le *Myxodictyum sociale*, la *Monobia confluens*, etc., en un mot tous ces êtres dont Hæckel a fait le groupe des Monères sont en réalité des êtres protoplasmiques amorphes, c'est-à-dire de simples grumeaux de protoplasme homogène sans noyau, des *cytodes*, dont la morphologie n'aurait, d'après quelques auteurs, rien de fixe ni de déterminé, organismes sans organes et qui ne méritent le nom d'organismes que parce qu'elles possèdent les propriétés de la nutrition, de la reproduction, de la sensibilité et de la motilité. Quelques-unes de ces Monères ne se reproduisent que par scission.

Quand leur corps amiboïde a atteint une certaine taille (quelques centièmes de millimètres), il se partage par le milieu et chaque individu en fournit deux autres. La reproduction est ainsi une conséquence directe de l'accroissement. Chez d'autres Monères, *Vampyrella*, *Protomonas*, etc., il y a, comme chez les myxomycètes, formation de corps reproducteurs spéciaux analogues aux zoospores. Ces monères, à un certain moment, rentrent tous leurs pseudopodes, deviennent globuleuses, s'entourent d'une enveloppe (enkystement) qu'elles

FIG. 11. — *Protomyxa aurantiaca.*
Individu adulte muni de nombreux pseudopodes (d'après Hæckel).

FIG. 12. — *Protomyxa aurantiaca.*
Diverses phases du développement endogène : Rétraction de tous les pseudopodes ; enkystement ; division endogène ; mise en liberté des zoospores ciliées qui se transforment en petites monères amiboïdes (d'après Hæckel).

sécrètent et leur protoplasma se fractionne en nombreux petits corps reproducteurs munis d'un cil qui, après la rupture du kyste, iront chacun former une nouvelle Monère amiboïde. Le premier cas est la division simple, le second la division endogène des cytodes monériennes.

Au-dessus des Monères sont les Rhizopodes qui représentent une véritable cellule, c'est-à-dire qu'ils sont pourvus d'un noyau nucléolé. Ils émettent également des pseudopodes, et les uns sont pourvus d'un squelette calcaire ou siliceux (Foraminifères, Radiolaires), les autres sont nus (Amibes vraies). La reproduction des Amibes unicellulaires se fait par une scission libre portant successivement sur le noyau et sur le protoplasma et aussi, chez quelques espèces, par une scission endogène lorsque l'Amibe s'étant enkystée entre dans une phase de repos et, se comportant comme un ovule, se segmente en éléments dont chacun donnera une Amibe nouvelle. La formation de ces spores est quelquefois précédée de la conjugaison de deux individus. Ces divers phénomènes, scission simple, division endogène, avec enkystement, conjugaison, se retrouvent aussi chez les autres Rhizopodes et dans la classe des Infusoires qui sont également des êtres unicellulaires.

L'organisme des êtres supérieurs, animaux ou végétaux, ne renferme pas en général de cytodes, mais seulement des cellules, et nous allons voir que ces cellules se multiplient suivant des modes peu nombreux et dont les plus importants viennent de nous être présentés par les Amibes et les autres Protozoaires.

Ces modes sont au nombre de quatre avec quelques variétés secondaires :

I. Multiplication scissipare.

{ 1° division partielle ou genèse.

2° division totale { simple.
{ endogène.

II. Bourgeonnement.
III. Fusion ou conjugaison.
IV. Rajeunissement.

I. **Multiplication scissipare.** — 1° DIVISION PARTIELLE. — *Formation libre ou Genèse.* — Depuis les observations de Remak (1850), on n'admet plus en général qu'une cellule puisse naître sans une cellule antérieure et par un simple processus de génération spontanée au sein d'un liquide organique ou blastème comme le pensait Schwann. La majorité des botanistes et des zoologistes pense que toute cellule provient toujours du protoplasme d'une cellule préexistante dont elle n'est au fond qu'un arrangement nouveau, et l'axiome de

FIG. 13. — Formation libre des cellules dans le sac embryonnaire du haricot.

a, premier état, le noyau n'est représenté que par un point grisâtre entouré d'une zone claire; — b, c, d, e, f, g, états plus avancés du développement du noyau et du corps cellulaire (d'après Strasburger).

Virchow « *Omnis cellula e cellulá* » reste vrai pour les animaux comme pour les plantes. Si cette cellule possède un noyau, ce noyau procède aussi d'un noyau primitif et antérieur, *Omnis nucleus e nucleo;* en d'autres termes, ni le protoplasme, ni le noyau de la cellule ne naissent à proprement parler; ils se continuent seulement. Ce qu'on peut appeler encore aujourd'hui la *formation cellulaire libre* ou la *genèse* diffère de la genèse de Schwann en ce que ce n'est point un blastème, c'est-à-dire un liquide qui donne naissance à une cellule, mais une portion du protoplasma d'une *cellule préexistante* qui produit les éléments nouveaux, c'est-à-dire une division partielle. C'est par ce processus qu'on voit se former, par exemple chez les végétaux phanérogames, les cellules endospermiques à l'intérieur du sac embryonnaire et aux dépens d'une portion seulement du protoplasme qui y est contenu. Chez les insectes, M. Balbiani a vu se former de même les cellules blastodermiques aux dépens d'une partie seulement du vitellus. Il existe dans les plantes de très nombreux exemples de ce mode de formation auquel sont dues, en particulier, les cellules reproductrices des cryptogames (spores, zoospores, anthérozoïdes, oosphères). On voit, dans ces deux cas, le noyau primitivement unique de la cellule se multiplier par une série de bipartitions successives, au point que la cellule peut contenir un grand nombre de noyaux et jusqu'à des centaines. Le protoplasme qui entoure chaque noyau se condense, se sépare du protoplasme général par un contour net, puis, chez les végétaux, s'entoure d'une enveloppe de cellulose. Tantôt, les nouvelles cellules ainsi formées simultanément, à une faible distance l'une de l'autre, n'occupent qu'une petite partie de la cellule mère; le résidu protoplasmique non employé à leur formation est considérable. Tantôt, au contraire, elles se touchent et remplissent presque complètement la cellule-mère; le résidu est très faible et on a ainsi un passage vers la division totale.

2° DIVISION TOTALE. — Ce procédé de division, dans lequel tout le protoplasma de l'élément originel est employé à la constitution des cellules nouvelles, est le plus général de tous et donne le plus grand nombre des éléments végétaux et la presque totalité des éléments animaux. Une cellule se divise et en donne deux nouvelles. Il y a deux cas suivant que la cellule primitive est nue ou pourvue d'une enveloppe.

a. *Division simple.* — Les êtres cytodiques ou unicellulaires, monères, amibes, infusoires, les éléments embryonnaires, épithéliaux, sanguins, etc., des animaux se divisent ainsi. Leur masse protoplasmique s'allonge, s'étrangle et se sépare en deux masses nouvelles indépendantes dont chacune se divise à son tour.

b. *Division endogène.* — Quand il existe une membrane, ovule, cellules du cartilage, etc., la division ne porte que sur le corps cellulaire et le noyau, en sorte que les nouvelles cellules restent incluses dans la membrane primitive improprement appelée *cellule-mère*.

Rôle du noyau dans la multiplication des cellules. Karyokinèse. —On a cru longtemps, avec Remak, que toute cellule qui se divise présente les phénomènes suivants : le noyau ayant grossi, le nucléole s'allonge, s'étrangle et se divise en deux nucléoles, dont chacun occupe une des moitiés du noyau. Celui-ci s'allonge à son tour, s'étrangle en manière de sablier et finit par se diviser en deux noyaux. Puis le corps cellulaire s'étrangle aussi et sa masse se partage en deux moitiés dont chacune contient un des noyaux. Les recherches récentes de Strasbürger sur la formation des cellules chez les végétaux, celles d'Auerbach, Bütschli, Fol, Hertwig, Pérez sur les phénomènes qui précèdent la segmentation du vitellus chez les invertébrés, segmentation qui n'est qu'un cas particulier de la formation des cellules par *scission*, ont montré que ce phénomène ne se produit pas aussi simplement qu'on le croyait depuis Remak, par une série d'étranglements portent successivement sur le nucléole, sur le noyau et sur le corps cellulaire. Les recherches de Ed. Van Beneden sur l'ovule du lapin et de certains chéiroptères ont montré que les faits découverts chez les invertébrés se rencontrent aussi chez les mammifères. Enfin, les observations de Mayzel sur la division des cellules épithéliales de la cornée du lapin enflammée, celles plus

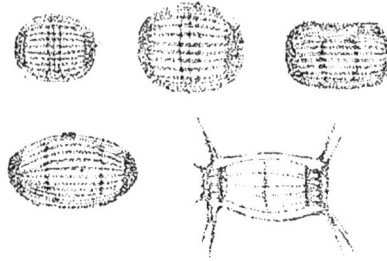

FIG. 14. — Karyokinèse végétale.
Phases successives de la division d'un noyau de *Spyrogyra* (d'après Strasbürger).

récentes de Balbiani, de Schleicher, de Flemming, de Peremeschko, de Balfour. etc., ont donné la preuve que les phénomènes qui préparent et accompagnent la division des cellules offrent partout le même caractère essentiel.

Le noyau de la cellule qui va se diviser s'allonge, devient ellipsoïde, ou fusiforme, ou en barillet et se montre composé de filaments étendus dans le sens

FIG. 15. — Karyokinèse animale.

A, noyau ordinaire d'une cellule épithéliale cylindrique : — *B*, *C*. le même noyau dans l'état d'enroulement — *D*. forme de guirlande ou de rosette; — *E*, l'aster ou l'étoile unique : — *F*. un fuseau nucléaire de l'endo-; thélium de Descemet, de la grenouille ; — *G*, *H*, *I*, amphiaster ; — *K*, les deux noyaux nouveaux (d'après Klein).

de son grand axe et qui lui donnent un aspect strié. Dans ces filaments existent des granules équatoriaux, dont l'ensemble constitue dans le plan de l'équateur du noyau, un cercle complet auquel on a donné le nom de *plaque nucléaire* (*Kernplatte*). Ces granules dans chaque filament (et par suite, la plaque elle même) se décomposent en deux moitiés qui s'éloignent l'une de l'autre en marchant vers l'extrémité du fuseau. En même temps, les extrémités du noyau fusiforme attirent autour d'elles les granulations protoplasmiques voisines qui se disposent en lignes rayonnantes, donnant à l'ensemble l'apparence du « spectre magnétique » ou de deux soleils accouplés (*amphiaster*). Cette apparence a reçu aussi d'Auerbach le nom de figure *caryolytique*, désignation qui repose sur une erreur, car le noyau ne se dissout pas, et qu'on doit remplacer, par celle de figure *caryokinétique*.

Après le clivage de la plaque nucléaire équatoriale, les plaques dédoublées s'éloignent, avons-nous dit, l'une de l'autre et gagnent l'extrémité du corps fusiforme. Là, chacune d'elles se fusionne avec les granulations de l'étoile correspondante et la fusion de ces divers éléments donne naissance à un nouveau noyau. Chaque noyau renouvelé et comme rajeuni va attirer et grouper autour de lui une partie du protoplasma de la cellule primitive qui va se séparer en deux masses, soit par une attraction qui étire, puis étrangle ce protoplasma, soit par la formation d'une *plaque cellulaire* (*Zellplatte*) analogue à la plaque nucléaire et qui se dédoublera comme cette dernière.

Tel est le phénomène dans ses traits généraux, mais il présente des particularités suivant la nature des éléments qui se divisent, ovule, cellules du cartilage, cellules épithéliales, globules du sang, etc.

II. **Bourgeonnement**. — Le bourgeonnement cellulaire n'est en quelque sorte qu'une variété de la multiplication dans laquelle la division du protoplasma se complique de la formation d'une cloison émanée de la paroi. Ce cloi-

FIG. 16. — Bourgeonnement des cellules de la levûre de bière.

sonnement est simple ou multiple et, dans le premier cas, il est égal ou inégal suivant que la cellule est partagée en deux moitiés égales ou non. Le bourgeonnement est un cloisonnement inégal (Van Tieghem). La cellule mère localise d'abord sa croissance en un point de sa périphérie et forme un petit rameau renflé à base très étroite. Une cloison se forme dans l'étranglement basilaire et la cellule se trouve partagée en deux segments très inégaux dont le plus petit ou *bourgeon* se détache plus tard et acquiert à son tour la propriété de bourgeonner. C'est ainsi que se multiplie la levûre de bière et que se forment les spores des champignons basidiomycètes (Agarics, Bolets, etc...).

Chez les animaux ce processus s'observe, mais sans formation de cloison, dans un certain nombre de cas : reproduction gemmipare de quelques infusoires, bourgeonnement des cellules de la gaîne ovigère des insectes, formation des globules polaires de l'ovule (Ch. Robin), bourgeonnement des noyaux de certaines cellules lymphatiques et de la moelle des os (Ranvier), formation des capillaires.

III. **Fusion**. — La formation d'une cellule par fusion peut avoir lieu de deux manières : par *anastomose* et par *conjugaison*.

A. *Anastomose*. — Deux cellules pourvues d'une enveloppe se touchent, résorbent leur membrane au point de contact et joignent leurs deux corps protoplasmiques en un seul. Cette fusion est très fréquente dans le thalle de beaucoup de champignons. C'est elle aussi qui donne naissance aux réseaux laticifères de diverses Composées, Aroïdées, etc. Le plasmode des Myxomycètes est formé par l'anastomose de nombreux globules nus amiboïdes, provenant de la germination des spores.

B. *Conjugaison*. — Deux cellules nues plus ou moins différentes s'unissent, se pénètrent réciproquement au point de perdre leur individualité et se fondent en une masse sphérique plus petite que la somme des volumes des deux cellules et qui ne tarde pas en général à s'entourer d'une membrane. Cette contraction

FIG. 17. — Conjugaison de deux zoospores *Pandorina morum*.
a., une zoospore isolée ; — *b.*, commencement de la conjugaison ; — *c.*, la conjugaison achevée.

FIG. 18. — Deux cellules de *Sirogonium* pendant la conjugaison.

indique une combinaison intime et explique l'apparition de nouveaux caractères dans la cellule produite qui est réellement *nouvelle*. C'est toujours par conjugaison que se forme l'œuf, c'est-à-dire la cellule mère de la plante et de l'animal. Le phénomène est assez obscur quoique réel chez les Phanérogames, mais il est très net chez les Cryptogames où l'on peut distinguer deux cas : 1° les deux corps protoplasmiques qui se combinent pour former la cellule germe ou zygospore sont en apparence égaux, conjugaison *égale*. Exemple : Conjugaison des *Spirogyra, Syrogonium, Mesocarpus*, conjugaison des Zoospores mobiles de *Pandorina, Ulothrix, Monostroma* et autres algues ; 2° les deux corps protoplasmiques sont inégaux ; l'un est dit élément mâle, *Anthérozoïde*, l'autre élément femelle, *Oosphère* ; c'est la conjugaison *différenciée* ou *sexuelle*, c'est-à-dire la *fécondation*. Les algues en offrent de très nombreux exemples et chez tous les animaux, depuis les polypes jusqu'à l'homme, l'œuf fécondé qui reproduira l'être est constitué par une semblable conjugaison de deux cellules inégales, sexuelles, le spermatozoïde et l'ovule [1].

[1] L'apparition de la conjugaison ou génération sexuée paraît se faire chez les éponges qui sont comme des colonies d'Amibes et d'infusoires flagellifères (monades). Elle est très nette chez les polypes (cœlentérés).

IV. Rajeunissement. — Le protoplasma de la cellule mère est en quelque sorte pétri à nouveau, et la cellule nouvelle n'est que l'ancienne rajeunie. Si la masse de la cellule ancienne passe tout entière dans la cellule nouvelle il y a *rajeunissement total*. C'est le cas pour la formation des zoospores des *OEdogonium*, *Vaucheria*, etc., et pour la germination des spores de beaucoup de Cryptogames. Si une partie seulement de ce protoplame passe dans la cellule fille, le reste servant soit à nourrir celle-ci pendant les premiers instants, soit à jouer quelque autre rôle utile à son développement, le rajeunissement est *partiel*. La production des anthérozoïdes des Cryptogames vasculaires (Fougères, Prèles, etc.), nous en offre un exemple.

FIG. 19. — Cellules d'*OE-dogonium* donnant naissance à des zoospores par rajeunissement de leur protoplasma.

Tels sont les procédés de la Morphologie générale par lesquels une cellule sort d'une autre cellule et dont l'étude nous a montré que jamais on ne voit se former une cellule de toutes pièces, ni même du protoplasma amorphe, mais que toute cellule et tout protoplasma ne font seulement que continuer une cellule et un protoplasma antérieurs. De même, pour les organismes composés pris dans leur totalité, le travail morphologique qui les forme est contenu dans l'état antérieur ou héréditaire et n'est qu'une *répétition* de cet état. Nous n'assistons réellement à la naissance d'aucun être : nous ne voyons qu'une continuation périodique, sous l'influence non de causes actuelles, mais d'une action primitive, d'une impulsion initiale liée à un ensemble cosmique général dont les conditions exactes nous échappent.

ORGANISMES COMPOSÉS. — DIVISION DU TRAVAIL PHYSIOLOGIQUE

La synthèse morphologique façonne donc le protoplasma dans un moule très simple, la cellule, qui peut exister à l'état d'être distinct, comme c'est le cas pour les animaux et les végétaux unicellulaires. Mais tous les êtres de ces deux règnes ne sont pas aussi simples et il existe dans l'un et l'autre des séries innombrables de formes composées d'un nombre immense de cellules associés en un organisme complexe. Ces cellules ainsi constituées en véritables colonies vivent toutes chacune pour leur compte d'une façon *autonome* bien que subordonnée à la vie d'ensemble de la colonie. Mais tandis que dans les êtres unicellulaires, la cellule unique exécute à elle seule toutes les fonctions, absorption, sécrétion, locomotion, reproduction, dans les organismes complexes toutes les cellules ne peuvent être dans les mêmes rapports, soit avec le monde extérieur, soit entre elles ; les unes restent à la surface, les autres s'enfoncent dans la profondeur de l'organisme. Placées dans des conditions différentes, elles cessent donc de se ressembler et se différencient, c'est-à-dire se développent d'une façon spéciale attirant à elles, suivant leur position, une fonction déterminée et se chargeant d'un travail plus défini. Nous voyons la première ébauche de cette tendance à la différenciation, à la division du travail, dans la cellule elle-même dont le protoplasme se différencie en noyau et en corps cellulaire et le corps cellulaire en *ectoplasme* et *endoplasme*.

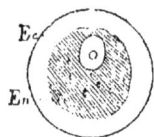

FIG. 20. — Monoplaste.
Ec., ectoplasme ; — *En.*, endoplasme.
(Ray-Lankester.)

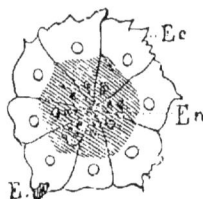

FIG. 21. — Section optique de la morula
(ovule segmenté).
Ec, ectoderme ; *En.*, endoderme ; — *F.*, particules
nutritives. (Ray-Lankester.)

A mesure que cette spécialisation portant sur des groupes de cellules s'accentue davantage, nous voyons surgir des organes particuliers dont les différentes parties montrent à un plus haut degré elles-mêmes la division du travail. En sorte qu'un organisme est d'autant plus complet, d'autant plus élevé dans la série, que le travail physiologique est chez lui plus divisé par la formation d'organes ayant une fonction bien déterminée. Quels que soient d'ailleurs le nombre et la complexité des organes, des appareils, des systèmes constitués par ces perfectionnements successifs, il faut bien savoir qu'ils n'ont pas en eux-mêmes leur raison d'être et n'existent pas pour eux. Ils existent pour les cellules seules autour desquelles ils créent et entretiennent le milieu et les conditions nécessaires à la vie de ces éléments.

La cause de cette faculté de spécialisation est due à ce fait que le protoplasme contient en germe, comme nous l'avons dit plus haut, toutes les propriétés générales des corps vivants. Les cellules se spécialisent et se différencient par exagération de l'une de ces propriétés au détriment des autres. Mais cette différenciation n'est due qu'à une division incomplète du travail physiologique puisque chaque élément, en manifestant avec exagération une propriété, possède naturellement les autres sans lesquelles il ne vivrait pas. Au milieu de la variété fonctionnelle il y a donc toujours l'unité vitale.

B. — Synthèse chimique. — Assimilation.

La synthèse chimique qui fabrique aux dépens des matériaux du monde extérieur, le protoplasma, la matière première de la vie, que la synthèse morphologique ne fait que mettre en œuvre et façonner, est réellement, bien que nous en ayons mis l'étude en second lieu, le phénomène fondamental de la *création organique*.

Quatorze corps simples, entrent dans la composition chimique des organismes, même les plus élevés, pour former les éléments de leurs organes et ce sont ces quatorze corps simples que la synthèse chimique doit emprunter au milieu ambiant pour les combiner entre eux de mille manières et en tirer la substance élémentaire vivante, le protoplasme et les très nombreux principes immédiats élaborés par elle. En ce qui concerne le protoplasme lui-même, nous n'assistons point à la synthèse primitive qui le crée ; nous ne voyons que la synthèse secondaire par laquelle s'accroît et se multiplie un protoplasme préexistant et ancestral qui ne naît point mais se continue seulement, toujours le même, à travers les générations.

Les procédés et les opérations de cette synthèse chimique vitale sont encore très peu connus et ne ressemblent pas nécessairement à ceux qu'emploient les chimistes, pour faire les synthèses des substances organiques, grasses, sucrées, amylacées, etc., qu'ils sont arrivés à reconstituer. Il est même très probable qu'ils sont entièrement différents et tout à fait spéciaux. Mais ces procédés nous échappent et si on a pu faire, à leur égard, des hypothèses plus ou moins ingénieuses, ces hypothèses n'ont point été vérifiées et nous ne saurions entrer dans leur examen. Même pour la synthèse glycogénique chez les animaux, découverte par Cl. Bernard, nous ne connaissons, à vrai dire, que les organes où elle siège (foie chez l'adulte blastoderme, amnios, placenta chez l'embryon) et nous ignorons l'essence même du phénomène chimique qui lui donne naissance. Peut-être même n'est-ce pas une véritable synthèse dans le sens chimique du mot, mais un produit de dédoublement de la matière protoplasmique ? Nous connaissons, au contraire, très bien comment le glycogène ou l'amidon, une fois formé, se détruit en se transformant en sucre, et nous étudierons plus loin ce phénomène de *destruction* organique, de *désassimilation*. Chez les végétaux la synthèse de l'amidon paraît commencer par la formation d'hydrates solubles, dextrine, glucose, maltose, qui se transforment ensuite en amidon.

Quelle que soit la diversité des organes où se font, chez les animaux comme chez les végétaux, les diverses synthèses de principes immédiats, c'est toujours le protoplasme qui en est l'agent et nous avons vu précédemment en quoi diffèrent à ce point de vue le protoplasme chlorophyllien et le protoplasme incolore.

Le sens général de ces synthèses est un phénomène de désoxydation, du moins chez les végétaux qui sont les plus puissants sinon les seuls fabricateurs de principes immédiats organiques. Les matières premières qu'ils mettent en œuvre sont en général des corps fortement oxygénés, tandis que les principes fabriqués sont au contraire pauvres en oxygène. La désassimilation agit en sens inverse oxydant ces produits peu oxygénés et les transformant en CO^2, H^2O, AzH^4O.

MISE EN RÉSERVE

Entre la synthèse, c'est-à-dire le phénomène chimique qui crée un principe immédiat, amidon, graisse, albumine et l'assimilation proprement dite, c'est-à-dire le phénomène physiologique par lequel ce principe immédiat est *rendu semblable* à la substance protoplasmique et sert à sa croissance, il y a la mise en réserve de ce principe immédiat. Cette mise en réserve ne donne pas lieu en général chez les animaux (sauf pour la graisse) à une accumulation notable, parce que le principe est consommé, assimilé, au fur et à mesure de sa production ; mais chez les végétaux, et chez les animaux eux-mêmes dans certaines conditions, la réserve peut être considérable et n'est consommée que plus tard. Il résulte de ce fait que la nutrition, la croissance de l'être vivant n'est jamais directe, mais se fait aux dépens des matériaux de réserve et grâce à l'intervention de ferments particuliers (pepsine, diastase, etc.).

Entre la synthèse qui produit ces réserves et l'assimilation nutritive qui les consomme, on constate quelquefois une alternance régulière. Ainsi, pendant le jour, une cellule de *Spirogyra* fabrique et amasse sa réserve, mais ne croît pas et ne se cloisonne pas ; pendant la nuit, elle croît et se cloisonne en dépensant sa réserve, mais ne fabrique pas. Même alors que la synthèse et la nutrition sont simultanées, la nutrition actuelle a lieu aux dépens des produits d'une synthèse antérieure, tandis que la synthèse actuelle reconstitue la réserve à mesure qu'elle s'épuise.

ABSORPTION ET FIXATION DES QUATORZE ÉLÉMENTS CHIMIQUES

Le mécanisme de l'absorption et de la mise en œuvre de chacun des éléments qui entrent dans la constitution des cellules serait très important à connaître ; mais on n'a quelques notions que sur un petit nombre d'entre eux, les plus essentiels il est vrai.

Assimilation simultanée du carbone, de l'hydrogène et de l'oxygène. — *Synthèse des hydrates de carbone.* — Le carbone, qui existe dans toute

FIG. 22. — Corps chlorophylliens à divers états contenant des grains d'amidon (Sachs).

FIG. 23. — Grains d'amidon du blé.

combinaison organique et qui forme en général la moitié du poids du protoplasme, entraîne du même coup, dans son assimilation, l'hydrogène et l'oxygène. — C'est seulement lorsqu'il contient de la chlorophylle et qu'il reçoit la radiation solaire que le protoplasme assimile le carbone. Le phénomène consiste dans la décomposition du CO^2 absorbé dans le milieu extérieur, avec dégagement d'un volume égal d'O. et fixation du C. sur les éléments de l'eau (H^2 O). Le premier produit de cette assimilation est un hydrate de carbone soluble, dextrine, maltose ou glucose, qui, dans la plupart des plantes, se trouve produit en excès et se met aussitôt en réserve, dans les corps chlorophylliens sous forme de grains d'amidon. Si on expose à la lumière dans un milieu contenant du CO^2, une cellule quelconque aux corps chlorophylliens de laquelle on a, par un séjour préalable à l'obscurité fait perdre toute trace d'amidon, on voit bientôt apparaître de nouveaux grains d'amidon dans ces corps chlorophylliens. Au soleil, il suffit pour cela de cinq minutes avec une Spirogyre, d'une heure ou deux avec une feuille d'*Élodea*. A la lumière diffuse, il faut deux heures dans le premier cas, quatre ou six heures dans le second. L'apparition de l'amidon est d'ailleurs d'autant plus rapide que la proportion de CO^2 dans le milieu extérieur est plus favorable à sa décomposition (de 8 p. 100 par exemple). Il ne se forme pas d'amidon si la cellule est exposée au soleil dans un air privé de CO^2, et même l'amidon déjà formé disparaît dans ces conditions, comme à l'obscurité. (*Van Tieghem*, p. 605.)

Les cellules sans chlorophylle (champignons, cellules animales) ne peuvent décomposer CO^2 et par suite assimiler le carbone brut. Cet élément doit leur être fourni sous la forme de composés organiques plus ou moins complexes tout au moins ternaires, produits eux-mêmes au préalable, soit par l'assimilation du carbone dans des cellules vertes, comme le sucre ou l'acide tartrique, soit par les synthèses artificielles, comme l'acide acétique, l'alcool. C'est ainsi, par exemple, que M. Pasteur a pu entretenir indéfiniment la nutrition et la croissance de certaines cellules sans chlorophylle, telles que le *Micrococcus aceti* et le *Mycoderma vini* avec un liquide de culture formé des principes suivants, tous empruntés, même l'alcool (par synthèse) au règne minéral : alcool ou acide acétique pur, ammoniaque, acide phosphorique, potasse, magnésie, eau, oxygène gazeux. Dans ce milieu si simple, sans albumine, sans produits organisés, en l'absence de toute matière verte, à l'obscurité, une cellule de *Mycoderma* produit une quantité considérable de cellules nouvelles contenant des matières albuminoïdes, de la cellulose, de la graisse, des matières colorantes, de l'acide succinique, etc...

Assimilation de l'azote. — « A l'aide des hydrates de carbone reçus du dehors ou formés dans son sein, la cellule poursuit activement le travail assimilateur en y combinant l'azote pour former en définitive, les matières albuminoïdes. Ce degré supérieur de synthèse ne dépend plus de la présence de la chlorophylle, et de l'action de la lumière, il appartient à tout protoplasme. — Chez les végétaux, les matériaux premiers de cette assimilation sont l'acide nitrique ou l'ammoniaque, absorbés par la cellule dans le milieu extérieur, sous forme d'azotates ou de sels ammoniacaux. L'azote libre n'est pas assimilé. En entrant en combinaison avec les hydrates de carbone pour former la matière albuminoïde, l'acide nitrique doit subir une réduction et perdre de l'O. Il est vraisemblable qu'il se forme d'abord des amides, asparagine, leucine, tyrosine, etc., et que c'est aux dépens de ces derniers que s'édifient ultérieurement les matières albuminoïdes, par une synthèse finale encore inconnue [1] ».

Chez les animaux, le travail synthétique de la cellule est considérablement abrégé sinon supprimé, parce qu'il porte sur des combinaisons azotées toutes faites, résultant d'une synthèse préalable faite par d'autres cellules végétales ou animales. Il suffit alors que ces combinaisons soient dialysables, c'est-à-dire capables de traverser la couche périphérique du protoplasme et c'est pour réaliser cette condition qu'interviennent les ferments digestifs. Les cellules animales ne possèdent pas d'ailleurs le pouvoir de fabriquer des matières albuminoïdes en fixant de l'azote sur des hydrates de carbone. Tout au plus peuvent-elles, comme Weiske l'a montré récemment, utiliser l'asparagine, produit de décomposition des albumines végétales, pour reformer avec elle de l'albumine. De même on a pu cultiver diverses plantes (maïs, avoine, seigle, moisissures, etc.) en leur donnant l'azote sous forme de corps amidés (asparagine, leucine, tyrosine, urée, acide hippurique, etc.). Mais, en général, la culture ne réussit pas avec des matières albuminoïdes parce qu'elles ne sont pas absorbées par la cellule, à moins que celle-ci ne produise de la pepsine qui les transforme en peptones. On voit que les animaux et les végétaux se comportent à ce point de vue d'une façon inverse.

DIGESTION INTRA-CELLULAIRE. — ASSIMILATION FINALE

Dans la forme sous laquelle les principes immédiats sont emmagasinés dans la cellule, ils ne sont pas directement assimilables. Les uns sont insolubles : amidon, huile, cellulose, etc., et doivent être rendus solubles par des ferments qui les hydratent et qui les dissolvent : diastase, saponase, cellulosine, pepsine. C'est une vraie digestion intra-cellulaire. Les autres sont dissous dans le suc cellulaire, saccharoses, glucosides, etc., mais doivent être simplifiés et dédoublés aussi par hydratation par des diastases correspondantes : invertine, émulsine, etc., et c'est encore une digestion. (Van Tieghem.)

II. DESTRUCTION ORGANIQUE

La destruction organique est un phénomène inverse de ceux que nous venons d'étudier, et il est possible d'y reconnaître également deux degrés : 1° destruction morphologique ; 2° destruction chimique.

[1] Van Tieghem. — *Botanique*, p. 606.

1° Destruction morphologique.

On peut décrire sous ce nom les phénomènes qui amènent la disparition des éléments anatomiques soit par un travail physiologique s'opérant pendant la vie et détruisant les éléments plus ou moins complètement, comme la fonte, épithéliale des glandes en activité, la desquamation des revêtements cutanés et muqueux, la destruction des globules rouges dans le foie et la rate et les diverses transformations histogéniques qui font perdre à certains éléments leur forme originelle pour leur en faire prendre une qui s'en éloigne plus ou moins (tubes, fibres, etc.); soit par un travail pathologique amenant la mort de ces éléments : nécrose, gangrène, fonte granulo-graisseuse, etc. La durée de la vie des cellules est très difficile à déterminer et doit d'ailleurs être très variable. Pour quelques-unes, comme les cellules glandulaires et les cellules épithéliales de l'intestin elle est très courte ; pour d'autres, les cellules épidermiques de la peau et des muqueuses, elle est de plusieurs mois. L'étude de la croissance des ongles a montré qu'une cellule onguéale vit quatre mois en été, cinq mois en hiver et qu'un homme de quatre-vingts ans a eu ses ongles renouvelés deux cents fois. — Mais on ignore combien dure un globule du sang, une cellule conjonctive, et, d'ailleurs, beaucoup d'éléments, tels que les éléments nerveux, osseux, tendineux, musculaires, etc., paraissent vivre aussi longtemps que l'organisme.

Quelques faits tendraient pourtant à prouver que certains éléments qui nous paraissent permanents, se détruisent à des intervalles plus ou moins éloignés pour être remplacés par des éléments plus jeunes. Wittich a vu, par exemple, que chez la grenouille un certain nombre de fibres musculaires disparaissent pendant l'hiver, tandis qu'il s'en forme de nouvelles au printemps, suivant le type du développement embryonnaire. Miescher a signalé le même fait chez les saumons de la mer du Nord, qui vont frayer dans le Rhin et qui y restent plusieurs mois sans manger. On a observé aussi cette destruction de fibres musculaires chez l'homme pendant certaines maladies graves, suivie de leur néoformation pendant la convalescence. — Enfin, après la mort, tous les éléments anatomiques sont détruits plus ou moins vite, dans leur forme et dans leur substance, mais ces phénomènes ne sont plus d'ordre physiologique et il n'y a pas lieu d'y insister.

2° Destruction chimique. — Désassimilation

A l'inverse des phénomènes de synthèse chimique et d'assimilation qui s'exécutent d'une façon obscure et silencieuse, les phénomènes de destruction, d'usure se traduisent aux yeux par des signes qui nous servent, par une contradiction bizarre, à caractériser la vie. Le mouvement, la sécrétion, la pensée s'accompagnent d'une destruction du muscle, de la glande, de la substance nerveuse, destruction que nous pouvons mesurer par ses produits et qui est d'ordre purement physico-chimique.

Rôle des fermentations

Le processus général de ce travail d'usure est la fermentation, dont l'oxydation n'est qu'un épiphénomène. Cette fermentation s'exécute au moyen de ferments solubles : diastases, pepsine, trypsine, saponase, émulsine, invertine, etc., qu'on retrouve également chez les animaux et chez les végétaux et qui, fabriqués par les cellules, agissent pour décomposer et transformer les produits des réserves nutritives ; ou au moyen de ferments figurés, véritables organismes vivants, tels que la levûre de bière, dont la vie s'identifie avec la fermentation même qu'ils produisent. (Pasteur.) Or, les phénomènes de destruction des matériaux organiques de notre corps paraissent intimement liés à l'activité propre des éléments histologiques de nos organes, activité comparable à celle des globules de levûre de bière et produisant aussi une fermentation.

Les ferments figurés ne sont en réalité que des cellules libres, toutes semblables entre elles quand le ferment est pur, et que l'on peut faire vivre, à l'exclusion de toutes autres, dans des conditions parfaitement déterminées. Mille cellules de ferment ne font que multiplier par mille l'action d'une seule, sans la compliquer. Suivre tous les détails d'une fermentation, c'est donc observer à un énorme grossissement ce qu'on pourrait appeler la *vie chimique* d'une cellule d'espèce particulière placée dans des conditions déterminées, c'est étudier la vie dans son degré le plus grand de simplicité. La vie d'un végétal ou d'un animal, composé d'un grand nombre de cellules, ne diffère, au point de vue chimique, d'une fermentation, que par le nombre et la variété des phénomènes résultant de l'association d'éléments très divers et dont chacun se comporte comme un véritable ferment. Si l'on pouvait faire vivre et cultiver, en dehors de l'organisme, ces éléments anatomiques, on réussirait à les connaître aussi bien que les *levûres* et les *bactéries*, et les mystères les plus intimes de la vie seraient ainsi dévoilés. (Edm. Perrier.) On est en droit de supposer cependant qu'ils se comportent de la même façon que ces ferments. Or, parmi ces derniers, comme l'a montré Pasteur, les uns sont essentiellement *aérobies* (ferment du vinaigre, ferment lactique, moisissures, etc.). Les cellules du *mycoderma aceti*, par exemple, ensemencées dans du vin étendu d'eau, absorbent jusqu'à 110 fois leur poids d'oxygène dans les 24 heures, s'assimilent l'alcool, l'oxydent et le transforment en acide acétique. En même temps elles dégagent de la chaleur et se multiplient activement. C'est là le type de l'activité cellulaire aérobie.

Au contraire, le ferment ou vibrion butyrique, qui transforme l'amidon et le sucre en acide butyrique, est essentiellement *anaérobie*. Il vit sans air et emprunte à la décomposition des matières sur lesquelles il agit toute l'énergie nécessaire à la fabrication des matériaux de sa nutrition, de son accroissement et de sa multiplication. C'est le type de l'activité cellulaire anaérobie. Enfin, certains ferments, tels que la levûre de bière peuvent vivre, selon les conditions où ils sont placés, suivant le mode aérobie ou anaérobie.

De même, quoique plus différenciés, les éléments qui forment les tissus des animaux et des végétaux vivent suivant ces deux modes. Presque tout l'oxygène absorbé par l'animal qui respire est employé à brûler les réserves organiques en produisant de l'acide CO_2 et de l'eau, et un grand dégagement de chaleur. C'est la vie aérobie. Mais une certaine partie des réserves se détruit aussi sans intervention de l'oxygène par dédoublement direct, en produisant de l'acide CO_2 et de l'eau, et en dégageant une certaine quantité de chaleur et d'énergie qui s'ajoute à celle des combustions directes. C'est la vie anaérobie. L'énergie qui en résulte, mesurée par Gautier, représente, pour les grands animaux, le cinquième de l'énergie totale. Il en est de même chez la ' plante mais avec une prédominance du fonctionnement anaérobie. Le volume d'O., contenu dans l'acide CO_2 exhalé par le végétal, à l'obscurité, est supérieur de *plus de moitié* à celui de l'O. absorbé. Cet excédent d'O. provient des dédoublements anaérobies des réserves, d'où une source d'énergie étrangère aux phénomènes de combustion directe proprement dite.

D'après H. Seyler, l'oxydation ne paraît intervenir que dans la destruction secondaire des produits de décomposition provenant de la fermentation des substances azotées et hydrocarbonées des tissus. Si le résultat final de la destruction chimique est une oxydation de l'albumine, de la graisse, du sucre, etc., qui sont ainsi transformés en CO_2, H_2O, Az_4O, etc., on ne peut pas dire cependant, comme l'usage s'en est établi depuis Lavoisier, qu'il ne s'agit là que d'un simple phénomène de *combustion*, analogue à la combustion par oxydation directe du carbone ou de l'hydrogène à l'air. Car l'albumine par exemple ne se transforme pas du premier coup en CO_2, H_2O, $CO Az_2 H_4$ (urée) et elle passe auparavant par une série de corps intermédiaires, en sorte qu'on ne saurait considérer la formation de l'urée comme un phénomène d'oxydation directe produit par l'action oxydante de l'oxygène.

La théorie de la combustion directe, qui a déterminé un progrès si considérable quand Lavoisier l'a introduite en physiologie, n'a donc pas été confirmée par les recherches modernes et ce sont les fermentations qui jouent le rôle qu'il attribuait à la combustion et qui produisent CO_2 par voie de décomposition et de dédoublement. La conception du rôle de l'oxygène dans l'économie doit donc être modifiée et si ce gaz est indispensable à la vie, ce n'est pas par sa combinaison directe avec le protoplasma qu'il provoque le fonctionnement vital, c'est probablement en agissant sur lui à titre d'excitant.

En résumé, c'est par un processus analogue à celui de la fermentation que les substances organiques vivantes se transforment et se détruisent incessamment. Parmi ces fermentations, celles qui produisent la putréfaction et qui sont dues à des organismes inférieurs vibrions, bactéries, etc., vivant en dehors du contact de l'oxygène libre et dits *anaérobies*, paraissent être le type des actions destructives qui siègent au sein des éléments et des tissus.

Hoppe-Seyler a montré que le fait essentiel de la putréfaction est une modification de l'équilibre moléculaire de la substance qui se pourrit avec transport de l'O. de l'atome H. à l'atome C., d'où dérivent des phénomènes secondaires donnant naissance à des produits très nombreux : acides gras volatils, ammoniaques, leucine, tyrosine, CO^2, H S, H et Az, et ce fait est accompli par les ferments figurés, vibrions, bactéries, etc. Or, les éléments anatomiques de l'organisme paraissent jouir de propriétés analogues à celles de ces ferments et se comporter comme eux. On peut donc, jusqu'à un certain point, dire avec Mitscherlich que « la vie n'est qu'une pourriture ». La fermentation caractérise donc la chimie vivante et son étude rentre ainsi dans le domaine de la physiologie générale.

PHYSIOLOGIE SPÉCIALE

1. — FONCTIONS A ACTIONS CHIMIQUES

LE SANG

A. Caractères physiques (couleur, odeur, saveur, densité, réaction, température, coagulabilité, quantité).

B. Caractères anatomiques { 1° Globules rouges et autres éléments.
{ 2° Plasma. — Etude du caillot.

C. Étude chimique { I. Des globules rouges.
{ II. Des globules blancs.
{ III. Du plasma.
{ IV. Composition moyenne du sang complet.
{ V. Gaz du sang.

D. Physiologie du sang (Variation de composition. — Vie propre du sang.   Usages et rôle.
— Lésions du sang).

E. Technique hématologique.

DÉFINITION. — Le sang est un liquide un peu épais légèrement visqueux, d'un rouge vif ou foncé, qui circule dans les vaisseaux sanguins et pénètre avec eux dans toutes les parties du corps pour porter aux éléments anatomiques les matériaux de leur nutrition (liquide nourricier), et en emporter les résidus.

Les auteurs l'ont défini de plusieurs manières : les uns par ses propriétés physiques, les autres par ses caractères anatomiques, d'autres par son rôle physiologique. Mais plusieurs de ces définitions sont fausses ou incomplètes, et à celle de Bordeu, *le sang est de la chair coulante*, à celle de Rouget et des histologistes *le sang est un tissu formé de globules avec substance intercellulaire liquide*, nous préférons la définition de Robin : *le sang est la principale humeur constituante de l'organisme et le milieu intérieur dans lequel vivent les éléments anatomiques.*

A. — CARACTÈRES PHYSIQUES

COULEUR. — Le sang est d'un rouge vif, vermeil, écarlate quand il provient d'une artère[1] ; d'un rouge foncé, pourpre, presque noir à la lumière réfléchie,

---

[1] Il s'agit de la grande circulation ; c'est précisément le contraire pour la circulation pulmonaire.

verdâtre par transparence (dichroïsme), quand il provient d'une veine, et sa couleur sert couramment pour désigner sa provenance : sang rouge = artériel, sang noir = veineux. Mais cette différence de couleur n'est pas constante, le sang artériel pouvant être noir et le sang veineux rouge. Le sang artériel est noir lorsque la respiration est imparfaite ou gênée, par exemple chez le fœtus, pendant l'anesthésie chloroformique, lorsque la trachée est comprimée (Bichat), chez les habitants des climats brûlants(John Davy) et chez les individus soumis à une haute température (qui réduit l'excrétion de CO^2). Le sang veineux est vermeil chez les animaux auxquels on fait respirer de l'oxygène pur, ou qu'on empoisonne par l'oxyde CO, chez quelques individus à respiration particulièrement active et, normalement, dans le sang qui revient des glandes en état d'activité sécrétoire ou des muscles au repos (Cl. Bernard) et chez les animaux hibernants. Ces différences de coloration tiennent à l'action de l'oxygène sur le sang et en particulier sur les globules.

ODEUR. — Fade, *sui generis*, rappelant plus ou moins celle de l'exhalation pulmonaire et cutanée de l'animal ; due : 1° à des principes volatils encore inconnus ; 2° à des acides gras volatils (butyrique, caproïque), dont l'acide CO^2 dissous dans le sang déplace une trace de leurs sels (butyrates, caproates). On développe cette odeur en faisant agir, même sur le sang desséché, de l'acide sulfurique (Barruel), qui met en liberté ces acides gras.

SAVEUR. — Légèrement salée, due au chlorure de sodium et autres principes salins dissous dans le sang.

TEMPÉRATURE. — Varie chez les animaux supérieurs entre 36° et 41° C. et n'est pas la même dans tout l'organisme chez le même animal, car le sang se refroidit dans les capillaires de la peau et du poumon, et il se réchauffe en traversant des glandes actives et volumineuses comme le foie. C'est ce qui explique pourquoi le sang veineux du ventricule droit est plus chaud de 2 à $4/10^{es}$ de degré que le sang artériel du ventricule gauche (Cl. Bernard), tandis que le sang des artères des membres et de la tête est plus chaud que celui des veines correspondantes. (Voy. *Chaleur animale*.) Le sang des veines sus-hépatiques est le plus chaud de tout l'organisme.

DENSITÉ. — Variable aussi suivant les animaux et diverses conditions (digestion par exemple). Chez l'homme, elle est de 1.055 en *moyenne* et oscille de 1.045 à 1.075. Chez la femme et surtout chez l'enfant, la moyenne est un peu plus faible. Chez le bœuf et le chien, elle est de 1.060.

RÉACTION. — Toujours *alcaline* chez tous les animaux et dans toutes les circonstances. La prétendue exception du sang menstruel est due au mélange de mucus utérin et vaginal acides. Cette alcalinité qui joue un rôle très important tient, d'après Rabuteau, non au phosphate tribasique de soude, comme on le croyait, mais au bicarbonate de soude. Elle diminue rapidement après la sortie du sang de la veine, par suite de la formation d'un acide qui accompagne la décomposition de la fibrine. D'après Lépine, elle est plus faible aussi chez les anémiques, les cachectiques et les rhumatisants chroniques.

Propriétés optiques du sang. — (Voy. p. 59. *Propriétés spectroscopiques de l'hémoglobine.*)

Coagulabilité. — Comme toutes les humeurs constituantes, et même à un degré plus élevé, le sang sorti des vaisseaux se prend très vite, se *caille*, comme on dit, en une masse cohérente qui se resserre peu à peu sur elle-même en exprimant un liquide clair et jaunâtre. La partie solide rouge est le *caillot*, la partie liquide est le *sérum*. Cette coagulation se produit quelquefois dans les vaisseaux pendant la vie. Nous étudierons plus loin, d'une façon complète, les conditions de ce phénomène.

Quantité de sang contenu dans l'organisme. — Difficile à évaluer, car les divers procédés employés comportent plusieurs causes d'erreur. (Voy. la description de ces procédés, chap. V. *Technique hématologique.*)

Cette quantité est en moyenne de 5 à 6 litres pour un homme adulte. En poids, elle est de $1/10^e$ à $1/13^e$ du poids du corps, soit de 5 à 6 kilogrammes 1/2.

Chez le nouveau-né, d'après Welcker[1], elle ne serait que $1/19^e$ du poids du corps.

Chez les animaux, d'une façon générale, la proportion diminuerait à mesure qu'on descend dans la série : chien $= 1/13^e$, oiseau $= 1/13^e$, grenouille $= 1/15^e$, poisson $= 1/19^e$. Mais ces chiffres peuvent présenter de grandes variations, suivant les méthodes employées, toutes plus ou moins passibles d'erreurs.

Par la *saignée à blanc* et en ouvrant *plusieurs* vaisseaux à la fois, on ne peut arriver qu'à une simple approximation, à un *minimum*, car il reste toujours une certaine quantité de sang dans les vaisseaux. Le rapport trouvé par ce procédé est de : bœuf, $1/12^e$; chien, $1/16^e$; cheval, $1/18^e$; bouc, veau, agneau, lièvre, $1/20^e$ (Herbst.) Varnier, observant dans les abattoirs de Paris, avait trouvé que pour les bêtes à cornes, le rapport du poids total du sang au poids total du corps est de $1/20^e$ en moyenne.

On trouve dans Haller, Wrisberg, Burdach des observations curieuses sur la quantité du sang qu'on peut perdre par hémorrhagie. Une femme qui mourut de métrorrhagie en avait perdu 26 livres; mais la mort n'ayant pas été immédiate, il faut tenir compte de l'absorption des liquides organiques par les vaisseaux qui venaient en partie combler le vide du sang. Cette explication toutefois ne saurait s'appliquer à un autre cas dans lequel une femme pléthorique, morte par décapitation, en fournit 24 livres.

Cl. Bernard a fait voir que la quantité de sang qu'on peut tirer d'un animal soumis au *jeûne* dépasse à peine *la moitié* de celle qui est contenue dans ses vaisseaux après un repas abondant. Ce qui explique certainement, outre les imperfections des méthodes, les différences des résultats obtenus par les expérimentateurs.

---

[1] La méthode de Welcker a été appliquée à l'homme par Weber et Lehmann (aussi par Bischoff), qui ont pu peser avant et après la mort deux criminels décapités, mesurer par différence la quantité de sang sortie des vaisseaux et calculer la quantité restant dans le tronc et dans la tête par la méthode de Welcker.

Par rapport aux différents organes du corps, la quantité de sang qui y est contenue varie aussi, et c'est dans ceux qui fonctionnent le plus activement qu'on en trouve le plus. Les chiffres suivants expriment les quantités de sang pour 100 parties en poids des organes : foie = 28/100 : rate et rein = 12/100 ; cerveau et muscles = 5 à 6/100 ; os = 2¹/₂/100 ; peau = 1/100.

Parmi les conditions, d'ailleurs mal déterminées, qui font varier la quantité relative du sang, signalons : le jeûne = — ; l'absorption digestive = + ; la taille dans une même espèce : petite = +, grande = — ; le sexe mâle = + ; le jeune âge = + ; la grossesse = +.

Cette influence de l'état de jeûne ou de réplétion digestive a une très grande importance pratique. Cl. Bernard a montré, par exemple, que pour tuer un animal en digestion, il faut une dose de poison (strychnine ou autre) *double* de celle qui suffit pour le tuer quand il est à jeûn ; et ces résultats peuvent s'appliquer à l'homme. D'autre part, on sait (Collard de Martigny) que sur un lapin régulièrement nourri, une saignée de 30 grammes est nécessaire pour amener la mort par hémorrhagie ; au bout de trois jours d'inanition, il suffit d'une saignée de 7 grammes pour tuer l'animal. Le médecin ne devra donc pas saigner aussi fort dans le cours d'une maladie, après plusieurs jours de diète, qu'il eût pu le faire au début.

CONSTITUTION INTIME OU MICROSCOPIQUE DU SANG. — Vu à l'œil nu, le sang paraît homogène, mais examiné au microscope dans la membrane natatoire de la grenouille, ou quand il vient d'être tiré du vaisseau, et n'est pas encore coagulé (voy. *Technique hématologique*), il se montre composé d'une partie liquide, jaunâtre, le *plasma*, dans laquelle nagent des corpuscules les uns colorés, très nombreux, *globules rouges*, les autres incolores, beaucoup plus rares, *globules blancs*. Cette découverte a été faite pour les globules rouges par Swammerdam (1658) sur le sang de la grenouille, par Leeuwenhoek (1673) sur le sang de l'homme ; et pour les globules blancs par Hewson (1770).

B. — CARACTÈRES ANATOMIQUES

1° Globules rouges ou hématies

FORME. — Les globules rouges ne sont point sphériques, comme semble l'indiquer leur nom, mais discoïdes circulaires avec les bords plus renflés que le centre, de manière à représenter une lentille biconcave. Pour constater cette forme par le microscope, il faut observer les hématies sous plusieurs aspects et analyser les images fournies. De face, ce sont de petits corps ronds à bords clairs, à centre foncé, c'est-à-dire que la portion la plus mince est la plus colorée. Vus de profil, ils représentent une forme en biscuit ou en bissac.

Chez tous les mammifères, à l'exception de la tribu des Caméliens (chameau, vigogne, lama, alpaca et guanaco), les globules sont circulaires. Chez tous les

FIG. 24. — Diverses espèces de globules rouges.
A., deux globules humains, un vu de face, l'autre de profil : — *B.*, globule du chameau ; — *C.*, deux globules de la grenouille, vus de face et de profil.

autres vertébrés, sauf quelques poissons, ils sont discoïdes elliptiques et ont la forme d'un ovoïde aplati sans dépression centrale.

COULEUR. — D'un beau rouge quand ils sont vus en grande masse, ils sont d'un jaune pâle tirant sur le vert quand on les examine séparément (dichroïsme). Leur centre présente une tache brillante ou foncée suivant qu'on fait varier le foyer de l'objectif et qui indique non la présence d'un noyau, mais une différence de réfraction avec les parties voisines (fig. 24). Ces globules sont transparents ainsi que le plasma et l'opacité du sang (formé d'éléments isolément transparents) tient à la différence de réfraction des globules et du plasma.

DENSITÉ. — 1,105, mais elle est susceptible de varier par suite des courants osmotiques entre le globule et le plasma, courants déterminés par la composition du plasma lui-même. 1 millim. cube contient $0^{mmgr.}$,397 de globules humides ; 1 litre 397 gr. ; un homme adulte 1 kilog. 746.

DIMENSIONS. — Leur diamètre chez l'homme est en moyenne de 7 μ 5, (7 μ 4 d'après Prévost et Dumas 1821) ; leur épaisseur de 2 μ ; mais d'après Hayem on en trouverait normalement de plus grands et de plus petits. Sur 100 il y en aurait : 75 moyens = 7 μ 5 ; 12 gros = 8 μ 5 ; 12 petits = 6 μ 5.

Ces dimensions seraient modifiées dans certains états morbides. Dans l'anémie, par exemple, on trouverait des globules *nains* de 2 μ 2 et des globules *géants* de 12 et 14 μ (Hayem) ; dans le saturnisme chronique leur diamètre serait en moyenne de 9 μ (Malassez). Chez l'embryon humain, au-dessous de 25 millimètres de long, les globules ont 11 μ de diamètre et 3 ou 4 μ d'épaisseur. (Ch. Robin.)

MICROCYTES. — Outre ces globules discoïdes, on trouverait (M. Schultze, Ranvier) des globules rouges *sphériques* et plus petits = 5 μ. Pour Hayem, ces microcytes ne préexistent pas et sont dus à l'action des agents extérieurs sur les globules ordinaires.

Il n'y a pas lieu d'insister sur le volume, le poids, etc., des globules. Les chiffres obtenus par Welcker donnent des valeurs infinitésimales qui ne disent rien à l'esprit. On ne se figure pas le volume représenté par 72,217 trilliardièmes ! de millimètre cube !! assigné au globule sanguin.

NOMBRE. — Les moyennes normales obtenues par différents expérimentateurs pour le sang de l'homme fixent approximativement à 5 millions par millimètre cube le chiffre des globules. (Voir pour les procédés de numération, chap. V, *Technique hématologique*.)

Ce chiffre varie suivant certaines conditions normales ou morbides. Il est plus grand chez le nouveau-né, chez les individus robustes, une heure après le repas, pendant l'hiver, après l'action des purgatifs, dans les veines cutanées. Il est plus faible après un long jeûne, dans les maladies chroniques (chlorose, anémies, etc.), les hémorrhagies, après un exercice violent, dans les gros vaisseaux. Le chiffre minimum compatible avec la vie est de 1/2 million par millimètre cube. (Sörensen.)

MASSE TOTALE. — 25.000 milliards dans 5 litres de sang. Longueur totale de tous les globules = 175,000 kilomètres. Plus de 4 fois le tour de la terre !

Surface totale (les deux faces et bords compris) = 2.816 mètres carrés ou plus d'un quart d'hectare. Cette surface oxygénée du sang décroit, d'autant plus, chez les divers animaux, toutes choses égales, d'ailleurs, que leurs globules sont plus *gros*. Elle diminue donc des mammifères aux batraciens.

ELASTICITÉ. — Faible mais parfaite, elle leur permet de s'allonger pour traverser des capillaires plus fins que leur diamètre et de reprendre ensuite leur forme, mais ils ne paraissent pas être contractiles, si ce n'est pendant l'état embryonnaire. L'acide CO^2 leur fait perdre cette élasticité et les déforme.

ADHÉRENCE RÉCIPROQUE. — Cette propriété singulière, déjà connue de Hewson (1770) et encore mal expliquée (exsudation visqueuse de Robin, fibrineuse de

FIG. 25. — Sang humain frais.

A., rouleaux de globules rouges : — *B.*, globule rouge isolé vu de profil : — *C.*, globule rouge isolé vu de face ; — *D.*, globule blanc.

Dogiel, enduit isolant par rapport au plasma de Norris, etc.) fait ranger les globules en piles de monnaie dans le sang extrait du corps ou même stagnant dans les vaisseaux. Cette adhérence réciproque est assez grande pour que dans une préparation microscopique de sang, il soit quelquefois difficile de séparer les globules réunis en rouleaux.

ALTÉRATIONS DES GLOBULES. — Dans le sang sorti des vaisseaux les globules s'altèrent très rapidement par suite de l'exosmose des sels et prennent des formes très variées dont la plus fréquente est l'aspect *crénelé*. La congélation, la chaleur, l'électricité, l'eau et les réactifs chimiques exercent sur les globules rouges des modifications bien étudiées par les histologistes, mais qui sont la plupart sans importance pour le physiologiste.

Il n'en est pas de même de l'action de certaines substances organiques (bile, sérum, urine), qu'il est important de connaître. La bile et les sels biliaires font pâlir puis dissolvent instantanément les globules sanguins sans en laisser trace. (Kühne.) Il en serait de même de l'urée. D'après Cuffer et Regnard l'urée ne détruirait que les globules elliptiques des ovipares et non les globules circulaires de l'homme. L'urine agit comme les solutions salines en gonflant les globules et dissolvant la matière colorante, ce qui les rend difficiles à apercevoir.

Le sérum du sang d'une espèce différente détruit les globules rouges en les gonflant et les segmentant et c'est pour cela qu'on ne peut utilement transfuser à un animal du sang d'une espèce différente, car il y a destruction réciproque des globules du transfusant et du transfusé.

FIG. 26. — Globules rouges de l'homme. *a*, crénelés; — *b, c.* épineux.

STRUCTURE. — Les globules rouges pour les anciens anatomistes auraient eu une structure très simple. C'étaient des cellules avec une paroi propre et un contenu coloré. Mais les recherches modernes ont montré combien il était difficile d'étudier cette structure en raison de l'altérabilité de ces éléments.

1° GLOBULES DE L'HOMME ET DES MAMMIFÈRES.

A. *Enveloppe.* — D'après les uns (Rollet, M. Schultze, Beale, etc.), les globules sont *dépourvus* de membrane propre et la subtance cellulaire est à nu.

D'après les autres (Reichert, Ranvier, Wurtz, etc.), les globules rouges possèdent une mince membrane qui se manifeste par un double contour sur les globules traités par l'alcool dilué et colorés par le sulfate de rosaniline. Cette membrane est une simple condensation du protoplasma périphérique (*ectoplasme*).

B. *Masse cellulaire.* — Elle consiste en une trame organique, solide, molle, incolore = *stroma* ou réseau protoplasmique imprégné comme une éponge d'un liquide coloré, très épais, sarcodique, formé d'*hémoglobine*. Par l'action de l'eau sur le sang ou par la congélation des globules suivie du dégel, on peut séparer l'hémoglobine du stroma qui reste incolore avec sa forme. Pour Hayem, le prétendu stroma des hématies ne serait qu'une mince pellicule de matière protéique insoluble dans l'eau formant la couche extérieure du globule, au-dessous de laquelle serait contenue l'hémoglobine soluble dans l'eau et qui disparaît par le lavage des globules.

C. *Noyau.* — Bœttcher, Stricker, Sappey ont cru voir un noyau dans les globules, mais il n'existe que chez l'embryon. Les globules perdent leur noyau dans la deuxième partie de la vie fœtale et ils en sont entièrement *dépourvus* chez l'adulte. Pour les Allemands, la présence de globules rouges à noyau serait très fréquente dans les cas d'anémie grave, de leucocythémie, etc. Pour Hayem, elle est beaucoup plus rare.

2° GLOBULES ELLIPTIQUES DES VERTÉBRÉS OVIPARES.

A. *Enveloppe*. — Se colore par le sulfate de rosaniline et présente un double contour très net.

B. *Substance globulaire*. — Même structure que chez les mammifères, reste incolore après l'action de l'alcool dilué qui chasse l'hémoglobine sous forme de gouttes sarcodiques.

C. *Noyau*. — Très manifeste, et vu déjà par Leuwenhoek sur les globules de la grenouille : constant pendant toute la vie, incolore, mûriforme, ovalaire, pourvu d'un nucléole. On peut le démontrer facilement par l'action de la bile qui dissout tout le globule en respectant le noyau.

2° Globules blancs ou Leucocytes.

Outre les globules rouges, le sang contient des éléments incolores, sphériques, un peu plus gros que les globules rouges mais moins nombreux, découverts par Hewson (1770). On les rencontre aussi dans la lymphe, dans le pus et dans beaucoup d'autres humeurs.

FORME. — Habituellement sphériques, et d'aspect granuleux, ils peuvent présenter à l'état vivant des modifications considérables dues aux mouvements dits amœboïdes de leur protoplasma qui leur permettent une véritable reptation, ainsi que l'absorption de particules solides, ce qui les rend comparables aux amibes.

FIG. 27. — Phases diverses du mouvement d'un globule blanc du sang de l'homme (Klein).

DIMENSIONS. — Chez l'homme leur diamètre est de 8 à 9 μ; mais il y en aurait, d'après Schultze, de plusieurs dimensions dans le même échantillon de sang :

1° Les plus petits (globulins) de 5 μ au plus, sphériques, avec un gros noyau, faiblement amœboïdes ; 2° les moyens de 7 μ, finement granuleux, faiblement amœboïdes ; 3° les gros de 9 μ, irréguliers, finement granuleux avec des mouvements amœboïdes très prononcés et plusieurs noyaux (1 à 4).

Chez le fœtus au-dessous de 4 mois, ils sont encore plus gros et ont de 10 à 15 et même 19 μ.

DENSITÉ. — Plus légers que les globules rouges, ils tombent moins vite au fond du vase et restent dans les couches supérieures du caillot.

NOMBRE. — 1 pour 300 globules rouges en moyenne ou 15,000 par mmc. d'après les anciens chiffres qui paraissent trop forts. La proportion, d'ailleurs variable, serait de 1 pour 600 à 1 pour 1,200 et le nombre par mmc. de 3,000 à 8,000 (Grancher). Cette moyenne peut augmenter dans certaines conditions telles que l'absorption digestive (*leucocytose physiologique*, contestée par Malassez et Grancher), les hémorrhagies, la grossesse, certaines maladies telles que les suppurations et la leucocythémie où leur nombre peut égaler celui des globules rouges; ou diminuer suivant d'autres conditions : l'abstinence, la vieillesse, l'action de quelques médicaments (mercure, etc.).

Les globules blancs sont aussi plus nombreux dans les capillaires et les veines de la rate, du foie, des glandes, de la muqueuse intestinale que dans ceux de la peau, des muscles, du tissu cellulaire, etc.; plus nombreux aussi chez le nouveau-né = 19,000 (Hayem).

STRUCTURE. — Ces éléments sont formés par une masse globulaire de protoplasma granuleux, sans enveloppe, avec 1 à 4 noyaux. Comme pour les globules rouges, la bile les dissout instantanément. D'après Robin et Stricker, les noyaux ne préexistent pas dans les globules blancs et sont le résultat d'altérations physiques ou chimiques. Mais cette opinion paraît erronée.

D'après A. Schmidt, les leucocytes s'altèrent rapidement, après l'émission du sang, en formant un ferment fibrinogène.

3° Autres éléments figurés du sang.

1° Hématoblastes de Hayem, très petits éléments, formateurs des globules rouges. (Voir plus loin.)

2° Granulations vésiculaires provenant des globules blancs.

3° Granulations graisseuses.

4°, 5° Granulations fibrineuses et granulations pigmentaires.

6° Microbes. Nuls à l'état normal. Très nombreux dans certaines maladies.

4° Plasma.

CARACTÈRES ANATOMIQUES. — Liquide incolore ou ambré légèrement visqueux et filant, transparent, se prenant au bout de quelques minutes, lorsqu'il est hors des vaisseaux, en une gelée transparente qui se rétracte peu à peu en exprimant un liquide, le *sérum*.

On obtient le plasma par plusieurs procédés : par exemple en recueillant du sang de cheval dans une éprouvette placée dans un mélange réfrigérant (qui retarde la coagulation). Les globules se déposent au fond de l'éprouvette et on peut décanter la partie liquide ou plasma. On peut encore séparer les globules par la *force centrifuge*. (Voir *Technique*.)

Densité.—La densité du plasma plus faible que celle des globules est de 1,027.

Réaction. — Toujours alcaline.

Structure intime ou état d'organisation. — Le plasma n'est pas un liquide inerte, une simple solution de principes immédiats n'ayant que des propriétés physico-chimiques, c'est un liquide vivant (Robin) doué par conséquent de la propriété de *nutrition* caractérisée par le double mouvement continu d'assimilation et de désassimilation. (Voir plus loin la vie du sang.) C'est aussi un liquide spontanément coagulable et nous verrons plus loin, en l'examinant, au point de vue chimique, que sa propriété de se coaguler tient à une substance particulière, solidifiable, la fibrine.

5° Processus de la coagulation.

Étude anatomique du caillot. — Lorsque le sang se coagule, toute la masse sanguine se prend en une sorte de gelée tremblotante puis de plus en plus consistante, laissant perler à sa surface des gouttelettes liquides qui forment bientôt, au-dessus du caillot, une couche liquide transparente. Le caillot se rétractant de plus en plus, toute la partie liquide en est exprimée, et il reste constitué seulement par les globules et par la fibrine. La partie inférieure du caillot est plus colorée, par suite de la précipitation plus rapide dans le sang encore liquide des globules rouges, plus lourds que les globules blancs. La partie supérieure du caillot peut même, lorsque la coagulation est retardée (inflammations), être tout à fait blanche. Elle est constitué, alors par de la fibrine seule ou entremêlée de globules blancs (*Couenne inflammatoire*). Dans le caillot, la fibrine forme un réseau de très fines fibrilles, ou plutôt une masse spongieuse contenant dans ses mailles les globules rouges empilés en rouleaux. Quand son retrait est fini, le caillot nage librement dans le sérum.

Si on examine au microscope du sang, pendant qu'il se coagule, on voit une multitude de petites granulations anguleuses qu'Hayem regarde comme des hématoblastes altérés et qui, pour d'autres, ne sont que des précipités granuleux de fibrine existant déjà dans le sang ou formés après son issue des vaisseaux. Les angles de ces granules s'allongent et forment de fins rayons qui s'anastomosant avec les rayons des granules voisins forment un réseau emprisonnant dans ses mailles les globules du sang.

L'aspect du caillot diffère suivant la nature et l'état sain ou morbide du sang dont il provient. Tantôt volumineux et mou (anémies), tantôt petit et résistant (inflammations) avec sa face supérieure recourbée en cupule.

Rapidité et durée de la coagulation. — Pour le sang de l'homme elle commence deux à cinq minutes après la sortie des vaisseaux. La rétraction du caillot est complète au bout de 12 à 24 heures, mais il y a de grandes variations. Le sang de la femme, de l'enfant, des individus faibles se coagulerait plus vite que celui de l'homme ; le sang artériel plus vite que le sang veineux.

Le sang des capillaires ne se coagule pas, celui des veines hépatiques et le sang menstruel sont peu coagulables. — La coagulation est très rapide chez les oiseaux, plus lente chez les mammifères, mais avec des variétés : plus lente par exemple chez le cheval que chez le mouton, chez le mouton que chez le chien, etc. Elle est à son maximum de lenteur chez les animaux à sang froid.

INFLUENCE DE DIVERSES CONDITIONS SUR LA RAPIDITÉ DE LA COAGULATION. — a. *Coagulation accélérée* par : 1° action de l'oxygène et de l'air (influence de vases larges ou étroits) ; 2° chaleur modérée (25° à 35°) ; 3° présence de corps étrangers (parois des vases, introduction d'aiguilles dans les vaisseaux : méthode de traitement des anévrysmes) ; 4° introduction de certaines substances dans le sang (perchlorure de fer et autres coagulants) ; 5° états morbides (hydrémie).

b. *Coagulation retardée* par : 1° absence d'oxygène (ce gaz n'est cependant pas indispensable, car la coagulation a lieu dans le vide ou dans un autre gaz, mais très lentement) ; 2° action du froid (vers 0°) utilisée pour la transfusion ; 3° agitation modérée ; 4° présence de petites quantités d'acides ou d'alcalis qui transforment la fibrine en syntonine soluble ; 5° action des solutions salines et sucrées ; 6° états inflammatoires qui agissent peut-être en élevant la densité du plasma.

c. *Coagulation empêchée par* : 1° contact des parois vasculaires intactes et vivantes (Brücke, Lister, Glénard) ; 2° saturation du sang par CO^2 (sang incoagulable des asphyxiés) ; 3° hémophilie et quelques autres états morbides.

Pour la nature et les théories de la coagulation, l'origine et les propriétés de la fibrine, voir le chapitre suivant.

C. — ÉTUDE CHIMIQUE DU SANG

L'étude chimique du sang comprend l'étude particulière de chacune des parties que nous avons vu le constituer anatomiquement en y ajoutant celle des gaz, et nous étudierons successivement à ce point de vue :

    I. Globules rouges ;
    II. Globules blancs ;
    III. Plasma ;
    IV. Gaz du sang ;
    V. Composition moyenne du sang complet.

I. — Etude chimique des globules rouges.

Nous avons vu que ces éléments sont anatomiquement constitués par deux substances : 1° une substance protéique incolore en forme de trame spongieuse (stroma de Rollett) contenant 2° un liquide coloré l'hémoglobine. Nous allons étudier ces deux substances au point de vue chimique.

a. Stroma globu-
laire.
{
Globuline ;
Nucléine ;
Fibrine du globule ;
Lécithine et cholestérine :
Eau et sels.
}

b. Matière colorante ou hémoglobine :

1° Produits
de
combinaison.
{
Combinaisons oxygénées :
  Oxyhémoglobine $Hb\,O$;
  Hémoglobine réduite, ;
  Méthémoglobine ;
Combinaison avec l'oxyde de carbone :
  Hémoglobine oxycarbonée, $Hb\,CO$;
Autres combinaisons :
}

2° Produits
de
décomposition.
{

1° Artificielle.
{
1° Substances albuminoïdes. Globulines.
2° Pigment ferrugineux. Hématine.
  Hématine acide.
  ---   alcaline.
  —   réduite. Hémochromogène.
  —   privée de fer, hématoporphyrine.
  —   chlorée, hémine.
}

2° Spontanée
dans l'organisme. { Hématoïdine.
}

3° Propriétés spectroscopiques de l'hémoglobine et de ses dérivés ;
4° Origine chimique dans l'organisme ;
5° Rôle physiologique.

a. STROMA GLOBULAIRE

Le stroma obtenu par la congélation ou par l'action de l'eau, de l'alcool dilué est insoluble dans le sérum, l'eau distillée, les solutions salines étendues, l'eau sucrée. Il paraît constitué par des composés albuminoïdes mal définis, la *globuline* de Denis [1] et une substance analogue à la nucléine, unies à de la lécithine (0,35 — 0,72 p. 100), de la cholestérine (0,25 p. 100), de l'eau (681 p. 1,000) et des sels (7,28 p. 1,000). On y trouve aussi un ferment diastasique et une substance analogue ou même identique à la fibrine déjà démontrée par Denis, la *stroma fibrine* (Hoppe-Seyler, Landois). La paraglobuline du plasma (Voir plus loin) proviendrait aussi pour Kühne et Schmidt des globules. Les sels (7,28 p. 1,000) sont principalement du potassium et des composés phosphoriques, dont l'acide vient surtout de la lécithine, tandis que, dans le sérum, c'est le chlore et le sodium qui dominent. D'après C. Schmidt, 1,000 grammes de globules humides renferment :

Eau. . 681,63

Solides. 318,37

1000,00
{
Albuminoïdes. 296,07
Hématine . . 15,02

Sels 7,28
}

	HOMME DE 25 ANS
Chlorure de potassium	0^{gr},679
Sulfate de potassium	0 132
Phosphate basique de potassium.	2 343
Phosphate basique de sodium. .	0 633
Phosphate tricalcique.	0 094
Phosphate trimagnésique . . .	0 060
Soude	0 341
	7 282

[1] N'est pas la même chose que la globuline de Berzélius, que Funke a montré n'être que de l'hémoglobine impure.

Le fer qui n'est pas indiqué avec les sels, bien qu'on le retrouve dans le produit de l'incinération des globules, n'appartient pas au stroma, mais à l'hémoglobine.

D'après Bunge, 1,000 grammes de globules humides contiennent :

		(Porc)	(Bœuf)		
Globules humides.	Eau	632	600		
	Matériaux solides	368	400		
	Parmi les substances solides sont :				900
	Hémoglobine.	261	280,5	Proportion pour 1,000 de substances organiques.	
	Albumine (globuline insoluble dans l'eau	86,1	107		90
Globules secs et matériaux solides des globules humides.	Lécithine, cholestérine et autres substances organiques	12,0	7,5		
	Substances inorganiques. .	8,9	4,8		10
	Parmi les substances inorganiques sont :				
	Potasse.	5,543	0,747		
	Magnésie	0,158	0,017		
	Chlore	1,054	1,635		
	Acide phosphorique . . .	2,067	0,703		
	Soude	»	2,093		

b. — HÉMOGLOBINE OU MATIÈRE COLORANTE ROUGE

La matière colorante du sang qui forme 12 à 15 p. 100 de la masse totale du sang et les 9/10 des composants organiques des globules chez l'homme et les mammifères (mais non chez les vertébrés inférieurs), paraît exister sous deux états l'hémoglobine et l'oxyhémoglobine, contenues toutes les deux dans le sang veineux, tandis que l'oxyhémoglobine (hémoglobine oxygénée) existe seule dans le sang artériel. L'affinité de l'hémoglobine pour l'oxygène est si grande qu'en traversant les capillaires du poumon elle se transforme immédiatement en oxyhémoglobine d'une couleur beaucoup plus brillante. D'autre part, en traversant les capillaires des tissus, une partie de l'oxyhémoglobine perd son oxygène et se convertit en hémoglobine de couleur plus foncée, de propriétés différentes, dite *hémoglobine réduite*. C'est à ce changement chimique qu'est due en grande partie la différence de couleur entre le sang artériel et le sang veineux.

Combinaisons oxygénées de l'hémoglobine.

Oxyhémoglobine. — L'hémoglobine existe toujours à l'état amorphe dans les globules, et pour qu'elle puisse se déposer en cristaux, il faut que les globules se soient détruits par l'eau, la bile, la congélation, etc., et que leur contenu se soit répandu dans le plasma en formant un liquide transparent, une *laque* rouge groseille foncé. Cette substance, quoique cristallisable, n'est pas diffusible dans le sang vivant, puisqu'elle ne passe pas dans le plasma, bien que celui-ci la dissolve facilement. Il est donc certain qu'elle n'existe dans le globule ni à l'état d'imbibition, ni à l'état de dissolution, l'eau des globules ne suffirait pas d'ailleurs pour dissoudre toute l'hémoglobine qu'ils contiennent. Elle doit donc être retenue par une véritable combinaison chimique ou par l'imperméabilité de la membrane d'enveloppe. Mais la cristallisation semble modifier sa constitution, car elle devient alors diffusible et cesse de décomposer l'eau oxygénée.

L'oxyhémoglobine se trouve dans le sang de tous les vertébrés. On la rencontre aussi, en petite quantité dans les muscles des mammifères et dans le plasma du sang de beaucoup d'invertébrés, tels que le ver de terre, l'*Eunice sanguinea*, la sangsue, etc., parmi les annélides; le *Cheirocephalus diaphanus*, les *Apus*, etc., parmi les crustacés; le Chironome parmi les insectes; la Planorbe et beaucoup de gastéropodes marins parmi les mollusques. Chez les céphalopodes et les crustacées décapodes elle est remplacée par l'*hémocyanine*, matière colorante bleue qui joue le même rôle et qui n'en diffère que par ce qu'elle contient du cuivre au lieu de fer; chez beaucoup d'annélides par une substance verte, la *chlorocruorine*.

COMPOSITION CHIMIQUE. — D'après Hoppe-Seyler, l'hémoglobine pure a la composition centésimale suivante :

Carbone.	54.2
Oxygène	21.5
Azote.	16.0
Hydrogène.	7.27
Soufre	0.70
Fer.	0.42
	100.00 d'hémoglobine sèche.

Sa formule serait $C^{1200}, H^{960}, Az^{154}, Fe^2 S^3, O^{354}$.

PROPORTION D'HÉMOGLOBINE DANS LE SANG. — Le sang normal en contient 13 p. 100 en moyenne (Preyer). Soit 0,05 p. 100 de fer c'est-à-dire 50 milligr. dans 100 grammes de sang, formant chez l'adulte une quantité totale de 3 grammes (Boussingault). Les variations de l'hémoglobine sont nombreuses. Chez les ouvriers travaillant dans l'air confiné, chez les cuisiniers, chauffeurs, mineurs, etc., le taux normal est abaissé, ainsi que dans la grossesse, la chlorose, la scrofule, le cancer, la phtisie (Quinquaud). Chez les animaux à sang froid le chiffre tombe à 3 ou même 2 p. 100.

Préparation. — Il existe de très nombreux procédés. (Voir les Traités de Chimie biologique.) Celui de Preyer permet de l'obtenir suffisamment pure en assez grande quantité : on tire du sang dans une capsule, on laisse séparer le sérum. On prend le caillot qu'on écrase rapidement, puis on le jette sur un filtre, on le lave avec de l'eau distillée à 0°, jusqu'à ce que l'eau de lavage ne donne plus qu'un faible précipité par le perchlorure mercurique. Le sérum et l'albumine du caillot sont ainsi en grande partie enlevés par l'eau froide, qui n'entraîne que très peu d'hémoglobine. On dissout alors l'hémoglobine par de l'eau chaude et on ajoute à la solution juste assez d'alcool pour ne pas la précipiter. On place dans un mélange réfrigérant et une grande partie de l'hémoglobine cristallise.

Cristaux d'oxyhémoglobine. — Les cristaux d'hémoglobine vus au microscope présentent différentes formes suivant les animaux, mais presque tous (excepté les lamelles hexagonales de l'écureuil) appartiennent au système rhom-

FIG. 28. — Cristaux d'hémoglobine.
A, du cobaye ; — B, de l'écureuil ; — C, D, de l'homme.

bique. Chez l'homme et la plupart des mammifères ce sont des prismes à quatre pans, allongés, mais il y a de très nombreuses variétés dans cette forme rhombique, suivant les animaux. Les cristaux du sang de lapin et de poisson sont très analogues à ceux de l'homme.

Pour l'examen microscopique, on les obtient très facilement avec le sang de rat. Il suffit d'ajouter un peu d'eau à une préparation de sang pour les faire apparaître.

PROPRIÉTÉS CHIMIQUES. — Les cristaux d'oxyhémoglobine sont rouge clair, transparents, biréfringents et dichroïques et contiennent tous une certaine quantité (3 à 9 p. 100) d'eau de cristallisation variable suivant leur forme et leur origine. Ils sont solubles dans l'eau et leur solution couleur rouge sang a une réaction acide. Leur solubilité est en raison *inverse* de leur facilité de cristallisation que Preyer a ainsi classée : 1° très facile : rat, cochon d'Inde ; 2° facile : chat, chien, souris, cheval ; 3° difficile : homme, singe, mouton ; 4° très difficile : bœuf, porc, pigeon, grenouille. Dans l'urine normale, la bile, les transsudats séreux, les solutions sucrées, ils restent longtemps sans changements. Nous ne parlerons pas des très nombreuses réactions de l'hémoglobine qu'on peut étudier en chimie, mais seulement de celles qui intéressent le physiologiste.

ACTION DU VIDE. — Des cristaux encore humides ou des solutions d'oxyhémoglobine placés dans le vide perdent une certaine quantité d'oxygène qui a été en moyenne, dans les expériences de Hoppe-Seyler, de 116 cent. cubes pour 100 grammes d'oxyhémoglobine à 0° et 0ᵐ, 76.

L'oxygène est donc contenu dans l'oxyhémoglobine à l'état de combinaison faible, fait très important au point de vue des phénomènes chimiques de la respiration des tissus. Cet oxygène faiblement combiné peut être enlevé à l'oxy-hémoglobine non seulement par l'action du vide, mais encore par le passage à travers la solution de gaz indifférents, l'hydrogène et l'azote, et par l'action de solutions neutres de substances réductrices, qui transforment ainsi l'oxyhémo-globine en hémoglobine *réduite*. L'influence de la tension de l'O. sur la forma-tion de l'oxyhémoglobine dans le poumon et sur sa dissociation dans les capillaires sera exposée à propos des gaz du sang.

Hémoglobine réduite ou désoxydée, Hb. — Préparation. — On l'obtient en traitant l'oxyhémoglobine par le vide, par un courant de gaz inerte (H. Az. CO²), ou par certains corps réducteurs, limaille de fer, sulfure d'am-monium, etc.

Propriétés chimiques. — Difficilement cristallisable. Lorsqu'on la met en contact ou qu'on l'agite avec l'oxygène, 1 gramme d'hémoglobine absorbe 1,68 cent. cube d'oxygène à 0° et 760ᵐᵐ pour former l'oxyhémoglobine, soit 2 atomes d'O. pour chaque atome de fer (Hoppe-Seyler).

Elle absorbe aussi l'oxyde CO formant avec lui l'hémoglobine oxycarbonée. Elle ne cristallise pas, mais peut donner une masse amorphe polychroïque' alternant du rouge au vert. Hüfner dit l'avoir obtenue cristallisée.

Elle donne la bande d'absorption indiquée p. 60 et fig. 30.

Méthémoglobine ou sous-oxyhémoglobine, — Pendant certains dédou-blements spontanés de l'oxyhémoglobine au contact de l'air ou par l'éva-poration à 100° on voit se former un corps particulier, la *méthémoglobine* inter-médiaire par sa teneur en O. entre l'oxyhémoglobine et l'hémoglobine réduite et ne perdant pas cet O. dans le vide. Ce corps se produit aussi sous l'action des réactifs oxydants (ozone, nitrites, etc.) sur l'hémoglobine réduite. On le rencontre (par le spectroscope) dans les vieux extravasats sanguins, dans le liquide de certains kystes, dans le sang après l'inhalation de vapeurs de nitrite d'amyle (Jolyet), nitrite de sodium (Hénocque), et sous l'influence d'un certain nombre de médicaments, tels que les chlorates alcalins, le perman-ganate de potasse, l'acide pyrogallique, la kaïrine, la thalline, l'hydroquinone, la pyrocatéchine, le brome, la térébenthine, l'éther, etc. Elle est amorphe, très soluble dans l'eau, insoluble dans l'alcool et l'éther, très stable et ne passe pas à l'état d'oxyhémoglobine par agitation à l'air, ce qui indique qu'elle est absolument impropre à l'hématose d'où un état asphyxique du sang qui en est chargé, fait découvert par Jolyet (Hayem). Elle se rencontre soit dans les globules seulement, soit dans les globules et le plasma, suivant que les subs-tances productrices détruisent ou non les globules. Elle existe enfin dans l'urine (mais non dans le sang) des sujets atteints d'hémoglobinurie paroxys-tique. Les acides et les alcalis la dédoublent comme l'oxyhémoglobine en matière albuminoïde et en hématine, et les agents réducteurs en solution neutre ou faiblement alcaline la convertissent en hémoglobine réduite (H. Seyler). Gautier et Wurtz pensent que c'est un mélange et non un corps nettement défini. — En résumé, la méthémoglobine contient moins d'O. que l'HbO, mais le fer y est à l'état de peroxyde, tandis que dans Hb., HbO et hémochromogène. il est à l'état de protoxyde.

Combinaison oxycarbonée de l'hémoglobine Hb CO

Hémoglobine oxycarbonée. — Cl. Bernard a découvert ce fait important que l'oxyde CO chasse rapidement l'O faiblement combiné de l'oxyhémoglobine, en formant lui-même avec l'hémoglobine une combinaison oxycarbonée qu'on peut obtenir cristallisée par les mêmes méthodes que l'oxyhémoglobine et sous des formes isomorphes. Ces cristaux sont solubles dans l'eau et la solution a une couleur rouge teintée de bleu dont nous verrons plus loin les caractères spectroscopiques. L'oxyde CO se comporte à l'égard du sang entier ou de l'hémoglobine comme l'O ,son coefficient d'absorption est le même. La quantité de gaz absorbé est indépendante de la pression et est due à une attraction chimique. CO déplace O volume pour volume et, dans les empoisonnements, chaque molécule de CO chasse une molécule d'O. Il suffit donc de traces minimes de CO dans l'air qu'on respire pour former de l'hémoglobine oxycarbonée qui, une fois formée, est perdue pour la respiration. Le sang saturé d'oxyde CO est rouge cerise.

L'hémoglobine oxycarbonée très stable résiste à la putréfaction et aux agents réducteurs et cette stabilité rend compte de l'action toxique de l'oxyde CO, qui ne peut plus être déplacé par l'O, même par la respiration d'O pur. Cependant Cl. Bernard a vu que des animaux non complètement intoxiqués ont pu revenir à la vie et se débarrasser de l'oxyde CO contenu dans leur sang, sans qu'on sache comment, dans ce cas, s'élimine CO. Peut-être les globules restés sains agissent-ils par leur contact et facilitent-ils la réduction du gaz toxique. Le fait paraît certain, si le processus en est inconnu, et ainsi s'explique l'avantage de la transfusion dans le traitement de cet empoisonnement du sang (Cl. Bernard).

Autres combinaisons de l'hémoglobine.

Hémoglobine oxyazotique. — Le bioxyde d'azote déplace CO de Hb CO volume pour volume et se combine avec Hb, = Hb Az^2O^2 qui cristallise sous même forme et donne le même spectre que Hb O et Hb CO. Les agents réducteurs ne peuvent déplacer ni CO, ni $Az^2 O^2$. — L'acide cyanhydrique, l'acétylène peuvent aussi se combiner avec l'hémoglobine.

PRODUITS DE DÉCOMPOSITION DE L'HÉMOGLOBINE

Le dédoublement que subit l'oxyhémoglobine par l'action des acides et des alcalis donne lieu à la formation de deux substances, l'une albuminoïde incolore (94 %), l'autre (6 %) cristallisable, colorée en brun et contenant du fer.

1° *Substance albuminoïde incolore*

Cette substance est encore mal connue. On la considère comme composée de sérine et de globuline.

2° *Pigment ferrugineux ou hématine*

Oxyhématine. — L'hématine a été obtenue pour la première fois en 1837, par Lecanu (Hématosine), en traitant une solution d'oxyhémoglobine par un acide ou par un alcali. Elle renferme 8,8 pour °/₀ de fer et a pour formule $C^{68} H^{70} Az^8 Fe^2 O^{10}$ (H. Seyler.)

On peut l'obtenir de plusieurs manières, par exemple : en traitant les globules rouges par l'alcool aiguisé d'acide sulfurique à une chaleur modérée. La solution brun noir qu'on obtient doit sa couleur à l'hématine. Précipitée et sèche l'hématine constitue une poudre amorphe d'un bleu noir avec des reflets métalliques. Insoluble dans l'eau, l'alcool, l'éther, elle se dissout dans l'eau ou l'alcool acidulés, ou alcalinisés et dans les solutions alcalines. Les solutions acides sont brunes et ont quatre bandes d'absorption ; les solutions alcalines sont dichroïques, rouges par transmission en couches épaisses, vert olive en couches minces et n'ont qu'une bande d'absorption. On la rencontre quelquefois, mais rarement, dans de vieux foyers hémorrhagiques et dans le canal intestinal où elle se forme par l'action du suc gastrique sur du sang extravasé (Vomissements noirs). Après une ingestion abondante d'aliments contenant du sang, les excréments renferment de l'hématine. L'urine en contient quelquefois, par exemple dans l'empoisonnement par l'hydrogène arsénié. La couleur variée des ecchymoses est due à la transformation lente de l'hémoglobine en hématine.

Hématine réduite. — Hémochromogène. — L'oxyhématine n'est pas un produit direct du dédoublement de l'oxyhémoglobine, mais résulte de l'oxydation d'une substance intermédiaire, rouge, l'hémochromogène obtenue par H. Seyler en décomposant à l'abri de l'air l'hémoglobine réduite par les acides, l'alcool, ou une température de 100°. Cette substance, au contact de l'air, absorbe l'O et devient brune (oxyhématine). Les agents réducteurs ramènent l'oxyhématine à l'état d'hémochromogène ou hématine réduite.

Hématine hydro-chlorée. — *Chlorhydrate d'hématine (Hémine de Teichmann).* — L'hématine forme avec l'acide HCl une combinaison très importante en médecine légale. On l'obtient en traitant, à une chaleur légère, des globules secs et pulvérisés par l'acide acétique glacial et un peu de chlorure de sodium. Il se forme ainsi une poudre cristalline soyeuse d'un brun noir velouté avec reflets métalliques, qui apparaît sous le microscope sous forme de lames rhomboïdales ou d'aiguilles. Ces cristaux microscopiques peuvent être obtenus avec de très

FIG. 29. Cristaux d'hémine.

faibles quantités de sang, même desséché, et permettent de reconnaître les taches de sang. (Voir plus loin.)

Hématine privée de fer. — *Hématoporphyrine* — *Hématoline.* — L'hématine se dissout dans l'acide sulfurique concentré en formant une liqueur rouge brun foncé. Par l'addition d'eau on précipite un corps noir dépourvu de fer, soluble dans SO^3 et KO. C'est l'*hématoporphyrine* $C^{68} H^{74} Az^8 O^{12}$ d'Hoppe-Seyler (Hématoïne de Preyer) et la liqueur retient du sulfate de fer. L'hématoline s'obtient par l'action de l'acide sulfurique sur l'hématine réduite, à l'abri de l'air. Elle est aussi sans fer, mais insoluble dans SO^3 et KO.

Hématoïdine. — Ce remarquable dérivé de l'hémoglobine découvert par Virchow et bien étudié par Robin se rencontre dans le corps partout où du sang stagne hors des vaisseaux et se décompose : dans les foyers apoplectiques du cerveau, dans les thrombus veineux, dans les corps jaunes des follicules de Graaf, dans les kystes sanguins. Il est dépourvu de fer ($C^{32} H^{36} Az^4 O^6$), cristallise en prismes clinorhombiques orangés, solubles dans les alcalis chauds, le sulfure de carbone, le chloroforme, insolubles dans l'eau, l'alcool, l'éther et identiques avec la bilirubine ou matière colorante de la bile. On n'a pu jusqu'ici l'obtenir artificiellement, mais sa formation spontanée est très rapide. Si on introduit sous la peau d'un pigeon un peu de son sang coagulé, on y trouve des cristaux d'hématoïdine au bout de deux jours.

PROPRIÉTÉS SPECTROSCOPIQUES DE L'HÉMOGLOBINE ET DE SES DÉRIVÉS

Lorsqu'on fait tomber sur le prisme du spectroscope un faisceau de lumière qui a traversé un mélange convenablement dilué de sang et d'eau ou une solution d'hémoglobine, au contact de l'air, on obtient un spectre solaire incomplet. L'extrémité rouge est la plus lumineuse, l'extrémité violette est très sombre ; en outre on remarque, dans le jaune et dans le commencement du vert, deux bandes sombres placées entre les raies D et E de Fraunhofer. Ainsi une partie des rayons jaunes et verts et tous les rayons indigo-violets ont été absorbés par la matière colorante du sang et le spectre ainsi obtenu s'appelle *spectre d'absorption*; les bandes, *bandes d'absorption* du sang. (Hoppe-Seyler). Si la solution est trop concentrée ou vue en couche trop épaisse, elle est trop opaque et peut arrêter tous les rayons du spectre, sauf un peu des rayons rouges et orangés. (Voir chap. *Technique hématologique.*)

Les différents états sous lesquels peut se présenter l'hémoglobine donnent lieu à des spectres différents dont la connaissance est du plus haut intérêt, car ils constituent une des propriétés spécifiques de chacune de ces matières colorantes.

Oxyhémoglobine. — Donne le spectre du sang normal avec les deux bandes déjà indiquées. La bande gauche va de 59 à 65 de l'échelle micrométrique, la bande droite de 69 à 78.

Hémoglobine réduite. — Si dans une dilution de sang artériel ou une solution d'oxyhémoglobine placée dans l'appareil spectroscopique, on fait passer un courant de CO_2 ou un agent réducteur, qui déplace l'O, les deux bandes disparaissent et sont remplacées par une large bande unique, bande

FIG. 30. — Spectres d'absorption du sang.
A, a, B. C. D. E, b, F. raies de Fraunhofer.
(Les solutions sont vues sous une épaisseur de un centimètre.)

de *réduction* ou de *Stokes* située entre D et E, mais dans l'intervalle clair qui sépare les bandes d'oxyhémoglobine, c'est-à-dire de 60 à 74. Si on laisse revenir l'O, les deux bandes reparaissent.

Une dilution de sang veineux soustraite au contact de l'air donne la bande de Stokes. Chacun des deux sangs est donc caractérisé par des propriétés optiques différentes qui répondent à des états différents d'*oxydation* et de *réduction* de leur matière colorante.

Methémoglobine. — Bande d'absorption dans le rouge entre C et D plus près de C analogue à celle de l'hématine alcaline.

Hémoglobine oxycarbonée. — Deux bandes d'absorption entre D et E, mais plus rapprochées de E que les bandes de l'oxyhémoglobine. L'Oxyde CO ne peut être déplacé par aucun agent réducteur et l'impossibilité de remplacer les deux bandes qu'il donne par la bande de Stokes prouve que le spectre examiné est bien celui de l'hémoglobine oxycarbonée et non celui de l'oxyhémoglobine avec lequel on pourrait le confondre. Ce fait peut avoir de l'importance en médecine légale, dans le cas d'asphyxie par CO.

Hématine en solution acide. — Deux bandes : l'une bien limitée entre C et D plus près de C, analogue à celle de la methémoglobine ; l'autre très large, un peu diffuse, entre D et F, laquelle se résout en deux bandes par une plus grande dilution. On peut constater aussi une quatrième bande étroite et très faible à côté et à droite de D.

Hématine en solution alcaline. — Une forte bande entre C et D et qui dépasse D. La lumière violette est aussi absorbée.

Hématine réduite. — Deux bandes : l'une forte entre D et E, au milieu, l'autre faible entre E et b qu'elle dépasse d'un côté et de l'autre.

Ces caractères spectroscopiques constituent donc un réactif très sensible des matières colorantes du sang. Suivant Preyer, avec une solution aqueuse d'hémoglobine pure de 4 p. 10,000 les bandes d'absorption peuvent encore apparaître, bien que la seconde soit très faible. Un gramme de sang frais de chien dilué dans 1,000 parties d'eau et vu en couche de 3 centimètres d'épaisseur montre au spectroscope les deux bandes d'absorption très distinctes quoique un peu faibles. Dilué dans 10,000 parties ou 10 litres d'eau et vu en couche de 4 centimètres 1/2, la première bande est encore faiblement visible, la seconde ne se voit plus.

Il est donc facile de reconnaître la présence du sang dans des liquides organiques où les globules rouges ont été dissous et ne peuvent apparaître au microscope. Des taches de sang, même très anciennes, étant soigneusement lavées, le spectroscope montrera dans l'eau de lavage les bandes d'absorption caractéristiques des matières colorantes du sang et qui ne peuvent être confondues avec celles d'aucune autre matière colorante. Mais cette constatation ne saurait apprendre si ce sang provient de l'homme ou d'un animal, l'hémoglobine de tous les animaux ayant les mêmes caractères optiques.

ORIGINE ET ÉLIMINATION DE L'HÉMOGLOBINE

On ne sait rien de certain à ce sujet. On présume que cette matière colorante est due à la combinaison d'un ou de plusieurs composés albuminoïdes avec un pigment ferrugineux (l'hématine) dont l'intervention est indispensable. Peut-être le fer nécessaire pour la formation de ce pigment vient-il de la rate qui en contient une certaine proportion. On n'a pu jusqu'ici opérer la synthèse de l'hémoglobine. Les recherches de Preyer font supposer que l'hé-

moglobine se formerait en trois temps : 1° formation d'une matière colorante
sans fer = hématoporphyrine; 2° adjonction de fer = hématine; 3° union de
l'hématine à une albuminoïde = hémoglobine.

L'hémoglobine usée paraît s'éliminer par les pigments biliaires, bilirubine
et urobiline qui sont identiques à l'hématoïdine.

Rôle physiologique de l'hémoglobine. — Ce rôle est le même que celui
des globules rouges qui doivent à l'hémoglobine leur propriété d'absorber l'O
au niveau du poumon. Cet oxygène, faiblement combiné avec l'hémoglobine,
la quitte au niveau des capillaires pour aller oxyder les tissus, et l'hémoglobine revient à l'état d'hémoglobine réduite, dans le sang veineux, se réoxyder
de nouveau dans le poumon. La propriété de transformer l'O en ozone plus
actif qu'on a attribuée à l'hémoglobine ne se manifesterait pas dans le sang
circulant, mais seulement hors des vaisseaux.

II. — Etude chimique des globules blancs.

On ne peut pas séparer les globules blancs du reste du sang en assez grande
quantité pour pouvoir étudier leurs propriétés chimiques et les notions qu'on
possède ont été obtenues par l'étude des globules de pus qui sont identiques. Ils
contiennent divers principes albuminoïdes : un albuminate alcalin, un albuminate coagulable à 48°, un autre semblable à la myosine, une substance fibrinoplastique et un ferment de coagulation. Ils renferment en outre de la nucléine
des noyaux (contenant de l'azote, du soufre et du phosphore), du glycogène, de
la lécithine et des matières extractives.

III. — Etude chimique du plasma.

Composition chimique générale :

Etude particulière des divers principes.	Spontanément coagulables : *Fibrine*.	Fibrine. Théories de la coagulation.	
	Non spontanément coagulables : *Sérum*.	Eau.	
		Albuminoïdes	Paraglobuline. Caséine. Globuline. Sérine. Peptone.
		Matières grasses. Cholestérine et lécithine. Sucre. Urée et matières azotées cristallisables. Sels minéraux. Gaz du sérum.	

PRÉPARATION. — Le sang de l'homme et de la plupart des mammifères domestiques se coagule trop vite, et il est difficile de le dédoubler en ses deux compo-

sants, les globules et le plasma, sans l'additionner de substances qui en modifient la composition. Le sang de cheval, au contraire, se coagule lentement, et si on le laisse reposer dans un mélange réfrigérant, les globules vont au fond et on peut décanter le plasma. (Voy. d'autres procédés, Chap. V. *Technique.*)

C'est un liquide alcalin, jaune ambré, subvisqueux, qui se coagule, à quelques degrés au-dessus de 0°, en une gelée d'abord transparente, puis opaque quand, par la rétraction, le sérum en a été expulsé. Sa densité est de 1027. Le plasma humain a les mêmes caractères.

COMPOSITION CHIMIQUE GÉNÉRALE. — Le plasma est constitué par un nombre considérable de substances, et l'on peut dire que presque tous les principes immédiats de l'organisme, s'y rencontrent. Il contient d'abord la ou les matières albuminoïdes qui donnent naissance à la fibrine et par suite au caillot. Il renferme, en outre, tous les matériaux du *sérum* qui se sépare après la coagulation du plasma ou du sang. Le plasma représente toutes les parties liquides du sang vivant ou du sang qui n'est pas encore coagulé. Le sérum représente aussi toutes ces parties, moins la fibrine qui s'est coagulée.

Le plasma avant et le sérum après la coagulation représentent une solution aqueuse de diverses matières albuminoïdes. Il contient des matières grasses, de la cholestérine et de la lécithine, du sucre, de l'urée et des matières azotées cristallisables, des sels minéraux très nombreux et des gaz : en tout une cinquantaine de corps, et cette complexité de composition ne saurait nous surprendre, le sang étant le liquide dans lequel tous les éléments des tissus puisent leurs aliments et rejettent leurs résidus.

Les proportions dans lesquelles ces nombreuses substances existent dans le sang peuvent varier considérablement dans les limites mêmes de l'état de santé sous l'influence de la constitution individuelle, du régime, du genre de vie, du dernier repas ou de l'exercice fait avant l'analyse.

PRINCIPES FORMANT LE CAILLOT

FIBRINE

PRÉPARATION. — La coagulation spontanée du plasma, séparé comme nous l'avons dit plus haut, fournit un caillot en gelée, qui est de la fibrine pure. Si on bat ce plasma avant qu'il soit coagulé avec une baguette de bois ou de verre on obtient des filaments, des fibres qui restent adhérents à l'agitateur et qui ne sont autre chose que la fibrine. Le battage du sang encore liquide avec un petit balai de brins de bouleau, ou tout autre agitateur, enlève aussi la fibrine à ce sang sous forme de filaments rouges, qui se décolorent par le lavage à l'eau froide et c'est le moyen de préparation le plus ordinaire. Le sang ainsi *défibriné* ne se coagule plus. Il représente le sérum et les globules.

CARACTÈRES. — La fibrine humide en gelée, d'abord transparente et molle, devient peu à peu opaque, blanche, contractée; la fibrine en filaments est molle, grisâtre, légèrement élastique. La fibrine sèche est dure, cassante, d'apparence cornée, mais en présence de l'eau elle se gonfle de nouveau. A l'état humide et à une température chaude, elle se putréfie rapidement et forme un liquide trouble d'odeur ammoniacale fétide.

La fibrine est insoluble dans l'eau, l'alcool et l'éther ; soluble dans les alcalis étendus, l'ammoniaque, les sels neutres sulfate, azotate et chlorure de sodium. Elle se gonfle et se dissout en partie dans l'acide acétique et l'acide chlorhydrique étendu au millième, à la température de 20°. La pepsine la transforme en peptone en présence des acides chlorhydrique et nitrique étendus à 4 p. 1,000. La trypsine (ferment du pancréas) la transforme en peptone et en produits de décomposition : leucine, tyrosine, etc. Chauffée à 72° avec de l'eau, elle subit une espèce de coagulation par la chaleur analogue à celle de l'albumine (*fibrine cuite*), qui modifie ses propriétés et la rapproche de l'albumine coagulée.

COMPOSITION CHIMIQUE DE LA FIBRINE. — C'est celle des albuminoïdes en général. Les analyses récentes de Maly la fixent en moyenne comme il suit :

Carbone. 52,51
Hydrogène 6,98
Azote 17,34
Cendres. 0,90

Et il serait possible qu'elle ne fût pas une substance bien homogène. G. Bouchardat la croit en effet composée de deux substances dont l'une est soluble dans l'acide H Cl, tandis que l'autre est insoluble dans ce même acide et serait analogue à l'Epidermose.

NATURE DE LA FIBRINE, ÉTAT SOUS LEQUEL ELLE EXISTE DANS LE SANG. — *Théories de la coagulation.* — On sait que la coagulation du sang n'est due ni à son état de repos, ni à son refroidissement, ni à l'action de l'air, ni à une perte de CO_2 ou d'une trace d'ammoniaque, mais on est encore dans l'ignorance de sa vraie cause.

On croyait autrefois que la fibrine était tenue en dissolution dans le sang à la faveur du chlorure de sodium ou de l'ammoniaque et qu'elle se coagulait spontanément dès que ce sang était séparé de l'organisme. Les recherches de Denis de Commercy et d'A. Schmidt ont modifié ces idées en montrant que la fibrine ne préexiste pas dans le sang.

1° *Théorie de la plasmine de Denis.* — Pour Denis, il existerait en dissolution dans le sang une substance complexe et instable, se dédoublant en ses composants dès que le sang est sorti du corps, c'est la plasmine. On peut l'obtenir sèche et pure en précipitant par le sel marin en poudre le plasma décanté rendu incoagulable (spontanément) par le sulfate de soude. Cette plasmine se compose de deux substances secondaires : 1° la *fibrine dissoute*, 2° la *fibrine concrète*. Hors des vaisseaux, la plasmine se dédouble spontanément en ses deux composants, la fibrine dissoute qui reste dissoute dans le sérum, et la fibrine concrète qui, isolée de sa congénère, se coagule spontanément et forme la fibrine ordinaire. Des recherches ultérieures ont fait abandonner cette manière de voir, mais elle contient en germe la théorie suivante et la fibrine dissoute est évidemment identique à la paraglobuline.

2° *Théorie du fibrinogène et du fibrinoplastique* de Schmidt. — Au lieu de faire de la fibrine le résultat d'une substance qui se dédouble en deux, A. Schmidt en a fait le produit de deux substances, les *générateurs* de la fibrine, qui se combinent en une. Ces deux substances l'une appelée fibrinogène, l'autre fibrinoplastique, existent libres dans le plasma ; mais ne peuvent réagir l'une sur l'autre qu'en présence d'un ferment particulier qui ne se produit que dans certaines conditions sur lesquelles nous allons revenir à propos de la coagulation.

A. **Matière fibrinoplastique** ou **paraglobuline**. — La substance fibrinoplastique c'est-à-dire la matière coagulable est identique à la paraglobuline de Kühne (caséine du sérum de Panum). Elle existe donc dans le plasma en circulation, mais, après sa réaction sur le fibrinogène, c'est-à-dire après sa coagulation, on en trouve encore une forte proportion dans le sérum, parce que les globules sanguins et surtout les globules blancs s'altérant très rapidement, après la mort du sang, se dissolvent en partie dans le plasma et régénèrent la substance fibrinoplastique.

PRÉPARATION. — Il existe plusieurs procédés ; le plus commode consiste à la précipiter du sérum par un courant de gaz CO_2, mais la saturation du sérum par le sulfate de magnésie donne un précipité plus abondant et plus pur.

PROPRIÉTÉS.
{
Insoluble dans eau pure.
Soluble dans alcalis caustiques . . . . Solutions coagulables par chaleur
— carbonates et phosphates alcalins . . . . et insolubles ensuite.
— chlorure de sodium . . . . . .
Précipitée par CO_2.
}

B. **Matière fibrinogène**. — On trouve ce deuxième générateur de la fibrine en dissolution dans le plasma du sang et de la lymphe et dans d'autres liquides tels que celui de l'hydrocèle, du péricarde, de la plèvre. Ces derniers ne sont pas coagulables parce qu'ils ne contiennent ni paraglobuline préexistante, ni globules blancs qui pourraient en fournir par leur altération, ainsi que du ferment. Mais, si on leur ajoute du sang défibriné ou du sérum du sang, c'est-à-dire de la paraglobuline et du ferment, ils se coagulent en masse immédiatement (Buchanan, 1831).

Inversement, si on enlève la paraglobuline du plasma du sang de cheval, ce plasma, réduit à son seul fibrinogène, ne se coagule plus ; si on lui rend la paraglobuline il fait comme le liquide d'hydrocèle et se coagule. — La salive, la synovie, le liquide amniotique, le suc du cristallin, l'humeur aqueuse et l'humeur vitrée se comportent comme la paraglobuline du plasma et font coaguler les sérosités péricardiques, pleurales, etc.

PRÉPARATION. — Se retire par précipitation du plasma de cheval, séparé des globules, ou du liquide d'hydrocèle étendu d'eau, traversé par un courant de CO^2, ou traité par l'alcool, ou par le sel marin en excès (Denis). Les globules n'en contiennent pas.

PROPRIÉTÉS.
— Physiques. — Masses gluantes, granuleuses au microscope, cohérentes.
— Chimiques. — C'est aussi une globuline, et ses propriétés sont à peu près les mêmes que celles de la paraglobuline. Les solutions se coagulent en ajoutant quelques gouttes de ferment. La chaleur les coagule à $+56°$.

OBJECTIONS D'HAMMARSTEN. — La question de savoir si réellement la fibrine coagulée provient de la combinaison de ces deux corps, sous l'influence d'un ferment, est loin d'être résolue, et on a fait à cette théorie de nombreuses objections. Voici deux expériences d'Hammarsten qui la mettent en défaut :

1° Le liquide de l'hydrocèle se coagule sans paraglobuline, si on y ajoute le ferment de la fibrine ;

2° Une solution de fibrinogène *pur* se coagule par l'addition d'une solution de ferment. La paraglobuline est donc inutile, le fibrinogène et le ferment suffisent.

Mais on peut répondre à ces objections que le prétendu fibrinogène *pur* d'Hammarsten n'est pas pur et contient de la paraglobuline.

C. **Ferment de la fibrine.** — Ce ferment non figuré, décrit par Schmidt, se développe dans le plasma aux dépens des globules blancs, ou des hématoblastes dès que le sang est soustrait à l'action vitale, à moins qu'il ne soit maintenu à $0°$. Le sang qui est recueilli directement, de la veine dans l'alcool absolu, n'en contient pas parce que les globules n'ont pas eu le temps de le produire. Quand la coagulation est terminée, on en trouve de fortes proportions dans le sérum.

PRÉPARATION. — S'extrait du sang coagulé. On lave le caillot (riche en ferment) à grande eau, en le malaxant pour séparer l'hémoglobine, on coagule le résidu par une grande quantité d'alcool, qui rend les albuminoïdes restants insolubles. On reprend par l'eau qui dissout le ferment. Quelques gouttes de cette solution transforment en fibrine une solution de fibrinogène.

Les conditions qui favorisent le développement de ce ferment activent la coagulation; telles sont: une température de 25 à 35°, l'injection d'hémoglobine dissoute dans les vaisseaux (Naunyn), l'oxygène de l'air, le contact des surfaces rugueuses. Celles qui, au contraire, entravent ce développement, — froid, solutions alcalines, ou sucrées; — ou qui altèrent le fibrinogène, — température au-dessus de 56°, dilutions aqueuses du sang, alcalis ou acides, — retardent ou empêchent la coagulation.

3° *Autres théories.* — D'autres opinions très nombreuses ont été émises relativement à ce sujet. Nous ne pouvons en signaler que quelques-unes. Hammarsten, en se fondant sur les expériences relatées plus haut, n'accorde aucun rôle dans la formation de la fibrine à la paraglobuline. Pour lui, le fibrinogène seul, sous l'action du ferment, se transforme en un produit intermédiaire, la *fibrine soluble* qui devient ensuite la *fibrine insoluble*.

Pour Heynsius et Landois, la fibrine serait le résultat de la destruction des globules rouges. D'après Mantegazza, elle serait formée aux dépens des globules blancs irrités et serait un phénomène vital et non cadavérique.

Mathieu et Urbain ont attribué la coagulation, c'est-à-dire la formation de la fibrine, à l'action de CO^2 sur le sang; mais Glénard a réfuté cette opinion par une intéressante expérience.

Hayem fait jouer dans ce phénomène un rôle actif aux hématoblastes, petits éléments de 1 à 3 μ très altérables, qui émettraient, en se décomposant, des fibrilles très fines de fibrine qui s'allongent et s'entrecroisent en réseau, comme on peut le voir en faisant coaguler une goutte de sang sur une lame de verre, lavant au sérum iodé et plaçant sous le microscope. Mais J. Renaut serait arrivé, en employant l'acide osmique, à montrer que les hématoblastes n'ont aucun rôle actif dans le phénomène.

Pour Gautier. la mort ou la diminution de vitalité des globules déterminerait, comme Robin l'avait soupçonné depuis longtemps, l'exosmose de la paraglobuline de ces globules qui passe dans le plasma et le rend coagulable. Cette paraglobuline n'existe pas en quantité notable dans le plasma, sans quoi, en vertu de son grand pouvoir endosmotique. elle traverserait les vaisseaux. Or, la plupart des exsudats ne sont pas coagulables.

RÉSUMÉ. — En somme. la coagulation est un phénomène encore obscur. Toutefois, on sait maintenant que les liquides coagulables ne renferment pas, comme on le croyait autrefois, la fibrine en dissolution, grâce au chlorure de sodium ou à l'ammoniaque, et devenant insoluble en dehors de l'organisme. On admet que les liquides renferment le principe générateur de la fibrine, le fibrinogène, incapable de se transformer par lui-même en fibrine et ne se coagulant que sous l'influence d'un ou plusieurs corps fournis soit par les globules blancs ou rouges, soit par les hématoblastes. En un mot, on doit considérer le phénomène de la coagulation comme une sorte de fermentation.

RÔLE PHYSIOLOGIQUE DE LA FIBRINE. — Les anciens physiologistes voyaient dans la fibrine la substance nutritive par excellence des éléments anatomiques, et ils la croyaient d'autant plus abondante dans le sang que le sujet était plus vigoureux et mieux nourri.

Il n'en est rien, et on la considère aujourd'hui comme un déchet organique, et non comme un nutriment perfectionné venu du dehors. Ses générateurs sont en effet plus abondants dans le sang après le jeûne, dans les cas de nutrition languissante, après une exercice physique violent et prolongé. Le sang qui revient d'un muscle en fournit plus que celui qui y entre, si on fait contracter fortement ce muscle par un courant électrique. Il y a donc excès de fibrinogène dans le sang toutes les fois qu'il y a exagération physiologique ou morbide des combustions organiques, par exemple dans les inflammations, telles que la pneumonie, etc. Et cet excès se manifeste par la formation d'une couenne dans le sang de la saignée. De même, les exsudats des séreuses fournissent de la fibrine lorsque la séreuse est enflammée comme dans la pleurésie, tandis qu'ils n'en fournissent pas dans les simples épanchements hydropiques.

QUELQUES EXPÉRIENCES INTÉRESSANTES SUR LA COAGULATION. — Le nombre des expériences faites sur ce sujet est considérable et aucune théorie n'a pu expliquer tous les faits. En voici quelques-uns des plus curieux : Si, comme Magendie, on introduit du sang défibriné dans un cœur de tortue exsangue, mais encore vivant, il acquiert bientôt la propriété de se coaguler de nouveau. De même, du sang défibriné tiède injecté dans les artères d'un supplicié (Brown-Séquard), ressort par les veines spontanément coagulable. La fibrine s'y est donc reproduite.

Lorsqu'on ajoute à du sang frais 5 p. 100 de sel marin, ou de sulfate de soude, on empêche la coagulation ; si on ajoute de l'eau à ce sang salé, il se coagule aussitôt. On peut même évaporer le sang ou le plasma salé dans le vide et porter le résidu à 100°, sans lui enlever la propriété de se coaguler spontanément dès qu'on y ajoute une quantité suffisante d'eau (Gautier).

PRINCIPES QUI CONSTITUENT LE SÉRUM

Le sérum est le plasma moins la fibrine. Tous les principes du sérum appartiennent donc aussi au plasma.

CARACTÈRES DU SÉRUM. — Liquide transparent d'un jaune verdâtre chez l'homme, un peu différemment teinté chez les divers animaux, quelquefois trouble et plus ou moins lactescent par la présence de nombreux globules graisseux (certaines maladies, ingestion abondante de graisse) ; de réaction alcaline ; de densité = à 1,027 ; composé d'eau (90 p. 100), d'albuminoïdes, de graisses, de matières extractives, de sels et de gaz.

Albuminoïdes du sérum. — Au nombre de trois ou quatre :

1° *Paraglobuline du sérum* (ou fibrinoplastique), précipitée par le passage d'un courant de CO_2 dans le sérum étendu de dix fois son volume d'eau ; ou mieux précipitée à plusieurs reprises par saturation de sulfate de magnésie et redissoute alternativement dans l'eau (Hammarsten) ;

2° *Caséine du sérum* (Panum), albuminate de soude (Kühne), précipitée par l'addition d'acide acétique au sérum dix fois dilué et déjà traversé par CO_2 ;

3° *Globuline du sérum* (Weyl), obtenue en ajoutant au sérum ayant servi à la préparation de la caséine du sulfate de magnésie ou du sel marin. — Hoppe-Seyler regarde ces trois corps comme identiques ;

4° *Sérine* (Denis), albumine du sérum. Le plus abondant des albuminoïdes du sérum ; obtenue en chauffant de 70 à 75°, le sérum débarrassé des trois albuminoïdes précédents et étendu d'eau. La sérine restée en dissolution donne un coagulum semblable à celui de l'albumine coagulée. Présente les caractères généraux des albuminoïdes ;

5° *Peptones du sérum*. Le sérum du sang de la veine porte débarrassé des quatre albuminoïdes précédents, renferme, pendant la digestion, une matière identique par ses réactions avec la peptone.

Matières grasses. — En très petite quantité (sauf le cas du sérum lactescent) ; 0,1 à 0,2 p. 100. Sous forme de graisses neutres, stéarine, oléine, etc., et de savons alcalins (oléate, stéarate, palmitate de soude). Une petite quantité d'acides gras, dont quelques-uns volatils (odeur du sang), existerait aussi à l'état libre, malgré l'alcalinité du sérum (Berthelot).

Cholestérine et Lécithine. — Le sérum contient 0,02 à 0,03 p. 100 de cholestérine. Sa provenance de la substance nerveuse dont elle serait un produit de dédoublement, d'après Flint, n'est pas démontrée. La lécithine est surtout abondante dans le sang des animaux gras et paraît donner naissance par sa décomposition à l'acide phosphoglycérique.

Glucose. — 0,05 p. 100 du sang total. Cl. Bernard a montré que le sucre est un élément normal du sang, même chez les carnivores. (V. *Glycogénie* p. 192.) Plosz et Tiegel y ont signalé un ferment saccharifiant.

Urée et matières azotées cristallisables. — (Matières extractives : acide urique, créatine, hypoxanthine). La proportion totale des matières désignées par le terme vague d'*extractives* est très faible (de 0, 25 à 0,42 p. 100 de sérum) et leur recherche difficile, mais elles ont une très grande importance physiologique, comme étant les facteurs principaux de la transformation à la fois progressive et rétrograde des tissus animaux.

L'urée, la plus importante d'entre elles, a été signalée dans le sang par Picard (0,02 p. 100 de sang complet). Sa proportion semblable dans le sang de tous les vaisseaux, augmente par la fièvre et diminue par l'inanition. Drechsel a découvert récemment, dans le sang de chien, l'acide carbamique combiné à une base (carbamate d'ammonium), c'est-à-dire le produit intermédiaire de la transformation du carbonate neutre d'ammonium en urée. La très petite quantité de sucre et de matières extractives existant normalement dans le sang est expliquée par le fait que ces substances sont seulement *en route* entre les tissus d'où elles proviennent et les organes excréteurs où elles vont s'éliminer. En sorte que, tant que le processus désintégrateur dans les tissus est balancé par l'activité des glandes, ces substances sont retirées du sang aussitôt qu'elles y sont introduites et ne s'accumulent pas d'une façon sensible.

Sels du plasma et du sérum. — Obtenus en général par l'incinération. Le sérum humain contient 0,81 à 0,88 p. 100 de cendres. Le plus abondant des sels est le chlorure de sodium, 5 p. 1000 de sérum. Puis viennent des phosphates alcalins solubles, des phosphates terreux (provenant en partie de l'incinération des albuminoïdes), des carbonates et bicarbonates alcalins, des sels alcalins à acides organiques. Le régime animal augmente, le régime végétal diminue la proportion des sels. Par comparaison avec le tableau que nous avons donné de la composition des globules, d'après C. Schmidt (p. 52), voici aussi, d'après le même auteur, la composition du plasma pour 1000 parties :

Eau. . 901,51

Solides. 98,49 { Fibrine 8,06
1000,00   { Albumine et extractifs. . 81,92
                 { Sels 8,51
                                        98,49

Chlorure de sodium. 5,516
   — potassium. 0,359
Soude (abstraction faite de CO_2. 1,532
Phosphate de sodium 0,271
   — de calcium 0,298
   — de magnésium . . 0,218
Sulfate de potassium 0,281
                                8,510

La comparaison de ces chiffres avec ceux de l'analyse des globules montre la prédominance du chlore et du sodium dans le plasma, et la pauvreté relative de ce liquide en acide phosphorique et en potasse prédominants, au contraire, dans les globules. On a signalé des traces de cuivre et peut-être de plomb et de manganèse dans le plasma. Le spectroscope aurait révélé à Folwarczny la présence de traces de lithium.

Le plasma et le sérum contiennent aussi du fer, comme l'a montré Boussingault, et ce principe n'est donc pas spécial aux globules. Voici les chiffres de la teneur en cendres et en fer de 100 parties de fibrine, d'albumine et de globules, le tout supposé parfaitement sec :

CENDRES ET FER DU SANG	POUR 100 PARTIES DE		
	FIBRINE SÈCHE	SÉRUM SEC (ALBUMINE)	GLOBULES SECS
Cendres totales	2,151	8,715	1,325
Fer métallique	0,046	0,086	0,350

Soit pour les globules (secs) sept fois autant de fer que dans la fibrine, et quatre fois autant que dans le sérum sec.

Eau. — 90 p. 100 à l'état d'eau de combinaison.

Gaz du sérum. — CO^2. O. et Az. Ces deux derniers en très faible proportion. (Voy. chap. V, *Gaz du sang*.)

IV. — Composition générale moyenne du sang complet.

Les chimistes ont donné de très nombreuses analyses du sang, entre lesquelles il existe des différences plus ou moins grandes tenant, soit aux méthodes employées, soit à l'espèce animale qui a fourni le sang, soit au vaisseau d'où il a été tiré, soit à toute autre condition physiologique et pathologique. Nous ne donnerons que les résultats moyens.

ANCIENNES ANALYSES. — 1,000 parties de sang, d'après Dumas, contiennent :

Eau.	790				
		Albumine desséchée	70		
		Fibrine desséchée	3	Plasma.	873
Solides.	240	Sels et graisses.	10		
	1000	Extractifs.			
		Globules secs.	127	Globules	127
			210		1000

Le défaut des anciennes analyses, au point de vue physiologique, est que la proportion des globules secs y est trop faible parce que leur eau de constitution est comptée avec l'eau du plasma. Il faut d'abord séparer les deux constituants, globules, plasma, et les analyser séparément pour réunir ensuite les résultats, si l'on veut.

NOUVELLES ANALYSES. — Fondées sur le dosage de la fibrine dans le plasma. 1,000 parties de sang de cheval, d'après Hoppe-Seyler, renferment :

Globules.	326,2	Eau.	184,3......		790 Eau.
		Matériaux solides, hémoglobine, etc.	141,9		
		Eau.	605,7...)		
		Fibrine.	6,8		210 Solides.
Plasma[1].	673,8	Albumine	52,3		
		Matières grasses	0,8		1000
		Matières extractives.	2,7		
		Sels.	5,5		
	1000,0		1000,0		

On pourra remarquer que les chiffres bruts de la teneur en eau et en matériaux solides sont identiques pour le sang *total* dans les analyses de Dumas et

[1] Voy. les analyses partielles des globules et du sérum pour les détails déjà signalés.

de Hoppe-Seyler (eau, 790; solides 210). Mais le dosage particulier des divers principes est différent, et différente aussi la répartition physiologique.

PRINCIPES DU SANG		GLOBULES		PLASMA		SANG TOTAL	
		DUMAS	HOPPE	DUMAS	HOPPE	DUMAS	HOPPE
Eau . . : 790		»	184,3	790	605,7	790	790
Solides. . 210 {	Hémoglobine globul . .	127	141,9	»	»	127	141,9
	Fibrine	»	»	3	6,8	3	6,8
	Albumine	»	»	70	52,3	70	52,3
	Extractifs	»	»	»	»	»	»
	Graisses	»	»	10	9	10	9
	Sels	»	»	»	»	»	»
Totaux		127	326,2	873	673,8	1000	1000,0

La comparaison de la composition élémentaire du sang et de la viande desséchés montre la presque identité de constitution des principes solides du sang et de la viande. (Le sang est de la chair coulante.)

	C	H	Az	O	SELS	TOTAL
Sang de bœuf desséché . .	51,96	7,25	15,07	21,30	4,42	100
Viande de bœuf desséchée .	51,86	7,58	15,03	21,30	4,23	100

V. — Gaz du Sang.

Méthodes et résultats généraux.
Quantités moyennes des divers gaz contenus dans le sang.

Oxygène. {
  Origine.
  État dans le sang.
  Quantité existant dans le sang.
  Causes des variations de la teneur en O. { Pression. Composition du plasma. Sang des divers organes.
  Conditions de la fixation d'O.. . . . . . . { Température. Rôle des sels du plasma. Rôle d'hémoglobine.

CO_2 {
  Origine.
  État dans le sang.
  Mode de dégagement au niveau du poumon.
  Relations avec les globules rouges.
  Variations { en + / en —

Azote.

MÉTHODES ET RÉSULTATS GÉNÉRAUX. — H. Davy le premier (1799) parvint à extraire de petites quantités d'oxygène du sang artériel et de CO_2 du sang veineux par l'action de la chaleur. De nombreux chimistes essayèrent encore après lui et n'obtinrent que des résultats imparfaits.

Magnus en 1837 sépara les gaz du sang par deux méthodes différentes. La première due à Priestley et à Vauquelin, consistait à déplacer ces gaz par un courant de gaz inerte tel que l'hydrogène ; la seconde qui s'est généralisée et perfectionnée et qui est presque seule employée aujourd'hui consiste à soumettre le sang à l'action du vide pneumatique (Magnus) ou mieux barométrique, au moyen de la pompe à mercure. (Voir *Technique hématologique*, p. 102.)

Dumas en 1846 montra que le sérum contient à peine des traces d'oxygène et que tout ce gaz est fixé sur les globules, tandis que c'est l'inverse pour CO_2.

Fernet en 1857 fit voir que l'O dans le sang n'est pas dissous suivant les lois physiques de Dalton, mais que ce gaz devait y exister sous la forme d'une combinaison instable avec la substance des globules. En effet, tandis que un volume de sérum n'absorbe que 1 millième d'O à la température de 16°, un volume de sang complet en absorbe 95 millièmes dans les mêmes conditions. Il montra également que le gaz CO_2 existe dans le plasma sous trois états : 1° libre, 2° bicarbonate et phospho-carbonate, 3° carbonate neutre. Sous les deux premiers états on peut le déplacer par le vide simple (humide), sous le troisième état on ne peut le chasser que par les acides.

Hoppe-Seyler enfin prouve que l'O entre en combinaison avec l'hémoglobine pour former l'oxyhémoglobine. Il en résulte que l'action du vide ne peut enlever complètement cet O et, en effet, ce n'est qu'à une température de plus de 100° qu'on peut dissocier entièrement l'oxyhémoglobine en ses deux composants. — En un mot, la plus grande partie de l'oxygène et de l'acide CO_2 du sang, s'y trouvent à l'état de combinaisons chimiques mais de combinaisons instables, voisines de l'état de dissociation (Donders).

QUANTITÉS DES DIVERS GAZ CONTENUES DANS LE SANG. — Il a été fait à cet égard de très nombreuses expériences et les chiffres obtenus par les expérimentateurs présentent d'assez grandes divergences dues à la perfection plus ou moins grande des appareils, aux conditions de l'expérience : température, rapidité du vide (Pflüger), etc. Nous ne citerons que les résultats moyens obtenus avec la pompe à mercure de Ludwig. (Voir *Technique hématologique*.)

VOLUME MOYEN DES GAZ CONTENUS DANS 100 VOLUMES DE SANG
d'après Ludwig, Setschenow, Preyer, etc.

100 VOLUMES	VOLUME DES GAZ			
	O	CO_2	Az	VOLUME TOTAL
Sang artériel.	16	28	1,36	45,36
Sang veineux.	8,20	32,20	1,60	42
Différence pour le sang artériel. .	+ 7,80	— 4,20	— 0,24	+ 3,36

Les chiffres de ces tableaux sont ceux des gaz extraits par le vide (humide) seul; il y a lieu d'y ajouter à l'acide CO_2 environ deux volumes pour le sang artériel, et trois volumes pour le sang veineux, de CO_2 combiné, c'est-à-dire déplacé seulement après l'action d'un acide. Pflüger, par les analyses les plus perfectionnées a trouvé des chiffres un peu plus forts. D'après lui, 100 cc. de sang de chien fournissent environ 60 cc. de gaz à 0° et 760 mm., soit :

NATURE DU SANG	O	CO_2	Az
100 c. c. sang artériel	20-24 c. c.	39 c. c.	1,5 c. c.
100 c. c. sang veineux	8-12 c. c.	46 c. c.	1,5 c. c.

Ces chiffres, concordent à peu de chose près, avec ceux qu'ont obtenus Mathieu et Urbain à la suite de très nombreuses analyses, et on doit les regarder comme plus exacts que ceux du tableau d'autre part.

On voit donc : 1° que le sang artériel est plus riche en O que le sang veineux; 2° que le sang veineux est plus riche en CO_2 que le sang artériel; 3° que la proportion de CO_2 qui reste après l'action du vide est relativement faible.

Les gaz qui se dégagent dans le vide sont, à proprement parler, les gaz du sang et doivent être distingués du CO_2 combiné, car ils possèdent dans le sang une certaine *tension* importante à considérer dans les phénomènes chimiques de la respiration.

Oxygène. — ORIGINE.— Vient de l'atmosphère par le poumon et des réserves antérieures; traverse la surface respiratoire par endosmose, à peine dissous par le plasma (1 millième); pris presque tout par les globules. Il en entre 4,87 à chaque respiration, il en sort 4, 27 (sous forme de CO_2); il y en a par conséquent 0,60 de retenu dans le sang. La saturation [1] ne saurait jamais être obtenue, car le sang le plus artérialisé en prendrait encore 10 cc. par 100 cc. Le sang des diverses veines en prend plus ou moins dans les expériences, suivant qu'il est plus ou moins désoxygéné et plus ou moins riche en hémoglobine (capacité respiratoire); par exemple le sang de la veine porte en prend 30 cc. par 100 cc.; celui de la veine jugulaire 16 cc.; celui du cœur droit 21 cc. (Cl. Bernard.)

ÉTAT DANS LE SANG. — Non en simple dissolution, sauf une très petite quantité dissoute dans le plasma, mais combiné à l'hémoglobine (voir Oxyhémoglobine), et doué, par suite de cette combinaison, d'une activité oxydante supérieure à celle de l'oxygène simplement dissous.

CAUSES DES VARIATIONS DE LA TENEUR DU SANG EN OXYGÈNE.
1° *Pression atmosphérique totale.* — A peu près sans influence, dans les limites de 1/2 à 2 atmosphères. Au niveau de la mer = 1 atmosphère (0m.760)

[1] Le sang serait presque saturé d'O chez le chien (Pflüger) et chez les oiseaux (Jolyet).

et à la métairie d'Antisana (4000 m. d'altitude $= 1/2$ atmosphère), la quantité d'O absorbée est sensiblement la même, d'où on avait conclu anciennement (Regnault) que les échanges gazeux pulmonaires ne sont pas simplement dus à des causes physiques, mais qu'il doit y avoir une action chimique, fait péremptoirement démontré en 1858 par Fernet et Cl. Bernard, puis par Hoppe-Seyler.

Au-dessus de deux atmosphères la quantité d'O absorbée par le sang est plus grande parce qu'il s'en dissout dans le plasma. Le sang veineux est rutilant chez les ouvriers des cloches à plongeurs. La proportion d'O dissoute est la seule qui varie avec la pression suivant la loi de Dalton.

1° (bis) *Pression partielle (Tension) de l'O.* — Recherches de Hüfner, Bert, Pflüger. L'oxygène se combine avec l'hémoglobine dès que celle-ci est en contact avec une atmosphère où la tension propre de l'O est supérieure à 3 p. 100 d'atmosphère, et, d'autant plus vite que cette tension est plus forte. Dans le poumon la tension de l'O est de 20 p. 100 d'atmosphère (air atmosphérique) et la combinaison se fait rapidement. Si la tension de l'O du plasma est inférieure à 3 p. 100, comme dans le sang des capillaires généraux, l'oxyhémoglobine se dissocie en hémoglobine réduite et en O qui passe dans les tissus. À 5 atmosphères l'O est un poison.

2° *Composition du plasma.* — Influence du jeûne et de l'absorption digestive. Le sang des divers vaisseaux du chien à jeun absorbe plus d'O que celui des mêmes vaisseaux du chien en digestion (Cl. Bernard, Gréhant), par suite de la dilution du plasma par le chyle et de la proportion relative moins grande d'hémoglobine.

	A JEUN	EN DIGESTION
Sang veineux du cœur . .	$O = 12$ c. c.	10 c. c.
Sang artériel du cœur. . .	$O = 21$ c. c.	19 c. c.

3° *Fonctions spéciales de divers organes.* — *a.* L'influence du repos et du travail sur la richesse en O du sang veineux des muscles est indiquée dans le tableau suivant, d'après les travaux de Cl. Bernard et Sczelkow.

NATURE DU SANG	GAZ TOTAL	O.	CO² libre et combiné	Az
Sang artériel du muscle	43.515	17.334	24.545	1.636
Sang veineux du muscle { en repos (rouge).	40.450	7.500	31.586	1.364
en travail (noir).	37.069	1.265	34.881	0.923

b. Le sang qui sort du rein est *rouge* et contient presque autant d'O que le sang de l'artère rénale :

	O	CO²
Sang artériel	19 c.c.	3
Sang veineux (rouge). .	17 —	3

c. Il en est de même pour le sang des glandes. Le sang veineux noir dans les glandes au repos est rouge dans les glandes en activité.

CONDITIONS DE LA FIXATION DE L'OXYGÈNE DANS LE SANG.

Température. — Jusqu'à 45° les globules rouges absorbent d'autant plus d'O que leur température est plus élevée (Cl. Bernard). Mais chez le même animal la proportion d'O absorbé est en raison *inverse* de la température extérieure. Elle est plus grande par le froid, moins grande par la chaleur (Mathieu et Urbain).

Rôle des sels du plasma. — Ils favorisent indirectement la fixation d'O par les globules, surtout les sels à acides organiques (tartrates, etc.) ; d'autres, tels que le chlorure de potassium et de sodium au delà de 4 p. 1.000 sont défavorables.

Rôle de l'hémoglobine. — L'hémoglobine est l'agent presque unique de la fixation de l'O, qui se combine avec elle pour former l'oxyhémoglobine. La *capacité respiratoire* du sang, c'est-à-dire son pouvoir d'absorber l'O de l'air, est en rapport avec sa richesse en globules rouges, c'est-à-dire en hémoglobine. 100 grammes de sang (chien) dégageant environ 22 cc.8 d'O renferment 13 gr. 79 d'hémoglobine capables d'absorber 23 cc. 8 d'O à 0° et $0^m,76$ de pression. La richesse en O est donc subordonnée à la richesse en hémoglobine et c'est le résultat auquel sont aussi arrivés Jolyet et Laffont par la méthode colorimétrique. (Voir *Technique.*)

Acide carbonique. — ORIGINE. — Provient de la désassimilation des tissus qui respirent par eux-mêmes (Spallanzani) et n'est pas produit dans le sang lui-même par un phénomène d'oxydation directe et de combustion dite respiratoire des éléments du sang. Le sang n'est donc qu'un véhicule pour CO^2 et son origine réelle est dans l'intimité même des tissus. En effet, la production et l'exhalation de CO^2 est une propriété naturelle des substances organiques humides corrélative à l'instabilité de leur composition, de même que la fixation de l'O est une autre de leurs propriétés assez énergique même pour qu'elles le prennent aux globules rouges ou à l'eau qui le tiennent en dissolution. (Voir *Respiration des tissus.*)

ÉTAT DU CO^2 DANS LE SANG. — Fernet a montré qu'il y existe sous les trois états : 1° de liberté, 2° de bicarbonate et phospho-carbonate, déplaçable par le vide ; 3° de carbonate neutre, déplaçable par les acides

Robin pense avec Fernet qu'on ne doit considérer comme participant aux échanges pulmonaires que le CO^2 dissous suivant la loi de Dalton. Le CO^2 combiné avec la soude et la chaux ne serait pas du CO^2 respiratoire.

Gréhant, toutefois, a montré, ainsi que Pflüger, que par un vide parfait souvent renouvelé et en absorbant par des substances desséchantes les gaz déjà extraits, on rendait nulle la quantité de CO_2 que les acides auraient eu seuls le pouvoir de déplacer, et que tout le CO_2 devait être en dissolution. La distinction faite par la plupart des auteurs entre le CO_2 simplement dissous et le CO_2 combiné est donc peut-être arbitraire.

P. Bert admet, d'autre part, que tout le CO_2 est combiné, parce que normalement dans le sang tous les alcalis ne seraient pas saturés, et par conséquent, s'emparent du CO_2 qui pourrait s'y trouver libre. Pour lui le départ de CO_2 au niveau du poumon est un phénomène de dissociation (1878).

INTERVENTION D'UN ACIDE DANS LE DÉGAGEMENT DE CO_2. — La dissociation des carbonates et le dégagement de CO_2 qui a lieu au niveau du poumon a été attribuée autrefois par Robin et Verdeil à l'influence d'un acide faible, l'acide pneumique, qu'on n'a jamais pu isoler. Il ne paraît point y avoir là d'acide particulier, mais quelque chose en joue positivement le rôle, ce sont les globules par l'oxyhémoglobine qui a les propriétés d'un acide. Ce rôle de l'oxyhémoglobine est démontré par le fait que, dans le vide, le sang entier abandonne beaucoup plus de CO_2 que ne le ferait le sérum de ce même sang qui, presque seul pourtant, contient l'acide CO_2. L'oxyhémoglobine en se formant dans le poumon intervient donc pour déplacer l'acide CO_2 des carbonates par un phénomène d'effervescence. Il y a donc une action chimique dans la respiration pulmonaire, et non pas un simple phénomène physique d'échange gazeux. Mais la tension du CO_2 simplement dissous contribue au maintien ou à la dissociation de la combinaison du CO_2 avec les alcalis, suivant que cette tension reste au-dessus ou au-dessous du point de dissociation.

ACIDE CO_2 FIXÉ SUR LES GLOBULES ROUGES. — De récents auteurs ont montré que les globules contiennent une certaine quantité de CO_2 qui, d'après Setschenow, formerait le dixième de l'acide CO_2 total. On a même admis que ce CO_2 fixé sur les globules formerait une hémoglobine alcaline (Zuntz, Pflüger).

VARIATIONS DE CO_2 DANS LE SANG. — Correspondantes à celles d'O.

Diminue par : saignées, élévation de chaleur animale ;

Augmente par : digestion, sommeil chloroformique, refroidissement d'organisme, asphyxie. Dans ce dernier état la proportion de CO_2 peut monter jusqu'à 52 volumes pour 100 et même plus, tandis que la proportion d'oxgène descend, au contraire, à 1,5 p. 100.

Azote. — Ce gaz est simplement dissous dans le sang. Les causes de ses variations sont peu connues. C'est celui qui se dégage le plus facilement par le vide. Le fait que la proportion moyenne de ce gaz contenue dans le sang serait supérieure à son coefficient de solubilité paraît prouver qu'une certaine partie de l'azote est fixée sur le globule, autour duquel elle forme, avec les autres gaz, une atmosphère gazeuse ainsi que tendent à le démontrer les remarquables expériences de M. Merget.

D. — PHYSIOLOGIE DU SANG

I. Variations du sang.	Sang artériel et sang veineux.	
	Sangs locaux.	de capillaires. -- veine porte. — — sus-hépatiques. -- --- splénique. -- — rénale. - - placenta. --- menstruel.
	Influence de conditions physiologiques.	Individuelles. — Age, sexe, taille. Alimentaires. { Régime. Digestion, jeúne. Inanition. } Physiques. — Température, pression.
II. Vie du sang.	Naissance. Développement. Régénération.	Hématopoièse.
	Nutrition.	des globules. du plasma.
	Mort.	partielle, des globules. générale, coagulation { in vitro (v. plus haut). dans les { pendant la vie, vaisseaux { post mortem. } }
	Mouvements.	généraux. -- V. Circulation. partiels { des globules.— Amœboïsme.—Diapédèse. du plasma. — Transsudations. }

III. Usages et rôle physiologique du sang.

IV. Lésions du sang	de quantité.	Pléthore. — Augmentation de la masse du sang. Hémorrhagies. — Saignée. — Transfusion.
	de qualité. — Maladies diverses.	
	traumatiques. — Défibrination.	
	toxiques. —Empoisonnements. — Asphyxie.	

I. — VARIATIONS DU SANG

Différences du sang artériel et du sang veineux. — Nous avons déjà, chemin faisant, signalé quelques-unes de ces différences, à propos de la couleur (p. 41), de la composition chimique (p. 53), des gaz (p. 73). Nous allons les résumer ici, sous forme de tableau, en ce qui concerne le sang artériel partout uniforme et le sang veineux moyen provenant d'une grosse veine d'un membre, par exemple. Nous examinerons plus loin les caractères du sang de certaines veines viscérales.

Différences du sang artériel et du sang veineux.

1° DANS LES CARACTÈRES PHYSIQUES

SANG ARTÉRIEL	SANG VEINEUX GÉNÉRAL
Coloration. Rutilant. Monochroïque. Oxy-hémoglobique.	Noir. Dichroïque. Teinte verdâtre d'hémoglobine réduite.
Densité. Un peu moindre, sang plus dilué.	Un peu plus forte.
Forme des globules. Aplatis, excavés, plus clairs.	Globuleux, plus foncés.
Nombre des globules. Moins grand relativement, sang plus dilué.	Plus grand relativement, sang plus concentré (perte d'eau dans les capillaires).
Proportion d'hémoglobine. { Moins forte. (Heidenhain.) / Egale. (Lesser.) / Plus forte. (Jolyet.)	Plus forte. (Heidenhain.) / Egale. (Lesser.) / Moins forte. (Jolyet.)
Température. Moins élevée.	Plus élevée. Maximum dans les veines sus-hépatiques.

2° DANS LES PROPRIÉTÉS VITALES

Coagulation. Plus coagul. (+ de fibrine).	Moins coagulable.

3° DANS LA COMPOSITION IMMÉDIATE

Composition générale. Partout semblable.	Nombreuses différences locales.
Gaz . . . . $\{ + $ d'O	— d'O (sang veineux moyen).
. . . . $\{ - $ de CO_2	+ de CO_2
Eau . . . . +	— c'est-à-dire plus concentré. Transsudation du plasma dans les capillaires.
Urée et extractifs . —	+ (sauf veine rénale).
Glucose . . . . +	—
Graisses . . . . . . —	+
Fibrine . . . . . . + $\{$ 2,28 °/₀₀ (cheval). / (sang plus coagul.	— 1,24 °/₀₀
Sérine . . . . —	+

4° DANS LE RÔLE PHYSIOLOGIQUE

Absorption. Nulle pour le sang artériel.	Propre au sang veineux. $\{$ absorption, assimilation, veine porte. / absorption, désassimilation, capillaires génér.
Sécrétions. Aux dépens du sang artériel. *Excrétions, dépuration.* Id.	. . . . Aussi aux dépens du sang veineux chez les animaux à veine porte rénale.
Nutrition des éléments. Id. *Excitation de certains centres nerveux.*	. . . . Action de CO_2 sur centre respiratoire.

Variations locales du sang. — Certains organes font subir au sang qui les traverse des modifications qui l'éloignent plus ou moins de sa composition moyenne et de ses propriétés générales. Nous allons les examiner brièvement :

SANG DES CAPILLAIRES. — Virchow a fait remarquer qu'il reste liquide après la mort et ne se coagule pas à l'air. Ce qui indique une modification des générateurs de la fibrine ou du ferment.

SANG DE LA VEINE PORTE ET DES VEINES HÉPATIQUES. — Voici le résultat des recherches récentes (1878) de Drosdoff faites sous la direction d'Hoppe-Seyler sur des chiens nourris de pain, de viande et de lait et sacrifiés trois ou quatre heures après le repas.

	V. PORTE.	V. HÉPATIQUES.
Globules	452,2	697,3
Plasma	547.8	302,7
	1000,0	1000,0
Eau	725,8	743,4
Parties solides	274,2	256,6
	1000,0	1000,0
Hémoglobine, albuminoïde, sels insolubles	254,7	237,8
Cholestérine	2,6	2,7
Lécithine	2,4	2,9
Graisses	5.7	0,9
Extrait alcoolique	1,2	1,3
Extrait aqueux	5,0	5,6
Sels minéraux	5,3	5,0
	274,2	256,6

On voit par ce tableau l'excédent considérable de graisses contenues dans le sang de la veine porte. Béclard a montré qu'on devait, dans les analyses du sang de la veine porte, étudier séparément le sang des veines gastriques et mésentériques, modifié par l'absorption des liquides digestifs, et celui de la veine splénique modifié différemment dans la traversée de la rate. Comparé au sang veineux ordinaire, le sang des veines gastriques et mésentériques présente une proportion plus faible de matériaux solides, par suite de la dilution produite par l'absorption de liquides dans les premières phases de la digestion ; et cette diminution porte surtout sur les globules, la proportion de l'albumine étant augmentée par l'introduction des albuminoïdes de la digestion. Vers la fin de la digestion, le sang mésentérique revient peu à peu à la proportion ordinaire de ses deux constituants, et, chez un animal soumis au jeûne, il ne diffère pas du sang veineux général.

La fibrine du sang des veines mésentériques paraît moins parfaite car ce sang, que quelques-uns ont cru incoagulable, donne un caillot moins solide. Une partie des albuminoïdes de ce sang ne présente pas les caractères des vraies albumines, n'étant pas précipitable par la chaleur ni par l'acide nitrique, mais bien les caractères des peptones remarquables par leur pouvoir dialytique.

En ce qui concerne la présence du sucre dans les veines sus-hépatiques, les anciennes analyses de Cl. Bernard, Lehmann, Schmidt avaient établi l'absence du sucre dans la veine porte et son existence dans les veines sus-hépatiques d'où on avait conclu au rôle glycogénique du foie. Les analyses récentes de von Méring ont modifié ces résultats. (Voir *Glycogénie hépatique*.)

SANG DE LA VEINE SPLÉNIQUE. — Les résultats obtenus par les expérimentateurs sont absolument contradictoires et appellent de nouvelles recherches. Malassez a observé une augmentation des globules rouges qui diminueraient, au contraire, dans les veines hépatiques (formation dans la rate, destruction dans le foie). Hirt aurait trouvé dans ce sang une grande abondance de globules blancs.

SANG DE LA VEINE RÉNALE. — Le rein fait subir au sang les modifications suivantes :

	ART. RÉNALE.		V. RÉNALE		
Eau	790 =	+	778 =	−	
Matériaux solides . . .	210 =	−	222 =	+	
	1000		1000		
Albuminoïdes.	... =	−	... =	+	Concentration des albuminoïdes.
Sels minéraux.	... =	+	... =	−	Départ des sels
Urée.	0,40 =	+	0,20 =	−	et des
Acide urique, créatine . .	... =	+	... =	−	matières extractives.
Gaz { oxygène	... =	−	... =	+	Sang veineux
{ CO².	... =	+	... =	−	rutilant.

En un mot, perte d'eau, de sels, d'urée et matières extractives et de CO^2.

SANG VEINEUX DES GLANDES. — Le sang qui sort des glandes en repos est noir et a les caractères ordinaires du sang veineux. Si la glande travaille, la circulation y est très active et le sang en sort rutilant (Cl. Bernard) ; il contient en effet moins de CO^2 que le sang veineux, car la glande a éliminé un liquide aqueux chargé d'une certaine quantité de CO^2.

SANG DU PLACENTA. — Il paraît contenir plus de globules et moins d'eau que le sang des veines du bras ; il contiendrait aussi plus d'urée, mais il y a encore des recherches à faire sur ce sujet.

SANG MENSTRUEL. — On a cru pendant longtemps qu'il ne renfermait pas de fibrine, mais il en contient ; s'il ne se coagule pas quand l'hémorrhagie est normale, c'est-à-dire capillaire, il forme, comme on sait, des caillots mous et diffluents quand l'hémorrhagie est forte. Son mélange avec le mucus vaginal peut le rendre acide.

Influence sur le sang de diverses conditions physiologiques. — Bien que les analyses faites pour élucider cette influence soient loin de présenter des résultats concordants, celles qui ont été faites par les mêmes méthodes peuvent nous indiquer, sinon la mesure, du moins le sens général des modifications subies par le sang.

AGE. — Pendant la dernière partie de la vie fœtale et chez le nouveau-né le sang est plus riche en matériaux solides, surtout en globules rouges (hémoglobine et fer), mais il contient moins d'albumine, de graisse, de fibrine que celui de l'adulte. Ces proportions se maintiennent pendant quelques jours après la naissance, mais le chiffre des matériaux solides tombe bientôt et reste à son degré le plus bas pendant toute l'enfance. Il se relève à la puberté et se maintient à un point élevé, pendant la période adulte. pour décliner de nouveau chez le vieillard.

	Proportion de :			Proportion d'hémoglobine.	
	mat. solides.	eau.			
Nouveau-né	250	750	Nouveau-né	100	(Chiffre supposé pris pour terme de comparaison.)
5 mois à 10 ans. . .	170	830	6 mois à 5 ans. . .	55	
10 ans à 20 — . . .	200	800	5 ans à 15 ans. . .	58	
20 — à 50 — . . .	240	760	15 — à 25 — . . .	64	
50 — à 60 — . . .	220	780	25 — à 45 — . . .	72	
60 — à 70 — . . .	210	790	45 — à 60 — . . .	63	
(Lecanu et Simon.)			(Leichtenstern 1878.)		

SEXE. — Le sang de l'homme serait de 12 à 20 p. 100 plus riche en matériaux solides que celui de la femme qui contient en général moins de globules et d'hémoglobine, moins d'albumine. de matières extractives et de graisses, et plus d'eau.

TEMPÉRAMENT ET CONSTITUTION. — La proportion des matériaux solides et surtout des globules est plus forte chez les individus vigoureux dits sanguins ou pléthoriques que chez ceux de tempérament faible ou lymphatique. D'après Lecanu, les différences sexuelles disparaissent dans le sang des individus de ce dernier tempérament.

GROSSESSE. — Aucun changement dans les premiers mois, mais à la fin, l'albumine et les globules diminuent et l'eau, la fibrine, la graisse et les sels augmentent. D'après Nasse (1877) la densité est diminuée d'une façon constante, 1,049 à la fin du 8e mois au lieu de 1,055.

ALIMENTATION. — Une nourriture *animale* augmente la quantité des globules, de la fibrine, des matières extractives (urée, etc.) et des sels, surtout les phosphates et la potasse. Le régime *végétal* diminue au contraire les globules tandis qu'il augmente l'eau, l'albumine, les graisses, le sucre, les sels calcaires et magnésiens. Quand on voudra refaire les globules dans les maladies, c'est donc le régime animal qu'il faudra prescrire. Nous avons déjà dit qu'après des repas de graisse le sérum devient lactescent ; après des repas de féculents le sucre augmente. L'*absorption digestive* augmente tous les principes du sang. sauf l'eau (si ce n'est tout à fait au début de l'absorption). Le nombre des globules rouges et blancs augmente beaucoup une heure après le repas, puis diminue. Le CO^2 augmente dans le sang artériel et l'O diminue pendant plusieurs heures après le repas.

L'ingestion même abondante de *boissons* augmente moins l'eau du sang qu'on ne pourrait le supposer, car il existe des organes (glomérules de Malpighi du rein) destinés à évacuer rapidement tout excès d'eau du sang.

INANITION. — Résultats contradictoires. D'après Panum et Valentin l'inanition serait presque sans influence sur la composition du sang.

VEILLE ET SOMMEIL. — Le sang artériel contient moins d'O pendant le sommeil.

HIBERNATION. — Vierordt a vu que les globules peuvent tomber de 7 millions à 2 millions par mmc. Les échanges étant très faibles, le sang veineux diffère peu du sang artériel.

AGENTS PHYSIQUES : *Chaleur.* — *Pression.* — Leurs variations produisent des modifications dans la teneur en gaz. (Voir *Gaz du sang*, p. 74.)

II. — VIE PROPRE DU SANG
(Voir le sommaire synoptique p. 78)

Développement du sang. — Deux phases : 1° embryonnaire; 2° post-embryonnaire.

1° Formation du sang chez l'embryon.

Chez l'embryon, les globules se forment en même temps que les vaisseaux, dans le feuillet moyen du blastoderme. Ils apparaissent, chez l'embryon de poulet, à la fin du premier jour d'incubation. Dans l'aire opaque, puis dans l'aire transparente on voit de petits îlots, *îlots sanguins* ou de Wolff arrondis, anguleux ou fusiformes, jaunâtres puis rougeâtres, qui forment en se réunissant le réseau vasculaire. His en 1868 a montré que ces îlots existent avant que la circulation ait commencé et ne sont point dus à l'obstruction des capillaires (Remak), mais que les cellules qui les constituent sont formées sur place dans des cordons pleins disposés en réseau. Ces cordons se creusent au centre et les éléments des îlots qui y sont contenus, dissociés, deviennent globules tandis que les cellules refoulées en dehors deviennent paroi vasculaire. Cette théorie a été acceptée par Kolliker (1876). Pour Klein (1872) chaque îlot représenterait une cellule mésodermique devenue vésiculeuse et dans laquelle se formeraient les globules par prolifération endogène du noyau. Puis les cellules s'aboucheraient ensemble pour former le réseau capillaire. Balfour se rapproche de cette manière de voir.

D'après Ranvier, avant l'apparition des îlots, on voit des cordons cellulaires pleins, anastomosés, avec de très nombreux noyaux aux points anastomotiques ou nodaux, très peu ou pas dans les branches du réseau. Les premières *cavités vasculaires* se produisent dans les points nodaux sous forme de creux remplis de liquide, qui s'agrandissent et s'allongent pour canaliser les branches du réseau. Les noyaux et le protoplasma refoulés à la périphérie constituent les premiers éléments de la paroi du vaisseau. Ces éléments

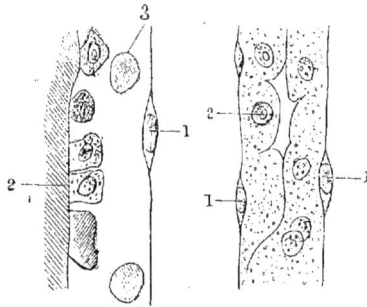

FIG. 31. — Mode de formation des globules dans l'aire vasculaire, suivant His et Kölliker.

1, Cellules périphériques des cordons devenant l'endothélium vasculaire ; — 2, cellules profondes devenant globules ; — 3, globules déjà colorés et ayant perdu leur noyau (d'après G. Pouchet).

sécrètent un liquide, premier *plasma*, qui distend peu à peu les branches du réseau. Au moment de la canalisation, certaines cellules (*hématoblastes*) des cordons deviennent libres dans les cordons canalisés, et forment les îlots. Elles sont sphériques et à un seul noyau, mais ce noyau se multiplie activement par scission et la cellule considérablement agrandie forme une boule remplie de noyaux. La boule se désagrège et les noyaux entourés chacun d'un peu de protoplasma deviennent libres et forment les premiers *globules rouges* qui sont ainsi presque entièrement nucléaires. Cette multiplication des globules par scissiparité, très active entre le troisième et le cinquième jour, cesse après l'éclosion (Funcke). Flemming, Peremeschko, Bütschli l'ont observée aussi chez les têtards de divers batraciens.

Le processus que nous venons de décrire est celui qui a lieu dans la partie périphérique du blastoderme qui formera les enveloppes de l'embryon, mais il est évident que les choses doivent se passer semblablement dans le corps même de l'embryon, partout où il se forme des vaisseaux. Il doit en être également de même chez l'embryon des mammifères et de l'homme.

Dès que le foie s'est développé, le processus de formation des globules rouges paraît s'y concentrer (Weber, Kölliker). Les cellules protoplasmiques nuclées et incolores venant de la rate pénètrent par la veine porte dans le foie et s'y chargent de matière colorante. Neumann a trouvé en outre dans le foie de l'embryon des cellules protoplasmiques renfermant des globules rouges. La rate paraît être également un lieu de production des globules, mais seulement pendant la vie embryonnaire (Neumann) et aux dépens de cellules nuclées, arrondies, jaunes, qui sont des formes intermédiaires. Foa et Salvioli, dans les ganglions lymphatiques, ont vu des globules rouges endogènes dans de grandes cellules protoplasmique.

Les globules embryonnaires à noyaux forment plus tard les globules ordinaires sans noyaux par l'atrophie, la destruction moléculaire et enfin la disparition de leur noyau. Chez l'embryon humain de 25 à 30 millimètres (quatrième semaine) il n'existe que des globules à noyau ; mais, à partir de ce moment, leur nombre diminue et après le quatrième mois on n'en trouve plus (Ch. Robin). Ils persistent au contraire chez les ovipares.

Un cas spécial dans la formation des globules a été décrit par Ranvier dans l'épiploon du lapin naissant. Les globules y sont formés, suivant le processus admis par Klein, dans des cellules spéciales vasoformatives, à titre de simples productions intra-cellulaires, sans noyau, et par un processus comparable par exemple à la genèse des grains d'amidon et de chlorophylle dans les cellules végétales. Il se formerait plus tard un noyau par genèse au centre de ces globules. Neumann (foie embryonnaire), Wissotzky (amnios du lapin), Klein (aire vasculaire du poulet), Leboucq, Hayem ont observé une semblable formation endogène de globules dans de grands éléments cellulaires dont le protoplasma sert à constituer des parois vasculaires. Schæfer l'aurait vue également dans les cellules du tissu conjonctif sous-cutané des jeunes rats d'où les globules passeraient dans la circulation par des canaux transitoires (?). Tous les globules à noyaux disparaissent à la fin de la vie fœtale chez les mammifères.

2° *Formation des globules après la vie embryonnaire.*

L'hématopoïèse post-embryonnaire, c'est-à-dire le processus suivant lequel se forment les globules du sang, après la naissance, est un des sujets les plus obscurs de la physiologie, et nous ne pouvons entrer dans l'examen de toutes les théories hypothétiques et contradictoires qui ont été émises à ce sujet. Nous ne ferons qu'un court résumé de la question.

1° THÉORIE DES GLOBULES BLANCS. — a. *Ancienne.* — Recklinghausen (sa curieuse expérience *in vitro* n'a donné que des résultats négatifs à Ranvier), Kölliker, Rouget ont décrit la transformation directe des globules blancs en globules rouges qu'ils auraient observée chez le têtard de grenouille et même chez le lapin. Chez ce dernier par exemple (Rouget) le noyau du globule blanc diminue, puis disparaît, et la matière colorante se dépose d'abord en granulations, puis d'une manière uniforme.

b. *Nouvelle.* — Ce processus si simple n'a pas été confirmé et les recherches récentes de Pouchet lui ont montré que le globule blanc et rouge des vertébrés ovipares loin de dériver l'un de l'autre, procèdent l'un et l'autre d'un seul et même élément anatomique le *noyau d'origine* ou *leucocyte primaire*. Ce noyau formé d'un corps cellulaire très réduit, d'un gros noyau, avec un seul nucléole est un élément susceptible d'engendrer, en suivant son évolution complète, l'hématie ovalaire comme l'avait déjà observé Vulpian, ou bien de s'arrêter à un état moins parfait qui est le leucocyte ordinaire pluri-nucléé. Il pourrait continuer à vivre sous cette forme. Le leucocyte d'ailleurs, produirait des noyaux par gemmation, et ainsi se ferait la multiplication des éléments du sang, ces noyaux gemmés (leucocytes primaires) pouvant devenir leucocytes, ou hématies.

Dans le cas d'évolution en hématie, le leucocyte uninucléé prend une forme ovoïde et s'entoure d'un corps cellulaire d'abord absolument hyalin. Puis le noyau présente une apparence segmentée ou réticulée. Le corps cellulaire se charge alors d'hémoglobine et le noyau, dès lors inapte à se multiplier, diminue de volume accusant ainsi un premier degré de régression d'assez longue durée. La régression s'accentue plus tard, le noyau ne se colore plus par le carmin et se confond peu à peu avec la substance du corps cellulaire pour disparaître finalement dissous dans le plasma. (Ces recherches faites sur le triton ne s'appliquent qu'aux hématies des ovipares.)

2° THÉORIE DES GLOBULINS OU HÉMATOBLASTES. — Pour Hayem les globules rouges proviennent directement d'éléments spéciaux, les hématoblastes[1] (globulins de Donné) (1838). Ces hématoblastes qu'il ne faut pas confondre avec ceux dont nous avons parlé plus haut (page 84) sont très altérables. A peine

FIG. 32. — Sang humain.

a, globules rouges ; — b, globulins ou hématoblastes (d'après Klein).

sortis des vaisseaux, ils se déforment, deviennent épineux, s'accolent entre eux. Chez la grenouille ils sont fusiformes avec des dimensions variables, les uns petits, les autres plus gros ; et un seul noyau. — Chez l'homme, ils sont aussi fusiformes mais deviennent discoïdes hors des vaisseaux et ont de 1 à 3 μ ; il y en a 200,000 à 300,000 par mmc. Très altérables, ils échappent très vite à l'observation. En grossissant, ils se colorent et deviennent globules rouges d'abord ovoïdes puis circulaires. D'après Hayem, ces hématoblastes auraient la valeur de cellules et au dedans de la petite masse périphérique, festonnée, réfringente et parfois hémoglobique qui représente le corps de l'élément, il y aurait un petit disque central avec une granulation assez grosse, représentant un noyau nucléolé qui disparaît plus tard par diapédèse (Afanasiew) ou autrement.

Les globulins peuvent acquérir parfois les caractères de véritables globules rouges, avant d'avoir grossi, et ils forment ce qu'on a appelé les *globules nains*, nombreux surtout dans l'anémie.

L'origine des globulins est obscure. On ne les trouve pas dans les premiers temps du développement embryonnaire. Mais plus tard ils deviennent très abondants. Ils sont en nombre très considérable dans le sang qui se régénère après les saignées. Hayem les fait naître dans les leucocytes d'où ils sortent par un procédé qu'il n'indique pas. Pouchet *suppose* qu'ils se produisent soit au dépens du corps cellulaire des leucocytes, à la façon des globules polaires,

----

[1] Les prétendus nouveaux éléments morphologiques trouvés dans le sang par Bizzozero et quelques autres ne sont que les hématoblastes d'Hayem.

de l'ovule, soit par des concrétions spontanées dans le plasma accumulant l'hémoglobine.

Nous avons précédemment (page 67) indiqué le rôle de ces hématoblastes dans la coagulation d'après Hayem.

3° RÔLE HÉMATOPOIÉTIQUE DE LA RATE, DU FOIE, DE LA MOELLE DES OS. — Le foie, la rate, la moelle des os, ont été considérés comme le lieu de formation des éléments, leucocytes ou hématoblastes, d'où dérivent les globules rouges. D'après Bizzozero, on trouve dans la moelle tous les degrés de la transformation : d'abord des cellules pâles, contractiles, qui se rapprochent des leucocytes, et, ultérieurement, des cellules rouges à noyau qui doivent être regardées comme les précurseurs des globules rouges (cellules de Neumann). Après une grande perte de sang, le processus de transformation est très intense (Erb), et la quantité des cellules est proportionnelle à l'énergie de l'hématopoïèse. Chez des chiens rendus anémiques, Bizzozero a vu, dans la moelle des os et dans la rate, des globules rouges à noyau se multiplier par division.

D'après Neumann, la moelle osseuse, chez l'adulte, contient tous les intermédiaires entre les cellules à noyau déjà colorées et les vrais globules rouges sans noyau. Après une forte hémorrhagie, ces éléments en voie de formation pénétrent en masse dans les vaisseaux. Le noyau disparaît, suivant Neumann, en se fragmentant successivement.

Rindfleisch reconnaît aussi dans la substance conjonctive de la moelle rouge et de la rate le tissu formateur des globules rouges. Cette substance conjonctive ou ce tissu conjonctif hématogène produit les globules rouges, soit pendant une certaine période, soit pendant toute sa durée. Dans la moelle rouge, les veines et la plupart des capillaires n'ont pour ainsi dire pas de paroi propre (Hoyer, Kollmann) ; à chaque instant, les globules formées peuvent pénétrer dans les espaces sanguins, et il existe peut-être une disposition semblable dans la rate. Dans la substance hématogène de la moelle, les globules proviennent de cellules incolores (hématoblastes). Ces hématoblastes se séparent en deux parties, le noyau et le corps cellulaire, par une espèce d'expulsion du noyau. Ce corps cellulaire s'aplatit en un élément discoïde qui se charge d'hémoglobine, tandis que le noyau expulsé, entouré d'un peu de protoplasma incolore, reste dans la moelle.

Malassez a vérifié l'existence des cellules de Neumann, dans la moelle des os, la rate, le foie embryonnaire, et il admet qu'elles produisent les globules rouges en donnant des bourgeons protoplasmiques qui se détachent et deviennent libres. Quant à l'origine des cellules hémoglobiques de Neumann ou globuligènes, elles proviendraient soit d'une transformation des globules blancs (leucocytes primaires) dont le protoplasma s'imprègne d'hémoglobine (Pouchet), soit de l'évolution de cellules volumineuses sans noyau, incolores, dites proto-hématoblastes, qui deviennent plus tard pourvues d'un noyau coralliforme et passent enfin à l'état de cellules hémoglobiques jaunâtres (Malassez). Ces cellules une fois formées se multiplient par division.

Chez les oiseaux anémiés par des saignées, Bizzozero et Torre ont trouvé dans la moelle osseuse des cellules sphériques à grosses granulations avec une mince couche du corps cellulaire colorée par l'hémoglobine qui montrent ultérieurement les degrés successifs de passage aux globules sanguins caractérisques des oiseaux. La rate, au contraire, ne paraît avoir dans la formation des globules qu'un rôle secondaire (Korn).

Tous les physiologistes n'admettent pas ces résultats sur le rôle hématopoiétique de la moelle. Il faut considérer en effet qu'il existe dans la moelle osseuse des éléments, les médullocelles (Robin), fréquemment colorés en rouge par des grains d'hématine qui peuvent avoir été pris pour des globules du sang.

En résumé il est certain que des globules rouges peuvent naître sans le concours des globules blancs ni des hématoblastes : c'est le cas chez l'embryon et pour les globules développés dans les cellules vasoformatives de Ranvier. Il est certain aussi qu'ils peuvent se développer chez des animaux qui n'ont ni moelle osseuse ni ganglions lymphatiques, comme les poissons, et auxquels on a en outre enlevé la rate. Mais il n'en est pas moins vrai que, chez l'adulte, les globules doivent se renouveler aux dépens des hématoblastes, des leucocytes, ou des cellules de la moelle des os.

Nutrition du sang. — *A*. GLOBULES. — Les globules consomment pour leur propre compte une partie de l'oxygène, dont ils se chargent au niveau du poumon, et ils produisent une certaine quantité de CO_2. Ils puisent aussi dans le plasma des principes albuminoïdes et certains principes minéraux, tels que les sels de potasse, le phosphore, etc. En un mot, ils offrent les mêmes phénomènes d'assimilation et de désassimilation que les autres éléments anatomiques, et il est possible que plusieurs maladies du sang tiennent à une nutrition des globules incomplète ou viciée.

B. PLASMA. — Robin avait admis que les matières albuminoïdes du plasma sont vivantes et se comportent comme toutes les substances vivantes, c'est-à-présent aussi un mouvement d'assimilation et de désassimilation que nous étudierons plus loin avec la nutrition en général. Outre ces phénomènes de nutrition propre, les globules et le plasma, c'est-à-dire le sang, servent de véhicule à tous les principes dont les autres éléments ont besoin pour vivre et à tous les déchets de ces éléments. A ce point de vue, le sang exécute un double mouvement d'échanges avec l'extérieur et avec l'intérieur (tissus), que Robin, il y a déjà plus de trente ans, a parfaitement résumé de la manière suivante :

Echanges du sang avec :
- Le dehors :
  - Absorption réparatrice : Digestive. Veine porte. / Gazeuse. Poumon.
  - Dépuration : Urinaire, Rein. / Gazeuse. Poumon. / Excréto-sécrétoire. Peau. / Glandes.
- Le dedans :
  - Résorption interstitielle viciante = Drainage des tissus.
  - Exhalation interstitielle = Irrigation nutritive des tissus.

Mort du sang. — *A.* MORT DES GLOBULES. — La destruction des globules doit se produire dans l'espace d'un temps assez court. On a pu récemment, avec assez de certitude, déterminer le lieu où elle se produit. C'est d'abord le foie, puisque la matière colorante de la bile provient de l'hémoglobine, et que le sang des veines hépatiques contient moins de globules.

La rate contient dans sa pulpe des cellules qui indiquent l'existence d'une fonte des globules : ce sont des cellules contenant dans leur intérieur des globules sanguins. Les recherches de Quincke ont rendu très vraisemblable que les globules, dont la durée peut atteindre plus de deux à trois semaines, lorsqu'ils doivent être éliminés, sont pris par les leucocytes, par les cellules (peut-être identiques) de la pulpe splénique et de la moelle osseuse, et sont déposés surtout dans les capillaires hépatiques, la rate et la moelle. Ces globules sont transformés en albuminate de fer en partie coloré en jaune, en partie incolore, qui se montre sous une forme granuleuse ou dissoute. Dans la rate et la moelle, partiellement aussi dans le foie, ces albuminates de fer sont réemployés à la formation de nouveaux globules, tandis qu'une partie du fer est éliminée par le foie. La bilirubine ne contient pas de fer et le foie n'en renferme que très peu, tandis qu'il y en a beaucoup (une vraie mine) dans la rate (Picard).

Si les globules normaux ne sont pas, comme les autres particules suspendues dans le sang, absorbés de cette façon, cela peut tenir à leur état lisse et flexible. Ce n'est que lorsqu'ils sont devenus vieux, et, par suite, plus roides, qu'ils peuvent être entourés par les cellules amœboïdes. La rencontre exceptionnelle dans la circulation générale des cellules contenant des globules, fait penser que cette absorption a lieu dans la rate, le foie et la moelle des os, favorisée par le ralentissement de la circulation dans ces points (Quincke).

Si on considère qu'après des hémorrhagies répétées, après la menstruation, le sang se reforme dans un temps relativement court, il faut admettre un processus formatif toujours en activité pour la reproduction des globules. Relativement à la quantité de globules qui se détruisent chaque jour, on en peut avoir, dans une certain mesure, une idée par la quantité de matières colorantes de la bile et de l'urine provenant de la transformation de l'hémoglobine.

B. MORT GÉNÉRALE DU SANG. — Un des premiers phénomènes qui caractérisent la mort du sang complet est la coagulation. Celle-ci survient très rapidement, comme nous l'avons vu, dans le sang extrait des vaisseaux, et on peut même considérer comme du sang mort le sang défibriné, bien qu'il ne se coagule pas. Mais la coagulation peut survenir dans le sang contenu dans les vaisseaux soit pendant la vie, soit *post mortem*.

1° *Coagulation dans les vaisseaux pendant la vie.* — A l'état vivant, le sang normal ne contient pas de ferment libre, et c'est pour cela qu'il reste liquide. Mais, en outre, la paroi des vaisseaux possède véritablement la propriété d'empêcher la coagulation du sang, comme l'a montré Brücke (1857), en détruisant probablement le ferment fibrinogène, puisque la coagulation ne se produit pas quand on injecte ce ferment, en quantité modérée, dans le sang d'un animal vivant, et que ce ferment lui-même y disparaît rapidement. L'injection d'une trop grande quantité de ferment (A. Schmidt) ou d'une solution d'hémoglobine (Naunyn) provoque des coagulations intra-vasculaires qui peuvent amener l'arrêt de la circulation et la mort. Cette propriété des vaisseaux persiste encore plusieurs heures après l'excision du vaisseau, comme dans les expériences suivantes : Si, sur un animal vivant ou qu'on vient de tuer, on enlève un segment artériel ou veineux plein de sang, entre deux ligatures, et qu'on le place dans l'air saturé d'humidité, le sang ne se coagule qu'au bout de quatre à cinq heures (Brücke). Si le segment est placé dans l'air sec, au bout d'un temps variable il devient sec comme de la corne, et le sang ainsi desséché étant pulvérisé dans l'eau, s'y dissout et la dissolution se coagule spontanément en masse (Glénard).

Le sang des animaux à sang froid se maintient liquide dans le cœur pendant huit jours. Une goutte de ce sang ainsi conservé se coagule instantanément si on l'extrait du cœur. Malgré cette propriété manifeste des vaisseaux, d'assez nombreuses causes peuvent y produire la coagulation pendant la vie ; elles se ramènent presque toutes à la présence d'un corps étranger ou d'une lésion accidentelle ou spontanée (même microscopique) de la paroi vasculaire, ou au ralentissement de la circulation. Nous citerons les caillots dans les vaisseaux : artères et veines, après la ligature ou les autres procédés d'hémostase, les thrombus veineux, les concrétions du cœur. Dans ces divers cas, des globules blancs, attirés au point malade et y perdant leur vitalité, donnent naissance au ferment de la fibrine et, par suite, à la coagulation. Dans le cas de stagnation du sang, la coagulation commence dans l'axe du vaisseau, parce que le sang n'y est pas en contact avec la paroi vasculaire. La description des caillots de l'artérite, de la phlébite, celle des caillots emboliques, est du ressort de l'anatomie pathologique, et nous n'y insisterons pas. Ces caillots ne s'organisent jamais et finissent par disparaître par la désintégration moléculaire de leurs éléments : leucocytes, hématies et fibrine.

2° *Coagulation post mortem.* Elle paraît être due aussi aux mêmes causes que pendant la vie c'est-à-dire à la mort, et à la désintégration des globules blancs qui fournissent le ferment fibrinogène et à l'altération des parois vasculaires. La formation des caillots ne commence, en général, que trois ou quatre heures après la mort, lorsque des changements commencent à se produire dans le sang, et c'est dans les points où se sont accumulés les globules blancs qu'elle se produit en premier lieu.

Sur le cadavre, les artères sont presque entièrement vides de sang, et c'est dans le cœur et dans les veines qu'on trouve les caillots. Ces caillots diffèrent de ceux formés pendant la vie en ce qu'ils n'occupent qu'une petite portion du calibre du vaisseau et ne le remplissent jamais ; ils n'adhèrent pas à la paroi ; ils sont rouge brun, veinés de blanc jaunâtre, ou bien en partie fibrineux et en partie cruoriques.

Dans les petits vaisseaux, la coagulation est bien plus tardive que dans les gros (Lister), à cause de la surface proportionnelle plus grande de paroi vasculaire.

Mouvements du sang. — 1° MOUVEMENTS DE TOTALITÉ. — L'étude très importante des lois qui régissent ces mouvements fera l'objet du chapitre *Circulation*.

2° MOUVEMENTS PARTIELS DES GLOBULES. — A. *Amœbisme*. — La contractilité des globules rouges ne paraît pas avoir été démontrée en dehors des globules embryonnaires, et ils ne sont pas doués de mouvements actifs. Les globules blancs, au contraire, sont pour la plupart très contractiles et capables de se mouvoir activement en modifiant leur forme : ils sont dits pour cela *amœboïdes*, c'est-à-dire qu'ils se comportent comme des amibes. On peut constater leurs mouvements (Voy. p. 14 et fig. 27), non seulement dans le sang sorti des vaisseaux, mais encore dans le sang en circulation.

B. *Diapédèse*. — C'est grâce à ces mouvements que les leucocytes peuvent traverser les membranes organiques, et Cohnheim a montré comment les globules du pus proviennent de la migration des globules blancs du sang. Ces globules peuvent se fixer à la paroi interne des capillaires (couche adhésive de Poiseuille) par un point de leur surface en forme de prolongement, tandis que le reste de leur masse flotte dans le courant, qui quelquefois les détache et les emporte. Ils peuvent, lorsqu'ils ne sont pas détachés, s'insinuer dans la paroi vasculaire et finir par la traverser pour entrer dans le tissu conjonctif ou à la surface des séreuses.

L'étude expérimentale de la diapédèse doit être faite sur le mésentère de la grenouille exposé à l'air. Au bout de quelques heures, l'inflammation commence, et au microscope on voit les leucocytes à divers degrés d'engagement dans la paroi capillaire. En injectant dans le sang des grains de bleu d'aniline, ces grains sont absorbés par les globules blancs et permettent de suivre facilement la diapédèse (Cohnheim, Ranvier). Les globules passeraient soit par les stomates préformés de Cohnheim, dont l'existence est douteuse, soit en écartant momentanément les cellules endothéliales de la paroi (Ranvier), soit enfin à travers le protoplasma mou et élastique de cette paroi (Eberth).

Les globules rouges peuvent aussi traverser les vaisseaux à la suite des globules blancs qui leur ont frayé le chemin (Cohnheim, Ranvier, etc.). Robin, Feltz, Duval n'admettent pas la sortie active des leucocytes du sang; si elle peut quelquefois se produire dans les tissus congestionnés et enflammés, c'est seulement par des ruptures des capillaires qu'on a prises pour de prétendus stomates.

III. — USAGES ET ROLE PHYSIOLOGIQUE DU SANG

Le sang, grâce à sa circulation, joue dans l'organisme le double rôle d'un canal d'irrigation dont les eaux nourricières vont porter à toutes les parties vivantes les matériaux de leur nutrition, et d'un grand égout collecteur qui draine et emporte au dehors tous les résidus de la nutrition des éléments anatomiques. Robin d'abord, Cl. Bernard ensuite l'ont considéré comme le *milieu intérieur* où se passent tous les actes de la nutrition et de la désassimilation. Il sert en réalité d'intermédiaire entre le milieu extérieur, air ou eau, et le vrai milieu intérieur qui n'est pas le sang, mais le liquide interstitiel dans lequel baignent tous les éléments anatomiques. Il contient donc tous les éléments de la rénovation des tissus, et tous les résidus de leur activité vitale.

En un mot, le sang est chargé d'assurer, dans les organismes composés, le maintien des conditions indispensables à la vie des cellules, c'est-à-dire la présence de l'eau, de l'oxygène, d'un milieu chimique approprié et d'une certaine chaleur. Dans les organismes très simples, uni ou pauci-cellulaires, toutes ces conditions sont réalisées par la vie directe de ces organismes dans l'eau douce ou salée.

1° L'*eau* existe dans le plasma du sang en proportion considérable 90 p. 100. Elle vient des aliments et des boissons. Elle est éliminée surtout par l'urine et par la sueur. Toutefois, ce n'est pas en qualité d'eau qu'elle est éliminée, mais comme véhicule des résidus solubles de la désassimilation des cellules. Chez les serpents, par exemple, dont l'urine est solide, il n'y a pour ainsi dire pas d'élimination d'eau; aussi ne boivent-ils guère et leur sang ne renouvelle pas son eau aussi rapidement que chez les mammifères.

2° L'*oxygène* est fixé par les globules rouges qui ont pour fonction essentielle de se charger de ce gaz dans le poumon et d'aller le porter à toutes les cellules qui en consomment plus ou moins, suivant leur activité physiologique (Voy. *Respiration des tissus*). Les cellules nerveuses sont, parmi toutes les autres, celles qui réclament le plus impérieusement la présence de l'O., non seulement pour leur nutrition, mais encore pour le maintien de leur *excitabilité*, d'où dépend le jeu des organes essentiels de la respiration et de la circulation. Bien que non transformé en ozone, comme on l'a dit, cet oxygène fixé sur le globule, a une activité oxydante supérieure à celle de l'O, simplement dissous et il faut voir là un phénomène propre à la cellule vivante. Le globule est comparable en effet à certains organismes inférieurs, *mycoderma aceti*, *mycoderma vini*, qui ont aussi la propriété d'absorber l'O, d'exalter son activité et de le porter sur les substances en contact. Pasteur a donc signalé avec raison l'analogie entre ces ferments et les globules du sang.

3° Le *milieu chimique* approprié doit offrir à la nutrition des cellules tous les principes qui entrent dans la constitution chimique de ces cellules, c'est-à-dire, d'une façon générale, des principes azotés, ternaires et minéraux. Or, nous avons vu que le plasma contient tous ces principes qui sont précisément destinés à la rénovation moléculaire des cellules composées elles-mêmes de principes semblables.

4° Une certaine *chaleur* est nécessaire à la vie des cellules, surtout chez les animaux supérieurs. Le sang est chargé d'assurer aux diverses parties de l'organisme la réalisation de cette condition, et il est, en effet, sinon le producleur, du moins le distributeur de la chaleur produite, en grande partie, dans les muscles, les glandes et le cerveau par les oxydations et les actions chimiques qui ont lieu dans ces organes.

Tel est le rôle du sang comme liquide nourricier.

5° Mais les éléments anatomiques éliminent les résidus de leur nutrition et de leur rénovation moléculaire, résidus qui viendraient bientôt vicier le milieu approprié où vivent les éléments, et étouffer le foyer sous la cendre, s'ils n'étaient, au fur et à mesure de leur production, drainés et emportés par le sang vers certaines surfaces d'élimination : rein, poumon, peau, glandes. Dès que l'élimination est suspendue, les résidus s'accumulent dans le sang qu'ils vicient et rendent impropre à entretenir la vie, par suite d'une véritable auto-intoxication. Nous devrons donc trouver dans le sang, mais en quantité relativement petite, tous les produits de désassimilation des cellules : CO^2, urée, acide urique, etc., et c'est, en effet, ce qui a lieu. C'est là le rôle du sang comme purificateur de l'organisme.

IV. — LÉSIONS DU SANG

1° **Lésions de quantité**. — A. AUGMENTATION OU PLÉTHORE. — L'augmentation de la masse du sang peut survenir comme phénomène morbide par suite d'une nutrition et d'une assimilation exagérées. Elle se manifeste par une coloration d'un bleu rouge des téguments externes, par le gonflement des veines et des artères avec un pouls dur et plein, l'injection des capillaires des muqueuses, des congestions au cerveau, accompagnées de vertige et des congestions pulmonaires avec dyspnée. A la suite des amputations de membre faites après le refoulement du sang par la bande d'Esmarch, on peut aussi observer de la pléthore. De même après la transfusion expérimentale de sang de même espèce. On peut ainsi augmenter de 83 p. 100 la quantité normale du sang sans déterminer aucun phénomène anormal.

La pléthore est dite *séreuse* lorsque la proportion du sérum est seule augmentée. On la détermine artificiellement par la transfusion de sérum de même espèce; ce sérum ne tarde pas à disparaître par l'urine. La pléthore est simplement *aqueuse* si l'eau du sang est seule augmentée, comme après l'ingestion de grandes quantités d'eau. L'augmentation de la diurèse ramène vite le sang à ses proportions normales. Certaines maladies des reins déterminent la pléthore aqueuse et une hydropisie générale.

On a cru pouvoir reconnaître une pléthore *globulaire* ou *hyperglobulie* chez les individus vigoureux atteints d'hémorrhagies régulières menstruelles, hémorrhoïdales, nasales et présentant tous les signes de la pléthore ; mais c'est par induction et non par la numération des globules qu'on a établi cette espèce de pléthore. L'hyperglobulie est réelle après la transfusion de sang de même espèce, car une partie du plasma injecté disparaît rapidement, tandis que les globules persistent plus longtemps (Worm Müller, Panum). L'augmentation des globules rouges est considérable dans les formes graves des maladies du cœur dans lesquelles l'eau transsude à travers les vaisseaux. Pour la même raison, dans l'hémiplégie, le nombre serait plus grand du côté paralysé (Penzoldt). La même augmentation se montre aussi dans les flux intestinaux qui diminuent l'eau du sang (Brouardel), ainsi qu'après les sueurs profuses ou la polyurie. Hayem a montré que la proportion des hématoblastes augmente beaucoup après les grandes hémorrhagies ou les maladies aiguës, ce qui indique une active réparation des globules.

B. DIMINUTION DE LA MASSE DU SANG. — *Hémorrhagies.* — Le sang, avons-nous dit, est chargé d'assurer les conditions physiques de la vie des cellules, ainsi que l'excitabilité particulière des cellules nerveuses qui gouvernent la respiration et la circulation. Toute perte de sang considérable troublera donc ces vies cellulaires de l'organisme et pourra même amener leur mort, comme on le voit, par exemple, sur un membre qu'on détache du corps ou qu'on prive de sang par un procédé quelconque. Si on agit sur l'organisme tout entier et non plus sur une partie, la mort générale précédera la mort locale des éléments, parce que le sang n'allant plus porter aux centres nerveux respiratoires et cardiaques l'O. indispensable, le cœur et le poumon s'arrêtent.

La quantité de sang qui peut être perdue sans amener la mort varie suivant les individus, l'âge, le sexe, etc... La perte de quelques demi-onces de sang, chez le nouveau-né, d'une demi-livre chez l'enfant d'un an, de la moitié de la masse du sang chez l'adulte, peut être mortelle. Les femmes supportent mieux que les hommes des hémorrhagies notables, car, en raison des hémorrhagies périodiques qu'elles subissent, la réparation du sang paraît se faire chez elles plus rapidement. Haller a cité à cet égard de curieuses observations, entre autres celles d'une jeune fille qui, pendant 14 mois, fut saignée tous les jours, ou de deux jours l'un, et perdit ainsi, en y comprenant 125 onces de sang à chaque menstruation, le chiffre énorme de 100 kilos de sang. Cavalli, en 1835, a vu une femme, qui dans l'espace de 28 ans, avait été saignée 3,500 fois. Les individus gras, faibles ou âgés, supportent mal les pertes de sang. Si l'hémorrhagie est forte, les accidents surviennent rapidement et dans les hémorrhagies dites foudroyantes la mort peut être immédiate. Elle est précédée de convulsions générales (anémiques). Dans ces hémorrhagies graves, le rappel à la vie n'est possible que par la transfusion. Si la perte de sang n'a pas été mortelle, l'eau et les sels du sang se réparent vite par résorption aux dépens des tissus ambiants ; il faut plus longtemps pour les albuminoïdes et surtout pour les globules, bien que l'on voie une abondance considérable d'hématoblastes apparaître rapidement dans le sang (Hayem) et que moins de globules soient détruits, pour la formation de la bile, par exemple. — La teneur du sang en hémoglobine, après les saignées, est diminuée à peu près proportionnellement à l'importance de la saignée (Bizzozero).

TRANSFUSION. — Cette opération est née du grand mouvement médical qui suivit la découverte de la circulation du sang (1628) et son histoire a passé par de curieuses vicissitudes. Il y a quelques années à peine, elle a été, surtout à l'étranger, l'objet d'un engouement étrange au point de vue thérapeutique. Mais nous n'en parlerons qu'au point de vue physiologique. Le rôle que nous venons d'assigner au sang, la nature des accidents mortels qui surviennent dans un organisme d'ailleurs sain, lorsqu'une hémorrhagie fait descendre la masse du sang au-dessous d'une certaine limite, nous permettent de supposer que ces accidents seront écartés, si on rend à cet organisme une certaine quantité d'un sang identique à celui qu'il a perdu. La supposition se vérifie, en effet, facilement par l'expérimentation chez les animaux et par des observations déjà très nombreuses chez l'homme même.

L'action de l'oxygène sur les centres nerveux bulbaires nous montre que ce sont les globules rouges oxygénophores qui ont le rôle principal dans le rappel de la vie par la transfusion. C'est donc l'élément globule qu'il importe le plus de rendre à l'organisme exsangue et de nombreuses expériences ont prouvé que la transfusion du plasma seul est inefficace. Les globules agissent aussi pour une part importante en tant que globules et non pas seulement par leur O_2, puisque les injections de plasma oxygéné ou d'une solution d'hémoglobine oxygénée restent sans effet. — Le sang transfusé agit avant tout comme stimulant du système nerveux et de la contractilité du cœur et des vaisseaux. — La défibrination du sang à transfuser n'est qu'une question de technique opératoire acceptée par les uns, repoussée par les autres. Il est préférable d'injecter le sang complet, c'est-à-dire non défibriné, car le sang défibriné est du sang mort.

Si, au lieu d'injecter du sang de même espèce, on injecte du sang d'une espèce différente, les résultats sont bien moins favorables ou même tout à fait mauvais, et les expériences faites récemment ont montré qu'il n'y a pas, comme on l'avait cru, de greffe sanguine, que les globules du sang de mouton, par exemple, injecté chez l'homme se dissolvent très rapidement et que l'hémoglobine est éliminée par l'urine. Une certaine quantité des globules de l'homme sont en même temps détruits par le sérum du sang hétérogène transfusé. En résumé, la transfusion de sang animal à l'homme ne peut avoir que des effets bienfaisants très fugitifs, tandis qu'elle occasionne des accidents qui peuvent être graves. Il ne faut donc point pour cette première et capitale raison l'employer, comme on l'a fait dans ces derniers années, en Allemagne, en Russie, en Italie, dans les cas de folie, d'anémies et de cachexies diverses [1].

EFFETS PHYSIOLOGIQUES DE LA SAIGNÉE. — D'après Hayem, une perte de sang unique, même abondante, est bien supportée ; les saignées *coup sur coup* sont d'une réparation moins facile, parce qu'elles équivalent presque à une saignée unique aussi importante que toutes les saignées réunies; enfin les saignées copieuses faites à intervalles assez éloignés pour que la réparation ait déjà commencé au moment où on les fait sont de beaucoup plus graves, attendu qu'elles altèrent le type physiologique des hématies et entravent la rénovation

[1] Pour l'appréciation et la critique de ces diverses applications de la Transfusion, voir Viault : *Études sur la Transfusion du sang et sur quelques injections intra-veineuses*. Thèse de Paris, 1875.

quantitative et qualitative du sang. Comme il faut aussi tenir compte de l'état du tube digestif et des organes hématopoïétiques, il en résulte que la saignée est formellement contre-indiquée dans la plupart des maladies chroniques.

2° Lésions de qualité. — Depuis les recherches mémorables d'Andral et Gavarret sur l'état du sang dans les maladies, de nombreuses découvertes ont été faites dans ce domaine et nous ne pouvons qu'indiquer sommairement les principaux résultats obtenus jusqu'ici. Les altérations du sang sont liées à une diathèse, à une cachexie ou se développent secondairement, à la suite de toutes les maladies affectant les fonctions du tube digestif, la sécrétion de l'urine ou de la bile, l'activité du cœur ou des poumons.

Globules. — Peuvent varier dans leur forme, leur consistance, leur nombre ou leur composition. — Ces variations sont révélées par le microscope ou par l'analyse chimique. Les maladies chroniques et les maladies aiguës qui, en se prolongeant, imposent le repos et la diète, diminuent la quantité des globules. Au point de vue du nombre, on les voit dans les anémies très intenses (aglobulies) descendre jusqu'à 1,000,000 par millimètre cube (Hayem) et même, dans un cas mortel, jusqu'à 444.000. Au point de vue de la teneur en hémoglobine qui est de 13 p. 100 dans le sang normal (Preyer), Quincke et Quinquaud ont fait d'importantes recherches, desquelles il résulte que, dans la chlorose, le chiffre de l'hémoglobine est en moyenne de 6,5 p. 100 et peut descendre au-dessous de 5 p. 100. Il y a, bien entendu, une diminution proportionnelle dans la quantité de fer contenu dans le sang. Dans toutes les maladies chroniques en général, le chiffre de l'hémoglobine subit une diminution variable. Nous avons indiqué précédemment dans le sang des anémiques l'existence de globules *nains* et de globules *géants*.

Plasma. — Nous l'avons vu augmenté dans les cas de pléthore séreuse et aqueuse ; il peut être diminué en masse dans certaines maladies, notamment le choléra, caractérisées par la transsudation intestinale des liquides de l'organisme, et le sang présente alors la consistance demi-solide d'une gelée de groseilles.

Fibrine. — Andral et Gavarret ont découvert ce fait important que la fibrine augmente dans les maladies inflammatoires, surtout le rhumatisme articulaire aigu, la pneumonie, etc., et peut monter de 3 à 9,10 et même 11 p. 1,000. Elle augmente aussi dans certaines anémies et dans l'alimentation insuffisante.

Sérine. — Diminue dans beaucoup de maladies : phlegmasies, pyrexies, dysenterie, néphrite brightique ; augmente dans le choléra et les flux causés par les drastiques.

Urée. — Augmente dans l'albuminurie, le choléra, le diabète et, d'après Picard, dans les fièvres et l'anémie.

ACIDE URIQUE. — Abondant dans le sang des goutteux.

SUCRE. — Augmente légèrement chez les diabétiques.

SELS. — Augmentent — surtout les sels alcalins — dans les fièvres éruptives, le typhus, les fièvres pernicieuses, la fièvre typhoïde, la dysenterie, le scorbut et les hydropisies. Diminuent, dans le choléra et dans les maladies inflammatoires.

3° **Lésions traumatiques**. — On peut considérer la défibrination du sang employé dans la transfusion comme un véritable traumatisme. Les globules battus sont des globules tués ; ils s'agglomèrent entre eux, s'empilent et deviennent, avec de petits caillots fibrineux, microscopiques, produits par le battage, des noyaux d'infarctus capillaires dans le poumon et dans d'autres organes. Le ferment fibrinogène, mis en liberté par le battage, peut aussi produire des caillots dans le sang du transfusé.

4° **Empoisonnements**. — OXYDE DE CARBONE. — Nous avons déjà, p. 57, indiqué les caractères du sang dans l'empoisonnement par l'oxyde CO. Nous n'ajouterons qu'une chose, c'est que CO produit la mort par asphyxie en empêchant les globules de se charger d'O dans la respiration, c'est-à-dire en paralysant la fonction globulaire. Il en est de même de l'acide cyanhydrique et du bioxyde d'azote.

ACIDE CARBONIQUE. — Les caractères connus du sang veineux sont exagérés dans le sang empoisonné par CO^2. La mort est due pour les uns au défaut d'O, pour d'autres à une action particulière (paralysie de fatigue consécutive à l'hyperexcitation) exercée sur les trois centres, de la respiration, de l'arrêt du cœur et des vaso-moteurs.

HYDROGÈNE SULFURÉ ET SULFHYDRATE D'AMMONIAQUE. — N'exercent que peu d'action sur l'hémoglobine réduite, mais absorbent l'O. de l'oxyhémoglobine et forment une sorte d'hémoglobine sulfurée donnant une bande d'absorption entre C et D.

Un grand nombre de substances agissent ainsi sur le sang, telles que les composés arsenicaux, antimoniaux, le phosphore, la bile et les sels biliaires, certains venins, les bactéridies du charbon, etc., mais le mécanisme intime de l'action de ces poisons du sang n'a pas toujours été reconnu et nous n'y insisterons pas davantage.

E. — TECHNIQUE HÉMATOLOGIQUE

Procédés d'observation microscopique du sang. — Il suffit d'une goutte de sang pour l'examen histologique et on l'obtient chez l'homme par une piqûre au bout du doigt. Chez la grenouille, pour avoir du sang exempt de lymphe, il faut le prendre dans le cœur même. Cette goutte de sang placée entre deux lames de verre montre les particularités que nous avons signalées précédemment. Si l'examen doit être prolongé, il est bon, pour éviter l'évaporation qui altère les globules, de placer la gouttelette dans une *chambre humide* dont le modèle le plus simple consiste en un mince anneau de moelle de sureau imbibé d'eau qu'on place autour de la goutte et qu'on recouvre de la lamelle. L'action de la chaleur sur les globules sera étudiée au moyen de la *chambre chaude*, de la *platine chauffante*, de la barre d'étain, etc. L'emploi de la chambre chaude est indispensable pour observer les mouvements amiboïdes des leucocytes dans le sang des animaux à sang chaud. — Ces mouvements se voient au contraire à la température ordinaire sur les globules blancs de la grenouille. La dessiccation *immédiate* obtenue en recevant une goutte de sang sur une lame de verre chauffée préalablement à 70° conserve aux globules leur forme et leurs dimensions et a permis à Welcker de faire des mensurations rigoureuses. La dessiccation *lente* altère et détruit même les globules, ce qui explique la presque impossibilité de les reconnaître dans les anciennes taches de sang.

L'action du froid, signalée par Rollet, sera étudiée en plaçant pendant quelques minutes une préparation de sang bordée à la paraffine, dans une glacière artificielle, et en la faisant ensuite dégeler. L'hémoglobine se dissout dans le sérum et les globules deviennent incolores.

L'action des gaz et de l'électricité sera étudiée au moyen des chambres à à gaz et du porte-objet électrique.

NUMÉRATION. — La numération directe des globules contenus dans une quantité donnée de sang a été exécutée, il y a déjà plus de trente ans, par

FIG. 33. — Cellule compte-globules.

Vierordt et Welcker et a donné des résultats que les auteurs plus récents n'ont fait en quelque sorte que confirmer.

Procédé de Cramer, Potain et Malassez. — Il consiste à introduire le sang préalablement étendu d'une quantité connue de sérum artificiel (au moyen du mélangeur Potain) dans un tube capillaire exactement divisé en μ et de capacité connue. Ce capillaire artificiel est placé sous le microscope et on y compte les globules au moyen d'un oculaire pourvu d'un micromètre quadrillé. En multipliant ce chiffre par le titre de la solution, Malassez arrive au chiffre de 4.000.000 de globules par millimètre cube dans le sang du doigt.

Procédé d'Hayem et Nachet. — D'après ces auteurs, les appareils capillaires très difficiles à remplir de sang donnent des résultats inexacts. Ils emploient comme compte-globules une petite cellule de hauteur connue (1/5 de millimètre), dans laquelle on dépose le sang après l'avoir dilué dans une quantité déterminée de sérum, puis on place sur le tout une lamelle de verre. Le sang dilué forme ainsi une lame liquide à faces parallèles qu'un oculaire quadrillé

FIG. 34. — Appareil mélangeur.

Avec la pipette B on prend 1/2 c.c. du sérum artificiel qu'on met dans le vase C ; avec la pipette A on aspire 2 mm. c. de sang à une piqûre du bout du doigt et on le mélange avec le sérum du vase C. On met une goutte de ce mélange dans la cellule, fig. 33.

divise en cubes parfaits (fig. 35). On compte les globules dans un ou plusieurs de ces cubes et, par un calcul très simple, on a le nombre des globules par millimètre cube. En se mettant à l'abri des causes d'erreur, Hayem est arrivé au chiffre de 5.500.000 globules par millim. cube dans le sang du bout du doigt.

Les chiffres obtenus par la numération ne sont qu'approximatifs, car les chances d'erreur sont considérables et ces erreurs étant multipliées par les calculs (jusqu'à 20.000 fois), il peut en résulter des écarts énormes de 500.000 globules et plus ! par millimètre cube. Il s'en suit qu'on ne peut accepter de chiffres qu'autant qu'ils sont dus au même observateur et aux mêmes méthodes.

Évaluation de la masse totale du sang. — Il existe une quinzaine de procédés se rapportant aux méthodes suivantes :
1° Saignée à blanc ; 2° dilution des principes fixes du sang par l'eau distillée (Valentin) ; 3° dilution d'une solution saline titrée par le sang ; 4° méthode

colorimétrique (Welcker); 5° méthode spectroscopique (Preyer): 6° méthode basée sur la numération. La méthode colorimétrique est la meilleure.

Voici le procédé de Welcker (1854) :

On recueille tout le sang d'un animal saigné à blanc et on le pèse A. On fait passer un courant d'eau distillée ou mieux salée dans les vaisseaux jusqu'à ce que cette eau revienne incolore et on la recueille. On coupe l'animal en morceaux et on épuise par l'eau distillée les tissus hachés ; ces eaux de lavage sont réunies et forment ainsi un mélange Ma d'une certaine coloration. On ajoute alors à une portion de sang recueilli directement A une quantité d'eau distillée suffisante pour donner au mélange Mb la coloration de Ma, et, pour arriver à l'égalité de teinte, on peut se servir du colorimètre de Duboscq d'un emploi plus simple que le procédé primitif de Welcker (Jolyet). On connaît donc : 1° la quantité d'eau distillée ajoutée à cette portion de sang ; 2° la quantité de cette portion de sang ; 3° la quantité d'eau injectée et d'eau de macération. Il s'agit d'en tirer l'inconnue x, c'est-à-dire la quantité de sang contenue dans les eaux de lavage. — Une simple proportion algébrique la donne, et cette quantité ajoutée à la saignée donne la quantité totale. — On peut (Gscheidlen) faire agir l'oxyde CO sur la portion du sang dilué et sur l'eau de lavage, pour faciliter et rendre plus sûre la comparaison des colorations, l'hémoglobine oxycarbonée étant inaltérable.

On peut employer comme *témoin* dans cette méthode, au lieu d'une dilution titrée de sang, une solution de picrocarminate, ou même des verres colorés.

MÉTHODE DU BAIN. — *Méthode de l'archanoff.* — Cette méthode toute récente et relativement facile est applicable à l'homme. Elle consiste à *épaissir le sang* en plaçant le sujet dans un bain d'étuve. Comme on peut déterminer avec précision la proportion d'hémoglobine contenue dans un centimètre cube de sang avant et après le bain. et la quantité d'eau perdue dans l'étuve, le problème se trouve réduit à la solution d'une équation au premier degré dans laquelle a et a' représentent la quantité d'hémoglobine par centimètre cube de sang avant et après le bain, p la quantité d'eau perdue par évaporation et x la masse initiale du sang.

La quantité d'hémoglobine renfermée dans la masse totale du sang ne varie évidemment pas par la sudation ; si donc on la représente avant le bain par ax, et après le bain par $a'(x-p)$, ces deux valeurs seront égales, ou en tirera facilement la valeur de x. — Hayem a fait observer qu'il n'est pas absolument prouvé que la totalité de la perte aqueuse soit fournie par le sang.

Le dosage de l'hémoglobine doit être extrêmement rigoureux pour éviter la multiplication considérable des erreurs même minimes par le calcul.

Séparation des globules et du plasma. — Le sang de cheval se coagulant lentement, si on ralentit encore sa coagulation en le recevant, au sortir de la veine, dans une éprouvette de verre mince qu'on place dans un mélange réfrigérant, les globules se précipitent peu à peu et on peut les isoler, au bout d'une heure environ, par décantation du plasma. — En retardant, par l'addition d'un peu d'eau sucrée, la coagulation du sang de grenouille, Müller a montré qu'on peut le filtrer ; le plasma passe mais les globules restent sur le filtre. Le sang des grenouilles en frai est normalement très peu coagulable et on peut le

FIG. 35. — Numération des globules : Aspect de la préparation.

filtrer sans addition de sucre. — Par la force centifuge, le sang recueilli dans une éprouvette et soumis à une rotation très rapide, se sépare et les globules gagnent le fond du tube (Salet et Daremberg). — On peut enfin obtenir cette séparation par la filtration d'un sang quelconque rendu incoagulable par l'addition de solutions salines concentrées (Denis, Schmidt, Gautier), mais les globules sont alors rétractés et déformés, ayant perdu par exosmose une partie de leur substance.

Préparation des cristaux d'hémoglobine. — Il existe plusieurs méthodes pour les préparer en grand. — Voici une de celles d'Hoppe-Seyler : on commence par séparer les globules en ajoutant à du sang défibriné de chien ou de cheval dix fois son volume d'une solution de chlorure de sodium ; on expose au froid pendant un ou deux jours pour laisser déposer les globules, on décante le liquide surnageant, puis on verse les globules dans un ballon avec de l'eau, on y ajoute de l'éther et on agite vivement. On décante la couche éthérée, on filtre rapidement et on ajoute à la liqueur filtrée refroidie à 0° le 1/4 de son volume d'alcool à 0° et on abandonne le tout à — 5° pendant plusieurs jours. Le liquide se prend en une masse cristalline. On fait recristalliser à plusieurs reprises pour obtenir l'hémoglobine entièrement pure.

Examen spectroscopique du sang. — On le pratique au moyen du spectroscope de Kirchoff et Bunsen.
Le spectroscope se compose essentiellement des organes suivants : 1° un prisme très pur P, installé verticalement sur un support et recouvert d'un tambour noirci à l'intérieur et percé de trois ouvertures pour le passage de

trois tubes ; 2° un tube A portant un collimateur, c'est-à-dire une fente verticale étroite, placée au foyer principal d'une lentille qui convertit en rayons
parallèles les rayons divergents envoyés par la fente ; 3° un tube B portant
une lunette grossissante destinée à observer l'image spectrale; 4° un troisième
tube D portant un micromètre destiné à relever exactement la position des

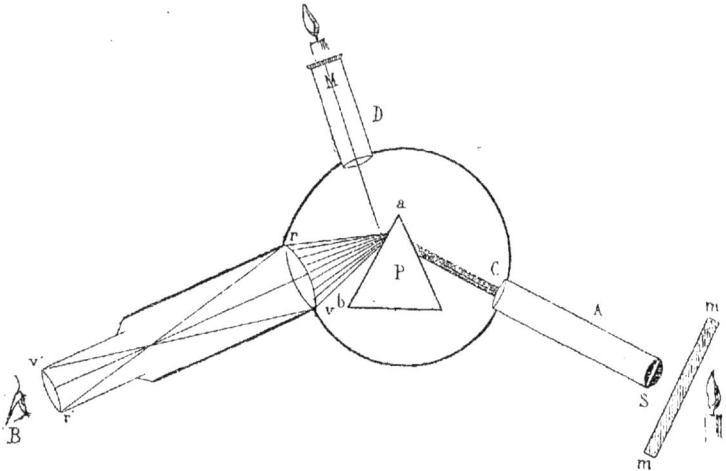

FIG. 36. — Spectroscope.

raies. Ce micromètre est éclairé par derrière à l'aide d'une lampe et se trouve
au foyer d'une lentille-convergente située à l'autre extrémité du tube destinée
à en donner l'image. On s'arrange de manière que l'image du micromètre se
réfléchisse sur la face d'émergence du prisme et soit renvoyée dans la lunette.
De cette façon l'image grossie du micromètre vient se placer au-dessus de celle
du spectre et on les voit toutes deux en même temps.

Le sang ou le liquide à analyser est placé dans une petite auge en verre à
faces parallèles *cuve hématinométrique* Smm et disposé derrière la fente ; une
flamme à gaz ou à pétrole est placée derrière le liquide. Les rayons lumineux
de cette flamme ayant traversé le liquide entrent par le collimateur, tombent
à l'état de parallélisme sur le prisme qui les décompose et les dirige ainsi décomposés en spectre dans la lunette, où l'œil les perçoit avec l'image superposée du micromètre.

Extraction des gaz du sang. — L'appareil employé presque exclusivement
aujourd'hui dans les recherches gazométriques faites sur le sang est la pompe
à mercure de Ludwig diversement modifiée par les physiologistes. Le modèle
employé en France est celui de Gréhant, il comprend :

1° Un baromètre à siphon (fig. 37) dont la longue branche se termine par
une forte ampoule destinée à augmenter la capacité de la chambre barométrique, la petite branche étant un réservoir à mercure qui se trouve en communication avec l'autre branche par un tube de caoutchouc et qu'on peut abaisser

ou élever à volonté au moyen d'une corde s'enroulant autour d'une poulie :

FIG. 37. — Pompe à mercure.

2° Une petite cuve à mercure destinée à recevoir l'éprouvette T remplie de mercure où doivent se rendre les gaz expulsés. Cette cuve est en communication avec la longue branche du tube-baromètre au moyen d'un tube muni d'un robinet à trois voies ;

3° Un ballon à long col tubulaire, destiné à recevoir le sang et que l'on peut mettre en communication avec la chambre barométrique en ouvrant le robinet placé au-dessus de cette chambre ; le ballon est uni à la pompe par un tube à joints immergés, le ventre du ballon est chauffé au bain-marie, le col est refroidi par un manchon d'eau froide ;

4° Dans les laboratoires allemands des appareils à dessiccation sont interposés entre le récipient renfermant le sang et la chambre barométrique et destinés, selon le conseil de Pflüger, à produire le vide sec.

Opération. — On commence par vider d'air tout l'appareil, y compris le ballon, en manœuvrant la pompe et le robinet à trois voies jusqu'à ce qu'il ne reste plus une seule bulle d'air dans la chambre barométrique, lorsque, la communication étant interceptée entre cette chambre et le récipient, on soulève le réservoir mobile au-dessus de la chambre barométrique. L'air extrait du ballon s'échappe à travers le mercure de la cuvette. Il s'agit alors d'introduire du sang frais dans le réservoir du récipient et de l'empêcher de se coaguler ou de bouillonner trop vivement pendant l'opération. A cet effet, on introduit d'abord dans le réservoir vide d'air 15 à 20 cent. cubes d'une solution bouillie de sel marin à 20 p. 100, en ayant soin de ne laisser entrer aucune trace d'air. Dès que la quantité nécessaire de la solution salée est entrée, on y fait arriver le sang de l'animal par un tube en caoutchouc à robinet immergé R, qui le reçoit directement de la veine ou de l'artère et qui est aussi rempli d'eau bouillie (Mathieu et Urbain) ; ou mieux, on introduit le sang au moyen d'une seringue graduée, et on pousse ensuite un peu de mercure qui chasse et fait tomber dans le ballon le sang qui aurait pu rester dans le tube. Enfin, la température du bain d'eau étant élevée à 36 ou 37°, on ouvre avec précaution le robinet. Les gaz se précipitent dans la chambre barométrique d'où on les chasse dans l'éprouvette T par la manœuvre de la pompe. Le sang est mesuré après l'expérience en laissant écouler le liquide dans une éprouvette graduée. Son volume, diminué de celui de la solution salée, représente le volume du sang. Ce volume se trouve mesuré directement si on a employé la seringue graduée.

L'analyse et le dosage des gaz recueillis dans l'éprouvette eudiométrique T qu'on porte sur la cuve à mercure se fait par les méthodes ordinaires usitées en chimie ; l'O est absorbé par le phosphore ou l'acide pyrogallique ; le CO^2 par la potasse ; l'Az est dosé par différence.

Pflüger qui a signalé l'avantage de l'extraction dans le vide sec, tandis qu'avant lui on opérait en présence de la vapeur d'eau fournie par le sang, a montré que la totalité des gaz est expulsée par ce procédé, même le CO^2 combiné et que les acides n'en dégagent aucune proportion nouvelle. Il a montré en outre qu'en opérant en quelques minutes, on avait des résultats plus exacts qu'en opérant plus lentement.

Méthode générale d'analyse du sang. — La méthode ancienne de Prévost et Dumas ne pouvait pas donner la proportion réelle des globules dans le sang à leur état physiologique, c'est-à-dire à l'état humide, car toute l'eau évaporée du caillot était supposée provenir du sérum interposé entre les globules, et ceux-ci étaient évalués comme s'ils eussent été des éléments secs. Les méthodes nouvelles dues à Hoppe-Seyler, Gautier, Bouchard sont plus rigoureuses puisqu'elles permettent le dosage des globules tels qu'ils sont réellement, c'est-à-dire humides. Voici d'ailleurs la série des opérations pour avoir la composition brute du sang total :

1° On pèse le sang à analyser ;

2° On commence par ôter la *fibrine* par le battage, on la lave à l'eau, à l'alcool et à l'éther, on la dessèche et on la pèse ;

3° On dose l'*eau* du sang défibriné en évaporant au bain-marie à siccité, chauffant ensuite le résidu à 120° et on pèse le résidu ;

4° Ce résidu, qui représente les matériaux solides (globules secs, albumine extractifs et sels), est incinéré et donne le poids des *matières minérales ;*

5° Le poids des globules (secs) est donné par la différence entre le résidu du sang défibriné et le résidu du sérum.

Pour doser l'*albumine* on la précipite en acidifiant le *sang défibriné* par l'acide acétique et en le versant dans l'eau bouillante. On sépare le précipité par filtration on le lave, on le sèche et on le pèse.

Les *matières extractives* et les *sels* se dosent en évaporant à siccité le liquide précédent d'où on a extrait l'albumine. On pèse le résidu et, en l'incinérant, on a le poids des sels et par différence celui des extractifs.

Les *graisses* sont dosées en évaporant à siccité un poids déterminé de sang défibriné, en pulvérisant le résidu, en l'épuisant par l'éther et en pesant cet extrait éthéré.

Tous ces dosages se font de la même façon avec le sérum.

DOSAGE DES GLOBULES HUMIDES. — *Procédés d'Hoppe-Seyler.* — 1° Par la détermination de la *fibrine* du plasma ; ne s'applique qu'au sang de cheval qui se coagule très lentement.

2° Par la détermination de l'hémoglobine et des substances albuminoïdes des globules ; applicable au sang de l'homme. On recueille quatre portions de sang. On fait déposer les globules en ajoutant à la première portion du sang une solution étendue de sel marin (1,5 p. 100), qui ne les altère pas, on décante le liquide qui surnage et, après avoir lavé les globules avec la solution saline, on y dose l'hémoglobine et les matières albuminoïdes en les coagulant par l'alcool. On dose de même les albuminoïdes et l'hémoglobine d'une deuxième portion de sang complet. En faisant la différence des deux pesées on a le poids des substances albuminoïdes contenues dans le plasma.

Si l'on détermine à l'aide d'une troisième portion de sang la quantité de fibrine, puis les matières albuminoïdes du sérum provenant d'une quatrième portion de sang coagulée, on a tous les éléments pour le dosage des globules humides. On obtient, au moyen d'un calcul très simple, le poids total du sérum contenu dans le sang par le poids des albuminoïdes du sérum analysé; on a le poids du plasma en ajoutant le poids de la fibrine au poids du sérum; on a enfin le poids des globules humides en retranchant le poids du plasma du poids total du sang.

Procédé de Bouchard. — Fondé sur la propriété qu'a une solution de sucre de canne d'une densité de 1,026, de permettre au sang de se coaguler sans altérer les globules. Ce procédé très simple est le plus recommandable en clinique. On recueille deux quantités égales de 15 grammes de sang dans deux capsules, dont l'une a reçu au préalable 10 grammes de solution sucrée. On laisse reposer ; le sang se coagule. Au bout de vingt-quatre heures on prend dans chacune d'elles 4 grammes du sérum formé, on les dilue séparément dans l'eau acidulée et on les coagule à 100°; on lave les coagulums à l'eau chaude et on les pèse. Ces deux pesées suffisent pour avoir le poids total du sérum pour 100 gr. de sang. Soit en effet a le poids d'albumine du sérum pur, b celui du sérum sucré, le problème revient à savoir quelle est la quantité de liquide qu'il a fallu étendre de 10 cc. pour l'amener à contenir $\frac{b}{100}$ d'albumine, au lieu de $\frac{a}{100}$, et l'arithmétique nous enseigne qu'on trouve ce nombre en calculant le rapport $\frac{10\,b}{a-b}$. On connaît donc ainsi le poids du sérum dans 15 grammes de sang et par conséquent pour 100 grammes. On dose la fibrine dans les 15 grammes de sang pur, on rapporte à 100 de sang. On a donc le poids *sérum + fibrine* ou le poids du *plasma* de 100 grammes de sang, et on en conclut par différence le poids des globules humides.

DOSAGE DE L'HÉMOGLOBINE. — Très important, car il sert à mesurer la capacité respiratoire du sang. Peut se faire diversement :

1° Par la *quantité de fer contenue dans le sang.* — Cette méthode repose sur l'analyse de l'hémoglobine et sur la proportion de fer qu'elle contient, qui est de 4,3 p. 1000 ; on peut aussi peser directement l'hémoglobine ;

2° Par l'*analyse spectrale* (Preyer). — Une solution concentrée d'hémoglobine, sous une épaisseur déterminée et éclairée par une lumière très vive ne laisse passer que les rayons rouges, tandis qu'une solution plus diluée, et de même épaisseur, n'absorbe qu'une partie des rayons jaunes et verts. Si donc on dilue un volume connu de sang placé dans l'hématinomètre jusqu'à ce qu'il commence à laisser passer les rayons verts, et si on a eu soin de noter l'apparition de ces rayons verts dans une solution d'hémoglobine titrée à l'avance on peut doser par comparaison la quantité d'hémoglobine contenue dans le sang à examiner ;

3° Par la *colorimétrie*, c'est-à-dire par la comparaison de l'intensité de la couleur du sang dilué et d'une solution *titrée* d'hémoglobine ou d'hémine (H. Seyler), ou de picrocarminate d'ammoniaque (Malassez), ou de verres coloriés (Jolyet), ou de rondelles de papier teintées (Hayem). Cette méthode est d'un emploi facile en clinique ; et si on se sert, comme Jolyet et Laffont, du colorimètre de Duboscq, on supprime presque entièrement l'erreur due à l'appréciation de chaque observateur quand il s'agit de juger l'égalité de deux teintes.

L'appareil (fig. 38) comprend deux cuves cylindriques à fond plat en glace qu'éclaire par dessous un miroir incliné. Dans chaque cuve descend un tube fermé en bas par un disque en glace plane. Si on regarde par en haut le liquide coloré des cuves, on le voit en couche d'autant plus mince et par suite d'autant moins coloré que le plongeur sera plus enfoncé dans la cuve, or cet enfoncement se règle au moyen de vis micrométriques. Si les cuves contiennent des liquides de teintes différentes, on pourra, en abaissant plus ou moins l'un des

FIG. 38. — Colorimètre de Duboscq.

tubes les rendre égales, et lire sur les échelles les rapports des épaisseurs qui seront, en même temps, les rapports colorimétriques. Pour diminuer l'erreur personnelle, un prisme amène simultanément à l'œil les images juxtaposées des deux cuves et l'égalité des deux teintes est exactement appréciée. — Enfin, un verre coloré, dont on a déterminé la valeur comparée à une solution titrée d'hémoglobine, sert d'étalon inaltérable et toujours prêt ;

4° Par le *dosage volumétrique de l'oxygène* absorbé dans le sang saturé de ce gaz (Quinquaud, Gréhant), 1 gr. d'hémoglobine absorbe 1.68 cc. d'O.

Dosage du glycose. — On aspire avec une seringue, ou l'on tire par la saignée, dans une capsule de porcelaine tarée 10 à 25 gr. de sang ; on y ajoute le poids égal de sulfate de soude cristallisé et quelques gouttes d'acide acétique; on fait bouillir pour coaguler le sang. Le caillot, d'abord rutilant, étant devenu noir et spongieux, on y rajoute exactement l'eau perdue par évaporation, puis on exprime à chaud et on dose le sucre dans le liquide à l'aide de la liqueur de Fehling, titrée à 5 milligr. de glycose par centimètre cube (Cl. Bernard).

Dosage de l'urée du sang. — On coagule un volume donné de sang en y ajoutant 4 fois son volume d'alcool, et quelques gouttes d'acide acétique; on fait bouillir, on filtre, on exprime le caillot, on le délaye dans un peu d'alcool et on exprime encore. Les liqueurs alcooliques réunies sont distillées au bain-marie, le liquide aqueux qui reste est évaporé à siccité dans le vide, puis repris par l'alcool absolu additionné d'un peu d'éther. On chasse l'alcool et l'éther, on reprend par l'eau et on précipite la solution par l'azotate mercurique.

Il se précipite des flocons jaunâtres qui renferment l'urée; mais comme l'azotate mercurique précipite aussi d'autres substances, il faut mettre l'urée en liberté et la doser autrement. On délaye donc le précipité mercurique dans l'eau et on le décompose par l'hydrogène sulfuré. La liqueur filtrée incolore renferme toute l'urée. On la dose à l'aide de l'hypobromite de soude. (V. *Urine technique urologique.*)

Étude medico-légale des taches de sang. — La médecine judiciaire peut retirer de l'application des données précédentes des renseignements utiles pour la détermination des taches de sang. On procède de la manière suivante :

I. Détermination des globules rouges. — Il faut que la tache ne soit pas trop ancienne, que les globules ne soient pas détruits et soient encore reconnaissables au microscope, circonstances qui se présentent rarement. En traitant la tache par l'eau, on pourrait, dans un cas favorable, différencier une tache de sang d'oiseau d'une tache de sang de mammifère, mais il serait impossible de distinguer s'il s'agit de sang humain ou de sang d'un mammifère quelconque. — En règle générale donc, l'examen microscopique ne peut tout au plus révéler qu'une chose, c'est que la tache est due à du sang.

II. Recherches chimiques. — On a employé plusieurs méthodes purement chimiques ; deux seulement ont de la valeur : 1° la recherche des *cristaux d'hémine* et 2° la recherche du fer de l'hémoglobine.

1° On ajoute au sang desséché ou à l'eau de lavage recueillis dans un verre de montre un petit grain de sel et de 8 à 20 gouttes d'acide acétique glacial; on broie le tout avec une baguette de verre et l'on chauffe quelques instants le liquide sur une petite flamme ; puis on le fait évaporer sur un bain-marie ou dans une étuve à 60°. Le résidu sec vu au microscope, doit montrer des cristaux d'hémine (v. p. 58). Scriba a obtenu des cristaux d'hémine avec des taches de sang datant authentiquement de quarante ans.

2° Pour la recherche du fer, qu'on ait trouvé ou non les cristaux d'hémine, on arrose le résidu précédent avec de l'eau pure qui ne dissout pas l'hémine et on le lave sur un petit filtre. On ajoute alors quelques gouttes d'une solution étendue de soude caustique qui dissout l'hémine et l'entraîne dans un petit creuset qu'on place au bain-marie. Le résidu de la solution ainsi évaporée est incinéré et les cendres sont traitées par l'acide chlorhydrique. Après une nouvelle évaporation au bain-marie il reste une petite quantité de chlorure ferrique, dans lequel on décèle le fer à l'aide du ferrocyanure de potassium.

3° Si la tache n'abandonne rien à l'eau pure ou ammoniacale on ajoute une goutte de soude caustique qui dissout l'hématine et on opère comme ci-dessus.

III. Recherches spectroscopiques. — Les taches sont raclées, découpées si elles sont sur une étoffe, et mises en macération dans un peu d'eau ammoniacale. Au bout d'un certain temps on examine le liquide au spectroscope, et, si on voit les deux raies d'absorption de l'oxyhémoglobine, ou la raie de la méthémoglobine, on est sûr de la présence du sang dans la tache. — Si ces deux raies ne paraissent pas, on cherche le spectre de l'hématine. Pour cela, on traite la solution ammoniacale dans un flacon bouché à l'émeri par de l'acide acétique cristallisable jusqu'à réaction acide, on ajoute un égal volume d'éther et on agite plusieurs fois. La séparation de l'éther étant effectuée, on voit que cet éther a une teinte brune rouge. On l'examine au spectroscope et on voit les deux bandes de l'*hématine en solution acide* (p. 61, fig. 30), à moins que la dilution de la liqueur ne soit trop grande. La recherche de l'hématine est seule possible pour les anciennes taches, car, d'après Gorup-Besanez, on ne peut plus déterminer l'oxyhémoglobine après une quinzaine de jours. — Cazeneuve épuise la tache par l'eau ammoniacale, traite par l'hydrosulfite de soude et obtient au spectroscope deux nouvelles raies caractéristiques.

LYMPHE ET CHYLE

A. Caractères physiques. { Couleur, odeur, saveur, densité, réaction, coagulabilité, quantité, constitution physique.

B. Caractères anatomiques. { 1° Globules blancs, globulins, etc.
2° Plasma.

C. Etude chimique.
{
1° Globules.
2° Plasma { Fibrine.
Sérum.
3° Analyse générale.
4° Gaz.

D. Physiologie de la lymphe et du chyle.
{
Variations { Influence de diverses conditions.
Modifications dans la traversée des ganglions.

Vie propre de la lymphe {
Développement et origine.
Nutrition.
Mort. } Partielle : des leucocytes.
Générale : coagulation.
Mouvements. } Généraux : circulation.
Partiels. { Des globules : diapédèse.
Du plasma : transsudation.

Usages et rôle physiologique de la lymphe et du chyle.

DÉFINITION. — La lymphe est une humeur constituante dont le chyle est une variété momentanée. Une partie du plasma sanguin traverse par endosmose les parois des capillaires et se répand dans les interstices des éléments (liquide interstitiel, blastème de Robin). Ce liquide plus ou moins modifié par les éléments vivants, est repris par les origines des vaisseaux lymphatiques et devient la lymphe qui finit par retourner au système veineux et par se mélanger de nouveau au sang dont il était parti. Le chyle est la lymphe qui revient de l'intestin mélangée aux produits résorbés de la digestion.

A. — ÉTUDE PHYSIQUE

COULEUR ET ASPECT. — Jaune pâle ou verdâtre (hémaphéine), transparente pour la lymphe; blanchâtre, lactée, opaque pour le chyle. La teinte laiteuse n'apparaît que de 2 à 4 heures après le repas et peut s'étendre à la lymphe et même au sang dans le cas d'absorption abondante de graisse.

ODEUR. Celle de l'animal; — SAVEUR, légèrement salée.

Densité. — 1,045, lymphe; 1,020, chyle.

Réaction. — Alcaline, mais plus faible que celle du sang.

Coagulabilité. — Coagulables comme le sang, après la sortie des vaisseaux, mais plus lentement (15 à 20 minutes), en une gelée tremblotante qui se rétracte, formant un très petit caillot et une grande quantité de sérum. La coagulation n'a pas lieu dans les vaisseaux liés, ni sur le cadavre.

Quantité. — Ne peut être évaluée d'une façon précise. N'est pas en rapport avec cette donnée de Sappey que le système lymphatique aurait la moitié de la capacité du système artériel. Chez l'homme, à la suite de piqûre de varices lymphatiques, on en aurait obtenu 5 litres et demi en vingt-quatre heures. D'après Colin, une vache en a fourni 95 kilos en vingt-quatre heures. Vierordt a cherché à déterminer par la quantité de graisse absorbée dans l'intestin, la quantité de chyle versée en vingt-quatre heures dans le canal thoracique, et il est arrivé au chiffre de 3 kilogr. Les chiffres de Colin, C. Schmidt, Zawilsky n'offrent pas plus de certitude que celui de Vierordt.

Constitution intime ou microscopique. — Vus à l'œil nu, la lymphe et le chyle paraissent homogènes, mais au microscope ils se montrent composés d'une partie liquide, le plasma, dans lequel nagent des corpuscules incolores analogues aux globules blancs du sang, et d'autres granulations.

B. — ÉTUDE ANATOMIQUE

1° **Éléments figurés.** — Globules blancs ou leucocytes. — Entièrement identiques à ceux du sang, à la description desquels nous renvoyons. Leur nombre, très faible dans la lymphe qui n'a pas traversé les ganglions, augmente beaucoup après cette traversée et atteint 8,200 par millim. cube (Ritter); on peut en voir de 3 à 5 par champ du microscope.

Globulins. — Plus petits que les précédents 3 à 4 μ, moins nombreux, homogènes (noyaux libres), ou avec un seul noyau; non amiboïdes.

Granulations graisseuses. — Très petites 1 μ, à mouvement brownien, enveloppées d'une mince couche de matière protéique.

Globules rouges. — Se rencontrent quelquefois dans la lymphe de la rate et dans celle du canal thoracique, résulteraient pour quelques-uns de la transformation des leucocytes (leucocytes de Semmer).

2° **Plasma.** — Présente à peu près les mêmes caractères que le plasma sanguin; est comme lui un liquide organisé qui, hors des vaisseaux, est spontanément coagulable.

Étude anatomique du caillot. — Formé par un réticulum de fibrine englobant des globules blancs et des granulations graisseuses. Il est très petit (4 p. 100 de la lymphe, 3 p. 100 du chyle), mou, blanchâtre, peu rétractile et se colore quelquefois en rouge par suite de la présence de globules sanguins, ou d'une action spéciale de l'oxygène sur la fibrine, ou sur les globules blancs.

C. — ÉTUDE CHIMIQUE

1° **Globules** (voy. p. 62).

2° **Plasma.** — a. *Fibrine*. — Mêmes propriétés et mêmes caractères que pour celle du sang. Résulte de l'action du ferment provenant des globules sur le fibrinogène du plasma. Sa proportion dans la lymphe est de 2 millièmes. Elle peut manquer quelquefois. La coagulation habituellement lente est très rapide, quand on ajoute à la lymphe ou au chyle une petite quantité de sang défibriné, c'est-à-dire une abondance de ferment.

b. *Sérum*. — C'est le plasma moins la fibrine. Contient qualitativement les *mêmes* principes que le sérum sanguin (voy. p. 68), mais les quantités diffèrent.

Analyse générale de la lymphe et du chyle. — Ils sont plus pauvres en matériaux solides que le plasma sanguin et la diminution porte surtout sur les matières albuminoïdes. Il existe, comme pour le sang, de très nombreuses analyses de la lymphe et du chyle, de l'homme et des animaux. Mais les résultats sont loin d'être concordants. Nous ne donnerons que celle de C. Schmidt faite avec la lymphe et le chyle du cheval et dans laquelle nous intercalons, pour la comparaison, celle du plasma sanguin.

PRINCIPES CONSTITUANTS	HUMEUR COMPLÈTE 1.000 gr.		PLASMA 1.000 gr.			CAILLOT 1.000 gr.	
	LYMPHE	CHYLE	SANG	LYMPHE	CHYLE	LYMPHE	CHYLE
Eau	955.36	956.19	901.50	955.43	957.23	907.32	887.59
Matériaux solides.	44.64	43.81	98.50	44.57	42.77	92.68	112.41
	1000	1000	1000	1000	1000	1.000	1000
Mat. solides organiques . { Fibrine . . .	2.18	1.27	8.06	2.18	1.27	48.66	38.93
Albumine . .				32.02	30.85	34.36	67.77
Extractifs . .	34.99	35.11	81.92	1.78			
Graisse . .				1.23	0.78		
Mat. solides inorganiques. { Sels	7.47	7.49	8.52	7.36	7.55	9.66	5.46
	44.64	43.81	98.50	44.57	42.77	92.68	112.41
Sels minéraux { Chlorure de sodium	5.67	5.84	5.54	5.65	5.95	6.07	2.30
Soude	1.27	1.17	1.53	1.30	1.17	0.60	1.39
Potasse . . . . . ,	0.16	0.13		0.11	0.11	1.07	0.70
Acide sulfurique . .	0.09	0.05		0.08	0.05	0.18	0.04
Acide phosphorique . .	0.02	0.04		0.02	0.02	0.15	0.85
Phosphates terreux	0.26	0.25		0.20	0.25	1.59	0.28
	7.47	7.49	8.52	7.36	7.55	9.66	5.46

Parmi les substances extractives, nous signalerons l'urée, découverte par Wurtz et aussi ou même plus abondante que dans le sang (0,02 p. 100 environ), la glycose signalée par Gubler et Quévenne, et également aussi ou même plus abondante que dans le sang. Ce sucre vient non du chyle qui peut en contenir moins que la lymphe, mais du plasma sanguin transsudé. Comme la circulation du sang est plus rapide que celle de la lymphe, le sucre s'accumule dans celle-ci qui en reçoit plus, à chaque tour du sang, qu'elle n'en verse elle-même dans le sang (Robin). Le sucre alimentaire est absorbé par les veines et non par les chylifères (Von Méring).

Le chyle frais du mésentère du lapin, du chien et du chat, renferme un ferment diastasique précipitable par l'alcool (Grohe). Hensen a vu aussi ce ferment dans le chyle provenant d'une fistule lymphatique d'un enfant.

GAZ. — La lymphe renferme de fortes proportions de CO_2 (35 p. 100), c'est-à-dire plus que le sang artériel, mais moins que le sang veineux, à l'état de combinaison faible, pouvant être éliminé à la température de l'ébullition. Elle contient aussi un peu d'azote et pas d'oxygène.

D. — PHYSIOLOGIE DE LA LYMPHE ET DU CHYLE

Variations. — Encore incomplètement déterminées. En voici les causes principales :

INFLUENCE DE DIVERSES CONDITIONS. — La lymphe et le chyle qui ont traversé les ganglions sont beaucoup plus riches en leucocytes et en fibrine qu'avant de les avoir traversés. La diète augmente la proportion d'albumine et diminue l'eau. La ligature des veines et l'accroissement de l'afflux sanguin artériel augmentent les principes solides et la fibrine. Pour le chyle, les globules augmentent beaucoup au delà des ganglions mésentériques, et la graisse diminue (par formation de savons solubles). La proportion de graisse augmente pendant la digestion, surtout après un repas de graisse abondant, jusqu'à 22 p. 1,000 chez le chien (Wurtz), 7 p. 1,000 chez les herbivores.

MODIFICATIONS DANS LA TRAVERSÉE DES GANGLIONS. — Robin a comparé avec raison l'ensemble du système lymphatique à un système porte qui a pour glandes vasculaires les ganglions, pour racines les réseaux d'origine, pour troncs les vaisseaux afférents, et pour branches les divisions de ces vaisseaux afférents dans les ganglions. Les capillaires qui reconstituent les vaisseaux efférents et ces vaisseaux efférents représentent les capillaires d'origine et les troncs des veines sus-hépatiques du système porte du foie. Le plasma, qui traverse les ganglions, s'y charge de globules et de un ou plusieurs principes immédiats, que les ganglions y versent, comme le foie verse du sucre dans le sang des veines hépatiques.

Cette élaboration de la lymphe par les ganglions tient aux actions moléculaires nutritives énergiques dont leurs cellules sont le siège, et les vaisseaux sanguins des ganglions portent à ces cellules les matériaux des principes d'ailleurs mal connus qu'elles élaborent.

Vie de la lymphe. — ORIGINE DE LA LYMPHE ET DU CHYLE. A. *Plasma.* — Le plasma lymphatique vient du plasma sanguin et ce passage est prouvé : 1° par l'intimité du contact des capillaires sanguins et des capillaires lymphatiques presque partout adossés; 2° par l'expérience suivante de Cl. Bernard : de l'iodure de potassium ou du prussiate de potasse injecté dans le sang se retrouve presque immédiatement dans la lymphe. Colin, sur des chevaux, a vu que le plasma des capillaires sanguins continue à passer dans les capillaires lymphatiques plusieurs heures après la mort, c'est-à-dire tant que le sang n'est pas coagulé. C'est la force osmotique qui détermine ce passage et, outre les principes immédiats apportés avec le plasma sanguin, il en entre d'autres provenant des produits désassimilés des tissus et du contenu intestinal pour le chyle. (Absorption des graisses par les chylifères.)

B. *Globules.* — Ils paraissent, pour le plus grand nombre, provenir des ganglions et des organes lymphoïdes, bien que par un processus obscur. Mais ceux qui admettent les relations du système lymphatique avec les séreuses et

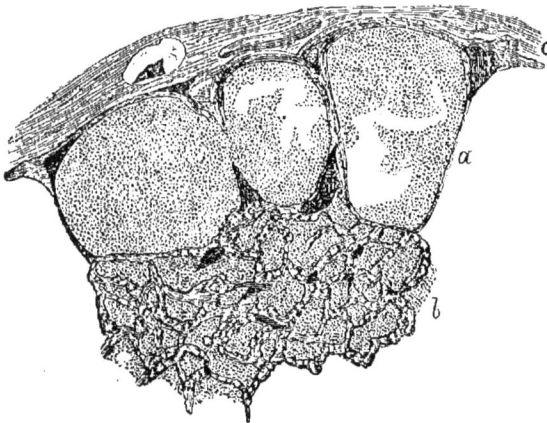

FIG. 39. — Coupe à travers un ganglion.

c, capsule externe avec les vaisseaux lymphatiques coupés; — a, follicules corticaux entourés par les sinus corticaux; b cordons médullaires séparés par les sinus médullaires injectés. (Klein.)

FIG. 40. — Partie de la coupe précédente plus grossie.

c, capsule externe; — s, sinus corticaux; a, réticulum lymphatique du follicule cortical dont les mailles sont remplies de corpuscules lymphatiques. (Klein.)

le tissu conjonctif, les font aussi provenir soit des noyaux du tissu conjonctif réticulé des muqueuses, soit du tissu conjonctif ordinaire aux dépens des cellules fixes, ou corps fibro-plastiques (His), soit des centres de prolifération épithéliale des séreuses ou puits lymphatiques et stomates de Schweigger-Seidel (réfutés par Tourneux et Hermann). Robin admet qu'ils sont form par genèse. Les leucocytes du sang peuvent aussi, par diapédèse, passer dans les lymphatiques.

Les globules, d'après Ranvier, se développent dans les follicules et les cordons folliculaires des ganglions et s'y multiplient activement, grâce au riche réseau capillaire sanguin de ces follicules constituant un milieu oxygéné, favorable à ce phénomène. Les globules ainsi formés, traversent le revêtement endothélial du follicule et tombent dans les chemins efférents de la lymphe, d'où ils vont finalement augmenter la richesse du sang. Pouchet, quoique d'un avis un peu différent, les fait naître aussi dans les ganglions.

Évolution et mort des globules. — Ils parcourent plusieurs stades avant d'arriver à leur état parfait, mais leur durée est inconnue. Une fois formés, ils peuvent se multiplier par scission (Ranvier), par bourgeonnement ou par voie endogène (Recklinghausen). Les uns se transforment en globules rouges, en passant par la phase dite leucocytes de Semmer; les autres en se détruisant donnent naissance, d'après Schmidt, à la paraglobuline du sang et au ferment fibrinogène, ou, s'ils sortent des vaisseaux, ils forment les globules du pus et disparaissent par fonte granulo-graisseuse.

Circulation. Mouvements. — Pour les mouvements généraux ou circulation de la lymphe, voy le chap. *Circulation;* pour les mouvements partiels des globules, amœbisme et diapédèse, voy. p. 91. Disons cependant ici que le cours de la lymphe dans les ganglions est très simple. La lymphe passe des vaisseaux afférents situés dans la capsule, dans les sinus lymphatiques corticaux, de là dans les sinus médullaires, d'où elle arrive dans les vaisseaux efférents. La présence du réticulum dans les sinus ralentit le cours de la lymphe qui passe ainsi lentement comme au travers d'un filtre spongieux. Par suite, un grand nombre d'éléments figurés, granules de pigment, microbes, etc., transportés dans le ganglion par la lymphe sont aisément arrêtés dans les sinus et s'y déposent, et là ils sont rapidement absorbés par les globules amiboïdes qui se trouvent dans les mailles.

Usage et rôle physiologique. — La lymphe ramène au sang le plasma transsudé des capillaires qui est allé nourrir les éléments des tissus et qui s'est chargé de leurs principes de désassimilation. Elle joue donc un rôle dépurateur par rapport aux tissus qu'elle débarrasse de leur milieu ambiant vicié. Le chyle est destiné à introduire dans le sang les produits assimilables de la digestion et en particulier les graisses; il est donc rénovateur du sang.

Quant au rôle des globules de la lymphe, outre leur transformation possible en globules rouges, ils représenteraient, d'après Ranvier, des glandes unicellulaires mobiles fabricant de la graisse, du glycogène, etc. Hofmeister croit qu'ils agissent sur les peptones absorbées en les transformant en albuminoïdes. Eimer et Wiedersheim leur font jouer un rôle dans l'absorption intestinale des graisses qu'ils iraient saisir par leurs prolongements. Enfin Schmidt en fait les agents de la sécrétion du ferment de la fibrine.

DIGESTION

J. Étude des aliments.
II. Les neuf temps de la digestion.
III. Absorption digestive.

I. — ALIMENTS

Définition générale. — Nous avons vu que les cellules ne peuvent vivre sans un milieu chimique approprié dans lequel elles puisent les matériaux de leur rénovation. Pour les organismes supérieurs ce milieu est constitué par le sang, mais le sang lui-même ne contient qu'une provision limitée de matériaux de rénovation et cette provision s'épuiserait rapidement (voy. *Inanition*) si l'organisme ne possédait un appareil destiné à préparer pour le sang des matériaux nouveaux destinés à remplacer ceux que les tissus et les cellules lui ont pris. — Cet appareil est celui de la digestion. Les matières premières qui servent à la fabrication de ces matériaux de rénovation sont les aliments. L'étude complète des aliments rentre plutôt dans le cadre de l'Hygiène que dans celui de la Physiologie. Nous devons cependant indiquer brièvement la nature des principaux aliments, leur composition chimique, la ration nécessaire à l'homme, les effets de l'inanition, etc.

A propos de la composition chimique du protoplasma (voy. p. 9), nous avons indiqué les quatorze corps simples qui prennent part à la constitution de tous les êtres vivants et nous avons vu à quelles formes chimiques plus complexes, sels minéraux, hydrates de carbone, graisses, albuminoïdes, etc., ces corps donnent naissance par leurs combinaisons binaires, ternaires, quaternaires, etc., sous l'influence des synthèses qui se passent dans la matière vivante. Les êtres vivants pourvus de chlorophylle, c'est-à-dire les végétaux, possèdent la propriété de fabriquer les substances dont se composent leurs tissus avec des matériaux, c'est-à-dire des aliments très simples (CO_2, H_2O, Az. O, etc.), puisés dans le sol ou dans l'air. Les animaux, au contraire, ne peuvent employer que des matériaux plus élevés, très voisins par leur composition de ceux qui composent leurs propres tissus, et ayant déjà été préparés par les végétaux dont ils proviennent, soit directement (aliments végétaux), soit après avoir déjà été assimilés par un autre animal (aliments animaux).

La *nature* de ces substances de rénovation est donc commandée par la nature même des substances qui composent les tissus vivants et, par conséquent, pour remplacer les principes inorganiques, les hydrates de carbone, les graisses et les albuminoïdes que détruisent incessamment les actions chimiques qui se passent dans la profondeur de l'organisme, il faudra des principes inorganiques, des hydrates de carbone, des graisses et des albuminoïdes. Tels sont les aliments. Mais ce sont là les aliments dits *simples* ou *primordiaux*. En réalité, ils ne sont pas ingérés séparément et comme tels, sauf dans le cas d'expériences, mais associés entre eux en proportions diverses sous forme de matières *complexes :* viande, lait, œufs, pain, légumes, etc., boissons diverses, constituant les substances alimentaires ou aliments au sens vulgaire du mot. On trouvera dans les ouvrages de chimie physiologique, d'hygiène, de thérapeutique clinique, de pathologie, etc., les renseignements utiles à connaître sur les substances alimentaires, les régimes, etc... Nous ne parlerons ici que des aliments simples.

La *quantité* d'aliments à ingérer est semblablement déterminée par la quantité des pertes journalières que subit le corps tout entier et, dans l'organisme adulte, il doit y avoir équilibre entre les entrées et les sorties ; dans l'organisme jeune et en voie d'accroissement, les recettes doivent surpasser les dépenses. La faim et la soif (voy. chap. *Sensations*) sont les sensations internes qui nous avertissent, comme des régulateurs automatiques, que l'équilibre est rompu, que la perte dépasse le gain et qu'il faut rendre à l'organisme, sous forme de nourriture, les matériaux qu'il a perdus.

Les classifications des aliments suivant leur rôle supposé dans l'organisme en *assimilables* et *combustibles* (Dumas), *plastiques* et *respiratoires* (Liebig), *dynamogènes* et *thermogènes* (Pettenkoffer et Voit) ne répondent pas à la réalité des faits et doivent être mises de côté pour s'en tenir à la classification chimique.

Nous allons donc étudier rapidement les substances albuminoïdes, hydrocarbonées, grasses et minérales qui servent à l'alimentation de l'homme.

Aliments simples. — 1° ALBUMINOÏDES. — Les aliments appartenant à ce groupe tiennent le premier rang par leur importance et proviennent à la fois du règne animal et du règne végétal. Leur composition générale est à peu près celle de l'albumine, mais quoique les proportions de C., H., O., Az. qu'ils renferment soient assez semblables, ils peuvent présenter de grandes différences au point de vue de leur digestibilité. Le règne animal fournit l'albumine et ses variétés qui se rencontrent dans les tissus et les humeurs, l'albumen de l'œuf, la caséine, la fibrine, la myosine, l'hémoglobine, la vitelline, les substances collagènes : gélatine, chondrine, osséine, mucine, kératine, élastine. — Tous ces aliments simples proviennent d'un petit nombre de substances : ce sont les diverses viandes (viandes de boucherie, volaille, gibiers, poissons, mollusques, crustacés), le lait, le fromage et les œufs.

Chacune de ces substances a une composition complexe et renferme, à côté des albuminoïdes, des matières ternaires, des graisses et des sels.

La viande constituée anatomiquement par des fibres musculaires, du tissu conjonctif, de la graisse, des vaisseaux et des nerfs, comprend, au point de vue chimique, des composés albuminoïdes (myosine, albumines diverses), des substances collagènes, un peu de lécithine, de la graisse, des hydrates de carbone en faible quantité (inosite, dextrine), des matières extractives (créatine), de l'eau et des sels (surtout de potasse). De même le lait et les œufs, sur lesquels nous reviendrons.

Les albuminoïdes d'origine végétale sont le *gluten* ou fibrine végétale associé à de l'amidon dans le grain de blé ; la *légumine* ou caséine végétale (dont les Chinois font du fromage), qu'on trouve dans les légumineuses et quelques autres graines, et qui est précipitée de ses solutions par l'acide acétique, l'alcool ; l'*amandine* des rosacées, plus analogue aux matières collagènes ; l'*albumine* végétale contenue dans le suc cellulaire et l'utricule azoté des végétaux. Toutes ces substances ont à peu près la même composition centésimale que les albumines animales, mais sont moins facilement digérées par l'homme que par les animaux herbivores ou granivores dont elles constituent précisément l'alimentation azotée.

Aucune de ces substances ne peut, à elle seule, entretenir la vie et, au bout de peu de jours, comme l'expérience en a été faite sur lui-même, avec de l'albumine du sérum du bœuf par le Dʳ Hammond, il survient des phénomènes morbides semblables à ceux de l'inanition. De même avec l'albumine d'œuf cuite expérimentée sur les animaux. Les substances collagènes, la gélatine, etc., n'ont qu'une valeur alimentaire faible ou nulle, mais elles peuvent jouer un rôle utile comme peptogènes.

Voici, d'après Moleschott, la teneur en albuminoïdes pour 1,000 parties des principales substances alimentaires.

SUBSTANCES ANIMALES		SUBSTANCES VÉGÉTALES	
NATURE DES ALIMENTS	ALBUMINOÏDES en totalité [avec collagènes]	NATURE DES ALIMENTS	ALBUMINOÏDES
Blanc d'œuf.........	117.60	Pommes.............	3.91
Foie de veau........	129.40	Choufleur	5.00
Sole...............	139.95	Raisins.............	7.40
Jaune d'œuf........	163.62	Cerises.....	8.18
Veau	166.33	Pommes de terre	13.23
Porc...............	171.27	Châtaignes..........	44.61
Bœuf	174.63	Riz.................	50.69
Canard	203.39	Maïs...............	79.14
Pigeon............	209.35	Froment	135.37
Fromage..........	334.65	Pois, haricots........	225.00
		Lentilles	265.00

2° ALIMENTS HYDROCARBONÉS. — Ce sont les féculents et les sucres. Bien que les tissus et les liquides animaux en contiennent de petites quantités (glycogène hépatique, glycose, lactose, inosite, dextrine), on peut dire que cette classe d'aliments est fournie exclusivement (sauf le sucre de lait), par le règne végétal, dont ils sont les produits les plus abondants. Ils comprennent les diverses espèces de sucre : glycose, lévulose, sucre interverti, saccharose; l'amidon et les substances analogues : inuline, cellulose, tunicine; la dextrine et les gommes. — Les transformations de ces substances ont lieu sous l'influence des ferments salivaire et pancréatique et sont indiquées plus loin. De nombreuses expériences sur les animaux ont montré que les hydrocarbonés ne peuvent seuls entretenir la vie, et Hammond, expérimentant sur lui-même, n'a pu sup-porter plus de quatre jours un régime de gomme et d'eau, et plus de dix jours un régime d'amidon et d'eau.

Voici, d'après Moleschott, la teneur en hydrocarbonés, pour 1,000 de quelques aliments usuels :

NATURE DES ALIMENTS	AMIDON	DEXTRINE	SUCRE
Pommes de terre..............	154.35	18.95	»
Châtaignes	155.50	117.36	83.65
Pain de froment....	334.86	112.66	22.53
Haricots...................	353.75	144.53	2.00
Riz	822.96	9.84	1.73
Raisins..................	»	34.00	580.00

3° ALIMENTS GRAS. — Ce groupe est formé par les graisses neutres, stéarine, palmitine, oléine, mélangées entre elles dans des proportions variables et, par suite, solides (graisses, beurre), ou liquides (huiles animales et végétales). Outre les amas qui constituent le tissu adipeux des animaux, on trouve encore de la graisse dans les muscles, les nerfs, le foie, etc. Pour les carnivores, la graisse remplace presque complètement les hydrates de carbone que consomment les herbivores. La digestion de ces aliments a lieu dans l'intestin sous l'influence du suc pancréatique et de la bile. Ils sont, comme les autres, insuffisants pour entretenir seuls la vie, mais l'animal soumis à ce régime maintient mieux sa température et, par suite, vit un peu plus longtemps qu'avec les autres régimes exclusifs.

Teneur en graisse pour 1,000 des quelques aliments (Moleschott) :

SUBSTANCES ANIMALES		SUBSTANCES VÉGÉTALES	
NATURE DES ALIMENTS	GRAISSE	NATURE DES ALIMENTS	GRAISSE
Raie................	4.70	Pommes de terre	1.36
Sole................	11.15	Chou-rave...........	3.00
Poulet..............	14.23	Riz.................	7.55
Foie de veau.......	23.90	Châtaignes	8.73
Veau...............	25.56	Figues..............	9.00
Mouton	27.49	Froment (farine)......	12.24
Bœuf...............	28.69	Haricots et pois.......	19.60
Porc....	57.31	Seigle........	21.09
Lard	117.70	Lentilles	24.00
Cervelle........	138.40	Maïs................	48.37
Jaune d'œuf........	291.58	Amandes....	340.00
Fromage...........	242.63		

4° EAU ET ALIMENTS MINÉRAUX. — L'*eau* forme les 75 centièmes du poids de nos tissus et nous en excrétons sans cesse des quantités considérables par les urines, la sueur, l'inhalation pulmonaire. Pour réparer ces pertes, nous devons donc en absorber des quantités équivalentes, et nous sommes avertis par une sensation interne particulière. la *soif*, que l'eau de l'organisme est en quelque sorte à l'*étiage*, c'est-à-dire au point le plus bas compatible avec le bien-être des tissus et des éléments organiques. L'eau fait donc partie de notre alimentation, au même titre que les autres aliments primordiaux, et sa privation absolue détermine des troubles graves et la mort. Mais ce n'est pas seulement sous forme d'eau potable ou de boissons diverses, dont l'eau forme la base essentielle, que nous ingérons l'eau nécessaire à la vie. C'est encore sous forme d'eau combinée

SUBSTANCES ANIMALES		SUBSTANCES VÉGÉTALES	
NATURE DES ALIMENTS	EAU p. 1.000	NATURE DES ALIMENTS	EAU p. 1.000
Fromages	369	Amandes sèches	35
Jaune d'œuf.	523	Riz...................	92
Lard.	696	Lentilles	113
Viande de porc.	707	Maïs.................	120
Canard.	747	Farine de blé	125
Bœuf	734	Pois.................	145
Veau	738	Pain de froment........	432
Poulet...............	762	Pommes de terre	727
Brochet.	775	Pommes	821
Blanc d'œuf...........	841	Salade	940

avec les aliments qui en contiennent tous, même les plus solides et les plus secs comme l'indique le tableau suivant. Le tableau graphique (p. 122), que nous reproduisons d'après Landois, donne aussi la proportion pour 100 de l'eau et des autres principes constituants des principaux aliments.

Les *sels minéraux* existent aussi normalement dans le sang et les tissus (V. sels du protoplasma, du sérum sanguin), et nous en perdons par la plupart de nos excrétions. Sauf pour le chlorure de sodium que nous ajoutons artificiellement à notre nourriture — sel de cuisine, — tous les autres se retrouvent naturellement dans nos aliments et dans nos boissons. Les principaux sont : le chlorure de sodium, indispensable au plasma sanguin, le carbonate de chaux et de soude, les phosphates alcalins et terreux, les sulfates alcalins. Nous absorbons en général le chlore à l'état de chlorure de sodium ; le fluor à l'état de fluorure de calcium, en petite quantité dans le lait, le sang, les céréales ; le phosphore à l'état de composés organiques, tels que la légumine, la lécithine et aussi sous forme de phosphates si nécessaires au squelette ; le soufre avec l'albumine et sous forme de sulfates ; le fer sous forme de phosphate, contenu en petite quantité dans la plupart des aliments, surtout dans le sang, la viande, le jaune d'œuf, les céréales et le pain, les légumineuses. — Il va sans dire que, plus encore que les autres aliments, ceux de ce groupe sont inaptes seuls à entretenir la vie. Inversement, la privation absolue d'éléments minéraux entraîne aussi des troubles de plus en plus graves et la mort.

Régime alimentaire. — Puisque ces quatre groupes d'aliments sont incapables pris isolément, d'entretenir l'existence, il faut qu'ils soient pris combinés ensemble et les aliments doivent par conséquent être *complexes*. C'est effectivement le cas pour le plus grand nombre. Mais quelques-uns réalisent encore un perfectionnement de plus en ce sens que les divers aliments simples y sont combinés dans des proportions qui sont exactement celles des pertes et, partant, des besoins de l'organisme, tel est le lait, qui est le type des aliments *complets*, c'est-à-dire qui suffit seul à entretenir la vie. Les œufs, souvent cités à côté du lait ne sont un aliment complet que pour les oiseaux en développement. Mais pour le carnivore, la viande est aussi un aliment complet, de même le foin pour l'herbivore. Il faut donc faire intervenir dans l'appréciation de la valeur des aliments non pas seulement leur composition chimique, mais encore l'organisation des animaux et, en particulier, celle de leur appareil digestif, car l'herbe qui est un aliment complet pour le mouton ne saurait nourrir le loup. Chacun de ces animaux a un régime alimentaire absolument différent.

L'homme participe à la fois de l'organisation du carnivore et de celle de l'herbivore, ou plutôt du granivore, et il peut suivre un régime exclusivement *animal* ou exclusivement *végétal*. C'est en raison de ce fait qu'il peut vivre dans tous les climats. Dans les climats froids il vit de chair et d'huile de poisson ; dans les climats chauds, de fruits et de graines. Pour obéir à des préjugés religieux ou autres, certaines sectes, même dans les pays tempérés, se soumettent aussi à une alimentation exclusivement végétale (*végétariens, légu-*

mistes). mais. dans les pays tempérés. le régime est mixte. Et ces régimes différents sont appropriés à des conditions de milieu physique (température) ou
social (travail corporel ou repos de la vie contemplative).

Nous ne parlerons ici que du régime alimentaire de l'homme de nos pays

Aliments végétaux.

	Eau	Albuminates	Hydrocarbonés	Cellulose, etc.	Sels.
Pain de froment	41,3	6,3	51		1,4
Pois secs	14	23	55	3	2,5
Riz	13	6,5	79		1,5
Pommes de terre	75		16	0,5	1
Navets	90,5		8		0,5
Choufleur	90		0,8		1
Bière	90		8		0,5

Aliments d'origine animale.

	Eau	Albumine	Gélatine. etc.	Graisse	Sels.
Viande de bœuf	62	12	3	20,5	2,5
Viande de porc	55	6	3	33	1
Poulet	73	19,5	4,2		1,3
Poisson	76	12	4	6	2
OEufs	73,5	13,5	12		1
Lait de vache	86	5	8,3		0,6
Lait de femme	89	3,3	7,3		0,4

FIG. 41. — Figure graphique de la composition des principaux aliments. (Fick.)

tempérés soumis aux nécessités de la civilisation moderne. Ce régime doit être
mixte. c'est-à-dire composé de pain. par exemple. et d'une petite quantité de
viande seule ou de viande et de graisse. Nous donnons plus loin. à propos du

bilan de la nutrition les raisons physiologiques de la supériorité de ce régime, qui permet le plus facilement d'équilibrer les pertes avec le gain.

La *ration alimentaire*, ou *ration d'entretien*, est précisément la quantité d'aliments nécessaire pour compenser chaque jour les pertes de l'organisme. Ces pertes, pour un adulte de taille moyenne soumis au repos ou à un exercice modéré, sont, en vingt-quatre heures, de 18 à 20 gr. d'azote, 280 gr. de carbone et 30 gr. de sels. Le régime le plus simple qui lui permet de réparer ces pertes comprend :

		AZ.	C.
Viande	300 gr. contenant 10 gr.	44 gr.	
Pain	600 gr. —	6,48	177,50
Beurre et graisse .	60 gr. —	0,35	50,08
Haricots . . .	50 gr. —	2,00	21,50
Sel de cuisine . .	16 gr. —	»	»
Eau	2800 gr. —	»	»
		18,83	293,08

C'est là un exemple d'association d'aliments, mais il y a une infinité d'autres combinaisons. On peut aussi réparer ces pertes par un régime exclusivement animal ou exclusivement végétal. Seulement, pour trouver dans la viande les 280 grammes de carbone nécessaires, il faudra en manger une quantité énorme qui contiendra, d'autre part, beaucoup plus qu'il ne faut d'azote, lequel restera ainsi inutilisé. De même, avec le régime végétal, pour trouver dans une alimentation herbacée seulement, la quantité d'azote nécessaire, il en faudra consommer une quantité considérable qui contiendra, d'autre part un énorme excédent inutilisé d'hydrates de carbone. Il se produira dans les deux cas des troubles digestifs par suite du travail excessif de la digestion stomacale dans le premier cas, de la digestion intestinale dans le second. A tous les points de vue, dans nos climats tempérés, un régime mixte est donc préférable.

Il faut remarquer que cette ration d'entretien que nous venons d'indiquer est la ration devenue *habituelle* pour l'homme de nos climats, mais elle est théoriquement trop élevée bien qu'elle soit déduite des pertes de l'organisme, car ces pertes présentent elles-mêmes un excédent corrélatif par suite de l'excès antérieur d'alimentation, d'où un véritable cercle vicieux. Cela revient à dire que nous perdons trop parce que nous mangeons trop, et nos habitudes à cet égard sont essentiellement antihygiéniques. En effet, dans les couvents, dans les prisons, par exemple, la santé se maintient très bonne avec une ration comprenant seulement 12 gr. 6 d'azote et 265 gr. de carbone, et c'est aussi la ration que recevaient les mobiles pendant le siège de Paris.

Ration de travail. — Mais dans ce dernier cas c'était là une ration *minimum* qui n'eût pas été longtemps compatible avec la santé et le maintien du poids du corps, car l'homme qui travaille, dépensant davantage que celui qui reste au repos, doit recevoir un supplément d'aliments, c'est ce qu'on appelle la *ration de travail.*

Nous verrons, à propos de la *chaleur animale*, comment on peut déterminer cette quantité supplémentaire et la mettre en rapport avec le nombre de calories à dégager dans l'organisme pour produire un travail donné. On peut, avec M. Gautier, fixer ainsi cette ration de travail pour un bon ouvrier travaillant à raison de 70,000 à 85,000 kilogrammètres par jour :

NATURE DES ALIMENTS	RATION		
	D'ENTRETIEN	DE TRAVAIL	TOTALE
Pain	829	361	1190
Viande.	239	175	414
Graisse.	60	33	93
Azote contenu	20	8,74	28,74
Carbone »	280	170	450

Equivalents nutritifs. — Ce régime mixte peut être constitué par des aliments très nombreux différemment associés entre eux. Les travaux des chimistes depuis Vauquelin, Liebig, Boussingault, Payen, ont fixé leur composition chimique (V. les traités de chimie physiologique et d'hygiène) et ont ainsi permis de dresser des tables où les aliments sont classés d'après leurs *équivalents nutritifs* au point de vue de l'azote et des hydrates de carbone. Mais ces tables diffèrent entre elles suivant les auteurs. D'ailleurs, on sait aujourd'hui que la valeur nutritive n'est pas toujours en rapport avec l'équivalent azoté, mais, avant tout, avec le degré de digestibilité et d'assimilabilité de l'aliment. C'est donc sur ces derniers caractères plutôt que sur la composition chimique que doivent être établies, pour l'homme et pour les animaux, la ration d'entretien et la ration de travail, et, à ce point de vue, les rations administratives du soldat, du marin, du prisonnier, etc., etc., mériteraient d'être revisées.

Voit et Pettenkofer conseillent les rations suivantes, comme appropriés aux conditions d'âge, de sexe, de travail, etc. :

CONDITIONS DIVERSES	ALBUMINOÏDES	GRAISSES	HYDRATES de carbone
	Gr.	Gr.	Gr.
Enfant jusqu'à 1 an 1/2.	20-30	30-45	60-90
Enfant de 6 à 15 ans	70-80	37-50	230-400
Homme adulte, travaillant.	118	56	500
Femme adulte, travaillant.	92	44	400
Soldat en garnison.	120	56	500
Soldat en manœuvres	135	80	500
Soldat en guerre.	145	100	500
Vieillard (homme).	100	68	350
Vieillard (femme).	80	50	260

II. — LES NEUF TEMPS DE LA DIGESTION

I. Entrée des aliments. — Préhension.

II. Digestion buccale
{ Phénomènes mécaniques. — Mastication.
— sécrétoires. — Salive.
Résultats. }

III. Traversée pharyngo-œsophagienne. — Déglutition.

IV. Digestion stomacale
{ Phénomènes mécaniques.
— sécrétoires ; suc gastrique.
Résultats. }

V. Traversée pylorique.

VI. Digestion intestinale
{ Phénomènes mécaniques.
— sécrétoires { suc pancréatique. bile. suc entérique. }
Résultats. — Peptonisation. }

VII. Traversée iléo-cœcale.

VIII. Digestion cœco-colique
{ Phénomènes mécaniques.
— sécrétoires.
Résultats. — Excréments. }

IX. Sortie des résidus. — Défécation.

1. — ENTRÉE DES ALIMENTS. — PRÉHENSION

L'étude du mode de préhension des aliments constitue un sujet fort intéressant de physiologie zoologique, mais cette étude, restreinte à l'homme, a beaucoup moins d'importance et nous ne nous y arrêterons guère. Seule la préhension des liquides mérite une courte explication. Il y a, en effet, plusieurs façons de boire qui exigent pour la plupart l'intervention de la pression atmosphérique :

1° Chez l'enfant ou le petit mammifère qui tette, les lèvres s'appliquent hermétiquement sur le mamelon, l'isthme du gosier se ferme et la cavité buccale joue le rôle d'un corps de pompe dans lequel la langue fait le vide en se portant rapidement d'avant en arrière, à la manière d'un piston. La pression atmosphérique s'exerçant sur la surface de la mamelle, réservoir du liquide, chasse le lait vers le point où il existe une pression négative, c'est-à-dire dans la bouche. L'action de boire avec un chalumeau se fait par le même procédé ;

2° L'homme peut boire comme le cheval ou le bœuf, en immergeant la partie antérieure des lèvres dans un liquide (eau courante ou autre). Les commissures des lèvres sont exactement rapprochées, et les joues et la langue font le vide dans la bouche fermée en arrière. Le liquide monte par la pression atmosphérique ;

3° Mais, le plus souvent, l'homme civilisé boit dans un verre, tasse ou autre vase dont il prend le bord entre ses lèvres dont la supérieure seule est immergée. Le vide se fait encore dans la bouche et le liquide du vase monte par la pression atmosphérique. Souvent, cependant, l'immersion de la lèvre n'est pas suf-

fisante et il entre de l'air (d'où un petit bruit) en même temps que du liquide.
Celui-ci pénètre alors entraîné par le courant d'air d'aspiration et aussi par son
poids, le fond du vase étant soulevé par la main qui le soutient ;

4° Enfin on peut verser directement le liquide dans la bouche tenue ouverte,
avec une cuillère (absorption des potages liquides par exemple), un verre, une
bouteille (régalade). La pression atmosphérique n'intervient plus. Il en est de
même chez les animaux qui boivent en *lappant* (carnivores).

II. — DIGESTION BUCCALE

A. La bouche et ses annexes { 1. Muqueuse buccale, glandules, dents.
                            { 2. Glandes salivaires.
B. Phénomènes mécaniques. — Mastication.
C. Phénomènes sécrétoires. — Insalivation.
D. Résultats de la digestion buccale.
E. Troubles de la digestion buccale. { a. Mécaniques.
                               { b. Sécrétoires.

A. — LA BOUCHE ET SES ANNEXES

1° **Cavité buccale**. — Elle est constituée par des parois osseuses incomplètes revêtues de parties molles. Les arcades dentaires la divisent en deux
cavités secondaires l'une antérieure *vestibule* entre la face interne des lèvres
et des joues d'une part, et la face externe des dents, l'autre postérieure *cavité
buccale* proprement dite ou *glosso-palatine*, communiquant en arrière avec
le pharynx par l'isthme du gosier.

MUQUEUSE BUCCALE. — Tapisse les deux cavités précédentes sauf au niveau de
la couronne des dents et se continue en avant avec la peau des lèvres, en
arrière avec la muqueuse du pharynx. Elle repose directement sur les os ou
sur les muscles et n'est pas doublée, comme les autres muqueuses du tube
digestif, d'une couche musculaire continue. Son épaisseur est assez considérable, 220 à 450 μ, et son tissu très résistant est formé d'un feutrage de faisceaux conjonctifs et de nombreux réseaux élastiques. Sa face libre, revêtue
d'un épithélium pavimenteux stratifié assez caduc est hérissée de nombreuses
papilles (muqueuse dermo-papillaire) de formes très diverses.

GLANDULES BUCCALES. — Ce sont de petites glandes en grappe (de 1 à 6^{mm}),
situées au-dessous de la muqueuse ou dans son épaisseur, qu'on rencontre
depuis l'orifice des lèvres jusqu'au pharynx et qui, en certains points, sont
plus abondantes et forment des groupes appelés glandes labiales, linguales,
géniennes, molaires, palatines, pharyngiennes. Leur canal excréteur, de 1^{mm}
de long environ, est formé d'un épithélium cylindrique recouvrant une membrane propre et leurs culs-de-sac d'un épithélium polyédrique en couche simple
supporté également par une membrane propre.

Structure lobulaire. — Les glandules les plus petites sont formées de 4 à 8 lobules arrondis, quelquefois aplatis, de 1^{mm} environ, suspendus à une branche de 100 µ du canal excréteur principal, qui a lui-même 1/2 à 1^{mm} de large. Chaque lobule comprend un certain nombre de canaux tortueux garnis latéralement de nombreuses dépressions en culs-de-sac simples ou composés. Chacun de ces canaux bosselés représente un *acinus* qui n'a donc pas la forme sphérique régulière que semblerait indiquer ce nom (grain de raisin). Les cœcums ou vésicules glandulaires des acini paraissent à première vue arrondis, mais sont en réalité allongés, pyriformes, etc., lorsqu'on les a étalés. Leur diamètre est de 45 à 180 µ et ils consistent en une membrane propre et un épithélium polyédrique simple. Autour du noyau de ces cellules existe du mucus fluide que l'acide acétique coagule. Une charpente de tissu conjonctif avec des capillaires et des nerfs entoure la glande, ses lobules et ses acini.

FIG. 42. — Portion d'un lobule de glande salivaire.

a, alvéoles ou *acini* glandulaires tubuleux, tapissés de cellules sécrétantes ; — *d*, conduit excréteur tapissé de cellules cubiques.

GLANDES FOLLICULEUSES OUVERTES OU CRYPTES. — A la base de la langue on trouve de petits grains lenticulaires de 1 à 4^{mm} situés au-dessous de la muqueuse, très mince à leur niveau. Il sont pourvus d'un petit orifice punctiforme s'ouvrant dans une cavité infundibuliforme étroite, tapissée par la muqueuse, renfermant un mucus grisâtre, et dont les parois épaisses contiennent des petits ganglions lymphatiques ou follicules *clos* n'ayant aucun rapport avec la cavité de la crypte. Les amygdales résultent d'une *agglomération* de ces glandes folliculeuses.

DENTS. — Les dents qui jouent le rôle principal dans les phénomènes mécaniques de la digestion buccale sont de petits organes d'une dureté très grande implantés solidement dans les alvéoles des mâchoires. Elles représentent des papilles très différenciées de la muqueuse et offrent des formes très variables, suivant les animaux, formes en rapport avec leur régime alimentaire et dont l'étude comparative est éminemment intéressante mais ne saurait trouver place ici. (Voy. les *Traités de zoologie, d'anatomie comparée.*)

2° **Glandes salivaires**. — Les liquides qui doivent agir sur les aliments introduits dans la bouche sont sécrétés par trois glandes paires, la parotide, la glande sous-maxillaire et la glande sublinguale situées en dehors de la bouche mais y versant leur produit, chacune par un conduit excréteur plus ou moins long. Ce sont des glandes en grappe composées, analogues aux glandules dont nous avons décrit la structure et représentant une agglomération de nombreuses glandules. Chacune d'elles est composée d'un certain nombre de lobes composés eux-mêmes de lobules de premier ordre dont chacun représente une glandule entière. Des lobules de deuxième ordre sont les analogues des lobules

Fig. 43. — Coupe d'une glande salivaire muqueuse à l'état de repos.

Les alvéoles sont tapissés par les « cellules muqueuses » transparentes ; à la périphérie sont les cellules foncées des croissants ou lunules.

des glandules et portent les acini ayant de 1 à 2 ^{mm} de diamètre chaque et dé composés eux-mêmes en vésicules ou cœcums glandulaires. — Le tissu conjonc tif interposé aux acini et aux culs-de-sac est riche en fibres musculaires lisses.

VÉSICULES GLANDULAIRES. — Très variables de forme, de 50 à 60 μ de diamètre. Formées d'une membrane propre, mince et amorphe, doublant un lacis de cellules plates, étoilées et anastomosées. La paroi externe des vésicules est en rapport avec des espaces lymphatiques en forme de fentes au delà desquels seulement se voit le réseau capillaire sanguin. Les vaisseaux lymphatiques sortent de la glande plus loin, dans le hile.

Les cellules salivaires qui remplissent presque tout le cul-de-sac des vési cules, ne laissant qu'une lumière de 3 μ ont des caractères différents, suivant que la glande est une glande muqueuse (sublinguale), séreuse (parotide) ou mixte (sous-maxillaire) (Heidenhain, Lavdowsky).

La glande sublinguale et les acini muqueux de la sous-maxillaire contiennent deux espèces de cellules : 1° Les cellules salivaires propres (cellules muqueuses d'Heidenhain) entourant complètement la cavité centrale, pourvues d'une membrane de cellule et d'un noyau aplati voisin de la paroi du cul-de-sac. Le corps cellulaire, très riche en mucine, a un aspect brillant et très réfringent et reste incolore tandis que le noyau fixe fortement le carmin. Ces cellules pré sentent souvent sur leur face tournée vers la paroi du cul-de-sac un prolonge ment qui s'insinue entre cette paroi et la cellule voisine. — 2° Les *lunules* de Gianuzzi situées entre la paroi du cul-de-sac et les cellules précédentes et for mant une couche discontinue, réticulée, composée de petits amas aplatis exca vés en dedans pour loger les cellules salivaires, et disposées en petits groupes (de 2 à 6 cellules), dont la coupe offre la forme d'un croissant. Les cellules des lunules (cellules protoplasmiques, cellules albumineuses, cellules séreuses de Asp) sont petites, allongées, avec un noyau elliptique. Elles sont granuleuses, foncées, ne contiennent pas de mucine et se colorent facilement. Ces deux espèces de cellules représentent le même élément à des phases différentes d'activité et de développement.

La glande parotide (glande séreuse) et les acini séreux de la sous-maxillaire ne contiennent qu'une seule espèce de cellules salivaires cuboïdes, finement granuleuses, se colorant un peu par le carmin, sans membrane, avec un noyau central épineux, facilement coloré, fortement réfringent, sans nucléole.

Les conduits excréteurs de ces glandes sont tapissés par un épithélium cylindrique dont les cellules sont striées dans leur partie externe. Chaque acinus possède un système sanguin indépendant, fourni par une artériole et une veinule dont les divisions forment entre les culs-de-sac un réseau capillaire à mailles très irrégulières. Chaque cul-de-sac est enveloppé de deux ou trois mailles vasculaires communiquant largement avec celles des culs-de-sac voisins.

NERFS DES GLANDES. — Toutes les glandes salivaires tirent leurs nerfs de deux sources : du grand sympathique et d'un nerf crânien. Ces nerfs sont destinés les uns aux vaisseaux des glandes, les autres aux éléments mêmes de la glande.

FIG. 44. — Coupe d'une glande séreuse (portion de la sous-maxillaire de l'homme).

a, alvéole glandulaire tapissé par les « cellules séreuses ou albumineuses »; — b, conduit intra-lobulaire coupé transversalement; — d, conduit coupé en long.

Les fibres nerveuses du sympathique (fibres de Remak) vont : 1° aux vaisseaux de la glande = N. vaso-moteurs; 2° aux culs-de-sac glandulaires = N. sécrétoires. Les fibres à myéline venues des nerfs crâniens, pourvues de nombreux petits ganglions sur leur trajet, vont aussi les unes aux vaisseaux, les autres aux culs-de-sac, où elles se terminent dans les cellules salivaires (Pflüger).

B. — PHÉNOMÈNES MÉCANIQUES DE LA DIGESTION BUCCALE. — MASTICATION

Ces phénomènes ont pour but de broyer et de diviser les aliments pour qu'ils puissent plus facilement être avalés et subir l'action des liquides digestifs. Les lèvres, les mâchoires, avec les dents, les joues, la langue et le voile du palais y prennent part, et, suivant le degré de consistance de l'aliment, tous ces organes ou seulement quelques-uns entrent en jeu. Les mâchoires en sont le principal agent, grâce à leurs mouvements d'écartement et de rapprochement qui opposent, avec une force plus ou moins grande, les dents d'en bas à celles d'en haut et coupent et écrasent les aliments soumis à leur action. La sensibilité de toutes les parties qui concourent à la mastication, même les dents qui ont une sensibilité tactile très délicate, joue dans ce phénomène un rôle très important. Elle nous renseigne, en effet, sur la position et le degré de consistance de l'aliment et, par suite, sur l'effort et le travail auquel il convient de le soumettre.

Les mouvements de la mastication sont des mouvements volontaires ; mais, la plupart du temps, la volonté n'intervient qu'au début et l'action réflexe suffit pour maintenir et associer ces mouvements. Les sensations produites par les aliments sont transmises au *centre masticatoire* situé dans le bulbe et la protubérance et réfléchies automatiquement par les divers nerfs moteurs des muscles masticateurs.

L'abaissement de la mâchoire est déterminé par le génio-hyoïdien, le mylohyoïdien et le ventre antérieur du digastrique aidés par les muscles sous-hyoïdiens ; l'élévation par le masséter, le temporal et le ptérygoïdien interne ; les mouvements antéro-postérieurs par les deux ptérygoïdiens et les mouvements latéraux par l'action isolée et alternative des ptérygoïdiens externes. La langue est portée en bas et en avant par le génio-glosse et l'hyo-glosse, en haut et en arrière par le stylo-glosse, tandis que ses changements de forme sont dus, en grande partie, à ses fibres propres longitudinales et transversales.

Les principaux muscles intervenant dans la mastication sont innervés par la troisième branche de la cinquième paire qui est formée de fibres mixtes, mais les muscles des joues sont aussi animés par le facial.

Les lèvres et les joues sentent d'abord l'aliment, puis elles le retiennent dans la bouche pendant la mastication et elles le ramènent sans cesse sous les arcades dentaires, ainsi que la langue, chaque fois que les dents s'écartent. Le voile du palais tient la cavité buccale fermée en arrière en s'appliquant contre la base de la langue.

Les substances alimentaires molles sont divisées en deux ou trois mouvements de mastication exécutés par les trois espèces de dents ; les substances résistantes exigent une mastication plus prolongée exécutée alors par les molaires, et, en général, d'un seul côté à la fois.

Chez les enfants à la mamelle, la mastication est nulle ; chez le vieillard elle est moins facile que chez l'adulte, surtout si les dents qui restent ne se correspondent pas ou si elles manquent tout à fait. Dans ce dernier cas, cependant, les bourrelets gingivaux pourraient encore écraser des substances qui ne sont pas trop dures, si la diminution de hauteur que présente le maxillaire inférieur dans la vieillesse n'apportait un nouvel obstacle, en limitant la rencontre des deux mâchoires à leur extrémité antérieure seule. Chez les vieux chevaux, l'allongement excessif des incisives supérieures et inférieures empêche les molaires de se toucher et, par suite, la mastication d'avoir lieu.

La mastication favorise le mélange des aliments avec la salive et aussi avec les autres liquides digestifs dont l'action est d'autant plus rapide qu'ils agissent sur des parcelles alimentaires plus ténues. De même, le chimiste concasse et porphyrise les substances sur lesquelles il veut faire agir des liquides. Tous les aliments n'ont pas besoin d'être mastiqués au même degré et les carnivores ne mâchent guère leur proie. Mais les herbivores, au contraire, ont besoin d'une mastication complète, les matières nutritives végétales étant renfermées dans des enveloppes (épiderme, épisperme, épicarpe) plus ou moins réfractaires à l'action des sucs digestifs. Réaumur et Spallanzani ont montré que de l'herbe et des graines placées dans des tubes de laiton grillagés et données à des moutons qui les avalaient ainsi, sans les mâcher, étaient rendues sans avoir été digérées. L'expérience de tous les jours montre que chez le cheval, par exemple, un grand nombre de grains d'avoine qui ont échappé à la mastication se retrouvent intacts dans les excréments, d'où l'usage qui s'est introduit d'aplatir et de concasser grossièrement ces graines avant de les donner aux animaux.

C. — PHÉNOMÈNES SÉCRÉTOIRES. — INSALIVATION

1. Les salives.	a. Parotidienne.	
	b. Sous-maxillaire.	' de la corde du tympan. " du grand sympathique. ''' paralytique.
	c. Sublinguale.	
	d. Salive des glandules buccales.	
2. La salive.	Propriétés et caractères physiques. Quantité. Caractères microscopiques. Propriétés et composition chimiques. Ferments salivaires.	
3. Mécanisme de la sécrétion.	Quantité — Intermittence de sécrétion. Influence du système nerveux. Modification des cellules salivaires. Conditions de la sécrétion. Excrétion.	
4. Usages et rôle physiologiques.	a. Divers	Audition. Phonation, etc.
	b. Digestifs	Physiques : Dissolution. Gustation. Déglutition.
		Chimiques : Saccharification de l'amidon.

1° LES SALIVES

La sécrétion[1] des différentes glandes salivaires présente des particularités chimiques et physiques bien marquées, comme l'a le premier constaté Cl. Bernard (1847), en pratiquant des fistules sur les conduits excréteurs de ces glandes chez le chien, et en plaçant sur la langue quelques gouttes de vinaigre. Il a vu alors que la salive sous-maxillaire était presque immédiatement sécrétée, suivie rapidement par la salive parotidienne, tandis que la salive sublinguale

[1] Pour une étude détaillée de la sécrétion salivaire, voy. Heidenhain et Maly, in *Handbuch der Physiologie*, von Hermann. Bd. V., 1880.

apparaissait la dernière. La salive parotidienne était claire et aqueuse, la sublinguale épaisse et visqueuse et la sous-maxillaire intermédiaire aux deux autres, et il pensa que la première servait à la mastication, la seconde à la déglutition et la dernière à la gustation.

Nous allons passer rapidement en revue les principaux caractères présentés par ces différents liquides en faisant observer qu'on retrouve dans les différentes analyses des salives publiées par les auteurs les mêmes discordances entre les résultats que nous avons déjà signalées à propos du sang, et qui tiennent soit aux procédés d'analyse, soit à la provenance, soit aux conditions dans lesquelles le liquide a été obtenu.

A. **Salive parotidienne.** — Claire et mobile comme de l'eau, non visqueuse, nettement alcaline. Ordenstein, Oehl ont vu que chez les sujets à jeun les premières gouttes sont acides, ou au moins neutres et ce n'est qu'au bout d'un moment qu'elle coule alcaline. Sa densité varie de 1.003 à 1.006. Elle est dépourvue d'éléments morphologiques. Eckhard, Dalton, l'ont obtenue chez l'homme, à l'état de pureté, en introduisant directement dans l'orifice du canal de Sténon une canule d'argent de 1 millim. de diamètre. On peut aussi employer une seringue aspiratrice à ventouse (Cl. Bernard). Son écoulement est faible si les joues et les mâchoires sont au repos, mais dès que des mouvements de mastication sont déterminés par l'introduction d'aliments, elle s'écoule en beaucoup plus grande quantité. Dalton a pu en recueillir ainsi chez l'homme sain, et d'un seul côté, 31 gr. en 20 minutes.

Eau.	983,308
Matières organiques précipitées par alcool.	7,332
Matières détruites par la chaleur, et non précipitées par alcool.	4,810
Sulfocyanure	0,330
Phosphate de chaux.	0,240
Chlorure de potassium.	0,900
Chlorure de sodium et carbonates.	3,060
	1000

Perkins et Dalton ont vu que la salive parotidienne fraîche, traitée par le perchlorure de fer, ne donne aucune trace de sulfocyanure, mais si les matières organiques sont précipitées par l'alcool, le liquide filtré, traité par le perchlorure, montre la coloration rouge caractéristique du sulfocyanure.

Elle contient une petite quantité (plus forte chez le cheval) d'une albumine analogue à la globuline, mais la mucine y fait constamment défaut et c'est pour cela que cette salive n'est pas filante. Comme matière organique importante, il faut aussi signaler la ptyaline, l'urée (Gobley) et une trace d'acide gras volatil.

D'après Oehl, le sulfocyanure est constant dans la salive parotidienne de l'homme, du chien, du chat, du lapin et du mouton. Il manquerait chez le cheval, le chien et le mouton (H. Seyler, Brettel).

B. **Salive sous-maxillaire**. — On peut l'obtenir chez l'homme et chez les animaux en plaçant une sonde dans le canal de Wharton. Elle est limpide et très fluide au début de la sécrétion, mais s'épaissit si la sécrétion se prolonge. Elle est alcaline. L'ébullition et les acides dilués la troublent. Exposée à l'air, elle se trouble en formant un dépôt de carbonate de chaux. Elle ne renferme pas de sulfocyanure chez le chien, mais elle en renfermerait chez l'homme (Longet, Œhl). Elle est riche en mucine et contient aussi un peu de ptyaline. Sa composition chez le chien est la suivante :

Eau. 991.45
Matières organiques. . . 2.89

— inorganiques. . 5.66 $\begin{cases} 4.50 \text{ Chlorure de sodium et de calcium.} \\ 1.16 \text{ Carbonate et phosphate de chaux,} \end{cases}$
1000.00 $\quad$ et phosphate de magnésie.

Les gaz de la salive sous-maxillaire du chien, analysés par Pflüger, ont donné les proportions suivantes : p. 100 cent. cubes de salive. $\begin{cases} O & = 0,6 \\ CO^2 & = 64,7 \\ Az & = 0,8 \end{cases}$

INNERVATION DE LA GLANDE SOUS-MAXILLAIRE. — Trois nerfs se rendent à la glande sous maxillaire : un rameau du facial prolongement de la corde du tympan, des rameaux du grand sympathique et des filets provenant du ganglion sous-maxillaire. Pendant la mastication, ces différents nerfs sont excités par action réflexe et la salive qui est alors sécrétée présente les caractères généraux que nous venons d'indiquer. Mais on peut exciter artificiellement et isolément chacun de ces nerfs et la salive obtenue présente alors des caractères différents (Cl. Bernard, Eckhard).

Salive de la corde du tympan. — (Cl. Bernard, Schiff). — Claire, mobile quoique mousseuse, très alcaline, densité faible (1.003 à 1.005), sans éléments figurés, contient de 12 à 14 p. 1,000 de principes solides, parmi lesquels un tiers (4 à 5) formé d'albumine et de mucine ; puis, parmi les sels, des bicarbonates de chaux et de magnésie, et des chlorures de sodium et de potassium. Se couvre à l'air d'une mince pellicule de cristaux microscopiques de carbonate de chaux ; légèrement effervescente avec les acides ; dépourvue de sulfocyanure.

Salive du grand sympathique. — Liquide trouble et blanchâtre, filant, coulant difficilement, si visqueux qu'on peut l'étirer en longs fils et qu'elle ne tombe pas d'un vase renversé, très alcaline, densité élevée (1,007 à 1,018), contenant de nombreux éléments figurés, surtout des masses gélatiniformes, très pâles, produites probablement par la transformation des cellules glandulaires, et aussi des corpuscules salivaires analogues aux leucocytes, et des globules granuleux. Elle contient de 15 à 28 p. 1,000 de matériaux solides et même jusqu'à 38 p. 100 (Heidenhain), au commencement de l'excitation. Après trois heures d'excitation ce chiffre tombe à 15 p. 1.000.

Parmi ces principes solides, il y a de l'albumine et beaucoup de mucine que l'acide acétique précipite. Les sels sont les mêmes que dans la précédente. Elle saccharifie faiblement l'amidon. Sa quantité est toujours faible.

Salive du ganglion sous-maxillaire. — Si on coupe la corde du tympan et le sympathique, l'excitation de la muqueuse linguale (électricité, éther, etc.) est transmise au ganglion sous maxillaire, d'où partent des excitations sécrétoires réflexes et la glande sous-maxillaire sécrète. Cette salive n'a pas été étudiée.

Salive paralytique. (Cl. Bernard.) — Tous les nerfs étant coupés, il se produit un écoulement de salive trouble, très peu concentrée, mobile, faiblement diastasique, qui s'arrête au bout d'un certain temps par dégénérescence graisseuse de la glande ; l'écoulement se produit même s'il n'y a qu'un seul côté d'énervé (Heindchain). Cette salivation paralytique a lieu dans l'empoisonnement par le curare qui paralyse les nerfs sécrétoires.

C. **Salive sublinguale.** — On ne peut en obtenir que quelques gouttes insuffisantes pour une étude complète. Transparente, très épaisse, très filante. Alcaline. Très riche en corpuscules amiboïdes. La plus riche de toutes en principes solides, jusqu'à 99 p. 1,000 chez l'homme (Kühne). Contient beaucoup de mucine et de ptyaline, et ce serait elle, surtout, qui donnerait à la salive mixte son pouvoir saccharifiant. Renferme du sulfocyanure.

D. **Salive des glandules.** — *Mucus buccal.* — Obtenu à part en détournant par des fistules toutes les autres salives. Très visqueux, très alcalin, riche en corpuscules salivaires d'origine peu connue. Assez semblable, en un mot, à la salive sublinguale et n'est pas simplement du mucus.

2° LA SALIVE MIXTE

Le mélange des quatre espèces de salive que nous venons d'étudier constitue la salive proprement dite telle qu'elle se rencontre dans la bouche. Il faut en distinguer les crachats bronchiques.

Caractères physiques. — Transparente ou opaline, spumeuse et un peu filante, se séparant en trois couches par le repos : 1° supérieure, spumeuse, filante ; 2° moyenne, limpide, peu filante ; 3° inférieure, sédiment blanchâtre formé de divers débris organiques. Sa *densité* varie de 1,004 à 1,009. Sa *réaction* est normalement alcaline, devient acide dans le sillon gingivo-labial par fermentation lactique de parcelles alimentaires. Sa *quantité* est variable ; chez l'homme, de 300 à 1,500 grammes par jour ; 1,000 à 2,000, d'après Bidder et Schmidt ; chez le cheval, 6 litres par heure, 40 litres par jour ; chez le bœuf, 56 litres par jour (Colin).

Caractères microscopiques. — 1° Corpuscules salivaires un peu plus gros (8 à 11 μ) que les leucocytes du sang, formés d'une masse protoplasmique sans enveloppe, avec un noyau. Les granulations du protoplasma sont animées, pendant la vie, de mouvements moléculaires. Les corpuscules présentent aussi des mouvements amiboïdes et se multiplient par scission;

2° Cellules pavimenteuses de l'épithélium buccal, très abondantes dans la salive, surtout dans les cas de catarrhe buccal;

3° Organismes parasites vivant aux dépens des résidus alimentaires; très nombreux : micrococcus ou microzymas, bactéries, bactéridies, spores de levûre, filaments de leptothrix (Ch. Robin).

Composition chimique. — Les analyses ne sont pas entièrement concordantes, soit que la salive soit naturellement variable, soit que les procédés aient différé. En voici deux pour fixer les idées (salive humaine) :

	JACUBOWITSCH.	SIMON.
Eau	995.16	991.22
Matières solides	4.84	8.78
	1.000	1.000
Ptyaline	1.34	
Urée	des traces.	Quelquefois assez abondante (Picard, Rabuteau, Ritter).
Mucine et épithélium	1.62	
Sels	1.88	
	4.84	
Phosphate de soude	0.94	Forme à lui seul la moitié des sels.
Chlorures alcalins	0.84	Forment presque l'autre moitié.
Sulfocyanure	0.06	Provenance et rôle inconnus. Il s'en élimine 130 milligr. en 24 heures. Donne à la salive par le perchlorure de fer une belle couleur rouge. Manque chez le chien.
Alcali combiné à la matière organique	0.03	
Magnésie combinée à la matière organique	0.01	
	1.88	

Ferments salivaires. — *Ptyaline.* — Le nom de ptyaline (de πτύω, je crache) a été attribué par Berzélius, Tiedmann et Gmelin, Lehmann, Mialhe, à des substances différentes, résultant du mélange de divers principes. On ne doit distinguer aujourd'hui sous ce nom que le ferment isolé et pur, préparé d'après le procédé de Cohnheim.

On traite la salive fraîche par l'acide phosphorique jusqu'à réaction acide et on sursature par l'eau de chaux. Il se précipite un phosphate de chaux basique renfermant les albuminoïdes et le ferment salivaire. On lave sur un filtre avec de l'eau distillée qui redissout le ferment, et on le précipite par l'alcool, à plusieurs reprises, pour l'avoir bien pur, et on l'évapore dans le vide.

Caractères de la ptyaline. — Poudre amorphe, blanchâtre, soluble dans l'eau, de nature azotée, brûle en donnant l'odeur de la corne brûlée. Sa solution saccharifie rapidement l'amidon. Le tannin, le sublimé et le chlorure de platine ne la précipitent pas. Elle ne donne pas la coloration jaune de l'acide xanthoprotéique caractéristique des albuminoïdes, quand on la chauffe avec AzO^5.

Bidder avait avancé que la ptyaline manque dans la salive des enfants à la mamelle jusqu'à l'apparition des dents, mais Schiffer, Korowin, Zweifel ont montré que la salive des nouveau-nés saccharifie l'empois. La ptyaline manque chez la plupart des chiens et chez le cheval, elle est très abondante chez le lapin et le cochon d'Inde.

Cl. Bernard pensait que la ptyaline fait défaut dans les salives isolées, et n'existe dans la salive mixte que par suite de l'altération de ces salives au contact de l'air dans la bouche. Mais on a montré que la salive parotidienne de l'homme extraite sans lésion de son canal excréteur, saccharifie rapidement l'empois (Eckhard, Œhl). Il en est de même des salives sous-maxillaire et sublinguale recueillies avec précaution (Longet). Vulpian, Wurtz, Robin pensent aussi que la ptyaline est élaborée et préformée dans les cellules glandulaires, et n'admettent pas qu'elle ne se forme qu'après coup. Ce qui a pu tromper Cl. Bernard, c'est que la salive des fistules artificielles chez le chien et le cheval ne saccharifie l'amidon qu'avec une extrême lenteur, et lorsqu'elle a subi, par suite, un commencement d'altération. Il y a d'ailleurs une grande inégalité entre les divers animaux, à ce point de vue.

Ferment diastasique de Wittich. — Très actif, extrait du tissu glandulaire haché, épuisé par la glycérine étendue d'eau, d'où on le précipite par l'alcool.

Ferment peptogène de Hufner. — Extrait par le même procédé des glandes salivaires du porc ; digère la fibrine en présence de 2 p. 1,000 d'acide chlorhydrique. Munck l'aurait trouvé aussi dans la salive mixte du porc et du cheval.

3° MÉCANISME DE LA SÉCRÉTION SALIVAIRE

Influence du système nerveux. — La sécrétion de la salive est sous la dépendance étroite du système nerveux, qui agit sur elle par voie réflexe, comme sur toutes les autres sécrétions. La volonté ne peut rien pour la provoquer et il faut une impression périphérique sur la muqueuse buccale, ou la vue d'un aliment, etc. Dans le cas ordinaire d'impression produite dans la bouche par un aliment, cette impression est conduite par les fibres sensitives du lingual et du glosso-pharyngien jusqu'à un centre nerveux placé dans le bulbe, d'où elle est réfléchie sur les fibres centrifuges du facial, par la corde du tympan, pour les glandes sous-maxillaire et sublinguale, par le petit pétreux superficiel pour la parotide. — Toutes les glandes salivaires reçoivent en outre une deuxième espèce de nerfs venant du grand sympathique et agissant surtout sur les vaisseaux de ces glandes (vaso-moteurs constricteurs).

SÉCRÉTION SOUS-MAXILLAIRE. — L'exposé de l'influence du système nerveux sur la sécrétion salivaire (étudiée surtout sur la sous-maxillaire) est, en général, confus et embrouillé dans la plupart des auteurs, et la notion exacte des faits positifs et rigoureusement démontrés ne s'en dégage pas très bien pour les commençants, au milieu des hypothèses récentes émises par divers physiologistes, surtout par Heidenhain. Nous croyons donc utile de suivre un ordre historique dans cet exposé.

Première période. — *On ne connaît que les effets sécrétoires bruts produits sur les glandes salivaires par l'action nerveuse.* — (Ludwig, Schiff, Czermak, Cl. Bernard.)

Ludwig montre le premier (1851) que la section du nerf lingual au-dessus du point d'émergence des rameaux glandulaires arrête la sécrétion et que la galvanisation du bout périphérique la fait reparaître et d'autant plus abondante que l'excitation est plus forte (salive du trijumeau).

Schiff (1851) et surtout Cl. Bernard (1852) montrent que l'action du lingual appartient à des fibres centrifuges anastomotiques que contient ce nerf, et que si, laissant le lingual intact, on sectionne la corde du tympan qui lui est accolée sur une certaine longueur, la sécrétion est arrêtée, tandis que l'excitation du bout périphérique l'active. C'est donc la corde du tympan et non le lingual qui régit l'activité sécrétoire de la glande sous-maxillaire ou plutôt qui porte à la glande l'impression produite sur la muqueuse et transmise au centre bulbaire par les fibres sécrétoires du lingual. L'arc nerveux qui préside au réflexe salivaire était trouvé et le rôle de chacune de ses branches déterminé.

Czermak remarque, un peu plus tard, que l'excitation du sympathique arrête la sécrétion augmentée par l'excitation du lingual (corde du tympan), il en conclut à un antagonisme des deux nerfs. Cl. Bernard confirme ce fait.

L'action sécrétoire *antagoniste* de la corde du tympan et du sympathique sur la glande sous-maxillaire est ainsi démontrée et quelques auteurs, Ludwig, Eckard, Czermak, supposent que cette action s'exerce sans intermédiaire sur les cellules sécrétantes.

Deuxième période. — *Cl. Bernard découvre l'action exercée par la corde du tympan sur les vaisseaux de la glande et admet que l'action sur les éléments glandulaires n'en est que la conséquence.*

En 1858, Cl. Bernard introduit un élément nouveau dans le problème par la découverte des vaso-dilatateurs :

Ayant mis à nu la glande sous-maxillaire d'un chien, il voit que, dans la glande au repos, le sang revenant par les veines est très noir. Si, au contraire, on fait sécréter la glande en mettant une goutte de vinaigre sur la langue, les vaisseaux se dilatent immédiatement, le sang revenant par les veines est rutilant, sa pression est considérablement accrue et sa vitesse quatre fois plus considérable. En même temps, il s'écoule en abondance une salive limpide et aqueuse (salive de la corde). Si on coupe alors la corde du tympan, les vaisseaux diminuent de calibre, le sang reprend sa couleur noire, et la sécrétion s'arrête. Cl. Bernard admet donc que la corde du tympan excite la sécrétion salivaire en activant la circulation de la glande. L'excitation du sympathique (ou son action exclusive, la corde étant coupée), arrête cette sécrétion en diminuant la circulation (vaso-constricteur). Le résultat brut de l'expérience fit croire à Cl. Bernard que la sécrétion dépendait de la vascularisation de la glande. Une étude plus approfondie fit voir qu'il n'en était rien.

Troisième période. — *Ludwig établit l'indépendance des effets nerveux sécrétoires par rapport aux effets nerveux vasculaires, c'est-à-dire l'existence, à côté* de *fibres* vasculaires, *de fibres sécrétoires propres dans la corde du tympan et le sympathique. Pflüger décrit les terminaisons de ces fibres sécrétoires.*

Déjà, à la suite de ses premières expériences, Ludwig croyait à l'existence de fibres nerveuses sécrétoires. Après la découverte de l'action vaso-dilatatrice de la corde, il maintint encore l'indépendance de la sécrétion par rapport à la circulation, en l'appuyant sur les preuves suivantes : 1° l'excitation de la corde du tympan produit la sécrétion après la ligature des carotides, ou sur une tête qu'on vient de séparer du tronc, c'est-à-dire alors même qu'on empêche le sang d'arriver à la glande ; 2° la pression et la température de la salive, dans le canal de Wharton, sont supérieures à la température et à la pression du sang dans les artères de la glande, donc la sécrétion n'a pas lieu par transsudation congestive.

Pflüger vient donner une démonstration anatomique à l'opinion de Ludwig en découvrant les terminaisons des nerfs sécrétoires dans les glandes où elles vont se perdre dans les cellules salivaires elles-mêmes, d'après plusieurs modes qu'il décrit et figure.

Heidenhain montre que, chez un chien empoisonné par le sulfate d'atropine, l'électrisation de la corde du tympan produit ses effets vasculaires habituels, les vaisseaux se dilatent, le sang veineux reste rouge, etc., mais qu'aucune salivation n'a lieu parce que les fibres *sécrétoires* ont été paralysées par l'atropine, qui n'agit pas sur les fibres vasculaires.

Les expériences de Ludwig, d'Heidenhain, etc., prouvent donc qu'il n'y a aucune connexité *nécessaire* entre les modifications de la circulation glandulaire produites par la corde du tympan et les phénomènes concomitants de suractivité sécrétoire. On peut les produire isolément. Il y a donc, dans la corde du tympan, deux ordres de fibres : 1° vaso-dilatatrices ; 2° sécrétoires.

D'autre part, Bidder, Heidenhain, etc., montrent que le sympathique lui-même contient des fibres sécrétoires, à côté des fibres vaso-constrictives, et que son excitation n'arrête la sécrétion, ainsi que l'a vu Czermak, qu'après l'avoir préalablement exagérée (salive sympathique).

La plupart des physiologistes admettent aujourd'hui tous ces faits. Quelques-uns, cependant, avaient conservé des doutes et formulé des objections, mais les récentes expériences de Jolyet viennent d'apporter dans le débat des preuves irréfutables. Déjà en 1879, Jolyet et Laffont avaient vu qu'après la section du facial dans le crâne, il y a abolition de la sécrétion des glandes sous-maxillaire et sublinguale et que, de plus, quinze jours ou trois semaines après la section du nerf, l'excitation de la corde du tympan laisse intacts les phénomènes vaso-dilatateurs des glandes salivaires tandis que les phénomènes sécrétoires restent abolis.

Les nerfs vaso-dilatateurs contenus dans la corde ne proviennent donc pas du facial ni de l'intermédiaire sectionné en même temps. Dans une autre expérience sur le chien curarisé, ils avaient vu que la section du tronc du trijumeau et l'excitation du bout périphérique provoquent la dilatation des vaisseaux de la glande sous-maxillaire sans aucun effet sécrétoire. Ces expériences rapprochées montrent donc que la corde du tympan contient des filets nerveux vaso-dilatateurs et excito-sécrétoires, originellement et fonctionnellement distincts, les vaso-dilatateurs lui étant fournis par la cinquième paire, les sécrétoires venant de la septième (facial et intermédiaire).

Enfin, une nouvelle expérience (août 1885) de Jolyet, vient de mettre hors de doute l'existence des fibres sécrétoires et leur indépendance par rapport aux fibres vasculaires. En effet, en excitant directement le facial à son origine dans le crâne, on provoque une sécrétion abondante de la glande sous-maxillaire sans aucune injection des vaisseaux de la glande ni de la langue. Inversement, en excitant le lingual au-dessous de l'origine de la corde, on produit une rougeur énorme de la moitié correspondante de la langue et, par action réflexe, la sécrétion et la dilatation paralytiques des vaisseaux de la glande sous-maxillaire.

Quatrième période. — *Heidenhain pousse plus loin la théorie de Ludwig et établit dans les fibres nerveuses sécrétoires deux espèces de fibres en rapport avec les deux espèces de cellules salivaires.*

D'après Heidenhain, les fibres sécrétoires de la corde du tympan et du sympathique comprendraient des fibres *mucipares* ou trophiques en relation avec les cellules salivaires muqueuses et provoquant les métamorphoses chimiques du protoplasma de ces cellules, et des fibres *sécrétoires* simples en rapport avec les cellules albumineuses (V. p. 80) et provoquant l'*afflux liquide.*

L'excitation de la corde qui contient peu de fibres mucipares et beaucoup de fibres sécrétoires donne une salive pauvre en mucine; celle du sympathique, au contraire, qui contient beaucoup de fibres mucipares et peu de fibres sécrétoires, donne une salive riche en mucine.

Ces fibres mucipares et sécrétoires sont contenues dans les mêmes troncs nerveux que les fibres vasculaires et excitées en même temps qu'elles, quand on excite le tronc nerveux.

SÉCRÉTION SUBLINGUALE.— Même structure, même innervation, mêmes actions nerveuses que pour la sous-maxillaire.

SÉCRÉTION PAROTIDIENNE. — La parotide ne contiendrait pas de cellules muqueuses. Elle est innervée par :

des nerfs *vasculaires* { Cérébraux : Vaso-dilatateurs = N. glosso-pharyngien. Sympathiques : Vaso-constricteurs = N. sympathique.

et des nerfs *glandulaires* { Cérébraux. { facial . . . . } p' pétreux superficiel. { glossopharyngien} Sympathiques = N. sympathique.

Les phénomènes nerveux sont beaucoup moins sensibles pour cette glande que pour les deux autres. D'après Heidenhain, ils seraient, d'ailleurs, du

[1] Le sympathique ne paraît pas intervenir à l'état normal dans la sécrétion.

même ordre; mais, pour d'autres, ils seraient différents. La question est donc encore très obscure en ce qui concerne cette glande.

Modifications des cellules salivaires par la sécrétion. — L'examen histologique du tissu glandulaire observé après une abondante salivation (excitation de la corde du tympan) a montré à Heidenhain, à Lavdowsky et à Beyer que les cellules *muqueuses* se détruisent et que leurs débris sont éliminés, tandis que les cellules des *croissants* se multiplieraient pour remplacer les pré-

FIG. 45. — Coupe d'une glande muqueuse après une forte excitation
électrique.

Les alvéoles sont tapissés par de petites
cellules granuleuses.

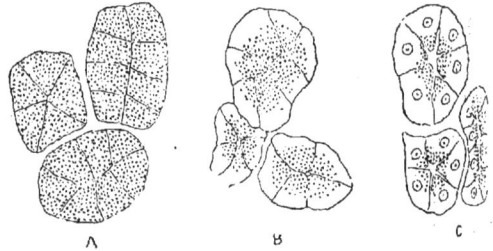

FIG. 46. — Alvéoles d'une glande séreuse.

A. au repos ; — B, premier état de sécrétion ;
C, sécrétion prolongée (Langley).

cédentes détruites pendant la sécrétion. Pour Ranvier, les cellules muqueuses se vident simplement de leur mucine, sans se détruire, et les cellules des croissants fournissent la sécrétion salivaire proprement dite et la ptyaline. Dans les glandes albumineuses ou séreuses, il n'y a pas fonte cellulaire, mais simplement exosmose à travers le protoplasma épithélial du produit de ce protoplasma, et de gonflées de granulations qu'elles étaient, les cellules deviennent petites et transparentes.

Conditions de la sécrétion salivaire. — A l'état physiologique la production de salive a toujours lieu par une action réflexe dont le point de départ peut être dans les terminaisons des nerfs suivants : 1° nerfs du goût (impression des aliments, goutte de vinaigre, etc.); 2° nerfs olfactifs (certaines odeurs); 3° nerfs tactiles de la muqueuse buccale (mouvements de mastication, mouvements de la langue dans la parole, nausée) ; 4° nerfs de l'estomac (arrivée des aliments). L'excitation peut partir des centres nerveux (vue des aliments, souvenir). Expérimentalement, la sécrétion est provoquée par l'excitation du lingual, du glosso-pharyngien, du pneumogastrique, du sympathique, du bout central, du sciatique ; par l'action de diverses substances circulant dans le sang (camphre, curare, pilocarpine, chloroforme, sels de mercure, etc.), par l'excitation des centres nerveux salivaires (noyau du facial et du glossopharyngien),

Centre réflexe. — Le centre de la sécrétion salivaire est dans le bulbe, au niveau du noyau du facial et du glosso-pharyngien, et c'est là aussi que les fibres sympathiques ont leur centre (Grützner et Chlapowski). Cette région est en connexion avec les fibres du cerveau, ce qui explique que la représentation ou le souvenir d'un mets agréable, surtout dans l'état de jeûne, provoque la sécrétion d'une certaine quantité de salive.

L'excitation mécanique directe de ce centre amène la sécrétion salivaire; il en est de même de l'asphyxie (suffocation).

Arrêt réflexe de la sécrétion salivaire. — Il peut-être produit par les émotions morales (verre d'eau des orateurs), par l'excitation du sympathique (Czermack), par l'éventration chez les animaux curarisés (Pawlow), par l'atropine et les narcotiques.

Excrétion de la salive. — Se fait par la *vis a tergo*. La pression qui résulte de cette force, ainsi que de la contraction des canaux excréteurs, peut dépasser la pression sanguine et produire une espèce d'éjaculation salivaire. Dans le canal de Wharton, la pression peut atteindre 250 millimètres de mercure (Bidder, Heidenhain) pendant la galvanisation de la corde du tympan; 118 seulement dans le canal de Sténon.

4° USAGES ET RÔLE PHYSIOLOGIQUE DE LA SALIVE

A. Divers. — La salive, en humectant la bouche, facilite les mouvements de la langue dans la phonation; en donnant lieu à de petits et fréquents mouvements de déglutition, elle détermine indirectement l'ouverture de la trompe d'Eustache et l'entrée de l'air dans la caisse du tympan et facilite l'audition.

B. Digestifs. — 1° *Physiques.* — Les usages physiques consistent à dissoudre les parties solubles des aliments et en faciliter la gustation (salive sous-maxillaire, Cl. Bernard): à ramollir les substances insolubles pour en faciliter la mastication (salive parotidienne), à lubréfier le bol alimentaire pour en aider la déglutition (salive sublinguale).

Bien que ces attributions diverses des différentes salives aient été contestées par Longet, elles paraissent exactes d'une façon générale. Les animaux qui exercent de grands efforts masticatoires : ruminants, solipèdes, ont ces glandes beaucoup plus développées que les carnivores qui avalent leur proie sans la mâcher. Les oiseaux qui ne mâchent ni ne goûtent ont des parotides peu développées et sont, dans beaucoup de groupes, dépourvus de sous-maxillaires.

2° *Chimiques. Saccharification de l'amidon.* — La salive mixte de l'homme transforme, par un processus assez compliqué (Nasse, Musculus), l'amidon cuit en dextrine puis en sucre (Leuchs, Mialhe), comme il est facile de s'en assurer en mâchant une bouchée de pain qu'on crache, et sur laquelle on fait alors agir la liqueur de Fehling qui donne la réaction caractéristique de la glycose. Mais l'amidon cru n'est saccharifié que lentement et très difficilement, au bout de plusieurs heures et même de plusieurs jours.

En ce qui concerne les animaux, la salive ne possède pas, chez tous, le pouvoir saccharifiant, au même degré. La salive mixte du cochon d'Inde est plus active que celle de l'homme sur l'amidon cuit, mais celle du lapin l'est moins et celle du rat encore moins. La salive du chat n'a aucun action, celle du chien est faible et, chez beaucoup d'herbivores, la puissance diastasique n'est pas plus grande que chez les carnivores. Avec la salive du mouton, du bœuf, du cheval, il faut 15 à 20 minutes avant d'observer un commencement de transformation de l'empois.

Sur l'amidon cru la salive de ces animaux n'agit pas.

En faisant des digestions artificielles avec la salive, on voit que les salives qui n'ont pas, à l'état frais, le pouvoir diastasique l'acquièrent en s'altérant; et cette altération est assez rapide : ce qui a porté Cl. Bernard à penser que chez l'homme, par exemple, la salive mixte n'était saccharifiante que par ce qu'elle représente les salives isolées ayant subi un commencement d'altération dans la bouche. La putréfaction complète de la salive détruit le pouvoir diastasique.

A l'état physiologique, la salive ne doit donc avoir, dans la digestion chimique des aliments féculents, qu'un rôle peu considérable. Chez l'homme, elle agit assez rapidement pour pouvoir commencer la saccharification de l'amidon cuit, mais, chez les animaux qui ne consomment que de la fécule crue, la salive n'exerce aucune action chimique sur cette fécule et son rôle se borne aux usages physiques que nous avons déjà indiqués. — Dans le cas où la saccharification commence dans la bouche, elle paraît pouvoir se continuer, quoique faiblement, dans l'estomac où elle serait même favorisée par le milieu acide (C. Richet). La salive est sans action chimique sur tous les autres hydrocarbonés, tels que gommes, pectose, sucres, celluloses.

D. — RÉSULTATS DE LA DIGESTION BUCCALE

Sous l'influence des actions physiques exercées sur les aliments par la mastication et l'insalivation, ces aliments se trouvent transformés en une pâte molle et ductile propre à être facilement avalée, dans laquelle les matières azotées et grasses n'ont subi aucun changement, tandis que la fécule cuite peut avoir subi un commencement de transformation chimique.

E. — TROUBLES DE LA DIGESTION BUCCALE

A. **Troubles mécaniques**. — Plusieurs causes peuvent empêcher ou rendre incomplète la mastication des aliments. Nous avons déjà signalé l'absence de dents et l'atrophie du maxillaire chez les vieillards et vu qu'il en résulte différents troubles dyspeptiques. Il en est de même d'un grand nombre d'affections des mâchoires ou de la bouche en général.

Nous y joindrons les paralysies. Les muscles les plus importants de la mastication sont innervés par la branche masticatrice du trijumeau qui est mixte, mais ceux des joues sont aussi innervés par le facial. Cependant si le trijumeau est paralysé, ce dernier nerf ne suffit plus à produire les mouvements combinés nécessaires pour la mastication. On voit par là que ces mouvements sont des mouvements associés dont l'exécution dépend de la partie des centres nerveux d'où naissent les actions motrices. D'autre part, si le trijumeau est sain, tandis que le facial est paralysé, la mastication se fait sans difficultés, tandis que les mouvements respiratoires et expressifs sont paralysés. Si la portion sensible du trijumeau est paralysée, la mastication est très imparfaite bien que le pouvoir moteur ne soit en rien diminué; car les muscles ne peuvent exécuter les mouvements associés sans être guidés par des impressions sensitives, de sorte que les aliments se placent entre les dents et les joues ou sous la langue, et ne peuvent pas être amenés dans la position favorable à leur trituration.

B. **Troubles sécrétoires.** — SALIVATION OU PTYALISME. — L'hypersécrétion salivaire peut être la suite d'une lésion de la muqueuse buccale et pharyngienne provoquant, par l'irritation des nerfs sensitifs, la sécrétion réflexe. C'est la salivation symptomatique qu'on observe dans toutes les maladies de la bouche, éruption des dents chez les enfants, l'odontalgie, les névralgies du trijumeau, et après l'absorption de certaines substances : mercure, sels de plomb, émétique, physostigmine, digitaline, jaborandi. Certains états nerveux ou un état de souffrance de l'organisme peuvent provoquer, par une relation mal connue, une salivation sympathique : la nausée, l'embarras gastrique, certaines gastralgies, la grossesse, l'hystérie, l'épilepsie et la rage.

ACRINIE SALIVAIRE. — La salive est généralement diminuée ou supprimée dans les maladies aiguës fébriles, surtout la fièvre typhoïde, dans le mal de Bright et la polyurie diabétique ou simple. Certaines substances telles que les opiacés et les solanées, surtout l'atropine, diminuent la sécrétion salivaire en paralysant les nerfs sécrétoires.

ALTÉRATIONS PHYSICO-CHIMIQUES. — 1° *Acidité.* — Très fréquente, comme nous l'avons vu, dans la salive du repli gingivo-labial par fermentation de parcelles alimentaires, débris d'épithélium, etc. ; s'observe aussi dans plusieurs maladies de la bouche (muguet) et de l'estomac (gastrites, cancer), dans le diabète, dans les fièvres, surtout la fièvre typhoïde.

2° *Principes anormaux.* — On a signalé l'acide lactique chez les diabétiques où il attaque la substance calcaire des dents et produit la carie diabétique, les matières colorantes biliaires? dans les maladies du foie, l'urée et l'albumine en proportion énorme (Vulpian), chez les brightiques, la leucine chez les hystériques. C'est aussi par la salive que s'éliminent le mercure, la potasse, les iodures et les bromures, l'iode et le brome libres qui prennent la place d'une quantité équivalente de chlore dans les chlorures normaux de la salive.

3º *Calculs salivaires.* — La salive renferme des sels (carbonates et phosphates de chaux) dont la précipitation peut se faire dans les voies salivaires, surtout les canaux de Sténon et de Wharton. Ces cristaux cimentés par des matières organiques forment des concrétions plus ou moins volumineuses, à couches concentriques, qui peuvent obstruer les conduits salivaires.

Tartre dentaire. — Son origine et sa composition sont les mêmes que celles des calculs salivaires.

III. — TRAVERSÉE PHARYNGO-ŒSOPHAGIENNE ou DÉGLUTITION

La déglutition est l'acte mécanique par lequel l'aliment, la digestion buccale étant finie, est transporté de la bouche dans l'estomac pour subir dans ce second réservoir, une nouvelle série d'opérations mécaniques et chimiques qui constituent la digestion stomacale. La déglutition consiste donc dans la traversée du canal qui réunit la bouche à l'estomac, et cette traversée serait des plus simples si ce canal n'était, à son origine, croisé lui-même par le conduit respiratoire, croisement d'où résulte la formation d'un véritable carrefour et la présence de quatre orifices dans lequel le bol alimentaire peut s'engager. Pour éviter qu'il ne s'engage dans les orifices respiratoires, où il ferait fausse route, ces orifices sont munis de véritables soupapes dont l'occlusion doit coïncider exactement avec le passage du bol. Il se fait donc une série de mouvements associés très compliqués que nous allons étudier en les divisant, à l'exemple de Magendie et de Gerdy, en trois temps.

Déglutitions isolées. — Dans le premier temps, l'aliment, rassemblé en bol, est amené jusqu'à l'orifice de l'isthme du gosier en deçà duquel il reste un temps très court, mais pendant lequel on peut encore surseoir à son introduction ; dans le deuxième temps, il franchit d'un seul coup le pharynx et arrive jusqu'à l'orifice supérieur de l'œsophage ; dans le troisième temps, il traverse l'œsophage et arrive dans l'estomac.

Quelques auteurs, Moura, Arloing, ont fait remarquer avec raison que le temps buccal n'appartient pas en réalité à la déglutition, mais plutôt à la fin de la mastication, et ils ne distinguent en conséquence que deux temps dans la déglutition : le temps pharyngien et le temps œsophagien.

PREMIER TEMPS. (*T. buccal.*) — Quand les aliments sont suffisamment divisés et humectés et se trouvent réduits en une pâte molle, ils produisent une sensation confuse qui nous avertit qu'ils peuvent être avalés. La bouche se ferme alors et les aliments sont rassemblés en bol sur le dos de la langue. La pointe de celle-ci d'abord, puis, successivement, tous les points de sa surface, de la pointe à la base, s'appliquent à la voûte du palais et au voile tendu par la contraction de ses muscles, et le bol pressé de toutes parts, sauf en arrière, glisse dans cette direction. Arrivé au niveau de l'isthme, il donne lieu à une sensation vague, fugace, qui nous porte à déglutir ou plutôt à faire un nouvel effort pour le pousser dans l'orifice rétréci du gosier. Jusque-là, tous les mouvements imprimés au bol sont soumis à la volonté. Mais, arrivé dans cet orifice, la déglutition proprement dite commence, et l'action réflexe et involontaire intervient seule.

DEUXIÈME TEMPS. (*T. pharyngien.*) — Le bol engagé dans l'isthme est saisi rapidement par un mouvement convulsif du pharynx et porté jusqu'à l'ouverture supérieure de l'œsophage. Dans ce trajet, il a évité les arrière-narines et les voies respiratoires dont l'occlusion s'est faite par des mouvements réflexes instantanés et simultanés avec ceux du pharynx, et dont nous allons indiquer le mécanisme. Ces mouvements sont au nombre de cinq :

1° *Ascension de la partie inférieure du pharynx.* — Les parties inférieures et moyennes du pharynx s'élèvent d'une part en suivant l'ascension simultanée du larynx, d'autre part au moyen des muscles propres du pharynx.

Il est facile de se rendre compte de l'élévation du larynx en mettant le doigt sur la pomme d'Adam, et les connexions intimes du larynx et du pharynx (insertion du constricteur inférieur sur les cartilages) expliquent que ce dernier soit entraîné par les mouvements du premier. Cette élévation du larynx exige que la bouche soit fermée et la mâchoire inférieure préalablement fixée par les muscles masticateurs, pour permettre la contraction des muscles sus-hyoïdiens. On ne pourrait pas avaler la bouche ouverte et la mâchoire pendante.

La contraction simultanée des muscles propres du pharynx (stylo-pharyngiens et pharyngo-staphylins) contribue aussi à l'élévation du pharynx qui va, en quelque sorte, au-devant du bol alimentaire.

2° *Contraction du pharynx.* — Le pharynx saisit lui-même l'aliment, au moment où il traverse l'isthme, comme par un mouvement d'escamotage exécuté par le constricteur supérieur et le pharyngo-staphylin. A peine le bol a-t-il été saisi, que par la contraction successive de haut en bas du pharynx, il se trouve entraîné à l'entrée de l'œsophage. Le larynx et le pharynx retombent alors aussitôt, dans les déglutitions isolées. La rapidité de ce temps de la déglutition est expliquée par la nécessité de ne pas intercepter longtemps le passage des voies respiratoires.

3° *Occlusion des fosses nasales.* — Elle est due à un double mouvement : 1° la contraction des piliers postérieurs du voile du palais (Gerdy, Dzondi qui forment un sphincter oblique dont l'occlusion, facile à constater directement, partage le pharynx en deux portions, l'une supérieure nasale, l'autre inférieure que suit le bol. Le rapprochement des deux piliers postérieurs se fait « à l'instar de celui d'une paire de rideaux » (Dzondi). Ce mouvement de rideau n'existerait pas pour Arloing, et l'occlusion serait due exclusivement au soulèvement du voile palatin. — 2° L'élévation du voile du palais, niée par quelques auteurs, mais observée directement sur des blessés ou des opérés (Bidder, Kobelt, Maisonneuve) et sur des chiens (Fiaux) est démontrée aussi par l'expérience de Debrou dans laquelle on voit basculer, à chaque déglutition, un stylet introduit par les narines jusque dans l'arrière-cavité des fosses nasales, et par les expériences de Carlet et d'Arloing. C'est par un mécanisme en tout semblable que le voile se relève et ferme la communication des fosses nasales avec le pharynx, dans la douche nasale de Weber.

Maissiat avait admis une dilatation du pharynx et, par suite, une aspiration du bol ; Arloing a montré que cette dilatation est réelle et que la raréfaction de l'air, au-devant du bol, peut aider son cheminement, mais n'en est pas la seule cause. Le même auteur a signalé également une action aspiratrice exercée sur le bol par une dilatation thoracique qui se produit toujours à chaque déglutition.

4° *Occlusion du larynx.* — Cette occlusion est due à la culbute de l'épiglotte déterminée non par le poids du bol alimentaire lui-même (Galien), mais par le déplacement en arrière de la base de la langue (Albinus). En outre le larynx en s'élevant, ainsi que nous l'avons dit, s'incline obliquement en avant et va cacher son ouverture sous l'épiglotte (Bérard). Le rabattement des petits cartilages placés au sommet des cartilages aryténoïdes contribue aussi à l'occlusion du larynx.

Bien que l'épiglotte joue ainsi un rôle important, son absence n'empêche pas la déglutition régulière des solides qui n'exige pas une occlusion très parfaite, comme on a pu s'en assurer chez l'homme, après des lésions de cet organe, ou chez des chiens auxquels on l'avait enlevée. Le bourrelet de la base de la langue, sous lequel vient buter l'orifice du larynx, suffit pour en protéger l'entrée. Mais il n'en est pas toujours ainsi pour les liquides, car lorsque la déglutition d'une ou plusieurs gorgées est achevée, il reste toujours sur le dos de la langue quelques gouttes de liquide qui se réunissent, s'écoulent vers l'œsophage et tomberaient dans le larynx si elles ne rencontraient l'épiglotte sur laquelle elles glissent, à droite et à gauche, comme sur un toit. Cependant, même avec l'épiglotte excisée, un chien peut boire sans qu'aucune goutte entre dans le larynx, s'il boit tranquillement et si, notamment, après avoir fini de boire, il peut faire quelques mouvements de déglutition isolés pour entraîner les dernières gouttes de liquide restées sur sa langue (Schiff). Dans le cas contraire, ces gouttes entrent dans le larynx et provoquent la toux.

Pendant la déglutition, il se produit aussi une occlusion de la glotte elle-même ainsi qu'Haller l'a le premier signalé. Mais ce n'est qu'une occlusion de précaution destinée à empêcher la pénétration des particules liquides ou solides dans la trachée, dans le cas où elles seraient tombées dans la partie sus-glottique du larynx, ce qui n'arrive pas normalement. Lorsque cette chute a lieu, la vive sensibilité de cette partie de la muqueuse laryngienne provoque des efforts de toux très violents qui expulsent les particules étrangères. Si la sensibilité est paralysée (section du laryngé supérieur), le réflexe toux n'a plus lieu et les aliments arrivés jusque-là entrent dans la trachée.

Longet a montré que cette occlusion de la glotte se faisait sous l'action du constricteur inférieur du pharynx innervé par le spinal qui plie le cartilage thyroïde sur lequel il s'insère, et non sous l'action des muscles vocaux. — Une triple protection des voies respiratoires est ainsi réalisée : 1° par la base de la langue ; 2° par l'épiglotte ; 3° par l'occlusion de la glotte.

5° *Occlusion de l'isthme du gosier.* — Après que l'aliment a été saisi par le pharynx, les muscles des piliers antérieurs se contractent et se rapprochent et n'interceptent plus qu'une étroite boutonnière dont la langue soulevée complète l'occlusion. Le retour du bol alimentaire dans la bouche est ainsi rendu impossible et il faut qu'il descende vers l'œsophage. Cette occlusion persiste tout le temps de la déglutition pharyngienne.

Troisième temps. (*T. œsophagien.*) — Le bol étant une fois rendu à l'entrée de l'œsophage provoque par sa présence les contractions péristaltiques de ce canal qui le conduisent de proche en proche jusqu'à l'estomac. La progression n'est pas instantanée, et lorsque nous avalons des aliments trop chauds, durs, secs ou mal mâchés, nous sentons que leur descente est assez lente, ce qui s'explique par la nature des fibres musculaires qui sont lisses dans les deux tiers inférieurs de l'œsophage, tandis qu'elles sont striées dans le tiers supérieur et dans le pharynx dont les contractions sont au contraire très brusques. La pesanteur qu'on a invoquée est à peu près sans action, tout le monde a vu des acrobates boire et manger la tête en bas et beaucoup d'animaux, le cheval par exemple, font cheminer leurs boissons dans le sens opposé à la pesanteur. On a cherché à mesurer la force de la déglutition et on a vu que, sur des chiens, elle peut entraîner des bols retenus par un poids d'une livre (Mosso). Mais elle est bien plus faible chez l'homme et ne dépasse pas 15 gr. (Lannegrâce).

Ranvier a montré que le bol s'arrête un certain temps (de 4 à 20 secondes), avant de franchir le cardia, et il a désigné cet arrêt sous le nom de QUATRIÈME TEMPS (*T. cardiaque*).

La déglutition ne peut pas se faire complètement à vide et sous la simple influence de la volonté, car il faut une impression locale pour provoquer le réflexe, mais quelques gouttes de salive suffisent à le provoquer et nous faisons ainsi, d'une façon inconsciente, dix à douze déglutitions par minute. Ces déglutitions s'accompagnant de l'ouverture de la trompe d'Eustache, renouvellent l'air dans l'oreille moyenne et favorisent l'audition.

La base de la langue, en venant toucher les parois du pharynx, peut aussi suffire pour provoquer un mouvement de déglutition qui peut entraîner de l'air (Magendie) à défaut de salive. Le tic des chevaux consiste dans une déglutition d'air.

Déglutitions associées.

—Les faits précédents s'appliquent aux mouvements isolés de déglutition tels qu'ils sont exécutés pour les aliments solides ou pour une seule gorgée de liquide (salive ou boisson). Mais on constate quelques légères différences s'il s'agit d'un grand nombre de déglutitions associées et rapides comme quand on boit une certaine quantité de liquide : 1° le temps buccal n'existe pour ainsi dire pas ; 2° le larynx et le pharynx s'élèvent et s'abaissent moins à chaque gorgée, mais font rapidement de très courtes oscillations ; 3° l'occlusion du larynx par l'épiglotte est presque indispensable ; 4° il

n'y a pas de contraction de l'œsophage qui reste inerte et est réduit tout
entier à l'état de tube de conduction (Arloing).

Innervation, centre de la déglutition. — De même qu'elle est impuissante
à provoquer la déglutition, la volonté est impuissante à l'arrêter lorsqu'elle
est commencée ; c'est donc un acte exclusivement réflexe dont les nerfs centripètes sont : le trijumeau (voile du palais), le glosso-pharyngien (langue,
pharynx), le pneumo-gastrique (pharynx, œsophage) ; le centre de réflexion :
les olives accessoires du bulbe ; les nerfs centrifuges : le glosso-pharyngien
(constricteurs du pharynx), le facial (péristaphylin interne), l'hypoglosse
(langue), le trijumeau (péristaphylin externe, muscles sus-hyoïdiens, muscles
masticateurs), et le pneumo-gastrique (œsophage). La sensibilité de l'œsophage
ne suffit pas pour exciter le centre réflexe, et quand le bol est arrêté dans ce
conduit du moins dans sa portion cervicale, par suite de la faiblesse de l'onde
péristaltique, il faut pour l'entraîner un nouveau mouvement de déglutition
partant du pharynx, c'est-à-dire que l'excitation doit partir des points innervés par le glosso-pharyngien. Kronecker et Meltzer ont montré qu'une vive
excitation de ce nerf arrête la déglutition (2e et 3e temps), tandis que sa section, des deux côtés, produit une contracture de l'œsophage et du cardia.

Le caractère essentiellement réflexe de la déglutition est bien évident pendant le sommeil, ou dans l'apoplexie cérébrale où elle peut encore s'exécuter,
pourvu que les centres bulbaires ne soient pas atteints.

IV. — DIGESTION STOMACALE

A. L'estomac. Muscles et glandes.
B. Phénomènes mécaniques.
C. Phénomènes sécrétoires.
                (Étude physico-chimique.
Suc gastrique. } Action sur les aliments.
                (Mécanisme de la sécrétion.
   Mucus pylorique.
D. Résultats de la digestion stomacale.
E. Troubles de la digestion stomacale.

A. — L'ESTOMAC, MUSCLES ET GLANDES

L'estomac est l'organe où s'accomplit un des actes les plus importants de la
transformation des aliments, et les anciens physiologistes en avaient tour à tour
fait un moulin ou une cornue, suivant qu'ils attribuaient plus d'importance au
rôle mécanique ou au rôle chimique de ce viscère. On sait aujourd'hui que ces
deux rôles ne s'excluent pas.

Éléments moteurs. — La partie motrice de l'estomac est constituée par trois
plans concentriques de fibres musculaires lisses : 1º longitudinales ou externes,

2° circulaires ou moyennes; 3° elliptiques ou en anses internes. Les deux premiers plans de fibres sont à peu près continus et occupent toute la surface de l'estomac, les fibres elliptiques n'existent qu'au niveau de la grosse tubérosité. De ces fibres, les premières sont la continuation des fibres longitudinales de l'œsophage et forment un plan très mince; les autres viennent de la couche de fibres circulaires de ce conduit, couche qui se dédouble en deux plans : l'un externe, dont les fibres quittent leur direction primitive pour devenir régulièrement circulaires à l'estomac ; l'autre interne, dont les fibres restent à peu près horizontales et embrassent, comme une anse, la grosse tubérosité et viennent se perdre en éventail sur les faces antérieure et postérieure de l'organe.

On sait combien cette tunique musculaire de l'estomac est épaisse et puissante chez les oiseaux granivores.

La couche circulaire s'épaissit considérablement au niveau du pylore et constitue en ce point un véritable sphincter.

Cette tunique musculaire est innervée par un plexus nerveux provenant du pneumogastrique et du grand sympathique (*plexus myentericus*) qui contient,

FIG. 47. — Plexus myentérique.

aux entre-croisements de ses mailles, de nombreuses cellules nerveuses constituant là des ganglions microscopiques pouvant jouer le rôle de centres périphériques.

Éléments sécréteurs ou glandulaires. — La tunique interne ou muqueuse de l'estomac est caractérisée par ses innombrables glandes (plus de 5 millions) auxquelles est dévolue la partie chimique de la digestion stomacale. Ces glandes ont la forme de tubes composés, leur direction est perpendiculaire à la muqueuse, leur longueur de $1/2^{mm}$ à $1^{mm} 1/2$ et leur diamètre de 70 à 80 μ. Au point de vue de leur structure et de leurs usages, elles se divisent en deux espèces : 1° glandes à pepsine réparties dans tout l'estomac; 2° glandes à mucus localisées dans l'antre du pylore.

Les *glandes à pepsine* sont caractérisées par l'existence de deux sortes de cellules (Heidenhain, Rollet) : 1° des cellules prismatiques, régulières, claires, finement granulées, formant autour de l'étroit canal de la glande une couche continue : cellules principales (Heidenhain), indistinctes, adélomorphes (Rollet); 2° des cellules fortement granuleuses, se colorant en noir par l'acide osmique, teintes fortement par le noir ou le bleu d'aniline, ne formant pas une couche continue, mais répandues çà et là entre la couche des cellules principales et la membrane propre qu'elles soulèvent : cellules bordantes (Heidenhain), distinctes, délomorphes (Rollet). D'après Heidenhain, les cellules principales sécréteraient la pepsine, tandis que les cellules bordantes produiraient l'acide chlorhydrique.

Les *glandes à mucus* localisées dans la région pylorique ne contiennent qu'une seule espèce de cellules analogues aux cellules principales des glandes

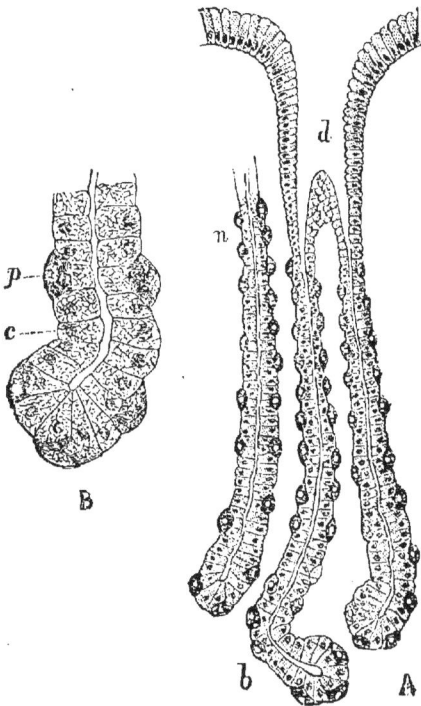

FIG. 48. — Glandes à pepsine.

A, grossissement moyen ; — *b*, cul-de-sac ;— *d*, conduit excréteur *n*, collet ; — B, cul-de-sac à un fort grossissement ; — *c*, cellules principales ; — *p*, cellules bordantes (d'après Klein).

FIG. 49. — Glandes à mucus et coupe de la muqueuse pylorique.

s, surface libre : — *d*, conduit des glandes à mucus ; — *n*, collet ; — *m*, les tubes glandulaires ; *mm*, *mucularis mucosæ* (d'après Klein).

à pepsine, mais plus petites, granuleuses, avec un noyau peu apparent, laissant au centre de la glande une cavité plus grande. Ces glandes donneraient aussi de la pepsine, mais pas d'acide HCl (Heidenhain).

VAISSEAUX ET NERFS. — La muqueuse stomacale présente une grande richesse vasculaire. Les artérioles arrivées dans la couche sous-muqueuse pénètrent dans la muqueuse entre les glandes et forment en s'anastomosant un premier réseau capillaire à mailles verticales qui entoure les tubes glandulaires et leur fournit les matériaux de leur sécrétion. De ce réseau, en naît, vers la surface, un autre à mailles plus étroites, horizontales, dont chacune embrasse l'orifice d'une glande (*corona tubulorum*). C'est de ce dernier seulement que naissent des veines, moins nombreuses que les artères, et qui descendent directement dans la couche sous-muqueuse où elles forment un large plexus. — Il existe entre les glandes un riche réseau lymphatique moins superficiel que les capillaires sanguins superficiels et présentant de nombreuses dilatations ou espaces lymphatiques dans lesquels sont, en quelque sorte, plongées les glandes. Il communique avec un réseau situé dans la couche sous-muqueuse. — Les nerfs proviennent du *plexus sous-muqueux* de Meissner. Leur terminaison dans les glandes n'est pas connue.

B. — PHÉNOMÈNES MÉCANIQUES

En dehors de la digestion, l'estomac est contracté, mais n'exécute aucun mouvement. Lorsque des aliments y pénètrent, ils déterminent, par action réflexe, des mouvements péristaltiques ou vermiculaires d'abord faibles, mais qui deviennent de plus en plus énergiques à mesure que l'estomac se remplit et que la digestion s'effectue. En même temps, l'estomac se dilate. Ces mouvements de l'estomac à l'état normal sont très lents. Ils suffisent cependant pour brasser la masse alimentaire et en mélanger les diverses parties entre elles, et avec le suc gastrique. Les aliments vont du cardia au pylore en suivant la grande courbure et reviennent le long de la petite courbure, pendant que des courants secondaires tendent à faire passer les parties périphériques de la masse qui ont été mises au contact de la muqueuse, vers le centre, et *vice versâ*.

Les contractions commencent au cardia et se propagent très lentement jusqu'au cul-de-sac pylorique. Là, la contraction devient très forte, l'estomac est étranglé à ce niveau et prend la forme d'un sablier et le mouvement se propage avec force et rapidité jusqu'à l'orifice qui reste fermé jusqu'à parfaite digestion des aliments. A cette contraction ou systole succède un repos ou diastole de 1 à 3 minutes, puis une nouvelle systole, etc., et on a comparé ces contractions aux contractions rhythmées du cœur, la portion cardiaque jouant le rôle d'oreillette, la portion pylorique celle de ventricule. — A l'état normal, il n'existe pas de mouvements antipéristaltiques. (V. *Troubles mécaniques*, p. 163.)

Outre ces mouvements vermiculaires, il paraît aussi se produire une sorte de mouvement circulaire des deux faces qui glisseraient l'une sur l'autre en sens inverse (Hunter, Beaumont), comme lorsqu'on roule une boule entre les deux mains. Les pelotes de poils (*égagropiles*) de l'estomac des ruminants ont tous leurs poils partant d'un centre commun et dirigés dans le même sens.

Küss et Larger ont admis aussi que, pendant la digestion stomacale, l'estomac se divisait en deux cavités par la contraction de ses fibres obliques : une cavité inférieure où s'accumuleraient les aliments qui ont besoin d'une digestion complète, une cavité supérieure en forme de canal longeant la petite courbure et permettant aux boissons de passer directement de l'œsophage dans l'intestin. Des expériences récentes faites sur des suppliciés par Laborde paraissent confirmer cette opinion.

L'INFLUENCE DES NERFS sur ces mouvements est obscure quoique certaine. L'excitation du bout périphérique du pneumogastrique les provoque ou les exagère s'ils existent déjà. Il en serait de même de l'excitation du grand sympathique ou du plexus cœliaque (?). Cependant, la section du pneumogastrique ne paralyse pas ces mouvements, qui peuvent se produire encore dans l'organe excisé, quoique plus faibles, grâce à l'action des petits ganglions du plexus intra-musculaire jouant le rôle de centres.

C. — PHÉNOMÈNES CHIMIQUES. — SUC GASTRIQUE

Etude physico-chimique. .	Caractères physiques.	
	Composition chimique.	Acide H Cl. Pepsine.
Action sur les aliments. .	Digestions artificielles.	Rôle de l'acide, — de la pepsine. Produits : Peptones.
	Digestion naturelle.	
Mécanisme de la sécrétion.	Intermittence. Rôle du système nerveux. Peptogénie. Modifications glandulaires.	
Mucus.	Caractères physico-chimiques. Usages. Enduit protecteur. Mécanisme de la sécrétion.	

Caractères physiques. — Le suc gastrique est l'agent principal des modifications physiques et chimiques subies par les aliments azotés dans l'estomac. C'est un liquide incolore, transparent, malgré la présence de quelques débris épithéliaux, de densité variant de 1,001 à 1,010, d'odeur fade et de saveur aigre, rougissant le papier de tournesol, presque imputrescible et pouvant être conservé pendant 10 ans dans un flacon bouché (Vulpian). — On l'obtient en faisant avaler à des animaux des éponges qu'on retire ensuite (Spallanzani), par le vomissement (Montègre), au moyen de fistules stomacales accidentelles (Beaumont, Bidder et Schmidt), ou chirurgicales (*gastrostomie*) (Richet), ou expérimentales (Blondlot, Cl. Bernard). Enfin la macération dans l'eau de la muqueuse stomacale du veau ou du porc récemment tués dissout les ferments contenus dans les glandes et fournit un liquide qui a les propriétés du suc gastrique.

Composition chimique. — Les diverses analyses ne révèlent pas toutes exactement la même proportion dans les substances constituantes de ce liquide. Parmi les causes de différence, il faut signaler le mélange du suc gastrique avec une certaine quantité de salive et de mucus pylorique qu'il n'est pas toujours possible d'écarter. Voici plusieurs analyses dues à C. Schmidt :

PRINCIPES dans 1000 PARTIES	HOMME MÉLANGÉ DE SALIVE — Moyenne de 2 analyses	CHIEN SANS SALIVE — Moyenne de 9 analyses	MOUTON
Eau.	994,40	973,0	986,15
Matériaux solides	5,60	27,0	13,85
	1000	**1000**	**1000**
Matières organiques.	3,19	17,1	4,05
Sels	2,41	9,9	9,80
	5,60	**27,0**	**13,85**
Acide chlorhydrique. . . , . .	0,20	3,1	1,23
Chlorure de sodium.	1,46	2,5	4,36
— de potassium.	0,55	1,1	1,52
— de calcium.	0,06	0,6	0,11
— d'ammonium.	»	0,5	0,47
Phosphates de chaux		1,7	1,18
— de magnésie	0,12	0,2	0,57
— de fer.		0,1	0,33
	2,41	**9,9**	**9,80**

On voit qu'*en moyenne* le suc gastrique renferme 98 p. 100 d'eau et 2 p. 100 seulement de matériaux solides, parmi lesquels les plus importants sont une matière organique ou *pepsine*, un acide libre et des sels, surtout des chlorures.

ACIDE DU SUC GASTRIQUE. — L'acide, comme on le sait aujourd'hui d'une façon certaine, est l'acide chlorhydrique. Ce fait, avancé par Prout (1824), ne fut pas généralement accepté et on attribuait, au contraire, l'acidité du suc gastrique au phosphate acide de chaux (Blondlot), ou à l'acide lactique (Lehmann, Cl. Bernard). — C. Schmidt montra (1852), par une série de dosages concordants de chlore, de métaux et d'acide, que le suc gastrique contient beaucoup plus de chlore qu'il n'en faut pour saturer toutes les bases et que cet excédent de chlore supposé à l'état d'acide HCl correspond exactement à la quantité d'acide trouvée par le titrage acidimétrique au moyen de la baryte. Parmi les procédés de démonstration de l'acide HCl, dus à Prout.

C. Schmidt, Rabuteau, Richet, Reoch, Maly, nous n'indiquerons que celui de Ch. Richet. Il est fondé sur la méthode des *coefficients de partage* de Berthelot.

Les acides minéraux sont très peu solubles dans l'éther, les acides organiques le sont beaucoup plus. Une solution aqueuse d'acide HCl, agitée avec un égal volume d'éther, ne cédera presque rien à ce dernier, et, pour que l'acide se *partage* également entre l'eau et l'éther, il faudra que le volume de l'éther soit 500 fois plus grand que celui de l'eau. Pour l'acide lactique, il ne faut que 10 fois plus d'éther. — 500 et 10 sont les *coefficients de partage* de ces deux acides. Pour le suc gastrique pur et frais, ce coefficient est de 217 et, à volume égal de dissolvants, il ne cède presque rien à l'éther. — Son acidité est donc due à un acide très peu soluble dans l'éther, c'est-à-dire à HCl et non à l'acide lactique. Mais, au bout de 24 heures, ce coefficient est réduit presque de moitié ; au bout de six jours, il est réduit au quart ; au bout de trois mois, il n'est plus que de 16,9. Un autre acide plus soluble dans l'éther s'est donc formé par fermentation, et cet acide est de l'acide lactique.

Le procédé de Maly (1880) est très simple : Le violet de méthyle, en présence de HCl, bleuit, puis verdit et, finalement, se décolore, tandis que l'acide lactique ne l'altère pas. Or, le suc gastrique agit sur lui comme HCl.

La question de savoir si HCl est à l'état libre dans le suc gastrique ou combiné soit à la pepsine (C. Schmidt, Schiff, von Wittich), soit à la leucine (Richet) et formant ainsi un acide conjugué chlorhydropeptique ou chlorhydroleucique n'est pas encore absolument vidée.

Un point à signaler c'est que l'acidité du suc gastrique augmente pendant la digestion, par suite de la fermentation des aliments. Cette acidité étant de 100 pour le suc frais peut monter jusqu'à 170 au bout de quelques heures de digestion, et cet accroissement d'acidité est dû à la formation d'acide paralactique (Richet). Sur le gastrostomisé Marcelin, observé par Richet, l'acidité *moyenne* du suc gastrique a été de 1 gr., 7 de HCl pour 1,000 grammes de suc ; elle a oscillé entre 0 gr., 5 et 3 gr., 2.

PEPSINE. — La matière organique qui donne au suc gastrique la propriété de dissoudre la fibrine et l'albumine cuite est un ferment soluble, une *diastase* analogue à la ptyaline, et auquel on a donné le nom de pepsine (Schwann, Wasmann). Elle est très difficile à préparer à l'état de pureté, ainsi que le prouve le nombre considérable des procédés qu'on a imaginés et qui donnent des pepsines plus ou moins différentes les unes des autres. Le procédé de Wittich est un des meilleurs. On traite pendant huit jours la muqueuse d'un estomac de veau ou de porc divisée en très petits fragments par de la glycérine légèrement acidulée. Si on ajoute ensuite de l'alcool à la solution glycérique, il se forme un précipité de pepsine qu'on lave à plusieurs reprises et qu'on peut finir de purifier par la dialyse à travers du papier-parchemin, la pepsine n'étant pas dialysable reste tandis que les sels et les peptones qu'elle peut contenir passent à travers le dialyseur. Les pepsines du commerce sont toujours impures et associées, en outre, à de l'amidon pour faciliter leur conservation. Il s'ensuit qu'elles sont souvent très peu actives.

Le suc cellulaire d'un certain nombre de plantes contient un ferment soluble identique à la pepsine et transformant, comme elle, les matières albuminoïdes en peptones. On a récemment constaté sa présence dans les végétaux les plus différents, notamment chez certaines *Bactéries*, dans le plasmode de certains *Myxomycètes*, dans les graines de *Lin*, de *Chanvre*, de *Vesce*, dans les poils glanduleux des plantes carnivores (*Dionée, Rossolis, Grassette*), dans le latex du *Figuier* et du *Papayer*. Ce dernier arbre sert même aujourd'hui à la fabrication de certaines pepsines médicinales. La nutrition azotée des végétaux se fait donc par une véritable digestion peptique, aux dépens des albuminoïdes qu'ils ont fabriqués et mis en réserve.

Propriétés de la pepsine. — C'est une substance azotée, mal déterminée et ne donnant pas la réaction xanthoprotéique. Préparée comme nous l'avons dit elle forme une poudre subjaunâtre, amorphe, soluble dans l'eau et dans la glycérine d'où elle est précipitée par l'alcool. La solution aqueuse est également précipitée par l'acétate et le sous-acétate de plomb et le tétrachlorure de platine. L'acide nitrique, l'iode, le sublimé corrosif et le tannin ne la précipitent pas. Comme nous l'avons dit, elle n'est pas diffusible. Sa propriété caractéristique est de dissoudre la fibrine et les albuminoïdes en général, dans un milieu acide; elle est inerte dans un milieu neutre ou alcalin.

FERMENT DE LA PRÉSURE. — *Labferment* d'Hammarsten. — Le suc gastrique coagule le lait et on sait que la présure employée dans les fromageries s'obtient à l'aide des caillettes de veau. Ce liquide renferme un ferment spécial coagulant le lait : c'est la *Chymosine* de Payen identifiée, depuis, avec la pepsine. En réalité, le processus de la coagulation de la caséine est différent dans l'estomac de l'animal adulte et dans celui de l'animal en lactation. Chez le premier, la coagulation du lait est produite par le suc gastrique en tant que liquide acide, c'est une simple précipitation chimique de la caséine. Chez l'animal en lactation, le lait est coagulé par une sécrétion particulière de l'estomac, la présure, ferment soluble distinct de la pepsine, comme Hammarsten l'a montré. En effet, elle peut agir dans des milieux parfaitement neutres ou même alcalins et n'est pas précipitée par l'acétate neutre de plomb. La caséine précipitée par la présure et formant le fromage est transformée chimiquement et diffère du caillot de caséine pure produit dans le lait par les acides. La présure du commerce peut coaguler 600,000 fois son poids de lait.

ACTION DU SUC GASTRIQUE SUR LES ALIMENTS

Le rôle précis du suc gastrique dans la digestion des divers aliments ne pouvait être élucidé que par l'expérimentation et les premiers auteurs qui pratiquèrent des digestions artificielles Réaumur (1752), Spallanzani (1783), montrèrent la nature exclusivement chimique des transformations subies par les aliments. Le procédé des digestions artificielles inauguré par eux et employé depuis, par tous les physiologistes, a donc été d'un secours inappréciable dans l'étude de l'action du suc gastrique et du rôle respectif de la pepsine et de l'acide, en même temps qu'il a montré que cette action ne s'exerce que sur les aliments albuminoïdes, mais il ne faudrait pas conclure rigoureusement des digestions *in vitro* à la digestion naturelle dans l'estomac. Nous allons étudier d'abord les résultats des digestions artificielles, nous verrons ensuite en quoi diffère la digestion naturelle.

A. — Digestions artificielles. — 1° CONDITIONS DES DIGESTIONS ARTIFICIELLES. — On les pratique avec du suc gastrique naturel obtenu au moyen de fistules gastriques ou avec du suc artificiel obtenu par macération de la muqueuse. La substance à digérer, fibrine par exemple, est mise avec le suc gastrique dans une étuve à la température de 35 à 40° et, au bout de quelques heures, la digestion a eu lieu. Avec du suc artificiel on commence par transformer la fibrine en gelée avec de l'acide HCl au 1000°; en ajoutant à cette gelée une certaine quantité de pepsine ou de suc gastrique artificiel, la gelée de fibrine disparaît peu à peu et est remplacée, au bout de quelques heures, par une liqueur mobile, trouble, avec des flocons qu'on peut retenir sur le filtre. La liqueur filtrée renferme la peptone de fibrine.

La rapidité de cette transformation dépend : 1° de l'acide ; 2° de la température ; 3° de la quantité de pepsine.

Influence de l'acide. — HCl est le plus efficace et la proportion la plus favorable pour la fibrine est de 1/1000. Au-dessus ou au-dessous de cette proportion, l'action est plus lente. Pour l'albumine cuite il faut un peu plus d'acide, soit 1,7/1000. Après HCl, viennent l'acide azotique qui à 2/1000 est un bon digestif, et l'acide lactique. Les acides sulfurique, phosphorique, acétique, tartrique agissent moins bien.

L'acide s'affaiblissant à mesure que la digestion se fait, il faut ajouter de temps en temps une nouvelle quantité d'eau acidulée pour que la digestion continue.

Influence de la température. — La plus favorable est de 37 à 40°. Au-dessus de 50° l'action de la pepsine se ralentit à mesure que la chaleur s'élève. La pepsine préalablement chauffée à 60° ne forme plus de peptone, mais seulement de *l'acidalbumine*. La pepsine des animaux à sang froid est très active même à quelques degrés au-dessus de 0°.

Influence de la proportion de pepsine. — Il en faut une certaine quantité (3/1000 ?) pour que la transformation soit rapide, mais cette quantité dépassée, la digestion n'est pas plus active. Cette petite proportion de pepsine est presque inusable et peut peptoniser une quantité considérable d'aliments.

2° ACTION DU SUC GASTRIQUE SUR LES DIVERS ALBUMINOÏDES. — Les diverses matières albuminoïdes animales ou végétales (albumine crue ou cuite, fibrine musculaire, gluten, caséine, gélatine, etc.) sont transformées d'une manière analogue à la fibrine, mais avec quelques variantes quant à la rapidité et quant à la quantité et la nature du résidu insoluble. Les produits solubles, pourvu que l'action du suc ait été suffisante, ont les caractères généraux de la peptone de fibrine. Si on soumet à la digestion non plus des substances simples, mais des aliments complexes, tels qu'ils sont habituellement ingérés, on peut constater les faits suivants : *Viande:* dissociation plus ou moins rapide des fibres par dissolution du tissu cellulaire interposé, puis rupture des fibres en divers endroits, fonte gélatineuse, liquéfaction et peptonisation. La digestion est plus rapide si les fibres ont été dissociées par une cuisson préalable. — *Tissus conjonctifs:* digestion facile pour le tissu cellulaire simple, beaucoup plus lente pour les tissus fibreux et tendineux surtout crus. — *Os:* se dissolvent à la longue, d'abord l'osséine, puis les sels — *Substances végétales:* digestion plus lente que celle des substances animales à cause de l'insolubilité de la cellulose des parois des cellules. Certaines substances sont réfractaires au suc gastrique : tissu élastique, tissu corné, épiderme, chitine, substance amyloïde, mucus, nucléine, graisse, amidon, sucre de canne, cellulose, etc.

Il y a plusieurs phases dans cette transformation :

L'albuminoïde est d'abord dissoute et convertie en *syntonine* ou *acidalbumine* (*parapeptone* de Meissner) qu'on peut facilement précipiter et isoler en neutralisant le liquide dans la première phase de la digestion. Si on laisse continuer l'opération, la syntonine se transforme en *propeptone* (Schmidt-Mülheim, 1880), substance qui se distingue de la syntonine, d'une part, par sa solubilité dans l'eau en toute proportion et par la teinte rose que lui donne la soude et une goutte de sulfate de cuivre (*biuret*) ; des peptones. d'autre part, en ce qu'elle est précipitée de ses solutions par le ferrocyanure de potassium en solution acide, par l'acide nitrique, le chlorure de sodium, le sulfate de magnésie, etc. Enfin le dernier terme de la digestion est la transformation de cette propeptone en peptone.

3° PEPTONES. — Les peptones ou albuminoses sont le produit de la transformation des albuminoïdes par le suc gastrique. Les liquides des digestions artificielles ou naturelles les contiennent en dissolution, mais il est très difficile de les isoler à l'état de pureté. On peut les obtenir en neutralisant le liquide digestif acide par le carbonate de baryte, filtrant, concentrant le liquide filtré et précipitant par l'alcool. Le peptonate de baryte est lavé, redissous dans l'eau, et la baryte précipitée par une quantité exacte d'acide sulfurique étendu. La liqueur filtrée renferme la peptone pure. Le procédé d'Henninger permet d'avoir la peptone très pure.

Propriétés. — Très solubles dans l'eau, insolubles dans l'alcool, l'éther, non précipitées par la chaleur, ni par l'acide nitrique (ce qui les distingue de la syntonine), ni par les sels neutres en présence de l'acide acétique ; précipitées par les sels biliaires en précipité finement floconneux : lævogyres, mais à des degrés différents, ce qui avait permis à Corvisart de les distinguer entre elles : dialysables surtout en solution acide, beaucoup moins en solution neutre ; jouent le rôle d'acides faibles et peuvent s'unir aux bases (peptonates) ; peuvent s'unir aussi aux acides, comme les acides amidés. Au point de vue physiologique, la peptone caractérisée par ce fait qu'injectée directement dans le sang elle ne reparaît pas dans les urines; elle serait donc immédiatement assimilable par les tissus.

Composition. — Différente quoique voisine de celle des matières albuminoïdes dont elles proviennent. Renferment un peu moins de C et d'Az. Elles diffèrent aussi entre elles, notamment par leur pouvoir rotatoire, comme les albumines génératrices et on peut distinguer une fibrine-peptone, une albumine-peptone, une caséine-peptone, etc. Mais la hiérarchie des peptones de Meissner n'est plus admise.

Nature de la transformation. — Les peptones résultent très probablement de la fixation d'une certaine quantité d'eau (hydratation) sur les matières albuminoïdes (H. Seyler, Wurtz, Henninger). Inversement, en déshydratant de la peptone sèche, Henninger a pu lui rendre les propriétés de l'albumine ou de la syntonine.

4° MÉCANISME DE L'ACTION DU SUC GASTRIQUE. — L'action physique exercée en premier lieu sur les albuminoïdes par le suc gastrique consiste en un gonflement et, pour celles qui sont solides (fibrine, albumine cuite, etc.), en une espèce de *porphyrisation* aboutissant à la *liquéfaction* plus ou moins complète. Si on examine par exemple un petit cube de blanc d'œuf en digestion, on voit qu'il est d'abord gonflé, puis ses arêtes s'émoussent et toute la masse finit par être réduite en une poussière très ténue dont les grains sont ensuite dissous. Mais l'action chimique qui transforme cette albumine en peptone est encore inconnue. On suppose que la pepsine prendrait HCl et le prêterait aux albuminoïdes pour leur hydratation, que, devenue libre, elle se chargerait d'une nouvelle quantité d'acide pour la céder de nouveau et ainsi de suite. Cette hypothèse est appuyée par ce fait que la pepsine ne se détruit pas et a un pouvoir presque illimité de digestion. — D'après Henninger, un flocon de fibrine déposé dans une solution de pepsine s'empare du ferment dissous, se combine avec lui par une action comparable à celle qui fixe les matières colorantes sur les fibres animales. On peut ensuite le laver à l'eau sans parvenir à lui enlever le ferment; mais il suffit de l'introduire dans de l'acide HCl étendu pour le voir se dissoudre et se peptoniser. Le ferment se trouvant alors régénéré est tout prêt à se fixer sur une nouvelle quantité de fibrine. Par ce cycle de réactions entre l'albumine, le ferment et l'acide étendu, on explique d'une manière très simple ce fait capital qu'une petite quantité de ferment peut transformer en peptone une énorme quantité d'albuminoïde, mille fois son poids et plus. Le rôle joué par le ferment est comparable à celui que remplit l'acide sulfurique dans la transformation de l'alcool en éther.

B. — **Digestion naturelle.** — A priori l'action du suc gastrique sur les aliments doit être la même dans l'estomac que dans le récipient du physiologiste, et, en effet, les différences ne sont pas essentielles, elles ne proviennent que de certaines conditions mieux réalisées par la nature. 1° la sécrétion du suc gastrique étant continuelle pendant la durée de la digestion, il n'y a pas de suspension des actes digestifs par épuisement de l'acide ; 2° les peptones déjà formées disparaissant par absorption directe ou passage dans l'intestin, n'entravent pas l'action de la pepsine comme dans les digestions artificielles ; 3° les mouvements de l'estomac favorisent la mise en présence des aliments avec le suc gastrique. Malgré ces conditions plus favorables, la digestion de beaucoup d'aliments, lorsqu'ils quittent l'estomac, est moins complète que celle qu'ils subissent dans les digestions artificielles parce que leur séjour dans l'estomac n'est pas assez long. La peptonisation artificielle de la viande, par exemple, est complète au bout de sept à dix heures. Or, comme l'ont montré les observations de Beaumont sur le Canadien à la fistule, un séjour aussi long dans l'estomac est exceptionnel. Si l'aliment a été suffisamment divisé par la mastication, si les fonctions de l'estomac s'exécutent régulièrement, le séjour dans l'estomac est court (quatre heures en moyenne) et ne dure que jusqu'à la désagrégation complète. L'aliment passe alors dans l'intestin où la peptonisation s'achève ou même s'opère entièrement. La caséine du lait par exemple, coagulée dans l'estomac soit par la présure, chez l'enfant ou l'animal allaité, soit par le suc gastrique chez l'adulte, ne serait que porphyrisée dans l'estomac et sa vraie digestion chimique serait opérée par le suc pancréatique.

Digestibilité des divers aliments. — Le séjour plus ou moins long des aliments dans l'estomac étudié par les physiologistes qui ont pu observer des personnes atteintes de fistule stomacale (Beaumont, Bidder et Schmidt, Richet, etc.) ou de mérycisme (auto-observation de Gosse), ne saurait donner, indépendamment des très grandes variations individuelles, que des renseignements sur la digestibilité relative de ces aliments par l'estomac, et non sur leur digestibilité *absolue*. Car il y a lieu de tenir le plus grand compte de la digestion ultérieure par le suc pancréatique. Les notions vulgaires sur les aliments légers ou lourds n'indiquent donc que des sensations purement limitées au passage de ces aliments dans l'estomac.

Circonstances qui entravent la digestion stomacale. — Les substances qui précipitent la pepsine entravent la digestion : tels l'acétate de plomb, le chlorure mercurique. Des solutions concentrées de sels neutres, sulfate de soude, de magnésie, sel marin, par eux-mêmes et en provoquant une abondante sécrétion de mucus alcalin, neutralisent HCl et paralysent la pepsine. Il en est de même de l'iodure et du bromure de potassium. De petites doses d'alcool activent la sécrétion du suc gastrique, mais de fortes doses l'arrêtent. Le vin et la bière en excès ralentissent la digestion. Dans les digestions artificielles une grande quantité d'alcool (20 p. 100) précipite la pepsine. Le reflux de la bile dans l'estomac arrête également la digestion en neutralisant l'acide et en précipitant les peptones, dont la précipitation entraîne mécaniquement la pepsine. L'ingestion d'une grande quantité de glace ou d'eau glacée peut ralentir aussi la digestion. C'est là une forme de dyspepsie très commune en Amérique.

CONDITIONS ET MÉCANISME DE LA SÉCRÉTION GASTRIQUE

Conditions de la sécrétion. — La sécrétion du suc gastrique est intermittente. Elle cesse pendant l'état de vacuité de l'estomac et la muqueuse plissée, pâle, exsangue n'est tapissée, comme on peut le voir sur un chien à fistule, que par un peu de mucus alcalin. Si on irrite la muqueuse au moyen d'une baguette de verre, de barbes de plume, etc., on voit sourdre du suc gastrique, mais seulement au niveau des points excités. Ce suc est acide mais presque sans pepsine. Si on introduit des aliments, tout l'estomac entre en activité, le mucus se détache, la muqueuse devient rouge, hypérémiée et l'on voit sourdre une multitude de gouttelettes liquides formant comme une rosée de suc gastrique.

Innervation. — Cette sécrétion est manifestement réflexe, mais est-elle liée à l'hypérémie vaso-motrice qui se produit sous l'influence de l'excitation, ou, y a-t-il, en même temps, action de nerfs glandulaires propres analogues à la corde du tympan ? Cela est probable mais n'est pas encore démontré. La section des pneumogastriques au niveau du diaphragme, celle des splanchniques, l'extirpation du plexus cœliaque, ou, au contraire, l'excitation de ces différents nerfs produisent des phénomènes de vaso-dilatation et de vaso-constriction sur la muqueuse, mais paraissent sans influence directe sur la sécrétion ou du moins n'ont donné, dans de nombreuses expériences, que des résultats contradictoires. Peut-être les centres qui président à cette sécrétion doivent-ils être placés dans les nombreux ganglions nerveux des parois stomacales.

Modifications des cellules glandulaires. — Pendant le jeûne les cellules principales (v. p. 150) sont claires et assez volumineuses, les cellules bordantes petites. Dans les six premières heures de la digestion les cellules principales grossissent encore et se troublent modérément, les cellules bordantes augmentent aussi de volume. Vers la neuvième heure les cellules principales diminuent et se troublent davantage, les cellules bordantes sont encore gonflées. Dans les dernières heures de la digestion, les cellules principales redeviennent grosses et claires, et les cellules bordantes diminuent (Heidenhain-Ebstein).

Origine des principes actifs du suc gastrique. — ORIGINE DE LA PEPSINE. — La pepsine est formée dans les cellules principales (Heidenhain) et non dans les grosses cellules bordantes qu'on appelait autrefois cellules peptiques. Quand ces cellules sont claires et grosses elles sont très riches en pepsine, si elles sont ridées et troubles elles en contiennent moins. Les glandes pyloriques qui ne contiennent pas de cellules bordantes, sécrètent aussi de la pepsine (Ebstein, Grützner Klemensiewicz). Pendant le jeûne la pepsine s'accumule dans les cellules d'où elle est éliminée au moment de la digestion. Elle paraît se former dans ces cellules aux dépens du protoplasma granuleux et se présenterait d'abord sous forme d'une combinaison d'aspect clair.

substance *pepsinogène* (Ebstein, Grützner), *propepsine* (Schiff) que le sel marin ou l'acide HCl décomposeraient facilement en mettant la pepsine en liberté, comme on peut le voir en faisant macérer comparativement des fragments de muqueuse fraîche dans l'eau pure ou dans l'eau salée ou acidulée. La première macération est presque inerte, les deux autres ont un grand pouvoir digestif.

Peptogénie. — Nous avons dit que l'excitation mécanique de la muqueuse stomacale ne fait apparaître qu'un suc acide mais sans pepsine, tandis que l'excitation produite par les aliments amène la sécrétion d'un suc riche en ferment. Schiff a fondé sur ce fait une théorie déjà esquissée par Corvisart. Pour lui la formation de la pepsine dépend de certaines substances dites *peptogènes* (bouillon, dextrine, peptones), qui doivent être introduites dans le sang par l'absorption afin d'arriver dans les capillaires des glandes et d'y fournir aux cellules les matériaux de la pepsine. S'il n'y a pas de peptogènes dans le sang, les glandes ne sécrètent que du suc acide impropre à la digestion. En injectant de la dextrine dans le sang d'un lapin, celui-ci a pu digérer en six heures 75 grammes d'albumine c'est-à-dire plus qu'un chien quatre fois plus gros. Les peptogènes des aliments seraient absorbés par l'estomac et, revenant rapidement dans les capillaires périglandulaires de la muqueuse, faciliteraient la formation de la pepsine. L'habitude de commencer le repas par l'ingestion de bouillon serait donc très rationnelle.

ORIGINE DE L'ACIDE. — Il est formé par les cellules bordantes (anciennes cellules *peptiques* des auteurs) et, par suite, il est produit uniquement par les glandes du grand cul-de-sac, à l'exclusion des glandes pyloriques, comme on a pu s'en assurer en isolant la région pylorique et en y pratiquant une fistule (Klemensiewicz, Heidenhain). Bien que formé dans la profondeur des glandes, l'acide HCl ne manifeste sa réaction qu'à la surface même de la muqueuse. Brücke a directement constaté avec le papier de tournesol l'alcalinité des culs-de-sac glandulaires, et l'élégante expérience de Cl. Bernard conduit au même résultat : le ferrocyanure de potassium et le lactate de fer se combinent, en présence d'un acide, et donnent du bleu de Prusse. On injecte ces deux sels dans la veine jugulaire d'un chien et, au bout de trois quarts d'heure, l'animal étant tué, on voit la surface de la muqueuse stomacale couverte d'un dépôt bleu, tandis que l'intérieur des glandes n'en contient point. Il faut donc supposer que HCl est versé dans l'estomac, au fur et à mesure de sa production, et n'existe jamais dans les cellules bordantes en assez grande quantité pour dominer l'alcalinité de leur protoplasma, ou bien qu'il n'est que *préparé* dans les cellules et ne devient *libre* qu'à l'orifice de la glande.

Au point de vue de sa provenance réelle, HCl se forme certainement aux dépens des chlorures venus du sang mais par un processus encore controversé dans lequel on a fait intervenir la force nerveuse, des actions électriques, l'acide lactique, l'oxygène, etc. S'il n'y a pas là une dissociation simple, effectuée par les cellules bordantes elles-mêmes, il est possible que les chlorures soient décomposés par de l'acide lactique qui se formerait en premier lieu (Van den Velden, Maly). Les bases des chlorures dédoublés retournent dans le sang dont elles renforcent l'alcalinité au point de rendre, pendant la digestion, les urines neutres ou alcalines. Voit a montré que si on supprime les chlorures dans les aliments, il ne se forme bientôt plus d'acide HCl dans le suc gastrique où l'acide lactique prend sa place. La formation d'HCl cesse pendant le jeûne.

MUCUS STOMACAL OU SUC PYLORIQUE

Les glandes pyloriques ne sont pas la seule source du mucus qui tapisse l'estomac, et les cellules épithéliales de la surface de la muqueuse dont beaucoup présentent l'apparence caliciforme en fournissent une certaine quantité. Ces cellules sont dépourvues de membrane et leur protoplasma subit facilement la transformation muqueuse. Quand elles ont fini par se résoudre ainsi en mucus, elles sont remplacées par les petites cellules rondes de la couche épithéliale profonde. Le suc pylorique filant, très visqueux, alcalin, contient de la pepsine mais pas d'acide; il a pu être obtenu isolément : on résèque, mais sans l'enlever, la région pylorique et l'on rétablit la continuité de l'estomac avec le duodénum par une suture. Le segment pylorique est transformé en un petit sac par des sutures en ménageant un orifice qu'on fixe aux bords de la plaie abdominale. On a ainsi une fistule pylorique qui fournit du suc pylorique pur. Les animaux opérés peuvent vivre huit à dix jours. La sécrétion serait continue.

Rôle protecteur du mucus stomacal. — Ce mucus formerait pour certains auteurs (Schiff, Meissner) un enduit isolant, agissant physiquement ou chimiquement, qui empêcherait l'estomac d'être digéré lui-même pendant la vie par le suc gastrique. On a admis aussi une résistance spéciale de l'épithélium vivant (Cl. Bernard); mais la cuisse d'une grenouille vivante introduite par une fistule dans l'estomac est digérée malgré son épiderme. Enfin la vraie raison est peut-être l'intégrité de la circulation capillaire qui sature la muqueuse de liquides alcalins neutralisant l'acide du suc gastrique (Pavy). Si la circulation est suspendue en un point il s'y produit une altération par digestion de la paroi (pathogénie vasculaire de l'ulcère de l'estomac; athérome, thrombose, embolie, phénomènes vaso-constricteurs par lésions de l'encéphale).

D. — RÉSULTATS DE LA DIGESTION STOMACALE

Chyme. — Le chyme est le produit de la digestion stomacale. C'est une bouillie grisâtre, mélange de tous les aliments à divers degrés de digestion. Les albuminoïdes sont en partie peptonisés, en partie simplement dissociés, les graisses sont liquéfiées en gouttes huileuses, les amylacés sont plus ou moins modifiés par la salive, les sucres et les sels sont dissous, les tissus élastique et corné, la cellulose restent intacts. A toutes ces substances sont mélangées les boissons, la salive et le suc gastrique. Le tout a une réaction acide. Dès que ce degré de liquéfaction a été obtenu, quand même il n'y aurait pas de transformation chimique simultanée, la digestion stomacale est terminée et les aliments peuvent passer dans l'intestin où ils subiront seulement, d'après quelques auleurs qui n'accordent à l'estomac qu'un rôle préparatoire, la vraie digestion chimique, où ils la parferont en tout cas.

GAZ DE L'ESTOMAC. — Parmi les résultats de la digestion stomacale, il faut signaler aussi des gaz dont les uns (O. Az. CO²) seraient dus à l'ingestion d'air qui peut avoir lieu avec les aliments, les autres à la fermentation secondaire lactique et butyrique de la glycose produite par la diastase salivaire ou par un ferment lactique soit soluble (Hammarsten), soit figuré (microbes, vibrions). Il en résulte une formation de gaz CO² et hydrogène (éructation), et l'acide butyrique[1] restant mêlé au chyme produit le pyrosis. Ces fermentations secondaires n'ont guère lieu à l'état normal, à moins d'alimentation féculente excessive, mais seulement dans les dyspepsies. — Sous certaines influences nerveuses, il se forme quelquefois dans l'estomac une grande quantité de gaz venant sans doute du sang et dont la production et la résorption peuvent être très rapides. A la suite d'opérations sur la moelle, Cl. Bernard a vu se former en grande abondance un mélange de CO². H. et Az.

E. — TROUBLES DE LA DIGESTION STOMACALE

1. **Troubles moteurs.** — 1° *Vomissement.* C'est l'expulsion brusque et convulsive par la bouche des aliments contenus dans l'estomac. Cet acte est précédé de la sensation interne de *nausée* ou *envie de vomir* qui provoque en même temps une abondante secrétion de salive. Cette salive entraîne avec elle une certaine quantité d'air dans l'estomac où sa présence paraît aider le vomissement (Magendie).

A la nausée succèdent bientôt et involontairement des contractions convulsives des muscles abdominaux et du diaphragme qui compriment l'estomac et en expulsent le contenu, grâce à la dilatation active de l'orifice du cardia qui a lieu simultanément (par la contraction de ses fibres longitudinales qui s'écartent en se raccourcissant). Au moment où les aliments expulsés passent du pharynx dans la bouche, les organes sont disposés comme dans la déglutition, c'est-à-dire que le voile du palais ferme l'entrée des fosses nasales (mais sa résistance est souvent vaincue par la force de projection des matières vomies), la langue abaissée fait basculer l'épiglotte sur le larynx, et la glotte est fermée (surtout à cause de l'effort expiratoire).

Les recherches graphiques de Franck et Arnozan ont montré qu'au début du vomissement la pression est négative dans le thorax, positive dans l'abdomen, et qu'à la phase d'expulsion, elle est positive dans le thorax et dans l'abdomen. Ce sont les muscles abdominaux et le diaphragme qui ont le principal rôle dans le vomissement, comme le montre l'expérience où Magendie met une vessie à demi pleine d'eau à la place de l'estomac réséqué, et produit le vomissement par l'injection d'émétine dans les veines. Mais l'estomac présente aussi, outre la dilatation indispensable du cardia, des contractions antipéristaltiques lentes qui, trop faibles pour amener seules l'éjection des matières, l'aident pourtant dans une certaine mesure.

[1] Fermentation butyrique : $C^6H^{12}O^6 = C^4H^8O^2 + 2 CO^2 + 2 H^2$
Glycose.   Ac. butyrique.

Le pylore est en général fermé pendant le vomissement et ne peut-être traversé que par de très petites portions du contenu stomacal. Si la vésicule
biliaire est pleine, elle se vide dans le duodénum, et une partie de la bile
traversant le pylore passe dans l'estomac, d'où les vomissements bilieux.

Le *mécanisme nerveux* du vomissement est compliqué et obscur. On ignore
si les impulsions motrices qui parcourent les nerfs des nombreux muscles
intervenant dans cet acte sont coordonnées par un centre nerveux unique. Pour
quelques auteurs ce centre serait confondu avec les centres respiratoires. Mais il
est probable que ceux-ci n'interviennent que dans l'effort expiratoire. La dilatation du cardia est produite par des impulsions qui suivent les pneumogastriques, car la section de ces nerfs empêche l'expulsion du contenu stomacal, le
cardia restant alors fermé. La salivation de la nausée qui précède le vomissement est produite par des excitations qui suivent la corde du tympan. Ces
diverses excitations peuvent donc être considérées comme provenant d'un centre
bulbaire en connexion avec le centre respiratoire.

Le *centre* du vomissement peut-être mis en action par des excitations réflexes
d'origine périphérique, telles que la titillation du gosier, l'irritation de la muqueuse de l'estomac, l'obstruction due à l'étranglement herniaire de l'intestin,
les calculs néphrétiques et biliaires, etc. Il peut être directement influencé par
certains poisons et certaines maladies du bulbe ou par des excitations venues
du cerveau (vue, odorat, souvenir, émotions, maladies ou blessures du cerveau).—Certaines substances vomitives (émétique, sulfate de cuivre, ipéca, etc.)
paraissent agir *directement* sur le centre, puisque injectées dans le sang elles
déterminent le vomissement, même si on a substitué une vessie à l'estomac.
D'autres agissent par action réflexe en irritant la muqueuse stomacale, comme
la moutarde et l'eau, ou en agissant d'abord sur le cerveau, comme les odeurs
nauséeuses.

2° La *régurgitation* est le retour lent et sans efforts d'une partie des aliments
dans le pharynx et la bouche. Ce retour est très fréquent chez les enfants à la
mamelle dont l'estomac est souvent distendu par le lait. Il s'observe aussi chez
l'adulte à propos de certains efforts, la défécation par exemple, dans le cas de
réplétion extrême de l'estomac. Il peut survenir également l'estomac étant vide
et ne donner issue qu'à quelques gorgées de mucus ou de bile. Quelquefois il
peut être volontaire et habituel et constituer une sorte de *rumination*.

3° L'*éructation* est la sortie brusque et sonore de gaz provenant de l'estomac
et s'échappant par la bouche.

4° *Inertie musculaire* (dyspepsie atonique). Les tuniques musculaires perdent
leur contractilité, le brassage du chyme n'a plus lieu, la digestion devient
lente, incomplète et flatulente, et l'estomac présente une *dilatation* chronique
plus ou moins prononcée.

B. **Troubles sécrétoires ou chimiques**. — Les modifications survenues
dans les fonctions des glandes de l'estomac produisent de nombreux états morbides connus sous le nom un peu vague de *dyspepsie*. Parmi les dyspepsies glan-
dulaires (par opposition aux dyspepsies *motrices*), il y a lieu de signaler : 1° la

dyspepsie *putride* produite par l'absence ou l'insuffisance du suc gastrique, d'où fermentation putride du chyme; 2° la dyspepsie *acide* (*pyrosis*) due à l'exagération d'acidité du suc gastrique et aux fermentations stomacales secondaires; 3° la dyspepsie *muqueuse* ou *pituiteuse* due à une hypersécrétion des glandes à mucus; 4° la dyspepsie *alcaline* (expression impropre) produite par l'insuffisance d'acidité du suc gastrique, et caractérisée par les mêmes symptômes que la dyspepsie putride. — L'essai de l'acidité et du pouvoir digestif du suc gastrique est passé en clinique et, à Carlsbad par exemple, il précède le traitement de toutes les dyspepsies. — La dyspepsie amylacée, bien que se traduisant par des troubles gastriques, est d'origine buccale (*dyspepsie buccale*) et tient à l'insuffisance de la salive ou à une mastication incomplète, dans le cas d'alimentation végétale.

V. — TRAVERSÉE PYLORIQUE

Quand le chyme est arrivé à l'état que nous avons décrit (p. 162) il détermine sur la muqueuse pylorique une impression qui provoque par voie réflexe le relâchement intermittent du sphincter. Le chyme est alors versé par petites portions dans le duodénum et ce fractionnement favorise son mélange avec le suc pancréatique et la bile. Car, dès que la première ondée est arrivée au niveau de l'ampoule de Vater, elle provoque l'afflux réflexe de la bile et du suc pancréatique. En sorte que chaque ondée reçoit sa part de ces deux liquides et que le mélange, ainsi très intime, ne laisse échapper aucune partie de chyme à l'action de ces sucs.

En arrivant dans un milieu alcalin les peptones acides de l'estomac sont précipitées sous forme de parapeptones, mais elles sont reprises, ainsi que toutes les parties non digérées du chyme, et ramenées à l'état voulu par les liquides de l'intestin, ainsi que nous allons le voir plus loin.

VI. — DIGESTION INTESTINALE

A. L'intestin et les organes annexes.
B. Phénomènes chimiques de la digestion intestinale.
   I. Suc pancréatique.
   II. Bile.
   III. Suc intestinal.
C. Phénomènes mécaniques.
D. Résultats de la digestion intestinale.
E. Troubles de la digestion intestinale.

A. — L'INTESTIN GRÊLE ET LES ORGANES ANNEXES

Le rôle de l'intestin grêle est considérable, grâce surtout à la présence d'innombrables glandes qui tapissent ses parois, et d'organes volumineux, pancréas et foie, qui viennent déverser dans son intérieur le produit de leur activité. Nous n'avons pas à rappeler sa conformation anatomique, ni sa disposition, ni sa longueur variable suivant les animaux et en rapport avec leur alimentation animale ou végétale. Comme l'estomac auquel il fait suite, il est composé de trois tuniques : séreuse, musculeuse et muqueuse. La musculeuse formée de deux plans de fibres lisses est richement innervée par le plexus nerveux d'Auerbach, la muqueuse très riche en glandes est en outre, à sa surface libre, hérissée d'innombrables prolongements — les villosités — qui font de l'intestin l'organe de l'absorption digestive. Des vaisseaux très nombreux la parcourent ; les artérioles, surtout destinées à l'irrigation des glandes ; les veinules et les lymphatiques à l'absorption des produits de la digestion. Un plexus nerveux envoie ses filets aux glandes, aux vaisseaux et aux fibres lisses des villosités (plexus de Meissner).

B. — PHÉNOMÈNES CHIMIQUES. — SUC PANCRÉATIQUE, BILE, SUC INTESTINAL

Les transformations subies par les aliments dans l'intestin grêle sont beaucoup plus complètes que celles qu'ils subissent dans la bouche ou dans l'estomac et, comme ces transformations doivent être définitives, elles portent sur toutes les espèces d'aliments susceptibles d'être rendus absorbables : albuminoïdes, hydrocarbonés et graisses. Trois organes fournissent les liquides qui concourent à cette digestion finale : le pancréas, le foie et les glandes de l'intestin lui-même. Nous allons les étudier successivement.

1° Pancréas et suc pancréatique.

Etude physico-chimique du suc pancréatique.	Caractères physiques. Caractères et composition chimiques. Préparation des trois ferments.
Action sur les aliments.	Azotés. Féculents. Gras.
Mécanisme de la sécrétion.	Courbe sécrétoire. Influence du système nerveux. Origine des ferments { Phénomènes histologiques. Zymogène. Pancréatogénie.

Le **pancréas** appartient, comme les glandes salivaires, à la catégorie des glandes en grappe composées. Il est formé de petits acini allongés et noueux dont la membrane propre est tapissée en dedans par des cellules glandulaires cylindro-coniques présentant deux zones : une zone pariétale, transparente, légèrement striée et se colorant fortement par le carmin ; une zone interne fortement granuleuse, se colorant très peu. Le noyau est entre les deux. Au centre de l'acinus est un petit canal qui, d'après quelques auteurs, enverrait de fines ramifications entre les cellules sécrétoires. Langerhans a signalé une deuxième espèce de cellules fusiformes ou ramifiées, existant dans la cavité même de l'acinus et qui paraissent être un prolongement du revêtement épithélial du canal excréteur ayant pénétré jusque dans l'acinus (cellules *centro-acineuses*).

Un canal excréteur quelquefois double, construit comme ceux des glandes salivaires, déverse le suc pancréatique dans le duodénum. Les vaisseaux sont disposés comme ceux des glandes salivaires. Les nerfs sont nombreux, mais leur terminaison dans les cellules n'a pas encore été vue.

Le pancréas du lapin (fig. 50) présente une disposition qui a été le point de départ des découvertes de Cl. Bernard sur la digestion pancréatique des

FIG. 50. — Tube digestif et pancréas du lapin (Krause)

V. portion pylorique de l'estomac ; — Vf. vésicule biliaire avec canal cystique qui s'unit aux canaux hépatiques droit et gauche coupés, pour former le canal cholédoque ; — DW. canal de Wirsung (pancréatique) ramifié dans le pancréas dont la portion gauche supérieure transversale s'étend sur la rate.

graisses. Son canal excréteur débouche en effet environ 20 centimètres plus bas que le canal cholédoque. Or, si l'on fait ingérer de la graisse à l'animal, les chylifères ne prennent l'aspect laiteux (vaisseaux lactés) qu'au-dessous de l'embouchure du canal de Wirsung. La graisse n'est donc pas absorbée et par suite pas digérée dans la portion de l'intestin qui ne reçoit que la bile, et c'est le suc pancréatique seul qui la transforme.

ÉTUDE PHYSICO-CHIMIQUE DU SUC PANCRÉATIQUE.

Les propriétés du suc pancréatique, la triple action qu'il exerce sur les aliments, ont été établies par les recherches mémorables de Cl. Bernard (1855) et les auteurs venus depuis n'ont fait que perfectionner ses découvertes, en isolant les ferments et en faisant connaître le mécanisme de la sécrétion.

Caractères physiques. — Le suc pancréatique obtenu par des fistules temporaires et récentes (18 à 48 heures après l'opération Cl. Bernard) est un liquide incolore, inodore, un peu salé, très visqueux, alcalin, d'une densité élevée 1,030, se coagulant en masse comme le blanc d'œuf à 75°, se figeant à 0° en un caillot gélatineux qui se liquéfie à la température ordinaire, dépourvu en général d'éléments morphologiques bien que Kühne y ait trouvé des corpuscules analogues aux corpuscules salivaires, très putrescible aussi bien que le tissu même du pancréas. — Les fistules permanentes fournissent un suc notablement altéré, à moins qu'elles ne soient établies, comme l'a fait Heidenhain, sur l'anse duodénale libérée par le procédé de Thiry (V. *Suc intestinale*).

On peut préparer, pour l'étude, un suc artificiel en faisant macérer quelques heures dans l'eau tiède, ou mieux dans la glycérine, un pancréas frais haché et en filtrant le liquide. La quantité sécrétée chez l'homme en 24 heures est de 300 à 360 grammes.

Propriétés et composition chimique. — Il donne par l'alcool, les acides nitrique, chlorhydrique, sulfurique, le tannin, les sels halogènes, un précipité abondant, la *pancréatine*. L'eau chlorée y forme un précipité blanc qui tourne ensuite au rose (quand le suc n'est pas frais) pour redevenir blanc (Cl. Bernard). La pancréatine précipitée par l'alcool se redissout dans l'eau, ce qui la distingue de l'albumine.

Il contient 90 à 92 p. 100 d'eau et 8 à 10 p. 100 en moyenne de parties solides. Ces rapports indiqués par les anciennes analyses de Cl. Bernard ont été vérifiés depuis pour le suc frais des fistules temporaires, mais ils sont différents pour le suc des fistules permanentes (eau 98 ; solides 2 p. 100). Ils varient aussi suivant le moment et la durée de la sécrétion, etc.

L'analyse suivante due à C. Schmidt indique le détail des divers principes constituants.

Eau . . . . . 909,62.			
	Organiques . . 81,84		
		Chlorure de sodium . .	7,36
		Phosphate de sodium. .	0,45
		Sulfate de sodium. . .	0,10
Matières solides. 90,38		Soude unie au ferment .	0,32
—————— 1000,00	Inorganiques. . 8,54	Chaux — —	0,22
	—————— 90.38	Magnésie — —	0,05
		Sulfate de potasse. . .	0,02
		Oxyde de fer.	0,02
			——— 8,54

Le chiffre si considérable des matières organiques (dix fois plus que dans la salive), qui fait presque de ce suc une solution d'albumine est dû à la présence d'*albumine, leucine, graisse, savon gras, matières extractives* et surtout de *ferments albuminoïdes solubles* au nombre de trois agissant, l'un sur les substances azotées, l'autre sur les amylacés, le troisième sur les graisses et qui font de ce liquide le *factotum* de la digestion intestinale.

ACTION DU SUC PANCRÉATIQUE SUR LES ALIMENTS

La difficulté de préparer et d'isoler ces différents ferments est très grande aussi y a-t-il entre les divers auteurs (Kühne, Danilewski, Paschutin, etc.) des divergences assez sensibles dans les caractères qu'ils assignent à ces produits; mais on est d'accord à peu près sur leur action.

1° **Action sur les albuminoïdes**. — Le ferment qui agit sur les matières albuminoïdes, (*pancréatine*[1] de Corvisart) paraît avoir été isolé à l'état de pureté, par Kühne (1876) qui l'a nommé *trypsine*. Elle appartient au groupe des ferments solubles ou *diastases*. A l'état demi-sec c'est une substance légèrement jaunâtre, transparente et élastique, qui, tout à fait sèche, devient légère et friable ; elle est entièrement soluble dans l'eau et insoluble dans la glycérine et l'alcool. On l'obtient au moyen de l'extrait aqueux de pancréas qu'on précipite par l'alcool. Ce précipité est successivement traité par l'alcool absolu, l'eau, l'acide acétique et la soude, et finalement purifié au dialyseur qui le débarrasse des restes de tyrosine, leucine et peptone que les traitements précédents n'avaient pas enlevés.

Le suc pancréatique, grâce à la trypsine, dissout rapidement les matières albuminoïdes à la température de 35 et 40° et les transforme en peptones (*tryptones*). L'action est plus lente au-dessus ou au-dessous de cette température, elle est nulle au-dessus de 60° et définitivement détruite par l'ébullition ainsi que par la présence d'acides minéraux libres, d'alcalis (en proportion notable) et de sels métalliques. La rapidité relative de peptonisation des diverses albumines est la même qu'avec le suc gastrique. La fibrine fraîche est peptonisée la première, puis la fibrine cuite, la caséine, l'albumine qui résiste davantage, le collagène du tissu conjonctif qui doit être préalablement traité par les acides ou chauffé au dessus de 70° ; les tissus élastiques ne sont dissous qu'en partie ; les tissus cornés, la mucine, la nucléine la substance amyloïde, sont réfractaires.

Le processus de peptonisation est un peu différent et n'est pas précédé de gonflement comme avec le suc gastrique. La fibrine, par exemple, se désagrège en flocons qui sont attaqués à leur tour et réduits en poussière de plus en plus fine de sorte qu'elle est plutôt porphyrisée que dissoute. Tandis que la digestion gastrique est une digestion acide qui s'arrête dans un milieu neutre, la digestion pancréatique est une digestion alcaline qui cesse par la neutralisation ou l'acidification (sauf par les acides organiques faibles). La présence de carbonate de soude à 1 % active la digestion pancréatique et y joue un rôle comparable à celui de HCl (à 2 p. 1,000) dans la digestion gastrique. La bile qui arrête la digestion peptique paraît, au contraire, favorable à la digestion pancréatique.

Les différences entre les peptones gastriques et pancréatiques sont très faibles

[1] On a appelé *pancréatine* et le mélange des trois ferments et le ferment *peptique* seul impur.

mais les produits intermédiaires sont différents, car il ne se forme pas dans la digestion pancréatique d'acidalbumine, mais un corps analogue à l'alcali albumine (globuline). Quoique les caractères généraux des digestions gastrique et pancréatique soient assez semblables en apparence, il est probable qu'ils diffèrent dans le fond, car dans la digestion pancréatique, par suite de l'énergie de l'hydratation, une notable partie de l'albumine déjà peptonisée subit une modification plus profonde et se transforme en leucine, tyrosine, acide aspartique, hypoxantine, dérivés cristallisés de la décomposition des albuminoïdes. La décomposition va plus loin même, si on n'a pas ajouté de substances antiseptiques (acide salycilique), aux matières en digestion, et une véritable putréfaction s'en empare sous l'influence d'innombrables bactéries venues soit de l'air, soit du pancréas lui-même. Outre les substances précédentes, il se forme alors des acides gras, acétique, butyrique, valérianique de l'indol, etc., avec dégagement des gaz de la putréfaction, CO^2, H, HS, CH^2 (Nencki). De même, dans l'intestin de l'animal vivant, la digestion pancréatique se termine plus ou moins par une véritable putréfaction avec formation de ces mêmes principes.

2° **Action sur les féculents**. — Le ferment diastasique (*amylopsine, amylase*) qui transforme l'amidon en glycose est très analogue à la ptyaline salivaire dont il ne se distingue que par sa quantité et son énergie plus grandes. Il existe dans le tissu du pancréas lui-même dont l'infusion saccharifie l'empois.

Il manque chez l'enfant nouveau-né (Zweifel, Korowin) tandis que le ferment albuminoïde existe déjà chez le fœtus de quatre mois. Isolé à l'état de pureté(?) par Cohnheim par le même procédé que la ptyaline. Soluble dans l'eau et dans la glycérine ; saccharifie rapidement l'amidon à 40°. Si on agite de l'eau d'empois avec le suc pancréatique frais ou l'extrait aqueux de la glande, à 35° à 40°, instantanément le liquide, après filtration, réduit énergiquement la liqueur de Fehling. Ce ferment n'agit pas sur l'inuline ni sur le sucre de canne.

3° **Action sur les graisses**. — Le ferment saponifiant ou émulsif (*stéapsine, saponase*), découvert par Cl. Bernard mais qu'on n'a pu isoler jusqu'ici, donne au suc pancréatique non seulement le pouvoir d'émulsionner d'une manière stable les graisses, mais encore celui de les dédoubler, par un phénomène d'hydratation, en acide gras et glycérine, fait mis hors de doute par Berthelot qui a décomposé ainsi la butyrine en acide butyrique et glycérine. Les acides gras mis en liberté se combinent avec les bases et forment des savons. Ce phénomène de dédoublement serait constant et l'action émulsive serait précisément produite, et surtout rendue permanente, par les savons ainsi formés ; mais le dédoublement continue encore lentement après que l'émulsion est parfaite. Il est facile de constater le dédoublement : un papier de tournesol bleu imprégné d'huile d'olive (neutre) et appliqué sur un fragment de tissu pancréatique montre une auréole rouge aux points touchés, par suite de la formation d'acides gras.

Les végétaux renferment aussi un ferment qui dédouble et saponifie les matières grasses et qui paraît très répandu. Il existe notamment dans les graines oléagineuses en germination et, en dissolvant les matières grasses mises en réserve pour l'embryon, il leur permet d'être utilisées pour les premiers déve-loppements de cet embryon.

Courbe sécrétoire. — La sécrétion est intermittente chez l'homme et les carnivores, continue chez les herbivores. Nulle pendant l'abstinence, elle com-mence immédiatement après le repas, atteint un premier maximum fort élevé au bout de deux heures, diminue jusque vers la quatrième ou cinquième heure, atteint un deuxième maximum moins élevé vers la septième ou neuvième heure, rediminue jusqu'à redevenir nulle seize heures après le repas.

Innervation. — Comme les autres sécrétions digestives, c'est une sécrétion réflexe consécutive à l'impression des aliments sur la muqueuse digestive. Elle s'opère certainement par le concours simultané de nerfs glandulaires jus-qu'ici peu connus et de nerfs vasculaires, comme le montrent les actions vaso-motrices qui accompagnent l'activité de la glande : congestion et dila-tation vasculaires, pulsations veineuses, rutilance du sang veineux. La sé-crétion peut être provoquée ou augmentée, si elle a déjà commencé, par l'excitation du bulbe, l'ingestion d'éther dans l'estomac.

L'excitation du bout central du pneumogastrique, la section du sciatique ou l'excitation de la peau, peuvent l'arrêter ou la diminuer par un mécanisme réflexe dont les voies n'ont pas encore été bien élucidées. L'arrêt brusque produit par la nausée ou le vomissement (Cl. Bernard) est dû probablement à l'excitation des terminaisons du pneumogastrique. L'atropine arrête aussi la sécrétion tandis que la pilocarpine l'excite. La section des nerfs du pancréas ne modifie pas la sécrétion (Cl. Bernard, Bernstein), ce qui a fait supposer qu'il excitait des ganglions intra-pancréatiques qui suffisent au fonctionnement de la glande. Heidenhain a appliqué sa théorie des nerfs glandulaires à l'innerva-tion pancréatique. (V. *Sécrétions en général.*)

Origine des ferments. — *Zymogène, trypsinogène ou propancréatine.* — D'après Heidenhain le pancréas frais ne contient que des traces du fer-ment albuminoïde ou trypsine, si abondant dans le suc. A sa place on trouve le zymogène ou « mère du ferment », substance soluble dans l'eau et dans la glycérine qui ne digère pas les albuminoïdes, mais qui se convertit très facilement en trypsine par le contact des acides étendus ou simplement de l'air, ce qui explique comment l'infusion de pancréas frais n'est pas digestive, tandis que celle préparée avec une glande qui a séjourné 24 heures à l'air est très active.

PHÉNOMÈNES HISTOLOGIQUES DE LA SÉCRÉTION. — La teneur du pancréas en trypsinogène augmente et diminue parallèlement à l'étendue de la zone gra-nuleuse interne, c'est-à-dire avec la quantité de substance granuleuse (microzymas de Béchamp) contenue dans les cellules. Plus large est la zone interne, et plus abondantes les granulations, plus grande est la proportion de trypsinogène ; plus étroite est cette zone, plus rares les granulations, plus petite aussi la quantité de trypsinogène. Dans les cas des fistules anciennes, où le suc pancréatique est inerte, la zone granuleuse interne des cellules a disparu et toute la cellule est devenue claire.

Le développement des granulations trypsinogènes se fait dans l'intervalle des digestions, pendant le repos apparent de la glande, et c'est quatorze heures après le repas que le pancréas est le plus riche en trypsinogène. Pendant la digestion, au contraire, au moment où le suc pancréatique coule abondamment (six heures après le repas), les granulations trypsinogènes sont réduites au minimum, tandis que le suc sécrété est riche en trypsine. Ces granulations disparaissent donc pour donner naissance au ferment. La transformation subite de trypsinogène en trypsine a lieu au moment même de la sécrétion, sous une action encore inconnue. Il se fait donc un double travail cellulaire : 1° pendant la sécrétion la zone interne se détruit pour former la sécrétion, et la zone périphérique augmente aux dépens des matériaux apportés par le sang ; 2° pendant le repos, la zone interne détruite par la sécrétion se reforme aux dépens de la zone périphérique qui a emmagasiné les matériaux de la sécrétion future.

FIG. 51. — Coupe du pancréas du chien.

a, les alvéoles de la glande ; les cellules montrent une zône externe homogène, claire, et une zone interne granuleuse ; *d*, un fin conduit excréteur (Klein).

PANCRÉATOGÉNIE. — L. Corvisart ayant constaté que, dans le jeûne, le suc pancréatique est sans action sur l'albumine, tandis qu'il est très actif quelques heures après que la digestion a commencé, en conclut que le ferment n'est sécrété par la glande que lorsque la digestion et l'absorption stomacale ont introduit dans le sang certaines substances dites pancréatogènes, susceptibles de fournir les matériaux de ce ferment. Cette théorie est renversée par les faits exposés plus haut que, dans le jeûne, le pancréas est plus riche que pendant la digestion sinon en ferment libre, du moins en substance propre à le produire. Schiff a modifié un peu cette théorie en attribuant à la rate la formation d'un ferment qui arrivant au pancréas par les vaisseaux y donne naissance au ferment pancréatique en provoquant la transformation du zymogène en trypsine. De nombreuses expériences faites sur des chiens dératés ont contredit les résultats de celles de Schiff et montré que la rate n'a aucun rôle pancréatogène.

On a supposé également, mais sans preuves, que la transformation du trypsinogène en trypsine était favorisée par la formation d'un acide dans les cellules pancréatiques, ou par l'action de l'oxygène du sang.

Extirpation et destruction du pancréas. — Bérard et Colin ont montré, contrairement à Cl. Bernard, que certains animaux peuvent supporter impunément l'extirpation de cet organe. La destruction qui suit la ligature du canal de Wirsung, n'a aucun inconvénient chez les lapins, tandis qu'elle fait périr les pigeons (Arnozan et Vaillard, Rémy), ce qui tient évidemment à ce que, pour la digestion des amylacés, la salive peut remplacer chez le lapin le suc pancréatique, ce qui n'a pas lieu chez le pigeon.

2° Organe biliaire, bile (rôle digestif seulement)

$$\text{Rôle digestif de la bile} \begin{cases} \text{action sur les aliments} \begin{cases} \text{hydrocarbonés.} \\ \text{azotés.} \\ \text{gras. Émulsion.} \end{cases} \\ \text{facilitation d'absorption.} \\ \text{arrêt de la putréfaction des excréments.} \end{cases}$$

Bien qu'annexé à l'appareil digestif, l'organe biliaire a certainement des fonctions qui n'ont qu'un rapport éloigné avec la digestion, aussi l'étude de la sécrétion biliaire en général sera-t-elle mieux placée à côté des sécrétions excrémentitielles et nous n'envisagerons ici qu'une partie restreinte de son rôle, c'est-à-dire l'action qu'elle paraît avoir sur la digestion.

La bile n'est pas un véritable liquide digestif, car elle ne contient aucun ferment et n'a d'action transformatrice sur aucune des trois classes d'aliments. Blondlot, le premier, a pu faire vivre très longtemps des chiens porteurs de fistule biliaire et il a écrit un mémoire célèbre sur l'*Inutilité de la bile dans la digestion*. Cependant quelques-uns des phénomènes qui surviennent chez un animal dont la bile est détournée au dehors, au lieu d'être versée dans l'intestin, montrent que ce liquide joue au moins un rôle accessoire dans certains actes secondaires de la digestion.

Action sur les aliments. — L'étude expérimentale de ce liquide faite *in vitro* sur les diverses espèces d'aliments montre les faits suivants :

1° MATIÈRES AMYLACÉES ET SUCRÉES.— Aucune action. Quelques auteurs cependant (Nasse, Wittich, etc.) attribuent à la bile fraîche un léger pouvoir diastasique.

2° MATIÈRES ALBUMINOÏDES. — *a. brutes*, aucune action ; *b. peptonisées* déjà par le suc gastrique (chyme), précipitation. L'acide HCl et les acides lactique et paralactique du chyme se combinent avec la soude des sels biliaires dont ils déplacent les acides faibles glycocholique et taurocholique. L'acide glycocholique peu soluble se précipite et entraîne avec lui les peptones et la pepsine. Mais on ne sait si c'est par une combinaison réelle (glycocholate de peptone) ou par simple action mécanique. Ces peptones précipitées sont redissoutes par le suc pancréatique ; elles peuvent l'être aussi par un excès de bile.

En résumé, la bile est sans action transformatrice sur les albuminoïdes, et son rôle physiologique à cet égard se borne à neutraliser, par son alcalinité, l'acidité du chyme arrivant dans le duodénum et à arrêter la digestion peptique (qui n'est possible que dans un milieu acide), pour permettre la digestion pancréatique. Si la bile pénètre accidentellement dans l'estomac en quantité notable, elle y arrête la digestion gastrique.

3° MATIÈRES GRASSES. — La bile dissout les acides gras et un peu les graisses neutres (teinturiers, dégraisseurs) ; elle émulsionne les graisses, mais l'émulsion n'est pas stable ; elle ne le devient qu'indirectement, quand la bile est en présence d'acides gras qui décomposent les bilates avec formation de savons alcalins (très émulsionnants) et d'acides biliaires ; elle est mouillée par les huiles et facilite ainsi leur ascension dans les tubes capillaires préalablement enduits de bile (Vistinghausen); elle facilite la dialyse à travers les membranes qu'elle imbibe, et de l'huile qui ne traverse que peu ou pas un papier mouillé d'eau, traverse facilement ce même papier imbibé de bile.

Quelques-unes de ces propriétés sont peut-être mises à profit dans l'intestin: c'est ainsi que les acides gras, mis en liberté par la saponase pancréatique, peuvent former avec les bases des bilates des savons alcalins dont l'action émulsive vient aider celle du suc pancréatique ; en imbibant la muqueuse intestinale, elle favorise probablement l'absorption des graisses. Ce qui le prouve, c'est que dans les cas de fistule, ligature, obstruction biliaire, etc., on retrouve dans les matières fécales une quantité considérable de graisses. Ce fait indique non pas que ces graisses n'ont pu être digérées, en l'absence de la bile, mais simplement qu'elles n'ont pas été absorbées. Elles peuvent cependant n'avoir subi aucune action digestive si le pancréas s'est trouvé malade en même temps que l'appareil biliaire, ce qui, chez l'homme, doit être assez souvent le cas. Robin fait remarquer que la bile déjà décomposée dans le jéjunum ne peut faciliter l'absorption des graisses et que c'est le suc intestinal très alcalin qui remplit ce rôle.

Rôles accessoires. — EXCITATION DES CONTRACTIONS INTESTINALES. — La bile est un excitant des muscles et paraît provoquer les contractions de l'intestin. Elle agit aussi sur les fibres lisses des villosités qu'elle fait contracter et favorise indirectement l'absorption en faisant jouer au chylifère central, comme nous l'avons vu, le rôle d'une espèce de ventouse..

RÔLE ANTIPUTRIDE. — En même temps qu'elles sont décolorées et très riches en graisse, les matières fécales présentent, dans les cas de fistule ou rétention biliaire, une odeur infecte due à un degré plus ou moins avancé de putréfaction. La bile paraît donc jouer à l'état normal le rôle d'une substance antiputride et antifermentescible, et même en dehors de l'économie, sa présence retarde la putréfaction.

Toutes ces actions diverses de la bile paraissent dues aux sels biliaires et non aux pigments ou aux autres principes qu'elle renferme.

3° Glandes intestinales, suc intestinal.

Glandes intestinales. { de Brunner.
{ de Lieberkühn.

Suc intestinal. { Etude physico-chimique
{ Action sur les aliments { azotés.
{ hydrocarbonés.
{ gras.
{ Mécanisme de la sécrétion.

Glandes intestinales. — Deux sortes de glandes sont logées dans l'épaisseur de la muqueuse de l'intestin grêle : les glandes de Brunner localisées dans le duodénum et les glandes de Lieberkühn qui vont jusqu'à la valvule de Bauhin.

Les *glandes de Brunner* sont de petites glandes en grappe ayant au plus le volume d'une lentille et soulevant légèrement la muqueuse. Elles paraissent être simplement, comme le montre la figure 52, la continuation des glandes à mucus de la région pylorique de l'estomac. Leur structure est celle des glandes en grappe et Brunner les avait assimilées en particulier au pancréas pensant qu'elle n'en étaient que des parties détachées. Cl. Bernard a montré qu'elles en diffèrent physiologiquement et il paraît que leur suc peut tout au plus saccharifier l'amidon.

FIG. 52. — Coupe verticale de la muqueuse du pylore.

v, villosités du duodénum ; — *b*, follicule lymphatique ; — *c*, glandes de Lieberkühn ; — *d*, muqueuse de l'extrémité de l'estomac ; — *g*, culs-de-sac des glandes à mucus ; — *t*, les mêmes dans la sous-muqueuse ; — *s*, glandes de Brunner (Klein).

Les *glandes de Lieberkühn* sont des glandes en tube simple, qu'on rencontre depuis le pylore jusqu'à la valvule iléo-cœcale, formant dans la muqueuse une couche continue existant même sur les valvules conniventes, et lui donnant à la loupe un aspect cribriforme particulier. Leur longueur est de un quart de millimètre, et leur orifice invisible à l'œil nu. Il y en aurait de quarante à cinquante millions (Sappey), ce qui constitue une surface sécrétante considérable (de quatre à six mètres carrés !).

Suc intestinal. — 1° Le liquide de Brunner n'a pu être étudié à l'état de pureté et les notions très imparfaites et contradictoires qu'on possède résultent de recherches faites sur l'extrait aqueux des glandes. Cet extrait contient un ferment soluble saccharifiant, qui, d'après Budge et Krolow, dissoudrait en outre la fibrine en solution acide, à 35°, mais non l'albumine cuite. Grützner nie l'action saccharifiante mais admet une action peptique. Schiff attribue à ce suc une part importante dans la neutralisation de l'acidité du chyme stomacal qui serait déjà entièrement alcalin dès la fin du duodénum.

2° Le liquide de Lieberkühn est le suc intestinal proprement dit.

On peut l'obtenir par plusieurs procédés dont le meilleur (Thiry) consiste à isoler une anse intestinale par deux sections en conservant les connexions vasculaires et nerveuses. On coud le bout inférieur de l'anse et on fixe le bout supérieur à la plaie abdominale dans laquelle on place une canule. Les bouts de l'intestin sont rapprochés par une suture de manière à rétablir le cours des aliments.

Propriétés. — Liquide très alcalin (par NaoCO², carbonate de soude), jaunâtre, clair, non visqueux, effervescent par les acides, assez riche en albumine et coagulable pas la chaleur. Celui qui est obtenu par le procédé d'énervation d'une anse intestinale (A. Moreau) contient beaucoup d'urée (0,16 p. 1,000), du chlorure de sodium en quantité, des phosphates et des sulfates de chaux, ce qui paraît prouver que ce n'est que du sérum transsudé.

ACTION SUR LES ALIMENTS. — Résultats contradictoires : 1° pour Thiry, confirmé par Leube et Quincke le suc obtenu par une fistule n'agit ni sur l'amidon, ni sur la graisse, ni sur l'albumine cuite, ni sur la viande crue; mais sur la fibrine qu'il dissout assez rapidement; 2° pour Schiff, au contraire, le liquide des fistules *non enflammées* saccharifie l'amidon, émulsionne les graisses, dissout les albuminoïdes. Paschutin (1870) et Eichorst ont confirmé l'action saccharifiante; les autres sont encore douteuses sauf l'action inversive sur le sucre de canne signalée par Cl. Bernard et peut-être la transformation de cellulose en glycose, observée chez les ruminants.

MÉCANISME DE LA SÉCRÉTION. — Il est encore mal connu. Dans l'anse intestinale isolée la sécrétion n'est pas continue, mais n'a lieu que sous l'influence de certaines excitations mécaniques ou autres (purgatifs par exemple) qui agissent sans doute par voie réflexe. La section des nerfs allant à une anse isolée détermine un afflux de liquide (sécrétion paralytique).

C. — PHÉNOMÈNES MÉCANIQUES DE LA DIGESTION INTESTINALE

Mouvements de l'intestin. — En observant l'intestin après l'ouverture de l'abdomen sur un animal vivant, on voit des contractions circulaires se propager de proche en proche, comme une onde, le long de l'intestin, en présentant l'apparence d'un *mouvement vermiculaire*. Elles sont dues aux contractions de la tunique musculaire circulaire de l'intestin, tandis que la tunique à fibres longitudinales détermine, en se contractant, un raccourcissement de l'intestin et des plissements passagers de la muqueuse. Les excitations mécaniques, électriques, etc., augmentent ces contractions.

De semblables mouvements ont lieu pendant la digestion et font progresser les aliments depuis le pylore jusqu'à la valvule iléo-cœcale ; ils sont dits *péristaltiques*. S'ils se font en sens inverse on les appelle *antipéristaltiques*. Le chyme arrivé dans le duodénum, s'y mélange au suc pancréatique et à la bile et chemine lentement dans l'intestin grêle retardé par les replis transversaux des valvules conniventes et s'arrêtant dans les gouttières qu'elles forment. Sa présence fait naître, ou du moins favorise par action réflexe, les contractions des tuniques musculaires.

La marche des matières alimentaires est assez lente et n'a pas lieu d'une manière continue, mais présente des arrêts plus ou moins réguliers dans l'intervalle des contractions rhytmiques. Elle est retardée par les nombreux circuits de l'intestin, par les directions diverses que doit suivre le chyme, souvent contre son propre poids, et ces retards favorisent l'achèvement de l'action chimique des liquides digestifs, en même temps qu'ils facilitent l'absorption des parties digérées.

INNERVATION. — Les mouvements de l'intestin peuvent se faire en dehors de l'action des centres nerveux, comme on le voit sur une anse intestinale extraite du corps. Comme le cœur, l'intestin possède un système nerveux propre — plexus d'Auerbach et de Meissner — qui, à l'état normal, suffit probablement pour le faire contracter. Mais il n'échappe pas entièrement pour cela à l'action des centres, et l'excitation du pneumogastrique, et peut-être du cervelet, du bulbe et de la moelle, active les contractions péristaltiques. Le nerf splanchnique serait, au contraire, un nerf d'arrêt pour ces mouvements (Pflüger).

L'excitation de l'intestin grêle ne provoque pas de mouvements dans l'estomac ni dans le gros intestin et, inversement, les contractions provoquées dans l'estomac ou dans le gros intestin, ne se propagent pas à l'intestin grêle, et sont arrêtées par le pylore et la valvule iléo-cœcale.

Diverses substances telles que CO_2 (état asphyxique du sang), la nicotine, la caféine et beaucoup de purgatifs provoquent ou exagèrent les mouvements péristaltiques. L'atropine et la morphine les paralysent.

D. — RÉSULTATS DE LA DIGESTION INTESTINALE

Produits utiles : Absorption
Résidus.
Digestion microbienne.

Produits utiles. — Ainsi, les aliments ingérés doivent subir dans l'intestin grêle leur dernier degré de transformation avant d'être absorbés et être définitivement digérés. Les albuminoïdes qui n'ont pas été dissous par le suc gastrique sont dissous et peptonisés par la trypsine ; les féculents qui ont échappé à l'action saccharifiante de la salive sont saccharifiés par le suc pancréatique et peut-être par le suc intestinal ; les matières grasses sont émulsionnées et saponifiées, dans l'intestin seulement, par le suc pancréatique, accessoirement par la bile. Le chyme, en pénétrant dans l'intestin, se liquéfie de plus en plus, par la continuation de l'action dissolvante des ferments digestifs sur les aliments, et par son mélange avec une grande quantité de liquides intestinaux (suc pancréatique, suc intestinal, bile) ; il perd son acidité pour devenir neutre ou alcalin et se colore en jaune par l'action de la bile. Il constitue alors le chyme intestinal, dont une partie sera absorbée (voir plus loin *Absorption digestive*) et au milieu duquel existent les parties non digestibles des aliments.

Résidus. — Vers la fin de l'intestin le chyme s'épaissit, par suite de l'absorption qui a enlevé la plus grande partie des substances absorbables, et sa couleur est plus foncée et son odeur change aussi. Dans cette partie du chyme qui n'est pas absorbée et qui sera transmise au gros intestin pour être finalement rejetée, il se produit des phénomènes complexes donnant naissance à des produits particuliers et à des gaz que nous étudierons à propos du gros intestin.

Digestion microbienne. — L'eau que nous ingérons, les aliments que nous consommons, apportent dans le tube digestif des germes nombreux, ou même, dans le cas du lait, du fromage, des fruits un peu avancés, des boissons fermentées, des microbes en pleine évolution, appropriés à la nature de chaque aliment. Ces microbes trouvent un excellent milieu de culture dans les liquides digestifs et se développent activement dans tous les plis et replis de l'intestin. Ils doivent donc ajouter à l'action digestive qu'exercent les sucs intestinaux, leurs propres actions digestives qui s'opèrent, d'ailleurs, par des ferments solubles identiques qu'ils sécrètent eux-mêmes. Il y a donc, superposée à la digestion naturelle, une digestion microbienne équivalente à l'autre en puissance ainsi que l'a constaté Duclaux, et pouvant même réaliser seule la digestion de certaines substances telles que les celluloses plus ou moins digestibles pour l'homme qu'on trouve dans les légumes herbacés, salades, asperges, fruits et qui n'ont pas de suc digestif normal dans l'organisme de l'homme. Les microbes dans ce cas, tout en travaillant pour eux, travaillent donc aussi pour nous, puisque nous pouvons absorber les aliments qu'ils ont préparés pour eux, car le protoplasma de leur corps a les mêmes besoins que celui de nos éléments.

E. — TROUBLES DE LA DIGESTION INTESTINALE

A. **Moteurs.** — Les fibres musculaires de l'intestin peuvent se contracter plus ou moins difficilement, quelquefois même pas du tout, et il en résulte une paralysie intestinale qui peut se traduire par une paresse de la digestion ou par une dilatation passive de l'intestin par les gaz qui le distendent librement. Si les contractions sont, au contraire, plus énergiques, il en résulte des *coliques*, c'est ce qu'on observe après l'ingestion de certaines substances telles que la plupart des purgatifs. A l'état normal il n'y a pas de contractions antipéristaltiques, comme on l'a cru longtemps, mais ces ondes musculaires renversées peuvent se produire sous diverses influences pathologiques. — L'action qui ralentit ou accélère les contractions intestinales se porte directement sur le plexus nerveux d'Auerbach.

B. **Sécrétoires.** — La sécrétion du suc intestinal peut être diminuée dans certaines maladies nerveuses générales (hystérie, hypochondrie et diverses maladies mentales), d'où constipation; elle peut être très augmentée dans d'autres cas, d'où diarrhée. Les sécrétions biliaire et pancréatique peuvent de même être augmentées ou au contraire diminuées ou même entièrement suplimées, et il en résulte évidemment des troubles plus ou moins profonds dans la digestion intestinale, sur lesquels nous n'avons pas à insister.

VII. — TRAVERSÉE ILÉO-CŒCALE. — PASSAGE DANS LE GROS INTESTIN

Parvenu à l'extrémité inférieure de l'intestin grêle, le résidu non absorbé du chyme ayant acquis une certaine consistance s'engage à travers la valvule iléo-cœcale, poussé par les contractions de l'intestin. Les lèvres de cette valvule en forme d'entonnoir, appliquées, à l'état normal, l'une contre l'autre, s'écartent sous la pression du chyme qui tombe ainsi dans le cœcum. Dès lors, il ne peut plus refluer dans l'intestin grêle, par suite de la disposition des lèvres de cette valvule qui forment une fermeture hydraulique à peu près infranchissable et d'autant plus exacte que la pression exercée sur elle est plus forte. Il s'opère donc ainsi comme une première défécation interne. Le chyme dépouillé de tous ses principes utiles, semblable au résidu épuisé qui reste sur un filtre, est expulsé de l'intestin grêle et une valve autoclave s'oppose à ce qu'il revienne troubler les opérations commencées des digestions suivantes. Toutefois il n'est pas encore rejeté au dehors mais recueilli dans un réservoir où il est, jusqu'à un certain point, repris par de nouveaux sucs qui finissent de l'épuiser.

VIII. — DIGESTION DANS LE GROS INTESTIN

A. Phénomènes mécaniques.
B. Phénomènes chimiques.
   Mucus du gros intestin.

Continuation des phénomènes chimiques (Fermentations putrides.
   des digestions supérieures.   { Gaz intestinaux.
                                     (Ptomaïnes.
C. Résultats de la digestion dans le gros intestin : Excréments.

Dès que les matières sont parvenues dans le gros intestin, il ne saurait plus, à vrai dire, être question de digestion [1], puisque la plupart, sinon toutes les parties digestibles des aliments ont été non seulement digérées, mais encore absorbées dans l'intestin grêle, et qu'il n'est arrivé dans le gros intestin que la portion inutilisable, le résidu des aliments, qui doit être expulsé au dehors. Cependant, il se passe encore dans cette partie du tube digestif des phénomènes comparables à ceux qui ont lieu dans les parties précédentes, c'est-à-dire des phénomènes mécaniques et des phénomènes chimiques qui sont la suite de ceux que nous avons vu commencer plus haut.

A. — PHÉNOMÈNES MÉCANIQUES

La tunique musculaire du gros intestin comprend aussi deux couches : l'une interne de fibres circulaires, continue, mais très mince, et ne s'épaississant qu'au niveau du rectum et de l'anus ; l'autre externe de fibres longitudinales, groupées en trois rubans épais naissant de l'appendice vermiforme et allant jusqu'à l'anus et dont l'épaisseur s'accroît encore dans le rectum.

Du cœcum où elles peuvent séjourner assez longtemps, les matières remontent dans le colon, poussées par les contractions qui naissent dans le cœcum et dont le caractère est le même que pour celles de l'intestin grêle. Dans les intervalles de ces contractions, les matières se logent successivement dans les alvéoles du gros intestin, y perdent une partie de leur eau et prennent peu à peu les caractères des excréments. Enfin, progressivement et lentement, elles arrivent dans l'S iliaque du colon où elles s'accumulent et d'où elles descendent ensuite dans le rectum pour être expulsées par le mécanisme complexe de la défécation. Il n'y a pas à l'état normal de contractions antipéristaltiques.

Les *coliques* sont des contractions douloureuses beaucoup plus énergiques que les contractions normales et dont la force peut faire équilibre à 6 ou 7 centimètres de mercure dans le cas de douleurs très violentes, à 1 centimètre seulement quand la colique est faible.

[1] Chez quelques animaux, rongeurs, herbivores, oiseaux, il paraît se faire dans le cœcum une digestion fournissant des produits utiles à l'absorption. On a même admis qu'il en était ainsi chez l'homme et, sans beaucoup plus de preuves, on a supposé l'existence d'une *dyspepsie cœcale*.

B. — PHÉNOMÈNES CHIMIQUES

Suc du gros intestin. — La muqueuse du gros intestin (fig. 53), sans valvules ni villosités, loge d'innombrables glandes de Lieberkühn (follicules du gros intestin), depuis l'appendice vermiforme jusqu'à l'anus. Elles sécrètent un liquide alcalin plus ou moins semblable au suc intestinal et riche surtout en mucine. Il paraît dépourvu de ferment, et il est sans action sur les divers aliments, bien que la digestion d'une certaine quantité de cellules ait lieu peut-être dans le gros intestin.

Continuation des digestions supérieures. — Fermentations putrides. DÉDOUBLEMENTS CHIMIQUES. — A côté des phénomènes d'hydratation opérés dans le duodénum et continués dans l'intestin grêle par le suc pancréatique, il se fait déjà dans l'intestin grêle et plus loin dans le gros intestin, des dédoublements plus profonds et plus complexes qui caractérisent les fermentations putrides. Les produits de ces dédoublements sont l'indol, le scatol et le phénol, substances cristallisables provenant de la putréfaction des albuminoïdes en présence du suc pancréatique (H. Seyler), ou sous l'action des microbes (Nencky, Brieger), et qui donnent aux excréments leur odeur particulière; des acides gras volatils : acétique, lactique, butyrique, provenant des fermentations successives des hydrocarbonés; et des gaz : H, CO^2, CH provenant des réductions qui accompagnent ces diverses fermentations.

GAZ INTESTINAUX. — L'intestin grêle et le gros intestin contiennent des gaz parmi lesquels les anciennes analyses de Chevreul sur des suppliciés, de Ruge sur les gaz rendus par l'anus, de Planer sur les chiens, ont fait reconnaître CO^2, H, CH, Az, dans des proportions respectives, très variables suivant le régime azoté ou féculent. Il n'y a presque jamais d'O, et Az peut descendre jusqu'à 4 p. 100; il n'est pas sûr d'ailleurs qu'il vienne de la décomposition des matières azotées et une partie peut venir de l'air avalé. Une partie du CO^2 vient du sang; le reste, ainsi que H et CH qui n'apparaît que dans le gros intestin avec, quelquefois, une trace d'HS, est produit par la putréfaction des hydrocarbonés, des albuminoïdes, des graisses et des acides organiques (H. Seyler).

PUTRÉFACTION MICROBIENNE. — Les fermentations putrides de l'intestin, suite des actions digestives proprement dites, se font aussi sous l'action de microbes, bactéries, vibrions qui entrent avec les aliments et les boissons et même l'air avalé. Cependant, Marié-Davy et Miquel ont montré qu'ils sont d'autant plus abondants qu'on se rapproche davantage de l'anus. L'intestin des fœtus et

FIG. 53. — Coupe de la muqueuse du gros intestin.

m, glandes en tube ; — *mm. muscularis mucosæ;* — *s.* couche sous-muqueuse.

des nouveau-nés n'ayant pas tété ne contient jamais de gaz par suite de l'absence de ces microbes. Dans certaines maladies, diarrhée, dysenterie, choléra, etc., ces organismes, peu nombreux à l'état normal, pullulent considérablement. C'est exclusivement à ces ferments du canal digestif, spécialement aux anaérobies, que sont dus les gaz intestinaux, car l'action des ferments solubles ou diastases n'est jamais accompagnée de formation de gaz.

PTOMAÏNES INTESTINALES. — D'après Ch. Bouchard, les fermentations de l'intestin aboutissent à la formation d'alcaloïdes analogues aux ptomaïnes qui se rencontrent dans toutes les matières fécales fraîches où elles sont d'autant plus abondantes que les fermentations sont plus intenses. Des expériences lui ont montré que la matière fécale est éminemment toxique, dans sa partie dialysable, et qu'elle devient ainsi capable de déterminer des convulsions et la mort d'un lapin à la dose de 17 grammes de matières fécales pour 1 kilog. d'animal. Si les matières contenues dans le tube digestif ne sont pas en général nuisibles, c'est qu'elles se durcissent dans le colon et se prêtent alors peu à l'absorption; c'est, en outre, que l'absorption du poison fécal, bien que constante, se fait très lentement et qu'il peut être éliminé au fur et à mesure par le rein. Si l'élimination cesse, l'empoisonnement survient, et beaucoup de cas d'urémie seraient, pour Bouchard, des cas de *stercorémie*.

C. — EXCRÉMENTS

La quantité moyenne des excréments (dont la réaction est acide le plus souvent) est de 150 à 200 gr. par jour, chez l'adulte; mais elle peut notablement varier en moins par un régime animal, en plus par un régime végétal. 1,200 gr. de viande fraîche, par exemple, ne donneraient que 17 grammes d'excréments solides (Rubner). Les herbivores rendent beaucoup plus d'excréments que les carnivores.

La composition générale des fèces de l'homme comprend les substances suivantes, outre une forte proportion d'eau (environ 75 p. 100) :

RÉSIDUS INSOLUBLES DES ALIMENTS	Substances cornées, épidermiques, nucléine. Tissu élastique et quelquefois tendons très denses. Matières grasses en excès { 1° graisses neutres. 2° savons calcaires (régime lacté). Cholestérine des aliments. Cellulose végétale et grains non digérés d'amidon. Chlorophylle, reconnaissable à son spectre. Fragments de caséine (dans régime lacté).
PRODUITS DE DÉDOUBLEMENT	Acides gras : butyrique, lactique, acétique, etc. Indol, scatol, phénol, donnant l'odeur des excréments. Excrétine, acide excrétoléïque. Stercorine ou dyslisine (substance mal définie).
SUBSTANCES EXCRÉMENTITIELLES	Hydrobilirubine, provenant des pigments biliaires. Acide glycocholique. Acide cholalique, par dédoublement d'acide taurocholique. *Cholestérine biliaire.* Mucine et débris d'épithélium.
SUBSTANCES MINÉRALES (Cendres).	Phosphate de chaux et de magnésie (beaucoup). Sels alcalins (chlorures, carbonates, phosphates, sulfates). Silice et oxyde de fer (petite quantité).
ORGANISMES INFÉRIEURS	Leptothrix, vibrions, etc., œufs d'helminthes.

Les propriétés physiques des excréments : couleur, odeur, saveur, densité, consistance, forme, sont assez variables et dépendent de nombreuses conditions physiologiques (régime, genre de vie, âge), ou morbides. On en trouvera une excellente étude dans le Traité des Humeurs, de Robin.

IX. — SORTIE DES RÉSIDUS. — DÉFÉCATION

Rôle de l'S iliaque et du rectum. — Les résidus de la digestion arrivent, plus ou moins durcis, dans l'S iliaque où ils s'accumulent peu à peu jusqu'à ce que la distension qu'ils provoquent fasse naître, par action réflexe, des contractions péristaltiques qui les poussent dans le rectum. Arrivées là, ces matières donnent lieu à une sensation particulière — besoin *de défécation* — qui provoque et accompagne la contraction réflexe du rectum et amène leur expulsion. Si l'on résiste au besoin, une contraction antipéristaltique les ramène dans l'S iliaque jusqu'à ce que le besoin devienne irrésistible.

Le rectum est fermé, à son extrémité inférieure, par un sphincter analogue au sphincter pylorique et dont la tonicité, indépendante de la volonté, retient les matières et les gaz sans que nous en ayons conscience, quand leur poussée n'est pas trop forte. Mais un autre anneau musculaire formé de fibres striées vient le renforcer et permettre, en définitive, à la volonté, sauf dans les cas pathologiques, de fermer ou d'ouvrir le passage.

Innervation. — La tonicité réflexe du sphincter anal est sous la dépendance d'un centre nerveux — *ano-spinal* — situé dans la moelle lombaire et sur lequel peut agir le cerveau. La volonté, les émotions ou d'autres actions nerveuses peuvent exercer sur ce centre une action inhibitoire, et le sphincter se relâche (défécation involontaire de la peur, du gâtisme, de l'agonie, etc.), ou excitante, et le sphincter se contracte. La section de la moelle dorsale ne supprime pas l'action du centre ano-spinal, il en résulte que la paralysie du sphincter qui se produit dans certaines maladies du cerveau est plutôt due à l'inhibition du centre anal qu'à la paralysie d'un centre cérébral.

La défécation est donc un phénomène réflexe d'expulsion que la volonté peut momentanément arrêter ou au contraire favoriser.

Mécanisme de la défécation. — Lorsque les matières sont arrivées au sphincter, le centre anal est inhibé soit par la volonté, soit par une simple action réflexe et le sphincter se relâche. En même temps, si les matières sont solides et dures, il se produit un *effort* expiratoire plus ou moins violent avec occlusion de la glotte, et les matières poussées par l'action combinée de la presse abdominale (diaphragme, muscles abdominaux, plancher périnéal) et des contractions de l'S iliaque et du rectum sont expulsées. Les fibres longitudinales de l'intestin se terminent inférieurement en formant des anses convexes en dedans; en se contractant, elles redressent leur courbure et par suite dilatent l'orifice anal. En même temps, elles raccourcissent l'intestin (*releveur de l'anus*) et amènent cet orifice au-devant du bol fécal, comme le raccourcissement du pharynx amène le bol alimentaire dans l'orifice œsophagien.

CONSTIPATION. — Si l'on résiste habituellement un temps trop long au besoin de défécation, la sensibilité de la muqueuse rectale s'émousse et le besoin finit par ne plus être perçu. Le centre anal n'est plus excité et la contraction réflexe n'ayant plus lieu, il en résulte la *constipation*. Il faut alors, pour exonérer l'intestin, ramollir les matières et employer des excitants qui réveillent la contractilité amoindrie.

III. — ABSORPTION DES PRODUITS DE LA DIGESTION

Appareil d'absorption : Villosités intestinales.
Processus de l'absorption. Rôle de l'épithélium intestinal.

Nature des produits absorbés :
- Albuminoïdes.
- Glycose.
- Savons solubles et graisses.
- Eau et sels, purgatifs salins.

Absorption dans les diverses parties du tube digestif.

Appareil d'absorption. — Villosités intestinales. — Chez l'homme la muqueuse intestinale est considérablement amplifiée par de nombreux replis transversaux, *valvules conniventes*, qui augmentent à la fois la surface secrétoire et absorbante. Ces replis et leurs intervalles sont recouverts par de fins prolongements — *villosités* — qui commencent au pylore et disparaissent sur le bord libre de la valvule de Bauhin et donnent à la muqueuse un aspect velouté. Leur hauteur est de 1/2 millimètre et leur nombre atteint dix millions. La surface absorbante est donc considérable.

FIG. 54. — Coupe verticale d'une valvule connivente de l'intestin grêle.

c, la muqueuse avec les glandes de Lieberkühn et les villosités ; — m, *muscularis mucosæ* ; — s, sous-muqueuse.

FIG. 55. — Coupe verticale plus grossie d'une villosité.

a, l'épithélium à plateau avec cellules caliciformes ; — b, fibres musculaires lisses. Le centre de la villosité est formé de tissu réticulé avec leucocytes dans les mailles.

Chaque villosité recouverte par l'épithélium intestinal est formée par du tissu conjonctif lymphoïde et contient presque immédiatement au-dessous de l'épithélium un lacis de capillaires sanguins, radicules de la veine porte, et dans son centre, un vaisseau chylifère. Il règne encore de nombreuses divergences au sujet de la structure de l'épithélium et de ses rapports avec le tissu sous-jacent, aussi bien qu'à l'égard des rapports du chylifère central avec le tissu conjonctif de la villosité. Pour les uns, le chylifère est absolument fermé et pourvu d'une paroi propre, pour d'autres, Landois par exemple, il est lacunaire et communique avec les mailles du tissu lymphoïde environnant. Les cellules épithéliales présentent sur leur extrémité libre un épaississement ou *plateau* qui serait percé de fins canalicules (Kölliker) ou formé par la juxtaposition de petits bâtonnets protoplasmiques contractiles comme les pseudopodes des Amibes (Brettauer et Steinach, V. Thanhoffer, Landois). Au milieu de cet épithélium on trouve par places des cellules creuses dites *caliciformes*, mucigènes pour les uns, bouches absorbantes pour les autres.

Processus de l'absorption, rôle de l'épithélium des villosités. — Les travaux récents ont montré que les forces physiques, osmose, dialyse, filtration, n'ont pas, dans l'absorption digestive, le rôle prépondérant qu'on leur attribuait autrefois, et qu'il faut tenir le plus grand compte de l'activité propre de l'épithélium intestinal. La membrane formée par cet épithélium se comporte autrement en effet que la membrane inerte d'un dialyseur et les substances qui la traversent n'obéissent pas toujours aux lois de l'osmose. Ces substances peuvent en outre être modifiées dans leur passage à travers l'épithélium,

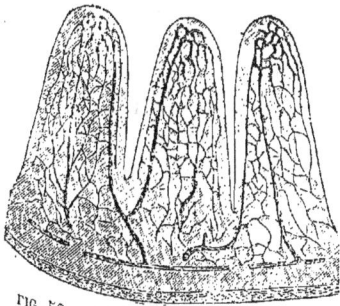

FIG. 56.— Disposition des capillaires sanguins dans les villosités (Klein).

FIG. 57.— Disposition des lymphatiques dans les villosités et l'intestin.

a, chylifère central des villosités; — f, follicule lymphatique entouré d'un réseau lymphatique g; — k, tronc lymphatique efférent (Klein).

d'une façon particulière et en sortir autres qu'elles n'y sont entrées, la peptone par exemple peut y être ramenée à l'état d'albumine, et la glycérine et les acides gras y être combinés en graisse neutre. C'est à l'activité propre du protoplasme épithélial que sont dus ces phénomènes.

L'absorption intestinale s'exerce sur des substances dissoutes, eau et sels solubles, peptones, glycose, savons et sur des graisses non dissoutes mais réduites en très fines granulations. Sauf pour l'eau et les sels solubles, qui paraissent traverser la paroi intestinale sous l'influence de la seule osmose physique, les autres substances à absorber sont d'abord prises par l'épithélium en vertu de son activité propre et élective et ce n'est qu'après l'avoir traversé qu'elles pénètrent, par diffusion, dans le sang ou dans la lymphe. Le premier acte de l'absorption est donc un phénomène vital de la vie propre de l'épithélium, le second est plus particulièrement de nature physique.

Nature des produits absorbés. — ALBUMINOÏDES — 1° *Diffusibles.* — Les peptones dont l'équivalent endosmotique est très faible (comme celui des cristalloïdes) sont absorbées rapidement et presque au fur et à mesure de leur production, car cette absorption commence déjà dans l'estomac et devient surtout très active dans l'intestin.

2° *Non diffusibles.* — Certaines albumines (caséine, blanc d'œuf salé, gélatine etc.), dont l'équivalent endosmotique est très fort comme celui des albuminoïdes en général, paraissent cependant pouvoir être absorbées en certaine quantité sans avoir été préalablement peptonisées.

Au sujet de la *voie* suivie par les albuminoïdes il est permis de penser a priori que celles qui ont été réduites à l'état de peptones solubles et diffusibles passent par diffusion dans les capillaires sanguins plus superficiels que le chylifère, bien qu'une partie puisse aussi peut-être arriver jusqu'à ce dernier. Il est plus difficile d'expliquer comment les albumines non peptonisées pénètrent dans les capillaires quoique cela ne le soit pas plus que de comprendre comment l'albumine du plasma sanguin passe de l'intérieur des vaisseaux dans les éléments anatomiques qu'elle va nourrir. On conçoit aussi que, puisque des granulations graisseuses peuvent entrer dans les chylifères, des parcelles d'albuminoïdes à un état moins digéré que les peptones et peu ou pas diffusibles puissent y pénétrer aussi, soit sous forme fluide, soit même sous forme de granulations, grâce à l'activité propre de l'épithélium. La solubilité et la diffusion ne peuvent donc a priori déterminer la voie suivie par les albuminoïdes. La question est d'ailleurs très difficile à décider même par des expériences.

On ne retrouve que peu ou pas de peptones dans le chyle et dans le sang de la veine porte, même après un repas très riche en albumine. Il faut donc supposer qu'elles sont transformées immédiatement, par un ferment, en quelqu'une des albumines normales du sang, ou autrement, et, en effet, la peptone injectée dans le sang disparaît sans être éliminée par les reins. Cette transformation des peptones absorbées aurait lieu pendant l'absorption dans l'intérieur même de l'épithélium. L'analyse directe du sang et du chyle n'indique donc pas la voie suivie par les peptones La proportion d'urée excrétée par le rein en un temps donné, et qui est toujours en rapport avec la quantité d'albumine absorbée, ne change pas, que le chyle soit versé dans le sang ou qu'il soit détourné par une fistule du canal thoracique. C'est la preuve que les albuminoïdes passent presque exclusivement dans les capillaires sanguins et pas du tout dans les chylifères (Schmidt-Mülheim).

GLYCOSE. — Elle est absorbée faiblement par les muqueuses de la bouche et de l'estomac, avec une très grande facilité au contraire par la muqueuse de l'intestin grêle et, dans une certaine mesure, par celle du gros intestin. Une quantité assez notable d'acide lactique provenant de sa fermentation est aussi absorbée. — Von Méring a constaté que la proportion de glycose n'augmente pas dans le sang général, ni dans le chyle, à la suite d'un repas riche en féculents, ce qui prouve qu'elle n'est pas absorbée par les chylifères mais par les capillaires sanguins qui la portent dans le foie où elle est retenue (Cl. Bernard). Dans ces conditions, en effet, la quantité de sucre est temporairement augmentée dans le sang de la veine porte. Mais on ignore dans quelle proportion la glycose résultant d'un repas féculent, passe sous forme de glycose dans le foie, et dans quelle proportion elle se transforme en acide lactique ou autre produit analogue de fermentation. On ignore aussi quelle proportion de l'amidon ingéré est absorbée sous forme de dextrine.

Dans une anse intestinale liée, une solution de glycose est absorbée en grande partie sans que ce qui reste devienne acide, et on pourrait en conclure que la glycose est absorbée directement sans subir de modifications. De même l'ingestion d'une très grande quantité de matières amylacées ou sucrées peut élever momentanément la proportion de glycose dans le sang, au point de produire de la glycosurie. Cependant cela ne prouve pas que la glycose d'un repas ordinaire, parcourant le tube digestif avec les autres aliments et les produits de la digestion, et ne se formant qu'en petite quantité à la fois, par suite de la saccharification plus ou moins graduelle de l'amidon, soit également absorbée sans subir de changements. Il est au contraire probable, étant donnée l'acidité marquée du contenu des parties inférieures de l'intestin, qu'une quantité considérable de sucre doit subir la fermentation lactique cause de cette acidité.

SAVONS SOLUBLES — Ils ne représentent qu'une faible partie des graisses à absorber. On les a retrouvés dans le chyle et aussi dans le sang de la veine porte où ils arrivent par les capillaires des villosités intestinales. Les recherches de Lenz, Bidder et Schmidt, rendent vraisemblable que l'organisme ne peut, en un temps donné, absorber qu'une quantité limitée de graisse, peut-être en rapport avec la sécrétion pancréatique et biliaire, et au-dessus de laquelle l'absorption n'a plus lieu. Ce maximum est de 0,60 centigr. par kil. de chat et par heure. Il paraît que les savons peuvent se recombiner avec la glycérine dans l'intérieur des villosités, en reformant des graisses neutres, comme Perewoznikoff et Will l'ont constaté, après l'injection dans l'intestin de ces deux constituants de la graisse. Les expériences de Munck sur la substitution des acides gras à la graisse dans la nourriture des chiens, sans que la graisse disparaisse du chyle et des tissus, viennent corroborer cette vue. Et c'est peut être ainsi que peut s'expliquer la découverte de granulations graisseuses faite par Bruch dans les capillaires sanguins des villosités.

GRAISSES. — La plus grande partie, restée à l'état de graisse neutre, est absorbée sous forme de granulations très fines entourées d'une très mince membrane albumineuse (*récemment décorée du nom de membrane haptogène*) fournie par le suc pancréatique. Ces granulations pénètrent dans les cellules épithéliales soit par les fins canalicules de Kölliker, soit, ce qui est peut-être plus probable, par l'action des petits bâtonnets protoplasmiques qui les saisissent, comme le feraient les pseudopodes d'une amibe, et les englobent dans la substance de l'épithélium. Pendant l'absorption on voit en effet les cellules épithéliales se gonfler, devenir blanchâtres et être infiltrées de nombreuses granulations graisseuses qui en masquent le noyau et les contours. Le tissu de la villosité présente bientôt le même aspect trouble et granuleux, et les granulations, transmises par l'épithélium aux espaces du tissu lymphoïde, finissent par pénétrer dans le chylifère central.

Foster compare ce mode d'absorption à une sorte de sécrétion renversée, dont les cellules épithéliales prennent les matériaux dans l'intestin et les sécrètent dans la villosité. Quelques auteurs ont supposé que les graisses passaient non à travers, mais entre les cellules cylindriques, en suivant les prolongements de certaines cellules épithélioïdes qui formeraient un réseau protoplasmique continu entre la surface de la villosité et le chylifère central (?).

Les contractions de l'intestin et surtout celles des villosités elles-mêmes pourvues de fibres lisses longitudinales facilitent l'absorption des granulations graisseuses. Ces fibres en se contractant raccourcissent la villosité et poussent le contenu du chylifère central dans le plexus lymphatique sous-jacent. Quand elles se relâchent, la villosité s'allonge sous l'influence de la pression sanguine des capillaires et dilate le chylifère qui attire, par l'action du vide, le contenu de la villosité, facilitant ainsi la pénétration de nouvelles parcelles du chyme intestinal. La villosité agirait en quelque sorte comme une ventouse contractile.

Ainsi donc, grâce au mécanisme que nous venons d'étudier, les gouttelettes graisseuses passent dans les chylifères et il paraît difficile d'admettre qu'elles puissent pénétrer dans les capillaires sanguins. Toute la graisse n'est cependant pas absorbée par les chylifères, car le chyle obtenu par une fistule du canal thoracique ne contient pas toute celle qui a disparu de l'intestin par l'absorption (Zawislsky), et, comme le sang de la veine porte est plus riche en graisse que le sang veineux général, il faut bien qu'une portion de la graisse passe dans les capillaires sanguins, si difficile que cela paraisse. Ce passage a lieu sans doute sous forme de savons.

Qu'elle soit d'ailleurs entrée dans le sang d'une façon ou de l'autre, la graisse en disparaît rapidement, et, chez le chien, vingt heures après un repas riche en graisse, le sang n'en contient pas plus qu'avant.

En résumé, les capillaires sanguins absorbent l'eau et les sels, les peptones et la glycose; les chylifères absorbent la plus grande partie des graisses, la voie suivie par l'autre partie est encore mal connue. Il reste aussi quelques obscurités sur la forme exacte sous laquelle sont absorbés les albuminoïdes et les hydrates de carbone.

ABSORPTION DE L'EAU ET DES SELS. ACTION DES PURGATIFS SALINS. — L'osmose, dans ces cas, s'exerce énergiquement et règle l'absorption sans être contre-balancée ou annulée par l'activité épithéliale, comme dans les cas précédents. Quand l'intestin contient une grande quantité d'eau, une partie de cette eau pénètre dans le sang par diffusion, exactement comme elle traverse la membrane d'un dialyseur contenant d'un côté de l'eau, de l'autre un liquide albumineux comme le sang. Et, comme dans le dialyseur, 200 parties d'eau passent dans le liquide albumineux, pour chaque partie de ce dernier qui passe dans l'eau.

Les sels organiques et inorganiques facilement diffusibles passent, comme on le sait, avec une très grande rapidité (proportionnelle à leur diffusibilité) dans le sang et ainsi dans l'urine, quand ils sont ingérés dans le tube digestif. Le passage du sel de l'intestin dans le sang est accompagné d'un passage proportionnel d'eau du sang dans l'intestin, mais qui, dans les circontances ordinaires, n'est pas suffisant pour diminuer le courant inverse de l'eau qui sert de véhicule au sel. Si, au contraire, une solution concentrée d'un sel très diffusible, sulfate de soude par exemple, est introduite dans l'intestin, l'exosmose d'eau du sang, que détermine l'absorption de ce sel dans le sang, est si considérable qu'elle dépasse le courant inverse et l'intestin se remplit d'eau aux dépens du sang (Jolyet). Tel est le mécanisme de l'action purgative des sels neutres. — Ces divers sels injectés directement dans le sang déterminent au contraire la constipation; du moins les sels de soude, car les sels de magnésie et surtout de potasse sont éminemment toxiques (Jolyet).

Absorption dans les différentes parties du tube digestif. — *Cavité buccale.* — Absorption d'eau et de glycose en petite quantité en raison du séjour très court des aliments dans la bouche.

Estomac. — Absorption d'eau, de glycose et surtout de peptones.

Intestin grêle. — Absorption de tous les produits absorbables de la digestion y compris les graisses. Résorption des sucs digestifs : sucs gastrique, pancréatique, intestinal, bile (en partie).

Gros intestin. — Absorption de peptones, albumine salée, glycose, acide lactique, savons, graisse (?), eau et sels. Ce pouvoir absorbant du gros intestin est utilisé pour les *lavements alimentaires* et *médicamenteux.*

Mais on doit bien savoir que les lavements de bouillon, de lait, etc., sont inefficaces, et que les seuls lavements qui aient un effet nutritif réel sont les lavements *peptonisés.*

La meilleure formule pour ces lavements paraît être celle de Leube qui consiste à injecter une bouillie formée de 150 grammes de viande, 50 grammes de pancréas et 100 grammes d'eau. La peptonisation de cette viande se fait ainsi dans l'intestin lui-même. Ce mode d'alimentation est toujours imparfait et, dans les cas les plus favorables, on n'arrive à faire absorber que le quart des albuminoïdes nécessaires à l'équilibre de la nutrition. Daremberg a pu cependant, par ce procédé, faire vivre un malade quatorze mois.

NUTRITION

DÉFINITION. — Division du sujet.
    I. Phénomènes métaboliques de la nutrition.

A. Synthèse organique ou assimilation.	Synthèse du sucre. Glycogénie. — des graisses. Adipogénie. — des albuminoïdes. Albuminogénie.
B. Destruction organique ou désassimilation.	Destruction des sucres. — des graisses. — des albuminoïdes. Urée.

    II. Bilan de la nutrition.

Prise dans son sens le plus large la nutrition est cette propriété générale de tous les corps vivants dont nous avons déjà parlé au commencement de cet ouvrage.

Elle comprend, comme nous l'avons vu, tout un ensemble de fonctions, *digestion, absorption, circulation, respiration, sécrétions*, qui ont été étudiées séparément avec tous les détails qu'elles comportent. Mais dans les organismes élevés, toutes ces fonctions ne sont en quelque sorte que préparatoires ou secondaires, et destinées seulement à réaliser, pour les éléments anatomiques, le milieu chimique approprié où se passe réellement leur vie. Or, on désigne aujourd'hui, dans un sens plus étroit, sous le nom de nutrition interstitielle ou simplement de nutrition, les échanges de matériaux qui s'opèrent entre le milieu intérieur et les éléments, et les transformations moléculaires que subissent ces éléments eux-mêmes. C'est ce que les Allemands appellent le *Stoffwechsel*, c'est-à-dire transformations et échanges de la matière.

DIVISION. — Nous étudierons dans une première section de ce chapitre la nature et le sens des phénomènes qui constituent essentiellement la nutrition et que nous appellerons phénomènes *métaboliques*[1].

Dans une seconde section nous établirons le bilan de la nutrition, c'est-à-dire la grandeur normale et les variations diverses de ces phénomènes métaboliques.

---

[1] Métabolisme (d'où métabolique adjectif), substantif tiré du grec signifiant transformation (Littré).

I

PHÉNOMÈNES MÉTABOLIQUES DE LA NUTRITION

A. PHÉNOMÈNES D'ASSIMILATION OU DE SYNTHÈSE ORGANIQUE

Glycogénie ou synthèse du sucre

A. Glycogénie hépatique.

B. Autres formes de glycogénie.....

C. Circulation du sucre dans le sang.

D. Rôle du sucre dans l'organisme.

E. Glycogénie végétale.

glycogénie musculaire.

—   embryonnaire.

—   généralisée.

—   mammaire.

Peu de questions ont provoqué plus d'expériences et suscité plus de théories contraires que celle de la glycogénie, depuis le jour où Cl. Bernard l'a posée, en 1847, jusqu'au moment actuel.

Relater et discuter toutes ces expériences, exposer ces diverses théories est impossible dans un livre élémentaire. Nous nous bornerons donc à faire con naître les résultats positivement acquis. — Cl. Bernard avait fait, en quelque sorte, son domaine de la glycogénie et presque tous les faits essentiels ont été découverts par lui. Le déterminisme des conditions dans lesquelles ces faits se produisent a été précisé par lui avec tant de rigueur qu'ils conservent aujour-d'hui encore toute leur valeur. Mais sa théorie primitive de la glycogénie a subi bien des attaques et il a dû successivement la modifier pour la faire cadrer avec les faits découverts par d'autres expérimentateurs.

Les expériences les plus récentes faites en Allemagne sur cette question sont venues confirmer sa dernière manière de voir, à cet égard, et la faire triompher des objections qu'elle rencontrait encore.

Nous allons donc exposer les faits généralement acceptés aujourd'hui, sans nous préoccuper de suivre rigoureusement l'ordre historique dans lequel ils ont été découverts, et nous parlerons surtout de la glycogénie hépatique, la plus importante de toutes. Mais nous devons faire remarquer, avant d'aller plus loin, que la glycogénie est une fonction beaucoup plus générale qu'on ne le croyait autrefois, puisqu'elle est, en réalité, commune à tous les êtres vivants, et que, chez les animaux aussi bien que chez les végétaux, elle comprend deux phases successives : 1° l'*Amylogénie* ou synthèse de l'amidon; 2° la *Gly-cogénie*, proprement dite, ou transformation de l'amidon en sucre.

A. — GLYCOGÉNIE HÉPATIQUE

I. LE SUCRE DU SANG EST FABRIQUÉ PAR LE FOIE. — Nous avons vu qu'il existe du sucre à l'état normal dans le sang, non seulement chez les herbivores nourris de végétaux qui contiennent des matières sucrées et féculentes, mais encore chez les carnivores dont l'alimentation est exclusivement composée de viande, ce qui prouve que ce sucre est indépendant de l'alimentation. Cl. Bernard en conclut qu'il doit être fabriqué par quelque organe, dans l'intérieur même du corps, et l'analyse du sang veineux revenant des différents organes lui montre que ce n'est ni le pancréas, ni la rate, ni le rein, ni le poumon, mais seulement le foie qui fabrique ce principe. Voici les expériences qui le prouvent :

Preuves de la glycogénèse hépatique. — 1° *Présence du sucre dans le tissu même du foie.* — Du foie *frais* broyé est bouilli dans un peu d'eau. On filtre en retenant les matières albuminoïdes par du noir animal, et on précipite celles qui ont pu s'échapper par le sulfate de soude en excès. On peut alors constater la présence du sucre dans le liquide par les moyens usuels : réactif cupro-potassique, ébullition avec la potasse ou la chaux, saccharimètre, etc. La quantité de ce sucre est de 41 gr. 870 sur un foie de bœuf de 5 kil. 300; de 23 gr. 27, sur un foie de supplicié de 1 kil. 300. Ces chiffres sont ceux de la teneur en sucre quelques heures après la mort. Sur le foie vivant, ils sont plus faibles et la proportion n'est que 2 à 6 millièmes. — On retrouve le sucre hépatique chez tous les vertébrés et chez les invertébrés qui ont un foie, mollusques, crustacés, etc.

2° *Sucre dans le sang qui sort du foie.* — Un chien en pleine digestion d'un repas exclusivement azoté est tué subitement par la section du bulbe. On place des ligatures sur la veine porte et sur la veine cave inférieure, au-dessus et au-dessous des veines sus-hépatiques. Par une ponction de la veine porte au-dessous de la ligature, on retire le sang qui allait entrer dans le foie; à l'analyse il ne donne pas de sucre; par une ponction sur la veine cave inférieure, entre les deux ligatures, on retire le sang qui vient de sortir du foie, il contient beaucoup de sucre. Donc le foie fabrique du sucre.

Les résultats contraires obtenus par Pavy, de Méring, ont été contestés récemment par Bleile qui a confirmé ceux de Cl. Bernard.

3° *Extirpation du foie.* — On extirpe le foie à des grenouilles (Moleschott) et si elles survivent, on voit qu'au bout de 15 jours, il n'y a plus trace de sucre dans le sang, le sucre était donc formé par le foie.

Réponse aux objections. — Colin, Sanson objectent que le sucre contenu dans le foie provenait d'une alimentation féculente antérieure et s'était emmagasiné dans le foie à la façon de l'arsenic.

Cl. Bernard réfute ces objections en montrant que le sucre ne provient pas des aliments féculents.

Expériences.—1° Sur des chiens nourris depuis 6 et 8 mois exclusivement de viande, le foie contient autant de sucre que celui de chiens nourris à la fois de viande et de féculents.

2° Sur des chouettes prises au nid n'ayant mangé pendant trois mois que du cœur de bœuf, le foie contient sa quantité normale de sucre, soit 1 gr. 50 p. 100.

3° Sur des chiens nourris comparativement les uns de viande, les autres de féculents, la proportion de sucre dans le foie est sensiblement la même. La glycose absorbée par ce dernier ne s'accumule donc pas dans le foie.

4° Le foie du fœtus qui ne mange pas contient aussi du sucre.

Le sucre du foie ne vient donc pas du sucre des aliments, il est fabriqué dans le foie par les cellules hépatiques. — Telle est la première conclusion de Cl. Bernard (1847-1855), conclusion encore incomplète, car il croyait alors que le foie fabriquait du sucre directement de toutes pièces aux dépens du sang seul, et que le sucre des aliments ne contribuait jamais à la formation de sucre par le foie. Il n'avait pas encore reconnu que la glycogénie est indirecte.

II. La fabrication du sucre par le foie n'est pas directe, elle résulte de la transformation d'une substance saccharifiable, amidon animal ou glycogène. — **Découverte du glycogène.** — De nouvelles expériences amenèrent Bernard à abandonner cette première manière de voir et à admettre que le sucre n'est pas produit directement par le foie, mais provient de la transformation d'une substance spéciale génératrice du sucre et analogue à l'amidon, le glycogène.

Expériences. — 1° Si on dose à des intervalles variables le sucre contenu dans un foie après la mort, la proportion de sucre augmente à mesure qu'on s'éloigne du moment de la mort.

Il y a donc, dans le foie, une substance qui se transforme lentement en sucre. Les analyses récentes de Delprat (Maly's *Jahresber.*, 1881) confirment ce résultat et montrent que, chez le lapin, la quantité de glycose du foie augmente dans les premières heures après la mort, tandis que la quantité de glycogène diminue. D'après Musculus et de Méring, le sucre formé serait d'abord la maltose, ce n'est que plus tard qu'on trouve de la glycose et de la dextrine.

2° Expérience du foie lavé. — Un chien nourri à la *viande* depuis plusieurs jours, est tué par section du bulbe; le foie enlevé est lavé par injection d'un fort courant d'eau et l'eau de lavage sortant par les veines sus-hépatiques qui contenait du sucre au début n'en contient plus, après un lavage complet. Une décoction de tissu hépatique n'en contient pas non plus. Ce foie, au bout de 24 heures, redonne du sucre par le lavage ou par la décoction et on en conclut, comme plus haut, qu'une substance contenue dans le foie s'est transformée en sucre.

Caractères du glycogène. — Cette substance, découverte par Cl. Bernard (1857) qui l'a nommée glycogène, est un isomère de l'amidon et a reçu également les noms de zoamyline ou amidon animal, d'hépatine, de bernardine. Elle se convertit en sucre sous l'action d'un ferment diastasique (Hensen), comme l'amidon de l'orge se transforme en sucre par la diastase pendant la germination.

Sa formule est $6(C^6 H^{10} O^5) + H^2 O$, comme celle de l'inuline et de l'amylodextrine de Nægeli. Isolée, c'est une poudre blanche, amorphe, qui se gonfle dans l'eau comme l'empois et se dissout facilement à chaud donnant un liquide opalin peu diffusible et fortement dextrogyre.

Elle forme autour du noyau des cellules hépatiques des masses amorphes mais n'existe pas avec la même abondance dans toutes les régions du foie.

L'ébullition avec les acides minéraux dilués transforme le glycogène en glycose, l'iode en solution iodurée lui donne une couleur rouge vineux qui disparaît par la chaleur et reparaît par le refroidissement. La solution ne réduit pas la liqueur de Bareswil. Enfin, comme nous l'avons dit, les ferments diastasiques animaux ou végétaux, la salive, le sang, le suc pancréatique, le suc du foie transforment le glycogène en glycose ou plutôt en une dextrine réductrice (achroodextrine) et en maltose (Musculus, de Méring, Külz). Il se forme en même temps une petite quantité de glycose. La maltose ainsi obtenue a les deux tiers du pouvoir réducteur de la glycose.

Préparation et dosage. — Il y a plusieurs procédés. Le meilleur est celui de Brücke. Le foie d'un lapin bien nourri et qui vient de faire un repas de sucre est extrait rapidement après la décapitation de l'animal, coupé en morceaux, et les morceaux jetés dans de l'eau acidulée bouillante pour tuer le ferment. On retire les morceaux de foie et on les pile, puis on les fait bouillir une seconde fois dans la même eau et on refroidit rapidement la liqueur. Il faut en séparer d'abord les albuminoïdes. Pour cela on les précipite en ajoutant alternativement de l'iodhydrargyrate de potassium et de l'acide HCl, jusqu'à ce qu'il ne se produise plus de précipité. On filtre et on ajoute de l'alcool à la liqueur filtrée, le glycogène se précipite en abondance. On filtre de nouveau et le précipité est lavé avec de l'alcool de plus en plus concentré, puis avec de l'éther pour enlever les matières grasses, on sèche dans le vide et on pèse.

La proportion de glycogène varie chez les divers animaux et suivant diverses conditions ; elle peut atteindre jusqu'à 13 à 17 p. 100 chez les animaux bien nourris. Un état de faiblesse et de maladie la font diminuer beaucoup et on n'en trouve presque jamais dans le foie des sujets morts de maladie. L'inanition diminue aussi le glycogène hépatique et on n'en trouve plus chez le lapin après 5 jours, chez le chien après 14 jours d'abstinence. Un exercice violent le fait également disparaître. Nous verrons plus loin l'influence du régime.

Les muscles, les globules blancs, les tissus embryonnaires, le placenta, la rate, les productions épithéliales normales et pathologiques en contiennent aussi, quoique en moindre quantité que le foie, comme nous le verrons plus loin. Le glycogène se rencontre chez tous les animaux vertébrés et invertébrés, chez les champignons du groupe des Mucorinées (L. Errera) et chez quelques autres végétaux (*Lemania, Linum, Mahonia, Solanum*).

III. C'EST LE FOIE QUI FABRIQUE LA MATIÈRE GLYCOGÈNE HÉPATIQUE. — **Origine du glycogène.** — La matière glycogène disparaît du foie pendant l'inanition; elle reparaît au contraire ou augmente après un repas riche en fécule, dextrine, sucres divers (saccharose, glycose, lévulose, lactose), ou après l'injection directe de ces substances dans la veine porte. Elle doit donc provenir des produits absorbés de la digestion intestinale, c'est-à-dire des aliments, et, en particulier, des aliments féculents ou sucrés par une simple déshydratation. Mais elle peut aussi provenir des albuminoïdes (Cl. Bernard et auteurs plus récents) et on la retrouve en abondance dans le foie des carnivores nourris de viande ou même d'albuminoïdes dépourvus de substances génératrices du glycogène, telles que la fibrine et l'albumine (Finn, de Méring). De même Wolffberg a confirmé cette observation de Cl. Bernard que lorsqu'un animal est soumis à un régime sucré, une addition d'albumine pure augmente la production de glycogène. Ces expériences ruinent ainsi l'objection faite par Colin, Figuier, Sanson, que la formation de glycogène chez les animaux nourris de viande était due exclusivement au collagène et à la dextrine contenus dans cette viande.

Le processus de cette transformation des albuminoïdes en glycogène est dû probablement à un dédoublement par hydratation donnant naissance à de la dextrine (Schützenberger). Quant à la gélatine, on sait qu'elle donne du glycocolle lequel peut se dédoubler en urée et glycose d'où vient ensuite le glycogène par un simple phénomène de déshydratation (glycogène = anhydride de glycose). Les corps gras ne produisent pas de glycogène et, par une alimentation exclusivement grasse, cette substance disparaît du foie comme par la diète absolue. Mais la glycérine fait exception (Weiss). Seegen a admis récemment (1886) que la graisse, bien que ne donnant pas de glycogène, peut donner du sucre, directement. Chaque repas augmente donc la quantité de glycogène du foie qui emmagasine ainsi les sucres et une partie des peptones. Entre les repas, il restitue peu à peu au sang, sous forme de glycose, ces matériaux qu'il a retenus, jouant ainsi le rôle d'un réservoir de distribution.

On peut observer aussi une production de glycogène sans rapports avec l'alimentation, par exemple chez les animaux hibernants, chez les oiseaux après la ligature de la veine porte, et ce glycogène peut provenir dans ces cas, ou de la glycose du sang lui-même, ou du dédoublement du glycocolle des acides biliaires, ou directement des cellules hépatiques. Vulpian pense, en effet, ainsi qu'Heidenhain, que le glycogène n'est pas dû à la transformation directe de la glycose, mais à l'activité propre des cellules du foie sur lesquelles la glycose absorbée agirait simplement comme un stimulant. Quoi qu'il en soit, la formation du glycogène paraît liée à la vie des cellules hépatiques, vie qui ayant lieu dans un milieu peu oxygéné (sang veineux porte) n'est pas sans analogie avec celle des ferments anaérobies (Wurtz).

IV. LA TRANSFORMATION DU GLYCOGÈNE EN GLYCOSE A LIEU SOUS L'ACTION D'UN FERMENT. — **Saccharification du glycogène.** — Si trois parts égales d'un foie de lapin broyé sont abandonnées à elles mêmes, la première après avoir été cuite, la deuxième après l'addition de tannin, la troisième sans avoir subi aucune modification, on trouve, au bout d'un certain temps, que les deux premières ne contiennent presque pas de glycose mais du glycogène, tandis que la troisième renferme beaucoup de sucre et pas de glycogène. Donc la coction et le tannin qui arrêtent les fermentations ont détruit la substance qui favorise la transformation du glycogène ou amidon animal en glycose, et cette substance ne peut qu'être analogue aux ferments diastasiques qui transforment l'amidon végétal en glycose.

Ce ferment, d'après Cl. Bernard corroboré par Wittich, se trouverait dans les cellules hépatiques d'où il serait possible de l'extraire par l'alcool. D'après Schiff, au contraire, il ne serait pas localisé dans le foie mais dans le sang où il ne se formerait même qu'accidentellement, quand le sang cesse d'être en mouvement. Mais Wittich a réfuté cette assertion. L'origine de ce ferment est douteuse.

V. Conclusion. — **La fabrication du sucre par le foie se fait en deux temps** : 1er *temps : amylogénie,* fabrication d'amidon hépatique ou glycogène aux dépens des glycoses et des peptones absorbés, et mise en réserve de ce glycogène à l'état insoluble ; 2e *temps : glycogénie* proprement dite, transformation graduelle de l'amidon hépatique en sucre sous l'action d'un ferment.

Objections à la glycogénie hépatique. — Parmi ces objections, les plus importantes considèrent cette fonction comme n'étant pas spéciale au foie, mais appartenant à l'organisme tout entier (Rouget, Colin), nous y reviendrons plus loin ; ou comme étant exclusivement un phénomène cadavérique et n'ayant pas lieu sur le vivant (Pavy, Lussana, Schiff). Mais, si sur le vivant, on ne trouve que peu ou point de sucre, tandis qu'on en trouve beaucoup après la mort, c'est que, pendant la vie, ce sucre est emporté par le sang au fur et à mesure de sa production et ne peut pas s'accumuler dans le foie.

VI. Influence du système nerveux sur la glycogénie hépatique. — **Centre diabétique.** — Bien qu'il n'y ait entre la fonction glycogénique du foie et les sécrétions qu'une analogie éloignée, il existe un point du système nerveux dont l'action paraît gouverner cette fonction, comme le *centre salivaire,* par exemple, gouverne la sécrétion de la salive. Ce point, découvert par Cl. Bernard, est situé sur le plancher du quatrième ventricule, c'est le noyau d'origine du pneumogastrique. Si, chez un animal, lapin, chien, grenouille, dont le foie est chargé de glycogène, on pratique une piqûre du plancher du quatrième ventricule entre les racines des nerfs acoustiques et celles des nerfs pneumogastriques, on trouve, au bout d'une heure environ, du sucre dans les urines de l'animal. Ce diabète artificiel est temporaire et ne dure que quelques heures, un ou deux jours au plus. La preuve que ce diabète est bien dû à la formation de sucre en excès par le foie, c'est que si, sur une grenouille, on enlève le foie, la glycosurie n'a plus lieu (Winogradoff). Il en est de même chez les animaux en inanition, ou dont le foie ne fonctionne plus à la suite d'empoisonnement par l'arsenic, d'oblitération de la veine porte, etc.; toutes causes qui font disparaître le glycogène.

L'interprétation du mode d'action de la piqûre diabétique est assez difficile; il est probable toutefois que la dilatation des vaisseaux du foie qui survient après la piqûre n'est pas due à la paralysie des vaso-moteurs qui ont leur centre dans la région de la piqûre; mais à l'excitation de vaso-dilatateurs analogues aux fibres de la corde du tympan, qui dilatent les artères de la glande sous-maxillaire. Cette congestion vasculaire agirait en facilitant le contact du ferment avec le glycogène. La fonction glycogénique du foie est donc placée sous la dépendance d'un centre réflexe (plutôt vaso-moteur que sécrétoire), qui a pour voie centripète les nerfs pneumogastriques. Leur section au cou, en effet, arrête la formation du sucre, tandis que l'excitation du bout central la fait reparaître. Comme la section dans l'abdomen est sans action, Cl. Bernard avait placé dans la surface pulmonaire le point de départ du réflexe, et il est probable qu'il en est ainsi à l'état normal, mais expérimentalement le point de départ du réflexe peut être très varié, et l'excitation du sciatique, par exemple (Schiff, Laffont), peut produire la glycosurie réflexe, comme elle détermine la salivation. Il en est de même de l'excitation du bout central du nerf dépresseur de Cyon (Filehne, Laffont), de la section de l'anneau de Vieussens, de la destruction des ganglions cervicaux inférieur et supérieur et du premier thoracique, de l'excitation de la moelle, de l'arrachement du spinal, etc.

La voie centrifuge suivie par les excitations, depuis le bulbe jusqu'au foie, est plus difficile à déterminer. Elle paraît suivre le bulbe, la moelle épinière cervicale, les *rami communicantes*, l'anneau de Vieussens, le ganglion étoilé, le grand sympathique dorsal et les splanchniques. Mais, malgré les recherches récentes et fort bien conduites de François Franck et de Laffont, il reste encore bien des faits inexpliqués ou contradictoires.

B. — AUTRES FORMES DE GLYCOGÉNIE

1° **Glycogénie musculaire.** — Il existe dans les muscles embryonnaires (Cl. Bernard) et adultes (Nasse) une substance glycogène analogue à celle du foie et qui, chez le fœtus, où elle a d'abord été découverte, précède même cette dernière dans son apparition, ce qui prouve qu'elle n'est pas un produit du foie transporté par le sang dans les muscles. Son origine est mal connue, elle diminue et disparaît dans l'inanition prolongée, et par le travail musculaire, le tétanos, la ligature de l'artère nourricière et la rigidité cadavérique; elle s'accumule, au contraire, dans les muscles au repos (sommeil, hibernation, paralysie), et pendant la digestion surtout dans le cas d'un régime exclusivement azoté, où sa proportion dépasserait même celle du foie (Weiss). Sa présence est donc constante quoique sa quantité varie. On trouve à côté d'elle d'autres substances amylacées ou sucrées : dextrine, glycose, inosite.

Ce glycogène, qui sert soit à la nutrition soit au travail des muscles, se transforme incessamment en sucre et en acide lactique, mais cette transformation est si rapide qu'il est difficile, à l'état normal, de déceler le produit intermédiaire, c'est-à-dire le sucre, en sorte que les muscles versent dans le sang non du sucre, mais de l'acide lactique.

2° Glycogénie embryonnaire. — Avant que le foie du fœtus contienne du glycogène et fabrique du sucre, le sang et même l'urine contiennent du sucre qui vient des muscles, du placenta, des poumons, des épithéliums de la peau et des muqueuses, tous pourvus de glycogène. C'est particulièrement dans le placenta, chez les rongeurs et les carnivores, à la face interne de l'amnios chez les ruminants, que s'accumulent les *cellules glycogéniques* en formant des amas, plaques ou villosités.

3° Glycogénie généralisée. — D'après Cl. Bernard, ce glycogène des divers tissus embryonnaires disparaîtrait, sauf dans les muscles, à mesure que le foie se développe et que la fonction glycogénique s'y localise. Pour Rouget, Pavy, Woroschiloff, le glycogène persiste chez l'adulte dans beaucoup de tissus: épithélium des voies génitales femelles, épithélium buccal et autres, muscles, rate, pancréas, cerveau, rein, globules du sang. La glycogénie ne serait donc pas une fonction aussi exclusivement hépatique que le croyait Cl. Bernard, et elle serait en rapport avec la nutrition ou la formation de la majorité des tissus.

4° Glycogénie mammaire. — La glande mammaire, pendant la lactation, produit une matière sucrée, la lactose ou sucre de lait (du groupe des saccharoses), qui existe dans le lait en proportion assez considérable (3 à 6 p. 100). Ce sucre est exclusivement formé dans et par le protoplasma de l'épithélium mammaire, car il n'existe ni dans le sang artériel ni dans le sang veineux. En outre, il ne résulte pas de l'élimination par la mamelle du glucose provenant de l'alimentation et en circulation dans le sang, car, d'une part, l'injection directe de glucose dans le sang ne change pas la nature du sucre de lait qui est toujours du lactose et jamais du glucose, et, d'autre part, chez les carnivores soumis à un régime exclusif de viande soigneusement débarrassée de sucre et de glycogène, le lait contient toujours de la lactose. On ne sait pas encore toutefois aux dépens de quels principes du plasma sanguin, l'épithélium mammaire élabore la lactose. Il est probable cependant, que dans le cas de régime végétal ou mixte, la lactose provient en grande partie du glucose du sang transformé, car, bien que le glucose n'existe jamais en grande quantité à la fois dans le sang, la quantité de sang qui traverse la mamelle en 24 heures est considérable et suffit à fournir le glucose nécessaire. Mais il paraît certain aussi que l'épithélium mammaire fabrique, tout comme les cellules hépatiques, du sucre avec les principes albuminoïdes du sang. Enfin P. Bert admet qu'une substance lactosogène jouerait pour la formation de la lactose le rôle du glycogène pour la formation du glycose.

C. — CIRCULATION DU SUCRE DANS LE SANG

Proportion du sucre dans le sang. — Nous avons dit plus haut qu'il existe, à l'état normal, dans le sang, du sucre dont la recherche et le dosage demandent des opérations compliquées et assez difficiles que nous ne décrirons pas. Cette difficulté explique les divergences des résultats obtenus par les divers expérimentateurs. La proportion qui est, en général, de 0,50 à 1,50 p. 1,000, varie suivant les espèces et aussi suivant les individus : Cl. Bernard a trouvé les chiffres suivants : homme, 0,90 ; bœuf, 1,27 ; veau, 0,99 ; cheval, 0,91 ; mouton, 0,50 ; marsouin, 1,20 ; squale, 0,51 ; poule, 1,44. En calculant sur ces chiffres, Bouchard évalue en moyenne à 2 kilogrammes, chez l'homme, la quantité de sucre versée dans le sang par le foie. Dès que la proportion du sucre dépasse 3 p. 1,000, il apparaît dans l'urine, donnant ainsi lieu au diabète physiologique ou pathologique, suivant les conditions.

Dosage du sucre dans les différents vaisseaux. — D'après Cl. Bernard, le sang artériel contient partout la même proportion de glycose ; le sang veineux, au contraire, en contient des proportions différentes suivant les veines et en outre, d'une façon générale, le sang de chaque veine, sauf celui des veines sus-hépatiques, renferme moins de glycose que celui de l'artère correspondante. Une partie du sucre disparaîtrait ainsi dans la traversée des capillaires et serait remplacée par le déversement qui a lieu au niveau de l'abouchement des veines sus-hépatiques dans la veine cave. Les analyses récentes de von Méring n'ont pas confirmé ces résultats, et, pour ce physiologiste, le sang veineux contiendrait autant de sucre que le sang artériel.

Variations de la proportion de sucre dans le sang. — De nombreuses circonstances peuvent faire varier la proportion de sucre contenue dans le sang. Voici les principales :

1° DIGESTION. — *Hyperglycémie alimentaire.* — Nous avons dit que si le sucre du foie et, par suite, du sang, ne vient pas directement du sucre des aliments, il n'en vient pas moins indirectement des aliments amylacés et albuminoïdes. Les expériences montrent que le jeûne prolongé diminue le chiffre du sucre, tandis que la digestion l'augmente, le fonctionnement du foie étant à ce moment plus actif. A l'état normal, un repas de sucre très abondant peut augmenter, chez un animal, la proportion de sucre dans le sang, le foie n'ayant pas pu arrêter au passage tout ce sucre pour le transformer préalablement en glycogène. Il y a hyperglycémie alimentaire. Il en est de même dans les cas d'oblitération de la veine porte, de cirrhose, où le sucre alimentaire est versé directement dans la circulation générale par des voies détournées sans avoir traversé le foie.

2° RESPIRATION. — *Hyperglycémie asphyxique.* — L'asphyxie rapide amène l'hyperglycémie par suite de l'excitation du foie par le sang désoxygéné ; l'asphyxie lente produit l'hypoglycémie par épuisement des réserves sucrées (Dastre).

3° HÉMORRHAGIES. — *Hyperglycémie hémorrhagique.* — Les saignées modérées augmentent la quantité absolue du sucre et les différences entre le sang artériel et veineux.

Ces diverses hyperglycémies peuvent se traduire par de la glycosurie.

4° Empoisonnements. — *Hyperglycémies toxiques.* — L'éther, le chloroforme, le curare augmentent le sucre du sang et produisent la glycosurie par une action toxique propre ou par l'asphyxie. Beaucoup d'autres poisons, l'oxyde CO, le nitrite d'amyle, l'acide phosphorique, la térébenthine, les mercuriaux, la morphine, le chloral, etc., peuvent produire de pareils effets.

5° États morbides. — *Hyperglycémies et diabètes pathologiques.* — Beaucoup de maladies, pleurésie, pneumonie, fièvre typhoïde, rhumatisme, suppurations prolongées, cachexie palustre, etc., peuvent amener une hyperglycémie et une glycosurie passagères. L'hyperglycémie et le diabète sucré permanents se rattachent à des causes multiples, qui n'ont pas encore été suffisamment élucidées et que nous ne pouvons pas même énumérer. (Il n'y a pas moins de 37 théories du diabète!)

D. — Rôle du sucre dans l'organisme

Pour Cl. Bernard, la glycose est un élément indispensable à la nutrition des tissus. Chez le fœtus, elle se forme d'abord un peu partout, en raison de l'activité des processus nutritifs et, à cette époque, l'hyperglycémie est un phénomène normal. Puis, à mesure que le foie se développe, il prend en quelque sorte le monopole de la fabrication du sucre. Ce sucre, versé dans le sang, traverse les poumons sans se brûler, comme on l'a cru, et va dans les capillaires généraux pour y servir à la nutrition, surtout dans les muscles qui le brûlent pendant leur contraction et le transforment en acide lactique. Il est donc aussi producteur de travail mécanique et de chaleur. Pour Rouget, Jaccoud, etc., la glycose serait un produit de désassimilation, comme l'urée, et c'est pour cela qu'on en trouve dans la plupart des tissus dont elle constitue un résidu. L'opinion de Cl. Bernard, cependant, paraît plus probable, et si le sucre a, chez l'embryon, un rôle nettement histogénétique, chez l'adulte il doit servir plus spécialement à la combustion qui engendre le travail musculaire et la chaleur. Il participe enfin, par une série de réactions peu connues, à la formation de la graisse de l'organisme.

E. — Glycogénie végétale

L'amidon est le plus important des produits fabriqués par les plantes et il constitue des réserves abondantes destinées à la nutrition et au développement du végétal. (*Amylogénie.*)

On connaît la série de transformations (hydratations et dédoublements) qu'il subit sous diverses influences chimiques, telles que l'ébullition avec les acides étendus, par exemple, pour passer à l'état de glycose. Dans la cellule vivante, ces transformations se produisent aussi, mais par un mécanisme différent.

(*glycogénie* proprement dite). A certains moments, par exemple quand les graines, les tubercules, les bourgeons chargés d'amidon passent de la vie latente à la vie manifestée, on voit les grains d'amidon se dissoudre peu à peu dans les cellules, et finalement y être remplacés par du maltose. Ce phéno-mène a lieu sous l'influence de la diastase et s'accompagne d'une réaction acide du protoplasma. La diastase rend d'abord l'amidon soluble, puis le dédouble, avec fixation d'eau, en quatre dextrines successives et en maltose. Mais la diastase paraît incapable d'opérer seule la dernière hydratation qui transforme le maltose en glycose (ce qui a lieu très facilement par les acides) et qui se produit sous l'influence d'un agent encore inconnu.

Le maltose est donc un des principes sucrés les plus répandus chez les plantes à certains moments. On sait que sous l'action des acides étendus, il s'hydrate et se dédouble en deux équivalents de glycose. Le même dédouble-ment s'opère sans doute dans la cellule vivante, mais on ignore encore si c'est par l'invertine ou par quelque autre principe analogue.

Le saccharose proprement dit, sous l'influence de l'invertine, s'hydrate aussi, et se dédouble en un équivalent de glycose et un équivalent de lévulose (sucre de canne interverti).

2° Adipogénie ou synthèse des graisses.

1. LA GRAISSE ÉLÉMENT CONSTITUANT DE L'ORGANISME. — Tous les tissus et toutes les humeurs de l'organisme, sauf l'urine, contiennent des graisses et nous avons vu précédemment que cette substance prend part à la constitution du proto-plasma animal ou végétal.

Les graisses doivent donc former une des catégories d'aliments indispen-sables à l'organisme et nous les voyons exister en proportion notable dans le lait (2 à 18 p. 100) et dans le jaune d'œuf (12 p. 100) qui forment seuls la première nourriture des mammifères et des ovipares. L'animal adulte, car-nivore, herbivore, granivore, les trouve aussi dans la chair, l'herbe ou les grains dont il se nourrit, et peut ainsi les assimiler directement, ou du moins, sans leur faire subir de profondes modifications. Peut-il aussi les fabriquer de toutes pièces aux dépens des autres aliments, hydrates de carbone et albuminoïdes ? C'est ce qui paraît aujourd'hui démontré. Mais le mécanisme de cette synthèse est absolument ignoré.

Etats de la graisse dans l'organisme. — Chez l'homme la graisse se présente : 1° à *l'état libre* sous forme de gouttelettes plus ou moins fines en suspension dans le chyle, la lymphe, le sang, le lait, la synovie, etc. ; 2° à *l'état de tissu* emprisonnée dans des cellules dites *cellules adipeuses* pourvues d'une membrane. La plupart des éléments anatomiques peuvent aussi, dans certains cas morbides, s'infiltrer de graisse et l'on sait que dans certaines conditions physiologiques, l'obésité, la gestation et la lactation, les cellules hépatiques peuvent en contenir une proportion beaucoup plus considérable qu'à l'état ordinaire.

II. Constitution générale physico-chimique des graisses. — Pendant la vie, la graisse contenue dans les cellules adipeuses est ordinairement fluide, mais, après la mort, elle se solidifie par le refroidissement. Sa composition et sa consistance sont, d'ailleurs, variables suivant les animaux ; le suif des animaux de boucherie, par exemple, est beaucoup plus dur que la graisse des oiseaux, la graisse de l'homme diffère de celle du chien, etc. Ces différences tiennent à ce que la graisse est un mélange en proportions variables de trois corps gras neutres : stéarine, palmitine, oléine, les deux premiers solides, à la température ordinaire et tenus en dissolution par l'oléine qui est liquide. Suivant la prédominance de l'un ou l'autre de ces principes, les graisses sont : *solides* (stéarine) ruminants et rongeurs ; *molles* (palmitine), lard, beurre, graisses des carnivores, de l'homme, etc., *liquides* (oléine), huiles de poisson, huiles végétales. Par suite de la proportion plus ou moins grande d'oléine, la graisse des diverses régions du corps, chez le même animal, a des points de fusion différents. Le suif sous-cutané du mouton, par exemple, fond à 27°, le suif des reins à 37° seulement (Henneberg). Nous rappellerons qu'au point de vue chimique les graisses animales sont des éthers triacides de la glycérine (tristéarine, tripalmitine, trioléine) et se dédoublent, par la saponification, en glycérine (alcool triatomique) et en acides stéarique, palmitique, oléique.

III. Origine de la graisse. — 1° **Fixation de la graisse des aliments.** Il n'est pas douteux qu'une partie de la graisse des aliments, absorbée par les chylifères passe du sang, d'où elle disparaît rapidement, dans les cellules du tissu adipeux, celles du foie, etc., où elle se fixe pour constituer une réserve, sans qu'on puisse préciser, d'ailleurs, le mécanisme de cette fixation. Il est certain cependant qu'elle s'accompagne de modifications plus ou moins profondes destinées à lui faire prendre les caractères spéciaux propres à la graisse de chaque animal. Ces modifications ont lieu, sans doute, au niveau des cellules adipeuses douées, à cet égard, d'une activité métabolique propre, puisque le chien, par exemple, transforme en graisse de chien la graisse de mouton, l'huile de colza, et même l'huile de palme (dépourvue de stéarine), ou le sperma ceti (sans oléine) qu'on lui fait manger, créant ainsi de toutes pièces le principe gras qui manque ou faisant disparaître, comme dans le cas de l'huile de colza, un principe caractéristique de ce corps gras, l'acide érucique, qu'on ne retrouve pas dans la graisse du chien (Radsiejewski). En raison de ces faits, quelques auteurs ont cru que la graisse ne provient pas directement, même après transformation, de la graisse des aliments, qui disparaîtrait d'une façon ou de l'autre, mais des dédoublements du protoplasma des cellules qui subirait la dégénérescence graisseuse sous l'influence du régime gras, comme sous l'influence du phosphore. Mais on a la preuve que la transformation est moins parfaite et que la graisse peut être fixée en nature quand l'absorption s'exerce sur une quantité considérable d'un corps gras spécial. Lebedeff (1882) a vu que, sur deux chiens préalablement privés de toute leur graisse, par un jeûne de 30 jours, et nourris pendant trois semaines, l'un avec du suif de mouton et un peu de viande, l'autre avec de l'huile de lin et un peu de viande, la graisse du premier était solide et semblable au suif de mouton, celle du second diffluente et très riche en huile.

La graisse des aliments modifiée ou non, est donc mise en réserve et n'est pas brûlée immédiatement puisque l'exhalation de CO^2 n'augmente pas avec la quantité de graisse ingérée ; de plus l'urée diminue un peu, ce qui indique qu'une petite portion d'albumine précédemment brûlée a été épargnée par la combustion d'une quantité équivalente de la graisse ingérée, dont la plus grande partie a été emmagasinée.

2° **Formation de la graisse de toutes pièces**: A. — *Aux dépens du sucre et des féculents.* — Contrairement à Dumas et à son école qui soutenaient que les végétaux seuls peuvent former des principes immédiats, Liebig prouva que les animaux peuvent former de la graisse en montrant que le beurre sécrété journellement par une vache dépasse de beaucoup la quantité des matières grasses contenues dans le foin consommé par cette vache. De même, les abeilles fabriquent une matière grasse, la cire, avec le miel, et les carnivores maigres engraissent très vite si on ajoute des hydrocarbonés à leur nourriture. Les expériences de Persoz sur les oies, de Boussingault, de Lawes et Gilbert sur les porcs, ont prouvé que ces animaux contiennent beaucoup plus de graisse qu'ils n'en ont reçu avec leur nourriture, et il est d'observation vulgaire que les féculents sont les aliments les plus propices à l'engraissement. Nous verrons plus loin sous quelles conditions. Il en est de même des aliments sucrés, et on a constaté dans les pays de canne à sucre qu'au moment de la récolte les animaux et les nègres qui consomment alors beaucoup de matières sucrées deviennent remarquablement gras. Enfin, d'après Tschérinoff, c'est aux dépens du glycogène que les cellules hépatiques fabriquent la graisse dont elles sont si souvent chargées.

B. — *Aux dépens des albuminoïdes.* — Boussingault, le premier, admit que les aliments azotés peuvent servir à former de la graisse et les recherches ultérieures, en particulier celles de Voit et Pettenkoffer, ont confirmé ce fait. Plus récemment Subbotin a montré que des chiennes en lactation, nourries de viande pure, donnent un lait d'autant plus riche en graisse qu'on leur donne plus de viande, tandis qu'une nourriture grasse ou amylacée l'appauvrit. Tscherinoff a engraissé des poules en les gavant avec de la viande maigre et les recherches de Debove, sur la suralimentation, ont montré que les phthisiques engraissent par l'usage des poudres de viande. Tout l'azote des aliments albuminoïdes se retrouve dans l'urée, mais tout le carbone ne s'y retrouve pas, comme le montre la composition centésimale de l'albumine et de l'urée.

	C.	H.	O.	AZ.	S.	
Urée.	20	6.66	26.67	46.67	»	100
Albumine	53	7.30	23.04	15.53	1.13	100

100 grammes d'urée représentent donc l'azote de 300 grammes d'albumine, mais les 300 grammes d'albumine contiennent 139 grammes de C de plus que les 100 grammes d'urée, et c'est cet excédent de C. qui peut servir, quand les besoins de l'organisme n'exigent pas qu'il soit brûlé et transformé en CO_2, à former la graisse en s'unissant à l'H. D'après Voit l'albumine peut fournir 51,4 p. 100 de son poids de graisse.

Indépendamment de ces expériences, on peut invoquer d'autres faits pour démontrer la transformation de l'albumine en graisse. Telles sont la formation du gras de cadavre; la stéatose des muscles, du foie, etc., dans l'empoisonnement par le phosphore chez des animaux débarrassés de leur graisse par un jeûne prolongé; la transformation de la caséine en beurre dans le lait, et dans le fromage de Roquefort mûr; la formation abondante de graisse dans le corps des larves de mouches nourries de sang coagulé, lequel ne contient pas de graisse, etc...

L'*Adipogénie mammaire* ou formation du beurre est un exemple bien démonstratif de la synthèse des graisses, puisqu'on peut voir la matière grasse s'accumuler dans les cellules glandulaires, de la même façon que dans les cellules adipeuses. Elle en sort ensuite soit par rupture, soit par une contraction protoplasmique analogue à celle par laquelle l'Amibe expulse les restes non digérés de sa proie (Foster). Tout paraît prouver que le beurre est formé dans les cellules glandulaires par l'activité métabolique du protoplasma cellulaire et non aux dépens des graisses apportées par le sang. La proportion du beurre dans le lait est grandement et directement augmentée par une alimentation azotée, tandis qu'elle est diminuée, au contraire, par un régime gras.

Quant aux processus chimiques de la synthèse de la graisse, soit aux dépens des féculents, soit aux dépens des albuminoïdes, ils sont absolument ignorés. En ce qui concerne ces derniers, le fait que la chair musculaire en décomposition donne naissance au *gras de cadavre*, mélange d'acides gras et surtout d'acide palmitique unis à de l'ammoniaque (Hoppe-Seyler), ne prouve pas qu'il en soit ainsi dans l'économie vivante, car il resterait à expliquer comment ces acides gras se transforment en graisses neutres en s'unissant à la glycérine dont on n'a pas jusqu'ici constaté la formation dans l'organisme, en dehors de celle qui se forme dans l'intestin sous l'action du suc pancréatique. Peut-être l'hydrate dextriniforme signalé par Schützemberger, comme produit d'hydratation des albuminoïdes, intervient-il dans cette synthèse de la graisse aux dépens des albuminoïdes.

En résumé, la graisse est le produit d'une synthèse dont le carbone est emprunté soit aux hydrates de carbone, soit à l'excédent de carbone de l'albumine usée non engagé dans l'urée, soit enfin aux graisses des aliments dont la molécule est disloquée.

IV. Conditions de l'engraissement. — Bien que, comme nous l'avons dit, les féculents favorisent le développement de la graisse, cela n'a lieu qu'à condition que les féculents soient associés à une certaine quantité de graisse ou d'albuminoïdes. S'ils sont donnés seuls, ils ne provoquent aucune formation de graisse et font bientôt maigrir, et la proportion la plus favorable pour l'engraissement est de trois parties de féculents et une partie d'albuminoïdes (Fürstemberg). C'est en se fondant sur ces faits que Voit admettait que les féculents ne contribuent pas directement à la formation de la graisse, mais indirectement, seulement en se brûlant à la place des albuminoïdes qui, étant ainsi épargnés, se transforment eux, par dédoublement, en urée et en graisse. Mais les expériences plus récentes de Kühn, Weiske et Wildt, B. Schulze, Henneberg, Munk, Soxhlet, etc., confirment cependant la participation directe des hydrates de carbone dans la synthèse adipogénique. Parmi les conditions extérieures favorisant l'engraissement, on sait que la plus puissante est le défaut d'exercice et le ralentissement de la respiration qui agit en diminuant les combustions internes, c'est-à-dire en économisant la graisse déjà formée et les matériaux adipogènes.

V. Rôle des graisses. Réserves. — La graisse représente pour l'organisme une réserve de combustible, car son rôle principal est en rapport avec la calorification. Par sa combustion, qui dégage une bien plus grande quantité de calories que celle des hydrates de carbone, elle devient une source de chaleur et, par suite, de forces vives [1]. Sa présence dans la constitution des tissus et, d'une façon générale, du protoplasma montre qu'elle a aussi un rôle histogénétique important. Elle est utile enfin comme matière de remplissage entre les organes qu'elle contribue à fixer et à protéger ; et le pannicule graisseux sous-cutané sert à la fois de coussinet protecteur, surtout à la plante des pieds et à la paume de la main ; et de corps mauvais conducteur empêchant la déperdition de la chaleur animale. Chacun de ces divers rôles se retrouve chez l'homme. Mais quelques-uns d'entre eux arrivent à un haut degré de développement chez les animaux (graisse des cétacés qui maintiennent leur température d'animaux à sang chaud dans les mers glacées du Pôle, graisse des animaux hibernants, boule graisseuse des chrysalides, etc., etc.).

ADIPOGÉNIE VÉGÉTALE

Parmi les substances dérivées de l'activité du protoplasma, les plus importantes et les plus répandues, après l'amidon, sont celles qui appartiennent à la série des corps gras. Solides à la température ordinaire, ils forment les *suifs*, *beurres*, *cires* ; liquides, ce qui est le cas le plus fréquent, ils forment les *huiles*.

[1] Les Lapons consomment jusqu'à 5 et 6 kilos d'huile par jour.

Suivant le temps et le lieu où ils se développent, les corps gras jouent un rôle très différent dans la vie de la plante. Dans l'enveloppe charnue des fruits à noyau par exemple, tels que l'olive, ils sont sans utilité pour l'alimentation de la plante et font partie des substances éliminées, comme les matières grasses contenues chez l'homme dans la sécrétion sébacée. Il en est tout autrement, s'ils se forment et s'accumulent dans les organes de végétation ou de reproduction. Ils constituent alors une réserve pour les développements ultérieurs et disparaissent en se transformant.

Le processus de cette transformation est très intéressant. Il a lieu par dédoublement en glycérine et acide gras, avec fixation d'eau, mais à la température ordinaire et sans intervention des alcalis ou des acides étendus.

Quand une graine oléagineuse germe, le protoplasma produit une substance azotée neutre, soluble, la *saponase*, qui a la propriété d'abord d'émulsionner les matières grasses, puis de les dédoubler en glycérine et acide gras, c'est-à-dire de les saponifier. Ainsi séparés ces deux corps subissent bientôt des transformations ultérieures, la glycérine est assimilée directement par le protoplasma, les acides gras s'oxydent, etc., et finissent par produire divers hydrates de carbone, en particulier de l'amidon.

Les résines, les essences et les autres carbures d'hydrogène produits par l'activité protoplasmique de certaines cellules, sont des produits d'élimination et non des matériaux de réserve (à rapprocher des excrétions chez les animaux).

Quant à l'origine des corps gras des végétaux, elle paraît due à une transformation de l'amidon. En effet, si on compare la composition chimique de l'amidon et de la graisse, on voit que tandis que le C et l'H sont presque en proportions identiques dans ces deux substances, l'O, au contraire est dans la graisse beaucoup moins abondant. Si donc l'amidon perd de l'oxygène, il peut se transformer en une substance qui aura la composition de la graisse. Dans la fermentation alcoolique, on voit une molécule de sucre se dédoubler en deux molécules, l'une riche en O c'est l'acide CO_2, l'autre pauvre en O, c'est l'alcool. Un dédoublement semblable a lieu quand on fait fermenter de l'amidon avec du fromage et de la craie ; on voit apparaître alors de l'alcool avec des acides gras, lactique et butyrique. Dans beaucoup de plantes à graines oléagineuses, la production d'huile, à mesure que la graine mûrit, est accompagnée d'une diminution parallèle et progressive de l'amidon.

3° **Albuminogénie** ou **synthèse des albuminoïdes**

I. Le protoplasma animal peut-il, comme le protoplasma végétal, fabriquer des albuminoïdes ?
II. État des albuminoïdes dans l'organisme.
III. Origine des albuminoïdes de l'organisme.
IV. Processus chimique de la synthèse des albuminoïdes.
V. Albuminogénie végétale.

Le protoplasma végétal pourvu de chlorophylle possède, comme nous l'avons vu, la propriété de former, de toutes pièces, avec les éléments minéraux, le substances ternaires et quaternaires les plus élevées et réalise ainsi, dans toute son étendue, la synthèse des principes immédiats.

Le protoplasma incolore des parties non vertes des plantes peut également, ainsi que l'ont prouvé les recherches de Pasteur, réaliser ces synthèses multiples et, en particulier, celle des substances albuminoïdes les plus complexes, mais en partant d'éléments carbonés plus élevés, sucre, alcool, acide acétique, acide lactique et d'un sel ammonical.

En est-il de même du protoplasma incolore des animaux? Il est probable que les albuminoïdes de l'organisme animal sont aussi le produit d'une synthèse organique, moins complète toutefois que celle qui a lieu dans les plantes, puisque les animaux empruntent ces substances déjà formées aux végétaux. Le groupe des albuminoïdes de l'organisme animal est nombreux et varié et, cependant, toutes ces substances peuvent dériver d'une seule matière azotée, ou de deux, comme c'est le cas chez l'enfant auquel sa première nourriture, le lait, n'en offre que deux, la caséine et l'albumine avec lesquelles il fabrique toutes les autres par un véritable travail de synthèse chimique.

ÉTAT DES ALBUMINOÏDES DANS L'ORGANISME. — Les substances albuminoïdes offrent dans l'organisme dont elles constituent la majeure partie (élément fondamental du protoplasma), les formes les plus variées : tantôt elles constituent des tissus et présentent en quelque sorte leur plus haut degré d'organisation, tantôt elles sont amorphes, tantôt enfin elles sont à l'état de dissolution complète ou seulement, comme le prétend Brücke, de division extrême et de grande distension moléculaire. Le tableau suivant énumère les plus importantes et les mieux connues :

Albumine.	Vitelline.	Ptyaline.
Paralbumine.	Substance amyloïde.	Pepsine.
Métalbumine.	—	Pancréatine.
Fibrinogène.		
Mat. fibrino-plastique.	Mucine.	—
Fibrine.	Spermatine.	Peptones.
Myosine.	Nucléine.	
Globuline.	Kératine.	—
Syntonine.	Elastine.	Hémoglobine.
Caséine.	Osséine et gélatine.	
	Chondrogène, chondrine.	

Nous indiquerons, dans l'Appendice placé à la fin du volume, la classification, les caractères différentiels et les principales réactions de ces nombreuses substances. Qu'il nous suffise de dire, pour le moment, qu'elles contiennent toutes de l'azote et du soufre, et que leur composition moyenne peut être représentée par la formule centésimale $C^{54} H^7 Az^{16} O^{22} S^1$, qu'il ne faut pas confondre avec la formule atomique incomparablement plus compliquée.

Elles sont amorphes, neutres, plus ou moins solubles dans l'eau et les acides, solubles dans les alcalis, presque insolubles dans l'alcool et l'éther, subissant facilement à l'air la putréfaction et donnant alors, ainsi que sous l'action à chaud des acides ou des alcalis, les produits de décomposition suivants : acides gras volatils (oxalique, acétique, formique, valérianique, fumarique, asparagique), leucine, tyrosine, ammoniaque, etc. La leucine et la tyrosine se forment également dans l'organisme vivant par le dédoublement des albuminoïdes.

ORIGINE DES ALBUMINOÏDES DE L'ORGANISME. — C'est dans le sang que les tissus et les humeurs puisent les principes albuminoïdes dont ils ont besoin, et le sang, lui-même, les tire des aliments azotés transformés, dans l'estomac et l'intestin, en peptones assimilables. Quelle que soit la variété des aliments albuminoïdes ingérés, ces aliments, sous l'action des ferments digestifs, sont transformés en deux principes assimilables seulement : la syntonine et les peptones. Un fait curieux, révélé par les récentes expériences de Schmidt-Mülheim et de Hofmeister, c'est que la peptone injectée dans le sang agit comme un véritable poison. Heureusement, la peptone absorbée par l'intestin n'a pas le temps de s'accumuler dans le sang en quantité nuisible et elle se transforme, au fur et à mesure de sa pénétration, en albumine du sérum, soit dans l'épithélium intestinal, soit dans le foie, soit dans le sang lui-même. Ainsi donc, à peine entrées dans le sang, la syntonine et les peptones y disparaissent et on ne trouve dans ce liquide (plasma) que les albuminoïdes suivants :

> Sérine ou albumine du sérum ;
> Fibrinogène ;
> Matière fibrinoplastique ou paraglobuline ;
> Caséine ;
> Globuline.

Ces divers principes se sont donc constitués aux dépens de la syntonine et des peptones par des transformations moléculaires encore ignorées, peut-être une déshydratation et une condensation des peptones, de même qu'ils seront, à leur tour, l'origine des nombreux albuminoïdes des tissus et des humeurs. La myosine, par exemple, qui existe dans le sarcolemme, est une espèce chimique distincte qui n'existe pas dans le sang, et qui a été élaborée sur place, dans le muscle lui-même, aux dépens d'un des albuminoïdes du sang. La gélatine du tissu cellulaire, l'osséine, le chondrogène, l'élastine, etc., n'existent pas comme tels dans le sang et sont, par conséquent, des produits de transformation ou de synthèse. Il y a donc en quelque sorte trois degrés dans cette synthèse ; dans le premier, les matériaux azotés des aliments sont transformés en peptones ; dans le second, ces peptones sont transformées en principes albuminoïdes du sang ; et ces derniers enfin, par des opérations nouvelles, donnent naissance aux albuminoïdes des tissus et des humeurs (albumine des liquides salivaire, gastrique, pancréatique, intestinal, ferments azotés, ptyaline, pepsine, trypsine, caséine et albumine du lait, etc.).

Une autre théorie formulée par Fick n'attribue aux peptones qu'un rôle accessoire. Il paraît certain, en effet, qu'une partie des albuminoïdes des aliments sont absorbés à l'état d'albumine non peptonisée. C'est cette albumine seule qui fournirait les albumines du sang et des tissus. Quant aux peptones absorbées, elles seraient rapidement détruites et transformées en urée. En injectant des peptones dans le sang, on en retrouve après quelques heures, tout l'azote dans l'urine. La transformation de la peptone en albumine paraît cependant probable en raison de leur parenté chimique et Henninger a pu la réaliser artificiellement.

Processus chimique de la synthèse des albuminoïdes. — On ne connaît pas les réactions successives qui donnent naissance à ces produits définitifs, les albuminoïdes des tissus, car on ignore même la constitution des matières complexes qui les subissent et celle des produits qui en résultent. Mais, il est probable que ces transformations sont peu profondes, car ces substances sont voisines les unes des autres et il suffit de modifications moléculaires assez faibles pour les transmuer de l'une en l'autre. Les modifications désassimilatrices sont, au contraire, beaucoup plus profondes.

Albuminogénie végétale. — Nous avons dit que c'est surtout la cellule végétale, avec ou sans chlorophylle, qui possède, dans le monde organique, la propriété d'opérer la synthèse des albuminoïdes, tandis que la cellule animale ne jouit de cette propriété qu'à un moindre degré. Le résultat de cette synthèse est la formation de nombreux principes albuminoïdes (albumine végétale, gluten ou fibrine végétale, caséine végétale, etc.) qui vont se mettre en réserve dans certains organes de la plante pour être utilisés plus tard. Ces réserves albuminoïdes sont véritablement digérées par des *pepsines* qui les hydratent, les dissolvent et les dédoublent en *peptones*. Celles-ci s'hydratent et se dédoublent à leur tour sous l'action de ferments encore ignorés. Certains de leurs produits définitifs vont s'accumuler dans les cellules sous forme d'amides diverses, asparagine (la plus importante), glutamine, leucine, tyrosine dont la formation est analogue à celle de l'urée. Mais ces produits de désassimilation sont réutilisés pour le végétal lui-même pour former de nouveaux composés.

B. — PHÉNOMÈNES DE DÉSASSIMILATION OU DE DESTRUCTION ORGANIQUE

1° Destruction des hydrates de carbone (sucres, etc.)

Nature des hydrates de carbone de l'organisme. — Les hydrates de carbone contenus dans l'organisme sont les suivants :

1° Glycose (ou dextrose) dans le sang, le foie, les muscles, etc. ;

2° Maltose dans les muscles ;

3° Glycogène dans presque tous les organes de l'embryon et dans beaucoup de ceux de l'adulte, surtout le foie, les muscles ;

4° Inosite dans les muscles et, à l'état pathologique, dans la plupart des humeurs et des organes des brightiques, diabétiques, etc. ;

5° Dextrine dans le sang, le foie, les muscles (très abondante dans les muscles des jeunes chevaux).

Processus destructeur. — Cl. Bernard a montré que la nutrition n'est pas directe et que le glucose provenant des sucres et des féculents absorbés s'accumule dans le foie sous forme de glycogène. C'est de ce glycogène que provient, par fermentation, le sucre du sang et probablement aussi les autres hydrates, bien que l'inosite puisse également venir du dédoublement des albuminoïdes. Comment ce sucre et ces hydrates disparaissent-ils ? — A l'état normal, aucune partie, sauf de très faibles traces de glycose, ne passe dans les urines et tout le sucre est complètement et rapidement oxydé dans le sang, donnant, comme produits ultimes CO_2 et H_2O. Cette oxydation, source de chaleur et de force, se ferait au niveau des capillaires généraux et surtout ceux des muscles et du tissu nerveux. On a pensé aussi (Robin, Cl. Bernard) que le sucre et les autres hydrates pouvaient se transformer en acide lactique, par un phénomène de fermentation, mais il n'existe pas de preuve certaine de cette assertion. Il est probable, cependant, qu'il en est ainsi et que l'acide lactique, si abondant dans les muscles soumis à un travail énergique, a pour origine un hydrate de carbone, soit le glycogène, soit la glucose, soit l'inosite du muscle. Le cœur qui travaille toujours est, de tous les muscles, le plus riche en inosite. L'observation de Brücke et S. Weiss à savoir que les muscles tétanisés de grenouille contiennent moins de glycogène que les muscles au repos, vient apporter un argument en faveur de la transformation du glycogène en acide lactique. Cet acide lactique qui n'est qu'un produit intermédiaire disparaît à son tour, en formant CO_2 et H_2O.

Une certaine quantité de sucre peut aussi disparaître en donnant naissance à de la graisse, par l'intermédiaire de l'acide lactique, lequel se transforme ensuite en acides gras.

2º Destruction des matières grasses

Les corps gras ne sont éliminés par l'organisme qu'en faible quantité par les poils, l'épiderme, les épithéliums, la matière sébacée, la sueur, et le lait pendant la lactation. Ils sont donc, pour la plus grande partie, soumis dans l'économie à des transformations profondes et multiples. On sait avec quelle rapidité la graisse disparaît par les maladies fébriles, le jeûne ou les grandes fatigues, sans qu'on en trouve trace, à l'état libre, dans l'urine ou les fèces. Ces faits indiquent une grande activité dans la désassimilation de la graisse dont les produits doivent être excrétés par les poumons et la peau sous forme gazeuse de CO_2 et H_2O.

Cette destruction paraît se faire par voie d'oxydation puisque la graisse diminue ou augmente dans l'organisme suivant que la consommation d'oxygène est augmentée (fièvre, travail énergique) ou diminuée (repos). On ne sait, d'ailleurs, si cette oxydation donne d'emblée CO_2 et H_2O, ou seulement, après avoir produit comme corps intermédiaires les acides gras volatils, formique, acétique, butyrique etc., qui existent dans l'organisme, mais qui peuvent aussi venir du dédoublement des albuminoïdes. — La destruction des graisses pourrait se faire aussi par voie de saponification, sous l'action de l'oxygène, en présence des carbonates alcalins (Gorup-Besanez), avec mise en liberté de glycérine et d'acides gras qui se combinent avec les bases. Ces savons alcalins disparaissent à leur tour, par oxydation de l'acide qui se transforme en CO^2 et H^2O.

Toutes ces transformations des matières grasses donnent lieu à un grand dégagement de chaleur et par suite de forces vives. Rubner a constaté, par exemple, qu'au point de vue dynamique et en tant que calorigène 100 gr. de graisse équivalent à 211 gr. d'albuminoïdes secs et à 240 gr. de fécule.

TROUBLES DE LA DÉSASSIMILATION DES GRAISSES. — Toutes les causes qui ralentissent les oxydations organiques : la vie sédentaire, l'absence de travail physique ou de locomotion, l'insuffisance de l'air et de la lumière arrêtent la désassimilation des graisses et des hydrates de carbone et favorisent l'accumulation de graisse dans l'organisme. Il y a en outre des causes prédisposantes, telles, par exemple, que l'hérédité, l'anémie, l'influence sexuelle qui viennent ajouter leurs actions aux précédentes et déterminer l'état morbide connu sous le nom de *polysarcie* ou d'*obésité*. Les expériences de Fick et Wislicenus ont démontré que le travail mécanique n'emprunte pas sa source à la combustion des principes azotés, puisque l'urée n'est pas notablement augmentée, mais à l'oxydation des hydrates de carbone, c'est-à-dire des générateurs de la graisse, et à l'oxydation de la graisse elle-même. Toutes les conditions ralentissant cette oxydation favorisent l'emmagasinement dans les tissus des graisses non brûlées et, inversement, pour faire disparaître cet excès de graisse, il faudra, en prescrivant des exercices musculaires énergiques, rationner les albuminoïdes et les graisse au strict nécessaire, et réduire au minimum les hydrates de carbone.

3° **Destruction des albuminoïdes**

URÉE, URÉIDES ET DÉCHETS NON AZOTÉS

Processus général de destruction des albuminoïdes.
Produits intermédiaires et ultimes { azotés.
                                    { non azotés.
Histoire de l'urée.
Lieu de formation dans l'économie.
Ses précédents immédiats :
Créatine, créatinine, etc.
Leucine, tyrosine, glycocolle
Formation de l'acide urique.
Transformation dans l'économie et élimination.
Formation de l'acide hippurique.
Leucomaïnes.

La destruction des albuminoïdes donne naissance à une série nombreuse de produits dont les derniers termes aboutissent à l'urée, à l'acide CO^2 et à l'eau. Les processus de ces transformations, complexes et encore mal connus, ont lieu, sans doute, par l'une ou l'autre des actions suivantes : oxydation, dédoublement, fermentation. Mais ce qu'il y a de certain, c'est que l'urée n'est pas produite d'emblée et qu'il y a de nombreux produits intermédiaires les uns azotés, les autres sans azote.

PRODUITS AZOTÉS

Ac. taurocholique	C^{26} H^{45} Az SO^7.		Sarcine	C^5 H^4 Az^4 O.
— glycocholique	C^{26} H^{43} Az O^6.		Xanthine	C^5 H^4 Az^4 O^2.
Taurine	C^2 H^7 Az O^3 S.		Acide urique	C^5 H^4 Az^4 O^3.
Ac. hippurique	C^9 H^9 Az O^3		Allantoïne	C^4 H^6 Az^4 O^3.
— cynurénique	C^{20} H^{14} Az^2 $O^6 + 2 H^2O$.		Créatine	C^4 H^9 Az^3 O^2.
— urocanique	C^{12} H^{12} Az^4 O^4.		Créatinine	C^4 H^7 Az^3 O.
— inosique	C^{10} H^{11} Az^4 O^{11}.		Carnine	C^7 H^8 Az^4 O^3.
— oxalurique	C^3 H^4 Az^2 O^4.		Bilirubine	C^{16} H^{18} Az^2 O^3.
Tyrosine	C^9 H^{11} Az O^5.		Biliverdine	C^{16} H^{18} Az^2 O^4.
Leucine	C^6 H^{13} Az O^2.		Urobiline	C^{32} H^{40} Az^4 O^7.
Butalanine	C^5 H^{11} Az O^2.		Indican	C^8 H^7 Az SO^4.
Glycocolle	C^2 H^5 Az O^2.		Indigo	C^{16} H^{10} Az^2 O^2.
Névrine	C^5 H^{15} Az O^2.		Urée	C H^4 Az^2 O.
Guanine	C^5 H^5 Az^5 O.			

PRODUITS NON AZOTÉS

Cholestérine	C^{26} H^{44} O.		Acide oxalique	C^2 H^2 O^4.
Acides gras	C^{11} H^{22} O^2.		— succinique	C^4 H^6 O^4.
— valérique	C^5 H^{10} O^2.		— phénol-sul-	
— butyrique	C^4 H^8 O^2.		furique	C^6 H^5 SO^4 H.
— propionique	C^3 H^6 O^2.		— paroxyphé-	
— acétique	C^2 H^4 O^2.		nylacétique	C^8 H^8 O^3.
— formique	C H^2 O^2.		Ac. carbonique	C O^2
— lactique	C^3 H^6 O^3.		Eau	H^2 O

De tous les produits azotés l'urée est le plus important, car c'est par lui qu'est éliminée la presque totalité de l'azote provenant de la destruction des albuminoïdes. Contrairement à ce qu'avaient cru voir Regnault et Reiset et Boussingault, Voit a montré qu'aucune partie de l'azote n'est éliminée par les poumons ou la peau, sous forme d'azote libre. Une petite proportion de l'azote se retrouve aussi dans les autres produits azotés de l'urine, acide urique, hippurique, créatinine et, d'autre part, dans les principes azotés de la sueur, débris épidermiques, poils, etc.

Formation de l'urée dans l'économie. — On ne peut plus admettre aujourd'hui, comme on l'a fait pendant longtemps, que l'urée résulte *directement* de l'oxydation des albuminoïdes par la combustion respiratoire, car il est certain que des phénomènes d'hydratation et de dédoublement de la molécule d'albumine en groupes atomiques de plus en plus simples, se produisent dans cette transformation, et l'urée est soit le produit direct de cette hydratation (Schützenberger), soit plutôt le résultat de l'oxydation consécutive que subissent les *nombreux* corps azotés provenant de l'hydratation. Plusieurs faits viennent à l'appui de cette manière de voir : 1° dans certaines maladies, l'atrophie aiguë du foie par exemple, l'urine contient en abondance de la leucine, de la tyrosine et quelques autres produits d'hydratation qu'on n'y trouve pas à l'état normal, tandis que l'urée y fait défaut. Ces corps, dans ce cas, n'ont pas été oxydés et transformés en urée ; — 2° l'ingestion de glycocolle, de leucine, d'asparagine, de sarkosine, augmente la proportion d'urée excrétée et tout leur Az se retrouve dans l'urée supplémentaire.

Il est probable que l'oxydation progressive des produits d'hydratation va jusqu'à la formation de CO^2, qui, en présence de l'ammoniaque, forme du carbonate d'ammoniaque. En se déshydratant ce dernier donne de l'urée et du carbonate d'ammonium. Ce qui paraît le prouver c'est que l'ingestion de carbonate d'ammoniaque augmente l'urée excrétée (Schmiedberg Hallervorden, etc.). Drechsel cependant pense qu'il ne se forme pas en réalité dans l'économie du carbonate d'ammoniaque, mais d'emblée du carbamate d'ammonium qui se convertit en urée en perdant une molécule d'eau, c'est-à-dire en se déshydratant.

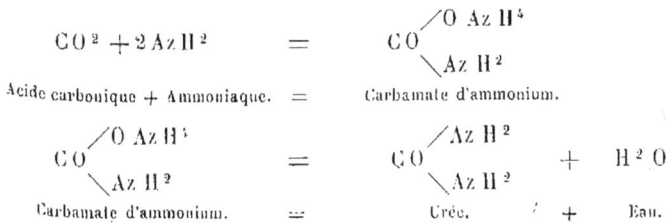

$$CO^2 + 2\,AzH^2 \quad = \quad CO \begin{cases} O\,AzH^4 \\ AzH^2 \end{cases}$$

Acide carbonique + Ammoniaque.   =   Carbamate d'ammonium.

$$CO \begin{cases} O\,AzH^4 \\ AzH^2 \end{cases} \quad = \quad CO \begin{cases} AzH^2 \\ AzH^2 \end{cases} + H^2O$$

Carbamate d'ammonium.   =   Urée.   +   Eau.

LIEU DE FORMATION DE L'URÉE. — Trois opinions ont régné à cet égard : 1° l'urée se forme dans les reins, comme le lait dans l'épithélium mammaire, opinion à peu près abandonnée depuis que Prévost et Dumas ont montré que l'extirpation des reins n'empêchait pas la formation de ce produit qui s'accumule alors dans le sang. Rien ne prouve cependant, comme l'a objecté Hoppe-Seyler, que les reins ne forment pas une partie de l'urée (V. plus loin); 2° l'urée se forme dans tous les organes, puisque la désassimilation est un phénomène général et on la trouve, en effet, dans la lymphe qui la reçoit directement des tissus; 3° l'urée se forme dans le foie (Meissner, Brouardel, etc.).

Il paraît aujourd'hui probable que les premières phases de la désassimilation se produisent seules au niveau des tissus et donnent naissance aux corps intermédiaires créatine, créatinine, xanthine, sarcine, acide urique dont l'oxydation se complète dans le foie et forme ainsi l'urée. L'intensité des phénomènes de désassimilation qui se passent dans cet organe important, la disparition presque complète de l'urée dans l'urine, dans les cas d'atrophie aiguë du foie, et son augmentation fréquente dans le diabète (d'où azoturie) paraissent venir à l'appui de cette opinion. Cyon a constaté, en outre, que le sang qui sort du foie contient presque deux fois autant d'urée que celui qui y entre, et, d'après Schrœder (1882), l'injection de carbonate d'ammoniaque dans la veine porte chez le chien augmente la quantité d'urée dans le sang des veines sus-hépatiques. Les expériences récentes (1884) de Gréhant et Quinquaud confirment ce rôle uréopoiétique du foie et montrent que la rate y contribue aussi pour une part. Le sang qui a traversé le foie et la rate est plus riche en urée que le sang artériel. La différence est la plus grande pendant la digestion. Elle peut s'élever à neuf milligrammes pour 100 centimètres cubes de sang, ce qui fait 13 grammes en plus par vingt-quatre heures.

PRÉCÉDENTS IMMÉDIATS DE L'URÉE. — Il existe donc entre les albuminoïdes et
l'urée, terme final de leur transformation, de nombreux intermédiaires, dont
quelques-uns seulement, les plus voisins de l'urée, sont connus quoique imparfaitement.

CRÉATINE, CRÉATININE, etc. — Bien que Picard ait signalé la présence de
l'urée dans le muscle, fait tout récemment confirmé par Demant, cette substance n'y existe qu'en très petite quantité, et c'est surtout de la créatine (2 à 4
p. 1,000) avec des produits voisins, créatinine, xanthine, hypoxanthine, etc.,
qu'on y trouve, et qu'on peut considérer comme les vrais produits de la désassimilation du muscle. Les muscles formant une grande portion du corps, il en
résulte qu'une quantité notable de créatine est versée en vingt-quatre heures
par les muscles dans le sang pour aller se transformer dans quelque organe en
urée, ou en un corps plus voisin de l'urée que la créatine, et l'opinion de Voit
et de Picard qui placent dans les muscles le lieu de formation de l'urée serait
ainsi partiellement vraie.

La substance nerveuse, la rate, divers organes glandulaires contiennent
aussi une certaine quantité de créatine, tandis qu'on n'y trouve pas d'urée. On
pourrait donc supposer que la créatine précède normalement l'urée, et que le
rôle du rein se borne à une simple transformation de la créatine en urée, opérée
par l'épithélium rénal. Mais les expériences de ligature des uretères ou d'extirpation des reins ne permettent ni de nier ni d'affirmer qu'il en est ainsi pour
toute l'urée. La plus grande partie de l'urée de l'urine existe manifestement
dans le sang qui arrive au rein, sous forme d'urée qui n'a qu'à traverser l'épithélium, ou sous forme de produits voisins de l'urée et capables de se transformer facilement en elle, et de s'accumuler comme urée dans les tissus et les
humeurs, lorsque le pouvoir excréteur des reins est aboli.

LEUCINE, TYROSINE, GLYCOCOLLE. — Ces produits qui résultent de la décomposition naturelle des albuminoïdes, ou de leur digestion par le suc pancréatique, n'existent pas normalement dans l'urine, mais ils s'y trouvent en
quantité notable dans certaines maladies qui détruisent les cellules du foie,
atrophie aiguë, stéatose phosphorique, tandis que l'urée a disparu et l'on peut
supposer que, dans ces cas, la transformation normale de la leucine et de la
tyrosine en urée n'a pu avoir lieu. D'autre part, l'ingestion de glycocolle et de
leucine augmente la quantité d'urée et tout l'azote de ces corps se retrouve
exactement dans l'urée. De même, une alimentation riche en albuminoïdes est
suivie rapidement d'une abondante excrétion d'urée. Si on ne sait, au juste,
quelle part de cette urée revient à la leucine et à la tyrosine développées par les
ferments pancréatiques et absorbées par les radicules de la veine porte, leur
rôle paraît pourtant certain. C'est en effet, comme le prouvent les altérations
du foie, aux dépens de ces produits provenant de *l'albumine circulante*, ou directement même de l'absorption alimentaire, que les cellules hépatiques fabriquent
une partie de l'urée, l'autre partie venant de la désassimilation de *l'albumine
constituante*, c'est-à-dire des tissus.

Le processus chimique de cette transformation est difficile à expliquer. La leucine étant un acide amido-caproïque doit se dédoubler en ammoniaque et en acide caproïque (lequel disparaît soit en formant de la graisse, soit en donnant par oxydation de l'acide CO^2). L'ammoniaque forme, à son tour, avec CO^3 du carbonate d'ammoniaque d'où provient l'urée (V. plus haut). Les mêmes phénomènes ont lieu avec le glycocolle qui est l'acide amido-acétique.

En résumé, dans l'état actuel de nos connaissances, on peut dire qu'une partie au moins de l'urée (l'autre partie étant formée par le rein, aux dépens de divers produits azotés) est simplement séparée du sang par l'épithélium rénal qui la prend au sang par un processus d'absorption nutritive comparable à son absorption de l'indigo-sulfate de soude, et qui la verse ensuite dans la cavité des tubes. Les sources de l'urée du sang sont : d'une part, la créatine des muscles et de quelques autres organes; d'autre part, la leucine et les produits semblables formés soit dans le tube digestif, soit dans divers tissus. La transformation de toutes ces substances en urée paraît s'opérer dans le foie et la rate, par l'activité propre de certains éléments agissant, en quelque sorte, comme des ferments.

Formation de l'acide urique. — L'acide urique est un des principes constitutifs de l'urine de l'homme et des carnivores, où on le trouve surtout à l'état d'urates alcalins et, pour une faible partie, à l'état libre. La quantité éliminée chaque jour par un adulte bien portant est de 0,75 centig., mais, elle peut monter à 2 grammes par un régime fortement azoté. Il constitue presque à lui seul l'urine demi-solide des oiseaux et des reptiles. On en trouve, à l'état normal, des traces, sous forme d'urates, dans le sang, les muscles, le foie, la rate, le cerveau et il est si abondant, sous forme d'acide et d'urates, dans le sang des goutteux qu'il forme des dépôts ou *tophus* dans le voisinage des articulations. Les calculs rénaux et vésicaux et la *gravelle* en sont surtout composés.

Au point de vue de son *origine*, l'acide urique est un des derniers termes de la désassimilation des albuminoïdes, mais on ne connaît pas, d'une façon certaine, ses antécédents immédiats. Il est probable cependant qu'il dérive de la guanine qui, par des oxydations successives, se transformerait en sarcine, la sarcine en xanthine, et la xanthine en acide urique. Ces trois substances, guanine, sarcine et xanthine, existant normalement dans divers tissus, pancréas, rate, muscles, etc. La leucine et le glycocolle pourraient peut-être aussi lui donner naissance.

Lieu de formation. — Il est probable qu'on doit le placer dans l'intimité de tous les tissus et non exclusivement, comme on l'a fait, dans le rein, ou le foie, ou la rate. Cependant chez les serpents, il paraît formé principalement par les cellules épithéliales du rein. Car si on extirpe les reins, on ne retrouve aucun dépôt d'urate dans les muscles, les poumons ou le foie.

TRANSFORMATION DANS L'ÉCONOMIE ET ÉLIMINATION. — L'acide urique est un corps moins oxydé que l'urée. Bien qu'il donne, sous l'influence des réactifs oxydants (ozone par exemple), de l'urée et de l'acide oxalique, cela ne veut pas dire qu'il soit nécessairement l'antécédent de toute l'urée. Au contraire, il est probable qu'il résulte de phénomènes métaboliques un peu différents de ceux qui produisent l'urée, sans qu'on puisse dire que cette différence tient à une moindre consommation d'oxygène par l'organisme, puisqu'on trouve ce produit aussi bien chez les oiseaux, dont la respiration est si active, que chez les reptiles où elle est si faible. Cependant, les expériences de Frerichs et Wöhler, Stokvis, Zabelin, dans lesquelles l'injection d'acide urique augmente, non la quantité de cet acide dans l'urine, mais celle de l'urée et de l'acide oxalique, paraissent prouver qu'une partie au moins de l'acide urique résultant de la désassimilation des tissus, s'élimine sous forme d'urée, l'autre partie s'éliminant sous forme d'acide libre ou d'urates.

Formation de l'acide hippurique. — L'acide urique est remplacé, pour la plus grande partie, dans l'urine des herbivores par de l'acide hippurique ce qui indiquerait que, chez ces animaux, le métabolisme diffère un peu de celui des carnivores, si on ne savait que ce corps peut provenir en grande partie de la nourriture végétale, laquelle contient diverses substances aromatiques, la coumarine par exemple (dans la *Flouve odorante*, graminée fourragère) susceptibles de s'oxyder dans l'économie, et de donner de l'acide benzoïque. Or, Wöhler a prouvé que l'acide benzoïque qui peut aussi provenir, pour une petite partie, de l'oxydation des albuminoïdes, se transforme dans l'économie en acide hippurique. Cet acide est un acide conjugué résultant de l'union de l'acide benzoïque et du glycocolle, et on a pu en faire la synthèse en dehors de l'économie. Il est évident que, dans l'organisme, la formation de l'acide hippurique résulte semblablement de l'union de l'acide benzoïque ingéré, ou formé sur place, avec le glycocolle. Par une nourriture végétale l'acide, hippurique se montre aussi abondant, dans l'urine de l'homme et des carnivores, que dans celle des herbivores. Les asperges, les prunes reine-claude, les acides quinique et cinnamique favorisent beaucoup son développement.

Quant au lieu de production, on l'a placé dans les reins, mais il peut aussi se trouver dans le foie et dans les muscles.

Leucomaïnes. — Gautier a montré dernièrement qu'on trouve d'une façon constante dans les excrétions fournies par les animaux vivants et en santé, des corps analogues aux ptomaïnes ou alcaloïdes de la putréfaction des matières albuminoïdes et qu'il a désignées sous le nom de *leucomaïnes* pour les distinguer des alcaloïdes cadavériques. Ces leucomaïnes normales dans l'urine, les fèces, se retrouvent aussi dans la salive et les venins. Ces corps ont un grand pouvoir toxique et si leur présence n'entraîne pas ordinairement d'accidents, c'est qu'ils sont éliminés par les reins, la peau ou la muqueuse intestinale ou qu'étant très oxydables, ils sont brûlés par l'oxygène. Si cette élimination et cette combustion sont entravées, il peut en résulter soit un véritable empoisonnement de l'organisme (urémie, etc...), soit des phénomènes morbides très divers. Ces alcaloïdes physiologiques sont des produits de la destruction des albuminoïdes au même titre que l'urée, l'acide carbonique, etc.

II

MESURE ET VARIATIONS DES PHÉNOMÈNES MÉTABOLIQUES
OU BILAN DE LA NUTRITION

Principe de la méthode pour évaluer les recettes et les dépenses.
Influence de l'abstinence sur les phénomènes métaboliques.
Alimentation exagérée et consommation de luxe.

Influence des régimes exclusifs
- azoté.
- gras.
- azoté et gras.
- amylacé.
- azoté et amylacé.
- gélatiné.

Régime normal et budget de l'organisme.
Influence de quelques *ingesta* sur la nutrition.
Influence des maladies.

L'assimilation des matériaux apportés par la digestion, l'expulsion par les diverses excrétions des produits de la désassimilation, forment un double mouvement d'entrée et de sortie, de recette et de dépense où c'est tantôt la première, tantôt la seconde qui l'emporte. Pendant l'enfance et la jeunesse, c'est le gain qui prédomine; pendant la vieillesse, les maladies, l'abstinence, c'est la perte; et chez l'adulte, dans les conditions normales, il y a équilibre entre les deux. La comptabilité de l'économie vivante s'établit en pesant et analysant ce qui entre, aliments, boissons, oxygène, en pesant et analysant ce qui sort, excrétions solides et liquides et produits gazeux, et en faisant la balance entre les entrées et les sorties.

Principe de la méthode. — Depuis le temps où Sanctorius, passant sa vie dans une balance, avait cherché le premier à établir la statique de la nutrition, la méthode qui sert à déterminer les transformations de la matière a été considérablement perfectionnée. En pesant et analysant exactement les aliments solides et liquides, on a une somme de matériaux renfermant une quantité donnée de C, H, Az et O à laquelle il faut ajouter l'O inspiré dont on détermine le chiffre soit indirectement, par différence, en comparant l'O contenu dans les produits excrétés à celui contenu dans les ingesta, soit directement par l'appareil de Regnault et Reiset pour les animaux, ou par celui de Pettenkofer et Voit qui permet d'opérer sur l'homme. On détermine, d'autre part, les quantités de C, H, Az et O contenues dans les excréments, l'urine et les produits de la respiration et de la perspiration. — Pour arriver à des résultats exacts dans ces expériences, il importe de faire, avec le plus grand soin, le déterminisme rigoureux des conditions expérimentales et d'opérer toujours dans des conditions identiques.

On a pu ainsi, au moyen de cette méthode, étudier les modifications des échanges nutritifs dans diverses conditions telles que l'abstinence, l'alimentation surabondante, le régime animal ou végétal exclusif, etc.

Influence de l'abstinence. — Un animal en abstinence continue à respirer, à sécréter de l'urine, des produits cutanés, de la bile ; il subit donc des pertes que rien ne vient compenser, puisqu'il ne mange pas. Cependant toutes ses fonctions s'exécutent, quoique de plus en plus faiblement et sa température se maintient jusqu'au moment où la mort arrive.

L'essence de la respiration étant de brûler les matériaux du sang et les éléments mêmes des tissus, ces éléments, dans l'abstinence, se détruisent matériellement sans se réparer, l'organisme se consume lui-même et vit aux dépens de sa propre substance. Mais cette usure ne marche pas également pour tous les tissus, et c'est vers les plus oxydables, comme le tissu adipeux, que se porte d'abord l'O du sang pour les brûler les premiers, d'où la disparition rapide et complète de la graisse. Viennent ensuite les organes où les échanges sont très actifs et qui contiennent des matériaux de réserve tels que la rate et le foie. Après l'épuisement de ces réserves, les albuminoïdes des muscles et du sang sont attaqués, tandis que les tissus osseux et nerveux, moins oxydables, perdent relativement peu.

Ainsi par exemple un chat, au bout d'un jeûne de treize jours, avait perdu 734 grammes dont 249 de graisse, 118 de muscles et le reste d'autres tissus. La perte fut, pendant cette période, pour cent du poids initial de chaque tissu :

Tissu adipeux	97.0 p. 100.
Rate	63.1
Foie	56.6
Muscles.	30.2
Sang	17.6
Cerveau et moelle	0.0

Pendant l'abstinence, les sécrétions sont plus rares et plus concentrées, l'urine très acide, même chez les herbivores, contient de moins en moins d'urée et les échanges respiratoires sont moins intenses. La température baisse (de 0,3 par jour, d'après Chossat, pour les animaux à sang chaud) et l'affaiblissement musculaire finit par gagner le cœur et les muscles respiratoires, de façon que la circulation et la respiration, de plus en plus ralenties, s'arrêtent et la mort arrive. La résistance à l'inanition est plus ou moins longue suivant les espèces (petits oiseaux : 2 ou 3 jours, lapins 8 jours, chats 15 à 20 jours, chiens 25 jours, chevaux 30 jours, animaux à sang froid et mammifères en hibernation plusieurs mois), et, dans la même espèce, suivant les conditions individuelles d'âge, d'embonpoint, etc., les jeunes résistant moins que les vieux, les maigres que les gras. Chez l'homme, les chiffres sont très divers, à cause de la diversité des conditions, et la résistance a pu aller jusqu'à 21 jours et même 60 jours chez certains aliénés mélancoliques. Le célèbre docteur américain Tanner a pu, en buvant de l'eau, supporter un jeûne de 40 jours.

Les récentes expériences de Laborde ont, en effet, montré que de deux chiens privés de nourriture mais dont l'un peut boire à volonté, c'est ce dernier qui survit le plus longtemps. L'eau qui, à l'état normal, hâte la dénutrition paraît donc, au contraire, la ralentir dans l'inanition.

Mais, chez l'homme, des données nouvelles viennent d'être introduites dans le problème physiologique du jeûne prolongé par la connaissance des phénomènes si curieux de la suggestion nerveuse. Debove a pu suggérer à deux hystériques hypnotisées l'absence de faim et l'ordre de ne pas manger. Il a pu ainsi les soumettre à un jeûne de 15 jours, pendant lequel elles ont bu, mais n'ont pas mangé. Au bout de ce jeûne, supporté sans aucun malaise, l'une avait perdu 3,200 grammes, l'autre 5,700 grammes, c'est-à-dire relativement très peu, car un homme vigoureux qui consentit à jeûner 5 jours avait perdu au bout de ce court espace, 7,500 grammes.

Il est donc probable qu'il existe un système régulateur de la nutrition plus facilement mis en jeu chez les hystériques par le fait de leur affection (anorexie, vomissements hystériques), ou de la suggestion, que chez les autres sujets, et c'est par son intermédiaire que toutes les combustions sont réduites au minimum et que le chiffre de l'urée peut tomber à 6 ou 7 grammes dans les 24 heures. C'est en appliquant cette donnée d'une auto-suggestion hystérique supprimant la sensation de faim, que Bernheim a admis, comme physiologiquement possibles, les jeûnes exhibitionnistes de Succi et de Merlatti, que n'a d'ailleurs accompagnés aucun contrôle scientifique. Bernheim pense en effet, que dans le jeûne, chez l'homme sain, ce qui tue, c'est la *faim* et non l'*inanition*, ou du moins la *faim tue avant l'inanition*. En supprimant la faim, on tombe donc dans la condition du malade, typhique, aliéné, hystérique, etc., qui peut résister très longtemps à la privation d'aliments, soit parce que la dénutrition est positivement ralentie par la production d'un état nerveux particulier, soit plutôt parce qu'il n'éprouve pas la faim, cause active de dénutrition par son retentissement général sur l'organisme si pénible à supporter.

Il est probable que les singuliers phénomènes de mort apparente, que certains fakirs de l'Inde peuvent présenter et qui leur permettraient de cesser de manger et de respirer, et même de se faire *enterrer* pendant plusieurs semaines, sont à rapprocher des phénomènes de *vie oscillante* des animaux hibernants et doivent se produire sous l'influence de l'hypnotisme.

Influence de l'alimentation exagérée.— CONSOMMATION DE LUXE.— Quand l'organisme reçoit plus qu'il ne dépense, une partie des matériaux albuminoïdes en excès absorbés par le sang, la portion « circulante » peut être brûlée directement avant d'être assimilée ; une autre portion est assimilée et contribue à l'augmentation de poids (albumine constituante). On appelle consommation de luxe (*luxus consumption*) cette combustion de substances non encore assimilées. Et le chiffre de cette consommation supplémentaire dépend de la proportion d'O amené au sang.

Mais il y a plusieurs phases dans le cas d'alimentation surabondante. Dans la première, une partie de l'excès de recette est brûlée, une partie assimilée ; et il y a simultanément excès de désassimilation et, par suite, d'urée et augmentation de poids. Dans la deuxième, soit par accoutumance de l'économie, soit par accroissement de travail musculaire, tout l'excès de recette est brûlé, le poids n'augmente plus, et l'équilibre se rétablit entre la recette et la dépense. — Si l'excès d'aliments dépasse une certaine limite, le surplus n'est pas absorbé et reste alors dans les excréments dont la teneur en azote peut devenir très forte (fait connu des maraîchers de Nice, par exemple, qui paient les vidanges des grands hôtels deux fois plus que celles des casernes).

Influence de certains régimes. — RÉGIMES EXCLUSIFS. — 1° *Régime azoté.* — L'usage exclusif de fibrine ou d'albumine pure n'est pas supporté par les animaux qui meurent d'inanition. Mais la viande dégraissée les nourrit bien, du moins les carnivores, car les herbivores et les omnivores ne peuvent subsister avec ce régime exclusif. Pour maintenir le poids de l'animal, la quantité de viande doit être très considérable ($1/20$ à $1/25$ du poids de l'animal) soit 1,500 grammes pour un chien de 30 kilos. Pettenkoffer et Voit ont vu qu'au-dessous, la ration de viande est insuffisante, ce sont les tissus qui fournissent la quantité d'azote et de graisse nécessaire à la respiration et l'animal maigrit ; au contraire, avec une ration surabondante, l'animal engraisse. La quantité d'O absorbée et d'urée éliminée croît avec la quantité de viande, c'est-à-dire d'Az. ingérée, à condition que celle-ci puisse être digérée. Tout l'azote absorbé reparaît donc dans l'urine sous forme d'urée ; et, lorsque l'animal engraisse, c'est qu'il a fabriqué de la graisse avec l'excès de C. de sa nourriture, et non parce qu'il a fixé de l'azote, puisque, même dans l'alimentation surabondante, il en perd un peu de ses propres tissus (Bischoff et Voit, Falk).

2° *Régime gras.* — L'alimentation exclusive avec de la graisse est insuffisante, et les animaux succombent au bout de quelque temps. Pendant la durée de ce régime, la désassimilation des matériaux azotés et l'excrétion d'urée continuent, et, avec une faible quantité de graisse, elles sont même plus fortes que dans l'inanition absolue. Une forte ration de graisse, au contraire, paraît épargner, par sa combustion directe, une certaine quantité de matériaux azotés, et l'urée est moins abondante que dans l'inanition.

3° *Régime amylacé ou sucré.* — Seuls, le sucre ou l'amidon ne peuvent entretenir longtemps la vie d'un carnivore. Pendant ce régime, les albuminoïdes du corps se détruisent, et, bien qu'un peu de graisse se dépose dans les tissus, l'animal meurt bientôt d'inanition.

RÉGIMES MIXTES. — 1° *Régime azoté et gras.* — La graisse ajoutée à la viande n'épargne pas la destruction des albuminoïdes et l'excrétion de l'urée augmente avec la quantité de viande. Il y a plusieurs cas à considérer. S'il y a beaucoup de viande et peu de graisse, cette graisse est emmagasinée et l'animal engraisse. S'il y a une quantité insuffisante ou moyenne de viande et beaucoup de graisse, une partie de celle-ci est brûlée et épargne d'autant les albuminoïdes du corps.

2° *Régime mixte azoté et ternaire.* — Mélangés à la viande, au contraire, le sucre et l'amidon sont très avantageux. Si, à la ration d'un chien nourri de viande pure, on ajoute 50 à 150 grammes de sucre, l'urée diminue et le poids du corps augmente par fixation de matériaux albuminoïdes, ou peut-être de graisse, ou même d'eau. Quand la ration de viande est augmentée progressivement au-dessus de 800 grammes par jour (pour un chien de 30 kilos) l'addition de sucre à cette ration amène la fixation de matériaux azotés et de graisse. Ces faits montrent que le rôle des hydrocarbonés, très oxydables, est d'épargner les albuminoïdes et, d'autre part, de former de la graisse.

3° *Régimes avec la gélatine.* — La gélatine seule, ou même mélangée à la graisse ou à l'amidon, ne peut nourrir les carnivores, mais son usage est avantageux lorsqu'elle est associée à la viande ou à un mélange de viande et de graisse. Il y a alors, comme Voit l'a montré, une épargne considérable de matériaux azotés et le poids du corps se maintient ainsi que l'équilibre de l'azote. Aucune autre substance alimentaire n'est plus utile, sous ce rapport, que la gélatine qui est un véritable aliment d'épargne et qui agit probablement en se dédoublant rapidement en urée et en graisse.

Régime normal. — BUDGET DE L'ORGANISME. — Ainsi certaines combinaisons des régimes — azoté et gras — azoté et ternaire, — azoté, gras et gélatiné, sont plus avantageuses que le régime azoté pur et nous montrent, dans la pratique, l'utilité d'un régime mixte composé, par exemple, de pain et d'une petite quantité de viande seule, ou de viande et de graisse. Le but à rechercher dans une bonne alimentation doit être d'équilibrer à la fois, dans les entrées et les sorties, l'azote et le carbone ou seulement l'un des deux, l'équilibre de l'autre en découlant forcément d'après Ranke. La formule de régime établie par Vierordt dans des recherches faites sur lui-même, pour obtenir cet équilibre, est la suivante (pour 24 heures) :

1° Budget des recettes

POIDS ET NATURE DES INGESTA	Carbone	Hydrogène	Azote	Oxygène	Eau	Sels
120 gr. Albuminoïdes, contenant..	64.18	8.60	18.88	28 34	»	»
90 Graisses, —	70.20	10 26	»	9.54	»	»
330 Amylacés —	146.82	20.33	»	162 85	»	»
2.818 Eau —	»	»	»	»	2.818	»
32 Sels —	»	»	»	»	»	32
744 11 Oxygène de la respiration..	»	»	»	744.11	»	»
4.134 gr.						
	281.20	39.19	18.88	944.84	2.818	32

2° Budget des dépenses

POIDS ET NATURE DES EXCRETA	Carbone	Hydrogène	Azote	Oxygène	Eau	Sels
1.230 gr. Haleine pulmonaire, contt.	248.8	»	»	651.15	330	»
670 Perspiration cutanée —	2.6	»	»	7.20	660	»
1.766 Urine —	9.8	3.3	15 8	11.10	1.700	26
172 Excréments —	20 0	3.0	3.0	12.	128	6
3.838	281.2	6.3	18.8	681.45	2.818	32

3° Balance des recettes et des dépenses

POIDS TOTAL.	Carbone	Hydrogène	Azote	Oxygène.	Eau	Sels
4.134 gr. Ingesta.	281.20	39.19	18.88	964.84	2.818	32
3.838 Excreta.	281.20	6 30	18.88	681.45	2.818	32
0.296 gr. Déficit pour les Excreta.	Équilibre.	— 32.89	Équilibre.	—263.39	Équilibre.	Équilibre.

La balance entre les recettes et les dépenses montre que le budget des dépenses présente un déficit, qui serait mieux nommé un *boni*, de 296 grammes et l'examen détaillé des dépenses fait voir que ce sont les chapitres hydrogène et oxygène qui présentent une économie, l'un de 32 gr. 89, l'autre de 263 gr. 39, lesquels combinés ensemble forment 296 grammes d'eau restés dans l'organisme.

Ranke, dans des recherches faites aussi sur lui-même, Moleschott, dans des expériences sur un soldat, sont arrivés à équilibrer les recettes et les dépenses avec des rations très peu différentes de celle de Vierordt.

	RANKE.	MOLESCHOTT.
Albuminoïdes.	100	130
Graisse	100	84
Hydrocarbonés	240	404
Sels	25	30
Eau.	2600	2800

Ce sont là de bons types de *ration d'entretien* pour l'homme adulte. Mais il en existe beaucoup d'autres, qui s'en éloignent plus ou moins, et on trouvera dans les traités d'hygiène les diverses rations du soldat, du marin, du lycéen, du prisonnier, etc., dans les différents pays de l'Europe. Ces rations ne sont pas toutes bonnes, car les administrations qui les ont établies ont été, le plus souvent, guidées par des raisons d'économie qui leur ont fait diminuer la viande et les graisses, qui sont chères, pour les remplacer par des hydrocarbonés bon marché.

Le rapport d'Az à C, dans la nourriture, peut osciller de 1 : 11 à 1 : 15, sans rupture de l'équilibre des entrées et des sorties. S'il y a déficit d'Az ou de C dans les entrées (aliments), l'équilibre est rompu, et les sorties (*excreta*) présentent un excès d'Az, c'est-à-dire une perte.

Influences diverses. — INFLUENCE DE QUELQUES INGESTA SUR LA NUTRITION.

Alcool. — Son influence varie suivant les doses. A forte dose, une petite partie (3 p. 100), traverse l'organisme sans avoir été brûlé et s'élimine en nature, par l'urine et par l'haleine ; une autre partie importante se fixe sur le foie, les muscles, le poumon et surtout le cerveau ; une autre partie enfin reste dans le sang et il active les transformations nutritives, augmentant le CO_2 expiré et l'urée excrétée. A faible dose, au contraire, il les diminue, jouant un peu le rôle d'agent d'épargne et de modérateur de la dénutrition.

Glycérine. — A faible dose, sans influence sur l'urée (Munk, Lewin) ; à haute dose, une partie passe dans l'urine (Tchirwinsky), une partie se transforme dans le foie en glycogène (Weiss).

Café et caféine. — Il est très douteux, d'après Voit, que ces substances ralentissent, comme on le dit, la désassimilation des matières azotées. Il en est de même pour le thé, la coca, le maté qui peuvent stimuler le système nerveux, et diminuer le sentiment de la faim, mais qui n'empêchent pas la combustion des tissus. En particulier, la propriété célèbre de la coca qui passe pour permettre, à ceux qui en mâchent quelques feuilles, de rester un ou deux jours sans manger ni boire, tout en fournissant une grande somme de travail, paraît tenir à l'action anesthésique de cette substance sur l'estomac. Le sentiment de la faim et de la soif serait ainsi supprimé. Cette action anesthésique de la coca entrevue par Gazeau (1870) est, en effet, très réelle, comme le prouve l'emploi qu'on fait aujourd'hui de la cocaïne, comme anesthésique local, dans les opérations sur l'œil, le larynx, etc.

Eau. — Une grande quantité augmente la sécrétion urinaire et, comme la proportion d'urée est en rapport avec la quantité d'urine, l'absorption de beaucoup d'eau active la dénutrition azotée. Il y aurait un excès de 30 centigrammes d'urée par chaque 100 centimètres cubes d'excédent d'urine. Genth, absorbant dans ses expériences 1 litre et demi, puis 2 litres, puis 4 litres d'eau, a vu la proportion d'urée éliminée s'élever de 40 grammes à 49 grammes, puis à 54 grammes par litre d'urine.

Chlorure de sodium. — Comme l'eau, il augmente l'urine et par suite l'urée.

Médicaments altérants. — Le mercure et l'iodure de potassium produisent l'amaigrissement et un état de faiblesse dus, sans doute, à l'excès de la désassimilation. D'après Rabuteau, cependant, l'iodure de potassium diminue l'excrétion d'urée.

Le phosphore augmente les pertes d'azote et amène la dégénérescence graisseuse des organes.

L'acide arsénieux, à petites doses, paraît favoriser la nutrition, mais, au point de vue de l'excrétion de l'azote, les expériences ont fourni des résultats contradictoires.

INFLUENCE DES MALADIES. — 1° *Maladies fébriles.* — Toute fièvre étant accompagnée d'une élévation de température et d'une activité plus grande des combustions respiratoires donne lieu à une augmentation de la dénutrition qui se traduit par l'excrétion d'une plus grande quantité d'urée. Contrairement, donc, au préjugé populaire, la fièvre ne nourrit pas, elle dénourrit. Ce qui est vrai, c'est qu'elle supprime la faim. Il existe également d'autres modifications nombreuses de la nutrition portant sur les sécrétions, sur la proportion des sels de l'urine, etc. Nous ne pouvons y insister ici.

2° *Maladies par bradytrophie ou ralentissement de la nutrition.* — Le ralentissement ou l'insuffisance des combustions respiratoires peuvent produire diverses maladies : la production exagérée d'acides apparaissant dans l'urine, tels que les acides gras, les acides oxalique, lactique, oxalurique, hippurique, etc. (dyscrasie acide), la formation surabondante de graisse (obésité), de cholestérine (lithiase biliaire), de glycogène et de glycose (glycémie et diabète), d'acide urique (gravelle et goutte). (Voyez Bouchard. *Maladies par ralentissement*, etc., 1882.)

SÉCRÉTIONS EN GÉNÉRAL

PHÉNOMÈNES GÉNÉRAUX DES SÉCRÉTIONS

Définition : Nutrition et sécrétion.

Théorie de la sécrétion.
{
1° Rôle élaborateur de l'épithélium ;
2° Modifications histologiques de la cellule sécrétante et mode d'excrétion du produit ;
3° État du sang dans les glandes.
}

Influence du système nerveux.
Centres sécrétoires.
Nerfs sécrétoires.
De quelques agents modificateurs des sécrétions.
Élimination des principes médicamenteux et toxiques.
Classification des sécrétions.

La vraie place de l'étude des sécrétions est parmi les phénomènes métaboliques de la nutrition. Elles constituent en effet une phase ultime des phénomènes de synthèse (sécrétions vraies : sucs digestifs, sécrétion mammaire, formation de l'œuf — albumen et vitellus —) ; ou des phénomènes de destruction organique (excrétions proprement dites, c'est-à-dire élimination des produits désassimilés : urine, bile, sueur, haleine, etc.).

Mais, pour la facilité de l'étude, nous suivrons l'usage général de les décrire dans un chapitre distinct.

DÉFINITION. — Les phénomènes de sécrétion, comme l'ont bien montré les notions qu'on possède aujourd'hui sur les éléments anatomiques et sur leur vie intime, ne sont donc qu'un cas particulier de la nutrition, et c'est ici le lieu de les envisager à un point de vue général, l'étude particulière des principales sécrétions étant faite en divers endroits de cet ouvrage. Ces phénomènes consistent dans l'élaboration, par des éléments épithéliaux disposés en amas glandulaires ou étalés simplement en surface (comme les séreuses, la muqueuse vésicale, etc.), de principes spéciaux, préexistant ou non dans le sang, et qui sont versés au dehors (excrétés), ou emportés par le sang vers les tissus (glycose hépatique).

Toute sécrétion comporte, dans l'élément anatomique qui l'exécute, les deux phases d'*assimilation* et de *désassimilation* qui caractérisent la nutrition. Mais ces deux processus y sont plus intenses et l'élément sécréteur, se nourrissant au delà de ses besoins, travaille en réalité pour des éléments différenciés dans un autre sens auxquels il prépare des matériaux utiles, ou qu'il débarrasse de leurs déchets, c'est-à-dire pour tout l'organisme.

Théorie de la sécrétion. — En ne considérant que les glandes vraies (acineuses et tubuleuses) sur lesquelles ont surtout porté les recherches des expérimentateurs, il est démontré aujourd'hui que la sécrétion est indépendante de toute filtration pure et simple par augmentation de pression du sang, quoiqu'elle soit indirectement en rapport avec l'état de la circulation dans la glande, puisque c'est le sang qui, en définitive, fournit les matériaux de la sécrétion. Cl. Bernard, qui a découvert l'état d'hypérémie intense que présentent les glandes en travail et la coloration rouge du sang veineux qui en sort, croyait que la sécrétion était due à l'augmentation de pression sanguine résultant de cette congestion. Mais Ludwig a montré (1851) par plusieurs expériences décisives qu'il n'en était rien, comme nous l'avons indiqué plus haut, à propos de la sécrétion salivaire (v. p. 137), et que toute sécrétion se faisait sous l'influence de nerfs *sécrétoires* propres.

La sécrétion résulte donc, essentiellement, du travail propre de l'épithélium glandulaire qui puise dans le sang de la glande les matériaux à élaborer.

Rôle élaborateur de l'épithélium. — Le travail qu'exécute le protoplasma de la cellule épithéliale est, en tout, comparable au travail d'assimilation nutritive de tout élément cellulaire en général, et il consiste en phénomènes chimiques encore mal connus : oxydations, hydratations, dédoublements, fermentations, portant sur les principes empruntés par l'élément sécréteur aux liquides interstitiels qui le baignent et au sang qui parcourt la glande.

Mode d'excrétion du produit sécrété. — L'excrétion se fait de deux manières : par fonte de l'élément tout entier qui est remplacé par des cellules de nouvelle formation, ou par simple transsudation. Robin avait admis, depuis longtemps, ces deux mécanismes pour des catégories différentes de glandes, mais les recherches d'Heidenhain ont mieux précisé les conditions dans lesquelles chacun d'eux se produit. Elles sont résumées dans le paragraphe suivant.

Modifications histologiques de l'épithélium sécréteur et mode d'excrétion du produit. — Nous avons déjà, à propos des diverses sécrétions digestives, indiqué les modifications histologiques que présente l'élément glandulaire. Nous avons vu que, pendant le repos, le protoplasma des cellules est le siège d'une élaboration qui accumule en lui la substance caractéristique de la sécrétion (ferments divers, mucine) et lui donne un aspect particulier. Pendant le travail de la glande, les cellules empruntent au sang une quantité plus ou moins grande d'eau avec laquelle elles versent au dehors le principe qu'elles ont sécrété, soit par exosmose (glandes albumineuses), soit par fonte et destruction de tout le corps cellulaire (glandes muqueuses). Dans le premier cas, après la sécrétion, les cellules, qui étaient volumineuses et transparentes à l'état de repos, sont devenues plus petites et granuleuses. Dans le second cas, les cellules muqueuses ont disparu et sont remplacées par des cellules jeunes provenant des lunules de Gianuzzi.

Modifications du sang dans les glandes. — Cl. Bernard a montré un des premiers que « toute sécrétion paraît se faire en deux temps : le premier est la période de formation, aux dépens du tissu de l'organe sécréteur (et aux dépens du sang), de la substance qui doit être modifiée et excrétée ; ce temps correspond au repos de l'organe. Le deuxième temps se réduit aux phénomènes d'expulsion ; il répond à la période d'activité motrice de la glande ; c'est sur lui que portent plus spécialement les influences motrices exercées par le système nerveux ». Il a découvert aussi qu'à ces deux états de la glande correspondent des différences dans la coloration du sang veineux. Dans l'état de repos qui est, en réalité, l'état d'activité chimique de la glande, le sang veineux est noir comme tout sang veineux en général, et, par exemple, comme celui des muscles qui se contractent. Dans l'état dit d'activité, le travail chimique est interrompu pour faire place à un simple phénomène mécanique d'excrétion dans lequel la glande n'emprunte sans doute au sang que l'eau nécessaire à diluer et à entraîner les principes formés dans les cellules pendant leur repos apparent. Le sang veineux est alors rouge et coule plus abondamment.

Influence du système nerveux sur les sécrétions.

— C'est exclusivement, comme nous venons de le dire, sur la seconde phase ou phase mécanique de la sécrétion qu'agit le système nerveux. A ce point de vue, toutes les sécrétions sont des actes réflexes et presque tous les nerfs de sensibilité peuvent jouer le rôle de voie centripète pour un réflexe sécrétoire, aussi bien les nerfs de sensibilité spéciale que les nerfs de sensibilité générale. On connaît, à ce sujet, l'action du goût, de l'odorat, de la vue, sur la sécrétion salivaire, l'influence des excitations psychiques (souvenir, pensée, peur, joie, douleur, etc.) sur diverses sécrétions.

CENTRES SÉCRÉTOIRES. — Chaque sécrétion a un centre qui la commande, situé dans une partie plus ou moins limitée de l'axe nerveux gris (moelle, bulbe, protubérance). Nous avons décrit ces divers centres à propos de chaque sécrétion, nous n'y reviendrons pas. L'existence de centres sécrétoires dans l'écorce du cerveau n'est pas nettement démontrée, bien qu'on ait constaté la production de sueur par l'excitation du *gyrus sigmoïde* chez le chat (Vulpian) et la salivation par l'électrisation de l'écorce cérébrale (Lépine, Bochefontaine). Les ganglions du grand sympathique ne paraissent pas constituer des centres sécrétoires indépendants.

NERFS SÉCRÉTOIRES. — Nous avons établi, à propos de l'influence du système nerveux sur la sécrétion salivaire et la sécrétion sudorale (v. p. 137, 269) l'existence de nerfs glandulaires propres distincts et indépendants des nerfs vasomoteurs, nerfs glandulaires que l'atropine paralyse et que la pilocarpine excite. Pour ces deux espèces de glandes et pour les glandes lacrymales, l'existence des nerfs excito-sécrétoires appuyée sur des expériences précises ne laisse place à aucun doute. Elle vient aussi d'être démontrée pour les glandes mam-

maires (P. Bert et Laffont). Il est évident que toutes les autres glandes de l'économie, le foie, le pancréas, etc., doivent être pourvues de nerfs semblables, bien
qu'on n'ait pu encore en donner la preuve expérimentale.

A côté des nerfs dont l'excitation produit la sécrétion, il convient d'en signaler d'autres qui agissent d'une façon précisément inverse, c'est-à-dire qui
arrêtent les sécrétions. On les a nommés nerfs d'arrêt ou *fréno-sécrétoires*. Ils
sont les antagonistes des premiers. Cependant, si les actions d'arrêt produites
par le système nerveux sur les glandes, soit par voie directe, soit par voie
réflexe, sont manifestes et d'observation courante, l'existence de nerfs spéciaux
d'arrêt paraît aujourd'hui moins certaine qu'on ne l'a cru autrefois, à l'époque
où on ne distinguait pas suffisamment les actions sécrétoires des actions vasomotrices ou vaso-dilatatrices. Et, en particulier pour ce qui concerne la sécrétion
sudorale, si bien étudiée dans ces dernières années, Vulpian n'admet plus aujourd'hui que les fibres excito-sudorales, après avoir admis aussi, d'abord, l'existence des nerfs fréno-sudoraux. — On peut donc en conclure que les actions
frénatrices et suspensives des sécrétions doivent s'exercer peut-être par la
même voie que les actions excitatrices, et que c'est l'état des appareils périphériques qui détermine seul le résultat — excitation ou arrêt — dû à l'action
nerveuse.

Action de diverses substances sur les sécrétions. — 1° *Substances
excito-sécrétoires*. — Le *jaborandi* et son alcaloïde, la *pilocarpine*, sont, avec
la *muscarine*, les plus importantes des substances qui excitent les sécrétions. L'injection sous-cutanée de un à deux centigrammes de pilocarpine augmente
rapidement toutes les sécrétions, salivaire, sudorale, pancréatique, biliaire,
lacrymale, etc., et cette action est aujourd'hui très employée en thérapeutique.
La sueur produite par la pilocarpine est *alcaline* et plus riche en urée que la
sueur normale. La salive au contraire a les caractères de la salive mixte normale. — La pilocarpine agit par l'intermédiaire des nerfs sécrétoires et non
pas directement sur l'élément glandulaire.

2° *Substances fréno-sécrétoires*. — La *morphine*, et surtout l'*atropine* et la
duboisine arrêtent rapidement l'écoulement de salive et de sueur produit par la
pilocarpine dont elles sont ainsi les antagonistes.

Classification des sécrétions. — Il existe une certaine confusion dans le
langage médical ordinaire et dans celui de quelques physiologistes entre les
termes sécrétion et excrétion. Le mot *excrétion* signifie, en premier lieu, l'acte
mécanique d'expulsion, de sortie au dehors, lente ou rapide, d'un produit
glandulaire quelconque.

Il signifie aussi pour certains auteurs, Robin, Cl. Bernard, une sécrétion
excrémentitielle, c'est-à-dire un acte de dépuration séparant du sang des principes qui y sont préformés et devenus inutiles, tandis que la *sécrétion* proprement dite donne naissance à des principes nouveaux qui n'existent pas comme
tels dans le sang, pepsine par exemple, qui sont utilisés par l'économie et finalement repris par l'absorption. — Au point de vue de leur nature et de leur

but, les sécrétions sont donc: 1° *récrémentitielles* (sérosités, humeurs des glandes génitales, produit des glandes vasculaires sanguines, lait) ; 2° *récrémento-excrémentitielles* (tous les mucus, tous les liquides digestifs, les larmes, le *sebum* cutané); 3° *excrémentitielles* (sueur, urine, haleine, liquides amniotique et allantoïdien). La division des sécrétions en *continues* et *intermittentes* est plus apparente que réelle. Toutes les sécrétions sont, en réalité, continues avec des rémittences et des exagérations plus ou moins manifestes, ces dernières coïncidant avec des états d'excitation périodiques (sécrétions digestives), ou non périodiques (larmes, sécrétions génitales). La sécrétion lactée dont on a fait le type des sécrétions intermittentes est, au contraire, parfaitement continue quand elle est établie. Mais la glande qui la produit est soumise, comme les divers organes de l'appareil génital, à des périodes plus ou moins longues d'atrophie et de repos.

Élimination des principes médicamenteux ou toxiques par les sécrétions. — Les tissus glandulaires, surtout ceux des organes d'*excrétion*, ont pour usage de séparer de l'organisme et de rejeter au dehors tous les résidus inutilisables de la désassimilation des tissus. De même, tous les principes introduits dans le sang, soit avec les aliments, soit à titre de médicaments ou de poisons, et qui ne sont pas susceptibles d'être utilisés pour la constitution des tissus doivent être, comme les déchets de l'organisme lui même, rejetés au dehors, et c'est ce qui a lieu. C'est surtout par la peau et le rein, comme nous le verrons plus loin, que les principes toxiques et médicamenteux sont éliminés, mais les glandes salivaires, le foie, la mamelle, le poumon, etc., donnent aussi passage à ces produits, et on sait de quelle importance est pour le médecin la connaissance de la voie d'élimination des divers médicaments. C'est ainsi, par exemple, que chez les malades dont les reins fonctionnent mal, beaucoup de médicaments ne peuvent pas être éliminés, et déterminent alors des accidents graves au lieu de l'action bienfaisante sur laquelle on comptait.

SÉCRÉTION URINAIRE

A. — SCHÉMA DU REIN

Sans entrer ici dans le détail de la structure du rein, nous devons dire que cet organe, qui sécrète l'urine, consiste essentiellement en un nombre infini de petits corpuscules vasculaires, *glomérules de Malpighi*, dont chacun représente un petit *réseau* capillaire pelotonné, au niveau duquel la pression sanguine est très forte, en sorte qu'il se produit, à ce niveau, une exosmose des parties liquides du sang. Le liquide extravasé tombe dans une ampoule d'où il passe dans un tube étroit, très long et très tortueux, qui aboutit, après s'être anastomosé par confluence avec des tubes voisins, dans l'entonnoir de l'uretère ou bassinet. Dans toute sa longueur ce tube est revêtu d'un épithélium ; mais, dans les premières parties du tube, l'épithélium présente des caractères particuliers qui en font un épithélium sécréteur, versant probablement, dans le liquide transsudé au niveau du glomérule, des principes importants tels que l'urée ou autres.

Il y a une certaine analogie entre ce schéma du rein et le schéma du poumon. Le réseau capillaire du glomérule représente le réseau sanguin du lobule pulmonaire ; tous les deux sont séparés par un épithélium mince d'une cavité, ampoule de Bowmann, infundibulum pulmonaire, où tombent les produits exosmosés, urine, exhalation pulmonaire (CO_2 et H_2O) pour passer de là dans une série de tubes convergents, bronches des divers ordres, tubes urinifères. Les produits de ces organes sont aussi très analogues. Tandis que le rein élimine, à l'état dissous, les principes solides provenant de la désassimilation des tissus, mais d'une désassimilation incomplète, le poumon élimine, à l'état gazeux,

CO² et l'eau, produits ultimes de la combustion complète, et il y a longtemps

FIG. 58. — Trajet des tubes urinifères du rein. (Schéma.)

A, Substance corticale; — a, couche sous-capsulaire sans glomérules; — a', couche interne aussi sans glomérules; — B, C, substance médullaire: — 1, capsule de Bowmann; — 2, collet de la capsule; — 3, tube contourné; — 4, portion spirale; — 5, portion descendante de l'anse de Henle; — 6, l'anse; — 7, 8, 9, portion ascendante de l'anse de Henle; — 10, tube irrégulier; — 11, tube intermédiaire contourné; — 12, commencement du tube collecteur; — 13, 14, le tube collecteur plus large; dans la papille non représentée, le tube collecteur s'unit aux autres et forme le conduit excréteur. (Klein.)

que, pressentant cette analogie, de Blainville avait placé l'haleine « excrément gazeux » à côté de l'urine, excrément liquide.

B. — CARACTÈRES PHYSIQUES ET CHIMIQUES

L'urine de l'homme en santé est un liquide clair, jaune ambré, salé et un peu amer, d'odeur un peu aromatique et rappelant celle du bouillon au moment de l'émission, puis de plus en plus pénétrante et dite alors *urineuse* tant que persiste l'acidité; devenant enfin, plus tard, franchement ammoniacale.

On sait que l'ingestion de certaines substances modifie l'odeur normale de l'urine. La térébenthine lui donne l'odeur de violette; le copahu et le cubèbe une forte odeur aromatique; les asperges une odeur fétide et pénétrante; la valériane, l'ail et le castoréum l'odeur qui les caractérise.

COULEUR. — Varie suivant le degré de concentration, le régime, l'exercice, etc. L'urine du matin est plus foncée (*urina sanguinis*) que celle du repas (*urina cibi*), et celle des boissons est presque incolore (*urina potûs*). Cette coloration tient à l'urobiline (?). Sa *transparence*, complète au moment de l'émission, se trouble souvent par le repos, soit sous l'influence du refroidissement qui diminue son pouvoir dissolvant et laisse précipiter l'acide urique et les urates, soit par un commencement de fermentation alcaline qui détermine la précipitation des phosphates insolubles. Couleur et transparence varient considérablement dans les maladies par le fait de la présence des pigments de la bile ou du sang, de débris épithéliaux, pus, graisse, mucus et sédiments divers.

RÉACTION. — Chez l'homme, dans le cas ordinaire d'un régime mixte, l'urine est acide, mais un régime exclusivement végétal la rend alcaline. Le degré d'acidité de l'urine ordinaire varie pendant les diverses heures du jour. Au maximum le matin, au réveil, il diminue pendant et immédiatement après le repas; au point que l'urine deviendrait alors alcaline (Görges, 1879) par suite d'une sorte de balancement avec la sécrétion du suc gastrique qui est acide. L'urine des carnivores est très acide, celle des herbivores, au contraire, alcaline; mais chez ces derniers elle devient acide par le jeûne. L'acidité de l'urine humaine est due non à un acide libre (urique ou lactique), car elle ne précipite pas par l'hyposulfite de soude, mais à un sel, le phosphate acide de soude. Elle correspond, pour l'urine de vingt-quatre heures, à 2 grammes d'acide oxalique et est saturée par l'alcalinité de 1 gr. 5 de soude caustique. La réaction acide augmente pendant quelques heures après l'émission, ce qui contribue, avec le refroidissement, à précipiter les urates. Mais elle est, au bout de deux ou trois jours, remplacée par une réaction alcaline due à la transformation de l'urée en carbonate d'ammoniaque, sous l'influence d'un ferment (*torula ureæ*), que, chez certains malades, le cathétérisme peut transporter dans la vessie où commence, dans ce cas, la décomposition de l'urine.

DENSITÉ. — Dépend des proportions respectives d'eau et de matériaux solides, et est ordinairement en raison inverse de la quantité d'urine. Varie à l'état physiologique de 1,005 (boissons abondantes) à 1,030 (après le repas); est en moyenne (pour les vingt-quatre heures) de 1,020; un peu plus faible chez la femme.

QUANTITÉ. — Varie suivant de nombreuses circonstances: taille, âge, sexe, régime, exercice, saison, sueur, quantité de boissons, etc. Chez un adulte vigoureux et bien nourri elle varie entre 1,300 et 1,600 grammes pour vingt-quatre heures, chez la femme entre 900 et 1,200 grammes. La sécrétion est au minimum entre deux et quatre heures du matin, au maximum entre deux et quatre heures du soir.

C. — COMPOSITION CHIMIQUE

Composition moyenne $\left\{\begin{array}{l}\text{eau.}\\\text{principes solides.}\end{array}\right.$

Etude des principes solides.

Composés azotés ou uréides $\left\{\begin{array}{l}\text{urée.}\\\text{acide urique, urates.}\\\text{allantoïne.}\\\text{xanthine, hypoxanthine.}\\\text{guanine.}\\\text{créatine, créatinine.}\end{array}\right.$

Composés de la série grasse $\left\{\begin{array}{l}\text{acides volatils } C^n H^{2n} O^2.\\\text{acide oxalique.}\\\text{acide lactique.}\\\text{acide succinique.}\\\text{glycose normale.}\\\text{substances réductrices.}\end{array}\right.$

Composés aromatiques $\left\{\begin{array}{l}\text{acide hippurique.}\\\\\text{acides sulfo-conjugués du } \left\{\begin{array}{l}\text{phénol.}\\\text{crésol.}\\\text{indol. indican.}\\\text{scatol.}\end{array}\right.\end{array}\right.$

Pigments $\left\{\begin{array}{l}\text{urochrome.}\\\text{urobiline.}\end{array}\right.$

Sels minéraux $\left\{\begin{array}{l}\text{chlorures.}\\\text{sulfates.}\\\text{phosphates.}\\\text{sels ammoniacaux.}\\\text{autres principes inorganiques. — Gaz.}\end{array}\right.$

Variations de composition $\left\{\begin{array}{l}\text{1° qualitatives. Principes anormaux ou accidentels.}\\\text{2° quantitatives.}\end{array}\right.$

Composition générale et moyenne. — L'urine étant comme le grand égout collecteur de l'organisme doit renfermer tous les déchets et tous les résidus de la nutrition des différents tissus, et, si l'on songe à la complexité de la composition chimique de ces tissus, à la multiplicité des actions : oxydations, dédoublements, hydratations, etc., qui se passent dans ce laboratoire vivant, on comprendra facilement que ce liquide doive présenter une composition très complexe. On peut, avec Hoppe-Seyler, ranger les produits qu'elle contient dans les catégories suivantes :

1° *Uréides :* urée, acide urique, allantoïne, acide oxalurique, xanthine, guanine, créatine, créatinine, acide sulfocyanique.

2° *Corps de la série grasse :* acides volatils $C^n H^{2n} O^2$, acides oxalique, lactique, succinique, phosphoglycérique ; glucose, inosite, cystine.

3° *Corps de la série aromatique :* acide hippurique, acides sulfoconjugués du phénol, du crésol, de la pyrocatéchine, etc., de l'indoxyle, scatoxyle.

4° *Pigments :* urochrome, urobiline.

5° *Sels minéraux :* chlorures alcalins, sulfates et phosphates alcalins, phosphates terreux, sels ammoniacaux, acide silicique, etc.

Un litre d'urine d'une densité de 1,020 contient en moyenne 956 grammes d'eau, 44 grammes de principes solides. Plus dense, il y aurait un peu moins d'eau et un peu plus de solides ; moins dense, plus d'eau et moins de solides.

La *quantité* de matériaux solides éliminées dans les vingt-quatre heures ne se répartit pas également entre toutes les heures de la journée, comme le montrent les chiffres suivants (Harley).

VOLUME	NATURE DE L'URINE	DENSITÉ	QUANTITÉ DE RÉSIDU SOLIDE
1,000 c.c.	*Urina cibi...*	1,025	58,35
—	— *sanguinis...*	1,012	32,61
—	— *potûs...*	1,009	20,97

Le tableau suivant emprunté à M. A. Gautier résume la composition moyenne de l'urine. Il est à peine besoin de dire que les analyses données par les divers auteurs, varient plus ou moins, suivant les conditions des sujets qui ont fourni l'urine. En général, les chiffres des analyses françaises sont plus faibles que ceux des analyses anglaises, et ceux-ci plus faibles que ceux des analyses allemandes, ce qui tient à des différences de régime.

MATÉRIAUX	SÉCRÉTÉS EN 24 HEURES	CONTENUS EN 1,000 PARTIES D'URINE
Quantité d'urine	1300,0	»
Densité	1,020	»
Eau	1243,0	956,0 (simple dissolvant.)
Principes solides	57,0	44,0
	1300,0	1000,0
Urée	33,5	25,37
Acide urique	0,52	0,40
Xanthine.	0,006	0,004
Créatine, créatinine	1,3	1,0
Acide hippurique	0,365	0,35
Composés aromatiques		
Acides gras.		
Glucose, inosite	Traces.	Traces.
Matières colorantes		
Chlorure de sodium	13,30	10,06
Sulfates alcalins	4,03	3,1
Phosphate calcique	0,408	0,314
— magnésique	0,592	0,456
— alcalin.	1,86	1,43
Acide silicique.	Traces.	Traces.
Ammoniaque, etc.	Traces.	Traces.
	57,0	44,0

Uréides.— Nous avons déjà parlé de ces principes à propos de la destruction des albuminoïdes (p. 212) dont ils sont le produit. Nous avons indiqué le lieu et le mode de formation, ainsi que les rapports respectifs de ces principes qui, à l'état normal, s'éliminent tous par l'urine. Nous n'avons donc pas à y revenir. Mais il nous reste à indiquer dans quelles limites et sous quelles influences leur proportion peut varier.

URÉE, — La proportion éliminée en 24 heures varie chez l'homme de 22 à 43 grammes, moyenne = 34 grammes ; chez la femme, la moyenne, plus faible, est de 25 grammes, soit, pour les deux, 0 gr. 40 à 0 gr. 50 par kilogramme de poids vif ; chez l'enfant elle est relativement plus forte, soit 15 grammes à six ans, ce qui fait 1 gramme par kilogramme de poids vif pour 24 heures. Enfin, chez le vieillard, la proportion d'urée baisse beaucoup.

Influence du régime. — Un régime riche en albumine, caséine, glutine, etc., augmente l'élimination d'urée qui peut monter de 35 à 80 et même 100 grammes par jour, comme on l'observe chez quelques diabétiques gros mangeurs. Par contre, avec un régime farineux et herbacé, la quantité peut tomber à 20 grammes et au-dessous. — Mais l'abstinence même, quoiqu'elle diminue l'urée excrétée, ne la supprime pas entièrement et, après les oscillations des premiers jours, il s'établit un minimum d'excrétion qui persiste plus ou moins longtemps.

Influence de l'exercice musculaire. — Les expériences sur l'homme et les animaux ont montré que l'exercice n'augmente l'urée excrétée que dans de faibles proportions comme Voït l'a vu le premier sur le chien et, après lui, Fick et Wislicenus, sur eux-mêmes, Parkes sur des soldats, Flint sur un coureur américain. L'expérience la plus souvent citée est celle de Fick et Wislicenus. Ces deux physiologistes firent l'ascension du Faulhorn (1,956 mètres) sans prendre d'aliments azotés pendant les dix-sept heures qui précédèrent l'ascension, pendant les huit heures de l'ascension et enfin pendant un laps de huit heures après. Mais ils prirent en quantité modérée des gâteaux faits avec du riz, de la graisse et du sucre et burent de la bière, du thé et du vin. Le travail produit fut pour Fick pesant 66 kilos, de 129.096 kilogrammètres ; pour Wislicenus pesant 76 kilos de 148,656 kilogrammètres. Mais il faut ajouter le travail produit par le cœur, par les muscles respiratoires, par les actions musculaires qui maintiennent la station verticale et par les mouvements des bras. Ce qui porte le chiffre total des kilogrammètres produits pendant l'ascension à 319,274 pour Fick, à 368,574 pour Wislicenus. L'urine fut examinée avant, pendant et après l'ascension et après un bon repas de viande. Le résultat chez les deux observateurs fut une légère *diminution* de l'urée pendant la montée et après la descente, comparativement au chiffre trouvé avant l'ascension. La quantité d'urée excrétée par Fick par heure, durant chacune des quatre périodes indiquées, fut de 0 gr. 63, 0 gr. 44, 0 gr. 40 et 0 gr. 45 ; pour Wislicenus, elle fut de 0 gr. 61, 0 gr. 39, 0 gr. 40 et 0 gr. 51. Ces chiffres correspondent à l'oxydation de 37 grammes d'albumine pour les deux expérimentateurs. Or, l'oxydation de cette quantité d'albumine ne développe que 105.000 kilogrammètres. L'excédent de kilo-grammètres développés provient donc de l'oxydation de substances non azotées, ce qui explique que l'urée n'augmente pas après l'exercice musculaire. Il faut cependant faire exception pour l'exercice poussé jusqu'à la fatigue qui augmente effectivement l'urée. Il en serait de même pour le travail cérébral (Byasson).

Acide urique. — Moyenne de 24 heures = 0 gr. 60 pouvant monter à 1 gr. ou 1 gr. 50 par un régime azoté et descendre à 0 gr. 30 par une alimentation végétale. Sa proportion par rapport à l'urée est de 1 : 50.

FIG. 59. — Acide hippurique.   FIG. 60. — Acide urique.

Créatinine. — La quantité de 24 heures varie de 0 gr. 50, à 1 gr. 30 chez l'a-dulte. Elle augmente avec la quantité de viande ingérée ce qui prouve qu'elle provient de la créatine des muscles. Elle paraît manquer dans l'urine des enfants à la mamelle.

Acide hippurique. — Varie de 0 gr. 30 à 1 gramme, augmente surtout par l'ingestion de substances aromatiques: asperges, prunes reine-claude, acides benzoïque, quinique, etc.

Corps de la série grasse. — Ces corps, énumérés plus haut, n'existent qu'en très petite quantité. La présence même de quelques-uns d'entre eux à l'état normal, la glucose par exemple, est encore contestée.

Corps de la série aromatique. — Il n'en existe aussi que des traces dans l'urine. Le phénol et le crésol n'y existent pas comme tels, mais en combinaison avec l'acide sulfurique et formant des acides conjugués qui, unis aux bases donnent du phénylsulfate et du crésylsulfate de potassium que la distillation de l'urine dédouble. Ces acides aromatiques proviennent des produits d'hydratation des albuminoïdes pendant la digestion intestinale et, notamment, de la tyrosine et ils sont résorbés par l'intestin pour s'éliminer par l'urine. L'ingestion de phénol, benzol, indol, tyrosine en augmente la quantité

L'*indican*, principe colorant des urines bleues, dont il existe des traces dans l'urine normale (4 à 20 milligrammes), n'est pas identique, comme on l'avait cru, à l'indigogène des plantes indigofères, mais forme un dérivé de l'indol, l'indoxylsulfate de potassium résultant de la combinaison de l'acide SO^3H avec l'indol. De même, il existe aussi un dérivé du scatol, le scatoxylsulfate de potassium, et ces deux produits viennent aussi de l'indol et du scatol de l'intestin ; mais ces derniers subissent dans le sang un très léger degré d'oxydation avant de s'unir à l'acide sulfurique. La proportion de l'indican dans l'urine augmente par les causes qui retardent le passage des aliments azotés dans l'intestin, comme par exemple la ligature de l'intestin.

Corps non sériés. — MATIÈRES COLORANTES. — Thudicum a décrit la substance colorante de l'urine sous le nom d'*urochrome*, mais ce n'est pas une substance bien définie. Les recherches spectroscopiques de Vierordt ont montré qu'il y a dans l'urine plusieurs principes colorants dont le nombre n'est pas connu. Un seul a été un peu étudié, c'est l'urobiline qui forme le pigment principal de l'urine normale. Jaffé l'a rencontrée quarante-cinq fois sans exception. Cependant sa présence n'est peut-être pas constante, du moins au moment de l'émission. Mais alors, l'urine abandonnée à l'air libre se fonce peu à peu et donne bientôt les réactions caractéristiques de l'urobiline. Dans ce cas, l'urobiline ne préexiste pas mais se développe aux dépens d'un chromogène encore inconnu. — C'est dans les urines fébriles foncées que l'urobiline existe en plus grande quantité.

Cette substance paraît pouvoir provenir de la matière colorante du sang ; après une injection intraveineuse d'hémoglobine, l'urine est en effet chargée de pigment. Maly a montré qu'elle peut également provenir de la bilirubine versée dans l'intestin, laquelle, en présence de l'hydrogène naissant dégagé par les fermentations butyrique et putride, se transforme en hydrobilirubine ou stercobiline dont une partie, résorbée par l'intestin, s'élimine par l'urine sous forme d'urobiline.

Sels minéraux. — Ils existent, pour la plupart, en solution naturelle dans l'urine et ne sont pas dus à la calcination, comme cela a lieu pour quelques-uns de ceux du sang. Le plus abondant et le plus important est le chlorure de sodium (12 grammes environ par 24 heures). Viennent ensuite le chlorure de calcium, les sulfates alcalins, les phosphates sodiques et terreux et des traces

FIG. 61. — Phosphate ammoniaco-magnésien.

de silicates, enfin souvent des carbonates alcalins et une petite quantité de nitrates.

Les phosphates (3 grammes) viennent en partie des phosphates des aliments, en partie du phosphore ou des phosphates associés aux albuminoïdes, et enfin des graisses phosphorées telles que la lécithine. Quand l'urine devient alcaline les phosphates de chaux et de magnésie se précipitent, le phosphate de soude restant dissous. La quantité de phosphates éliminés augmente par une alimentation abondante, par le travail musculaire et cérébral. Elle diminue dans la grossesse.

Les sulfates (4 gr.) proviennent en partie des sulfates de l'alimentation, en partie du soufre des albuminoïdes. On a désigné dans ces derniers temps, sous le nom de *soufre neutre* de l'urine, des corps sulfurés peu connus autres que les sulfates et les sels sulfo-conjugués.

Les carbonates, quand ils sont en grande quantité, proviennent de l'oxydation des sels organiques végétaux, citrates, tartrates, etc.

La nature des bases de l'urine est en rapport avec l'alimentation. Un régime végétal fait prédominer les bases alcalines, un régime animal les bases terreuses.

GAZ DE L'URINE. — Les gaz qu'on peut extraire de l'urine par la pompe à gaz sont surtout de l'azote et de l'acide CO^2. L'oxygène manque ou n'est qu'en très faibles proportions.

Variations de composition de l'urine. — *Principes anormaux de l'urine.* — L'urine peut contenir, dans certains cas pathologiques, des éléments anatomiques tels que globules du sang, globules du pus, corpuscules muqueux, cellules épithéliales de la vessie ou du rein et spermatozoïdes. Elle peut renfermer aussi de l'albumine et ses congénères, des cylindres fibrineux hyalins, de la graisse, de la cholestérine, de la glycose, de la leucine et de la tyrosine, de l'acide oxalique, des acides et des pigments biliaires, et la présence de ces divers éléments révèle au clinicien des maladies particulières de certains organes spéciaux ou de la nutrition en général. L'étude des urines pathologiques constitue un chapitre important de séméiologie sur lequel ont été publiés de nombreux et bons ouvrages auxquels nous renvoyons.

Principes accidentels. — *Élimination par l'urine.* — De nombreuses substances qui ne font pas normalement partie de l'alimentation, mais sont ingérées comme médicaments ou accidentellement comme poisons, s'éliminent par l'urine. Tels sont les acides minéraux qui passent dans l'urine à l'état de sels alcalins, ammoniques ou calciques ; l'iode qui passe à l'état d'iodure alcalin ; les sels alcalins neutres, sulfates, chlorates, phosphates, borates, ainsi que les chlorures, bromures, iodures de sodium et de potassium qui passent sans altération, de même que l'acide arsénieux ; les sels métalliques solubles, mais seulement en petite quantité et assez longtemps après l'ingestion (on sait que l'iodure de potassium favorise l'élimination du mercure) ; les acides organiques, quand ils ont été pris à forte dose (à faible dose ils sont brûlés ainsi que leurs sels) ; les sucres et l'alcool pris de même à forte dose ; les alcaloïdes, quinine, morphine, strychnine, théine et théobromine ; enfin certaines matières colorantes telles que celles de la garance, du campêche et de la rhubarbe.

Toxicité des urines normales. — Les recherches de Bouchard sur le pouvoir toxique des divers produits d'excrétion, fèces, urine, bile, etc., lui ont montré que l'organisme de l'homme et des animaux est un réceptacle et une fabrique de poisons. L'urine normale introduite expérimentalement dans le sang possède un pouvoir toxique plus ou moins grand suivant les animaux, dû soit aux leucomaïnes, soit aux sels de potassium. L'homme élimine en 24 heures et par kilogramme une quantité de poison urinaire capable de tuer 0 kilogr. 465 gr. L'urine du lapin est beaucoup plus toxique. 1 kilogr. de lapin élimine par jour de quoi tuer 4 kilogr. 184. Celle du cobaye l'est encore plus. Fait extrêmement important, l'inanition et le régime lacté diminuent considérablement cette toxicité.

D. — SÉCRÉTION DE L'URINE

Double système vasculaire du rein.
Variations vaso-motrices du volume des reins :
    De nature mécanique = pression du sang.
    De nature chimique = état du sang. — diurétiques.
Parallélisme des variations de volume et de sécrétion.
Rôle de la pression sanguine intra-glomérulaire. Filtration.
    Modifications de la pression glomérulaire $\begin{cases} \text{en} + \\ \text{en} - \end{cases}$
Influence du système nerveux.
Rôle de l'épithélium rénal.
Théories de Bowmann, Ludwig, Küss.

Double système vasculaire du rein. — Nous avons précédement donné brièvement une idée très générale de la structure du rein, et nous avons vu qu'elle diffère notablement de la structure des autres organes sécrétoires, les glandes salivaires par exemple. Nous devons expliquer maintenant pourquoi la pression sanguine est si élevée, comme nous l'avons dit, dans les capillaires des glomérules. Il nous faut revenir, pour cela, sur la disposition des vaisseaux dans le rein. L'artère rénale, très volumineuse donne, après avoir pénétré dans le rein, des branches qui vont former un réseau anastomotique en arcades au niveau de la ligne virtuelle de séparation de la substance corticale et de la substance médullaire, en formant ce qu'on a appelé la voûte artérielle du rein. De la convexité de cette voûte artérielle partent des branches *artères radiées* qui se dirigent en ligne droite vers la surface de l'organe, et émettent latéralement, sur toute leur longueur, des branches horizontales à l'extrémité desquelles est comme appendu un glomérule.

Chacune de ces branches pénètre dans le glomérule (vaisseau afférent) et s'y *capillarise* en formant un petit réseau, lequel se reconstitue ensuite en un seul tronc qui sort du glomérule (vaisseau efférent). Rien de particulier jusque-là. Mais ce tronc efférent, plus étroit que le vaisseau afférent, ne s'anastomose pas avec des troncs voisins pour former une veine. Après un très court trajet, il se résout de nouveau en un réseau capillaire dont les mailles entourent les tubes urinifères, et c'est de ce *second* réseau que naissent les veinules qui se rendent dans des *veines radiées* disposées comme les artères et qui vont former à leur tour une *voûte veineuse* entre les deux substances. Il y a donc, dans la partie corticale du rein, deux systèmes capillaires, et le système capillaire du glomérule qui, comparativement à ce qui existe dans les autres organes sécréteurs, peut être considéré comme surajouté, constitue véritablement un *système porte artériel* que quelques auteurs ont improprement appelé veine porte rénale, car, d'une part, cette expression doit être réservée à une véritable veine porte rénale qui existe chez les oiseaux, les reptiles et les poissons et, d'autre part, le système sanguin du glomérule n'a pas la valeur d'une veine, mais celle d'une artère. Nous ferons remarquer, à ce propos, que cette disposition anatomique, désignée sous le nom de système porte, peut se rencontrer soit dans le système veineux, exemple : veine porte hépatique, veine porte rénale des oiseaux ; soit dans le système artériel : système porte glomérulaire du rein ; soit enfin dans le système lymphatique, troncs afférents et efférents et chemins de la lymphe des ganglions.

FIG. 62. — Schéma des vaisseaux du rein.

ai, Artère interlobulaire ou radiée ; — *vi*, veine interlobulaire ou radiée ; — *g*, glomérule de Malpighi; — *v s*, étoiles veineuses ; — *a r*, artères droites, — *v r*, veines droites ; — *a b*, faisceaux d'art, droites et de veines droites ; — *v b*, réseau vasculaire autour des orifices papillaires des tubes collecteurs (Klein).

Il résulte de la disposition que nous venons d'indiquer que dans les deux systèmes capillaires de la substance corticale, communiquant par le vaisseau efférent, plus étroit, comme nous l'avons dit, que le vaisseau afférent, la pression du sang ne doit pas être la même que dans les capillaires généraux. En effet, dans le système glomérulaire la pression est plus forte ; dans le système péritubulaire la pression est plus faible que dans les capillaires ordinaires. Et cette différence de pression dans les deux systèmes du rein nous explique le rôle spécial, dans la sécrétion urinaire, du glomérule d'une part et des tubes urinifères de l'autre. Comme Bowmann l'a indiqué depuis longtemps, il est probable que certains principes de l'urine seulement sont sécrétés par la partie contournée des tubes urinifères agissant à la façon des glandes ordinaires, tandis que la plus grande partie de l'eau avec les sels solubles et diffusibles préexistant dans le sang sont simplement filtrés par les glomérules.

S'il en est ainsi, comme le passage des liquides et des substances dialysables travers les membranes dépend, en grande partie, de la pression, la filtration de liquide, au niveau du glomérule, sera directement en rapport avec la pression du sang dans les artères rénales, tandis que cette pression n'aura qu'un effet indirect sur le rôle sécrétoire des tubes urinifères. Bien plus que les autres sécrétions glandulaires, la secrétion urinaire doit donc être, avant tout, une affaire de pression sanguine et c'est le rôle de cette pression sanguine dans la production de l'urine que nous allons d'abord étudier.

Variations vaso-motrices du volume du rein. — CAUSES MÉCANIQUES : *Rôle de la pression artérielle dans la sécrétion urinaire.* — On sait, aujourd'hui, que le rein possède un système de nerfs vaso-moteurs parfaitement développés. D'autre part, au moyen d'une modification apportée au pléthysmographe, on peut expérimentalement observer les variations de volume du rein.

Plusieurs causes peuvent faire augmenter le volume de cet organe : 1° le gonflement de ses éléments constituants ; 2° l'accumulation de lymphe dans les espaces lymphatiques qui, d'après Ludwig et Zawarykin, entourent les tubes urinifères ; 3° la distension de ses vaisseaux sanguins, la seule de ces trois causes qui ait vraiment de l'importance. Cette distension dépend surtout de la constriction ou de la dilatation des artères rénales et de leurs branches, car la distension due à l'oblitération des veines n'a lieu que dans certains cas spéciaux. Par conséquent, comme le fait observer Foster, les variations de volume du rein peuvent être prises comme mesure des variations de ses vaisseaux, l'augmentation de volume indiquant la dilatation des vaisseaux et la diminution leur resserrement.

On voit alors, au moyen du pléthysmographe, que le volume du rein répond si fidèlement aux variations de la pression artérielle que la courbe obtenue reproduit presque exactement une courbe de la pression sanguine montrant, non seulement les ondulations respiratoires, mais même les oscillations dues à chaque battement du cœur (Foster). Quand la pression générale artérielle monte, il pénètre plus de sang dans l'artère rénale et le rein se dilate ; quand elle baisse, c'est l'inverse.

D'autres influences peuvent aussi faire varier le volume du rein. Quand la respiration s'arrête, le sang, de plus en plus riche en CO_2, agit sur les centres vaso-moteurs médullaires et produit la contraction des artères rénales ainsi que de tout le système artériel, et le rein diminue de volume. L'excitation du bulbe ou du nerf splanchnique, produit une diminution très marquée du volume du rein, par suite du resserrement de ses artères. L'excitation d'un nerf sensitif produit également, par voie réflexe, le resserrement du rein, bien qu'il se produise, en même temps, une élévation de la pression générale qui tendrait, par elle-même, à faire augmenter le rein. L'excitation des nerfs du rein, comme celle du splanchnique, amène au contraire cette diminution par voie directe. Après la section, d'ailleurs très difficile, de tous les nerfs du rein, l'excitation portée sur les nerfs des diverses parties du corps ne produit plus la diminution mais la dilatation du rein, puisqu'elle amène une augmentation de la pression générale grâce à laquelle il pénètre passivement une plus grande quantité de sang dans le rein.

Causes chimiques des variations de volume du rein. — *État du sang.* Indépendamment de ces causes mécaniques, des modifications purement chimiques dans la constitution du sang peuvent aussi mettre en jeu l'action vaso-motrice des nerfs du rein. L'injection dans le sang d'eau, même en petite quantité, d'urée et de quelques autres substances diurétiques amène une diminution du rein, bientôt suivie d'une dilatation plus durable, tandis que l'injection de solution saline normale (7 gr. 50 de chlorure de sodium pour 1,000 gr. d'eau) et surtout de diurétiques, tels que l'acétate de soude produit du premier coup la dilatation, sans resserrement préalable. Il est à noter que ces effets des diurétiques et des changements chimiques du sang se montrent, même après la section, en apparence complète, de tous les nerfs du rein, ce qui ferait supposer que ces substances amènent des modifications vasculaires en agissant soit sur quelque appareil vaso-moteur périphérique (tel que des ganglions nerveux intra-rénaux), soit directement sur les vaisseaux eux-mêmes. Et ces effets sur le rein sont obtenus sans modification appréciable de la pression générale.

Parallélisme des variations de volume et de sécrétion. — On n'a pas découvert encore de fibres vaso-*dilatatrices* se rendant au rein, et la dilatation active n'a été observée que comme effet des agents chimiques. Mais si ces filets dilatateurs n'existent pas, les filets vaso-moteurs (constricteurs) sont suffisamment démontrés. Dans la plupart des observations rapportées plus haut, l'écoulement de l'urine était déterminé en même temps que le volume du rein, en mesurant le liquide qui sortait de l'uretère du rein soumis à l'expérience, au moyen d'une canule introduite dans cet uretère. Et on constatait qu'à moins de causes particulières, l'expansion du rein était suivie d'une augmentation, et la contraction d'une diminution de l'écoulement d'urine.

Rôle de la pression intra-glomérulaire. — *Filtration.* — La principale condition de la filtration urinaire que nous avons à considérer est le degré de pression qui existe dans les petits vaisseaux des glomérules. Plus cette pression sanguine excède la pression du fluide déjà sécrété dans les tubes urinifères, plus rapide et plus intense sera la filtration. Si cette pression diminue, ou s'égalise, ou se renverse, la sécrétion est diminuée ou même tout à fait arrêtée.

Les causes qui peuvent *augmenter* la pression sanguine locale dans les vaisseaux du glomérule, sont :

1° L'augmentation de la pression générale du sang produite *a* par l'augmentation de force, de fréquence, etc., des battements du cœur ; *b* par le resserrement des petites artères d'autres régions que le rein ;

2° Le relâchement de l'artère rénale qui, tout en faisant baisser la pression dans cette artère, l'augmente dans les capillaires et les petites veines que fournit l'artère. Il est à peine besoin d'ajouter que ce relâchement local doit, soit être accompagné d'une contraction dans d'autres départements vasculaires, soit, tout au moins, ne pas être accompagné d'une dilatation suffisamment compensatrice en un autre point.

Les causes qui peuvent *diminuer* la pression sanguine dans les glomérules sont :

1° La constriction de l'artère rénale et de ses branches qui, tout en augmentant la pression dans le côté cardiaque de l'artère, la diminue dans les capillaires et les veines qui sont fournis par l'artère. De même que plus haut, cette constriction doit être accompagnée par une dilatation dans d'autres départements vasculaires, ou, du moins, ne pas être contre-balancée par une constriction compensatrice ;

2° L'abaissement de la pression sanguine générale produite par *a* l'affaiblissement, etc., des battements du cœur ; *b* par une dilatation générale des petites artères du corps en général, ou par une dilatation de départements vasculaires autres que les reins.

Influence du système nerveux. — Il devient maintenant facile d'expliquer les cas dans lesquels la production d'urine est augmentée ou diminuée par des moyens naturels ou artificiels. Ainsi la section de la moelle épinière, au-dessous du bulbe, produit une grande diminution et, quelquefois, un arrêt complet ou presque complet de la sécrétion urinaire. Cette opération produisant une dilatation vasculaire très générale et, par suite, une grande chute de la pression sanguine. La section de la moelle dans la région dorsale abaisse, de même, la pression sanguine et arrête ou diminue la sécrétion urinaire. Cependant, comme l'animal peut se rétablir et survivre longtemps, la sécrétion reparaît, mais la pression sanguine se relève aussi, ce qui démontre encore la relation entre la pression sanguine et la sécrétion urinaire.

L'excitation de la moelle au-dessous du bulbe, quoique agissant inversement, produit aussi le même résultat, l'arrêt de la sécrétion. Par cette excitation l'action des nerfs vaso-moteurs est augmentée et la constriction des artères rénales, aussi bien que celles des autres artères du corps, se produit. L'augmentation de la pression générale ainsi produite est insuffisante pour compenser la résistance augmentée aussi dans les artères rénales, et, par conséquent, le passage du sang dans les glomérules est considérablement diminué. Nous avons vu que, dans ces conditions, le rein diminue, et on le voit, en effet, pendant l'excitation, devenir pâle et exsangue.

La section des nerfs du rein est suivie d'une sécrétion très abondante, (hydrurie ou polyurie). La section, en interrompant les conducteurs vaso-moteurs, même si elle n'agit pas en détruisant le tonus normal (d'ailleurs douteux), empêche l'arrivée des excitations normales constrictives, et produit ainsi indirectement la dilatation des artères rénales et, par suite, l'augmentation de pression dans les petits vaisseaux du glomérule. Si, après la section des nerfs du rein, la moelle est divisée au-dessous du bulbe, la polyurie disparaît, car la diminution de la pression générale, ainsi produite, compense au delà la dilatation propre des artères rénales. Réciproquement si, après la section des nerfs du rein, la moelle est excitée, l'écoulement de l'urine devient encore plus abondant puisque l'élévation de la pression générale, due à la constriction générale des artères, produite par l'excitation, tend à pousser encore plus de sang dans les artères rénales sur lesquelles, grâce à la division de leurs nerfs, l'excitation de la moelle est sans effets. La section des nerfs du rein est quelquefois suivie d'albuminurie.

La section des nerfs planchniques augmente aussi la sécrétion urinaire, mais l'augmentation, dans ce cas, est plus faible et moins constante que dans la section des nerfs du rein... Inversement, l'excitation des splanchniques peut arrêter la sécrétion en produisant le resserrement des artères rénales. Ces deux actions s'expliquent par ce fait que les nerfs splanchniques contiennent les nerfs vaso-moteurs du rein.

Tous les faits expérimentaux que nous venons de relater reçoivent ainsi une explication satisfaisante quand on les rapporte exclusivement aux variations de la pression sanguine, et beaucoup des variations naturelles de la sécrétion urinaire peuvent s'expliquer de la même façon. On connaît, par exemple, la corrélation, au point de vue fonctionnel, de l'état de la peau et de la sécrétion urinaire entre lesquels il y a comme une sorte de balancement que régit évidemment l'appareil vaso-moteur. L'action du froid sur la peau produit le resserrement des vaisseaux cutanés, d'où une élévation de la pression sanguine générale et, par suite, une augmentation de la sécrétion urinaire. Inversement la chaleur, en dilatant les vaisseaux de la peau, abaisse la pression générale et diminue la sécrétion urinaire, tandis que la sueur augmente, et il est bien connu qu'on urine plus l'hiver que l'été. Il est possible cependant que ces phénomènes aient lieu par l'intermédiaire de modifications dans la composition du sang.

Rôle de l'épithélium des tubes urinifères. — Les caractères de l'épithélium qui tapisse les canalicules contournés, le tube spiral, le tube irrégulier et le tube contourné intermédiaire, du rein indiquent *a priori* que cet épithélium doit avoir un rôle sécréteur comme celui des glandes salivaires par exemple, et certaines expériences ne peuvent laisser aucun doute à ce sujet.

On peut en effet produire artificiellement un écoulement d'urine, même quand l'écoulement naturel a été arrêté par une diminution de la pression sanguine, dans le cas de section du bulbe par exemple, en injectant dans le sang certaines substances : l'urée, l'acétate de soude, etc. Cet écoulement est, ou du moins peut être, entièrement indépendant de toute élévation de pression sanguine suffisante pour amener la filtration glomérulaire. De même, l'ingestion de grandes quantités d'eau augmente la sécrétion urinaire sans augmenter la pression, mais en modifiant l'état du sang qui agit alors directement sur le rein, et sans l'intermédiaire de l'appareil vaso-moteur, puisque l'action a lieu après la section complète des nerfs du rein. Nous avons vu plus haut qu'on peut admettre, dans ce cas, une action locale exercée exclusivement sur les vaisseaux du glomérule et y augmentant la pression ; mais on peut supposer également que la présence, dans le sang, de l'eau d'injection ou de boisson, de l'urée et des substances dites diurétiques, provoque une plus grande activité des cellules épithéliales qui versent alors dans les tubes une sécrétion plus abondante, comme la présence de la pilocarpine, dans le sang, produit une hypersé-

crétion des cellules salivaires. La dilatation des vaisseaux glomérulaires observée en même temps ne serait, comme cela a lieu pour les glandes salivaires,
qu'un phénomène adjuvant, et non essentiel de la sécrétion.

L'anatomie comparée vient apporter un argument favorable à cette manière
de voir. Chez les batraciens où il existe une veine porte rénale et où, par conséquent, le rein reçoit du sang de deux sources, on constate que l'artère rénale

FIG. 63. — Formes diverses de l'épithélium des tubes urinifères.

a. La capsule de Bowmann avec les vaisseaux disposés en lobules; — n, collet de la capsule; — b, tube
irrégulier avec épithélium polyédrique à bâtonnets; — c, tubes contournés avec épithélium cubique à bâtonnets; — d, tube collecteur avec épithélium transparent; — e, portion du tube en spirale avec épithélium cubique à bâtonnets; — f, branche ascendante du tube de Henle avec épithélium polyédrique plat vaguement
fibrillé. (Klein.)

fournit exclusivement les glomérules tandis que la veine porte, émanée de la
veine fémorale, forme seulement un réseau capillaire autour des tubes, réseau
dans lequel se rendent aussi les branches efférentes des glomérules. Si donc on
lie l'artère rénale, on supprime la circulation dans les glomérules où le sang
des capillaires péritubulaires ne peut pas refluer. Le rein est donc transformé
en une glande ordinaire sans appareil spécial de filtration. Nüssbaum a pu
montrer de la sorte, par cette ingénieuse expérience, quelles substances sont
éliminées par les glomérules et quelles autres par l'épithélium des tubes. Il a
vu que si le sucre et les peptones injectés dans le sang passent rapidement
dans le rein intact pour apparaître dans l'urine, ils ne passent pas après la
ligature de l'artère rénale. Ils s'éliminent donc par les glomérules. L'urée, au

contraire, injectée dans le sang, amène une sécrétion d'urine même quand l'artère rénale est liée. Elle est donc sécrétée par l'épithélium qui, en même temps qu'il l'élimine, verse dans la cavité du tube une certaine quantité d'eau.

L'expérience d'Heidenhain démontre aussi le rôle sécréteur de l'épithélium. Si on injecte dans le sang d'un animal dont on a arrêté la sécrétion urinaire par la section de la moelle, une certaine quantité d'indigo-sulfate de soude, on constate, en tuant l'animal quelque temps après l'injection, que la matière colorante a passé dans l'épithélium rénal et, de là, dans la cavité des tubes où elle forme des amas solides qui restent en place, aucune circulation de liquide n'ayant plus lieu dans ces tubes. On ne trouve dans les glomérules aucune trace de matière colorante, et les cellules qui paraissent l'éliminer, par un véritable travail de sécrétion, sont exclusivement les cellules à épithélium trouble des tubes contournés, d'une partie des anses de Henle et des canaux d'union. Heidenhain a pu suivre toutes les phases de l'élimination de l'indigo-sulfate de soude, en arrêtant l'expérience à des moments différents.

En résumé, ce que faisait prévoir la structure du rein, l'expérimentation vient aussi le démontrer, et la sécrétion de l'urine se fait positivement par un double travail : travail de filtration, d'une part, qui débarrasse le sang aussi rapidement que possible d'une certaine quantité d'eau et qui est sous la dépendance directe de la pression sanguine ; travail de sécrétion, d'autre part, effectué par l'épithélium des tubes urinifères et sans relations directes avec la pression. Ces deux processus peuvent éliminer de l'eau, mais ils peuvent tous deux aussi éliminer des principes solides dissous dans cette eau. La filtration glomérulaire élimine surtout de l'eau et, accessoirement, des sels ; la sécrétion épithéliale, au contraire, élimine surtout des sels et, accessoirement, de l'eau. Celle-là est sous la dépendance de l'innervation vaso-motrice, celle-ci est provoquée par la présence, dans le sang, de certaines substances agissant comme stimulants chimiques sur l'épithélium. Quant à la part qui revient à chacune de ces deux actions dans la production des divers principes de l'urine, elle n'a pu encore être établie.

Théories de la sécrétion urinaire. — THÉORIE DE BOWMANN. — Ce mécanisme de la sécrétion urinaire, que nous venons d'exposer, d'après l'excellent chapitre du traité de physiologie de Foster, n'est autre que l'ancienne théorie de Bowmann modifiée successivement par Bowmann lui-même, von Wittich, Donders, Heidenhain, Nüssbaum. Mais il existe encore deux autres théories que nous devons rapidement indiquer.

THÉORIE DE LUDWIG. — D'après Ludwig, qui fait jouer à la pression sanguine le rôle principal, le liquide qui filtre dans les glomérules est le sérum sanguin moins les albuminoïdes, mais contenant les sels et les matières extractives du sang. Ce liquide se convertit en urine pendant son parcours dans les tubes du rein. Il s'établirait en effet entre ce liquide, d'une part, et la lymphe des espaces lymphatiques péritubulaires ainsi que le sang des capillaires qui entourent les tubes, d'autre part, un échange de matériaux qui aurait pour effet le passage dans le sang d'une certaine quantité d'eau et le passage dans le liquide urinaire de corps dialysables solubles, d'où résulterait une concentration de l'urine. L'épithélium, dans cette hypothèse, ne ferait que participer simplement à la constitution de la membrane endosmométrique, sans jouer le rôle d'organe glandulaire. On peut faire à cette théorie, de même qu'à la suivante, un certain nombre d'objections.

THÉORIE DE KUSS. — Küss admet que le liquide filtré dans le glomérule est du sérum complet, analogue aux sérosités qui transsudent à travers les capillaires dans les cas d'obstacle à la circulation, et contenant, par conséquent, de l'albumine. Ce sérum, en parcourant les tubes urinifères, se convertirait en urine par la résorption de l'albumine qu'effectuerait précisément l'épithélium de ces tubes. Küss invoque, à l'appui de cette opinion : 1° la nature albuminoïde du contenu des kystes urinaires, 2° la faible pression du sang dans les capillaires péritubulaires, et 3° la longueur, ainsi que les sinuosités considérables des tubes du rein comparables en cela aux circonvolutions intestinales et indiquant, d'après lui, un travail d'absorption et non de sécrétion de la part de l'épithélium. Que cet épithélium soit altéré, comme dans la maladie de Bright, et la résorption de l'albumine n'ayant plus lieu, l'urine reste albumineuse. Cette théorie est passible de très graves objections : le sérum est alcalin, l'urine est acide et la simple résorption de l'albumine ne saurait suffire, évidemment, pour changer la réaction, si le liquide urinaire était réellement du sérum transsudé ; en outre, on ne s'explique pas comment les sels, infiniment plus dialysables que l'albumine, ne sont pas résorbés en même temps ou même de préférence à l'albumine, comme c'est la règle.

ORIGINE ET MODE DE FORMATION DES DIVERS PRINCIPES DE L'URINE. (V. *Nutrition*, p. 212.)

E. — EXCRÉTION DE L'URINE

Rôle du rein et de l'uretère.— La sécrétion de l'urine, comme celle de la bile, est continue et son excrétion commence, dans le rein lui-même, au niveau des tubes collecteurs. Pendant tout son trajet intra-rénal elle est poussée de proche en proche par la *vis a tergo*, et, après avoir franchi l'orifice un peu rétréci des papilles, elle tombe dans les calices et de là dans le bassinet, confluent de tout le rein, d'où elle passe dans le canal long et étroit de l'uretère. Les parois musculaires de ce canal favorisent par leurs contractions, d'ailleurs très lentes, le cours de l'urine qui, chez l'homme, est encore aidé par l'action de la pesanteur, sauf pendant le décubitus horizontal. Sur l'uretère, divisé et muni d'une canule, chez un animal vivant, on voit suinter l'urine à gouttes plus ou moins pressées selon qu'elles sont ou non poussées par les ondes péristaltiques de la tunique musculaire, lesquelles se produiraient non comme un réflexe, l'uretère ne contenant ni fibre, ni cellule nerveuse (Engelmann), mais par l'excitation que détermine la *pression* excentrique de l'urine sur les parois du canal.

Rôle de la vessie. — L'urine s'accumule ainsi dans la vessie où elle pénètre par quelques gouttes à la fois, à intervalles réguliers de quelques secondes (45") comme on a pu le constater chez l'homme même, dans les cas d'exstrophie vésicale. Chaque petit flot coïncide avec un mouvement d'inspiration.

Comment la vessie se remplit. — Le faible vide qui reste dans la vessie, après sa déplétion, ne tarde pas à être rempli par une nouvelle quantité d'urine et il faudrait une nouvelle déplétion si les parois du réservoir n'étaient susceptibles de s'étendre et la cavité de s'agrandir. Cette dilatation toute passive de la vessie n'est possible qu'à la condition que l'urine déjà accumulée ne puisse ni refluer par le canal d'arrivée, ni s'échapper par le canal de sortie. La première condition est remplie par la disposition oblique « en sifflet » de l'orifice de l'uretère dont la lèvre supérieure forme une valve hydraulique laissant passer l'urine de dehors en dedans, mais non de dedans en dehors.

La seconde est réalisée passivement aussi par la présence d'un sphincter musculaire en état de contraction élastique et peut-être tonique (réflexe ou non) renforcé encore chez l'homme par la prostate qui comprime élastiquement l'urèthre et manque au contraire chez la femme, moins maîtresse, comme on sait, de son occlusion vésicale. Enfin, quand on résiste activement, le sphincter uréthral volontaire se contracte énergiquement. Cette distension graduelle de la vessie exige aussi, pour s'accomplir, que la force des contractions de l'uretère qui pousse les nouvelles quantités d'urine, soit assez grande pour vaincre la résistance des parois de la vessie. Il faut, en un mot, que la pression de l'urine soit plus forte dans l'uretère que dans la vessie.

Comment la vessie se vide. — Quand la limite de distension normale est atteinte (1 litre environ chez l'adulte), les nerfs sensitifs de la vessie sont excités et transmettent au centre vésico-spinal, situé dans la moelle lombaire, une excitation qui se réfléchit sur les nerfs moteurs et fait ainsi contracter les parois mêmes de la vessie, véritable muscle creux *(detrusor urinæ)*.

Rôle de l'urèthre. — *Miction.* — Quelques gouttes d'urine franchissent alors le premier sphincter lisse et involontaire du col vésical et, arrivant au contact de la muqueuse de la région prostatique, y provoquent une sensation particulière, le *besoin d'uriner,* que fait éprouver également l'attouchement par le bec d'une sonde. Si on résiste au besoin, le deuxième sphincter strié et volontaire des régions prostatique et membraneuse (muscle de Wilson) se contracte avec force et refoule, pour un temps, l'urine dans la vessie. Puis le besoin reparaît et finit par devenir invincible. Alors, comme dans le cas où on n'a pas résisté, le sphincter volontaire se relâche et les contractions soutenues de la vessie, aidées de celles des muscles de l'abdomen, chassent peu à peu l'urine qui sort sous forme de jet d'abord continu, puis intermittent et saccadé vers la fin. Ces saccades tiennent aux contractions du muscle bullo-caverneux *(ejaculator urinæ)* qui expulse de l'urèthre les dernières gouttes de liquide sur lesquelles n'ont plus de prise les contractions de la vessie et la *presse* abdominale. En ce qui concerne cette dernière, Magendie a montré, il y a longtemps, qu'elle n'est pas indispensable à la miction et que des chiens peuvent uriner avec l'abdomen ouvert, par la seule contraction de la vessie. Mais l'évacuation ne serait pas alors absolument complète. Un léger effort avec occlusion de la glotte précède et suit la déplétion vésicale.

Influence des nerfs. — Le centre nerveux des mouvements coordonnés de la miction est placé au niveau de la quatrième vertèbre lombaire (Masius, Budge). Mais Goltz a montré qu'il paraît y avoir, dans la même région, en connexion avec lui, un second centre d'inhibition ou d'arrêt. La clinique montre en effet que l'incontinence ou la rétention d'urine ne suivent pas nécessairement les sections de la moelle, mais que les blessés peuvent, dans certains cas, uriner régulièrement. Cela prouve que, tant que la vessie se remplit, l'action du centre moteur est empêchée sans doute par un centre d'arrêt jusqu'à ce que l'excitation produite par l'accumulation de l'urine soit assez forte pour stimuler le centre moteur, et lui faire surmonter l'action inhibitoire du centre d'arrêt. Goltz a vu que dans le cas de lésion de la moelle, chez l'homme, l'application d'une éponge d'eau froide à l'anus produit une expulsion immédiate de l'uriné, soit en excitant le centre moteur à faire contracter la vessie, soit en paralysant le centre d'arrêt qui empêchait le premier de répondre aux excitations venues de la vessie distendue. Chacun, enfin, a expérimenté sur soi-même l'action de la volonté sur ces deux centres.

F. — TECHNIQUE UROLOGIQUE

Déterminations physiques. — On détermine le *volume* en recueillant ou en mesurant l'urine dans un flacon gradué en centimètres cubes. Si on n'a que le poids en grammes on peut, en déterminant la densité, avoir le volume en divisant le poids par la densité. $P = V \times D$, $V = \frac{P}{D}$. p. ex. $\frac{1.000 \text{ gr.}}{1,022} = 1,565$ cc.

La *densité*, très variable comme le volume, s'obtient par plusieurs méthodes. La plus exacte est celle du *flacon à densité*, mais la seule employée en clinique est celle de *l'aréomètre* ou *pèse-urines*.

Pour déterminer approximativement, comme cela suffit en clinique, la proportion d'*eau* et de *résidu solide*, on emploie un procédé empirique qui consiste à multiplier les derniers chiffres de la densité par le coefficient constant 2,33. Le produit est le poids de matériaux solides. Par exemple pour une urine de la densité de 1,018, le poids du résidu serait $18 \times 2,33 = 41$ gr. 94 pour un litre. Si l'urine de vingt-quatre heures forme plus ou moins d'un litre, il faut multiplier le résultat par le chiffre de ce volume. Si ce dernier est de 1,500 centimètres cubes, par exemple, le poids du résidu sera $41\ 94 \times 1,500 = 62$ gr. 91. — La détermination rigoureuse exige des opérations de laboratoire délicates et compliquées du ressort de la chimie.

La *réaction* se constate facilement par l'emploi du papier de tournesol qu'on plonge dans l'urine. Le papier bleu est rougi par l'urine acide, le papier rouge est bleui par l'urine alcaline. Il importe de faire l'essai sur de l'urine fraîche parce que la réaction peut changer quelques heures après l'émission.

En dehors du traitement par les alcalins ou d'un régime végétal, l'alcalinité a toujours une signification pathologique.

Recherche et dosage des principaux éléments de l'urine. — Urée. L'urée présente un grand nombre de réactions qu'on peut utiliser pour la reconnaître. On évapore l'urine au bain-marie ou à froid en présence de l'acide sulfurique. Le résidu est traité par de l'alcool très concentré qui est ensuite évaporé et le résidu est repris par un peu d'eau distillée. On ajoute quelques gouttes d'acide azotique ou d'une solution saturée d'acide oxalique. Il se forme des cristaux d'azotate ou d'oxolate d'urée qu'on examine au microscope.

Pour le dosage, il existe un très grand nombre de procédés. Nous n'en décrirons qu'un, celui d'Yvon, d'un emploi facile en clinique. Il est fondé, comme celui de Millon, sur la décomposition de l'urée en CO^2 et Az

FIG. 64. — Cristaux d'azotate d'urée.

par certaines substances, l'azotate acide de mercure (Millon), l'hypobromite de soude (Yvon). Un tube de verre long de 40 centimètres porte vers son 1/4 supérieur un robinet également en verre et est gradué de chaque côté, à partir de ce robinet, en centimètres cubes et dixièmes de centimètre cube. Cet *uréomètre* est plongé dans une longue éprouvette évasée à sa partie supérieure et contenant du mercure. Le robinet ouvert, l'instrument se remplit; on ferme alors le robinet et on soulève le tube qu'on laisse flotter sur le mercure. On a ainsi une sorte de baromètre tronqué dans la chambre duquel on pourra introduire divers liquides sans laisser entrer d'air.

On commence par préparer une solution d'urée renfermant *un centigramme* de cette substance par 5 centimètres cubes et on mesure cette quantité dans la partie supérieure du tube graduée à cet effet. En ouvrant le robinet on fait pénétrer peu à peu le liquide dans le tube et le mercure s'abaisse d'autant; on lave ensuite le tube mesureur avec un peu de lessive de soude étendue d'eau et, par le robinet, on réunit ce liquide au premier. Puis on fait arriver de la même manière 5 à 6 centimètres cubes d'hypobromite de soude. La réaction commence aussitôt, mais aucune bulle de gaz ne peut s'échapper la pression étant plus forte à l'extérieur qu'à l'intérieur, et tout le gaz se rassemble dans la chambre. Il doit y avoir un excès

FIG. 65. Uréomètre à mercure.

d'hypobromite qui colore le liquide en *jaune*. — L'opération, finie on porte l'instrument dans une éprouvette pleine d'eau ; l'hypobromite plus dense s'écoule ; on égalise les niveaux et on fait la lecture. On trouve alors un certain chiffre, par exemple 40 divisions ou 4 centimètres cubes. — Cette opération avec une solution titrée montre que, dans les conditions où on opère, *un centigramme* d'urée donne par exemple 40 *divisions* d'azote. Si l'on décompose ensuite dans l'appareil un *centimètre cube* d'urine et qu'on obtienne 88 divisions d'azote on posera la proportion suivante :

40 divisions représentent 1 centigr. d'urée

88 — — x —

d'où

$$x = \frac{88}{40} = 2 \text{ centigr. 2 et pour un litre 22 grammes.}$$

Il est bon d'opérer sur de l'urine étendue de quatre fois son volume d'eau. (Yvon. *Manuel clinique de l'analyse des urines*, 1884.)

L'hypobromite ne décompose pas seulement l'urée mais les urates, l'acide urique, la créatine et la créatinine. L'azote dégagé est donc tout celui de l'urine et Yvon indique qu'il fait diminuer le chiffre obtenu de 4,5 p. 100 pour avoir le chiffre exact de l'urée.

Une modification de l'appareil décrit plus haut permet d'opérer sur l'eau au lieu du mercure.

ACIDE URIQUE. — Existe surtout dans l'urine à l'état d'urates alcalins, mais se dépose spontanément, mis en liberté par les réactions qui se passent dans

FIG. 66. — Urate d'ammoniaque.

FIG. 67. — Urate acide de soude.

l'urine après son refroidissement. Pour l'extraire de l'urine on la filtre et on l'additionne d'environ vingt centimètres cubes d'acide HCl par litre. Au bout de vingt-quatre heures on trouve l'acide urique déposé au fond et sur les parois du vase. Il présente d'assez nombreuses formes cristallines, tables rhomboïdales, lames hexagonales, prismes à quatre pans, losanges curvilignes. Ces cristaux, assez volumineux pour être vus à l'œil nu, peuvent se grouper en fer de lance, en rosace, etc. Quand ils se déposent spontanément, ils fixent la matière colorante de l'urine et sont alors jaunes, jaune-rouge, rouge-vif.

Pour rechercher chimiquement l'acide urique, on opère sur du sédiment ou sur de l'urine qu'on évapore à siccité, traitant le résidu par l'alcool qui enlève l'urée et autres corps solubles et par HCl étendu qui enlève les sels. Le résidu placé dans une petite capsule de porcelaine est humecté avec une goutte d'acide azotique. On chauffe modérément pour volatiliser l'excès d'acide. Le résidu doit être rougeâtre. Si alors on l'humecte avec une ou deux gouttes d'ammoniaque étendue au dixième, on obtient aussitôt la belle *couleur pourpre* de la *murexide* qui passe au *bleu-pourpre* par l'addition de potasse caustique. En traitant d'abord le résidu par l'eau bromée, la réaction se produit plus facilement.

Le *procédé de Garrod* permet de chercher l'acide urique dans une très petite quantité de liquide. — Deux à trois grammes sont mis dans un verre de montre avec deux à trois gouttes d'acide acétique cristallisable. On y fait tremper un fil de lin de trois à quatre centimètres pendant vingt-quatre heures dans un lieu frais. S'il y a de l'acide urique il se dépose sur le fil, ce qu'on reconnaît avec le microscope.

Dosage. — Fondé sur l'insolubilité (non absolue cependant) de cet acide dans HCl étendu. On ajoute à deux cents centimètres cubes d'urine débarrassée de mucus et d'albumine, cinq centimètres cubes d'HCl ou d'acide acétique concentré et on laisse reposer quarante-huit heures. On décante alors la liqueur claire et on recueille le précipité sur un petit filtre taré où on le lave avec aussi peu d'eau que possible (trente centimètres cubes au plus). On dessèche à 110° et on pèse. Le chiffre obtenu est un peu faible parce qu'un peu d'acide (0,038 en moyenne) a été dissous par HCl. En ajoutant ce dernier chiffre au chiffre trouvé on a le total de l'acide urique.

CRÉATININE. — *Procédé de Neubauer.* — Trente centimètres cubes d'urine sont traités par un lait de chaux jusqu'à réaction alcaline, puis additionnés de chlorure de calcium qui précipite les phosphates et les sulfates. Au bout de quelques heures, le tout est jeté sur un filtre, le précipité lavé, la liqueur filtrée est rapidement évaporée au bain-marie presque à siccité, et le résidu encore chaud est mêlé avec trente à quarante centimètres cubes d'alcool à 93°. Le tout est introduit dans un vase à précipiter qu'on abandonne au frais quatre ou cinq heures. Le dépôt est ensuite séparé par le filtre et lavé à l'alcool.

FIG. 68. — Cristaux de créatine.   FIG. 69. — Cristaux de créatinine.

La créatinine se trouve dans la solution alcoolique. Celle-ci ayant été réduite par l'évaporation à 50 centimètres cubes, on y ajoute un demi-centimètre cube d'une solution alcoolique de chlorure de zinc parfaitement neutre, on agite avec une baguette et on abandonne le vase bien couvert pendant quatre à cinq jours dans un lieu frais. Les cristaux déposés sont une combinaison de chlorure de zinc et de créatinine, on les recueille sur de petits filtres tarés, on les lave à l'alcool, on les dessèche à 100° et on les pèse. Ils représentent 60,5 p. 100 de créatinine (y compris la créatine dont la séparation est difficile).

INDICAN. — On ajoute à trente centimètres cubes d'urine un volume égal d'HCl et une ou deux gouttes d'acide nitrique étendu. On chauffe à l'ébullition, La couleur du mélange devient de plus en plus foncée, finalement brune, avec un reflet rouge violet s'il y a beaucoup d'indican. On laisse refroidir et l'on agite la liqueur avec de l'éther : celui-ci se colore en rose, en cramoisi ou en violet et se recouvre d'une mousse bleue. Le dosage est une opération compliquée. Par la putréfaction, l'urine se recouvre souvent d'une pellicule à reflets bleus formée de cristaux microscopiques d'indican.

DOSAGE DE L'AZOTE TOTAL. — On introduit dans un ballon, dont le bouchon présente deux tubes, 5 centimètres cubes d'urine avec un grand excès de chaux sodée et l'on chauffe au bain de sable. L'un des tubes, effilé en haut, plonge en bas au fond du ballon; l'autre, coudé à angle droit, communique avec un tube à boules renfermant de l'acide sulfurique étendu et titré. A l'ammoniaque des sels ammoniacaux s'ajoute celle qui vient de la décomposition des matières azotées, urée, acide urique, hippurique, créatinine, etc., par la soude. Cette ammoniaque sature en partie l'acide sulfurique. Pour condenser celle qui reste dans le ballon, l'opération terminée, on casse la pointe du tube effilé et on aspire de l'air dans l'appareil. En prenant le titre de l'acide sulfurique par une liqueur alcaline d'épreuve, on détermine la quantité d'ammoniaque qui s'est condensée et qui renferme l'azote de toutes les matières azotées de l'urine.

DOSAGE DE L'ACIDE SULFURIQUE. — Il est important, parce qu'il donne la mesure de la désassimilation des matières albuminoïdes. En l'opérant, on doit se rappeler qu'une partie de cet acide se trouve sous forme d'acides sulfo-conjugués d'où on l'extrait en chauffant au bain-marie l'urine fortement additionnée de HCl. On précipite ensuite par le chlorure de baryum et l'on achève le dosage en employant les précautions usitées.

DOSAGE DE L'ACIDE PHOSPHORIQUE. — On peut le titrer par l'acétate d'urane en le précipitant d'abord par le chlorure d'ammonium, l'ammoniaque et le sulfate de magnésie. Le précipité est lavé sur le filtre et dissous dans un peu d'HCl. On ajoute à la solution de l'acide acétique additionné d'acétate de sodium (p. é.), on chauffe et on ajoute goutte à goutte de l'acétate d'urane titré jusqu'à précipitation complète.

SÉCRÉTION BILIAIRE

A. Foie biliaire.
B. Caractères physiques et chimiques de la bile.
C. Composition chimique.
D. Sécrétion de la bile.
E. Destinée finale de la bile dans l'intestin.
F. Rôle général de la bile.

A. — FOIE BILIAIRE

La découverte des capillaires biliaires en relation intime avec les cellules hépatiques prouve que ces cellules jouent un rôle capital, bien qu'encore insuffisamment connu, dans la sécrétion de quelques-uns des principes de la bile, probablement les pigments et les sels biliaires. Le foie biliaire se confond ainsi, en réalité, avec le foie glycogène, mais il a des voies d'excrétion différentes. Tandis que les produits utiles de l'activité glycogénique passent directement dans les vaisseaux, la bile, résidu de cette activité, est drainée par un système de canalicules qui l'emportent dans l'intestin, c'est-à-dire vers une surface d'émonction, et c'est cet appareil de drainage que quelques auteurs ont pris pour le foie biliaire lui-même.

B. — CARACTÈRES PHYSIQUES ET CHIMIQUES DE LA BILE

Les caractères de la bile varient assez notablement suivant les divers animaux, et, chez le même animal, suivant différentes conditions dont le déterminisme n'a pas toujours été précisé par les auteurs qui ont fait des recherches à cet égard.

On l'obtient, pour l'étude, soit en la recueillant dans la vésicule biliaire immédiatement après la mort (suppliciés, animaux), soit en établissant une fistule biliaire (Schwann) chez certains animaux, surtout chez le chien, soit enfin en profitant des fistules pathologiques de la vésicule ou des canaux biliaires qu'on observe quelquefois chez l'homme.

La bile fraîche et n'ayant pas séjourné dans la vésicule, est un liquide trans
parent, de couleur jaune chez tous les mammifères et chez l'homme (jaunisse),
mais avec des nuances depuis le jaune orangé jusqu'au jaune vert. Elle est
franchement verte chez tous les ovipares.

Elle le devient aussi par un séjour prolongé dans la vésicule, et sur le
cadavre, chez l'homme et chez les herbivores, tandis que chez les carnivores elle
devient brune. Pure elle est très fluide et non visqueuse, mais elle s'épaissit
par résorption d'eau et devient filante par addition de mucus dans la vésicule.

FIG. 70. — Lobule hépatique du lapin avec les vaisseaux sanguins et biliaires injectés.

a, veines interlobulaires origine des capillaires sanguins intralobulaires; elles sont entourées par les conduits biliaires interlobulaires d'où partent les capillaires biliaires intralobulaires;
— b, la veine centrale du lobule. (Klein.)

FIG. 71. — Capillaires sanguins et
biliaires du foie du lapin (figure
précédente très grossie).

b, capillaires biliaires entre les cellules
hépatiques ; on voit bien la forme polygo-
nale de ces cellules, le noyau central, le protoplasme réticulé; — c, capillaires sanguins
beaucoup plus volumineux. (Klein.)

Son odeur est fade ou un peu musquée, sa saveur très amère (fiel) avec un
arrière-goût douceâtre. Elle est toujours neutre quand elle est pure, et ne de
vient alcaline que par son mélange avec du mucus. La bile cystique est cependant acide chez les carnivores, et elle le devient aussi chez les herbivores sou
mis à l'abstinence (Cl. Bernard). Ces changements de réaction sous l'influence
du régime sont comparables à ceux qui ont lieu dans l'urine sous les
mêmes conditions. Sa densité (bile cystique) varie de 1,020 à 1,035, (homme),
1,043 (choléra), 1.066 (foie gras).

La bile ne coagule pas par la chaleur, car elle ne contient pas d'albumine ;
l'alcool et l'acide acétique donnent un précipité de mucine, les acides minéraux
(AzO⁵, etc.) un précipité résineux d'acides biliaires. La bile acidulée précipite
les peptones, la syntonine, l'albumine, mais le précipité est redissous par un
excès de bile. Elle a un pouvoir colorant énergique (jaunisse) et dissout rapidement les globules rouges et blancs du sang. Elle dissout aussi et saponifie
les acides gras et retarde la putréfaction des matières albuminoïdes.

C. — COMPOSITION CHIMIQUE

Composition moyenne { Eau.
                     { Principes solides.
Etude des principes solides.

Sels et acides biliaires { Acide taurocholique.
                         {   — glycocholique.
                         { Produits de dédoublement { Taurine.
                         {   { Glycocolle.
                         { Réaction de Pettenkofer { Acide cholalique.

Pigments biliaires { Bilirubine et biliverdine.
                   { Réaction de Gmelin.
                   { Hydrobilirubine.
                   { Bilifuscine, biliprasine, etc.

Cholestérine.
Lécithine et autres substances organiques.
Sels minéraux.
Variation de composition de la bile.

Composition moyenne. — Il a été publié, depuis Berzélius, de nombreuses analyses toutes différentes les unes des autres. On peut cependant admettre, jusqu'à nouvel ordre, pour la bile humaine, la *moyenne générale* suivante résultant des recherches de Frerichs, Gorup.-Besanez, Ritter, etc.

Eau   880   (libre = simple dissolvant et non eau de constitution).

                      Sels biliaires . . .   75
                      Graisse et savons.   12
Solides . .   120   Pigments . . . . .   10 (?) non dosés directement.
             ————   Mucine.   10
             1000   Cholestérine. . . .   5
                      Sels minéraux . .   8
                                            ————
                                             120

Sels et acides biliaires. — Ce sont les matériaux les plus importants de la bile. Les sels sont au nombre de deux, le taurocholate et le glycocholate de sodium (bilates alcalins). Chez l'homme, la plupart des mammifères, les oiseaux, les animaux à sang froid, le taurocholate prédomine de beaucoup et existe même seul chez le chien, le chat et les carnivores en général. On ne trouve une quantité notable de glycocholate que chez l'homme (pas toujours), le bœuf, le porc, le kangourou. Ces sels n'existent pas dans le sang ni dans l'urine (sauf dans l'ictère); ils donnent à la bile sa saveur amère, dévient la lumière polarisée à droite, sont solubles dans l'eau et se décomposent facilement dans l'intestin, en présence des acides, des alcalins ou des ferments. Chez les poissons de mer, le potassium prend la place du sodium.

1° ACIDE TAUROCHOLIQUE (ancien choléique). Abondant dans la bile de l'homme et du chien, existe aussi dans celle du bœuf, des oiseaux, etc. C'est un acide copulé résultant de la combinaison de un équivalent de *taurine*, substance azotée, sulfurée et un équivalent d'*acide cholalique* non azoté.

$$\text{Taurine (acide amido-iséthionique)} = C^2\ H^7\ Az\ SO^3$$
$$+\ \text{Acide cholalique} \quad \ldots \ldots \ldots \ldots = C^{24}\ H^{40} \qquad O^5.$$
$$\overline{}$$
$$= \text{Acide taurocholique} \ldots \ldots = C^{26}\ H^{45}\ Az\ SO^7\ \text{(Strecker)}.$$
$$+\ \text{Eau} \ldots \ldots \ldots \ldots = \qquad H^2 \qquad O.$$

L'acide taurocholique forme des aiguilles soyeuses, déliquescentes, très acides, solubles dans l'eau et l'alcool, dextrogyres, très peu stables et se dédoublant facilement *in vitro* et dans l'intestin (sous l'influence des ferments) en taurine et en acide cholalique, qu'on retrouve dans les fèces.

2° ACIDE GLYCOCHOLIQUE (ancien cholique). C'est aussi un acide copulé résultant de la combinaison du glycocolle (ou sucre de gélatine) et de l'acide cholalique; abondant dans la bile du bœuf, existe aussi chez l'homme, manque chez les carnivores, des traces dans l'urine ictérique.

$$\text{Glycocolle (acide amido-acétique)} \ldots = C^2\ H^5\ Az\ O^2.$$
$$+\ \text{Acide cholalique} \ldots \ldots \ldots = C^{24}\ H^{40} \qquad O^5.$$
$$\overline{}$$
$$= \text{Acide glycocholique} \ldots \ldots = C^{26}\ H^{43}\ Az\ O^6.$$
$$+\ \text{Eau} \ldots \ldots \ldots \ldots = \qquad H^2 \qquad O^2.$$

Il forme des aiguilles soyeuses, incolores, très solubles dans l'alcool, peu solubles dans l'eau; chauffé avec les alcalis ou les acides. il se dédouble en ses deux composants.

Produits de dédoublement des acides biliaires. — 1° TAURINE. — Contient du soufre. Toute formée dans la bile putréfiée (d'où on la retire), l'urine du bœuf, le tissu pulmonaire de quelques mammifères (combinée à l'acide lactique = acide pneumique), les muscles des mollusques, les tissus des plagiostomes (Frerichs). Forme.de magnifiques prismes incolores et transparents, solubles dans l'eau bouillante, insolubles dans l'alcool, inattaqués par l'eau régale, les acides et les alcalis, résistant à une chaleur de 240°.

Une petite quantité de la taurine mise en liberté dans l'intestin passe dans les excréments avec lesquels elle est éliminée, le reste se décompose sous l'influence des ferments, en présence des carbonates alcalins, et donne naissance à de l'hydrogène sulfuré et à des sulfates qui passent peut-être dans l'urine.

Les *rapports physiologiques* de la taurine, son origine, ses métamorphoses dans l'organisme sont encore complètement inconnus, malgré les recherches de Salkowski. On peut seulement supposer qu'elle est un produit de désassimilation des albuminoïdes.

2° GLYCOCOLLE. — C'est un acide amidé (amido-acétique) qui se présente sous forme de gros rhomboèdres incolores, transparents, inaltérables à l'air, solubles dans l'eau et l'alcool dilué, insolubles dans l'alcool absolu et l'éther, sucrés quoique de réaction acide, se combinant aux bases, aux acides et aux sels. N'existe nulle part libre dans l'organisme, mais seulement en combinaison dans la bile avec l'acide cholalique, dans l'urine avec l'acide benzoïque (= acide hippurique), dans la gélatine en combinaison complexe — Il est mis en liberté par la décomposition de ces diverses combinaisons. Celui qui provient du dédoublement de l'acide glycocholique dans l'intestin ne s'y retrouve pas et doit y subir une décomposition plus profonde ou passer dans le sang pour y être oxydé et transformé en urée. — La question de son origine dans l'organisme sera étudiée plus loin.

3° ACIDE CHOLALIQUE. — Il se présente à l'état amorphe et cireux ou sous forme de cristaux tétraédriques, très amers, efflorescents, peu solubles dans l'eau, solubles dans l'alcool et l'éther, dextrogyres. Sa constitution chimique est inconnue et on ne connaît que sa formule brute. On le trouve à l'état libre dans le gros intestin et les excréments de l'homme, du chien, du bœuf; quelques traces aussi dans l'urine ictérique.

Chauffé à 200° ou bouilli avec HCl., il se transforme, avec perte d'eau, en dyslysine substance insoluble dans l'eau et l'alcool.

Dans la bile de quelques animaux l'acide cholalique a des caractères un peu différents : c'est ainsi qu'on trouve chez le porc l'acide hyocholalique ($C^{25} H^{40} O^4$); chez l'oie, l'acide chénocholalique ($C^{27} H^{44} O^4$). Bayer a même admis chez l'homme un acide anthropocholalique, qui serait notablement différent de l'acide cholalique du bœuf ou du chien.

L'origine de l'acide cholalique est inconnue : pour les uns, il proviendrait de la désassimilation des albuminoïdes, bien qu'il soit dépourvu d'azote ; pour d'autres, de celle des graisses.

La formation des acides biliaires azotés (glycocholique et taurocholique) est également inconnue. Elle doit avoir lieu dans le foie, puisque l'extirpation de cet organe (chez la grenouille) ne produit pas leur accumulation dans le sang, et se faire aux dépens des albuminoïdes. La taurine contient le soufre de l'albumine, et le stroma des globules rouges détruits dans le foie participe peut-être à sa formation.

RÉACTION DE PETTENKOFER. — La bile, les acides biliaires et leurs sels, l'acide cholalique présentent une réation colorée très caractéristique. Si on y ajoute un peu de sucre de canne et d'acide sulfurique et si l'on chauffe très légèrement, de manière à ne pas dépasser 70°, on observe une belle couleur rouge pourpre dichroïque, qui donne au spectroscope deux bandes d'absorption, une près de E, l'autre près de F. Cette réaction est très sensible et peut déceler (elle se produit alors plus lentement) des proportions très faibles de sels biliaires. 1 pour deux ou trois mille. Les liquides essayés doivent être privés d'albumine, oléine etc., qui peuvent donner la même coloration (V. Technique urologique, page 249), mais les spectres d'absorption sont alors différents (Dalton).

II. **Matières colorantes.** — Les nombreuses matières colorantes (bilifulvine, biliphéine, cholépyrrhine, etc.), indiquées par Berzélius étaient des mélanges cadavériques mal définis et non cristallisables. D'après les travaux de Stædeler et Maly, on n'admet aujourd'hui dans la bile fraîche que deux pigments: l'un brun, bilirubine, dans la bile jaune de l'homme et des carnivores ; l'autre vert, la biliverdine, dans cette bile jaune altérée et dans la bile verte des herbivores et des ovipares.

1° BILIRUBINE. — $C^{32} H^{36} Az^4 O^6$. Existe dans la bile jaune à l'état de dissolution simple et se rencontre aussi dans le contenu de l'intestin, l'urine ictérique et les calculs biliaires où elle est combinée avec la chaux. Cristallise en lames clinorhombiques, transparentes, orangées, insolubles dans l'eau, l'alcool, l'éther, solubles dans les alcalis et le chloroforme; s'extrait par le chloroforme de la bile de l'homme ou du chien, ou mieux des calculs biliaires du bœuf qui en contiennent jusqu'à 40 p. 100.

Son identité avec l'hématoïdine des anciens foyers hémorrhagiques et des kystes hydatiques du foie paraît prouver qu'elle provient aussi de l'hémoglobine des globules rouges détruits dans le foie (par les acides biliaires). Elle se rencontre dans l'intérieur des cellules hépatiques. Toutes les causes qui détruisent les globules du sang (injection dans le sang d'oxyhémoglobine ou de bilirubine (Tarchanoff), d'acides biliaires (Frerichs), d'eau, etc., transfusion, fièvres, ictère, etc.) augmentent la proportion de matière colorante dans la bile et font apparaître la bilirubine dans l'urine. Si la transformation directe de l'hémoglobine en bilirubine n'a pas été observée, on a vu que l'hématine en solution alcaline traitée par l'amalgame de sodium donne, comme la bilirubine elle-même, de l'hydrobilirubine, ce qui ne permet guère de douter de l'origine hématique de la bilirubine (Hoppe-Seyler).

2° BILIVERDINE. — $C^{32} H^{36} Az^4 O^8$. On la rencontre dans le contenu de l'intestin, les vomissements bilieux, l'urine ictérique, la bile verte des herbivores et des ovipares, le placenta des chiennes. Elle est rare dans les calculs biliaires. Elle représente un produit d'oxydation et aussi d'hydratation de la bilirubine et s'obtient en effet par la simple exposition à l'air, dans une assiette, d'une solution alcaline de bilirubine. C'est une poudre amorphe, vert foncé, insoluble dans l'eau et le chloroforme, très soluble dans l'alcool et les alcalis.

RÉACTION DE GMELIN. — En versant doucement un agent oxydant, tel que de l'acide azotique jaunâtre (c'est-à-dire contenant des vapeurs d'acide azoteux) dans un liquide contenant du pigment biliaire, il se forme aussitôt des jeux de couleur consistant en une succession d'anneaux colorés dans l'ordre suivant : vert (biliverdine), bleu, violet, pourpre, brun, jaune (cholétéline), dus à l'oxydation progressive de la bilirubine qui donne de la biliverdine, puis d'autres matières colorantes dont la plus oxydée, seule connue, est jaune (cholétéline). S'il n'y a que de la biliverdine, la réaction commence par le bleu. Cette réaction très sensible se produit encore dans une dilution au 1/80000°.

HYDROBILIRUBINE. — Par la putréfaction ou l'action de l'amalgame de sodium sur ses solutions alcalines, la bilirubine se transforme en hydrobilirubine $C^{32} H^{40} Az^4 O^7$ (Maly). Par sa couleur et ses caractères spectroscopiques cette substance qui, d'après Hammarsten, existe déjà dans la bile normale se montre identique avec la matière colorante des fèces ou stercobiline de Masius et Vanlair. Son développement dans l'intestin a lieu par suite de l'hydratation de la bilirubine sous l'influence de l'hydrogène naissant dégagé par les fermentations. Elle est identique aussi à l'un des pigments de l'urine, l'urobiline

$C^{32} H^{40} Az^4 O^7$ de Jaffé, abondante surtout dans l'urine de la fièvre et de toutes les maladies dans lesquelles la destruction des globules est augmentée (Cazeneuve). V. p. 237. Une partie de l'hydrobilirubine produite dans l'intestin est donc résorbée et passe dans l'urine soit en nature (urobiline), soit un peu modifiée (chromogène ou urobiline incolore).

BILIFUSCINE, BILIPRASINE, BILICYANINE. — Ce sont des dérivés encore peu connus de la bilirubine qu'on trouve dans la bile altérée et dans les calculs biliaires.

III. **Cholestérine** (de χόλη στέαρ = suif de la bile) $C^{26} H^{44} O (H^2 O)$. — Cette substance, qui n'est pas un corps gras, comme on le croyait autrefois, mais un alcool (Berthelot), est très répandue dans l'économie et se trouve dans la bile et les calculs biliaires, le contenu intestinal, le cerveau, les nerfs, le sérum sanguin, le jaune d'œuf, le pus, et divers liquides pathologiques : hydrocèles, kystes, etc., et dans beaucoup de substances végétales.

On la retire très facilement, par l'alcool bouillant, de certains calculs biliaires, composés, pour la plus grande partie, de cholestérine presque pure. Elle forme de beaux cristaux brillants, en lames ou paillettes rhombiques, fusibles à 137°, insolubles dans l'eau, solubles dans l'alcool bouillant, l'éther, le chloroforme. Dans la bile elle est dissoute à la faveur des sels biliaires, dans le sérum et les divers liquides morbides par des traces de savons.

Son origine et son rôle physiologique ne sont pas nettement établis. Celle de la bile est simplement excrétée par le foie qui la puise dans le sang. Toutefois rien ne prouve qu'elle soit, comme le dit Flint, un produit de désassimilation de la substance cérébrale. Sa présence dans beaucoup d'éléments et de tissus animaux et végétaux semble indiquer qu'elle a peut-être un rôle histogénique.

IV. **Lécithine et autres substances organiques**. — On trouve encore dans la bile de petites quantités de lécithine ou de ses produits de dédoublement (névrine ou choline et acide phosphoglycérique) ; de graisses neutres, palmitine, stéarine, oléine, et de leur savons ; d'urée (des traces) et d'un ferment diastasique.

V. **Sels minéraux**. — Les sels minéraux de la bile sont le chlorure de sodium (de beaucoup le plus abondant), le chlorure de potassium, le carbonate de sodium, les phosphates de soude et de chaux et l'oxyde de fer (de 0,0001 à 0,0010), parfois un peu de cuivre et de manganèse. — Les cendres *totales* de la bile contiennent, en outre, la soude des sels biliaires, de l'acide phosphorique venant de la lécithine, des sulfates venant de la taurine, de l'acide carbonique, etc. (H. Rose). — La bile contient des gaz : un peu d'azote et beaucoup de CO^2.

VI. **Variations de composition de la bile**. — On a signalé les causes suivantes de variation qui peuvent expliquer en partie les discordances des analyses : un régime abondant, azoté, augmente les matériaux fixes ; l'ingestion d'une grande quantité d'eau les diminue ; le séjour dans la vésicule concentre la bile qui contiendrait de une à trois fois plus de principes solides que la bile hépatique ; la bile du jour contient plus d'eau que celle de la nuit ; la bile de la femme contient plus d'eau et de graisse et moins de taurocholate que celle de l'homme ; la bile sécrétée au moment de la digestion est plus riche en sels biliaires et minéraux, cholestérine et graisses. Parmi les variations accidentelles, il faut signaler la *bile blanche* qui est de la vraie bile, comme l'a montré Ritter, mais sans matières colorantes.

D. — SÉCRÉTION DE LA BILE

La sécrétion de la bile est continue rémittente, avec exagération au moment de la digestion. Celle qui est sécrétée en dehors de la digestion s'accumule dans la vésicule, d'où elle est excrétée lorsque le contenu acide de l'estomac vient toucher l'orifice du canal cholédoque, comme on peut le constater expérimentalement, tandis que l'attouchement avec un liquide alcalin est presque sans effet. Il y a là, sans doute, une action réflexe produisant la contraction des parois musculaires de la vésicule et des conduits et le relâchement du sphincter de l'orifice.

L'étude au moyen des fistules biliaires a montré que la courbe de la sécrétion présente deux maximum, dont le premier est atteint trois à cinq heures, et le second douze à quinze heures après le repas, pour les animaux à repas éloignés ; la sécrétion, dans ce cas, descend au minimum vers la vingt-deuxième heure.

La *quantité* sécrétée en vingt-quatre heures a été diversement évaluée. Elle serait, chez l'homme, de 1,000 à 1,500 grammes, ce qui ferait par kilogramme de poids 15 grammes environ en vingt-quatre heures avec 0 gr. 44 de substances solides. Chez les animaux on a trouvé par kilogramme et pour vingt-quatre heures : 15 grammes chez le chat, 20 grammes chez le chien (1 gr. 2 de principes solides), 25 grammes chez le mouton, 136 grammes chez le lapin (2 gr. 5 de solides), 175 grammes chez le cobaye (5 gr. 2 de solides). La quantité de bile produite est influencée de la manière suivante par l'alimentation. Elle est diminuée par l'abstinence et par un régime gras exclusif, presque supprimée par l'inanition prolongée ; elle est augmentée par un régime azoté et l'augmentation est au maximum avec une nourriture mixte de pain et de viande. Les climats chauds et les chaleurs de l'été, les purgatifs et les médicaments dits *cholagogues* (podophylline, calomel, etc.) augmentent aussi la quantité de bile.

Rôle des différents vaisseaux. — Pour établir la part respective de la veine porte et de l'artère hépatique dans la sécrétion biliaire, on a fait, depuis Malpighi, de nombreuses expériences dont voici les principaux résultats : la ligature brusque de la veine porte arrête la sécrétion (Simon (de Metz), Schiff), mais la mort survient rapidement ; la ligature progressive, d'après le procédé d'Oré, diminue mais ne supprime pas la sécrétion, la circulation se rétablissant par les veines portes accessoires. De même les cas d'oblitération morbide de la veine porte (pyléphlébite) et les anomalies dans lesquelles cette veine se jetait directement dans la veine cave, sans passer par le foie, ne prouvent pas davantage que l'artère hépatique puisse suffire à la sécrétion biliaire. La ligature simultanée de la veine porte et de l'artère hépatique (Rœhrig) amène un arrêt complet ; la ligature de l'artère hépatique seule (Malpighi, Schiff) laisse continuer la sécrétion, mais le foie s'altère rapidement par nécrose ; la sécrétion continue aussi si on fait passer le sang de l'artère hépatique dans la veine porte liée à son extrémité périphérique.

L'influence du système nerveux n'a pu jusqu'ici être nettement établie et la section, aussi bien que l'excitation des nerfs qui se rendent au foie, paraît n'avoir aucune influence ou n'agir du moins que par des phénomènes vaso-moteurs.

Phénomènes intimes de la sécrétion. — La sécrétion de la bile n'est pas une simple filtration, au niveau du foie, de principes préexistants dans le sang, mais une fabrication, dans les cellules hépatiques, des substances caractéristiques de la bile (sels biliaires et pigments) dont le sang apporte les matières premières. Cette activité spéciale des cellules du foie s'accompagne, d'après Heidenhain, au moment de la digestion, de modifications histologiques dans ces cellules, mais on ne peut cependant pas y déceler, par les réactifs, la présence de ces produits qui doivent les quitter au fur et à mesure. La température élevée du sang des veines hépatiques, et l'abondance du CO_2 dans la bile témoignent aussi de phénomènes d'oxydation énergiques dans le foie pendant la sécrétion. L'eau même de la bile n'est pas éliminée par une filtration pure et simple, puisque la pression dans les voies biliaires peut dépasser la pression dans la veine porte.

Excrétion. — La pression sous laquelle la bile est excrétée est très faible, 16 millimètres de mercure environ chez le cochon d'Inde, c'est-à-dire beaucoup moins que la pression artérielle chez le même animal. Mais c'est surtout du sang veineux que reçoit le foie, et des expériences sur les chiens ont montré que la pression sous laquelle la bile est sécrétée dépasse celle du sang dans les veines mésentériques qui forment la veine porte, de même que la pression dans les conduits excréteurs des glandes salivaires est plus forte que celle du sang dans les capillaires de ces glandes. Les causes qui produisent cette pression et font cheminer la bile sont : 1° la *vis a tergo* ; 2° la compression du foie par le diaphragme au moment de l'inspiration ; 3° la contractilité même des canaux biliaires et de la vésicule pourvus de tuniques musculaires.

PÉNÉTRATION DE LA BILE DANS LA VÉSICULE. — Elle n'a point lieu par des conduits directs hépato-cystiques qui n'existent que chez certains animaux.

mais par un reflux direct, rendu possible par l'étroitesse et l'occlusion de l'orifice duodénal du canal cholédoque. Comprimée de toutes parts, la bile n'a d'issue que dans la vésicule où la pression est plus faible, ou même nulle, et elle y monte. Chez le cheval dépourvu de vésicule, la bile s'accumule dans le canal et le distend dans l'intervalle des digestions. La valvule spirale du conduit cystique, dont le rôle a été comparé improprement à celui de la vis d'Archimède, facilite simplement l'ascension en fragmentant la colonne de bile.

E. — DESTINÉE FINALE DE LA BILE DANS L'INTESTIN

Certains principes de la bile sont éliminés en totalité; d'autres sont partiellement repris par l'absorption.

La mucine passe tout entière et presque sans changement dans les excréments.

Les pigments biliaires sont transformés par les fermentations intestinales en biliprasine qui ne donne plus la réaction de Gmelin et en hydrobilirubine ou stercobiline dont une partie passe aussi dans les fèces, tandis qu'une autre partie, résorbée, est éliminée par l'urine sous forme d'urobiline.

La cholestérine passe également dans les excréments, mais non la lécithine qui est décomposée ou résorbée..

Les acides biliaires sont, aussi, pour la plus grande partie (7/8), résorbés dans l'intestin et 1/8 seulement de l'acide cholalique se retrouve dans les excréments qui ne contiennent également que des traces de glycocolle et de taurine. Pour les uns, ces produits résorbés seraient ramenés au foie par la veine porte pour y être recombinés de nouveau et sécrétés sous forme de sels biliaires, donnant ainsi lieu à une espèce de circulation de bile entre le foie et l'intestin (Schiff); pour d'autres, l'acide cholalique résorbé serait réduit par la combustion en CO_2 et H_2O; le glycocolle, outre la formation (accessoire chez l'homme) de l'acide hippurique, se transformerait en urée ; et, quant à la taurine, sa destinée est inconnue.

F. — ROLE GÉNÉRAL DE LA BILE

Nous avons indiqué son rôle digestif (V. p. 173) et nous avons montré que ce rôle n'est, en quelque sorte, qu'accessoire et que, s'il vient en aide dans une certaine mesure aux autres liquides digestifs, et paraît surtout favoriser l'absorption des substances grasses, il n'est cependant pas absolument indispensable. C'est donc à un point de vue plus général que nous devons l'envisager ici. Pour nous, la bile a surtout un rôle dépurateur, comme l'urine, et elle paraît chargée d'éliminer principalement des matières hydrocarbonées (cholestérine, graisses et acides gras) et des matières azotées (pigments biliaires). Ce rôle dépurateur qui a été contesté par quelques auteurs nous paraît, au contraire, très réel et très important, et voici sur quels faits on peut s'appuyer pour affirmer le caractère purement excrémentitiel de ce liquide :

1° Continuité de la sécrétion et existence d'un réservoir où s'accumule la bile dans l'intervalle des excrétions ;

2° Absence d'albumine et d'eau de constitution ;

3° Sécrétion de la bile pendant la vie fœtale (méconium), pendant le sommeil hibernal et pendant les longues abstinences, c'est-à-dire dans des circonstances où il n'y a aucun travail digestif ;

4° Empoisonnement du sang dans les cas de rétention et de résorption de la bile. (Cholémie, toxicité biliaire.)

Toutes ces particularités se retrouvent dans la sécrétion de l'urine et nous montrent l'analogie de caractère de ces deux sécrétions.

La résorption de certains principes de la bile dans l'intestin ne prouve pas qu'elle n'est pas un liquide excrémentitiel, puisque la plupart de ces principes résorbés sont ensuite éliminés par d'autres voies : l'acide cholalique sous forme de CO_2 et H_2O par le poumon, le glycocolle sous forme d'urée, la taurine sous forme de sulfates par le rein. On pourrait, d'ailleurs, trouver dans la sécrétion urinaire des faits de résorption semblables. L'albumine par exemple, d'après Küss, et une certaine quantité d'eau chez les mammifères (Ludwig) et surtout chez les oiseaux et les serpents, sont normalement résorbées au niveau des tubes urinifères.

Quant à la provenance de ces principes dont la bile débarrasse l'économie, il est probable que la plupart proviennent non du sang, c'est-à-dire de l'organisme tout entier, mais seulement du foie, et qu'ils sont les résidus des actions chimiques importantes qui se passent dans cet organe ; en sorte que la bile serait l'urine du foie.

SÉCRÉTION SUDORALE

A. L'appareil sudoral ou sudoripare.

B. Caractères de la sécrétion sudorale.
{ Perspiration insensible.
  — sensible ou sueur.
  Quantité. Courbe sécrétoire.

C. Étude physico-chimique.
{ Caractères physiques.
  Composition chimique.

D. Usages et rôle physiologique de la sueur.
{ Dépuration.
  Régulation thermique.
  Facilitation du toucher.

E. Influence du système nerveux.
{ Nerfs sudoraux.
  Influences excito-sudorales périphériques.
  — — centrales.
  — — réflexes.
  Rôle de la circulation. Nerfs vaso-moteurs.

F. Mécanisme de la sécrétion.
{ Modifications de l'épithélium.
  Excrétion.

G. Troubles de la sécrétion sudorale.
{ Quantité. } $\frac{+}{-}$
  Qualité.
  Suppléances. Rein, poumon, intestin.
  Suppression (enduits imperméables, etc.).

A. — L'APPAREIL SUDORAL

L'appareil sudoral est constitué par d'innombrables petites glandes en tube simple dont l'extrémité aveugle, enroulée sur elle-même, forme un peloton logé dans les aréoles de la face profonde de la peau, et entouré d'une gaine de fibres lisses et de nombreux capillaires; dont l'autre extrémité vient s'ouvrir à la surface de l'épiderme par un petit pore, visible seulement à la paume de la main ou à la plante des pieds. Le canal sudorifère est constitué, dans le derme, par une membrane propre limitante, prolongement de la *basement membrane*, par un épithélium composé de deux ou trois couches de cellules polyédriques, prolongement du corps muqueux de Malpighi, et par une très fine cuticule interne limitant la lumière du canal. Dans la partie terminale plus large du tube enroulé, l'épithélium est réduit à une seule couche de cellules prisma-tiques, transparentes, assez analogues aux cellules salivaires séreuses, et entre ces cellules et la paroi propre on trouve une couche de fibres musculaires lisses longitudinales.

FIG. 72. — Portion d'une coupe de glomérule sudoripare de l'homme.

a, Commencement du tube enroulé vu en coupe longitudinale: — *b*, le même coupé en travers; — *c*, portion profonde du tube enroulé coupé en long; — *d*, le même coupé en travers. On voit les grosses cellules et la couche musculaire. (Klein.)

Le nombre total des glandes sudoripares a été diversement évalué. Il serait de 7 millions (?) (E. Wilson), de 2 millions et demi seulement (Sappey). Ce dernier chiffre représenterait une masse glandulaire égale au tiers d'un rein.

B. — CARACTÈRES GÉNÉRAUX DE LA SÉCRÉTION SUDORALE

Sueur et transpiration insensible. — La sueur est le produit de la sécrétion des glandes sudoripares déversé, d'une façon continue, à la surface de la peau et immédiatement transformé en vapeur, dès qu'il entre en contact avec l'atmosphère (perspiration insensible), ou restant liquide, lorsqu'il est sécrété en trop grande quantité pour être vaporisé au fur et à mesure de son excrétion (sueur proprement dite). Il n'y a donc pas lieu de distinguer, comme on l'a fait longtemps, la transpiration sensible ou sueur de la transpiration insensible, et cette dernière n'est point, ainsi que l'ont cru beaucoup d'auteurs, une exhalation d'eau immédiatement vaporisée à travers l'épiderme située entre les glandes sudoripares, mais elle est le produit de ces glandes mêmes. La quantité de liquide normalement exhalée dans l'état de repos est faible et constitue la transpiration *insensible*, plus grande elle rend la peau humide et donne lieu à la *moiteur*, plus abondante encore elle sort en gouttelettes et forme la *sueur*. Dans le premier état la peau est souple, fraîche, sans aucune humidité appréciable; dans la moiteur elle est humide mais sans liquide visible, souple, onctueuse; dans la sueur elle est mouillée à des degrés divers. Ces distinctions sont importantes en clinique; cependant on appelle souvent moiteur une sueur modérée.

QUANTITÉ. — Très variable; de 900 à 1,000 grammes par jour en moyenne, peut monter jusqu'à 1,500 et 2,000 grammes et même bien plus haut encore.

(19 kilogr.) sous l'influence de l'étuve sèche, de boissons abondantes, etc. La courbe sudorale quotidienne a son principal minimum entre cinq et six heures du matin, un autre une heure après le repas (Weyrich); son maximum quatre heures après le repas, et présente plusieurs oscillations autour de ce dernier point.

C. — ÉTUDE PHYSICO-CHIMIQUE

Caractères physiques. — La sueur est un liquide transparent, incolore, d'une odeur spéciale variable suivant les régions de la peau (aisselle, scrotum, pli inguino-génital, pieds), d'une saveur salée. Sa densité = 1,004.

Sa *réaction*, pour la plupart des auteurs, est acide sauf dans l'aisselle, l'aine, etc., où Donné l'a le premier trouvée alcaline. Luchsinger et Trümpy ont prétendu récemment que cette acidité est due au mélange des acides gras de la sécrétion sébacée, et que la réaction propre de la sueur serait partout alcaline. Les expériences peuvent donner en effet des résultats différents suivant les conditions dans lesquelles on opère et dont il importe d'établir un déterminisme rigoureux.

Voici à ce sujet les faits scientifiquement établis :

1° La sueur naturelle est toujours et partout acide. L'exception apparente de celle de l'aisselle, de l'aine, des intervalles des orteils, tient à ce que, dans ces plis, les acides volatils de la sueur s'évaporent, tandis que le résidu alcalin, difficilement entraîné, reste fixé sur la peau et y neutralise la sueur qui s'y déverse. Ces régions parfaitement débarrassées par un lavage de ce résidu alcalin donnent une sueur acide (Tourton); 2° la sueur provoquée par la pilo-carpine est alcaline (Straus); c'est ce qui a trompé Luchsinger; 3° dans les sudations abondantes, la première partie de la sueur est acide, la seconde est neutre, la troisième alcaline (Favre, Ch. Robin); 4° chez le chat, le cheval, le chien, la sueur est alcaline (Vulpian); 5° l'usage des eaux alcalines en augmentant l'élimination des sels alcalins par la sueur peut en masquer l'acidité normale; 6° la nature du régime végétal ou animal ne modifie pas la réaction de la sueur (Cl. Bernard), contrairement à ce qui a lieu pour l'urine.

Composition chimique. — Les diverses analyses qu'on possède diffèrent notablement, en raison des procédés employés pour recueillir la sueur, et il ne faut les prendre que pour des dosages plus ou moins approximatifs des proportions relatives des différents corps qui la constituent.

PRINCIPES CONSTITUANTS	ANSELMINO	FAVRE	SCHOTTIN	FUNKE
Eau	995.00	995.573	977.40	988.44
Matières solides	5.00	4.427	22.60	11.56
	1000.00	1000.00	1000.00	1000.00

Parmi les matières solides signalons : les débris épithéliaux et une petite quantité de graisse, les matières extractives : urée et sels organiques (lactates, sudorates, acétates), les sels alcalins, surtout le chlorure de sodium. On voit que la sueur est une des sécrétions renfermant le plus d'eau. Elle en élimine en moyenne le quart de la quantité éliminée par l'urine, et le rapport des solides éliminés par ces deux liquides serait aussi 1 : 4.

Étude de quelques principes de la sueur. — 1° ACIDES. — Ce sont pour la plupart des acides gras volatils : acétique, formique, butyrique, caproïque, propionique, etc., faiblement combinés avec des bases, soude ou potasse, et formant des sels peu stables d'où l'acide se dégage facilement en donnant à la sueur son odeur particulière plus ou moins accentuée suivant la prédominance de l'un ou l'autre d'entre eux. L'acide sudorique de Favre est mal déterminé et n'est peut être qu'un mélange de plusieurs autres. Il existe aussi dans la sueur une faible proportion d'acides phosphorique et sulfurique à l'état de phosphates et sulfates alcalins. Enfin elle contient de l'acide CO^2, probablement en dissolution simple, qui se dégage à la surface de l'épiderme et forme *l'exhalation gazeuse de la peau*. Mais aucune absorption corrélative d'oxygène n'ayant lieu par la peau on ne peut, chez l'homme, admettre une *respiration cutanée* analogue à celle qui a lieu chez les batraciens.

2° GRAISSES. — Indépendamment des graisses venant du mélange de la sécrétion sébacée, la sueur contient une très faible quantité de graisses neutres et de cholestérine.

3° URÉE. — Soupçonnée depuis longtemps dans la sueur à l'état physiologique, mais démontrée seulement par Favre (1852), sa proportion serait environ 1/2 p. 1,000. Elle peut augmenter beaucoup dans l'anurie, la sudation par le jaborandi, le choléra.

4° SELS MINÉRAUX. — Le plus important est le chlorure de sodium, puis le chlorure de potassium, une trace de phosphates alcalins et terreux, un peu de fer et de sulfates. Ces divers sels peuvent être décelés par l'emploi de papiers sensibilisés au nitrate d'argent, au protonitrate de mercure, etc., appliqués sur la peau et donnant des empreintes pointillées ou linéaires, etc., aux points où la réduction s'est opérée par le contact de la sueur naissante (Aubert).

5° ÉLIMINATION DE PRINCIPES MÉDICAMENTEUX OU TOXIQUES PAR LA SUEUR. Les plus importants de ces principes sont les arsénites et les arséniates, le bichlorure de mercure, l'iode, l'iodure de potassium, les antimoniaux, le plomb (?), l'ipéca, la salseparcille, le gayac, le camphre, le musc, le castoréum, la valériane, les éthers, quelques essences, l'opium, l'alcool, les acides benzoïque, succinique, tartrique, la quinine, l'ail.

D. — ROLE ET USAGES DE LA SUEUR

1° DÉPURATION ET DÉSHYDRATATION DU SANG. — La sueur a une très grande importance pour l'excrétion des acides gras volatils, formés ou introduits dans l'organisme. Elle excrète aussi une certaine quantité de CO_2 et vient en aide à l'exhalation pulmonaire. Elle peut suppléer plus ou moins complètement la sécrétion urinaire (la peau est le vicaire du rein), et dans ce cas, les proportions d'eau, d'urée, de sels augmentent notablement. Elle élimine aussi les principes étrangers déjà indiqués ; à l'état normal la transpiration insensible enlève à l'organisme 1,000 grammes d'eau en vingt-quatre heures ou 42 grammes par heure. Elle peut s'élever jusqu'à 400 grammes par heure, pendant un excercice violent. Le poumon laisse échapper 400 à 500 grammes de vapeur d'eau en vingt-quatre heures et les reins 1,400 grammes (Ch. Robin).

2° RÉGULATION DE LA CHALEUR ANIMALE. — La simple perspiration et surtout l'hypersécrétion de la sueur, sous l'influence de l'élévation de température du corps, produit, par l'évaporation de cette sueur, une réfrigération de l'organisme qui se trouve ainsi ramené à la chaleur normale. (V. *Chaleur animale*.)

3° FAVORISATION DU TOUCHER. — La transpiration insensible entretient la souplesse et l'état onctueux de la peau non seulement par elle-même, comme on le sait depuis longtemps, mais encore par le résidu alcalin hygrométrique qu'elle laisse sur la peau, et qui retient l'humidité et entretient un état savonneux et souple de l'épiderme très favorable au toucher, surtout à la paume des mains et à la plante des pieds, où cet épiderme est très épais et où les glandes sudoripares sont très nombreuses (Aubert).

E.— INFLUENCE DU SYSTÈME NERVEUX

L'influence du système nerveux sur la sécrétion de la sueur admise depuis longtemps n'a été définitivement et directement établie que depuis 1876, grâce à la découverte de l'action sudorifique de la pilocarpine et de l'action antisudorifique de l'atropine. Nous allons résumer brièvement l'état actuel de la question d'après le récent et magistral article de M. François Franck (Dict. encycloped. *Sueur*).

Nerfs excito-sudoraux. — L'existence des nerfs se distribuant aux glandes sudoripares et provoquant la sécrétion sudorale a été démontrée par Goltz (1875). Ces nerfs se trouvent dans le sciatique et ses branches pour le membre postérieur, dans le médian et le cubital pour le membre supérieur, dans le nerf sous-orbitaire pour la face.

Ils proviennent de la moelle, soit en passant directement pour la plupart dans les racines des nerfs mixtes (Vulpian), soit en passant d'abord dans le grand sympathique par les *rami communicantes* pour arriver ensuite à ces nerfs (Luchsinger, Nawrocki).

Nerfs fréno-sudoraux. — Vulpian avait admis d'abord, mais il a abandonné ensuite, l'hypothèse de nerfs capables d'arrêter la sécrétion sudorale et analogues aux nerfs semblables des glandes salivaires, et aux nerfs vaso-dilatateurs. Si ces nerfs n'existent pas, à titre de nerfs distincts, ce qui n'est pas prouvé, il existe des actions frénatrices et suspensives de la sudation, pouvant s'exercer peut-être par les mêmes voies que les actions excitatrices, suivant l'état des appareils périphériques (Franck).

Centres sudoraux. — Ils ne sont pas nettement délimités comme les noyaux d'origine des nerfs bulbaires, mais sont plutôt des *régions* où naissent les fibres sudorales. — 1° *Centres médullaires* : pour le membre postérieur, de la dixième paire dorsale à l'extrémité inférieure ; pour le membre supérieur la moitié supérieure de la moelle dorsale ; pour la face la moelle cervicale. En réalité tout l'axe gris de la moelle joue le rôle de centre pour les nerfs sudoraux. — 2° *Centre bulbaire*. Existerait seul pour Nawrocki. Il détermine la sudation générale, tandis que les centres médullaires ne déterminent que des sudations partielles (Vulpian). — 3° *Centres cérébraux*. Admis par Adamkiewcz; leur existence est douteuse.

Influences excito-sudorales. — Pour que la sudation se produise, il faut l'intervention de certaines influences, soit à l'état physiologique, soit à l'état pathologique, soit même dans les expériences. On connaît, depuis longtemps, les principales causes de la sudation : température élevée résultant de la chaleur ambiante, de la fièvre, de l'exercice musculaire, ingestion abondante de boissons, poisons, substances sudorifiques, etc., mais le mécanisme de leur action n'est établi que depuis peu. Franck les répartit ainsi :

1° INFLUENCES AGISSANT A LA PÉRIPHÉRIE. — A. *Sur les troncs nerveux.* — Irritation expérimentale, électrique ou autre, des nerfs périphériques (sciatique, etc.), névrites, névralgies qui provoquent aussi des sueurs réflexes dans un autre domaine que celui du nerf malade.

Après la section, le nerf sudoral présente aussi, pendant quelques jours, une excitabilité plus grande aux divers agents, mais quand la dégénération est complète, il y a paralysie sudorale. Cette suppression de la sueur n'est manifeste en clinique que sur les membres atteints de paralysie grave et complète.

B. *Sur les terminaisons nerveuses sudorales.* — Ces appareils ne sont encore connus que très incomplètement et on n'a pas encore vu la continuité des tubes nerveux périphériques avec l'épithélium glandulaire. Coyne (1878), Hermann (1879) ont vu ces tubes aboutir à des cellules multipolaires situées en dehors de la paroi propre des glandes et les prolongements de ces cellules sont peut-être en relation avec l'épithélium. Quoi qu'il en soit, c'est exclusivement sur les terminaisons nerveuses ou l'épithélium lui-même qu'agissent certains excitants périphériques tels que la *pilocarpine* et la *muscarine*. D'autres, au contraire, *atropine*, *duboisine*, *piturine*, paralysent la sudation par une action également périphérique mais *antagoniste* de la précédente.

Il en est de même de l'application locale du froid ou d'une trop forte chaleur qui empêchent la sueur dans la région refroidie ou surchauffée (Luchsinger, Straus).

2° INFLUENCES AGISSANT DIRECTEMENT SUR LES CENTRES SUDORAUX. — A. *État asphyxique du sang.* — Son action est facile à démontrer ; si, sur un animal curarisé, on suspend la respiration artificielle, le corps se couvre de sueur partout où il y a des glandes sudoripares en rapport avec les centres par des nerfs intacts. Les sueurs des diverses asphyxies cardiaque, pulmonaire, de l'agonie, etc., sont dues à l'action du sang noir sur les centres. — B. *Élévation de la température du sang.* — L'action excito-sudorale de cette condition est démontrée par ce fait que, dans une étuve chauffée, la sudation générale s'établit sur tous les membres sauf sur le membre postérieur dont le sciatique est coupé. C. *Poïsons.* — La strychnine, la picrotoxine, la nicotine, l'ésérine (Nawrocki, Högyes), l'acétate d'ammoniaque, le camphre (Marmé) agissent sur les centres bulbo-médullaires et excitent la sueur.

3° INFLUENCES RÉFLEXES EXCITO-SUDORALES. — Toutes les irritations de nerfs sensibles (généraux, spéciaux, viscéraux) peuvent produire la sueur, à titre de réaction réflexe, soit dans le territoire de la région cutanée irritée, soit dans des parties symétriques ou autres plus ou moins éloignées, soit sur toute la peau. L'influence des irritations cutanées produites par la chaleur, l'électricité, le chatouillement ; celle de l'excitation des nerfs du goût signalée par Brown-Séquard sont bien connues. Il n'en est pas de même des sueurs de provenance viscérale, jusqu'ici moins étudiées et dépendant de l'excitation du sympathique. On a signalé des sueurs réflexes provenant d'irritation cardiaque, péricardique (angine de poitrine), broncho-pulmonaire, pleurale, gastrique, intestinale, péritonéale, utérine, rénale, uretérine. (Voir Bouveret. *Sueurs morbides*.)

Rôle de la circulation périphérique dans la sécrétion sudorale. — La sécrétion de la sueur est indépendante de la circulation, comme le prouve la sudation qui a lieu par l'excitation directe des nerfs, par les influences centrales, par la pilocarpine, après la compression des vaisseaux du membre, après la ligature de l'aorte, après l'amputation : les sueurs froides émotives, celles de l'agonie, etc., se produisent sur une peau exsangue. Inversement, on voit souvent la peau rougir vivement sans que la sueur se produise (stade de chaleur des fièvres, expériences de vaso-dilatation périphérique, etc.). Mais si ces deux phénomènes sont, d'une manière absolue, indépendants l'un de l'autre et si la fonction nerveuse sudorale est distincte de la fonction vaso-motrice, elle n'en est pas moins dans un rapport étroit, au point de vue de l'abondance de la sécrétion, avec l'intégrité de la circulation. Comme pour les glandes salivaires, l'afflux sanguin est indispensable pour fournir aux glandes sudoripares les matériaux d'une sécrétion durable, et l'innervation est double aussi (nerfs glandulaires, nerfs vasculaires).

F. — MÉCANISME DE LA SÉCRÉTION

Si l'influence du système nerveux sur la sécrétion sudorale est parfaitement établie, le mécanisme de cette action est encore inconnu dans son intimité, et on n'a que quelques notions sur les modifications sécrétoires de l'épithélium. Il ne paraît pas y avoir une véritable *fonte* des cellules sudorales, comme l'avait supposé Kuss, et la sueur se produit plutôt par *filtration* et élaboration par l'épithélium. Renaut a vu que les glandes sudoripares, après une sécrétion prolongée, ont un épithélium qui d'allongé est devenu très court, moins volumineux, le noyau gonflé est devenu central, le protoplasma est fortement granuleux de strié qu'il est à l'état de repos. Isaac Ott a confirmé ce rapetissement des cellules sudorales par la sécrétion.

L'*excrétion* de la sueur a lieu surtout par la *vis a tergo*. Elle peut être favorisée par la contraction des fibres lisses de la peau et peut-être par les singulières fibres musculaires *intra-glandulaires* décrites par Ranvier et Hermann.

G. — TROUBLES DE LA SÉCRÉTION SUDORALE.

Troubles intrinsèques. — 1° QUANTITÉ. — a. *En plus*. L'*hyperhidrose* généralisée s'observe dans certaines maladies aiguës et chroniques : fièvres, surtout fièvres intermittentes, suette, rhumatisme, fièvre typhoïde, variole et rougeole, phthisie. Elle présente le caractère de *sueurs froides* dans certains états psychiques, peur, douleur, honte, et dans les états suivants : nausée, indigestion, syncope, coliques, péritonite, coliques néphrétiques, hernies étranglées, empoisonnement par arsenic, asphyxies cardiaque, pulmonaire, etc., agonie. L'hyperhidrose localisée ou *éphidrose* se montre aux pieds, aux mains, aux aisselles, à la région parotidienne, à la face et dans les territoires de nerfs atteints de névralgie ou de névrite. — b. *En moins*. L'*anidrose* se voit dans le marasme sénile, le diabète, le psoriasis et l'ichthyose, les anesthésies périphériques ou médullaires, certains stades des fièvres.

2° QUALITÉ. — a. *Odeur*. On connaît la *fétidité* de certaines sueurs, celle des pieds par exemple chez quelques individus. — b. L'*acidité* peut aussi être modifiée. — c. La *couleur* peut être quelquefois jaune, bleue, noire (chromhidrose) ou rouge et contenir alors du sang (hématidrose). — d. La *composition chimique* peut être altérée par la présence de glycose, acide urique, albumine, pigments biliaires, dans certains états pathologiques, et par l'élimination des nombreuses substances étrangères que nous avons énumérées.

Suppléance de la sueur pour d'autres excrétions. — A l'état normal, les rapports de la sueur et de l'urine varient avec la saison, c'est-à-dire avec la température. L'été fait prédominer la sueur sur l'urine, l'hiver c'est l'inverse. Dans des cas pathologiques, où l'urine est plus ou moins complètement supprimée, la sueur supplée, pour une partie, à l'insuffisance du rein et excrète de l'urée, de l'acide phosphorique et des chlorures en fortes proportions. — On a admis aussi un rapport inverse entre la sueur et les sécrétions intestinales ; par exemple, balancement entre les sueurs et la diarrhée chez les phthisiques (*si cutis densitas alvi laxitas et contrà*) ; enfin elle peut suppléer dans une certaine mesure, le poumon pour l'excrétion de CO_2 et d'eau.

Suppression de la transpiration. — Il y a lieu de distinguer plusieurs cas : 1° La *suppression de la transpiration cutanée* par un enduit imperméable (vernissage, brûlure étendue) entraîne des accidents le plus souvent mortels, non par la rétention dans le sang de principes nuisibles qui devaient être éliminés (ammoniaque, produits infectieux, CO_2), mais par la production de lésions viscérales (tube digestif et rein) et de troubles fonctionnels dont le plus remarquable est le refroidissement progressif et rapide de l'animal. Ce refroidissement, attribué par les uns à l'exagération réelle de la déperdition de calorique par la surface vernie ou brûlée, paraît aussi, pour une très grande partie, dû au retentissement sur la calorification centrale de lésions médullaires très importantes qui suivent le vernissage et les brûlures et dont la cause est encore obscure (paralysie réflexe des vaisseaux, inhibition).

2° *Suppression de la sueur par le froid.* — Tous les pathologistes reconnaissent comme cause à un grand nombre de maladies inflammatoires l'action du froid sur le corps en sueur. Mais si l'action nocive du froid est certaine, la suppression de la sueur, la « sueur rentrée », en admettant qu'elle ait réellement lieu, n'est pas la cause immédiate et prochaine de la maladie. La sueur n'a eu dans ce cas qu'un seul effet, celui d'augmenter la réfrigération de la peau et, par suite, l'impression du froid dont l'action, évidemment transmise par le système nerveux, va provoquer, par un mécanisme pathogénique incertain, les phlegmasies viscérales.

3° La *suppression des sueurs locales* peut déterminer divers accidents dont l'étude est du ressort de la clinique.

SÉCRÉTION SÉBACÉE

La sécrétion sébacée, hors certains cas pathologiques, paraît peu important si on la compare aux sécrétions que nous venons d'examiner et sa quantité est si faible qu'elle est presque entièrement invisible. Mais si l'on considère que cette sécrétion se fait, à proprement parler, sans eau (laquelle entre pour une si forte proportion dans la bile, l'urine, la sueur) que, d'autre part elle s'opère simultanément sur presque tous les points d'une surface très étendue, telle que celle de la peau, on sera amené à penser que, bien qu'inappréciable pour un point limité et pour un temps donné, elle ne doit pas moins avoir une importance plus grande qu'on ne serait tenté de le croire au premier abord.

Appareil sébacé. — L'appareil sébacé est formé de petites glandes ou follicules en grappe simple logés dans l'épaisseur de la peau et dont le canal excréteur vient s'ouvrir dans les follicules pileux tout près de l'orifice de ceux-ci. Dans les régions dites glabres, c'est-à-dire à poils rudimentaires, les glandes sébacées s'ouvrent directement à la surface de la peau, mais leur orifice est traversé par un poil rudimentaire; enfin au niveau du mamelon et des petites lèvres chez la femme, de la face interne du prépuce et de la couronne du gland chez l'homme, elles sont sans aucun rapport avec les follicules pileux qui manquent dans ces points. La paume des mains et la plante des pieds sont dépourvues de glandes sébacées. L'étude comparative de ces glandes chez les mammifères nous montre de nombreuses différenciations donnant naissance à des glandes spéciales telles que les glandes mammaires, les glandes de Meibomius, les glandes odorantes anales des carnivores et des rongeurs, les glandes à musc, à castoréum, etc. Chez le mouton, les glandes sudoripares débouchent dans le conduit des glandes sébacées d'où le mélange des deux sécrétions donnant naissance à ce produit particulier, très complexe, le *suint* qui imprègne la toison de ces animaux et qui est si riche en carbonate de potasse (37 p. 100) qu'on en extrait industriellement ce sel.

La *structure* de ces glandes comprend une membrane limitante propre, tapissée par une couche de cellules épithéliales, petites, polyédriques, granuleuses, avec un noyau. En dedans de cette couche, et remplissant toute la cavité des culs-de-sac, sont de grosses cellules polyédriques, à noyau plus ou moins distinct, dont le corps cellulaire est rempli de fins globules huileux entre lesquels reste une sorte de stroma réticulé. Les cellules les plus rapprochées du centre sont les plus grosses. Vers le conduit excréteur, elles se montrent

FIG. 73. — Appareil pilo-sébacé.

1, épiderme ; — 2, orifice du follicule pileux ; — 3, glandes sébacées; — 4, muscle *arrector pili;* — 5, papille du poil.

vidées, ratatinées et forment de petites masses amorphes. Les cellules bordantes en se multipliant repoussent sans cesse vers le centre les cellules déjà formées et la sécrétion sébacée prend ainsi un caractère desquamatif.

Caractères de la sécrétion sébacée. —Cette humeur n'est un peu visible chez l'homme que sur la peau du front, du nez et des joues qu'elle recouvre parfois d'un léger enduit huileux. En touchant les points mouillés avec du papier on produit sur celui-ci des taches grasses, et du papier de tournesol rougi est légèrement ramené au bleu, ce qui indique la réaction alcaline. En recueillant par le raclage un peu de cette humeur sur une plaque de verre on y constate, au microscope, la présence de gouttes d'huile. Si on examine le produit encore contenu dans le col du follicule ou dans les culs-de-sac sébacés, on trouve qu'il est constitué par un amas de cellules infiltrées de gouttelettes huileuses, jaunes, sphériques, à contour foncé, d'autant plus fines qu'on se rapproche davantage de la couche épithéliale bordante.

L'accumulation des gouttelettes distend de plus en plus et finit par rompre la paroi cellulaire et le contenu, devenu libre, se mêle au contenu des autres cellules. L'humeur huileuse en fluant au dehors n'entraîne pas toujours les parois vides qui s'accumulent alors dans la glande qu'elles distendent, for-

FIG. 74. — Cellules épithéliales des glandes sébacées. (Ch. Robin.)

a, cellules isolées ; — *b*, cellules encore réunies, remplies de gouttes d'huile ; — *c*, cellules vidées ratatinées — *e*, petite cellule dont le contenu ne forme qu'une seule goutte.

mant ainsi les *comédons* au centre desquels existe parfois un acare vermiforme le *demodex folliculorum*.

Composition chimique. — L'humeur sébacée pure et normale, difficile à étudier au point de vue chimique à cause de sa faible quantité, paraît constituée presque essentiellement par un mélange d'oléine et de palmitine, des savons alcalins, un peu de cholestérine et des sels, surtout des phosphates alcalins et terreux et du chlorure de sodium. L'eau (35 p. 100) et les albuminoïdes (22 p. 100) signalés dans les analyses de Lutz, provenant d'un cas de séborrhée, appartiennent non à l'humeur sébacée proprement dite, mais au protoplasma des débris épithéliaux contenus dans cette humeur.

L'enduit fœtal ou *vernix caseosa* qui recouvre la peau des nouveau-nés est un mélange d'humeur sébacée et de cellules épidermiques macérées contenant 47,5 p. 100 de graisse. Il en est de même du *smegma préputial* (53 p. 100 de graisse) dans lequel on trouve, en outre, un savon ammoniacal.

Le *cérumen* du conduit auditif est un mélange d'humeur sébacée et du produit des glandes dites cérumineuses qui ne sont que des glandes sudoripares un peu plus grosses. C'est une humeur jaunâtre, demi-solide, très amère, montrant, au microscope, de la graisse libre (oléine et stéarine), des cristaux de cholestérine, des cellules épidermiques et des cellules sébacées. Il contient de l'eau (10 p. 100), des matières grasses (26 p. 100), une substance azotée analogue à la mucine, un principe amer inconnu, des savons de potasse (52 p. 100) et de petites quantités de sels à base de potasse, de soude et de chaux.

Phénomènes intimes de la sécrétion. — Nous avons indiqué un peu plus haut les modifications histologiques qui ont lieu dans les culs-de-sac sébacés; la multiplication des cellules bordantes, le refoulement vers le centre des cellules plus anciennes, l'accumulation progressive de gouttes d'huile dans ces cellules, la rupture de la paroi et la mise en liberté de l'huile. C'est donc là un type de sécrétion desquamative ou par déhiscence et fonte cellulaire. Mais d'où vient la matière grasse ainsi formée ? Est-elle empruntée au sang ou plutôt à la lymphe (les réseaux lymphatiques paraissant plus développés que les réseaux sanguins autour des glandes sébacées) ou, au contraire, est-elle formée sur place, par l'activité métabolique des cellules bordantes, et aux dépens des albuminoïdes de leur protoplasma ? Cette dernière opinion paraît la plus plausible. Les cellules sébacées seraient donc le siège d'une synthèse adipogénique mais les produits de cette synthèse n'ont aucun rôle récrémentitiel. Ils paraissent simplement destinés à jouer un certain rôle de protection pour les téguments et pour les poils qu'ils assouplissent et qu'ils rendent imperméables à l'eau, ce dernier rôle surtout marqué chez certains animaux aquatiques. La sécrétion lactée qu'on a voulu comparer et presque identifier, quant à son processus, à la sécrétion sébacée s'en distingue très nettement, comme nous le verrons à la fin de cet ouvrage, au chapitre *Allaitement*.

RESPIRATION

CONSIDÉRATIONS GÉNÉRALES

Définition. — Tout animal vivant qui produit de la chaleur et du travail brûle pour cela, au sein même de ses tissus, une certaine quantité de carbone. L'oxygène nécessaire à cette combustion et l'acide carbonique qui en résulte sont, l'un tiré du milieu qui environne l'animal, l'autre rejeté dans ce milieu. Cette combustion intime et l'ensemble des actes physiologiques qui concourent à cet échange gazeux entre l'animal et le milieu dans lequel il est plongé, constituent la fonction de respiration.

Chez les animaux très inférieurs, les échanges gazeux s'effectuent directement entre les éléments anatomiques et le milieu, et la fonction est réduite à sa plus grande simplicité. Chez d'autres, plus élevés en organisation, les éléments anatomiques sont mis en rapport avec le milieu extérieur par l'intermédiaire d'un liquide, le sang, appelé quelquefois milieu intérieur, chargé de leur apporter l'oxygène et de leur enlever l'acide carbonique. Enfin, chez les êtres les plus élevés, les vertébrés, les échanges gazeux entre le sang et le milieu extérieur s'effectuent dans des appareils différenciés et disposés de manière à donner plus d'activité à cet échange. Ces appareils où viennent se rencontrer le milieu intérieur et le milieu extérieur pour y effectuer les échanges gazeux, varient suivant la nature du milieu extérieur ; c'est la branchie dans l'eau ou le poumon dans l'air.

Schéma du poumon. — Le but de la respiration étant l'introduction de l'oxygène de l'air extérieur dans le sang et le dégagement de l'acide CO_2 du sang dans l'air extérieur, il est évident que ce but sera d'autant mieux rempli que l'air et le sang seront en rapport par une plus large surface. C'est ce qui a lieu et le poumon réalise une vaste surface d'absorption et d'exhalation où un courant de sang est exposé, en couche extrêmement mince, à un courant d'air atmosphérique. Voilà tout le schéma du poumon.

On peut donc considérer le poumon comme une immense surface épithéliale (200 m. carrés chez l'adulte) *au-dessous* de laquelle circule un puissant courant sanguin, tandis qu'*au-dessus* circule un courant d'air. Le courant sanguin est contenu dans un réseau capillaire qui a pour canaux afférents les branches

FIG. 75. — Réseaux capillaires sanguins sous-épithéliaux
des alvéoles du poumon de l'homme.

de l'artère pulmonaire, pour vaisseaux efférents les veines pulmonaires. Le sang y circule d'un mouvement continu et régulier, et ce réseau capillaire représentant les trois quarts environ de la surface pulmonaire totale, soit 150 m. carrés, contient à chaque instant environ 2 litres de sang et se trouve ainsi, en 24 heures, traversé par 20,000 litres de sang, soit environ 10,000 litres de globules rouges.

Le courant aérien circule au-dessus de l'épithélium. Il est amené par des canaux afférents qui se ramifient à la façon des artères, mais il n'a pas de canaux efférents propres et ressort par les mêmes canaux qui l'ont amené, en sorte que son courant n'est pas continu, mais alternativement renversé comme un mouvement de marée (inspiration = flux, expiration = reflux). La quantité d'air qui circule ainsi, en vingt-quatre heures, au contact de la surface pulmonaire, atteint 10,000 litres.

Au point de vue anatomique, cette surface est constituée par deux grands sacs simples dont la cavité interne est incomplètement cloisonnée comme chez les batraciens et les reptiles. Le sang à oxygéner circule sous la paroi interne du sac et des cloisons, l'air pénètre dans le sac et en sort par les voies respiratoires, bronche et trachée. Chez les animaux où la respiration est très active, oiseaux et mammifères, chacun des poumons n'est plus formé par un sac, mais par des milliers de sacs beaucoup plus petits appelés *lobules pulmonaires primitifs*, dont la face interne est partagée en un certain nombre de petites cavités, les *alvéoles*, par des cloisons [qui n'arrivent pas tout à fait au centre. Nous n'avons pas à entrer dans [une étude plus détaillée de la structure du poumon, le schéma que nous venons de donner suffit pour l'intelligence des phénomènes physiologiques de la respiration. Nous ajouterons simplement que la paroi propre des lobules et la charpente conjonctive qui réunit les divers lobules entre eux, contiennent de nombreuses fibres élastiques, et que les petites bronches renferment une couche de fibres musculaires lisses. Nous verrons plus loin l'importance de ces deux particularités.

Ainsi donc, chez l'homme et les vertébrés pulmonés, l'air et le sang sont mis en rapport au niveau de l'épithélium pulmonaire, et c'est au travers de cet épithélium que s'effectuent les échanges gazeux. Puis le sang chargé d'oxygène est transporté par la circulation jusqu'aux éléments anatomiques auxquels il cède cet oxygène et dont il reçoit l'acide carbonique. Cet acide carbonique revient par les veines et le cœur au niveau du poumon et le cycle recommence. On aura donc à étudier dans ce qui va suivre : 1° le mécanisme par lequel l'air extérieur est amené au poumon ; 2° les échanges gazeux qui se passent au niveau de l'épithélium pulmonaire entre l'air et le sang ; 3° enfin les phénomènes intimes respiratoires qui se passent dans les éléments anatomiques. Nous étudierons aussi : 4° l'action du système nerveux et 5° les troubles de la fonction respiratoire et en particulier l'asphyxie.

I

PHÉNOMÈNES MÉCANIQUES DE LA RESPIRATION

A. Appareils enregistreurs des mouvements respiratoires ou pneumographes.

B. Résultats fournis par les pneumographes ⎰ Forme du mouvement respiratoire.
   ⎱ Durée et fréquence.
   ⎰ Types respiratoires.

C. Mouvements du thorax. Action des muscles respirateurs.

I. Inspiration ⎰ Diaphragme.
   ⎱ Côtes et sternum ⎰ Influence de la longueur des côtes.
   ⎱ — de la courbure —
   ⎱ Muscles élévateurs des côtes.

II. Expiration.

D. Rôle du poumon.
   Élasticité pulmonaire.
   Contractilité des bronches.
   Débit de la pompe thoracique. Spirométrie. Capacité pulmonaire.
   Renouvellement de l'air dans les poumons. Ventilation.

E. Actes physiologiques auxquels les mouvements respiratoires sont associés.

Les poumons peuvent être considérés, au point de vue physiologique, comme deux sacs à air renfermés dans une cavité dilatable, le thorax, dont ils suivent exactement toutes les variations de volume. Par les dilatations, et les contractions successives de cette cavité, il s'établit par la trachée un courant d'air tantôt dans un sens, tantôt dans l'autre, analogue de tous points au courant d'eau produit par une pompe dont le piston plein refoulerait à la descente le liquide par le tuyau d'aspiration. Aussi donne-t-on quelquefois à l'ensemble du thorax et du poumon le nom de pompe thoracique. Le mouvement de la pompe qui introduit l'air dans le poumon a reçu le nom *d'inspiration*, le mouvement en sens inverse qui le refoule à l'extérieur a reçu le nom *d'expiration*.

A. — APPAREILS ENREGISTREURS DES MOUVEMENTS RESPIRATOIRES

Comme les quantités d'air introduites dans le poumon sont refoulées à l'intérieur, en un mot, comme la ventilation pulmonaire est en rapport avec l'augmentation ou la diminution de volume du thorax, il est de grande importance de pouvoir mesurer ces variations de volume. La chose n'est pas aussi simple que dans une pompe cylindrique munie d'un piston, car les dimensions de la cavité thoracique, dont le muscle diaphragme peut être considéré comme le piston, varient non seulement par la position de ce piston dans le corps de pompe, mais encore par l'écartement des parois de ce corps de pompe. On est donc forcé de mesurer soit l'ampliation totale, soit l'ampliation de la circonférence du thorax à diverses hauteurs, soit enfin la variation de chacun des diamètres de la pompe thoracique. Les instruments qui servent à ces mesures sont appelés *pneumographes* ou *thoracomètres*.

Le thoracomètre le plus simple, qu'on pourrait appeler thoracomètre totalisateur, parce qu'il mesure les variations du volume total du thorax, consiste en un récipient à parois rigides analogue au pléthysmographe de Mosso et dans lequel on peut enfermer le thorax dont on recherche les variations de volume en l'entourant d'eau (Boerhaave) ou d'air (P. Bert). Les variations des volumes de l'eau et de pression de l'air sont proportionnelles aux variations de volume de la cage thoracique et de même sens.

Ce thoracomètre a été peu employé par les physiologistes qui ont mesuré de préférence et inscrit les variations suivant les circonférences ou suivant les divers diamètres de la cage thoracique. Les pneumographes de Marey et de P. Bert ont pour objet d'inscrire les variations suivant les diverses sections perpendiculaires à l'axe du corps fig. 76 et 77.

FIG. 76. — Pneumographe de Marey.

Le nouveau pneumographe de Marey (fig. 76) peut s'attacher sur l'homme autour de la poitrine et à diverses hauteurs au moyen d'un lien inextensible. Il se compose essentiellement d'un tambour à levier porté par une plaque d'acier flexible et placé parallèlement à cette plaque. Si l'on tire sur les chefs du lien circulaire, on fléchit la lame par l'intermédiaire des deux tiges à crochets qui les portent (voir la figure 76); de ce fait, le parallélisme entre la plaque et le tambour est détruit et le levier vient refouler la membrane élastique et transmettre ce mouvement, par le tube *a*, au tambour conjugué qui l'inscrit. Lorsque ce pneumographe est placé sur l'homme, le développement circonférentiel du thorax, suivant la section qu'embrasse le lien inélastique, agit comme la traction directe sur ce lien et provoque pendant l'inspiration et l'expiration les mêmes alternatives de dilatation et de compression.

Dans l'ancien pneumographe de Marey, modifié par P. Bert et représenté fig. 77, le tambour est cylindrique et c'est sur les bases de ce cylindre constituées par des membranes élastiques que s'exerce la distension provoquée par l'ampliation du thorax. Il y a communication par un embout et un tube de caoutchouc entre ce tambour de forme particulière et un tambour récepteur ordinaire.

FIG. 77. — Pneumographe modifié de Bert.

Il est à remarquer que le mouvement de l'air dans le tambour récepteur

FIG. 78. — Thoracomètre de Sibson.   FIG. 79. — Tambour à compas.

réuni à ces deux pneumographes se fait dans le même sens que dans le poumon.

On a donc, avec le dispositif ordinaire, inscription sur un cylindre vertical et style placé à la partie supérieure de la membrane du tambour, une courbe descendante pour l'inspiration et une courbe ascendante pour l'expiration.

Les appareils au moyen desquels on peut mesurer ou inscrire l'ampliation de la cage thoracique suivant une seule de ses dimensions sont assez nombreux. En premier lieu, il convient de citer le thoracomètre de Sibson avec lequel on peut mesurer l'augmentation de tout diamètre antéro-postérieur (fig. 78). Le sujet en expérience se place en R étendu sur le dos et le tampon Z de la crémaillère s'appuie sur la partie antérieure de sa poitrine, et suit exactement tous les mouvements d'élévation ou d'abaissement de celle-ci. La crémaillère transmet ses mouvements à un pignon dont l'axe porte une aiguille qui se meut sur un cadran dont les divisions indiquent en centimètres, millimètres et 1/10 de millimètre les élévations et les abaissements de la crémaillère.

Le tambour à compas (P. Bert), analogue à un compas d'épaisseur, sert à inscrire les variations du diamètre thoracique compris entre ses deux branches. En C est le tube abducteur que l'on réunit par un tube de caoutchouc avec le tambour récepteur. Le maniement et le fonctionnement de cet appareil se comprennent facilement au moyen de la figure.

Il en est de même du tambour destiné à recueillir les mouvements d'un point du thorax. (P. Bert.)

Le thoracomètre de Sibson et le tambour à compas de Bert ne peuvent mesurer que l'expansion circonférentielle du thorax, mais ils ne sont pas faits pour apprécier l'amplitude des oscillations du piston de la pompe thoracique, l'amplitude des mouvements du diaphragme. Pour cela Rosenthal s'est servi sur les animaux, d'un levier qu'il introduisait par une ouverture faite à la paroi abdominale. L'extrémité de l'un des bras était en contact avec le centre phrénique, l'autre pouvait se mouvoir sur le cylindre enfumé et y inscrire les mouvements du diaphragme.

B. — RÉSULTATS FOURNIS PAR LES PNEUMOGRAPHES

Forme du mouvement respiratoire. — Les résultats fournis par les pneumographes sont de plusieurs ordres. Si l'on considère la courbe obtenue par Marey sur l'homme au moyen d'un pneumographe, on peut en tirer les renseignements suivants. D'abord, pour ce qui a rapport à la forme du mouvement du thorax au niveau de la circonférence embrassée par le pneumographe, on remarque que ce mouvement peut être décomposé en deux périodes inégales et par leur durée et par leur forme. La partie descendante de la courbe qui correspond comme nous l'avons vu à l'inspiration, s'effectue en moins de temps que la partie ascendante, qui correspond à l'expiration. De plus, le mouvement inspiratoire s'effectue d'une manière régulière sans variation brusque de vitesse, la courbe est presque droite, sans crochets, à peu près également inclinée dans toute cette partie-là. Le mouvement expiratoire, contraire, d'abord régulier, s'affaiblit presque brusquement pour conserver une vitesse très petite jusqu'à la fin. En effet, la courbe monte régulièrement d'abord, puis présente un changement de direction assez brusque pour devenir très inclinée et presque horizontale jusqu'à la fin du mouvement expiratoire.

Le tracé du pneumographe ci-joint donne encore un autre renseignement : c'est qu'il n'existe entre l'inspiration et l'expiration aucune période de repos. Le mouvement change brusquement de sens, comme l'indique le rebroussement inférieur de la courbe, mais il est continu. Bien que la chose ne soit

FIG. 80. — Courbe du mouvement respiratoire. (Marey.)

pas aussi nette, il en est de même entre l'expiration et l'inspiration. La courbe ne présente aucune partie absolument horizontale, elle s'élève lentement jusqu'à l'inspiration. Il n'y a donc pas davantage de période de repos entre l'expiration et l'inspiration qu'entre l'inspiration et l'expiration. Ce qui a pu en imposer à quelques physiologistes, c'est la lenteur avec laquelle la courbe s'élève à la fin de l'expiration, lenteur qui avec des tambours peu sensibles ou non hermétiques peut se traduire par un plateau.

Durée et fréquence du mouvement respiratoire. — Pour connaître la durée d'un mouvement respiratoire du thorax il suffirait de tracer les vibrations d'un diapason chronographe au-dessous de la courbe (fig. 80) obtenue avec le pneumographe. On y arrive plus simplement en comptant le nombre d'actes respiratoires accomplis pendant un temps déterminé. On peut avoir ainsi très facilement la durée d'un seul mouvement de va-et-vient du thorax, ou bien le nombre de mouvements accomplis dans l'unité de temps; ce dernier nombre, plus usité en physiologie, détermine le *rythme respiratoire*. Il est variable avec l'âge et d'autres influences fort nombreuses (attitude, marche, course, digestion, sommeil, fièvre, émotions, passions). Cependant la moyenne des déterminations fournies par les auteurs pour l'homme adulte entre vingt-cinq et trente ans est à peu près de seize mouvements respiratoires par minute. D'après Quetelet, chez l'enfant et le vieillard, le rythme est plus rapide. Le nouveau-né respire jusqu'à quarante-quatre fois par minute ; l'enfant de cinq ans, vingt-six fois, enfin l'homme de trente à cinquante ans, dix-huit fois.

Le sommeil a aussi sur le rythme respiratoire une influence tellement considérable qu'il est nécessaire de le signaler à part. D'après un grand nombre d'observations du même auteur, faites sur trois individus d'âges et de sexes différents, on peut conclure que la diminution apportée par le sommeil dans le nombre des mouvements respiratoires est à peu près de un quart.

Types respiratoires. — L'application des pneumographes à l'étude des mouvements du thorax est capable de donner encore d'autres renseignements. Si l'on applique, par exemple, successivement sur un homme, une femme, un enfant, trois pneumographes identiques et placés sur le thorax à des hauteurs différentes : le premier embrassant la poitrine au niveau des côtes supérieures, l'autre au niveau des côtes inférieures, le troisième enfin au niveau de l'ombilic, on constate que les courbes tracées par les trois pneumographes ont des amplitudes fort différentes sur un même sujet et variables avec ce sujet. Chez l'homme respirant avec calme, le premier pneumographe, placé au niveau des côtes supérieures, n'inscrira que de faibles amplitudes ; le second,

FIG. 81. — Silhouettes respiratoires.

placé au niveau des côtes inférieures, inscrira des amplitudes relativement très grandes ; le troisième enfin, inscrira des amplitudes intermédiaires. Le mouvement respiratoire du thorax se fait donc, dans ce cas, surtout au niveau des côtes inférieures. Chez la femme il en est tout autrement, et les amplitudes inscrites par le pneumographe placé au niveau des côtes supérieures dépassent toutes les autres. Enfin chez l'enfant, c'est le troisième pneumographe, placé au niveau de l'ombilic, qui inscrira les plus grandes amplitudes. Il existe donc trois *types respiratoires* distincts : le premier caractérisé par la prédominance du mouvement des côtes supérieures, c'est le *type costo-supérieur* observable surtout chez la *femme ;* le second caractérisé par la prédominance du mouvement des côtes inférieures, c'est le *type costo-inférieur*, observable surtout chez *l'homme*, enfin le troisième caractérisé par la prédominance du mouvement du diaphragme refoulant par une contracture les viscères abdominaux placés au-dessous de lui, c'est le *type abdominal* ou *diaphragmatique*, observable surtout chez *l'enfant*.

Les silhouettes ci-dessus, d'après Hutchinson, obtenues en dessinant sur un écran l'ombre portée des sujets en expérience aux divers temps des mouvements respiratoires effectués par ces sujets, donnent une idée des deux types les plus importants, le type costo-supérieur et le type costo-inférieur. L'épaisseur du trait noir est d'autant plus grande que les déplacements des points du thorax correspondants sont plus grands dans la respiration calme. On voit que cette épaisseur est maximum au niveau du creux épigastrique chez l'homme, et au niveau du mamelon chez la femme, ce qui confirme bien les données précédentes. La ligne pointillée indique le profil du thorax à l'état d'inspiration forcée ; enfin le contour de la silhouette indique ce même profil à l'état d'expiration forcée. On voit que dans le cas d'inspiration forcée il n'y a plus une aussi grande différence entre les deux types respiratoires que dans la respiration calme. Le déplacement du sternum chez l'homme devient considérable dans ce cas et c'est au niveau des premières côtes que le thorax présente sa dilatation maxima.

C. — MOUVEMENTS DU THORAX ET ACTIONS DES MUSCLES RESPIRATEURS

Si la prédominance de telle ou telle partie du thorax dans le mouvement respiratoire dépend du type considéré, il n'en est pas moins vrai que chacun des diamètres thoraciques éprouve dans sa longueur pendant la respiration, des variations plus ou moins marquées. De ces diamètres, trois sont à considérer, perpendiculaires l'un à l'autre, qui forment les trois axes de ce demi-ellipsoïde irrégulier qui constitue la cavité thoracique : le diamètre vertical, le diamètre antéro-postérieur et le diamètre transversal. Ces diamètres, à l'état de repos, c'est-à-dire après une expiration calme, ou mieux sur le cadavre, ont certaines dimensions qui correspondent à l'état d'équilibre du thorax. Ils ne peuvent en sortir que par la contraction des muscles qui viennent s'insérer sur les leviers osseux qui limitent la cavité thoracique. Si les muscles qui entrent en jeu font croître ces dimensions, allongent les diamètres, c'est l'inspiration qui se produit et ces muscles alors en contraction sont inspirateurs. Les muscles inspirateurs cessant d'agir, le thorax, comme tout corps élastique momentanément déformé, tend à revenir à sa position d'équilibre y revient, en effet, si rien ne s'y oppose; les diamètres se raccourcissent et l'expiration se produit. Dans ce cas, qui est celui de la respiration calme, l'inspiration est active, l'expiration passive. C'est le cas le plus important. Mais la cavité thoracique peut être déformée activement en sens inverse, c'est-à-dire de manière que les dimensions des divers diamètres à l'état de repos diminuent, c'est le cas de l'*expiration forcée*. La déformation ne peut se faire alors que par l'intervention active de muscles spéciaux qui sont dits muscles expirateurs. De ces deux groupes de muscles, évidemment le plus important est le premier puisque leur action s'exerce dans l'inspiration calme, à plus forte raison dans l'inspiration forcée, tandis que le second groupe n'agit que dans l'expiration forcée.

Nous étudierons d'abord le mécanisme de l'inspiration.

Inspiration.

Diaphragme. — De tous les muscles inspirateurs, le plus important c'est le diaphragme. Il s'insère, comme on sait, au bord inférieur du système costal, à la colonne vertébrale et au sternum, constituant une cloison musculaire dont les déplacements peuvent s'effectuer dans le sens vertical. Cette cloison, qui limite en bas la cavité thoracique, limite en haut la cavité abdominale; si bien que l'une ne peut s'agrandir par le déplacement du diaphragme sans que l'autre diminue et réciproquement; elle n'est pas plane, mais présente la forme d'un dôme (voir fig. 82 d'après Henle), dont la concavité serait tournée vers l'abdomen. Les fibres du diaphragme, qui constituent les parties latérales de ce dôme, sont disposées méridiennement et viennent aboutir à un tendon aplati, irrégulièrement circulaire, nommé centre phrénique, qui forme comme la clef de voûte du dôme. A l'état de repos, la flèche FF. de ce dôme (fig. 83), c'est-à-dire la distance verticale du centre phrénique au plan AB, qui passe par la circonférence d'insertion du diaphragme est maxima; mais lorsque le muscle se contracte les fibres musculaires tendent à diminuer cette distance, à effacer la convexité de la voûte diaphragmatique de manière que, si la force de contraction était suffisante, la voûte serait, en passant par les positions intermé-

FIG. 82. — Coupe antéro-postérieure du thorax.

diaires A F'' B, A F''' B, ramenée au plan A F B, et la convexité du diaphragme complètement effacée. Mais en réalité le diamètre vertical de la cavité thoracique ne s'augmente pas de toute la flèche F F', de la convexité du diaphragme car, comme nous l'avons vu, la cavité abdominale diminue, par le jeu du diaphragme, d'autant plus que la cavité thoracique augmente, et il arrive un moment où les organes abdominaux refoulés et comprimés s'opposent à toute nouvelle diminution de la cavité qui les contient. Comme effet secondaire de la contraction du diaphragme, les organes abdominaux sont donc refoulés en bas et en dehors et il en résulte une saillie plus ou moins prononcée de l'ab-

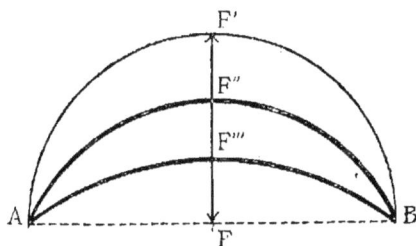

FIG. 83. — Schéma des mouvements du diaphragme.

domen. Il est d'ailleurs bien évident que la contraction du diaphragme ne peut, comme l'ont voulu certains physiologistes, écarter ces points d'insertion pris sur les côtes et le sternum.

Il suffit de jeter un coup d'œil sur le schéma (fig. 83) pour voir que, si un mouvement relatif des points A et B pouvait être produit par la contraction du diaphragme, ce serait plutôt leur rapprochement que leur écartement. En réalité, ni l'un ni l'autre ne se produisent, car ces points, qui doivent nécessairement être fixés pour que la contraction du diaphragme ait une action inspiratrice efficace, le sont par des muscles dont l'action est synergique de celle du diaphragme. Donc en résumé, le diaphragme augmente le diamètre vertical de la cavité thoracique à la façon d'un piston qui s'éloigne de la base du corps de pompe qui le contient; il produit la saillie inspiratoire de l'abdomen et n'est pour rien dans l'augmentation des deux autres diamètres du thorax.

Mouvements des côtes et du sternum. — Les deux autres diamètres de la cavité thoracique dont nous avons à envisager les variations de longueur, sont le diamètre antéro-postérieur, qui va de la colonne vertébrale au sternum, et le diamètre transversal qui aboutit de chaque côté au point de courbure maxima des côtes. Ces deux diamètres sont perpendiculaires l'un à l'autre.

Si nous considérons tout d'abord le diamètre antéro-postérieur, sa longueur ne pourra augmenter qu'à condition que ses deux points extrêmes s'écartent l'un de l'autre et comme l'un deux, la colonne vertébrale, est fixe, c'est le sternum qui seul, dans l'accroissement du diamètre antéro-postérieur, prend un mouvement d'arrière en avant. Pour voir comment peut se faire ce mouvement il suffit de se rappeler que chez le cadavre ou bien lorsque le thorax est à l'état d'expirations ordinaire, les côtes descendent très obliquement de la colonne vertébrale pour se porter à leur articulation chondro-costale et que cette articulation est située sur un plan perpendiculaire à l'axe du corps beaucoup plus inférieur que leur articulation vertébrale. Si bien que si l'on veut représenter schématiquement cette position pour deux côtes en supposant, pour simplifier, ces deux côtes rectilignes, on aura la figure losangique A B C D. Mais les côtes peuvent recevoir autour de leur articulation vertébrale plusieurs mouvements ; un, entre autres, qui leur faisant décrire autour de cette articulation des arcs de cercle CC', DD', les amène dans la position A C', B D'. C'est ce qui se passe dans l'inspiration. Ce mouvement a pour conséquence de déplacer en même temps le sternum qui relie les extrémités sternales des côtes et de le porter, de sa position primitive C D, à la position C' D'. Dans cette nouvelle position, le sternum est non seulement plus élevé que dans la position C D, mais encore il se trouve plus éloigné de la colonne vertébrale. Le diamètre antéro-postérieur du thorax a donc augmenté par le seul fait du mouvement d'élévation des côtes de la quantité m n, qui mesure la distance des deux positions successives du sternum.

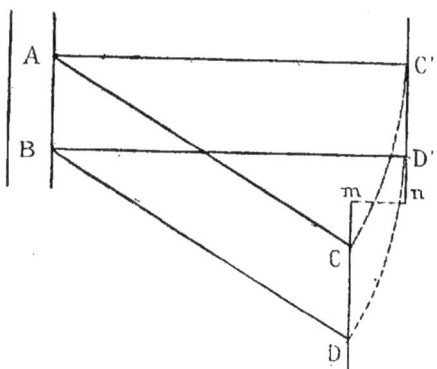

FIG. 84. — Schéma du mouvement des côtes.

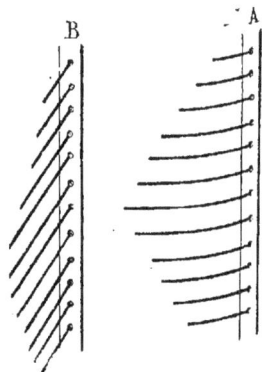

FIG. 85. — Influence de l'inégalité des côtes sur la projection en avant du sternum.

INFLUENCE DE LA LONGUEUR DES CÔTES SUR L'AUGMENTATION DU DIAMÈTRE ANTÉRO-POSTÉRIEUR. — Nous avons supposé dans le schéma (fig. 84) que les côtes étaient d'égale longueur ; dans ce cas le sternum est déplacé parallèlement à lui-même et le diamètre antéro-postérieur augmente au niveau des deux côtes figurées d'une même quantité m n. En réalité il n'en est pas ainsi et les côtes ont des longueurs très inégales, ou, ce qui est seul important ici, les cordes qui sous-tendent les arcs costaux varient d'un de ces arcs à l'autre. Il résulte de cette inégalité que l'effet utile produit sur le sternum par le relèvement de chaque côte est proportionnel à la longueur de la corde de cette côte. Donc la projection en avant du sternum sera le plus prononcée au niveau des sixième, septième et huitième côtes dont les cordes sont les plus longues. C'est ce que montre bien le schéma suivant (fig. 85). Les leviers en A et B ont des longueurs proportionnelles aux longueurs des douze côtes ; en B, les leviers sont disposés obliquement, ressemblant aux côtes dans la position d'expiration ; en A, ils sont relevés horizontalement montrant les allongements des divers diamètres antéro-postérieurs qui résultent de l'élévation des côtes dans l'inspiration.

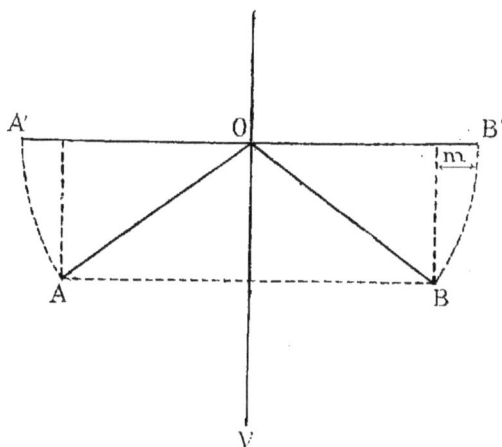

FIG. 86.

AUGMENTATION DU DIAMÈTRE TRANSVERSAL. — L'élévation des côtes ne contribue pas seulement à accroître le diamètre antéro-postérieur de la cavité thoracique mais accroît en même temps son diamètre transversal. Pour se rendre un compte exact du mécanisme de ce mouvement il suffit d'examiner ce qui se passe dans le schéma (fig.86) dans lequel O V représente la colonne vertébrale; O A et O B les deux côtes d'une même paire à l'état d'expiration, ces deux côtes étant supposées rectilignes à partir de leur articulation vertébrale jusqu'aux points A et B de leur courbure maxima. La direction de ces côtes forme, comme on le voit, avec la colonne vertébrale O V un angle aigu ouvert en bas et en dehors et, à l'état de repos ou d'expiration, le diamètre transversal au niveau de la paire considérée est A B. Les côtes se relevant pendant l'inspiration, l'angle aigu va diminuer de plus en plus les points A et B de leur courbure maxima décrivant les arcs A A', B B'. Il pourra même arriver, si le mouvement d'élévation est assez puissant, que les côtes viennent occuper les positions A' O, B' O et soient placées sur le prolongement l'une de l'autre. A ce moment le diamètre transversal sera devenu A' B', c'est-à-dire qu'il aura augmenté de chaque côté de la colonne vertébrale de la quantité m, en tout de la quantité 2 m.

FIG. 87. — Courbure d'une côte.

FIG. 88. — Influence de la courbure des côtes.

INFLUENCE DE LA COURBURE DES COTES SUR L'AUGMENTATION DU DIAMÈTRE TRANS-
VERSAL. — Non seulement les arcs costaux n'ont pas tous des cordes d'égale
longueur, mais encore les courbures de ces arcs varient notablement.

On prend pour mesure de cette courbure la longueur de la perpendiculaire
C D menée du point de courbure maxima sur la corde de l'arc costal A B,
perpendiculaire qui mesure le rayon du mouvement de rotation décrit dans
le plan transversal par le point de la côte le plus éloigné de la colonne vertébrale. Si nous construisons un schéma semblable à celui fig. 85, mais en
donnant aux lignes parallèles des longueurs proportionnelles aux longueurs
trouvées pour la perpendiculaire C D (fig. 87) mesurée successivement
pour chaque côte, nous aurons la figure 88 qui montre bien la différence
de l'agrandissement des deux diamètres transversaux au niveau de la sixième
et de la douzième côte lorsqu'on fait décrire à ces côtes le mouvement d'élévation. La quantité m n qui mesure cet agrandissement pour la sixième côte
est plus grande que m' n' qui le mesure également pour la douzième côte.
Donc, en résumé, l'agrandissement d'un des diamètres transversaux du thorax sera d'autant plus grand que les côtes auxquelles il correspond auront
une courbure plus grande.

Muscles élévateurs des côtes. — D'après ce qui précède, l'agrandissement
des deux diamètres antéro-postérieur et transversal de la cage thoracique étant
sous la dépendance du mouvement d'élévation des côtes, tous les muscles contribuant à produire ce mouvement d'élévation contribueront à l'agrandissement
de ces diamètres et seront par conséquent inspirateurs. Tous les muscles inspirateurs auront donc nécessairement leur insertion mobile sur les côtes, et leur
insertion fixe en un point plus élevé que les côtes qu'ils doivent mouvoir. C'est
en effet ce que l'on retrouve anatomiquement chez tous les inspirateurs. Les
plus importants, ceux qui agissent dans l'inspiration calme, ont leurs insertions
fixes sur la colonne vertébrale, ce sont les *surcostaux*, les *scalènes*, le *petit dentelé postérieur* et *supérieur*, le *cervical descendant*. Beaucoup moins importants
sont quelques autres muscles qui n'agissent que dans l'inspiration forcée et
dont l'action est d'ailleurs moins efficace ; il suffira de citer : le grand dentelé,
le grand pectoral, le petit pectoral et le grand dorsal.

Une mention toute spéciale doit être faite de l'action des muscles *intercostaux* dans la respiration, à cause du débat encore ouvert entre les physiologistes et des nombreuses opinions (pas moins de dix) émises à son sujet. On
sait que ces muscles, au nombre de deux pour chaque espace intercostal,
sont superposés l'un à l'autre sur presque toute la longueur de l'espace et que
leurs fibres sont diversement inclinées ; celles des intercostaux externes étant
dirigées de haut en bas et d'arrière en avant, celles des intercostaux internes étant aussi inclinées de haut en bas mais d'avant en arrière. Ceci dit et
nous rappelant qu'un muscle qui se contracte pour produire un mouvement rapproche ses deux points d'insertion en se raccourcissant, il est
facile de se rendre compte au moyen de la machine schématique de Hamberger
de l'action de chacun des muscles intercostaux dans la respiration. Cette

machine se compose (fig. 89) d'une règle V V' figurant la colonne vertébrale sur laquelle sont fixées, mobiles en O O', deux tiges O A, O' B, qui représentent les côtes. Les muscles intercostaux externes, dont un faisceau est seul représenté, sont figurés par une bande de caoutchouc dont les points d'insertion sur les côtes sont m et n. Si l'on fait décrire aux deux tiges un mouvement de rotation autour des points O, O', en les laissant toujours parallèles entre elles, on voit que forcément, par suite du mouvement, les points m et n d'insertion se sont rapprochés dans la position O O' A' B' et que la longueur du muscle figuratif a diminué. C'est tout le contraire dans la position O O' A'' B'', dans laquelle les côtes sont abaissées ; le faisceau musculaire s'est allongé et ses deux points d'insertion se sont écartés. Donc il n'est pas possible que les muscles intercostaux externes abaissent les côtes parce que leurs points d'insertion s'écarteraient, ce qui est contre le but assigné à toute contraction

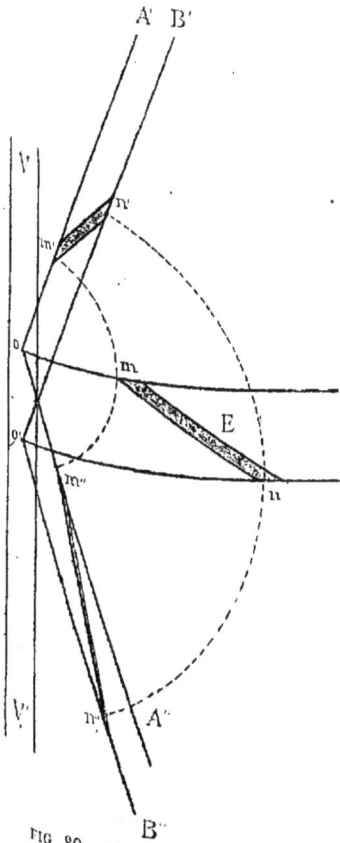

FIG. 89. — Schéma de l'action des intercostaux externes.

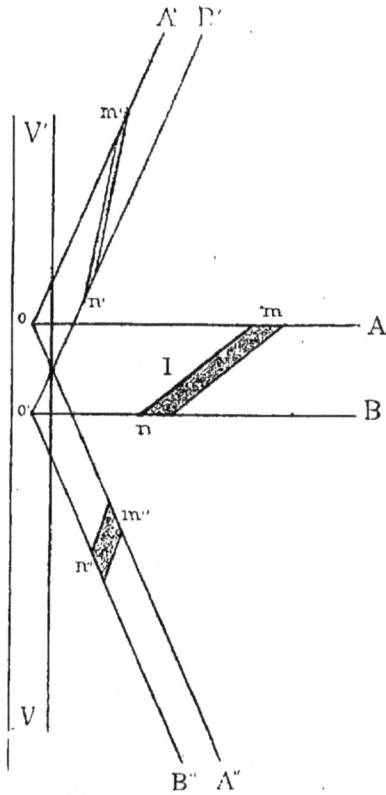

FIG. 90. — Schéma de l'action des intercostaux internes

musculaire active. Au contraire ils peuvent élever les côtes parce que, dans ce cas, ils rapprochent leurs points d'insertion et diminuent la longueur de leurs fibres. *Élevant* les côtes, ils sont *inspirateurs*.

On peut faire un raisonnement analogue pour les muscles intercostaux internes. (V. fig. 90.) Mais ici les points d'insertion s'écartent dans le mouvement d'élévation des côtes en O O' A' B'. Ils se rapprochent dans la position O O' A" B". Donc les muscles intercostaux internes ne peuvent, par leur contraction, élever les côtes, ils peuvent les abaisser. *Abaissant* les côtes, ils sont *expirateurs*.

Pour que les muscles intercostaux puissent agir efficacement dans la respiration il ne suffit pas qu'ils se contractent ; il est encore nécessaire que leur action soit synergique de celle d'autres muscles sans lesquels elle serait inefficace. Pour que le onzième intercostal externe, par exemple (le dernier), puisse relever la douzième côte, il est nécessaire que la onzième soit fixe ou subisse, elle aussi, par le fait de la contraction du dixième muscle intercostal, un mouvement d'élévation. Mais ce dixième muscle intercostal ne peut élever la onzième côte que si la dixième est déjà fixée ou subit un mouvement d'élévation de la part du neuvième muscle intercostal ; et ainsi, de proche en proche, jusqu'à la première côte qui doit être élevée ou maintenue fixe pour que le premier muscle intercostal puisse y prendre un point d'appui pour élever la deuxième côte. Il est donc nécessaire, pour que les muscles intercostaux externes aient une action efficace dans l'inspiration, que la première côte soit fixée ou élevée, par conséquent que la contraction des autres muscles inspirateurs, tels que les *surcostaux* et les *scalènes* surtout, accompagne ou précède la leur.

Il en est de même pour les muscles intercostaux externes. En raisonnant de la même manière, on arrive à cette conclusion : que ces muscles ne peuvent être efficacement expirateurs que si la dernière côte est fixée par la contraction synergique des muscles *carré des lombes* et *grand oblique*.

Expiration.

A chaque mouvement d'expansion de la cavité thoracique succède, comme nous l'avons vu par les tracés des pneumographes, un mouvement de rétraction. Ce mouvement de rétraction est-il passif ou bien nécessite-t-il la mise en jeu de contractions musculaires antagonistes de celles qui agissent dans l'inspiration ? C'est ce qu'il s'agit de déterminer. Pour cela il suffit de remarquer que le thorax du cadavre est en expiration calme, et que l'on peut considérer cet état comme l'état d'équilibre du thorax. Or le thorax est une cavité à parois élastiques, déformables par les forces extérieures, mais tendant à revenir à leurs positions primitives lorsque ces forces cessent d'agir ; la preuve qu'il en est bien ainsi, c'est que le thorax du cadavre, comprimé suivant son diamètre antéro-postérieur ou transversal, revient, aussitôt que l'on cesse la compression, à sa forme première. Il s'effectue ainsi des inspirations et des expirations artificielles qui sont utilisées pour rappeler les asphyxiés à la vie. Dans l'inspiration, le thorax est de même déformé par la contraction muscles inspirateurs; le sens suivant lequel s'effectue la déformation diffère, mais le résultat est le même et aboutit, comme dans le cas de la compression chez les asphyxiés, à un écart de l'état d'équilibre. Les conséquences doivent donc être les mêmes et le thorax, dont l'élasticité a été mise en jeu dans l'inspiration, revient passivement, dans l'expiration, à l'état d'équilibre en satisfaisant à la force élastique développée. L'élasticité du thorax ne contribue pas seule au mouvement d'expiration, l'élasticité du poumon y participe aussi comme nous le verrons dans la suite.

Dans l'expiration forcée la cage thoracique dépassant l'état d'équilibre, est déformée en sens inverse et il est nécessaire, comme dans l'inspiration, que des forces actives entrent en jeu. Ces forces sont dues à la contraction des muscles dits expirateurs. Ces muscles diminuant les diamètres antéro-postérieur et transversal du thorax ne peuvent être qu'abaisseurs des côtes; car, comme on le voit, si à un mouvement d'élévation des côtes correspond une augmentation de ces deux diamètres, une diminution de leur longueur correspond toujours à l'abaissement de ces mêmes côtes. Les muscles abaisseurs des côtes, et par conséquent expirateurs, sont peu nombreux. En première ligne il convient de citer les *muscles intercostaux internes* dont on connaît déjà le mécanisme (voir fig. 90); puis viennent ensuite, le muscle *carré des lombes* et le *grand oblique*, qui fixent la dernière côte et favorisent l'action des muscles intercostaux internes; les muscles *sous-costaux*, qui sont comme une dépendance des muscles intercostaux internes et agissent d'une manière analogue; *le triangulaire du sternum, le petit dentelé postérieur et inférieur* et la portion supérieure *du grand dentelé*.

Les muscles de l'abdomen agissent aussi dans l'expiration d'une manière indirecte, surtout en refoulant par leur contraction les organes abdominaux en haut et en arrière et contribuant ainsi à exagérer la voussure du diaphragme. Ces muscles, qui contribuent ainsi à diminuer le diamètre vertical de la cavité thoracique, sont : *le grand oblique, le petit oblique, le transverse et le grand droit.*

D. — ROLE DU POUMON

Élasticité pulmonaire. — Le poumon est appendu dans la cavité thoracique et mis en rapport avec l'air extérieur par la trachée. Cette association du poumon et de la cavité thoracique peut être à peu près représentée par le schéma suivant (fig 91 et 92) : une cloche à douille en verre, représente la cage thoracique; E est une membrane de caoutchouc obturant complètement l'ouverture de la cloche et liée sur ses bords; elle représente le diaphragme; T un tube de verre, passant à travers un bouchon bifurqué à l'intérieur, sur chacune des bifurcations duquel on a lié un sac ou un ballon de caoutchouc représentant le poumon; enfin M est un manomètre pouvant donner la pression de l'air à l'intérieur de la cloche. Supposons maintenant que l'on produise sur ce schéma un mouvement d'inspiration en abaissant le diaphragme : l'équillibre qui existait va être détruit, la pression de l'air enfermé dans la

cloche diminue puisque son volume augmente, elle n'arrive plus à contreba-
lancer la pression atmosphérique au niveau de la surface des sacs de caoutchouc
représentant le poumon. Donc celle-ci l'emporte et une nouvelle quantité d'air

FIG. 91. — Schéma du poumon.
Expiration.

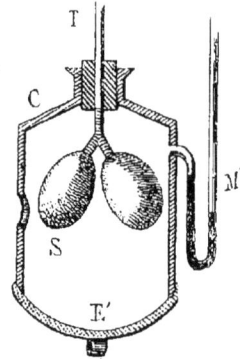

FIG. 92. — Schéma du poumon.
Inspiration.

rentrant par le tube communiquant avec l'intérieur va dilater les sacs. Mais
en dilatant les sacs cet air met en jeu leur élasticité et il arrive bientôt un
moment où la force élastique des ballons de caoutchouc ainsi développée
ajoutée à la pression de l'air de la cloche fait équilibre à la pression atmosphérique. A ce moment-là l'inspiration est terminée (fig. 92). Si on laisse
maintenant le diaphragme revenir à sa position initiale, le volume de l'air
de la cloche diminuant, sa pression va augmenter. Cette pression plus la force
élastique des sacs de caoutchouc l'emportant sur la pression atmosphérique,
une certaine quantité de l'air des ballons va être chassée à l'extérieur et l'expiration se produira.

En réalité tout se passe dans la cavité thoracique humaine à peu près de la
même façon que dans le schéma ci-joint. Quelques particularités importantes
sont cependant à signaler. Ainsi, par exemple, il n'existe pas d'espace libre
entre le poumon et les parois du thorax, les deux plèvres sont intimement
accolées l'une à l'autre et glissent l'une sur l'autre à frottement, le poumon
remplit donc complètement la cavité thoracique. Dans ces conditions, lorsque
la cavité thoracique se dilate sous l'action des muscles inspirateurs, l'espace
entre les parois de cette cavité et le poumon étant vide de gaz, l'élasticité
seule du poumon fait obstacle à la rentrée de l'air, et comme la pression
atmosphérique l'emporte toujours et de beaucoup sur la force élastique du poumon, celui-ci est maintenu exactement appliqué contre les parois du thorax
et en suit tous les mouvements. Donc, pendant l'inspiration, en même temps
qu'une certaine force élastique était développée par l'agrandissement de la cage
thoracique subissant l'action des muscles inspirateurs, une autre force élastique était simultanément développée par la distension du poumon maintenu
accolé aux parois. Si bien que si l'on fait la somme des forces qui de dehors
tendent à ramener le thorax à sa position d'expiration calme, on trouve

1° la pression atmosphérique qui s'exerce sur tout le tronc ; 2° la force élastique des parois thoraciques dilatées ; 3° la force élastique du poumon distendu.

Les forces opposées agissant de dedans en dehors sont : 1° la pression atmosphérique s'exerçant sur la surface interne du poumon ; 2° la contraction active des muscles inspirateurs.

A la fin de l'inspiration il y a égalité entre ces deux groupes de forces. A ce moment donc la contraction des muscles inspirateurs fait équilibre à la force élastique de la cavité thoracique et à celle du poumon, car la pression atmosphérique figurant dans ces deux groupes de forces apposées, n'a plus aucune action. Quand vient l'expiration, ou plutôt pour la produire, la contraction des muscles cesse et ces forces élastiques du poumon et de la cavité thoraciques n'étant plus contrebalancées par rien ramènent le poumon à sa position d'expiration en chassant l'air par la trachée.

Même après ce mouvement d'expiration ordinaire, et alors que la cage thoracique est revenue à sa position d'équilibre ayant satisfait entièrement à la force élastique qu'y avait développé la contraction des muscles inspirateurs, le poumon conserve encore une certaine force élastique. On peut le prouver par l'expérience suivante : si sur le thorax d'un cadavre on ouvre un espace intercostal, de manière à laisser un libre accès à l'air extérieur, on voit le poumon se détacher des parois thoraciques et se recroqueviller vers la trachée en expulsant une partie de l'air qu'il contenait. Le physiologiste anglais Carson a même pu mesurer chez des animaux récemment morts cette force élastique au moyen d'un manomètre qu'il adaptait à la trachée avant d'ouvrir la cavité thoracique. Il a trouvé pour différents animaux (veau, chien, mouton) des dénivellations manométriques comprises entre $0^m,30$ et $0^m,45$ d'eau. M. Donders, qui a fait la même mesure sur des cadavres humains, a trouvé une moyenne de $0^m,006$ de mercure.

Ce reliquat de force élastique du poumon après une expiration calme étant bien démontré, on peut se demander quels en sont les effets. D'abord il est certain que les plèvres ne peuvent être écartées l'une de l'autre, de manière à établir un vide entre leurs feuillets, puisqu'il faudrait pour cela vaincre la pression atmosphérique qui s'exerce à la surface interne du poumon et que cette force élastique est notablement insuffisante. Cette force élastique du poumon agit sur la cage thoracique pour la diminuer, la déformer de la même manière que la contraction des muscles expirateurs. Cette déformation s'arrête lorsque la force élastique ou de réaction développée ainsi dans la cage thoracique fait équilibre à la force élastique du poumon qui lui a donné naissance. Or, de toutes les parois de la cavité thoracique, celle qui cède le plus facilement à cette espèce de succion exercée par la force élastique du poumon, c'est le diaphragme, à cause de la souplesse due au tissu musculaire dont il est formé. Il sera donc attiré à l'intérieur et prendra la forme en dôme que nous connaissons.

En résumé, c'est à l'élasticité du poumon et à celle de la cavité thoracique mises en jeu par les muscles inspirateurs qu'est due l'expiration calme. C'est encore à l'élasticité du poumon qu'est due la forme particulière du diaphragme nécessaire à l'efficacité de sa contraction.

Contractilité des bronches. — Si après avoir retiré les poumons de la cavité thoracique d'un chien mort récemment, on adapte à la trachée la courte branche d'un tube manométrique, on observe une dénivellation sensible du liquide dans le tube lorsqu'on excite le tissu même du poumon au moyen d'un courant électrique. Cette expérience, faite tout d'abord par William, démontre la contractilité des bronches. Paul Bert, qui a répété cette expérience sur le chien et l'a ensuite faite sur plusieurs animaux, a obtenu le graphique suivant en joignant directement le tambour inscripteur par un tube de caoutchouc à la trachée du chien.

On voit que cette forme de contraction est caractérisque ; c'est celle des

FIG. 93. — Graphique obtenu par l'excitation électrique du tissu pulmonaire. (P. Bert.)

fibres lisses que l'on trouve disposées circulairement dans les bronches. Le levier s'est élevé lentement et est redescendu de même aussitôt l'excitant enlevé. Il suffit de faire cette constatation pour ne pas attribuer un rôle actif à la contractilité pulmonaire dans la respiration. Il est à noter comme complément que l'excitation des pneumogastriques produit le même effet sur le manomètre que l'excitation directe du poumon.

Débit de la pompe thoracique. — **Spirométrie.** — Nous connaissons maintenant le jeu de la pompe thoracique et les agents moteurs qu'elle utilise ; il nous reste à indiquer, pour terminer cette étude des phénomènes mécaniques de la respiration, les quantités d'air introduites dans le poumon à chaque inspiration et rejetées à chaque expiration ; en un mot le débit de la pompe thoracique et les principaux instruments qui ont servi à le mesurer.

L'un des plus anciens appareils employés est le spiromètre de Hutchinson (1846). Il est fondé sur le même principe que le gazomètre à cloche des usines à gaz et la figure 94 qui le représente, permet d'en comprendre le maniement. C'est après avoir envoyé l'air expiré dans le gazomètre qu'on fait la lecture de son volume sur l'échelle. Ce spiromètre, peu employé aujourd'hui, a donné entre les mains de son auteur des résultats très nombreux recueillis sur l'homme sain et sur l'homme affecté des diverses maladies qui ont leur siège dans le poumon. Un autre spiromètre très simple et qui peut être, par cela même, employé facilement en clinique, consiste en une vessie en caoutchouc de forme à peu près cylindrique et qui, vide d'air est repliée sur elle-même à la manière d'un soufflet. Vient-on à insuffler l'air expiré, la partie supérieure du soufflet s'élève et un index se déplaçant sur une échelle indique le volume cherché.

Le spiromètre de Bergeon et Kastus est inscripteur ; les auteurs lui ont donné le nom d'*anapnographe*. Il repose sur un principe tout différent. Sur une planchette verticale est fixée une boîte rectangulaire ressemblant à une chambre noire pour photographie ; à la place de l'objectif, est fixé l'embout, par lequel l'air est inspiré ou expiré ; à la place de la plaque sensible, est fixée une valve en aluminium très légère, très mobile autour d'un axe horizontal, et exactement équilibrée par deux ressorts antago-

Fig. 94. — Spiromètre de Hutchinson (d'après Hutchinson).

nistes. Un style très long et très léger, solidaire des mouvements de la valve les inscrit en les amplifiant sur une bande de papier déroulée par un mouvement d'horlogerie. La sensibilité de cet appareil est telle qu'il permet d'inscrire le moment d'éclosion des bulles d'air arrivant d'un tube adducteur dans l'eau d'un flacon laveur mis en communication avec l'embout. Il permet de plus d'inscrire aussi bien le volume de l'air inspiré que celui de l'air expiré, les pressions et les vitesses d'écoulement des gaz à chaque temps de la respiration. Un perfectionnement introduit dans la construction de l'appareil par M. Bergeon a établi la proportionnalité entre les écarts de la valve mobile et les volumes qui traversent l'appareil au même instant.

Aujourd'hui l'appareil le plus employé dans les laboratoires consiste en un simple compteur à gaz soigneusement construit et donnant en litres, décilitres et centilitres le volume du gaz qui l'a traversé.

D'autres dispositifs peuvent être aussi employés, qui, sans donner exactement les volumes ou la pression des gaz, fournissent au sujet des mouvements respiratoires des renseignements précieux. Ainsi, l'on peut, sur un animal, mettre la trachée directement en communication avec un tambour inscripteur, ou mieux pour éviter de sacrifier l'animal après l'expérience le munir d'une musclière à laquelle est adapté un tube aboutissant à un grand récipient rempli d'air. Ce sont les variations de la pression dans ce récipient que l'on inscrit au moyen du tambour. On obtient ainsi des graphiques de la forme indiquée par la figure 95.

RÉSULTATS FOURNIS.—*Capacité du poumon.* La pompe thoracique a un débit variable avec de très nombreuses conditions. L'homme peut introduire dans ses poumons par l'inspiration une quantité d'air qui ne dépend, jusqu'à une certaine limite supérieure, que de sa volonté. De même, il peut expirer des quantités d'air variables jusqu'à une certaine limite inférieure au delà de laquelle ses muscles expirateurs ont épuisé leur action. Lorsque le mouvement respiratoire va de l'une de ses limites à l'autre, l'amplitude des oscillations du thorax est maxima et le volume d'air déplacé, le débit de la pompe thoracique est maximum. Hutchinson a donné au volume d'air ainsi expiré, lorsque le thorax étant à la

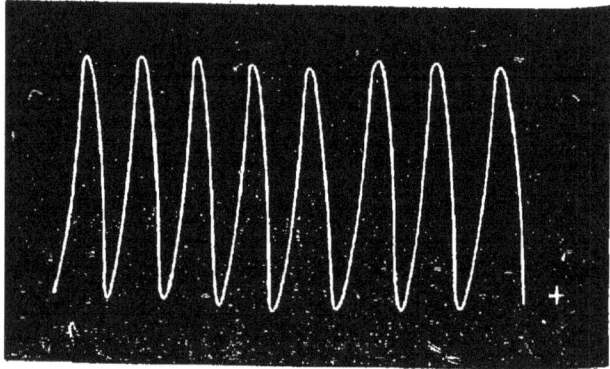

FIG. 95. — Graphique respiratoire. (Lapin.)

limite supérieure, l'inspiration maxima, passe à la limite inférieure, l'expiration maxima, le nom de *capacité vitale.* Mais la capacité vitale n'est pas égale à la capacité totale du poumon; même après une expiration forcée énergique, il reste encore dans celui-ci une certaine quantité d'air que l'on ne peut parvenir à expulser. Cet air, analogue à celui qui occupe l'*espace nuisible*, sous le piston des pompes pneumatiques a été appelé *résidu respiratoire* ou *air résiduel.* Voici donc dans la capacité totale du poumon une première division en deux parties à établir: d'abord, la *capacité vitale*, qui peut être utilisée tout entière pour l'introduction de l'air, ensuite la *capacité résiduelle* qui ne peut jamais être utilisée et qui, une fois remplie d'air, ne peut plus être vidée par l'expiration. Le schéma (fig. 96) qui figure la pompe thoracique indique nettement cette différence. La *capacité totale* est celle du corps de pompe entier; la capacité *vitale* de A en B peut être librement parcourue par le piston P et, lorsqu'elle est entièrement utilisée, donne le débit maximum de la pompe; enfin la *capacité résiduelle* dans laquelle le piston ne peut pénétrer, de A en C, contient le *résidu respiratoire* qui, par conséquent, ne peut en être chassé.

Dans chaque mouvement respiratoire ordinaire toute la capacité vitale n'est pas utilisée, le poumon ne part pas de l'état d'inspiration forcée pour arriver à l'état d'expiration forcée et réciproquement, le piston ne se meut pas de A en B et de B en A, mais s'arrête avant d'avoir atteint ces points. L'espace compris entre la position où s'arrête le piston dans une expiration calme, D, et celle qu'il pourrait atteindre dans l'expiration forcée contient un certain volume d'air que l'on appelle *air de réserve*. L'air de réserve est donc celui que l'on peut encore *expulser* après une *expiration* calme, ordinaire, en mettant en jeu tous les muscles *expirateurs*.

De même l'espace compris entre la position où s'arrête le piston dans une inspiration calme E et celle qu'il pourrait atteindre dans l'inspiration forcée contient un certain volume d'air que l'on appelle *air complémentaire*. L'air complémentaire est donc celui que l'on peut encore *introduire* dans le poumon après une *inspiration* calme ordinaire en mettant en jeu tous les muscles *inspirateurs*.

Enfin, il reste un quatrième espace du corps de pompe thoracique compris entre la position où s'arrête le piston après une expiration calme et celle où il arrive après une expiration également calme. Le volume d'air contenu dans cet espace mesure le débit ordinaire, courant, de la pompe thoracique, c'est l'*air courant*. L'air courant est donc celui qui est introduit dans le poumon par une inspiration calme et qui en est expulsé par une expiration également calme.

En résumé, de la *capacité totale* du poumon, il n'est utilisé dans la respiration qu'une partie appelée *capacité vitale*; l'autre partie, qui contient l'*air résidual*, n'est jamais utilisée. De la capacité vitale la respiration calme n'utilise qu'une faible partie, celle qui contient l'*air courant*. Pour introduire dans le poumon l'*air complémentaire*, il faut mettre en jeu toutes les forces inspiratrices; pour expulser l'*air de réserve* toutes les forces expiratrices sont nécessaires.

Mesure des divers volumes de la pompe thoracique. Voici comment a été faite la mesure de ces différents volumes et les moyennes des nombres trouvés par les différents expérimentateurs. L'*air courant* est relativement facile à mesurer. un spiromètre quelconque peut être utilisé. Cependant l'expérimentateur doit se mettre en

Fig. 96. — Schéma de la pompe thoracique.

garde contre les modifications dans la profondeur et le rythme des mouvements respiratoires provenant des conditions un peu anormales dans lesquelles il se trouve placé.

Dans tous les cas un grand nombre d'expériences est nécessaire pour que leur moyenne ait quelque valeur. Le nombre trouvé pour les divers expérimentateurs (Dalton, Valentin, Bérard, Vierordt, Gréhant) qui exprime le volume de l'air courant oscille autour de 500 centimètres cubes. C'est ce chiffre de 1/2 litre qui est devenu classique.

L'air complémentaire peut être mesuré de la même façon au moyen d'un spiromètre. Il suffit, pour cela, après avoir fait une inspiration aussi énergique que possible, de la faire suivre d'une expiration ordinaire, en envoyant l'air expiré dans la cloche du spiromètre. De même que pour l'air courant, l'expérience doit être répétée un grand nombre de fois. La valeur moyenne adoptée pour le volume de l'air complémentaire est 1 litre 5.

Restent à mesurer l'air de réserve et l'air résiduel, c'est-à-dire le volume d'air que le poumon contient après une expiration calme. C'est cette capacité que l'on a appelée *capacité pulmonaire*. La capacité pulmonaire est donc la somme de l'air de réserve et de l'air résiduel.

De ces deux quantités composantes, on pourrait à la rigueur déterminer l'une, l'air de réserve, à l'aide du procédé déjà employé pour l'air courant et pour l'air complémentaire. Pour cela, après une expiration ordinaire on pourrait mettre en jeu tous les muscles expirateurs et envoyer l'air ainsi expulsé dans la cloche d'un spiromètre. Mais avec ce procédé on ne pourrait avoir l'autre composante, et par conséquent la somme resterait inconnue.

On a cherché à déterminer cette somme sur le cadavre en faisant communiquer la trachée avec un spiromètre, ou, simplement, une cloche renversée sur la cuve à eau. On ouvrait alors la poitrine, le poumon revenait partiellement sur lui-même en vertu de son élasticité et chassait l'air dans la cloche. On exprimait et malaxait avec les mains le tissu pulmonaire pour expulser l'air résiduel et l'on pouvait ainsi connaître à peu près la capacité pulmonaire du poumon considéré. Ce procédé, outre la difficulté qu'il y a à ne pas laisser d'air dans le poumon et surtout dans les bronches, présente le grand inconvénient de n'être applicable que sur le cadavre.

Gréhant en a indiqué un, qui s'applique sur le vivant et qui est d'une exactitude rigoureuse. Il est basé sur le raisonnement suivant :

Si, au lieu d'inspirer dans la respiration calme 500 centimètres cubes d'air, on inspire 500 centimètres cubes d'un gaz non absorbable par le poumon, ce gaz va se mélanger à l'air et à l'acide carbonique qui constituent l'air de réserve et l'air résiduel. Ce mélange sera devenu homogène au bout d'un certain nombre de mouvements respiratoires successifs s'effectuant dans l'espace clos contenant primitivement le gaz non absorbable.

Alors si on fait l'analyse du gaz provenant d'une dernière expiration calme on y retrouve une certaine quantité pour 100 de gaz non absorbable.

De cette quantité il est facile de déduire, à l'aide d'une simple proportion, la quantité totale de gaz contenue dans le poumon après une inspiration

500 centimètres cubes, et par conséquent le volume de la *capacité pulmonaire*. Gréhant a choisi l'hydrogène comme gaz non absorbable par le poumon. L'hydrogène, en effet, d'après les recherches de M. Regnault et Reiset, n'est pas absorbé par le poumon et de plus ne se trouve jamais à l'état de liberté dans l'arbre aérien. Le même auteur a déterminé encore, au moyen d'expériences et d'analyses successives, le nombre de mouvements respiratoires nécessaires pour rendre homogène le mélange d'hydrogène et des gaz intra-pulmonaires.

On procède à la mesure de la capacité pulmonaire de la façon suivante : dans une cloche de trois à quatre litres placée sur la cuve à eau, on introduit 500 centimètres cubes d'hydrogène pur et l'on fait inspirer ce gaz par la personne dont on veut mesurer la capacité pulmonaire. Lorsque cinq ou six mouvements respiratoires se sont succédé dans la cloche, on interrompt la communication entre les poumons et la cloche au moyen d'un robinet. On n'a plus qu'à analyser l'air de la cloche au moyen de l'eudiomètre. Dans une expérience de Gréhant sur un homme de vingt-neuf ans parfaitement constitué, le gaz de la cloche contenait 14 centimètres cubes, 6 d'hydrogène pour 100. Dans ces conditions, si 14 centimètres cubes, 6 d'hydrogène sont contenus dans 100 centimètres cubes de mélange, un seul centimètre cube sera contenu dans $\frac{100}{14,6}$ et 500 dans $\frac{100 \times 500}{14,6} = 3430$.

De ces 3430 centimètres cubes, il faut retrancher pour avoir la capacité pulmonaire les 500 centimètres cubes introduits par une inspiration calme. Il reste donc 2 litres, 93, qui représentent cette capacité chez le sujet en expérience.

Quelques précautions sont indispensables à prendre lorsqu'on veut sans danger utiliser la méthode de Gréhant. Il les indique lui-même de la façon suivante : pendant l'expérience et après, il faut se garder d'approcher la bouche d'un corps allumé car les poumons contiennent un mélange détonnant ; il faut employer de l'hydrogène pur. Cette dernière condition qu'on néglige quelquefois est indispensable, un mélange d'hydrogène arsénié ou sulfuré ayant causé des accidents graves et qui peuvent entraîner la mort.

En résumé voici les volumes en nombres ronds.

De l'air complémentaire   —   1 litre 500
De l'air courant   —   0 litre 500
De la capacité pulmonaire —   2 litres 500

Ce dernier volume se décomposant ainsi :

Air de réserve   —   1 litre 500
Air résiduel   —   1 litre 000

Il est facile de trouver le chiffre qui représente la capacité vitale ; en effet, la capacité vitale, c'est l'air complémentaire + air courant + air de réserve, c'est-à-dire 1 litre, 5 + 0 litre, 5 + 1 litre, 5 = 3 litres, 5.

Variations de ces divers volumes. — Hutchinson, qui a fait un très grand nombre d'expériences, a déterminé surtout la variation de la capacité vitale dans des conditions très variées. L'augmentation de cette capacité est presque exactement proportionnelle à la hauteur de la taille, que cette hauteur provienne de la longueur du thorax ou de la longueur des jambes; elle est plus petite chez la femme que chez l'homme, toute inégalité résultant de la différence de stature mise à part. Elle varie avec l'âge et augmente jusqu'à trente-cinq ans pour diminuer ensuite; enfin elle varie avec la position du corps, la circonférence du thorax, le poids, etc., dans des sens divers.

Il est à remarquer que le volume partiel qui varie surtout avec l'âge, c'est l'air complémentaire, c'est-à-dire celui que l'on introduit par une inspiration forcée. Ce volume diminue à partir de l'âge mûr, ce qui peut expliquer l'essouflement rapide du vieillard, qui remplace par une plus grande fréquence de mouvements respiratoires l'amplitude de ces mouvements qui s'est amoindrie.

Renouvellement de l'air dans les poumons. — Coefficient de ventilation. — Lorsque, par l'inspiration ordinaire de l'air courant, on introduit dans le poumon 500 centimètres cubes d'air pur, cet air se divise en deux parties : une qui est expulsée au prochain mouvement d'expiration mélangée d'air vicié; l'autre, seule utilisée pour l'hématose, qui reste dans le poumon. Quel est au juste le volume d'air qui constitue cette seconde partie, c'est ce qu'il est important de connaître. Pour cela Gréhant a procédé de la façon suivante : après avoir inspiré 500 centimètres cubes d'hydrogène, il a expiré un volume égal et a analysé ce volume. Il a trouvé que le volume d'hydrogène expiré était de 170 centimètres cubes. L'air se conduisant absolument comme l'hydrogène, on voit qu'à chaque inspiration, l'air introduit dans le poumon utilisé pour l'hématose est de 330 centimètres cubes, les deux tiers du volume inspiré à peu près.

Ces 330 centimètres cubes introduits dans le poumon à chaque mouvement respiratoire ne peuvent en être chassés en remplaçant l'expiration ordinaire qui rejette 170 centimètres cubes, par une expiration forcée. En effet, par l'expérience, Gréhant a trouvé que, même après une telle expiration, il en reste encore dans le poumon 166 centimètres cubes qui font alors partie de l'air résiduel.

Ces 330 centimètres cubes d'air pur peuvent donc être considérés, après une expiration ordinaire, comme répartis uniformément dans tout l'arbre aérien, c'est-à-dire dans la capacité pulmonaire composée de l'air de réserve et de l'air résiduel; en divisant ce chiffre d'air pur introduit par le volume de la capacité pulmonaire, on obtient ce que Gréhant a dénommé *coefficient de ventilation*. Dans ce cas particulier pris pour exemple

$$\frac{\text{Air pur resté dans le poumon}}{\text{Capacité pulmonaire}} = \frac{330}{2930} = 0,113$$

il y a donc à la fin de chaque expiration calme dans le poumon un dixième du volume total d'air pur.

Ce coefficient de ventilation peut varier. Ainsi le volume de l'air inspiré restant constant, il augmente quand la capacité pulmonaire diminue et de même, la capacité pulmonaire restant constante, il augmente avec le volume de l'inspiration.

E. — ACTES PHYSIOLOGIQUES AUXQUELS LES MOUVEMENTS RESPIRATOIRES SONT ASSOCIÉS.

Effort. — Ces actes sont nombreux, mais de tous, le plus important, c'est l'effort. Dans tout acte musculaire énergique, les muscles ont besoin de prendre sur le thorax un point d'insertion fixe, afin de repousser ou de maintenir l'obstacle, but de l'effort. Pour cela, après avoir fait une inspiration profonde, la glotte est fermée et les muscles expirateurs sont mis en jeu. Il en résulte une augmentation de pression de l'air intra-pulmonaire et une rigidité de toute la cage thoracique très propre à donner aux muscles de l'abdomen et des membres un solide point d'appui. L'effort terminé, la glotte s'ouvre et une expiration se produit, d'abord très rapide à cause de la pression anormale intra-thoracique nécessitée pendant l'effort.

Les autres actes physiologiques auxquels les mouvements respiratoires sont associés peuvent être classés, suivant qu'ils se produisent pendant l'inspiration ou l'expiration en *inspiratoires ou expiratoires*.

Actes inspiratoires. — Dans le *bâillement*, la bouche étant grande ouverte, une inspiration profonde et involontaire se produit, les fosses nasales étant fermées et le voile du palais fortement relevé. Le *hoquet* est caractérisé par une contraction brusque, involontaire et convulsive du diaphragme produisant un appel d'air assez violent pour mettre en vibration les cordes vocales quoique non tendues. Le *sanglot* est encore un mouvement inspiratoire dû à des contractions successives et saccadées du diaphragme.

Actes expiratoires. — Le *rire* au point de vue mécanique peut se rapprocher du sanglot; c'est une expiration sonore, saccadée, associée à des contractions particulières des muscles du visage.

L'*éternuement* est constitué par une contraction réflexe de tous les muscles expirateurs à la suite d'une irritation portée au niveau du voile du palais ou sur la muqueuse des fosses nasales. Il en résulte une expiration très brusque, qui chasse l'air par la bouche et les fosses nasales en donnant naissance à un bruit spécial.

La *toux* est un acte tantôt volontaire, tantôt involontaire, dans lequel après une inspiration plus ou moins profonde, la glotte est momentanément fermée, A ce moment les muscles expirateurs entrent en jeu et, comme dans l'effort, augmentent la pression des gaz intra-pulmonaires. La glotte s'ouvre alors brusquement et l'air chassé avec vitesse balaye énergiquement les mucosités qu'il rencontre sur son passage.

11

ÉCHANGES GAZEUX DANS LE POUMON. — HÉMATOSE

A. Méthodes employées pour mesurer les échanges gazeux.
   Méthode directe.
   Méthode indirecte. — Ses appareils.
B. Résultats obtenus. — Modifications de l'air expiré.

Modifications physiques { température. / volume. / état hygrométrique.

Modifications chimiques { oxygène. / acide C O².

C. Variations dans l'activité des échanges gazeux.
   Causes individuelles.
   Causes physiologiques.
   Causes physiques.
   Causes pathologiques.

Nous avons appris dans le précédent chapitre par quel mécanisme l'air extérieur était amené au niveau des alvéoles pulmonaires; d'autre part, on verra à l'article *Circulation*, comment le sang, milieu intérieur, est amené dans les capillaires qui tapissent les parois de ces alvéoles; il nous reste à étudier dans ce chapitre les échanges gazeux qui vont s'effectuer entre ces deux milieux mis en présence au niveau de l'épithélium pulmonaire, échanges gazeux que l'on comprend sous le nom d'*hématose*.

A. — MÉTHODES EMPLOYÉES POUR MESURER LES ÉCHANGES GAZEUX.

Méthode directe. — Pour étudier ces échanges gazeux, la première méthode employée, et celle qui l'a été le plus fréquemment, peut être résumée de la façon suivante : étant donnée la composition centésimale de l'air atmosphérique, si l'on confine un animal dans un espace clos rempli de cet air, par le fait même du séjour de cet animal, la composition de l'air va être modifiée: la quantité pour 100 d'acide carbonique va être augmentée, celle de l'oxygène diminuée, la teneur de l'azote et de la vapeur d'eau varieront. En cherchant de nouveau la composition centésimale de cet air vicié, on déduira, par comparaison, les quantités d'acide carbonique, d'oxygène, d'azote et de vapeur d'eau exhalées ou absorbées dans la respiration de l'animal en expérience. C'est là, simplifié, le principe de la *méthode directe* employée d'abord par Lavoisier.

Méthode indirecte. — Il en est une autre employée par Boussingault et que l'on a appelée, par opposition, *méthode indirecte*. En voici le principe : tout d'abord on ne se préoccupe pas le moins du monde de ce qui peut se passer dans la respiration de l'animal en expérience et celui-ci vit à l'air libre ; mais par contre on surveille avec soin ce qu'il introduit dans son tube digestif et les excréments rendus. Pour cela, soumettant l'animal à la ration d'entretien, c'est-à-dire lui donnant une quantité d'aliments telle que pendant toute la durée de l'expérience son poids ne varie pas, on pèse et on fait l'analyse élémentaire de tous ses aliments; de même on pèse et on analyse tous ses excréments. Des quantités totales d'oxygène, d'hydrogène, de carbone et d'azote fournies par l'analyse des aliments, on retranche les quantités totales d'oxygène, d'hydrogène, de carbone et d'azote fournies par l'analyse des excréments. On obtient ainsi un reste variable avec chacun des quatre corps élémentaires, qui indique précisément la quantité de ces corps qui a été éliminée par le poumon, puisque le poids de l'animal est resté le même.

Il est à remarquer que le poids total d'oxygène absorbé ne peut être donné par cette méthode, comme celui du carbone, de l'hydrogène et de l'azote, qui sont fournis exclusivement à l'animal par ses aliments. La principale source d'oxygène pour l'animal, en effet, c'est l'air atmosphérique; or, nous savons que dans la méthode indirecte on ne tient nul compte de l'absorption ou de l'exhalation par la voie pulmonaire. Aussi, pour avoir le poids total d'oxygène absorbé on a recours au raisonnement suivant : le carbone et l'hydrogène ne peuvent être éliminés en nature par le poumon, mais ils le sont sous forme d'eau et d'acide carbonique. Puisque l'oxygène fourni par les aliments est insuffisant pour que ces combinaisons du carbone et de l'hydrogène puissent s'effectuer, il a donc fallu que l'air atmosphérique fournît la quantité manquant. Le poids total d'oxygène éliminé par le poumon, le seul qui ne soit pas donné directement par la méthode, s'obtient en calculant la quantité d'oxygène nécessaire pour transformer en eau le poids connu de l'hydrogène et en acide carbonique le poids connu du carbone. Une partie de cet oxygène est tirée des aliments; l'autre, plus importante, vient de l'air inspiré.

La méthode indirecte mise en pratique par Boussingault sur un oiseau, la tourterelle, a donné de bons résultats, surtout au point de vue de l'hydrogène transformé en eau par l'animal. Elle complète les résultats donnés par la méthode directe.

APPAREILS EMPLOYÉS. — Pour mettre en pratique la méthode directe, les physiologistes ont dû avoir recours à des appareils assez compliqués qu'il est important de connaître. Il ne suffit pas, en effet, pour étudier les échanges gazeux respiratoires sur un animal, de placer cet animal, comme cela a été indiqué en donnant le principe de la méthode, dans un espace clos rempli d'air ; il faut aussi renouveler cet air à mesure qu'il est vicié par la respiration, de manière que cette fonction s'effectue autant que possible dans des conditions physiologiques normales. Diverses solutions expérimentales ont été proposées; nous examinerons seulement les principales.

L'appareil de Valentin et Brunner se compose simplement d'un flacon dans lequel l'expérimentateur rejette l'air expiré, en s'astreignant à n'inspirer que par le nez et à l'air libre. L'air expiré déplace l'air du flacon et il arrive un moment où celui-ci est entièrement rempli d'air ayant servi à la respiration. On analyse cet air au moyen des procédés usuels et on obtient, soit simultanément, soit au moyen de plusieurs expériences, sa teneur en oxygène, acide carbonique, azote et vapeur d'eau.

Dans l'appareil d'Audral et Gavarret, la respiration s'effectue dans un espace clos constitué par un masque s'appliquant hermétiquement sur le visage du sujet en expérience. Un courant d'air atmosphérique traverse cet espace clos, entrant par une ouverture pratiquée dans le masque et se dirigeant vers un récipient formé par trois grands ballons de verre dans lesquels on a fait le vide. C'est dans ce courant d'air que s'effectue la respiration du sujet ; l'acide carbonique exhalé est dosé ensuite dans les récipients par les procédés ordinaires.

L'appareil de Regnault et Reiset est l'un des plus importants, tant par le

FIG. 97. — Schéma de l'appareil de Regnault et Reiset pour l'étude chimique des gaz de la respiration chez les animaux.

mérite des auteurs qui en ont fait usage, que par les nombreux résultats qu'il a fournis entre leurs mains. Le principe sur lequel il repose est le suivant : étant donné un animal qui respire dans un espace clos, maintenir constante la composition de l'air de cet espace, en absorbant l'acide carbonique à mesure qu'il est produit et en fournissant de l'oxygène à mesure qu'il est absorbé. Pour mettre en pratique ce principe, Regnault et Reiset se sont servis d'un appareil dont le schéma est représenté (fig. 97). Il se compose de trois parties distinctes : 1° une cloche tubulée C contenant l'animal en expérience et qu'on peut entourer d'eau pour que sa température ne varie pas. Cette cloche est rodée et repose sur une platine de manière à former un joint hermétique ;

2° d'un système, E D, de deux pipettes destinées à absorber l'acide carbonique. Ces pipettes, au moyen du balancier représenté sur la figure, reçoivent un mouvement qui les vide alternativement l'une dans l'autre, mettant ainsi l'air de la cloche en contact avec la dissolution de potasse caustique qu'elles contiennent. C'est par les tubes e et d que l'air est tantôt attiré de la cloche dans les pipettes, tantôt refoulé des pipettes dans la cloche ; 3° d'un appareil destiné à remplacer l'oxygène au fur et à mesure qu'il est absorbé par l'animal, comprenant un ballon B jaugé contenant de l'oxygène. Ce ballon est mis en communication avec l'air de la cloche par le tube b et avec un récipient à niveau constant, A, par le tube a. Une dissolution du chlorure de calcium ne dissolvant pas l'oxygène s'écoule lentement de A en B et déplace l'oxygène qui est chassé dans la cloche C. Un manomètre et un thermomètre servent à connaître, à chaque instant, la pression et la température de l'air de la cloche.

Pour faire une expérience au moyen de cet appareil, on commence par placer l'animal sur lequel on veut expérimenter dans la cloche C que l'on referme exactement. Puis, remplissant à moitié les pipettes E, D d'une solution de potasse caustique titrée et pesée, on met en mouvement le balancier auquel sont suspendues les pipettes au moyen d'un moteur quelconque ; le flacon B est rempli d'oxygène et le robinet du tube a est ouvert. Lorsque l'expérience a duré suffisamment, on pèse de nouveau et on titre la solution de potasse ; on a ainsi le poids d'acide carbonique produit ; on a de plus le poids d'oxygène employé par le nombre de flacons B qui ont été vidés.

L'appareil de Regnault et Reiset, bien que susceptible de donner des résultats d'une grande précision, prête cependant le flanc à certaines critiques importantes. En premier lieu l'animal ne respire pas un air absolument dans les conditions physiologiques ordinaires. En effet, l'air de la cloche C, d'après les analyses des auteurs eux-mêmes, contenait en moyenne 2 pour 100 d'acide carbonique au lieu de 4 p. 10,000 au plus qu'en contient l'air ordinaire. L'animal respirait donc dans un air cinquante fois plus chargé d'acide carbonique que l'air normal ; les conditions physiologiques dans lesquelles vivait l'animal étaient changées et les résultats devaient être faussés. De plus, les produits de la respiration cutanée venaient se mêler à ceux de la respiration pulmonaire. Enfin, l'air était tellement chargé d'humidité, après quelque temps de séjour de l'animal, que les parois intérieures de la cloche ruisselaient.

Jolyet et Regnard ont modifié cet appareil de manière à ramener les conditions dans lesquelles respire l'animal, à être aussi rapprochées que possible des conditions physiologiques. Leur appareil représenté (figure 98) comprend toujours les trois parties essentielles de l'appareil de Regnault et Reiset, mais toutes trois ont subi des modifications importantes. L'animal n'est plus enfermé dans la cloche C, mais respire cependant dans cette cloche, par l'intermédiaire de la muselière hermétique G. En v est un sac de caoutchouc de 400 à 500 centimètres cubes de capacité, dont les parois sont accolées l'une à l'autre, et destiné à empêcher les variations de pression qui résulteraient des inspirations et des expirations de l'animal dans l'appareil clos et rigide. Les pipettes P et P' de Regnault et Reiset, remplies de glycérine, ne sont plus employées que

pour faire circuler l'air de la cloche C, à travers un manchon à deux tubu-
lures A, incessamment et violemment secoué par un mouvement rapide de va-
et-vient sur un support articulé. La solution de potasse que contient ce manchon est ainsi brassée continuellement avec l'air et le dépouille complètement

Fig. 98. — Appareil de Jolyet et Regnard pour l'étude chimique des gaz de la respiration
chez les animaux.

de son acide carbonique. La source d'oxygène est constituée par un flacon O
dans lequel la solution de chlorure de calcium déplace le gaz aussitôt qu'il
s'effectue, par suite de l'absorption de l'acide carbonique, une diminution de
pression dans l'appareil.

Pettenkofer et Voit ont construit et utilisé un appareil qui se distingue des
précédents par ses dimensions vraiment colossales. Il est employé pour
l'homme et se compose d'une chambre de douze mètres cubes de capacité,
dans laquelle le sujet en expérience respire librement, et peut même se livrer
à certaines occupations.

Cette chambre est ventilée, comme le masque de l'appareil d'Andral et
Gavarret, par aspiration; l'air entrant par des ouvertures pratiquées dans la
chambre est aspiré à diverses hauteurs dans celle-ci par un tuyau mis en communication avec une pompe puissante mue par une machine à vapeur.

Cet air est mesuré exactement, au moyen d'un compteur à gaz. Sur la conduite principale, allant de la chambre à respiration au compteur, est branché
un tube d'un petit diamètre, communiquant lui-même avec une pompe aspi-

rante et par lequel est dérivée une fraction connue de la masse d'air ayant traversé la chambre. C'est cette fraction seule que l'on soumet à l'analyse. Pour cela on lui fait traverser des tubes contenant de la ponce imbibée d'acide sulfurique qui retiennent la vapeur d'eau, et des tubes contenant une solution de potasse caustique qui retiennent l'acide carbonique. Connaissant, par l'augmentation de poids de ces tubes, la quantité de vapeur d'eau et d'acide carbonique contenus dans cette fraction de l'air ayant servi à la respiration, on obtient, par simple multiplication, les quantités totales.

Grâce à la puissance de l'appareil ventilateur employé, l'expérience peut être continuée très longtemps, sans que le sujet enfermé dans la chambre à respiration de Pettenkofer et Voit soit le moins du monde incommodé. De plus, les conditions dans lesquelles s'effectuent les mesures peuvent être beaucoup variées, grâce à la capacité de cette chambre qui laisse au sujet sa presque entière liberté. Ce sont là les principaux avantages de l'appareil de Pettenkofer et Voit. En retour, il présente certains inconvénients dont le plus frappant est celui-ci : Les dosages de vapeur d'eau et d'acide carbonique étant faits sur une fraction très minime de l'air, la multiplication qu'on est obligé de faire transforme une erreur infime, provenant de ces dosages, en une erreur qui n'est plus négligeable. Or, malgré tout le soin apporté à la construction et au maniement de l'appareil ana-

FIG. 99. — Appareil de Jolyet et Regnard pour l'étude de la respiration des poissons.

lyseur, une semblable erreur est difficile à éviter. De plus, l'appareil de

Pettenkofer et Voit ne peut servir à doser l'oxygène absorbé, pas plus qu'il ne peut tenir compte d'une variation possible du volume de l'azote dans l'air ayant servi à la respiration. On peut, avec cet appareil, comme l'ont fait Pettenkofer et Voit, joindre aux résultats fournis par la méthode directe ceux donnés par la méthode indirecte.

FIG. 100. — Appareil de Jolyet, Bergonié et Sigalas pour l'étude chimique de la respiration chez l'homme.

Plus récemment MM. Jolyet, Bergonié et Sigalas ont fait usage de l'appareil représenté fig. 100, pour l'étude des gaz de la respiration chez l'homme. Ce qui le distingue des précédents, c'est surtout la puissance du condenseur de CO^2, A P P', qui en fait partie. Grâce à la rapidité avec laquelle l'acide carbonique est absorbé, on a pu restreindre jusqu'à une extrême limite le volume d'air servant à la respiration. Ce volume est contenu dans l'espace annulaire compris entre la cloche C et le ballon qui la contient. Les pipettes P et P' remplies de glycérine ne servent qu'à maintenir une active circulation de l'air à travers le condenseur. Le moteur R agite violemment, par la bielle b, la solution de potasse du condenseur en même temps qu'il fait osciller par T B les pipettes. L'oxygène renfermé en O vient combler la dépression produite par l'absorption de CO^2 et est mesuré au passage. En V est un sac de caoutchouc qui se dilate à chaque expiration. La faible capacité de l'appareil permet de se rendre compte des variations de l'azote dans les gaz de la respiration.

Nous signalerons en terminant, parmi les appareils qui ont servi à l'étude de la respiration, celui de Jolyet et Regnard pour les animaux aquatiques dont la figure 99 indique, mieux qu'une description, la disposition générale et les détails.

B. — RÉSULTATS OBTENUS. — COMPARAISON ENTRE L'AIR INSPIRÉ ET L'AIR EXPIRÉ

Par la respiration, l'air peut être modifié dans ses propriétés physiques et dans sa composition chimique. La température, le volume, l'état hygrométrique de l'air inspiré et de l'air expiré sont différents, de même que la quantité d'oxygène et d'acide carbonique qu'ils contiennent.

Modifications physiques. — *Température.* — Il est facile de prendre la température de l'air expiré ; pour cela, on place simplement un thermomètre dans un tube de verre terminé par un embout dans lequel on expire. Après un temps suffisant, le thermomètre reste stationnaire et donne la température de l'air expiré. On a constaté ainsi que, quelle que soit la température de l'air inspiré, celle de l'air expiré ne varie que dans des limites assez étroites, et se rapproche de la température du corps sans l'égaler, à moins, circonstance exceptionnelle, que la température de l'air inspiré n'atteigne et ne dépasse le chiffre de 37°. Dans des circonstances ordinaires, c'est-à-dire pour des températures de l'air inspiré comprises entre 10° et 25°, la température de l'air expiré oscille de quelques dixièmes autour de 34°.

Volume. — Grâce à cette variation de température, toutes les autres circonstances restant les mêmes, le volume de l'air expiré est plus grand que celui de l'air inspiré. Mais cette augmentation n'est due qu'à l'élévation de température, car, à la même température, et sous la même pression, le volume de l'air inspiré est plus grand que celui de l'air expiré. Cela tient, comme nous le verrons, aux modifications chimiques que l'air éprouve dans sa composition.

État hygrométrique. — L'état hygrométrique de l'air inspiré peut varier du point de sécheresse absolue au point de saturation. L'état hygrométrique de l'air expiré, au contraire, ne varie pas ; il est toujours saturé de vapeur d'eau. Cette opposition si tranchée s'explique parfaitement ; l'air inspiré suit, en effet, toutes les variations hygrométriques de l'air qui nous entoure et dont il fait partie. Or, cet air peut passer par tous les degrés de l'échelle hygrométrique, bien qu'en atteignant rarement les degrés extrêmes et surtout le point zéro (sécheresse absolue). L'air expiré se trouvant, dans le poumon, en contact avec une surface très étendue et continuellement humectée, sort du poumon saturé à la température de 34°. On comprend facilement alors, combien doit être variable l'élimination de l'eau par la respiration, car les éléments les plus importants qui influent sur cette élimination, l'état hygrométrique de l'air inspiré et sa température, varient dans de larges limites. Dans chaque cas particulier, le phénomène de la transpiration pulmonaire, obéissant aux lois physiques de

l'évaporation, il sera facile de trouver la quantité d'eau enlevée à chaque
mouvement respiratoire au réseau des capillaires sanguins qui rampent sous
l'épithélium pulmonaire. Pour cela, il suffira de connaître l'état hygrométrique
de l'air inspiré et sa température, l'état hygrométrique de l'air expiré et sa
température, et de calculer, au moyen de ces données, le poids de vapeur d'eau
contenue dans les volumes inspirés et expirés et d'en faire la différence. Dalton,
qui a fait le premier ce calcul, a trouvé des nombres très rapprochés de ceux
trouvés directement plus tard par Valentin et Gréhant. Dans une des expériences de ce dernier auteur, la quantité d'eau en poids éliminée par le poumon
était de 0 gr., 38 par minute. Le nombre des mouvements respiratoires était
de 17 dans le même temps ; la quantité éliminée en 24 heures s'élevait à
547 gr., 10.

On peut donc prendre en moyenne, comme chiffre classique du poids de l'eau
éliminée par le poumon en 24 heures, le chiffre rond de 500 grammes.

Quant aux circonstances qui font varier ce chiffre, elles sont, comme nous
l'avons dit plus haut, faciles à saisir. Valentin a trouvé par l'expérience que
par une température extérieure très basse, ce chiffre diminuait. Cela s'explique
facilement, car dans ce cas, on trouve que l'air expiré sort du poumon à une
température inférieure à 34° et, bien que saturé, contient une moindre quantité de vapeur d'eau

Un fait à signaler, comme conséquence de l'élimination de l'eau par le
poumon, est l'abaissement de température que doit faire subir au sang cette
évaporation. On sait en effet, et Claude Bernard a démontré, que la différence
de température du sang dans les deux ventricules est en faveur du ventricule
droit ; le sang se refroidit donc en passant par le poumon et la quantité de chaleur qui lui est enlevée par la vaporisation de l'eau éliminée par la respiration
contribue certainement à cet abaissement de température.

On peut se demander d'où provient toute l'eau exhalée par la surface pulmonaire. Le sang en est évidemment la source immédiate et, par ce fait, on doit
attribuer à l'eau éliminée par le poumon la même origine qu'à celle contenue
dans toutes les sécrétions de l'organisme. Ce n'est donc pas à la combustion
de l'hydrogène provenant de l'oxydation ultime des matériaux de l'économie
qu'il faut attribuer la production de l'eau éliminée au niveau du poumon,
car l'eau introduite avec les aliments, les boissons, y entre aussi pour une
très large part. D'ailleurs, n'arriverait-on pas par le raisonnement précédent à
cette conclusion, on y serait amené par le fait brutal suivant, c'est que la
quantité d'eau éliminée par le poumon est plus considérable que celle fournie
par la combustion de l'hydrogène.

Modifications chimiques. — Si l'on dresse un état comparatif des quantités
pour 100 en volume d'oxygène et d'acide carbonique contenues dans l'air
inspiré et dans l'air expiré, on obtient les chiffres suivants :

	AIR INSPIRÉ	AIR EXPIRÉ
Oxygène	20,8	16,0
Acide carbonique	0,04	4,4

Bien que ces chiffres ne soient que des moyennes (au moins en ce qui concerne l'air expiré) et soient très variables, comme nous le verrons plus loin, avec des circonstances fort nombreuses, ils montrent l'énorme différence qui existe entre la proportion d'acide carbonique contenu dans l'air inspiré et expiré. La quantité d'acide carbonique est à peu près 100 fois plus grande dans l'air expiré; on peut donc, en négligeant l'acide carbonique contenu dans l'air inspiré, calculer à quel taux s'élève l'exhalation de ce gaz dans un temps donné. On trouve ainsi que, dans une heure, l'homme adulte qui fait 16 mouvements respiratoires par minute et expire un demi-litre, exhale 24 litres à peu près d'acide carbonique. Les nombres trouvés par des mesures directes au moyen des appareils déjà décrits se rapprochent de ce chiffre, bien que très variable suivant les auteurs; ainsi Scharling donne le chiffre de 443 litres d'acide carbonique exhalé en 24 heures. En poids, la quantité d'acide carbonique exhalée en 24 heures peut être évaluée, d'après le même auteur, à 867 grammes.

L'air inspiré, d'après le tableau précédent, contient 20,8 p. 100 d'oxygène, tandis que l'air expiré n'en contient plus que 16 p. 100. La quantité d'oxygène absorbé pendant la respiration s'élève donc à 4,8 p. 100 du volume total. Il est facile de calculer, comme pour l'acide carbonique, quel est le volume d'oxygène absorbé en une heure; il s'élève à 23 litres à peu près. En poids, d'après les mesures directes faites par les auteurs, on peut compter en moyenne 744 grammes par 24 heures (Vierordt).

On voit, d'après ce qui précède que la quantité en volume d'oxygène absorbée (23 litres par heure) est plus grande que la quantité d'oxygène contenue dans l'acide carbonique exhalé pendant le même temps (24 litres). Aussi, le rapport des volumes $\frac{CO^2}{O}$ appelé par Pflüger *quotient respiratoire*, est-il, dans des conditions physiologiques normales, plus petit que l'unité. Il est d'ailleurs très variable suivant les circonstances, nous le répétons, comme chacun des termes qui le composent. Il varie notamment avec la nature et la composition chimique des aliments introduits dans le tube digestif. Avec les aliments hydro-carbonés (fécule, glycose), riches en oxygène, sa valeur se rapproche de l'unité; avec des aliments plus riches en hydrogène qu'en oxygène, tels que les graisses, les huiles, les albuminoïdes, sa valeur diminue et s'éloigne de l'unité. La conclusion à tirer de ces faits, c'est que l'oxygène absorbé par l'animal, qui ne reparaît pas sous forme d'acide carbonique dans l'air expiré, est employé à brûler l'hydrogène de ces derniers aliments pour former de l'eau.

Il résulte encore de cette considération du quotient respiratoire un fait qui, quoique secondaire, est à signaler : c'est que, tout animal respirant dans un espace clos, diminue la tension des gaz de cet espace par le fait de sa respiration, le volume d'oxygène absorbé étant plus grand que le volume d'acide carbonique exhalé (Lavoisier, 1777).

Rôle de l'azote dans la respiration. — Le rôle de l'azote dans la respiration est encore une question à l'étude. Les expériences de Regnault et Reiset tendent à démontrer qu'il y a exhalation d'azote dans la respiration, du moins en ce qui concerne les animaux supérieurs, mammifères et oiseaux. D'autre part, la quantité d'azote exhalée, un centième à peu près du poids d'oxygène absorbé, est tellement minime, qu'elle ne dépasse peut-être pas la limite des erreurs possibles, malgré toute la précision apportée par les auteurs dans la mesure des volumes gazeux. Cependant, il est bon de signaler que les mêmes auteurs ont vu une absorption d'azote se produire dans la cloche de leur appareil où ils avaient enfermé des oiseaux soumis à un jeûne prolongé. Dans tous les cas, les quantités d'azote absorbées ou exhalées sont excessivement petites et le rôle de l'azote dans la respiration n'est que très secondaire.

Autres gaz et principes volatils contenus dans l'air expiré. — On sait par expérience que certains liquides volatils, tels que l'alcool, l'éther, le chloroforme, etc., introduits dans l'organisme, donnent à l'haleine une odeur qu'on révèle facilement. Il en est de même pour les principes odorants du musc, de l'ail, de l'asa fœtida, etc. Dans ces cas, étant donné la présence des liquides en question dans le sang, ou la grande diffusibilité des principes odorants, il est facile d'expliquer, par un passage direct à travers l'épithélium pulmonaire, la présence de ces gaz ou vapeurs dans l'air expiré. La même explication peut convenir pour certains gaz, tels que l'hydrogène, l'hydrogène carboné et l'hydrogène sulfuré qui peuvent se rencontrer dans l'air expiré. L'origine intestinale de ces gaz peut être démontrée par ce fait que tous les auteurs qui les ont rencontrés se servaient d'appareils dans lesquels l'animal en expérience était renfermé en entier (Regnault et Reiset, Pettenkofer et Voit).

D'autre part, on ne constate jamais leur présence dans les produits de la respiration d'un animal coiffé d'une muselière hermétique et dont l'œsophage a été lié.

L'air expiré renferme encore des particules organiques qui colorent en jaune l'acide sulfurique et en rose une solution d'azotate d'argent. Les matières organiques viciaient assez rapidement l'air de la cloche dans l'appareil de Regnault et Reiset. L'air qui renferme une notable quantité de ces miasmes présente une odeur particulière qui est celle des salles de réunion insuffisamment ventilées après le séjour d'un grand nombre de personnes.

C. — VARIATIONS DANS L'ACTIVITÉ DES ÉCHANGES GAZEUX DANS LA RESPIRATION

Les nombres cités plus haut qui représentent les quantités d'acide carbonique exhalé et d'oxygène absorbé sont variables avec une foule de circonstances dont nous citerons les principales.

Causes individuelles. — *Influence de l'espèce animale.* — Les mammifères et les oiseaux ont une température constante qui se maintient toujours à un niveau assez élevé quelle que soit la température ambiante et sont dits pour cette raison animaux à sang chaud. Les autres vertébrés et tous les invertébrés ont une température variable qui se met en équilibre avec celle du milieu extérieur et qui n'atteint jamais des chiffres aussi élevés que pour les mammifères et les oiseaux; aussi les appelle-t-on animaux à sang froid. L'activité de la respiration est directement en rapport avec la température du corps : la consommation d'oxygène est donc plus grande chez les animaux à sang chaud que chez les animaux à sang froid comme l'indique le tableau suivant :

QUANTITÉS D'OXYGÈNE CONSOMMÉES PAR HEURE ET PAR KILOGRAMME D'ANIMAL

ESPÈCE ANIMALE	CENTIM. CUBES D'OXYGÈNE A 0° ET 760ᵐᵐ	AUTEURS	ESPÈCE ANIMALE	CENTIM. CUBES D'OXYGÈNE A 0° ET 760ᵐᵐ	AUTEURS
Homme	300	Vierordt	Lézard	134	Regnault, Reiset
Veau, porc, mouton			Anguille	48	Jolyet et Regnard
Lapin	300-350	Reiset	Raie	47	Id.
Chien	687	Pflüger	Crabe	107	Id.
Cobaye	900	Regnault, Reiset	Ecrevisse . . .	38	Id.
Poulet	1,100	Colasanti	Hanneton . . .	700	Regnault, Reiset
Moineau . . .	750-1,000	Regnault, Reiset	Ver à soie. . .	600-800	Id.
Petits oiseaux .	6,710	Id.	Lombric. . . .	70	Id.
Marmote en hibernation	9,000-10,000	Id.	Huître.	13,5	Jolyet et Regnard
			Sangsue	22	Id.
Grenouille . . .	30 44-73	Id. Id.	Astérie	32	Id.

Influence de la taille. — Si l'on considère les quantités totales d'acide carbonique formé ou d'oxygène absorbé par différents animaux de tailles diverses, on constate que ces quantités sont d'autant plus grandes que la taille et le poids de l'animal considéré sont eux-mêmes plus grands. Mais il en est tout autrement si l'on considère, notion beaucoup plus rationnelle, le rapport de ces quantités au poids de l'animal qui les a fournies, c'est-à-dire la quantité d'oxygène absorbé ou d'acide carbonique produit par un kilogramme de l'animal en question. Dans ce cas, on trouve un résultat inverse et ce sont les petits animaux qui proportionnellement consomment le plus d'oxygène et exhalent le plus d'acide carbonique. Ce fait est à rapprocher du suivant, que nous aurons l'occasion de rappeler au chapitre de la *Chaleur animale*, à savoir que ce sont également les petits animaux qui, proportionnellement, produisent les plus grandes quantités de chaleur. L'un est évidemment la conséquence de l'autre. L'homme ne fait pas exception à cette règle; elle s'applique également à tous les animaux.

Influence de l'âge. — D'après Andral et Gavarret, l'activité des combustions respiratoires augmente chez l'homme avec l'âge, passe par un maximum vers trente-deux ans pour diminuer ensuite jusqu'à la mort. Chez un vieillard plus que centenaire, ces auteurs ont trouvé que le dégagement d'acide carbonique n'était que de onze litres par heure, à peu près ce que dégage un enfant de huit à neuf ans.

Influence du sexe. — Suivant les mêmes auteurs, toutes conditions égales d'ailleurs, la femme exhale moins d'acide carbonique et absorbe moins d'oxygène que l'homme. Son activité respiratoire augmente aussi avec l'âge, jusqu'à la puberté, mais subit à ce moment un temps d'arrêt qui dure jusqu'à la ménopause pour augmenter de nouveau ensuite. La grossesse agit, comme la suppression des règles, en augmentant les échanges gazeux.

Causes physiologiques. — *Influence du sommeil.* — D'après les expériences de Scharling, on peut évaluer à 1/4 la diminution de l'activité respiratoire pendant le sommeil. Cette diminution est beaucoup plus marquée chez les animaux hibernants pendant l'hibernation. Quand l'engourdissement est complet, la respiration est presque nulle.

Influence de l'activité musculaire. — Par contre, le travail musculaire augmente toujours, tant chez l'homme que chez les animaux, l'activité des échanges gazeux. Ce fait, découvert par Lavoisier (1785), a été confirmé depuis par d'autres physiologistes. Vierordt, notamment, a trouvé que, pendant un exercice modéré, l'accroissement de l'acide carbonique exhalé pouvait atteindre 19 centimètres cubes par minute.

Influence de l'alimentation. — Nous avons vu, à propos du quotient respiratoire, comment variaient les échanges gazeux avec la nature des aliments; lorsqu'on suspend l'alimentation d'un animal, la quantité d'acide carbonique exhalé diminue de plus en plus, à mesure que l'abstinence se prolonge. Dans une expérience de Boussingault, une tourterelle recevant sa ration ordinaire brûlait, en vingt-quatre, heures 5 gr. 1 de carbone, tandis qu'une tourterelle semblable, mais privée d'aliments, n'en brûlait que 2 gr. 2.

L'influence de la digestion se fait aussi sentir pour augmenter l'activité des échanges gazeux. Cette activité croît depuis le commencement de la digestion jusqu'à la fin, pour diminuer ensuite jusqu'au prochain repas (Lavoisier, Vierordt, Valentin, Frédericq).

Causes physiques. — *Influence de la température.* — Chez l'homme et chez tous les animaux dont la température est invariable, les combustions organiques augmentent d'activité à mesure que la température du milieu ambiant se refroidit. L'exhalation d'acide carbonique et l'absorption d'oxygène sont donc plus grandes chez ces animaux en hiver qu'en été. Le fait est facilement explicable en considérant qu'à une plus grande déperdition doit correspondre une plus grande production de calorique pour que la température reste invariable. Mais il peut arriver, pour une cause pathologique quelconque, que le régulateur qui maintient constante la température de ces animaux ne fonctionne plus, dans ce cas, l'animal se comporte comme un corps inerte qui se refroidit. La chaleur qu'il perd n'est plus fournie par les combustions organiques et celles-ci peuvent diminuer. C'est ce qui arrive, par exemple, par la section de la moelle chez les lapins ; la régulation de la température, dans ce cas, ne peut plus s'effectuer, l'animal se refroidit et l'exhalation d'acide carbonique s'abaisse avec la température. Chez un cobaye intact, dont la température restait parfaitement constante, Letellier a trouvé, pour l'acide carbonique exhalé, les chiffres suivants, confirmant la loi qui vient d'être établie.

TEMPÉRATURE	GRAMMES PAR HEURE
30° à 40° C.	1,458
15° à 20° C.	2,080
0°	3,006

Influence de la lumière. — La lumière, d'après les expériences de Moleschott, augmente l'activité des échanges gazeux respiratoires. Les expériences ont été faites sur des grenouilles.

Causes pathologiques. — *Influence des maladies.* — Les maladies agissent d'une façon plus ou moins intense sur les échanges gazeux de la respiration. Les fièvres franches, les phlegmasies aiguës augmentent la consommation d'oxygène et l'exhalation d'acide carbonique; mais l'exhalation de ce dernier n'est pas proportionnelle à l'absorption de l'oxygène dont la moitié seulement se retrouve dans l'acide carbonique, l'autre moitié se fixant probablement sur les produits hybrocarbonés.

Les fièvres lentes et hectiques, les inflammations chroniques, se traduisent aussi par une augmentation dans la consommation de l'oxygène, quoique moins forte que dans le cas précédent, et l'exhalation d'acide carbonique est moindre encore par rapport à l'absorption d'oxygène. Il y a donc une très forte portion de l'oxygène absorbé qui doit se fixer sur les corps hydrogénés, les graisses des tissus par exemple, qui sont brûlés, d'où amaigrissement rapide dans ces maladies.

Enfin les maladies cachectiques, anémie, cancer, etc., où le sang a perdu une partie de sa capacité respiratoire; celles où il y a un obstacle mécanique entravant l'apport de l'air dans le poumon, telles que la pleurésie, le pneumothorax, les déformations rachitiques du thorax, etc., qui diminuent le champ de l'hématose; les affections cardiaques accompagnées de stase pulmonaire ou veineuse et déterminant un certain degré d'asphyxie, toutes ces affections s'accompagnent d'une diminution dans la consommation d'oxygène (*anoxhémie*) et dans l'exhalation de l'acide carbonique.

III

PHÉNOMÈNES CHIMIQUES DE LA RESPIRATION

THÉORIE DES ÉCHANGES GAZEUX RESPIRATOIRES

De l'oxygène et de l'acide carbonique contenus dans le sang.
Oxygène.
Acide carbonique.
Respiration interne ou respiration des tissus.

Nous avons vu, dans les deux chapitres précédents, par quel mécanisme l'air extérieur était amené au contact de l'épithélium pulmonaire et quelle modifications il subissait dans le poumon, il nous reste à faire un pas de plus pour chercher ce que devient l'oxygène qui disparaît par la respiration et d'où vient l'acide carbonique contenu dans l'air expiré.

DE L'OXYGÈNE ET DE L'ACIDE CARBONIQUE CONTENUS DANS LE SANG

Extraction. — Pour extraire les gaz du sang, on se sert de la pompe pneumatique à mercure successivement modifiée par divers auteurs pour les usages physiologiques et, en particulier par Gréhant (fig. 37). Le manuel opératoire consiste à introduire dans un ballon à long col et à l'abri, du contact de l'air, un volume connu du sang que l'on veut soumettre mettre à l'analyse. Ce ballon est mis en communication avec le robinet à trois voies de la pompe à mercure au moyen d'un tube à joints immergés qui rendent impossible toute rentrée de l'air extérieur; le col du ballon est refroidi pour éviter la formation de trop nombreuses bulles; sa panse, peut, au contraire, être chauffée au bain-marie pour favoriser le dégagement des gaz. Les analyses faites dans ces conditions avec toutes les précautions nécessaires ont donné, comme moyenne de nombreuses expériences faites sur des chiens, les chiffres suivants (Mathieu èt Urbain) :

100 c.c. DE SANG CONTIENNENT	OXYGÈNE	AC. CARBONIQUE	AZOTE
Sang artériel.	20 c.c.	48 c.c.	2,20 c.c.
Sang veineux	12 —	55 —	2,25 —

On voit, par ce tableau, que les quantités d'oxygène contenues dans le sang artériel et dans le sang veineux sont fort différentes, le sang artériel contient à peu près *deux fois plus d'oxygène* que le sang veineux. La différence est bien moins frappante en ce qui concerne l'acide carbonique; la quantité de ce gaz contenue dans le sang veineux ne l'emporte, en effet, que de 1/7 sur celle contenue dans le sang artériel.

Quant à l'azote, les quantités qu'en contiennent les deux sangs sont très faibles et peuvent être considérées comme identiques.

Mais il ne suffit pas de savoir qu'il existe des gaz dans le sang, et une question importante se pose tout d'abord : l'oxygène et l'acide carbonique contenus dans le sang y sont-ils à l'état de combinaison, ou bien sont-ils simplement dissous d'après les lois physiques de la dissolution des gaz ? Il convient d'examiner la question en particulier pour chacun des deux gaz principaux contenus dans le sang.

Oxygène du sang.—Si on fait l'analyse des gaz contenus dans 100 centimètres cubes d'eau, de sérum et de sang, on obtient, pour les volumes d'oxygène extraits de ces divers liquides, des nombres très différents. Ainsi, d'après Fernet, à 16° :

100 C.C. CONTIENNENT	OXYGÈNE
Eau	2 c.c. 9
Sérum	0 — 11
Sang . . ∘	9 — 5

Le sang contient donc beaucoup plus d'oxygène que l'eau et surtout que le sérum. D'où provient cet excès d'oxygène? Pour l'expliquer *a priori*, on peut invoquer soit un coefficient d'absorption de l'oxygène beaucoup plus élevé pour le sang que pour l'eau et le sérum, soit une combinaison chimique effectuée entre l'oxygène et d'autres parties composantes du sang autres que le sérum. L'expérience ne permet pas cette alternative, et c'est bien à la formation de l'*oxyhémoglobine* qu'est dû l'excès d'absorption de l'oxygène par le sang. Ce qui le prouve, c'est que : 1° le sang absorbe d'autant moins d'oxygène qu'il est plus froid (Claude Bernard), fait contraire à la loi de Dalton sur la dissolution des gaz et qui s'oppose à la première explication; 2° tout l'oxygène contenu dans le sang ne peut en être chassé par le vide à froid, ce qui aurait lieu pour une simple dissolution; 3° enfin, si un courant d'azote, d'hydrogène, ne peuvent chasser qu'une faible partie de l'oxygène du sang, parce qu'ils ne sont pas capables de former avec l'hémoglobine une combinaison chimique stable (non modification des bandes spectrales); au contraire, un courant d'oxyde de carbone déplace complètement l'oxygène du sang en formant avec l'hémoglobine une combinaison définie (modification des bandes spectrales) et plus stable que l'oxyhémoglobine. C'est d'ailleurs à la stabilité de cette combinaison qu'est due la toxicité si grande de l'oxyde de carbone (Claude Bernard, 1857).

La plus grande partie de l'oxygène contenu dans le sang y est donc à l'état de combinaison avec l'hémoglobine; mais il n'en est pas moins vrai que, en tant que liquide, le sang contient une certaine quantité d'oxygène simplement dissous. Il est intéressant de savoir la part de l'oxygène dissous et la part de l'oxygène combiné dans la totalité contenue dans le sang.

La méthode employée par Fernet pour cette détermination repose sur le principe suivant : La quantité d'oxygène combiné étant invariable pour un même volume de sang considéré quelle que soit la pression de l'oxygène au-dessus de la surface sanguine, toutes les variations dans les quantités d'oxygène absorbées porteront seulement sur l'oxygène dissous. Si l'on mesure une de ces variations, en tenant compte de l'augmentation ou de la diminution de pression de l'atmosphère surnageante qui l'a produite, on peut, à l'aide de la loi de Dalton, déterminer le *coefficient de solubilité* de l'oxygène dans le sang et, par suite, la quantité d'oxygène dissoute à une pression donnée.

Ce principe fort simple appliqué a donné les résultats suivants : le coefficient de solubilité de l'oxygène dans le sang est égal à 0, 0290 à 16° et à 0^m,76 de pression. Il est un peu inférieur au coefficient de solubilité de ce même gaz dans l'eau pure (0,0290 à 16°). La quantité d'oxygène dissoute, calculée au moyen de ce coefficient, a été trouvée égale à 1/5 de la quantité totale d'oxygène contenue dans le sang.

Donc, en résumé, l'oxygène contenu dans le sang y est à la fois à l'état de combinaison et à l'état de dissolution ; 1/5 est simplement dissous ; les 4/5 qui restent sont combinés avec l'hémoglobine.

L'oxygène combiné avec l'hémoglobine est-il à l'état d'ozone ? C'est ce qui tendent à faire croire certaines réactions. Ainsi, une goutte de sang déposée sur une feuille de papier imbibée de teinture alcoolique de gaïac s'entoure d'un cercle bleuâtre, teinte que prend la teinture de gaïac oxydée l'on y l'ozone. Une solution d'indigo est aussi légèrement décolorée lorsque l'on y verse quelques gouttes de sang ; enfin l'essence de térébenthine, récemment distillée et ne bleuissant pas la teinture de gaïac, la bleuit, lorsqu'on vient d'y ajouter quelques globules sanguins. On semble donc en droit de conclure que l'oxygène est dans le sang, de même que dans l'essence de térébenthine aérée, à un état jouissant d'un pouvoir oxydant considérable. Cependant on n'a pu, jusqu'à présent, retirer de l'ozone du sang. (Voir une autre explication p. 92.)

Acide carbonique. — Pour savoir à quel état l'acide carbonique est contenu dans le sang, nous nous servirons d'un raisonnement analogue au précédent.

Le volume d'acide carbonique absorbé par le sang peut être décomposé en deux parties : une que l'on peut considérer comme combinée et qui, par ce fait, ne suit pas la loi de Dalton ; l'autre, simplement dissoute, qui suit la loi de Dalton et varie avec la pression du gaz surnageant. En opérant comme pour l'oxygène, Fernet a trouvé que le volume d'acide carbonique simplement dissous était les 3/5 du volume total d'acide carbonique absorbé par le sang, tandis que l'acide carbonique combiné n'en était que les 2/5. Il y a donc une première différence capitale entre l'oxygène et l'acide carbonique au point de vue de l'état de ces deux gaz dans le sang. Tandis que l'oxygène y est en grande partie à l'état de combinaison, l'acide carbonique y est en grande partie dissous.

Cette différence n'est pas la seule. La combinaison de l'oxygène réside dans une union avec une substance particulière, l'hémoglobine, dont le globule est le support ; il en est autrement pour l'acide carbonique. Si l'on prend, en effet, deux portions égales d'un même sang, que l'on dose l'acide carbonique contenu dans la première portion, sérum et plasma, et l'acide carbonique du sérum de la deuxième portion, sérum seul, on trouve des chiffres à peu près identiques. D'où résulte cette seconde différence entre l'oxygène et l'acide carbonique du sang ? C'est que, pour ce dernier gaz, il est presque tout entier, à l'état de combinaison ou de dissolution, contenu dans le sérum, tandis que l'oxygène est combiné avec les globules (Fernet).

Enfin, puisque nous connaissons la combinaison dans laquelle l'oxygène se trouve dans le sang, l'oxyhémoglobine, il est intéressant de connaître aussi la combinaison dans laquelle se trouve engagé l'acide carbonique dans le même liquide. Tout d'abord, cette combinaison n'est pas due à la mise en jeu d'affinités très grandes, car elle est très peu stable. Il suffit, en effet, de faire le vide à plusieurs reprises, à froid, à la surface d'une masse sanguine, et d'empêcher que les gaz extraits ne se redissolvent, pour extraire complètement l'acide carbonique du sang. Nous savons qu'il n'en est pas de même pour l'oxygène.

Puisque la presque totalité de l'acide carbonique combiné est contenue dans le sérum, c'est dans le sérum que sont contenues également les substances qui entrent en combinaison avec l'acide carbonique. Or, le sérum, outre quelques matières organiques, contient du chlorure de sodium, du carbonate de sodium, et du phosphate de sodium (PhO⁴ HNa²). De ces trois sels, le chlorure de sodium est incapable de fixer l'acide carbonique, tandis qu'une molécule de phosphate de sodium absorbe à l'état de combinaison deux molécules d'acide carbonique, et qu'une molécule de carbonate de sodium fixe une molécule de ce même acide (loi de Fernet). C'est donc à l'état de combinaison faible avec le phosphate de sodium et le carbonate de sodium que l'acide carbonique est contenu dans le sérum.

Cette combinaison est détruite facilement par le vide longtemps maintenu au-dessus du liquide, de même que les bicarbonates alcalins sont transformés en carbonates par le même procédé. Cependant, un fait important à signaler est celui-ci : lorsque, après avoir extrait par le vide tout l'acide carbonique d'une certaine quantité de sérum du sang, on y ajoute des globules, également privés d'acide carbonique par le même procédé, on peut du mélange extraire par la pompe une nouvelle quantité d'acide carbonique (Preyer). C'est surtout avec des globules oxygénés que l'expérience réussit le mieux.

L'explication de ce fait la mieux acceptée des physiologistes est celle qui fait jouer aux globules sanguins, et par conséquent à l'oxyhémoglobine, le rôle d'un acide capable de déplacer l'acide carbonique. Une autre, plus plausible, fait jouer aux globules sanguins entourés d'une atmosphère d'oxygène libre (atmosphères limitées) le même rôle que celui des corps pulvérulents inertes (mousse de platine, bioxyde de manganèse, etc.), entraînant par leur présence seule la décomposition de l'eau oxygénée ou le dégagement d'acide carbonique de solutions saturées, tant que chaque parcelle solide est revêtue d'une couche d'air adhérente (Merget).

En résumé, des trois gaz contenus dans le sang, un y est à l'état de simple dissolution et suit la loi de Dalton, c'est l'azote ; un autre, l'acide carbonique contenu en grande partie dans le sérum, y est à l'état de combinaison faible avec les phosphates et les carbonates de sodium ; cette combinaison se détruit facilement dans le vide, surtout en présence des globules du sang ; enfin le troisième, l'oxygène, est fixé par les globules avec la matière colorante desquels il forme une combinaison assez stable pour n'être détruite par le vide qu'avec l'aide d'une élévation de la température.

RESPIRATION INTERNE OU RESPIRATION DES TISSUS

Respiration élémentaire.
Parallélisme des respirations externe et interne.
Fixation de l'oxygène par les tissus.
Mécanisme des échanges gazeux.
Réserve d'oxygène.
Variations dans l'activité respiratoire des tissus.
    Causes intrinsèques.
    Causes physiologiques.
    Causes physiques.

Respiration élémentaire. — Ce n'est pas pour le sang lui-même, mais en réalité pour les éléments anatomiques de l'organisme tout entier que l'oxygène est emprunté au milieu extérieur, au niveau du poumon, et le sang n'est qu'un intermédiaire entre le milieu extérieur et les éléments des tissus. Les phénomènes mécaniques de la respiration, les échanges gazeux qui ont lieu entre le sang et l'air au niveau du poumon ne sont que des phases préliminaires de la vraie respiration qui a lieu au niveau des tissus eux-mêmes, et on peut supposer des organismes dépourvus de ces mécanismes intermédiaires et chez lesquels l'oxygène viendrait directement vivifier les éléments anatomiques. C'est le cas non seulement pour les êtres inférieurs composés d'une seule ou d'un petit nombre de cellules, mais encore pour des organismes relativement très complexes comme les insectes, chez lesquels l'air, apporté par des canaux ou trachées qui parcourent tous les tissus, vient entourer tous les éléments d'une atmosphère d'oxygène.

Ainsi donc, on peut admettre plusieurs phases dans l'exercice de la fonction respiratoire :

1° La respiration *externe*, qui fait pénétrer l'oxygène de l'air dans le sang, c'est-à-dire dans le milieu intérieur ou intermédiaire. L'ensemble des mécanismes chargés d'exécuter cette première phase constitue l'appareil respiratoire et la respiration proprement dite ;

2° La respiration *interne* qui fait pénétrer l'oxygène du sang dans les tissus.

Parallélisme des respirations interne et externe. — Ces deux respirations se ressemblent, en fait, beaucoup plus qu'elles n'en ont l'air et on pourrait en faire une étude presque rigoureusement parallèle. La respiration externe a lieu au niveau des capillaires *pulmonaires* ; elle se fait entre les gaz du milieu extérieur et les éléments du milieu intérieur constitué par un tissu spécialisé, le sang. La respiration interne a lieu au niveau des capillaires *généraux*, elle se fait entre les gaz du milieu intérieur et les éléments des divers tissus. Elles sont assurées toutes les deux par des actes mécaniques différents, mais dont le résultat est identique, à savoir le renouvellement de l'oxygène : l'*externe* par le mécanisme thoraco-pulmonaire (phénomènes mécaniques de la respiration) agissant sur le milieu extérieur, c'est-à-dire sur l'air ; l'*interne* par le mécanisme de la circulation agissant sur le milieu intérieur, c'est-à-dire sur le sang. Le sang artériel représente pour les tissus ce que représente l'air inspiré pour le sang contenu dans le poumon, c'est-à-dire l'apport d'oxygène ; le sang veineux représente l'air expiré, c'est-à-dire le départ de l'acide carbonique.

Fixation de l'oxygène sur les tissus. — Ce phénomène si important de la respiration des tissus qui est l'essence même de la respiration a été signalé pour la première fois par Spallanzani qui constata que des parties d'organes séparés du corps, muscle, substance cérébrale, moelle épinière, tendons, etc., placés sous des éprouvettes absorbent de l'oxygène et exhalent de l'acide CO_2. Cet illustre observateur a étudié ainsi la respiration de chaque tissu en particulier et il est arrivé à des chiffres qui concordent sensiblement avec ceux qui sont obtenus aujourd'hui par les méthodes perfectionnées. Depuis, de nombreux expérimentateurs, Liebig, Pflüger, P. Bert, Regnard, etc., ont étudié le même sujet et bien précisé les conditions du phénomène.

Non seulement un muscle séparé du corps, c'est-à-dire du sang, absorbe l'oxygène de l'air et exhale de l'acide carbonique, mais encore, lorsqu'il est placé dans une atmosphère d'hydrogène ou d'azote, il continue à exhaler de l'acide CO_2, et même en grande quantité, si on le fait contracter, bien que l'on se soit assuré, au préalable, qu'il ne contient aucun oxygène libre, en le soumettant à l'action de la pompe à mercure. Et cette exhalation d'acide CO_2, ainsi que la faculté de se contracter, peut durer un certain temps dans ces conditions. Cependant, on sait que l'oxygène est nécessaire à la vie du muscle, et que celui-ci perd sa contractilité si on le prive d'oxygène, en le faisant traverser, par exemple, par un courant de sang veineux, au lieu de sang artériel. Il faut donc qu'il existe, dans l'intérieur du muscle, de l'oxygène à un état particulier et que le vide ne peut pas dégager, c'est ce qui a lieu.

Le muscle jouit donc, d'une part, de la propriété d'absorber et de fixer l'oxygène ambiant, en le transformant en oxygène intra-moléculaire d'une tension très faible ou nulle ; d'autre part, de la propriété de produire et de dégager continuellement de l'acide CO_2, en quantité plus ou moins grande, suivant qu'il est à l'état de repos ou de contraction.

La contre-partie de l'expérience du muscle plongé dans l'air, c'est-à-dire

séparé du sang et qui continue tout de même à exhaler de l'acide CO^2, con
sistera à observer le sang séparé du muscle et maintenu à la température du
corps. Or, les oxydations y sont faibles, l'oxygène qu'il contient disparaît len
tement, et si on y ajoute des corps très oxydables, tels que la glycose par
exemple ou l'acide pyrogallique, on les retrouve intacts, après un temps fort
long, ce qui prouve qu'ils n'ont pas été brûlés. Il n'y a donc, dans le sang lui-
même, que des combustions inappréciables.

Maintenant si on plonge un fragment de muscle non plus dans l'air, mais
dans du sang artérialisé ou dans une solution d'oxyhémoglobine, le muscle
absorbera l'oxygène du sang ou de la solution, lesquels ne donneront plus au
spectroscope que l'unique raie d'absorption de l'hémoglobine réduite. Il en
est de même si le muscle, au lieu d'être plongé librement dans un bain de
sang, est traversé par le sang lui-même comme cela a lieu sur le vivant, où
le muscle, pénétré par un réseau capillaire sanguin, est en quelque sorte
plongé dans une éponge sanguine. La paroi des capillaires, bien que séparant
le sang des fibres musculaires, n'empêche pas la substance musculaire d'absorber l'oxygène contenu dans le sang. Plusieurs expériences le prouvent : Si,
comme Schützemberger, on fait circuler du sang artériel défibriné dans un
tube de baudruche plongé dans une bouillie de levûre de bière, c'est-à-dire de
protoplasma vivant, on constate que la levûre absorbe l'oxygène du sang qui
la traverse et dont l'oxyhémoglobine se trouve ainsi réduite. L'élégante expérience de Vierordt n'est pas moins démonstrative. On éclaire très vivement la
pulpe rosée du bout du doigt rendue ainsi demi-transparente, et on l'examine
au spectroscope ; on reconnaît les deux bandes d'absorption de l'oxyhémoglobine du sang qui arrive dans le doigt. Puis on arrête la circulation par
une ligature faite à la base du doigt. Au bout de deux à trois minutes, la pulpe
rosée est devenue violette et le spectroscope ne montre plus que la bande
unique de l'hémoglobine réduite. L'oxygène du sang a donc été absorbé par
les tissus du bout du doigt.

Mais si la tension de l'oxygène du muscle est nulle, celle de l'oxygène du
sang est comparativement forte, et ce gaz tendra continuellement à traverser
le plasma, la paroi capillaire, les espaces lymphatiques et le sarcolemme
pour venir dans la substance musculaire sur laquelle il se fixe en perdant sa
tension, en sorte qu'il y a sans cesse appel d'oxygène en ce point. C'est l'inverse pour l'acide CO^2 qui, sans cesse produit par le tissu musculaire, y possède une tension toujours forte, tandis qu'elle est relativement faible dans le
sang : d'où un courant d'acide CO^2 du muscle vers le sang. La respiration du
muscle a donc bien lieu dans le muscle lui-même et non dans le sang qui le
traverse. Les opérations chimiques, d'ailleurs mal connues dans leur essence,
qui donnent naissance à l'acide CO^2, se passent donc dans l'intimité de la substance musculaire, et l'acide CO^2 n'est pas produit, comme quelques-uns l'ont
cru, dans le sang lui-même où le muscle ne ferait que verser certains principes *oxydables* que l'oxygène du sang aurait directement oxydés et transformés en acide CO^2 et autres produits dits de combustion.

Ce qui a lieu pour le muscle a lieu évidemment pour les autres tissus et c'est bien au niveau de leurs éléments, et non dans le sang qui les traverse, que s'effectuent les combustions respiratoires.

Enfin l'expérience de la *grenouille salée* montre bien aussi que ce n'est pas dans le sang que se produisent les combustions respiratoires puisque, sur une grenouille dont on a remplacé tout le sang par de l'eau salée, et qui peut continuer à vivre assez longtemps, les phénomènes chimiques de la respiration persistent sans modification. Or, il est difficile de supposer que ce n'est pas dans les tissus, mais dans l'eau salée qui les traverse, que se produisent les phénomènes métaboliques de l'organisme.

Mécanisme des échanges gazeux. — Les échanges qui ont lieu au niveau des capillaires généraux, entre le sang et les cellules des tissus, s'opèrent par le même mécanisme, et en vertu des mêmes lois de la diffusion, que ceux qui ont lieu dans les capillaires pulmonaires entre l'air et le sang, c'est-à-dire qu'ils ont pour cause les différences respectives de tension dans le sang et dans le liquide interstitiel des tissus, de l'oxygène et de l'acide CO_2. Dans le sang artériel qui arrive aux capillaires, la tension de l'oxygène est forte (jusqu'à 1 dixième d'atmosphère); elle est faible, au contraire, dans le plasma interstitiel qui baigne les cellules des tissus. Pour l'acide CO_2, c'est le contraire. Il y a donc une tendance à l'équilibre qui fait passer l'oxygène du plasma du sang dans le plasma des tissus, et l'acide CO_2 des tissus dans le sang. Mais, dès que la tension de l'oxygène tombe au-dessous de 4 p. 100 d'une atmosphère, l'oxyhémoglobine se dissocie et restitue au plasma une quantité d'oxygène égale à celle qui a diffusé dans les tissus et ainsi se maintiennent les différences de tension qui assurent la continuité des échanges entre le milieu intérieur et les tissus.

Les mesures de la tension de l'oxygène et de l'acide CO_2 dans le sang et les tissus ont pu être faites soit directement pour le sang, soit indirectement pour les tissus par la mesure de la tension de ces gaz dans les liquides formés dans la profondeur même des tissus : bile pour le tissu du foie, urine pour le tissu du rein, salive pour le tissu des glandes salivaires, etc. Or, la tension de l'oxygène se montre faible, celle de l'acide CO_2, au contraire, est relativement forte dans les tissus. Tandis que dans le sang artériel elle équivaut à 21^{mm} de mercure, et dans le sang veineux des capillaires du poumon à 41^{mm}, elle monte à 50^{mm} dans la bile, à 58^{mm} dans le liquide péritonéal et la paroi intestinale, à 68^{mm} dans l'urine, c'est-à-dire qu'elle est de beaucoup supérieure à celle de l'acide CO_2 du sang artériel, et qu'il doit s'établir facilement un courant d'acide CO_2 des tissus vers le sang.

Réserve d'oxygène. — Nous avons vu que, dans le muscle, l'exhalation d'acide CO_2 ne dépend pas directement de l'absorption d'oxygène, puisque le muscle produit encore de l'acide CO_2 dans une atmosphère d'hydrogène ou d'azote. Et il en est ainsi pour les autres tissus et pour l'organisme tout entier. Les expériences de Spallanzani (répétées par W. Edwards, Collard de Martigny, etc., plus récemment par Pflüger) ont montré en effet, il y a longtemps, que les grenouilles placées dans une atmosphère d'hydrogène ou d'azote continuent à vivre un certain temps (96 heures à 0°, 48 heures à la température ordinaire) et à exhaler de l'acide CO². Cet acide CO² est produit aux dépens de l'oxygène introduit par la respiration avant l'expérience et qui est emmagasiné et mis en réserve dans les tissus sous forme d'oxygène intra-moléculaire que le vide ne déplace pas. Cette réserve permet à l'orga- nisme de fonctionner un certain temps, et, par suite, de produire de l'acide CO², sans absorber d'oxygène, tout comme les cils vibratils de certaines cellules peuvent continuer à se mouvoir un certain temps dans l'azote ou l'hydrogène, pourvu qu'on les soumette au préalable à l'action de l'oxygène. L'oxygène agit donc, dans ces cas, suivant la comparaison de Pflüger, comme pour remonter la pendule vitale. Et celle-ci, une fois montée, peut marcher un certain temps sans avoir besoin d'être remontée de nouveau.

Cette réserve d'oxygène ne s'épuise que lentement chez les animaux à sang froid, surtout aux basses températures, et chez les animaux en hibernation ainsi que chez les petits mammifères nouveau-nés, par suite de la lenteur des échanges au niveau des tissus. Mais chez les animaux à sang chaud, dans les conditions ordinaires, elle est rapidement épuisée et l'asphyxie survient au bout de quelques minutes si l'animal est privé d'oxygène. Certains oiseaux ou mammifères plongeurs, qui peuvent rester plusieurs minutes sans respirer, possèdent une réserve d'oxygène plus grande, grâce à la capacité propor- tionnellement plus grande de leur système circulatoire où peut s'accumuler une plus grande quantité de sang et, partant, d'oxygène. A poids égal, par exemple, un canard contient un tiers ou moitié de sang de plus qu'un poulet; aussi ce dernier animal plongé dans l'eau (ou étranglé) périt au bout de deux à trois minutes, tandis que le premier résiste jusqu'à sept ou huit minutes (P. Bert).

Variations dans l'activité respiratoire des tissus. — CAUSES INTRIN- SÈQUES: *Nature des tissus.* — Tous les tissus n'absorbent pas la même quan- tité d'oxygène, comme l'avait déjà vu Spallanzani, et le tableau suivant dressé par P. Bert, indique les quantités d'oxygène absorbé et d'acide CO² exhalé pendant 24 heures par 100 grammes de divers tissus plongés dans l'air à la température de 10° :

NATURE DU TISSU	OXYGÈNE ABSORBÉ	ACIDE CARBONIQUE EXHALÉ
100 gr. de tissu musculaire. . .	50,8 cent. c.	56,8 cent. c.
100 — cérébral.	45,8 —	42,8 —
100 — du rein.	37,0 —	15,6 —
100 — de la rate . . .	27,3 —	15,4 —
100 — du testicule . .	18,3 —	27,5 —
100 — osseux	17,2 —	8,1 —

Il est vrai que, dans les conditions ordinaires, les tissus ne respirent pas directement dans l'air, mais dans le sang où ils puisent l'oxygène qui leur est nécessaire. Or, l'expérience faite en plongeant ces tissus dans du sang défibriné donne, pour la consommation d'oxygène, des chiffres concordants avec ceux qu'on obtient par la respiration directe dans l'air.

L'activité respiratoire des tissus n'est donc pas égale pour tous les tissus du même animal, et nous voyons que c'est le muscle et la substance nerveuse qui sont le mieux doués à cet égard; mais elle varie aussi pour le même tissu examiné chez des animaux différents : le muscle du chien absorbe 68 c. c. d'oxygène, celui du cheval 62, celui du lapin 45, celui des animaux à sang froid encore moins.

Toutes les causes de variations que nous avons signalées, à propos des échanges gazeux entre l'air et le milieu intérieur, se retrouvent aussi pour les échanges entre le milieu intérieur et les tissus. C'est ainsi que nous retrouvons l'influence de l'âge, du sommeil et du repos, du travail musculaire, de la température, des maladies, et ces variations s'effectuent naturellement dans le même sens que celles des échanges gazeux pulmonaires, puisque ces derniers ne sont que la résultante des échanges gazeux des tissus. Reprenons un peu en détail l'influence de chacune de ces causes.

CAUSES PHYSIOLOGIQUES. — *Influence de l'âge.* — L'activité respiratoire des tissus et surtout celle du tissu musculaire offre une intensité plus grande dans l'enfance et la jeunesse et diminue à partir de l'âge mûr pour se restreindre de plus en plus dans la vieillesse. Cependant, chez les nouveau-nés elle présente une remarquable lenteur qui nous explique la si grande résistance des animaux et des enfants nouveau-nés à l'asphyxie, comme l'a, le premier, signalé Buffon. Le chiffre de l'oxygène absorbé par les muscles du nouveau-né, par rapport aux muscles de l'adulte, est comme 29 est à 47. Il semble que les tissus du fœtus baignés par un sang qui reçoit son oxygène non pas directement du milieu extérieur, mais seulement par l'intermédiaire du sang maternel, conservent quelques jours encore après la naissance cette tendance à une moindre consommation d'oxygène. Dans l'organisme de la mère, le fœtus respire en quelque sorte à la façon d'un parasite, ou, pour parler plus exactement, à la façon d'un être à respiration aquatique. Le sang de la mère jouant le même rôle que l'eau, c'est-à-dire servant d'intermédiaire entre l'air atmosphérique et le sang du fœtus.

Influence du repos et du travail. — Le repos restreint les combustions respiratoires des tissus; le travail, au contraire, les augmente. Matteucci, le premier, a vu que la quantité d'oxygène absorbée par un muscle séparé du corps est plus grande si on fait contracter ce muscle, et on sait que, tandis que le sang veineux qui revient des muscles est rouge quand le muscle est au repos, il devient noir si on fait contracter le muscle, ce qui indique que tout l'oxygène de ce sang a été consommé et qu'une plus grande quantité d'acide CO_2 a été exhalée.

La valeur des échanges dans le tissu musculaire a été récemment mesurée par Chauveau (1887). Il a vu d'abord que sur le muscle releveur propre de la lèvre supérieure du cheval, l'activité circulatoire est cinq fois plus grande dans le muscle en travail que dans le muscle en repos. Quant à la quantité d'O. absorbée en *une minute* par le muscle, Chauveau a trouvé les valeurs suivantes :

1° Pendant le *travail*, cette quantité équivaut à 0,00014100 du poids du muscle. La quantité d'O. contenue dans le CO_2 exhalé dans le même temps est supérieure à l'O. absorbé ; le rapport moyen de ces deux quantités est de 1,225, ce qui prouve que l'O absorbé pendant le travail est insuffisant pour alimenter les combustions organiques et que le surplus d'O. consommé doit venir de l'O. emmagasiné pendant le repos ;

2° Pendant le *repos*, le muscle prend au sang, en *une minute*, une quantité d'O. égale à 0,00000690 du poids du muscle, c'est-à-dire vingt-une fois moindre que pendant le travail. Mais, à l'inverse de ce qui arrive pendant le travail, tout l'O. absorbé par le muscle en repos ne se retrouve pas dans le CO_2 excrété par le muscle ; l'excédent pour une minute équivaut à 0,00000190 du poids du muscle, et c'est cet excédent qui s'emmagasine durant le repos et forme une réserve d'oxygène.

Influence de la veille et du sommeil. — L'influence de la veille et du sommeil a été mise en évidence par les recherches de Pettenkofer et Voit qui ont montré que les proportions d'oygène absorbé et de CO_2 exhalé diffèrent suivant la veille et le sommeil. Déjà Regnault et Reiset avaient observé que, pendant le sommeil hibernal, les animaux augmentent de poids parce que, tout en respirant très peu, ils absorbent plus d'oxygène qu'ils n'en rendent sous forme de CO_2. Voici les chiffres des physiologistes de Munich : un homme en vingt-quatre heures, sur 100 parties d'oygène absorbé en absorbe 33 le jour, 67 la nuit, c'est-à-dire juste le double ; pendant ce même temps, sur 100 parties de CO_2 exhalé, 58 parties sont exhalées le jour, 42 seulement la nuit :

MOMENT DU NYCTHÉMÈRE	CO_2 EXHALÉ P. 100		O. ABSORBÉ P. 100	
	REPOS	TRAVAIL	REPOS	TRAVAIL
Le jour.	58	6	33	31
La nuit suivante.	42	31	67	69
	100	100	100	100

Ce petit tableau montre que l'homme pendant le jour, surtout s'il travaille, n'absorbe pas assez d'O. pour suffire à l'exhalation de CO_2 qu'il fait dans le même temps, et qu'il faut qu'il en emprunte en outre à une autre source, c'est-à-dire à ses tissus.

D'autre part, nous voyons que le CO_2 exhalé la nuit ne représente pas tout l'O. absorbé dans le même temps; il y a donc une partie de l'O. qui n'est pas brûlée et qui s'emmagasine dans les tissus pour être consommée ultérieurement pendant la veille. Ces faits prouvent donc encore que la nutrition n'est pas directe et que ce n'est pas l'O. qui vient d'être absorbé par le poumon qui oxyde immédiatement les tissus.

CAUSES PHYSIQUES. — *Influence de la quantité d'oxygène*. — La quantité d'oxygène contenue dans le milieu intérieur où respirent les tissus peut varier en plus ou en moins et, par suite, l'oxydation des éléments anatomiques est plus ou moins énergique. 1° L'oxygène est *augmenté*. Spallanzani a constaté que des tissus placés dans des milieux de plus en plus oxygénés absorbaient des quantités de plus en plus grandes d'oxygène, et Bert, dans ses études sur l'air comprimé, a vu que les combustions des tissus allaient toujours en augmentant jusqu'à ce que la teneur de l'air en oxygène fût de 50 à 60 p. 100; puis, qu'à partir de là, elles diminuaient progressivement. La suroxygénation du sang (travail dans l'air comprimé) produit donc une exagération de combustion des tissus.

2° L'oxygène est *diminué*. Ce cas, beaucoup plus fréquent que le précédent, a une grande importance en pathologie. Toutes les fois, en effet, que par diminution de l'apport d'oxygène (obstacles mécaniques à la ventilation pulmonaire), affaiblissement de la capacité respiratoire du sang soit par diminution dans le nombre des globules (aglobulie), soit par modification de l'hémoglobine, il y a une moins grande quantité de sang offerte aux tissus, les combustions intimes sont ralenties, il y a moins d'oxygène absorbé, moins d'acide CO_2 rendu, d'où une torpeur plus ou moins grande des phénomènes vitaux et un abaissement de la température.

Influence de la température. — Nous avons vu précédemment que, chez les animaux à température constante, les échanges gazeux entre l'air et le sang augmentent à mesure que la température extérieure diminue. Mais ce phénomène n'a lieu que chez les animaux à sang chaud pourvus d'un mécanisme nerveux qui leur permet, pour résister au froid, de produire une plus grande quantité de chaleur, et de maintenir constante la température de leur milieu intérieur. Aussi, chez eux, les éléments anatomiques ne subissent-ils que d'une façon accidentelle et toute pathologique, et dans des limites d'ailleurs peu étendues (sauf le cas du lapin à moelle coupée), les variations de température que subissent les éléments des animaux à sang froid. C'est donc l'influence des variations de température non plus sur l'organisme tout entier, mais sur les tissus eux-mêmes soustraits à l'influence nerveuse, que nous allons étudier maintenant.

De nombreuses expériences, en particulier celles de Regnard, montrent que les cellules de la levûre de bière placée dans l'eau, que les globules rouges dans le sang extrait du corps, consomment des quantités d'oxygène de 0° à 35°, que de ce chiffre jusqu'à 55°, les combustions sont à peu près égales, et qu'à 60° l'élément anatomique est tué et n'absorbe ni ne consomme plus d'oxygène. Pour le tissu musculaire qui a une si grande activité respiratoire, les expériences montrent de même que vers 0°, la fibre musculaire ne respire presque pas, mais que les combustions dont elle est le siège augmentent rapidement de 20° à 30°. Le maximum est placé entre 35° et 40°. Déjà à 42° il y a bien moins d'acide CO_2 produit; à 45° il n'y en a presque plus; et on constate alors, en l'examinant au microscope, que la fibre musculaire a subi une véritable dégénérescence graisseuse. Peut-être est-ce là une des raisons de la mort par températures élevées, car on sait que, dans les maladies hyperpyrétiques, il y a une dégénérescence graisseuse des muscles et en particulier du myocarde.

On doit donc conclure de tous ces faits que la température de 37° qui est la température normale de l'homme est effectivement très favorable à l'activité respiratoire des tissus; que si cette température s'abaisse, les oxydations seront diminuées, que si elle s'élève au-dessus de 37°, les oxydations seront augmentées (fièvre); et qu'enfin, si elle atteint 42° et s'y maintient quelque temps, les oxydations seront amoindries ou supprimées par la dégénération ou la mort des éléments.

I V

INFLUENCE DU SYSTÈME NERVEUX SUR LA RESPIRATION

Innervation de l'appareil moteur de la respiration.
Centres respiratoires.
  Automatisme des centres respiratoires.
Influences excito-réflexes agissant sur les centres respiratoires.
  Rôle du pneumo-gastrique.
  Rôle des autres nerfs sensibles.
Influence du cerveau sur la respiration.
  Excitations des centres moteurs corticaux.
  Influence des émotions.

Innervation de l'appareil moteur de la respiration. — La respiration est une fonction involontaire, bien que la volonté puisse intervenir pour en modifier le rythme, la fréquence et l'amplitude. Un simple mouvement respiratoire est un acte physiologique très compliqué dans lequel beaucoup de muscles entrent en jeu. Aussi, aucune autre fonction ne nécessite plus que celle-ci le concours harmonieux et synergique d'un plus grand nombre de groupes musculaires très différents les uns des autres, comme le diaphragme et les muscles des narines par exemple. L'énumération suivante empruntée à Landois montre la complexité de l'appareil musculaire respiratoire et la multiplicité de son innervation :

A. — INSPIRATION

I. — Muscles qui interviennent dans l'inspiration calme

1. Le diaphragme. (*Nerf phrénique.*)
2. Les trois scalènes. (*Rameaux musculaires des plexus cervical et brachial.*)
3. Les surcostaux. (*Rameaux postérieurs des nerfs dorsaux.*)
4. Les muscles intercostaux externes. (*Nerfs intercostaux.*)

II. — Muscles qui interviennent dans l'inspiration forcée

a. *Muscles du tronc.*

1. Le sterno-mastoïdien. (*Rameau externe du nerf spinal.*)
2. Le trapèze. (*Rameau externe du nerf spinal et rameaux musculaire du plexus cervical.*)
3. Le petit pectoral. (*Nerfs thoraciques antérieurs.*)
4. Le petit dentelé postérieur supérieur. (*Nerf dorsal de l'épaule.*)
5. Le rhomboïde. (*Nerf dorsal de l'épaule.*)
6. Les extenseurs de la colonne vertébrale. (*Rameaux postérieurs des nerfs dorsaux.*)
7. Le grand dentelé. (*Nerf thoracique postérieur.*)

b. *Muscles du larynx.*

1. Le sterno-hyoïdien. (*Branche descendante de l'hypoglosse.*)
2. Le sterno-thyroïdien.   Id.
3. Le crico-aryténoïdien postérieur. (*Nerf laryngé inférieur.*)
4. Le thyro-aryténoïdien   Id.

c. *Muscles de la face.*

1. L'élévateur superficiel de l'aile du nez et de la lèvre. (*Nerf facial.*)
2. L'élévateur profond de l'aile du nez et de la lèvre.   Id.
3. Le dilatateur de l'aile du nez.   Id.

d. *Muscles du pharynx.*

1. L'élévateur du voile du palais. (*Nerf facial.*)
2. L'azygos de la luette.   Id.

B. — EXPIRATION

I. — Expiration calme

Elle est produite essentiellement par l'élasticité des poumons, des cartilages costaux, des muscles abdominaux, et par le poids des parois de la cage thoracique.

II. — Muscles qui agissent dans l'expiration forcée

1. Les muscles de l'abdomen. (*Rameaux antérieurs des nerfs intercostaux.*)
2. Le triangulaire du sternum. (*Nerfs intercostaux.*)
3. Le grand dentelé. (*Rameaux externes des nerfs dorsaux.*)
4. Le carré des lombes. (*Rameaux musculaires du plexus lombaire.*)
5. Les intercostaux internes. (*Nerfs intercostaux.*)
6. Les muscles lisses des bronches. (*Nerf pneumogastrique.*)

Tous les nerfs qui animent ces muscles si nombreux et leur concours synergique dans la succession rythmée des actes respiratoires (inspiration et expiration) paraissent obéir à l'action de centres nerveux situés dans le bulbe au niveau du noyau d'origine des pneumogastriques dans un point signalé d'abord par Legallois (1812), et auquel Flourens, qui l'a bien étudié en suite (1842), a donné le nom expressif de *nœud vital*, parce que la lésion ou la destruction de ce point entraîne rapidement la mort. Nous le désignerons sous le nom de *centre respiratoire*.

Centre respiratoire.— Le nœud vital est formé de deux noyaux pairs qui occupent une position symétrique de chaque côté de la ligne médiane du bulbe, un peu au-dessus de l'émergence des pneumogastriques, entre le centre vaso-moteur et la pointe du *calamus scriptorius*, au niveau de l'intervalle entre l'occipital et l'atlas. Il est probable, comme nous le verrons plus loin, que chacun de ces centres est double (inspiratoire et expiratoire). La preuve que ce centre occupe bien la position indiquée, c'est que la moelle épinière peut être sectionnée immédiatement au-dessous, et le cerveau enlevé par tranches successives jusqu'aux limites supérieures du centre sans que la respiration soit arrêtée. Au contraire, dès que ce point est lésé ou détruit, tout le reste du système nerveux restant intact, la respiration s'arrête définitivement et la mort suit.

Centres respiratoires accessoires. — Des recherches récentes dues à Rokitansky (1874), Langendorff (1880), tendent à faire admettre dans la moelle épinière des centres accessoires d'inspiration. Foster admet même que les nerfs moteurs respiratoires dans leur trajet intra-médullaire sont reliés à des masses ganglionnaires spéciales que traversent les impulsions motrices respiratoires en s'y modifiant avant leur passage dans les racines motrices. En sorte que, dans certaines conditions et en particulier chez de jeunes animaux, on peut voir se produire des mouvements respiratoires en l'absence du bulbe. C'est ainsi que chez un jeune chat après la destruction du bulbe, si l'excitabilité de la moelle a été augmentée par de petites doses de strychnine, non seulement on peut produire des mouvements réflexes du thorax en pinçant la peau, mais encore on peut observer des efforts spontanés de respiration. Foster en conclut que le mécanisme nerveux de la respiration n'est pas exclusivement limité au bulbe, comme on l'a cru si longtemps, mais qu'il comprend aussi d'autres centres accessoires situés dans la moelle. Le système nerveux respiratoire serait en somme, à beaucoup d'égards, analogue au système nerveux vaso-moteur avec son centre principal dans le bulbe et divers autres centres secondaires disséminés dans la moelle. Ces centres accessoires que traverse en s'y complétant l'influx nerveux émané du centre respiratoire bulbaire, peuvent, dans certains cas exceptionnels, remplacer, quoique d'une façon imparfaite, le centre principal.

Un autre centre accessoire d'inspiration se trouve placé dans le plancher du troisième ventricule et un autre dans les tubercules quadrijumeaux antérieurs. Il y a en outre un centre d'expiration à l'union des tubercules quadrijumeaux antérieurs et postérieurs (Christiani, 1880). C'est ce qui explique comment certaines excitations des nerfs optiques et acoustiques peuvent modifier le rythme respiratoire.

Automatisme des centres respiratoires. — Si la volonté peut modifier le rythme, la fréquence et l'amplitude des mouvements respiratoires, elle est impuissante à les suspendre complètement, et, d'autre part, elle est inutile à leur production puisqu'ils persistent dans le sommeil, l'anesthésie et le coma où toute conscience est abolie. Les centres respiratoires ne sont donc pas des centres volontaires. Ils n'ont pas davantage le caractère de centres réflexes, bien que leur activité puisse être modifiée profondément par des excitations centripètes apportées par les nerfs sensibles et, en particulier, par le pneumogastrique, comme nous le verrons plus loin. La preuve que les mouvements respiratoires ne sont pas nécessairement consécutifs à des impressions sensitives, c'est que l'on peut couper les deux pneumogastriques et le plus grand nombre des nerfs sensitifs qui agissent sur le centre respiratoire, et isoler même complètement ce centre du reste du système nerveux, sans que les mouvements respiratoires soient supprimés quoique profondément troublés.

Le centre respiratoire a donc en lui-même un mobile suffisant d'activité, c'est-à-dire qu'il appartient à la catégorie des centres *automatiques*. Toutefois, il s'agit bien plutôt, dans ce cas, d'une excitabilité directe par un excitant spécial, le sang, que d'un automatisme véritable. Rosenthal a démontré, en effet, que la composition chimique du sang qui arrive au bulbe a une influence positive sur le degré d'activité de la respiration. Plus ce sang est pauvre en O. et riche en CO_2, plus la respiration s'accélère, et la *dyspnée* c'est-à-dire l'accélération plus ou ou moins convulsive des mouvements respiratoires, est précisément la résultante de l'action d'un sang chargé de CO_2 sur le bulbe, comme cela se produit dans les cas de stase sanguine consécutive aux maladies du poumon, d'anémie causée par la ligature simultanée des carotides et des vertébrales, ou par une hémorrhagie, etc.

Au contraire, l'excès d'O. produit l'état opposé d'*apnée* caractérisé par la suspension momentanée du besoin de respirer. Il se fait donc à chaque instant dans le centre respiratoire, sous l'influence de l'irrigation sanguine, un réglage automatique de la ventilation pulmonaire qui proportionne l'énergie de cette ventilation, et par suite de l'oxygénation du sang, aux besoins mêmes de l'organisme. La dissociation des effets du défaut d'O. et de l'excès de CO_2 sur les centres respiratoires a pu être faite expérimentalement, et Bernstein a montré que si on coupe les pneumogastriques, afin d'éliminer les excitations venues du poumon, le défaut d'O. excite le centre inspiratoire, tandis que l'excès de CO_2 stimulerait plus spécialement le centre d'expiration. Mais dans les conditions physiologiques normales, c'est-à-dire dans l'état d'intégrité des nerfs pneumogastriques, il est probable que l'action du sang sur les centres respiratoires est plutôt réflexe que directe, plutôt périphérique que centrale, et qu'elle se produit au niveau même du poumon, sur les terminaisons nerveuses du pneumogastrique, d'où elle est apportée jusqu'au centre bulbaire.

Le centre respiratoire est complètement inactif pendant toute la vie intrautérine, et le fœtus est à l'état d'apnée, grâce à la provision d'O. que lui fournit le sang maternel et au peu d'énergie des oxydations de ses tissus qui ne forment que très peu de CO_2.

Au moment de la naissance, la respiration placentaire du fœtus se trouve interrompue avant que la respiration pulmonaire ait commencé et le CO^2, en s'accumulant dans le sang, exerce sur le centre respiratoire l'excitation qui provoque avec le premier vagissement le premier mouvement respiratoire. L'enfant naît donc toujours avec un commencement d'asphyxie ; quelquefois même, l'asphyxie est assez complète pour produire un état de mort apparente et l'excitation du sang sur le bulbe ne suffisant pas pour stimuler le centre respiratoire, il faut recourir aux stimulations excito-réflexes que produisent les impressions thermiques sur la peau (projections d'eau froide ou d'eau chaude).

Influences excito-réflexes sur le centre respiratoire. — *Rôle du pneumogastrique.* — De toutes les excitations excito-respiratoires qui viennent stimuler le centre respiratoire, les plus importantes sont celles qui prennent leur source dans l'appareil pulmonaire lui-même et dans les muqueuses bronchique, trachéale et laryngienne et sont conduites par les fibres du pneumogastrique. Cette influence excito-réflexe est *accélératrice* des mouvements respiratoires et si on sectionne au cou le pneumogastrique d'un seul ou des deux côtés, les mouvements respiratoires se réduisent à la moitié ou au quart, mais deviennent plus profonds. Si l'on excite alors le bout central du nerf, ces mouvements s'accélèrent considérablement et une excitation trop forte peut arrêter la respiration en produisant la contraction tétanique des muscles inspirateurs et surtout du diaphragme. Ce fait semble donc prouver que le pneumogastrique contient des *fibres centripètes d'inspiration.*

Il contient aussi, mais en moins grand nombre, des fibres *expiratrices* dont l'action est antagoniste des précédentes ; c'est-à-dire que l'excitation de ces fibres provoque par voie réflexe un arrêt en expiration passive, ou même un effort d'expiration. Mais ces effets ne sont pas apparents dans les conditions ordinaires d'excitation du nerf, par suite de la prédominance d'action des fibres inspiratrices, et, pour les observer, il faut, en quelque sorte, paralyser l'action de ces dernières, soit par l'anesthésie chloralique, soit par l'épuisement nerveux consécutif à une forte excitation préalable.

Les fibres centripètes inspiratrices et expiratrices du pneumogastrique provenant du poumon, c'est au niveau de cet organe qu'elles devront recueillir les impressions excito-réflexes qui produisent les mouvements d'inspiration et d'expiration. Ces impressions sont produites soit par l'action du sang des capillaires pulmonaires sur les terminaisons nerveuses de ces fibres, soit même par l'action de l'air plus ou moins chargé d'O. ou de CO^2 des vésicules pulmonaires, soit enfin, et surtout, par l'excitation mécanique due au retrait et à l'expansion alternatifs du tissu pulmonaire pendant les mouvements respiratoires. C'est ainsi que dans la respiration artificielle, chaque insufflation provoque une expiration et chaque retrait du poumon une inspiration, comme on peut bien le voir aux mouvements correspondants des narines de l'animal. L'insufflation d'azote ou d'un autre gaz inerte produit les mêmes effets. La section des deux pneumogastriques empêche ces résultats de se produire, ce qui prouve que c'est par leur intermédiaire qu'ils ont lieu.

Le nerf laryngé supérieur possède aussi des fibres centripètes expiratrices dont l'action est en quelque sorte comparable à celle des nerfs d'arrêt du cœur. En effet, si on excite le laryngé supérieur par un courant modéré, les mouvements *diminuent* d'amplitude et de fréquence, et si l'excitation devient plus forte on produit l'*arrêt* de l'inspiration avec quelques contractions dans les muscles abdominaux, indiquant un certain effort expiratoire. L'excitation du laryngé inférieur produit aussi, quoique à un moindre degré (étant surtout moteur) une action d'arrêt sur les mouvements respiratoires. Nous étudierons plus loin le rôle de ces deux nerfs dans les fonctions de la glotte. Mais leur rôle comme conducteurs d'impressions excito-réflexes expiratrices nous explique comment toute irritation pathologique de la muqueuse du larynx et de la trachée provoque la toux, c'est-à-dire de violents efforts d'expiration.

Influence des autres nerfs sensibles. — Tous les nerfs sensibles périphériques, y compris les nerfs sensoriels, peuvent agir sur le centre respiratoire plus ou moins à la façon du pneumogastrique, et leur excitation est le point de départ de réflexes excito-respiratoires. On connaît en particulier l'influence des impressions thermiques de chaud et de froid sur la peau des nouveau-nés asphyxiés pour provoquer les mouvements respiratoires, celle des frictions sur la peau des noyés, employées dans le même but, etc. Le nerf trijumeau qui préside à la sensibilité de la face et à celle de la portion nasale des voies respiratoires présente avec le centre respiratoire des relations plus intimes que les autres nerfs et qui le placent, comme nerf excito-respiratoire, à côté du pneumogastrique. On connaît en effet l'influence des flagellations froides sur la face pour produire de profondes inspirations chez les individus en état de syncope ou d'asphyxie chloroformique. D'autre part, l'excitation de sa branche nasale ou celle de la muqueuse des narines, produit l'arrêt de la respiration en expiration pendant vingt secondes chez le lapin (Schiff), et jusqu'à dix minutes chez le canard (Frédéricq).

Influence du cerveau sur la respiration. — *Excitation de la surface du cerveau.* — L'étude des effets produits sur les mouvements respiratoires par l'excitation de différentes parties du cerveau a été abordée par un certain nombre d'auteurs. Nous avons déjà signalé l'existence de deux centres d'inspiration : l'un sur les parois du troisième ventricule, l'autre à l'union des tubercules quadrijumeaux antérieurs et postérieurs, et d'un centre d'expiration dans les tubercules quadrijumeaux antérieurs. Mais les résultats obtenus par l'excitation des centres corticaux ont varié suivant les auteurs. Une étude d'ensemble faite sur ce sujet par François Franck lui a permis d'établir les points suivants :

Les excitations de la zone motrice seule, quel que soit le point excité, provoquent quand elles sont suffisamment fortes et prolongées, des modifications dans les mouvements respiratoires. Ces modifications consistent : 1° en *accélération* des mouvements par les excitations faibles, en *ralentissement* par les excitations fortes ; 2° en changements d'*amplitude* qui peuvent être soit en rapport direct, soit en rapport renversé avec les changements de fréquence ; 3° en une tendance vers l'inspiration ou vers l'expiration liées la première avec l'augmentation, la seconde avec la diminution d'amplitude ; 4° en changements du diamètre de la glotte et du calibre des bronches corrélatifs des précédents. Il n'y a dans l'écorce des circonvolutions ni centres spéciaux d'inspiration ou d'expiration, ni centres dissociables pour le larynx ou le diaphragme. (F. Franck. *Fonctions motrices du cerveau*.)

Influence des émotions. — Indépendamment des modifications apportées par la volonté à la fréquence, au rythme, à l'amplitude des mouvements respiratoires, on sait que les émotions et les sensations pénibles ou douloureuses altèrent profondément la respiration qui peut devenir très précipitée et superficielle (respiration *haletante*), ou ralentie et profonde (respiration *suspirieuse*) ou entrecoupée et surtout expiratrice (respiration *singultueuse*) ou même s'arrêter complètement. Quoique ces effets soient en partie indirects et se produisent par l'intermédiaire des modifications que les émotions exercent sur les battements du cœur, et, par suite, sur le courant sanguin qui arrive au centre respiratoire, ils sont dus aussi, pour une part importante, à l'action directe sur ce centre des impulsions nerveuses venues des diverses parties du cerveau.

V

TROUBLES DE LA RESPIRATION

I. Troubles dus au défaut ou à la viciation de l'air respirable : asphyxie et ses principales causes.
II. Troubles dus à l'excès d'oxygénation du sang. Apnée.
III. Troubles dus aux variations de la pression barométrique.
IV. Troubles dus à des causes pathologiques.

I. — TROUBLES DUS AU DÉFAUT OU A LA VICIATION DE L'AIR RESPIRABLE. — ASPHYXIE

Le phénomène fondamental de la respiration, l'hématose, consistant essentiellement dans l'absorption d'O. et l'exhalation de CO_2, la suspension de ce double mouvement ou seulement de l'un de ses deux termes produira un trouble fonctionnel caractérisé par un ensemble de phénomènes morbides et même rapidement mortels qui constitue ce qu'on appelle l'*asphyxie*. Par cette définition se trouveraient éliminés de l'asphyxie proprement dite les phénomènes produits par l'absorption des gaz délétères, oxyde de carbone, gaz des égouts, des fosses d'aisance, vulgairement appelés asphyxie, ainsi que les empoisonnements par les vapeurs anesthésiques : chloroforme, éther, etc., qui, quoique très semblables à l'asphyxie, ne sont pas constitués par les mêmes phénomènes. Cependant, pour nous conformer à l'usage général, nous étudierons à la suite de l'asphyxie vraie, telle qu'elle est définie plus haut, l'asphyxie par les gaz délétères. Quoiqu'il soit souvent très difficile de décider si la cause prochaine de la mort dans l'asphyxie est due à la privation d'O., ou à la rétention du CO_2, ou si ces deux causes n'agissent pas plutôt simultanément, nous étudierons séparément les effets produits par chacune de ces causes prises isolément.

Ainsi donc, les phénomènes qu'on désigne vulgairement sous le nom d'as*phyxie* et qui sont caractérisés par une gêne croissante allant jusqu'à la suppression de la respiration, se produisent sous l'influence de trois causes : 1° la privation d'oxygène (*asph. par défaut d'air respirable*); 2° la rétention du CO_2 dans le sang (*asph. par viciation de l'air respirable*); 3° l'empoisonnement du sang et la paralysie des globules (*asph. toxique*).

1° L'asphyxie par défaut d'air respirable survient le plus souvent net par le manque absolu d'oxygène dans l'atmosphère ambiante (atmosphère irrespirables de gaz inertes, hydrogène, azote, etc., ou de gaz suffocants, acide sulfureux, ammoniaque, chlore, etc.), mais, parce que cet O. ne peut pas pénétrer dans les poumons (compression du thorax, submersion, strangulation, suffocation causée par un corps étranger tombé dans le larynx, etc.).

Pour se rendre compte des effets rapidement mortels qui suivent la suppression de la respiration dans le cas de compression du thorax par exemple, d'occlusion brusque de la trachée, etc., il faut se rappeler en premier lieu qu'il suffit de 90 à 100 secondes pour équilibrer la tension du CO_2 du sang et celle du CO_2 de l'air contenu dans les vésicules pulmonaires, en second lieu que l'O. contenu dans le sang des animaux à sang chaud est à peu près tout consommé en trois ou quatre tours de circulation et que, par conséquent, au bout de 30 à 90 secondes de suspension de la respiration, il n'y a plus d'O. dans le sang. On peut facilement faire l'expérience chez le chien.

Symptômes de l'asphyxie rapide. — Dès que l'O. diminue dans le sang artériel au-dessous de la proportion normale, les mouvements respiratoires deviennent plus profonds et plus nombreux et mettent en jeu toutes les puissances musculaires susceptibles d'agir sur les parois thoraciques. Cette première période de *dyspnée* ou d'*hyperpnée* contraste avec la modification respiratoire produite par la section du pneumogastrique et qui est caractérisée par des mouvements plus profonds, mais moins nombreux qu'à l'état normal (*hypopnée*).

A la fin de cette première phase d'hyperpnée qui devient de plus en plus intense à mesure que l'O. diminue, l'expiration prédomine de plus en plus sur l'inspiration, et presque tous les muscles du corps entrent en jeu dans cette lutte suprême qui se termine par de véritables convulsions expiratoires dont l'ordre et la succession sont masqués par leur violence et leur généralisation. Ces convulsions de l'asphyxie confirmée sont dues à l'excitation du bulbe par le sang veineux, comme le prouve le fait qu'elles ne se produisent pas lorsqu'on a divisé la moelle au-dessous du bulbe, et qu'elles se produisent encore quand on a enlevé toutes les parties du cerveau au-dessus du bulbe. Il y a donc dans le bulbe un *centre convulsif* qui ne paraît pas distinct du centre respiratoire, car on peut observer tous les intermédiaires depuis la plus légère expiration jusqu'aux convulsions les plus violentes de l'asphyxie. Ces convulsions sont d'ailleurs les mêmes que celles qui surviennent dans le cas de ligature brusque des vaisseaux qui vont à la tête et par suite au bulbe, ou dans le cas d'hémorrhagie abondante.

L'excès de stimulation exercée par le CO_2 sur le centre respiratoire du bulbe s'étend aussi aux centres vaso-moteurs, au centre modérateur du cœur, aux centres sudoraux, etc., d'où résultent de nombreux phénomènes, concomitants des convulsions respiratoires, tels qu'une augmentation de la pression artérielle par vaso-constriction, le ralentissement du cœur, des sueurs profuses, etc.

Une période de calme et d'épuisement suit la période convulsive qui est assez courte, une à deux minutes environ. Les pupilles se dilatent, le réflexe palpébral ne se produit plus par l'attouchement de la cornée, et tous les ré-

flexes en général sont supprimés, les mouvements d'expiration sont à peine
sensibles et tous les muscles sauf les inspirateurs sont relâchés. Cette période
de calme dure aussi une à deux minutes.

Dans la troisième et dernière période, un peu plus longue (deux à trois minutes)
les mouvements d'inspiration deviennent de plus en plus faibles et éloignés par
suite de la perte d'excitabilité des centres respiratoires par le défaut d'O. Il se
produit quelques convulsions agoniques dans les muscles extenseurs du tronc
et du cou, des bâillements spasmodiques, et la mort ne tarde pas à survenir.

Résistance à l'asphyxie. — La *durée* de l'asphyxie et par conséquent la
résistance à ses effets varie, non seulement suivant les animaux (3 à 5 minutes
chez la plupart des animaux à sang chaud, sauf les animaux plongeurs qui
résistent bien plus longtemps), mais encore chez le même animal, suivant
différentes circonstances. Nous avons déjà signalé la résistance des animaux
nouveau-nés à l'asphyxie par submersion due à la lenteur que présente
chez eux la respiration des tissus, c'est-à-dire la consommation d'O. Ainsi
tandis que chez le chien adulte la mort survient après une minute et demie de
submersion, le chien nouveau-né peut résister une demi-heure à une heure.
L'activité respiratoire des tissus peut aussi être amoindrie par un ralentissement de la circulation, comme cela a lieu pendant la syncope où la résistance à la privation d'O. est beaucoup plus grande qu'à l'état normal. On comprend en effet que la provision d'O. contenu dans le sang étant la même dans les
deux cas, elle sera d'autant plus vite épuisée et, partant, l'asphyxie d'autant
plus rapide, que la circulation sera plus active. C'est pour cette même raison
que la résistance à l'asphyxie est très grande durant le sommeil hibernal où la
flamme, s'étant faite plus petite, peut brûler plus longtemps (Gratiolet). Le
rappel à la vie de certains noyés après une submersion de dix minutes, ou plus
encore, s'explique par un état de syncope qui a ralenti la circulation et rendu
presque nulle la consommation d'O. La résistance à l'asphyxie est aussi beaucoup plus grande dans le cas de strangulation que dans le cas de submersion
(trois minutes quarante-cinq secondes pour les chiens étranglés, une minute
seulement pour les chiens noyés).

Par un entraînement progressif le centre respiratoire peut arriver à supporter la privation d'O. pendant un temps plus long qu'à l'ordinaire. C'est
ainsi que les pêcheurs de perles et de corail peuvent rester sous l'eau jusqu'à
deux minutes et demie. Le capitaine James, observé par Lacassagne, serait
arrivé à rester sous l'eau jusqu'à quatre minutes, grâce à la déglutition préalable d'une certaine quantité d'air qui passerait ensuite de l'estomac dans les
poumons.

L'activité de la respiration et des échanges gazeux interstitiels étant très
variable chez les divers animaux, il en résulte aussi des variations très grandes
dans leur façon de se comporter dans le cas de la privation d'oxygène, et
d'une façon générale plus les animaux sont placés bas dans l'échelle zoologique, mieux ils résistent à l'asphyxie. Les mollusques, en particulier,
jouissent de la propriété de consommer, avant de mourir, la presque totalité
de l'oxygène des atmosphères limitées dans lesquelles on les enferme et, par

conséquent, ils vivent un certain temps dans une atmosphère qui ne contient plus que des traces à peine appréciables d'O.

Les phénomènes de l'*asphyxie lente* dans laquelle l'accès de l'O. est graduellement diminué, comme on l'observe dans beaucoup de maladies, sont, au fond, les mêmes que ceux de l'asphyxie brusque et on y observe les mêmes phases, mais avec une évolution prolongée.

État des diverses fonctions dans l'asphyxie. — Il serait intéressant de passer en revue les troubles anatomiques et fonctionnels qui surviennent sous l'influence de l'asphyxie dans les divers appareils de l'organisme : sang, cœur, muscles, système nerveux, mais ces considérations sont plutôt du domaine de l'anatomie et de la physiologie pathologiques. Nous signalerons seulement l'arrêt du cœur qui n'est pas dû, du moins exclusivement, à l'excitation du noyau bulbaire du pneumogastrique (puisqu'il survient encore après la section de ce nerf), mais encore, et surtout, à l'abolition de la contractilité de la fibre cardiaque sous l'influence de la privation d'O.

2° Asphyxie par viciation de l'air respirable. — *Confinement.* — Lorsqu'un animal se trouve enfermé dans un espace confiné, les inspirations deviennent bientôt plus rapides et il cherche avec anxiété une issue, puis la respiration se ralentit et devient en même temps plus profonde et il fait de violents efforts d'inspiration comme si on l'étranglait. L'intelligence, la sensibilité, le mouvement disparaissent et, si on ne lui rend pas d'air pur, la respiration s'affaiblit, et l'animal s'éteint graduellement, sans convulsions, avec une pâleur générale des téguments et un refroidissement plus ou moins marqué. Le cœur bat encore quelques instants après que les mouvements respiratoires ont cessé et, tant qu'il n'est pas arrêté, on peut rappeler l'animal à la vie en le portant à l'air et en provoquant par un procédé quelconque une inspiration spontanée.

La marche des phénomènes varie avec la grandeur de l'espace confiné. Si l'espace est petit ou d'étendue moyenne par rapport au volume de l'animal, une grande partie de l'O. est absorbée et un volume de CO_2 à peu près correspondant est éliminé. La mort dans ce cas est due à l'asphyxie par défaut d'O., la tension de ce gaz étant descendue au-dessous de la limite compatible avec la vie. Cette limite est d'ailleurs difficile à préciser, étant variable suivant les animaux et les conditions. Les rats et les souris peuvent encore vivre dans un air ne contenant plus que 1 et même 1/2 p. 100 d'O., les carnassiers et les oiseaux dans un air en contenant 3 à 4 p. 100 qui est impropre à la combustion d'une bougie. Mais des troubles sérieux apparaissent déjà chez les chiens quand la proportion d'O. est de 10, 12 et même 13 p. 100, et il en est à peu près de même pour l'homme.

Si l'espace confiné est relativement grand, l'asphyxie est plutôt due à l'accumulation de CO_2 qu'au défaut d'O., du moins l'animal meurt longtemps avant que l'O. soit complètement épuisé.

Si l'on éloigne le CO_2, au fur et à mesure qu'il se forme, l'animal vit beaucoup plus longtemps que s'il avait continué à respirer le même air plus ou moins chargé de CO². Toutefois, le gaz CO² n'agit pas comme toxique dans ces conditions, ainsi que beaucoup d'auteurs le pensaient autrefois, il ne le devient que lorsque sa tension dépasse 20 p. 100 d'une atmosphère, et il agit alors comme un poison narcotique sur le système nerveux. Mais, le plus souvent, dans l'air confiné, la tension de l'O. descend au-dessous de la limite vitale minima avant que la tension du CO² ait pu s'élever au degré mortel, et la mort par confinement de l'air est due en réalité au manque d'O. (Bert)[1]. Cependant, à mesure que la tension du CO² s'élève dans l'espace clos, elle produit une accumulation de CO² dans le sang et par suite dans les tissus d'où résulte une rapidité croissante de la respiration (dyspnée) due à l'action excitante du CO² sur les centres respiratoires. C'est là comme nous l'avons vu plus haut, le 1ᵉʳ degré de l'asphyxie qui précède l'asphyxie confirmée et la mort si la proportion du CO² augmente encore.

Le *temps* au bout duquel la mort survient dans une atmosphère confinée varie suivant des raisons analogues à celles qui font varier la composition de l'atmosphère mortelle. Il est plus long pour les animaux affaiblis, malades, ou en hibernation, ou nouveau-nés, plus long dans un grand espace confiné que dans un petit, à cause de l'accoutumance, etc. (Cl. Bernard).

Les accidents dus au confinement ne sont pas rares chez l'homme et il n'existe que de trop nombreux exemples où on a vu des prisonniers rassemblés en grand nombre dans des espaces trop petits, des émigrants ou des nègres entassés dans des cales de navire, des mineurs surpris dans des galeries de mine, etc., mourir en quelques heures après les plus horribles luttes pour atteindre les rares ouvertures qui leur fournissaient un air insuffisant.

Le séjour habituel dans des atmosphères insuffisamment renouvelées quoique non absolument closes entraîne des accidents nombreux dont les hygiénistes ont indiqué l'importance pour l'étiologie d'un grand nombre de maladies; car on admet qu'une proportion de CO² de 4 p. 1000 dans l'air respiré est déjà nuisible. Mais la disparition partielle de l'O. et son remplacement par une quantité presque égale de CO² ne sont plus alors les seules causes qui rendent insalubre l'air confiné. Il s'y ajoute la décomposition des produits exhalés par les surfaces pulmonaire et cutanée, la saturation de l'air par la vapeur d'eau, l'élévation de la température, etc. Il importe donc dans l'établissement des locaux où se trouveront rassemblés un grand nombre de personnes, hôpitaux, hospices, écoles, casernes, théâtres, salles de conférence, églises, etc., de se préoccuper non seulement du *cube d'air* à un moment donné mais encore et surtout du renouvellement de cet air, c'est-à-dire de la *ventilation* et, bien que le CO² exhalé pendant une heure ne vicie que 4 m. cubes d'air, pour satisfaire à toutes les exigences de l'hygiène un homme doit disposer de 10 m. cubes d'air pur par heure. (V. les *Traités d'Hygiène*.)

3° **Asphyxie toxique.** — C'est par suite d'une confusion déjà ancienne qu'on a qualifié d'asphyxie la mort par les vapeurs de charbon, c'est-à-dire

[1] Chez les animaux à sang froid, la mort serait due plutôt à la présence du CO² en excès.

par l'oxyde de carbone. L'asphyxie, dans ce cas, complique la maladie, mais ne la constitue pas, et celle-ci est caractérisée par un véritable empoisonnement du sang, les globules se trouvant incapables de fixer l'O. par suite de la combinaison irréductible formée par l'hémoglobine et le gaz CO. C'est ce qui explique la gravité beaucoup plus grande de ce dernier mode d'asphyxie, car autant l'asphyxie vraie se dissipe rapidement si on rend au poumon de l'air pur, autant l'asphyxie toxique est difficile à combattre dès que la proportion de CO qui a pénétré dans le sang est un peu considérable, car tous les globules oxycarbonés sont des globules paralysés, définitivement perdus pour la respiration. Les symptômes aussi sont différents de ceux de l'asphyxie légitime et les lésions anatomiques diffèrent considérablement. Pour ne parler que du sang, tandis qu'il est noir dans l'asphyxie ordinaire, il est d'un rouge écarlate dans l'empoisonnement par le gaz CO et donne un spectre absolument différent. (V. p. 64 et fig. 30.) Toutefois, malgré la différence que présentent au premier abord ces deux modes d'asphyxie, il est probable que la cause prochaine de la mort dans l'empoisonnement par la vapeur de charbon est la même que dans l'asphyxie vraie, c'est-à-dire qu'elle est due aux troubles apportés dans le fonctionnement des centres nerveux respiratoires par privation d'O. Quant à l'oxyde de carbone, il n'a pas par lui-même d'action toxique sur les tissus. C'est à l'empoisonnement par l'oxyde de carbone qu'est due la mort du plus grand nombre des victimes dans les incendies de théâtre dont la catastrophe de l'Opéra-Comique a donné récemment un si terrible exemple. Un centième de CO dans l'air suffit à le rendre aussi toxique que 30 à 40 centièmes de CO^2. D'autres gaz, tels que l'hydrogène sulfuré, l'hydrogène arsénié, etc., quoique agissant autrement, déterminent aussi de véritables empoisonnements du sang et non une asphyxie simple.

L'hydrogène sulfuré, par exemple, agit comme réducteur en transformant l'oxyhémoglobine en hémoglobine réduite, c'est-à-dire impropre à la respiration des tissus.

II. — TROUBLES DUS A L'EXCÈS D'OXYGÉNATION DU SANG

Apnée. — En opposition avec l'asphyxie par privation d'oxygène, il existe un état physiologique observé d'abord par Rosenthal (1862) qui consiste dans la présence dans le sang d'une quantité trop considérable d'O. et qu'on produit facilement, chez le chien et le lapin, par une respiration artificielle énergique. Le sang saturé d'O. n'exerce plus alors sur les cellules nerveuses des centres respiratoires son action excitatrice et l'animal n'éprouve plus le besoin de respirer pendant plusieurs secondes et jusqu'à une demi-minute. Au bout de ce temps, l'O. étant consommé, le sang reprend avec sa veinosité normale, sa vertu excitatrice et les mouvements respiratoires recommencent. L'état d'apnée peut aussi se produire chez l'homme à la suite d'une série d'inspirations très profondes et ce moyen paraît être employé par les plongeurs de profession.

La différence des conditions physiologiques où se trouvent les cellules des centres respiratoires dans la respiration normale ou *eupnée*, dans la dyspnée et dans l'*apnée*, devient bien manifeste quand on excite les fibres centripètes du tronc du pneumogastrique par un courant modéré. On voit alors que dans la respiration normale il y a une légère augmentation des mouvements respiratoires, dans la dyspnée une accélération presque convulsive, tandis que dans l'apnée, aucun effet ne se produit. Si l'apnée est bien marquée, une excitation même forte reste également sans effet.

III. — TROUBLES CAUSÉS PAR LES CHANGEMENTS DE PRESSION DANS L'AIR RESPIRÉ

1° Diminution de pression. — A. *Diminution graduelle.* — Les troubles observés sont dus au manque d'O. et les animaux meurent d'asphyxie. Le sang contient de moins en moins d'O., et la quantité renfermée dans le sang artériel devient moindre que celle du sang veineux ; la quantité de CO_2 diminue pareillement. La dyspnée augmente progressivement, accompagnée d'une grande faiblesse, et il se produit souvent des convulsions.

L'organisme peut cependant s'adapter à des milieux dans lesquels la pression de l'air est de beaucoup inférieure à la pression barométrique normale. C'est le cas pour les populations qui vivent dans les Andes péruviennes, sur les hauts plateaux du Mexique, du Thibet, etc., à des altitudes variant de 3 à 4,000 mètres et plus au-dessus du niveau de la mer.

B. *Diminution brusque.* — Si, comme dans l'ascension rapide d'une haute montagne ou dans une ascension en ballon, on passe rapidement d'une atmosphère ordinaire à une atmosphère raréfiée, il se produit des troubles fonctionnels nombreux connus sous le nom de *mal des montagnes* et qui peuvent être résumés ainsi : sentiment de fatigue hors de proportion avec l'espace parcouru , précipitation des battements du cœur et des mouvements respiratoires qui deviennent en même temps irréguliers, faibles, musculaire extrême, tintements d'oreilles, éblouissements, vertiges, hémorrhagies des muqueuses. D'autres symptômes, survenus en même temps du côté du tube digestif, tels que nausées et vomissements, contribuent à donner à cet ensemble une ressemblance avec le mal de mer. Au début, tous ces phénomènes, dus à une oxygénation insuffisante des tissus, disparaissent après quelques instants de repos ; mais quand on atteint des hauteurs plus élevées et que se montrent les symptômes graves (hémorrhagies) , le repos ne suffit pas à les dissiper.

Ces troubles, qui surviennent dès qu'on atteint 3,000 mètres d'altitude dans les ascensions de montagne, ne se produisent qu'à 6,000 mètres dans les ascensions en ballon, ce qui s'explique par l'absence de fatigue musculaire dans ce dernier cas.

La plus grande altitude atteinte en montagne est celle de 6,882 mètres (ascension de l'Himalaya par les frères Schlagintweit). Les plus grandes hauteurs atteintes en ballon sont celles de 7,400 mètres (Robertson et Lhoest, 1803.

7,600 mètres (Blanchard), 8,600 mètres (Crocé-Spinelli, Sivel et Tissandier, 1875), 8,840 mètres (Glaisher). On connaît l'issue dramatique de l'ascension du *Zénith* où Crocé-Spinelli et Sivel trouvèrent la mort. La pression barométrique était descendue à 262 millimètres, et la tension de l'O. n'était, par conséquent, que de 52 millimètres, c'est-à-dire réduite à 7 p. 100 d'une atmosphère. Les expériences de Bert ont montré que, dans le cas de diminution brusque de la pression barométrique (raréfaction dans la cloche pneumatique ou ascension dans l'atmosphère), la mort est due à la diminution de l'O. dans le sang (*anoxyémie*) et non au dégagement des gaz du sang qui, en s'accumulant dans le cœur et les vaisseaux, arrêteraient la circulation et la respiration. En effet, des oiseaux qui meurent sous la cloche pneumatique quand la pression est réduite à 20 centimètres continuent à vivre sous une pression de 13 centimètres seulement, si on fait arriver de l'O. pur dans la cloche. Bert a, d'ailleurs, pu étudier sur lui-même les effets de la diminution de pression et de l'influence de l'O. pur pour en combattre les effets, et c'est parce que les malheureux aéronautes du *Zénith* ne purent atteindre assez tôt les sacs à oxygène qu'ils avaient emportés avec eux, qu'ils succombèrent; car, dans une ascension antérieure à 7,500 mètres, ils avaient vu se dissiper les troubles résultant de la diminution de pression (30 c. de Hg) par la respiration de l'oxygène.

L'expérimentation montre que la dyspnée commence à se faire sentir quand la proportion de l'O. dans l'air respiré est abaissée soit par diminution de la pression barométrique sans changement de la composition de l'air, soit par diminution de la proportion d'O. sans changer la pression, de 20,8 p. 100 qui est le chiffre normal à 10 p. 100. Au sommet du mont Blanc (4,800 mètres), la pression barométrique est de 418 millimètres Hg, et la tension de l'O. de 11 1/2 p. 100 d'une atmosphère. Quand la tension de l'O. a été réduite à 3 p. 100 dans l'air à la pression normale, ce qui correspond à 22,8 millimètres de mercure, et même ordinairement longtemps avant que cette limite soit atteinte, la mort survient, car la proportion de 3 p. 100 correspond à la tension de l'O. à laquelle l'oxyhémoglobine commence à se dissocier, et, par conséquent, le sang ne peut plus absorber l'O. nécessaire au fonctionnement des centres nerveux.

2° Augmentation de pression. — L'homme et les animaux résistent mieux à l'augmentation qu'à la diminution de la pression atmosphérique. De même qu'en s'élevant dans l'air on diminue la pression du milieu respirable, de même en descendant au-dessous du niveau de la mer, comme dans les travaux de fondation des ponts, des digues et autres travaux sous-marins, dans la pêche des éponges, des perles, du corail, etc., on augmente cette pression dans une proportion plus ou moins forte. Les plongeurs qui descendent à 40 mètres dans l'eau, les ouvriers qui travaillent dans les caissons pneumatiques pour la fondation des piles de pont respirent un air comprimé à 5 atmosphères. La compression peut être augmentée jusqu'à 10 atmosphères sans danger immédiat. Mais si on l'augmente davantage,

il survient des accidents formidables. Un oiseau, dans un air comprimé à
20 atmosphères, meurt avec des convulsions terribles analogues à celles qui
produit la strychnine. Ce résultat, comme l'a montré P. Bert, est dû, non à
l'action mécanique de l'air comprimé à un si haut degré, mais à l'augmentation de tension de l'O. En effet, ce gaz, lorsque sa pression partielle dépasse
3 atmosphères et demie, agit comme un violent poison sur tous les êtres
vivants, animaux et plantes, même les ferments figurés, dont il suspend le
manifestations physico-chimiques. La limite de tension toxique est obtenue
soit en comprimant l'oxygène pur à 3 1/2 atmosphères, soit en comprimant
l'air à 17 atmosphères (P. Bert).

Effets de la décompression.— Si l'homme et les animaux peuvent supporter
pendant quelques moments des pressions de 5 à 10 atmosphères à condition
de procéder avec les précautions voulues ; ils courent les plus grands dangers
quand on les ramène trop rapidement à la pression normale. C'est ce qui fait
dire aux ouvriers qui travaillent dans l'air comprimé, et qui ne prennent pas
toujours ces précautions, *qu'on ne paye qu'en sortant.* Un animal qui résiste
à une pression de 10 atmosphères meurt instantanément si on le ramène brusquement à la pression ordinaire, et l'autopsie montre le cœur et les gros vaisseaux remplis de bulles gazeuses formées surtout d'azote. Sous l'influence d'une
pression double, triple, décuple de la pression normale, le sang dissout une
proportion double, triple, décuple d'air (et surtout d'azote). Si l'animal est
soumis alors à une brusque diminution de pression, l'azote n'étant plus maintenu en dissolution dans le sang, s'y dégage à l'état gazeux (H. Seyler), sous
forme de bulles qui, produisant des embolies dans les capillaires du cerveau,
du cœur, des poumons, amènent l'arrêt de la circulation et la mort comme le
ferait l'introduction directe d'air dans les veines. Pour éviter ce dégagement
de bulles d'azote, il faut opérer la décompression très graduellement. L'excès
de gaz absorbé s'élimine alors peu à peu par le poumon sans produire d'ac-
cident.

IV. — TROUBLES DUS A DES CAUSES PATHOLOGIQUES

Il serait trop long, et il n'entre pas dans le plan de ce livre de passer en
revue tous les troubles de la respiration, dus à des causes pathologiques siégeant soit dans le poumon lui-même, soit dans les autres viscères thoraciques
soit dans d'autres organes. Nous rappellerons seulement en quelques mots les
principales modifications de fréquence, d'amplitude et de rythme que peuvent
présenter les mouvements respiratoires.

Altérations de fréquence. — A l'état normal et au repos, il y a en moyenne
16 respirations et 64 pulsations radiales par minute, ce qui fait entre les
deux un rapport de 1 à 4. Dans la fièvre et dans presque toutes les maladies
étrangères à l'appareil respiratoire, cette proportion se maintient, et quand le
pouls monte à 80, 100, 120, la respiration se précipite et atteint ainsi 20, 25,
30 mouvements par minute. Mais elle se modifie dans les affections thora-

ciques et la respiration peut atteindre 30, 40, 50 mouvements par minute sans que le pouls s'élève au-dessus de 100 pulsations.

Au lieu de l'accélération,.on peut observer dans quelques maladies, surtout les affections cérébrales, un ralentissement prononcé de la respiration, comparable à celui que produit chez les animaux la section du pneumogastrique.

Altérations d'amplitude.—La plupart des affections dyspnéiques rendent, en général, la respiration plus.profonde en même temps que plus rapide. Mais souvent aussi l'augmentation d'amplitude coïncide avec le ralentissement de la respiration : exemple les maladies qui rétrécissent le larynx, croup, œdème, etc. L'inspiration devient alors très profonde et très prolongée. Dans certaines affections du tissu pulmonaire, telles que l'emphysème, la gêne est surtout respiratoire et c'est l'expiration qui est longue et ralentie. Les recherches graphiques de Marey lui ont montré que dans le cas d'obstacles à la respiration, l'obstacle allonge la période pendant laquelle il agit.

Altérations de rythme. Phénomène de Cheyne-Stokes. — On désigne ainsi, du nom des auteurs qui ont étudié ces phénomènes, une altération particulière du rythme respiratoire qui consiste dans un arrêt total de la respiration (apnée) d'une durée de 20 à 30 secondes et jusqu'à une minute se reproduisant à intervalles réguliers, et alternant avec des périodes d'hyperpnée qui se constituent et qui cessent graduellement. Si on suit un cyle respiratoire complet dont la durée varie d'une minute à une minute et demie, on voit qu'en partant de l'apnée la respiration, d'abord très faible, très superficielle, devient de plus en plus profonde sans toutefois s'accélérer. Parvenue à son maximum d'intensité, la respiration passe par une phase décroissante, devenant de plus en plus faible jusqu'à ce qu'elle se suspende de nouveau (apnée) pour recommencer ensuite le même cyle.

Ce phénomène, encore mal expliqué (diminution d'excitabilité du centre respiratoire), se rencontre surtout dans la dégénérescence graisseuse du cœur, dans diverses affections cérébrales, dans quelques états urémiques et même à l'état normal pendant le sommeil. Sauf dans ce dernier cas, il est d'un pronostic très grave.

VI

INFLUENCE DE LA RESPIRATION SUR LA CIRCULATION

(Voir pour cette question l'article *Circulation*.)

CHALEUR ANIMALE

L'animal vivant source de chaleur. — L'énergie peut apparaître dans l'organisme animal sous toutes les formes que nous lui connaissons. La chaleur et le travail mécanique sont les formes les plus fréquentes que nous ayons à constater, mais, dans certains cas et chez certaines espèces, il y a encore production de courant électrique et de lumière. Si l'on mesure et si l'on fait la somme de ces énergies diverses, quelle que soit la forme de chacune d'elles, qu'un animal peut produire dans l'unité de temps, on pourra évaluer ce que l'on serait en droit d'appeler la *puissance vitale* de cet animal; chez l'homme et chez les animaux supérieurs voisins, cette puissance vitale peut être très approximativement mesurée si l'on connaît les quantités de chaleur et de travail produites. Nous n'aurons donc à considérer chez l'homme que la production de chaleur et de travail mécanique.

Lorsqu'une source de chaleur est placée dans un milieu matériel conducteur, il y a un flux constant de chaleur de la source vers le milieu et il s'établit bientôt un état d'équilibre tel que la quantité de chaleur cédée pendant l'unité de temps par la source à ce milieu est égale à celle qu'elle produit pendant le même temps. Si bien qu'il suffit de mesurer la chaleur totale cédée au milieu pour connaître la production de la source.

L'animal vivant est assimilable en cela aux sources physiques de chaleur. Il est le siège de réactions chimiques exothermiques (dégageant de la chaleur), et il est soumis à des causes de déperdition par rayonnement, conductibilité, évaporation des liquides à sa surface. Sa température, plus ou moins élevée au-dessus de celle du milieu ambiant, est la résultante de ces causes de signe contraire qui l'échauffent et le refroidissent en même temps.

Différences dans la production de chaleur suivant les animaux. — Les causes de refroidissement sont presque entièrement sous la dépendance du milieu qui environne l'animal et les pertes par conductibilité, rayonnement, évaporation ne dépendent, toutes choses égales d'ailleurs, que de propriétés physiques de ce milieu. Il n'en est pas de même pour la production de chaleur qui dépend des combustions organiques, elles-mêmes sous la dépendance du système nerveux de l'animal. Le système nerveux fonctionne comme un régulateur, activant les combustions intra-organiques lorsque les causes de refroidissement s'accentuent, les diminuant au contraire, lorsque celles-ci deviennent moins actives. Chez l'animal élevé en organisation cette régulation de la production de chaleur par le système nerveux est parfaite, de telle sorte que l'équilibre entre la production et la déperdition de chaleur une fois établi se maintient indéfiniment et la température de l'animal ne varie pas malgré les plus grandes variations des causes de déperdition. Ces animaux, à *régulation parfaite*, ont été appelés *animaux à température constante*, ou *homéothermes*, ou très improprement *animaux à sang chaud*.

Il est à remarquer que chez ces animaux à régulation parfaite, la température maintenue par le système nerveux est très peu variable avec les divers animaux. Elle est toujours voisine de 40° centigrades, température reconnue expérimentalement comme très favorable aux réactions chimiques ayant les allures de fermentations qui se passent au sein de leur organisme. Il en résulte pour ces animaux une activité vitale très intense qui en fait des sources de chaleur à grand débit et des producteurs énergiques de travail mécanique, qualités qui leur assignent, au point de vue physiologique, le même rang élevé qu'ils occupent, au point de vue morphologique, dans l'échelle des êtres.

Cette régulation de la température par le système nerveux n'est efficace que pour les oiseaux et les mammifères. Tous les autres animaux subissent le contre-coup des variations thermiques du milieu dans lequel ils sont plongés. Ils sont à *régulation imparfaite*; on les a appelés animaux à *température variable* ou *poïkilothermes*, ou très improprement *animaux à sang froid*. Leur température ne dépasse que d'un petit nombre de degrés ou même moins la température du milieu.

A ces deux classes on peut ajouter celle des *animaux hibernants* chez lesquels la régulation de la température est parfaite tant que la température du milieu où ils vivent ne descend pas au-dessous d'une certaine limite ; au delà, ils tombent dans un état de *sommeil* pendant lequel leurs combustions internes sont très restreintes, leur activité presque nulle et leur température très inférieure à leur température normale. La régulation parfaite de la température est donc chez eux *intermittente*. Parmi ces animaux, peu nombreux, on peut citer : l'ours brun, la marmotte, le hérisson, la chauve-souris, etc.

MESURE DES TEMPÉRATURES

Instruments employés. — Deux séries d'instruments peuvent être employés pour mesurer la température chez les animaux : 1° les thermomètres; 2° les appareils thermo-électriques.

1° *Thermomètres.* — Ceux qui sont le plus habituellement employés sont

les thermomètres à mercure. Ils peuvent être gradués en degrés centigrades; c'est
Réaumur ou Fahrenheit. Ils sont ordinairement à échelle fractionnée; c'est-
à-dire qu'au lieu de porter sur leur tige tous les degrés de la graduation de
0° à 100°, ils n'en portent que quelques-uns, ceux compris entre 30° et 44°,
par exemple. C'est d'ailleurs entre ces limites que sont comprises les températures que l'on peut observer chez l'homme et les animaux supérieurs.

La graduation et la vérification de ces thermomètres se font au moyen d'un
thermomètre étalon portant les points 0° et 100° préalablement vérifiés eux-
mêmes directement. On place côte à côte le thermomètre étalon et le thermomètre médical ou physiologique dans un bain dont on élève graduellement la température. On note au fur et à mesure sur le thermomètre médical
les indications du thermomètre étalon, ou bien l'on compare les indications
des deux instruments.

On fait aujourd'hui des thermomètres médicaux qui, bien qu'à échelle fractionnée, portent néanmoins le point 0° qu'il est ainsi possible de vérifier. Cette
vérification directe, au moyen de la glace fondante, permet d'établir un coefficient de correction applicable à toutes les mesures faites avec l'instrument.

Le degré centigrade, dans les thermomètres médicaux ou physiologiques
est subdivisé en cinquièmes, dixièmes et quelquefois même en cinquantièmes
de degré (Béclard). Le réservoir et la tige de ces thermomètres peuvent
affecter des formes et des dimensions diverses suivant les usages spéciaux pour
lesquels ils ont été construits. (Thermomètres à températures locales; thermomètres de Claude Bernard pour les vaisseaux sanguins, etc.) Enfin ces
thermomètres peuvent être à maxima pour en rendre l'observation plus
facile. Les thermomètres métastatiques imaginés par Walferdin, qui ne sont
que des thermomètres à échelle fractionnée dont les températures limites
peuvent être variées à volonté, ne sont guère employés à cause des nombreuses et délicates comparaisons avec un thermomètre étalon que l'on est
obligé de leur faire subir.

2° *Appareils thermo-électriques.* — Si dans un circuit fermé composé de
deux métaux on produit une différence de température entre les deux soudures

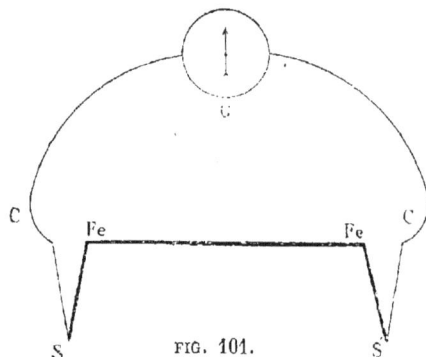

FIG. 101.

des métaux, il se produit en même temps entre elles une différence de potentiel
et un courant électrique est engendré dans le circuit. Ainsi dans le circuit

S, Fe, S, G, formé d'un fil de cuivre *cc* et d'un fil de fer Fe Fe, soudés en S et en S', ou aura une déviation du galvanomètre G, si l'on porte les soudures S et S' à des températures différentes. La grandeur de la déviation de l'aiguille galvanométrique fera connaître cette différence des températures des deux soudures; les appareils thermo-électriques sont donc des thermomètres différentiels. Pour les étalonner, on place les soudures dans deux bains dont les températures sont connues par les indications de deux thermomètres étalons et l'on observe la déviation de l'aiguille. Le nombre de degrés de cette déviation divisé par la différence des températures observées entre les deux thermomètres donne la déviation correspondante à 1° centigrade de différence entre les deux soudures. Dans des limites assez éloignées les déviations galvanométriques sont proportionnelles aux différences de température des deux soudures.

Le galvanomètre employé peut être quelconque, pourvu qu'il soit sensible et que sa résistance intérieure soit très petite. Cette dernière condition est surtout importante, les forces thermo-électro-motrices n'étant que de quelques microvolts ($\frac{1}{1000000}$ v), pour une différence de 1° centigrade entre les températures des soudures pour les métaux usuels. Rosenthal a essayé de remédier à cet inconvénient en unissant en tension plusieurs paires de soudures dans son électro-thermomètre. La sensibilité du galvanomètre peut être d'ailleurs presque indéfiniment augmentée par des méthodes spéciales de lecture. (Méthode de Poggendorff, échelle micrométrique de d'Arsonval.)

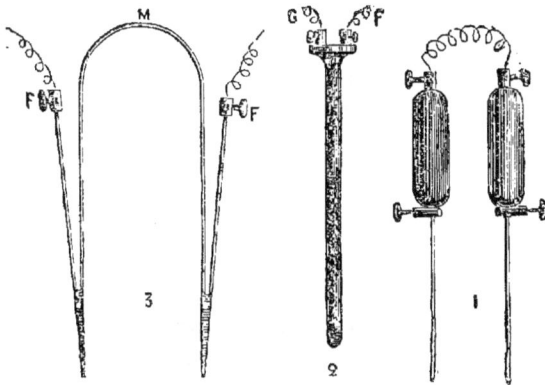

FIG. 102. — Aiguilles et sondes thermo-électriques.

Dans la pratique la forme des soudures employées a subi de nombreuses variations. Becquerel, qui a introduit ces appareils dans les recherches physiologiques en 1837, se servait d'aiguilles à soudure médiane. Les aiguilles de Dutrochet étaient à soudure termino-latérale. Les plus usitées aujourd'hui sont celles à soudure cylindrique de d'Arsonval. La forme dite *piquante* est représentée figure 102, 1 et 3. D'autres formes pouvant être engaînées dans une sonde en gomme ont été utilisées par Cl. Bernard pour prendre la température des vaisseaux et portent le nom de *sondes thermo-électriques* (fig. 102, 2). La sensibilité de la méthode ne dépend que de la sensibilité du galvanomètre

Dutrochet pouvait observer une différence de 1/80e de degré centigrade ; Helmholtz avec des appareils perfectionnés a pu mesurer des différences de température de 1/400e de degré. D'autres avantages peuvent encore lui être attribués, tels que le petit volume des aiguilles ou sondes permettant de les introduire dans les tissus ou les vaisseaux sans délabrement ; la faible capacité calorifique de ces aiguilles ou sondes leur permettant de se mettre rapidement en équilibre sans enlever une grande quantité de chaleur à l'organe qui les contient et, par conséquent, sans faire varier sa température.

Température des animaux. — Au moyen de ces divers procédés on a pu déterminer les températures des animaux. Ces températures sont indiquées pour quelques-uns des animaux à température constante, dans le tableau ci-joint :

DÉSIGNATION DE L'ANIMAL	TEMPÉRATURE DE L'ANIMAL EN CENTIGRADES	LIEU DE L'OBSERVATION	NOM DE L'OBSERVATEUR
MAMMIFÈRES			
Rat commun	38°,80	Rectum	J. Davy.
Chien.	39	id.	id.
Chat	38 ,90	id.	id.
Cheval	36 ,80	id.	Prévost et Dumas.
Cochon d'Inde.	38	id.	id.
Mouton.	38	id.	id.
Bœuf.	37 ,50	id.	Despretz.
Lapin.	37 ,50	id.	J. Hunter.
Ane.	36 ,95	id.	id.
OISEAUX			
Perroquet.	41 ,10	id.	J. Davy.
Oie commune.	41 ,70	id.	id.
Moineau commun . .	42 ,10	id.	id.
Poule commune. . . .	de 42°,20 à 43°,90	id.	id.
Pigeon.	42	id.	Prévost et Dumas.
Canard	42 ,11	id.	Martins.

On voit par ce tableau que de tous les animaux, les oiseaux ont la température la plus élevée.

Cette température ne descend pas, en effet, au-dessous de 39°,44 et ne s'élève pas, normalement, au-dessus de 43°,90. La température des mammifères est moins élevée ; elle oscille entre 35°,50 et 40°,50.

Température de l'homme. — La température de l'homme prise dans le creux axillaire oscille entre 36°,5 et 37°,25. En clinique, lorsque l'on prend la température axillaire d'un malade, il est nécessaire d'observer certaines précautions indispensables.

L'aisselle doit être préalablement parfaitement séchée ; le réservoir thermométrique étant introduit aussi profondément que possible, la tige de l'instrument étant dirigée en avant, la graduation tournée du côté externe, on rapproche le bras du thorax de façon que le contact soit aussi étendu que possible. On fléchit ensuite l'avant-bras sur le bras, la main étendue et portant sur la partie supérieure de la face antérieure de la poitrine du côté opposé. Cette position doit être conservée par le malade tant que dure l'observation du thermomètre.

La durée de cette observation ne peut être exactement fixée, cependant elle ne doit pas être inférieure à quinze minutes. Le thermomètre aura atteint la température de l'aisselle lorsque trois minutes se seront écoulées après l'arrêt de la colonne mercurielle. La méthode nommée *per descensum*, en élevant artificiellement le thermomètre au-dessus de la température que l'on doit mesurer et le portant aussitôt dans l'aisselle, est peu employée. L'équilibre est plus rapidement obtenu peut-être, mais l'instrument court de sérieux dangers, surtout si on le chauffe avec une flamme.

VARIATIONS DE LA TEMPÉRATURE PHYSIOLOGIQUE

Avec la température extérieure. — FROID. — L'homme couvert de vêtements appropriés peut facilement lutter contre un abaissement, même exagéré de la température extérieure. Les capitaines Parry et Back, dans leurs voyages vers les régions polaires ont eu à affronter des températures de plus de 35° au-dessous de zéro. Les animaux vivant dans ces régions tels que le renard arctique, le lièvre blanc, le loup, etc., avaient des températures internes dépassant de près de 80° la température de l'air ambiant. L'influence du froid ne fait donc pas varier sensiblement la température propre de l'homme et des animaux qui, comme lui, sont homéothermes. Cependant, si l'on soumet l'animal à des pertes de calorique par trop intenses, en le plongeant dans de l'eau refroidie, par exemple, qui lui enlève par conductibilité et rapidement une grande quantité de chaleur, on voit sa température s'abaisser peu à peu jusqu'à atteindre la limite au delà de laquelle la vie n'est plus possible. Il en serait ainsi pour les mammifères cétacés qui vivent au milieu des mers glacées du pôle, si leur volume énorme et l'épaisse couche adipeuse qui les enveloppe ne les protégeaient contre des pertes trop grandes par conductibilité. Donc, en dehors des conditions antiphysiologiques que nous avons citées plus haut, le froid n'a qu'une très minime influence sur la température de l'homme et des animaux à régulation parfaite.

CHAUD. — Il y a deux cas à distinguer lorsque l'on étudie l'influence des températures élevées sur la température propre de l'homme et des animaux supérieurs; ou bien le lieu dans lequel ils sont soumis à ces températures élevées est sec, ou bien il est saturé de vapeur d'eau. Dans le premier cas, lorsque l'air qui entoure l'animal ou l'homme est complètement sec ou contient une très petite quantité de vapeur d'eau, une élévation même exagérée de la température de cet air ne produit qu'une variation insignifiante de la température propre de l'être qui la subit. Quelques exemples suffiront à le démontrer. Dans des expériences faites en 1775, Banks soutint, pendant sept minutes, l'action d'une température sèche de 99°,44 sans que sa température propre dépassât 36°,67. Blagden, Dobson, Park ont supporté, pendant un temps variant de huit à vingt minutes, des températures de 94° à 127°,77. Dans un cas rapporté par Tillet à l'Académie des sciences en 1763, trois jeunes filles purent, pendant dix minutes, résister à une température de 131°,76, qui était celle d'un four où pouvaient cuire de la viande et des pommes.

Dans l'air saturé de vapeur d'eau il n'en est plus ainsi, et les températures maxima supportables sont de beaucoup inférieures à celles citées plus haut. Ainsi, en dix-sept minutes, dans un bain de vapeur, dont la température varia de 37°,50 à 38°,75, Delaroche vit s'élever sa température propre de 3°,12. Il en fut à peu près de même dans une expérience tentée par Berger dans les mêmes conditions. L'élévation de la température propre peut être encore beaucoup plus grande lorsque le milieu dans lequel l'homme ou l'animal sont plongés, au lieu d'être de l'air saturé de vapeur d'eau, est de l'eau, liquide dont on élève progressivement la température. Lemonnier ne put supporter plus de huit minutes l'action d'un bain de Barèges dont la température était de 44°,44. Une grande agitation et de violents étourdissements le forcèrent à sortir du bain.

La différence d'action de la chaleur sèche et de la chaleur humide sur la température propre de l'homme et des animaux est facilement explicable. Un organisme plongé dans un milieu dont la température est supérieure à la sienne, ne peut se soustraire à une élévation de sa température propre que par un moyen; c'est d'évaporer à la surface de son corps une quantité d'eau telle, que la quantité de chaleur qui lui est enlevée par l'évaporation de cette eau soit précisément égale à celle qu'il reçoit du milieu par conductibilité ou rayonnement. Or, l'évaporation de cette eau se fait d'autant plus facilement que l'air ambiant est plus éloigné de l'état de saturation; elle est nulle dans l'air saturé, à plus forte raison dans l'eau liquide. Dans ces deux cas, l'équilibre est donc impossible, et la température propre de l'animal doit s'élever. Delaroche et Berger ont donné une preuve expérimentale de ce faits par diverses expériences, entre autres par l'originale qui suit : ils plaçèrent un alcarazas et un lapin vivant dans une étuve sèche dont la température s'éleva progressivement de 60°,5 à 87°,5. Le lapin résista longtemps, puis mourut avec une température de 2°,5 plus élevée que celle du vase poreux; tous les deux avaient perdu par évaporation sensiblement la même quantité d'eau.

Il est une autre considération qu'il est bon d'ajouter aux précédentes; c'est que la vapeur d'eau ayant une chaleur spécifique beaucoup plus grande que l'air, la quantité de chaleur reçue par l'animal par conductibilité est beaucoup plus grande dans une étuve saturée que dans une étuve sèche. C'est une nouvelle cause d'échauffement qui s'ajoute au manque d'évaporation. Par contre l'air humide et froid, pour la même raison, enlève plus de calorique que l'air froid et sec, et est plus difficilement supporté.

Températures limites compatibles avec la vie. — La température de l'homme ne peut guère s'élever de plus de 6 à 7 degrés au-dessus de la température normale sans que sa vie soit compromise. On a pu observer dans des cas d'insolation, ou bien après de très violents accès de contractures musculaires causées par le tétanos, des températures de 44° et même 45°. Ces températures sont toujours suivies de mort. Il semble que la limite des températures inférieures soit un peu plus reculée. Les lapins et les cochons d'Inde placés par Cl. Bernard dans une étuve refroidie par un mélange réfrigérant, pouvaient assez facilement être rappelés à la vie, lorsque leur température n'était pas inférieure à 35°. A 28° le retour à la vie était très difficile et, au-dessous de 20°, impossible.

Fièvre. — C'est un état pathologique caractérisé par l'élévation de la température. Lorsque l'on observe sur un malade une température supérieure à 37° 5, ce malade est en état de fièvre. Un grand nombre de maladies sont accompagnées de fièvre : la scarlatine, la pneumonie, l'infection purulente entre autres; pour quelques-unes, la courbe des élévations de température se reproduit toujours semblable à elle-même et est caractéristique de la maladie. Il en est ainsi dans la fièvre typhoïde. Pendant une forte fièvre le thermomètre peut atteindre 40°, il atteint plus rarement 41°; au-dessus, surtout si la température se maintient, le danger est extrême pour le malade.

Variations périodiques de la température. — La température de l'homme à l'état physiologique n'est pas la même à tous les instants de la

FIG. 103. — Courbe des variations diurnes de la température normale.

journée; elle varie périodiquement suivant un cycle qui se reproduit toujours le même. Il est donc important, pour avoir des observations comparables en clinique, de prendre toujours aux mêmes heures les températures des malades en observation. La courbe des variations diurnes chez l'homme est représentée figure 103.

On voit qu'elle présente deux maxima et deux minima : le premier maximum vers une heure de l'après-midi; le second, plus élevé, vers sept heures
du soir. Les minima ont lieu vers cinq heures du matin et vers trois heures
de l'après-midi, le premier étant beaucoup plus bas que le dernier. En résumé,
la courbe s'élève à partir de cinq heures du matin jusqu'à six heures du soir
en présentant un pli assez marqué entre une heure et six heures de l'après-
midi; elle redescend ensuite régulièrement jusqu'à cinq heures du matin.

Variations de la température avec diverses causes.— AGE.—Bären-
prung a cherché à établir les variations que subissait la température physiologique aux divers âges de la vie. Ces variations sont très minimes et ne dépassent guère un demi-degré centigrade. Aussi les observations faites ne sont
ni assez nombreuses ni assez probantes pour établir la courbe de la variation
avec les divers âges. Un des faits qui ressort de ces recherches c'est l'abaissement de la température du nouveau-né aussitôt après sa naissance, abaissement qui tient à l'augmentation brusque des causes de refroidissement. La
température de l'homme tend également à s'abaisser lorsqu'il se rapproche
de la vieillesse, c'est-à-dire à mesure que l'activité des combustions internes
diminue.

EXERCICE MUSCULAIRE. — C'est une des plus puissantes causes de calorification et par cela même d'élévation de température. Après un exercice violent
et prolongé l'élévation peut dépasser un degré centigrade. Les températures si
élevées (44° 75) que Wunderlich a pu observer chez les tétaniques tiennent à
la même cause, contractions musculaires exagérées. Richet a pu produire des
températures analogues chez des chiens dont il faradisait la moelle.

Topographie thermique.—La température de l'homme n'est pas la même
à tous les endroits du corps. Elle est très différente lorsqu'on passe des organes profonds à la périphérie cutanée, et, même à la surface cutanée, elle
varie suivant que les parties considérées sont plus ou moins exposées au
refroidissement. On a construit pour la mesure des *températures locales* des
thermomètres qui par leur forme peuvent s'appliquer exactement sur la surface choisie. (Thermomètre de Seguin, Burq, Constantin Paul; disques thermo-
électriques de Gavarret.) J. Davy a obtenu les résultats suivants pour l'état
physiologique.

Plante du pied	32°,26	Région précordiale	34°,40
Jambe en avant	33°,05	Creux poplité	35°
Mollet	33°,85	Pli inguinal	33°,60

Les cavités naturelles dans lesquelles on peut introduire le thermomètre
peuvent encore donner des températures différentes de la température
axillaire. Les températures prises dans la bouche, dans l'anus, dans le rectum,
sont plus élevées que la température prise dans l'aisselle. Il en est de même
de la température prise par OErtmann et Mantegazza, en plaçant le réservoir thermométrique dans le jet d'urine au moment de l'émission, et de celle

indiquées par les thermomètres à maxima que Kronecker et Mayer faisaient avaler aux animaux en expérience.

Bien plus importantes sont les différences de température que l'on observe dans les diverses parties de l'arbre circulatoire. Ces différences étudiées par un grand nombre de physiologistes ont été élucidées et définitivement fixées dans la science par les recherches de Claude Bernard. Ce grand physiologiste s'est tantôt servi de thermomètres à mercure dont la tige très mince permettait leur introduction dans les vaisseaux du chien soumis à l'expérience, tantôt de sondes thermo-électriques spéciales pouvant être introduites très loin dans les deux vaisseaux, artère et veine de même nom habituellement, dont on voulait mesurer la différence de température. Le manuel opératoire très simple au moyen duquel Claude Bernard a résolu la question si controversée de la température des sangs veineux et artériel est le suivant (fig. 104) : la

FIG. 104. — Appareil de Cl. Bernard pour mesurer la chaleur des sangs artériel et veineux.

veine et l'artère crurales étant mises à nu, on pousse les sondes jusqu'à la bifurcation de l'aorte abdominale et de la veine cave inférieure; le galvano-mètre indique un excès d'un demi-degré en faveur du sang artériel.

En poussant ensemble les deux sondes du côté du cœur, on constate que cet excès diminue de plus en plus à mesure que l'on s'en rapproche; il est nul au niveau des veines rénales. Donc *au niveau de l'embouchure des veines rénales la température du sang veineux est égale à la température du sang artériel.* Si l'on continue à faire cheminer les deux sondes vers le cœur, on trouve qu'au-dessus des veines hépatiques, la déviation galvanométrique en sens contraire des précédentes indique *un excès d'un demi-degré en faveur du sang veineux.* C'est à ce niveau, au-dessus des veines sus-hépatiques, qu'est situé le *maximum topographique* des températures chez l'animal.

Les sondes ayant pénétré dans les deux cœurs, on constate que la déviation galvanométrique, quoique moins grande, a toujours lieu dans le même sens. *Le sang du cœur droit est donc plus chaud que celui du cœur gauche.* La différence trouvée par Claude Bernard a varié de 0°,17 à 0°,20.

Les sondes introduites dans la veine jugulaire et dans la carotide correspondante donnent les mêmes résultats que pour l'artère et la veine crurales.

Au point de vue de la topographie thermique le système circulatoire peut donc être divisé en trois zones distinctes : 1re *zone* comprenant les artères et veines périphériques jusqu'à l'embouchure des veines rénales, dans laquelle le sang veineux ayant subi l'action de la température extérieure dans les capillaires de la peau, est plus froid que le sang artériel; 2° *zone* comprenant l'aorte abdominale et la veine cave inférieure à partir du niveau de l'embouchure des veines rénales jusques et y compris les cœurs droit et gauche, dans laquelle le sang veineux est plus chaud que le sang artériel; 3° *zone*, comprenant les artères et veines pulmonaires, dans laquelle le sang des veines pulmonaires, après s'être refroidi dans les capillaires pulmonaires où il est en contact avec l'air extérieur, est plus froid que celui des artères du même nom.

La considération de ces résultats réduit à néant toute idée de localisation de la production de la chaleur animale, entre autres celle de Lavoisier qui avait indiqué le poumon comme organe calorigène par excellence. C'est au sein de tous les éléments anatomiques et par les réactions exothermiques qui s'y passent que se produit la chaleur.

CALORIMÉTRIE ET THERMOGENÈSE

CALORIMÉTRIE. — Nous avons vu que la température des animaux inférieurs n'était qu'un effet résultant de deux causes de sens contraire : 1° cause de refroidissement par conductibilité, rayonnement, évaporation des liquides; 2° cause d'échauffement par les réactions exothermiques qui se passent au sein même de leurs tissus. Chez les animaux supérieurs homéothermes ou à régulation parfaite, l'invariabilité de cet effet ne peut donner aucun renseignement sur les causes qui le produisent et qui varient en sens inverse l'une de l'autre. Le Lapon qui affronte des températures de — 20° et le nègre qui vit sous l'équateur par des températures ordinaires de + 30° ont tous les deux très approximativement la même température propre; ils diffèrent cependant par leur genre de vie, leur alimentation. Cette différence se traduit physiologiquement par une inégalité dans la quantité de chaleur qu'ils produisent. L'importance de la mesure des quantités de chaleur produite par les êtres vivants l'emporte donc de beaucoup sur la mesure de leur température; non seulement parce que cette chaleur produite varie indépendamment de la température, quelquefois comme nous le verrons, en sens inverse; mais surtout parce que c'est une des formes de l'énergie sous laquelle se manifeste le plus ordinairement l'activité vitale de l'être vivant, et qui peut servir, par conséquent, à mesurer cette activité.

Méthodes calorimétriques. — Instruments de mesure. — Il existe deux méthodes pour mesurer la quantité de chaleur produite par un animal : 1° ou mesure *directement*, au moyen de divers calorimètres employés pour les corps bruts, la quantité de chaleur qu'il cède à un corps choisi, corps calorimétrique, dans l'unité de temps ; c'est la *méthode directe ;* 2° on calcule *indirectement*, connaissant les réactions endothermiques et exothermiques qui se passent au sein de son organisme et les masses des corps réagissants, au moyen des constantes thermochimiques, la quantité de chaleur résultante qui devient libre. C'est la *méthode indirecte.* Ces deux méthodes peuvent se contrôler l'une par l'autre.

Ainsi, le problème de la thermogenèse animale ne se pose pas autrement aujourd'hui que ne l'avait posé Lavoisier en 1777. « Il y a une relation constante, dit-il, entre la chaleur de l'animal et la quantité d'air entrée ou au moins convertie en air fixe dans les poumons. » C'est pour arriver à la démonstration expérimentale de cette affirmation qu'il imagina son calorimètre à glace et qu'il fit, avec Laplace, la première expérience de calorimétrie animale. Un animal de petite taille était introduit dans une double enceinte entourée de glace. On l'y laissait un certain temps et l'on pesait l'eau provenant de la fusion de la glace. En multipliant par la constante 79° (nombre de calories absorbées par la fusion de 1 kilogr. de glace), on avait directement la quantité de chaleur fournie par l'animal, exprimée en calories. (Calorie = quantité de chaleur nécessaire pour élever 1 kilogr. d'eau de 0° à 1°C.)

FIG. 105. — Calorimètre à eau de Dulong et Desprez.

Dulong et Desprez employèrent simultanément le calorimètre à eau pour résoudre le même problème (fig. 105). L'animal en expérience, protégé par une enveloppe métallique C, était plongé au sein d'une masse d'eau dont on connaissait le poids et la température initiale. L'eau s'échauffait et l'on pouvait calculer, par l'évaluation de la différence entre sa température initiale et sa température finale, la quantité de chaleur cédée par l'animal. Les gaz ayant servi à la respiration traversaient un serpentin également plongé dans l'eau du calorimètre.

On peut faire des critiques graves au procédé employé par Lavoisier; l'a-
nimal n'étant pas dans des conditions physiologiques normales se refroidissait;
de plus les fragments de glace retenaient à leur surface une petite quantité
de l'eau de fusion qui ne pouvait être évaluée exactement. Le calorimètre à
eau de Despretz et Dulong était préférable; cependant l'animal était dans un
milieu dont la température s'élevait sans cesse et les corrections nombreuses
que nécessitait la méthode rendaient les résultats incertains.

De nos jours des recherches de calorimétrie animale ont été faites par Sé-
nator et Wood au moyen d'un calorimètre à eau; par Sapalski et Klebs, au
moyen d'un calorimètre à air; par Liebermeister, au moyen de la méthode
défectueuse des bains liquides. Les calorimètres de d'Arsonval et ceux de
Ch. Richet répondent aux desiderata d'une étude de calorimétrie animale.

FIG. 106. — Calorimètre de d'Arsonval.

Le premier calorimètre
d'Arsonval (1880) bien que
d'une construction compliquée est d'un fonctionnement
très simple. Il remplit absolument toutes les conditions
au point de vue de l'exactitude physique des mesures et
toutes les indications d'ordre
physiologique. Pour sa description, qui comporte de
nombreux détails, nous renvoyons le lecteur au mé-
moire original. (Travaux
du laboratoire de Marey,
1880, p. 378 et suivantes.)

Un autre calorimètre ima-
giné plus récemment par le

même auteur permet de poursuivre sur l'homme les mesures calorimétriques. Ce calorimètre est, comme on le voit (fig. 106), un grand thermomètre
à air creux. Il se compose de deux vases cylindriques en métal placés
concentriquement et limitant deux cavités distinctes : la première annulaire (1)
est hermétiquement close et communique seulement par la tubulure (3) avec
un manomètre à eau (4). La seconde cavité (2) constitue l'intérieur du calorimètre, dans lequel est placé l'homme en expérience.

Il est très facile de comprendre le fonctionnement de cet appareil. Si une
source de chaleur est placée en (2), elle réchauffe l'air de (1) et la température
de cet air s'élève jusqu'à ce que la perte par rayonnement soit égale à sa
production. Or la température de l'air de (1) ne peut s'élever sans que sa
pression s'élève en même temps, ce qu'indique le manomètre. La quantité de
chaleur rayonnée par l'appareil est donc proportionnelle à l'excès de sa température sur celle du milieu ambiant (loi de Newton), par conséquent proportionnelle à la hauteur de la colonne manométrique. Le récipient (5), plein

d'air et uni à la seconde branche du manomètre, est là pour empêcher que les variations de la pression atmosphérique et de la température ambiante ne faussent les indications du manomètre. Pour graduer l'appareil en *calories* l'auteur fait brûler dans son intérieur un bec d'hydrogène pur à débit constant dont la chaleur de combustion est connue et note la hauteur correspondante du manomètre.

FIG. 107. — Calorimètre inscripteur de d'Arsonval.

Pour enregistrer d'une façon continue et sans corrections les phases de la production de la chaleur chez un animal, d'Arsonval a beaucoup modifié le dispositif précédent. Le manomètre a été remplacé par l'appareil inscripteur ci-dessus dont la figure 107 donne une explication suffisante.

Ch. Richet a aussi utilisé la dilatation de l'air de l'enceinte dans laquelle est enfermé l'animal pour mesurer les quantités de chaleur produites par cet animal, mais il s'est servi d'un dispositif expérimental entièrement différent. L'enceinte est, comme on le voit (fig. 108), constituée par un serpentin tubulaire en cuivre disposé en forme de double hémisphère articulé par une charnière. Chacun des deux serpentins est relié à un tube de caoutchouc amenant l'air dilaté à la partie supérieure d'un vase clos contenant de l'eau. L'air presse sur la surface du liquide et le force à s'écouler par le siphon toujours exactement amorcé situé à gauche de la figure. Si l'on recueille dans une éprouvette graduée l'eau qui s'écoule, on mesure ainsi exactement la dilatation de l'air du récepteur qui est égale en volume à la quantité d'eau qui est tombée. Cette dilatation connue, il devient facile de déterminer les quantités de chaleur cédées par l'animal au récepteur calorimétrique.

Il y a lieu avec un tel calorimètre de tenir compte des variations de la température extérieure et, si l'expérience a une longue durée, des variations de la pression atmosphérique.

La graduation du calorimètre a été faite par l'auteur de la façon suivante : Ayant placé un poids P d'eau chaude dans le calorimètre à une température de t^o, on observe qu'une certaine quantité d'eau q s'écoule par le siphon pendant que la température de l'eau placée dans le calorimètre baisse de t^o à t'^o. La quantité de chaleur cédée par l'eau chaude au calorimètre est P $(t-t')$, et

$$\frac{P\,(t-t')}{q},$$

est la quantité de chaleur que représente l'unité de volume d'eau écoulée par le siphon, cette quantité étant exprimée en calories grammes-degré ou petite calorie, si P représente le poids de l'eau chaude en gramme. Dans l'un

FIG. 108. — Calorimètre de Richet.

des appareils de Ch. Richet un centimètre cube d'eau écoulée répondait à 83 calories gramme-degré.

Résultats obtenus. — Si l'on prend la moyenne des résultats obtenus par les différents expérimentateurs dont nous venons de signaler les méthodes et de décrire les appareils, on trouve que la production de chaleur par heure et par kilogramme d'animal peut être évaluée à :

6,000 calories-gramme-degré pour les lapins et cobayes;
2,500   —   pour un chien ;
1,500   —   pour un homme adulte.

En calculant la quantité de chaleur produite par un individu d'un poids de 60 à 65 kilogrammes pendant une heure on trouve que cette quantité de chaleur appliquée à 1 litre d'eau à 0° serait capable de porter cette eau au voisinage de la température d'ébullition.

Variations de la production de chaleur avec diverses causes. — Les chiffres précédents ne peuvent être considérés que comme des moyennes sans aucune valeur absolue. En effet, les circonstances qui influent sur la thermogenèse animale sont les mêmes que celles qui influent sur la déperdition de calorique, puisqu'il ne peut y avoir, du moins chez l'homme et les animaux homéothermes, de variations sensibles de la température propre.

Or ces causes de déperdition sont très nombreuses et quelquefois très efficaces. Elles agissent en modifiant le rayonnement, la conductibilité ou l'évaporation à la surface de la peau. Nous en étudierons quelques-unes en indiquant sommairement les résultats obtenus.

Poids. — Le poids de l'animal influence sa production de chaleur.
Ch. Richet, qui a expérimenté divers animaux, a trouvé qu'un gros lapin
d'un poids donné produisait beaucoup moins de chaleur que quatre petits
lapins pesant ensemble le même poids. Ses expériences ont également démontré une particularité intéressante, que des considérations physiques pouvaient
faire prévoir; c'est que l'inégalité dans la production de chaleur n'existe plus
si l'on rapporte l'évaluation à l'unité de surface d'animal au lieu de la rapporter à l'unité de poids.

Influence de la température extérieure. — D'après la loi connue en physique sous le nom de loi de Newton,
un corps chaud abandonne d'autant
plus de chaleur par rayonnement
au milieu où il est plongé que l'excès
de sa température sur celle du milieu est plus grand. Or si l'on
cherche à vérifier cette loi dans le
cas où le corps chaud est un animal vivant, on trouve qu'elle ne s'applique pas. Ce fait, signalé d'abord
par d'Arsonval, a été vérifié par
Ch. Richet pour le lapin entre les
températures de — 2° et + 28°.
La courbe ci-jointe (fig. 109) donnée par cet auteur indique ces variations de la production de chaleur
en fonction des températures extérieures portées en abscisse. On y
voit qu'il existe une température
optima (point de rebroussement de
la courbe) vers 14° pour laquelle la
production de chaleur est maxima.
Si la température change dans un
sens ou dans l'autre la production

FIG. 109.

de chaleur diminue. Une explication entièrement satisfaisante de ces faits est
encore à donner; cependant l'action des vasomoteurs, eux-mêmes sous la
dépendance du système nerveux, a certainement une influence.
Le refroidissement des téguments en rapport direct de conductibilité avec
le milieu est aussi à considérer. Grâce à ce refroidissement superficiel l'excès
de la température de l'animal sur celle du milieu est diminué, si bien que
l'exception de l'animal à la loi de Newton est plus apparente que réelle si

l'on tient compte de sa température superficielle et non de sa température
physiologique.

Influence des téguments. — La fourrure plus ou moins épaisse d'un animal
contribue encore à augmenter ou diminuer les pertes de chaleur par conductibilité et rayonnement. Ch. Richet a trouvé que les enfants, dont la peau est
nue, produisent (c'est-à-dire perdent) par unité de surface plus de chaleur que
les animaux à fourrure. Ainsi la production de chaleur a été pour eux de 16,2.

Les chiens, qui peuvent être rangés parmi les animaux à fourrure maigre,
produisent 14,4 par unité de surface. Les chats, cobayes, lapins, dont la fourrure est bien fournie, produisent de 10 à 13 par unité de surface suivant leur
taille. Enfin les oiseaux, oie, canard, pigeon, à peu près comparables pour
la taille et le poids aux mammifères bien pourvus de fourrure cités plus
haut, produisent un peu plus de chaleur que ces derniers à cause de leur
température plus élevée.

Une mention spéciale doit être faite, au point de vue calorimétrique, des
expériences dans lesquelles on a enduit la fourrure des animaux tels que le
lapin, le cobaye, le chien etc., d'huile ou d'un vernis quelconque, agglu-
nant les poils. Dans ces conditions on trouve que l'animal ainsi enduit perd
une beaucoup plus grande quantité de chaleur qu'à l'état normal. Cette perte
de chaleur peut être assez grande pour abaisser la température de l'animal à
tel point que la mort s'ensuive. Si toute la surface du corps n'a pas été enduite
de manière à pouvoir conserver l'animal en expérience, on constate qu'il
s'amaigrit rapidement ou tout au moins qu'il n'augmente plus de poids. Cela
tient certainement à la dénutrition rapide qui accompagne cette augmentation dans la production de la chaleur.

L'utilité des vêtements découle des considérations qui précèdent. L'homme,
en se couvrant de tissus mauvais conducteurs de la chaleur, oppose une barrière à sa déperdition par conductibilité et rayonnement; il peut être assimilé
alors aux animaux à fourrure épaisse.

Influence du travail musculaire. — Thermodynamique animale. — La
contraction musculaire est l'une des causes les plus importantes de variation
dans la production de chaleur chez l'animal. Ch. Bernard a démontré de la
manière suivante qu'un muscle qui se contracte s'échauffe.

On prend deux trains postérieurs de grenouille identiques préparés à la Galvani et l'on enfonce dans une cuisse de chacun des trains une aiguille thermo-
électrique. Le galvanomètre indique une égalité de température. On excite
par un courant faradique, ne pouvant pas agir par dérivation sur le galvanomètre, les nerfs lombaires de l'un des membres; de fortes contractions se
suivent et l'on voit le galvanomètre indiquer une élévation de température du
côté contracturé. Les muscles ayant perdu leur excitabilité, si on recommence
l'expérience, l'aiguille ne bouge plus. Les expériences de Ch. Richet et les
observations de Wunderlich citées plus haut conduisent aux mêmes conclusions.

Si l'on modifie cette expérience, comme l'a fait Béclard, et que l'on prenne la température de l'un des muscles d'une grenouille dont la contraction est employée à soulever un poids, puis celle de l'autre muscle symétrique, dont on empêche le raccourcissement par la fixation du membre, on trouve que la température du muscle qui soulève le poids est inférieure à celle du muscle dont on a empêché le raccourcissement. Comme il n'existe entre ces deux muscles que cette seule différence, à savoir que la contraction de l'un d'eux a produit un travail mécanique positif (le soulèvement du poids), tandis que l'autre s'est contracté sans produire aucun travail, on en conclut qu'un muscle qui se contracte en produisant du travail dégage *moins* de chaleur qu'un muscle à l'état de contraction *statique*.

Cette conclusion a été vérifiée directement sur l'homme par les expériences de Béclard (1860). Elles consistent à prendre, au moyen de thermomètres donnant le 1/50 de degré, la température du biceps brachial d'un expérimentateur dont le bras produit : 1° un travail positif en élevant un poids connu à une hauteur connue, contraction dynamique; 2° un effet d'équilibre, en maintenant ce poids immobile en l'empêchant de tomber (contraction statique). Ces expériences établissent le même fait que précédemment; elles ne sont pas à l'abri de toute critique.

Un animal doit donc dégager moins de chaleur lorsqu'il emploie ses forces à la production d'un travail extérieur que lorsqu'il ne développe aucun travail. Ce principe a été énoncé pour la première fois par un médecin allemand, Jules-Robert Mayer, auquel on doit également le principe de l'équivalence du travail et de la chaleur qui contient toute la thermodynamique. Hirn, dans de mémorables expériences (1857-58), a cherché à le vérifier directement sur l'homme, et même à se servir de ces expériences pour en tirer le rapport numérique qui lie ces deux formes de l'énergie.

Ces expériences de Hirn, hérissées de difficultés insurmontables, ne pouvaient amener au résultat attendu, car il n'est pas possible d'assimiler le moteur animé à un moteur thermique transformant de la chaleur en travail mécanique. En effet, d'après le principe de Carnot, dans toute machine thermique, il est nécessaire qu'il y ait une chute de température et qu'une certaine quantité de chaleur tombe du point où la température est élevée au point où la température est basse, une autre quantité de chaleur plus petite étant seule transformée en travail par la machine. Dans la machine à vapeur, par exemple, une grande quantité de chaleur passe inutilement de la chaudière au condenseur; à au plus, dans les meilleures, est transformé en travail. Or, dans l'animal considéré comme moteur, on ne peut appliquer le principe de Carnot, car on ne trouve aucune de ses parties assimilable soit au foyer, soit au condenseur; et de cette impossibilité d'appliquer ce principe fondamental résulte une différence absolue entre le moteur animé et le moteur thermique.

Si l'animal ne transforme pas la chaleur en travail, on est conduit à se demander quelle est la source de ce travail. On doit la chercher jusqu'à nouvel ordre dans les réactions chimiques qui se passent dans l'intimité même des tissus. L'énergie libérée par ces réactions apparaîtrait directement sous la forme

travail mécanique sans passer par la forme chaleur, de même que dans un
élément voltaïque l'énergie, provenant des actions chimiques qui s'y passent,
se montre sous la forme de courant électrique dans le conducteur qui joint les
deux pôles.

SOURCES DE LA CHALEUR ET DU TRAVAIL MÉCANIQUE
CHEZ L'ANIMAL

Sources de la chaleur. — Jusqu'à Lavoisier les idées émises sur les sources
de la chaleur animale sont des plus fantaisistes et ne reposent sur aucune
observation précise. C'est après avoir établi la composition de l'air en 1777
que Lavoisier ramène les phénomènes de la respiration à ceux de la combustion du charbon et de l'hydrogène et en fait la source de la chaleur animale.
« La respiration n'est qu'une combustion lente du carbone et de l'hydrogène,
dit-il, qui est semblable en tout à celle qui s'opère dans une lampe ou dans
une bougie allumée, et, sous ce point de vue, les animaux qui respirent sont
de véritables corps combustibles qui brûlent et se consomment. »

Les successeurs de Lavoisier adoptent complètement ses idées, Dulong et
Despretz entre autres, et ce n'est que de nos jours, avec l'aide des données de la
thermo-chimie, que l'on peut revenir sur ces idées de Lavoisier et concevoir
d'une manière plus générale les sources de chaleur. Ces sources de chaleur
sont les suivantes :

OXYDATIONS. — Les oxydations sont évidemment les sources de chaleur les
plus importantes au point de vue de la quantité de chaleur produite. Aussi la
mesure de l'oxygène absorbé et du CO_2 rendu demeure toujours fort importante. Mais on ne peut pas tirer de ces données et de la quantité d'hydrogène
brûlé le calcul de la chaleur totale produite, parce que 1° l'oxygène employé
à ces combustions n'est pas à l'état libre, mais provient de l'oxyhémoglobine.
Les combustibles organiques doivent d'abord enlever l'oxygène à l'oxyhémoglobine ; cette réduction est une réaction endothermique; 2° une même quantité d'O. consommée peut produire des quantités de chaleur fort différentes
suivant qu'elle est employée à brûler tel ou tel aliment ; 3° les mêmes quantités de CO_2 ou d' H_2O formées peuvent avoir donné lieu à des quantités de
chaleur fort différentes, suivant qu'elles proviennent de corps déjà plus ou
moins oxydés ; 4° enfin les oxydations incomplètes peuvent dégager une
quantité considérable de chaleur sans mettre en liberté CO_2 ni H_2O.

AUTRES RÉACTIONS. — A côté des oxydations il convient de placer d'autres
réactions qui se passent au sein de l'organisme animal et influent sur les
quantités de chaleur dégagées. Parmi elles se placent les *hydratations* et les
déshydratations, les *dédoublements*, les *synthèses* et les *fermentations*.

Sources du travail mécanique. — Liebig en 1842 voulut attribuer au travail musculaire d'autres sources que celles de la chaleur animale. Dans cette théorie longtemps en faveur, les hydrates de carbone qui s'oxydent facilement et brûlent sont les aliments qui produisent spécialement la chaleur. Ce sont les *aliments de chaleur* ou aliments *respiratoires* ou *calorigènes*. D'autre part l'élément essentiel de tous les tissus, le protoplasma organique, se compose de corps albuminoïdes. Le tissu musculaire surtout en contient. Le muscle, par le fait du travail qu'il produit, doit donc se détruire lui-même et emprunter au sang l'albumine pour réparer ses pertes. Les aliments azotés sont donc des *aliments plastiques* ou des *aliments de force, dynamogènes*. Cette théorie très simple et très attrayante comporte un certain nombre d'objections :

1° Les herbivores, dans l'alimentation desquels les corps non azotés prédominent, sont d'excellents producteurs de travail. Les carnivores au contraire en sont de très médiocres ; ce devrait être le contraire d'après la théorie de Liebig.

2° La destruction des albuminoïdes et la production d'urée qui en est la conséquence devraient augmenter avec le travail produit; or, il n'en est rien ; témoin l'expérience de Fick et de Wislicenus (ascension du Faulhorn) dans laquelle l'urée excrétée fut à peu près en même quantité au moment et après l'ascension, qui nécessita une production de travail considérable que les jours précédents. De plus l'évaluation de l'énergie indiquée par la formation de l'urée couvrait à peine l'énergie totale dépensée.

3° Dans l'analyse directe des déchets musculaires on trouve des corps qui ne peuvent provenir que de l'oxydation des hydrates de carbone.

4° Enfin les ouvriers et les paysans qui produisent une grande somme de travail, mangent une très petite quantité de viande et une quantité considérable d'hydrates de carbone : graisses, pain, pommes de terre, lard, etc.

La théorie de Liebig ne peut donc plus être acceptée ; d'ailleurs les récents travaux de Chauveau et Kauffmann (1887) ont démontré directement que le travail musculaire détruit de la glycose. On est donc conduit à admettre avec Fick que le muscle est analogue à une machine qui brûle des hydrates de carbone et des substances non azotées. Mais le fonctionnement de cette machine ne va pas sans une certaine usure de ses organes et c'est à leur réparation que sont utilisées les substances albuminoïdes contenues dans les aliments. La source de travail réside donc comme la source de chaleur dans la combustion des hydrates de carbone et des corps gras.

Influence du système nerveux sur la production de la chaleur animale — Cette influence s'exerce de deux façons différentes : 1° elle augmente ou diminue dans l'intimité des tissus les processus chimiques intra-cellulaires qui s'y passent, d'où résulte une variation positive ou négative dans la production de chaleur ; 2° elle modifie la déperdition de calorique à la surface de la peau en agissant sur le système circulatoire. (Nerfs vaso-dilatateurs, nerfs vaso-constricteurs.)

Le système nerveux modifie les échanges intra-cellulaires dans tous les tissus, mais son action est très efficace sur les tissus musculaires et glandulaires. Un muscle qui se contracte sous l'influence de son nerf moteur, qu'il produise ou non du travail mécanique, s'échauffe beaucoup ; un muscle au repos ou paralysé fait peu de chaleur. La température d'un chien tétanisé par l'excitation électrique de la moelle peut s'élever jusqu'à 5 et 6 degrés au-dessus de la normale; de même, comme l'a démontré Claude Bernard, si l'on sectionne la moelle d'un chien, la température du chien peut descendre de 39° à 30° environ. Il s'agit évidemment là d'une diminution dans les réactions intimes du tissu musculaire provenant de la suppression de l'influx nerveux. D'ailleurs le sang qui sort de ces muscles paralysés est très rouge et contient peu d'acide carbonique.

Il en est de même pour les glandes. Elles secrètent plus ou moins et par conséquent les réactions qui se passent en elles sont d'autant plus actives que l'excitation du nerf est elle-même plus intense. Claude Bernard, Ludwig, Ludenhaim ont démontré que l'excitation du bout périphérique de la corde du tympan fait monter la température du sang veineux qui revient de la glande.

L'influence des excitations cérébrales sur la calorification peut s'expliquer de la même façon; elles n'agissent pas sur tel ou tel organe particulier, mais bien sur tout l'organisme pour modifier les échanges chimiques qui s'y passent. C'est ainsi que dans l'excitation directe par piqûre ou écrasement de la moelle cervicale, ou du mésocéphale, du pont de Varole ou de la protubérance annulaire on a vu se produire chez le chien une hyperthermie considérable (Tchechichin, Wood, Quincke, Naunyn). Ch. Richet a montré que si l'on enfonce dans la région antérieure du cerveau d'un lapin une aiguille mince ou un stylet, on voit la température de l'animal monter rapidement. Dans les cas où l'expérience réussit bien, l'ascension thermique peut dépasser trois degrés; l'animal ne présente d'ailleurs ni contracture ni paralysie.

La déperdition de la chaleur à la surface de la peau est encore sous la dépendance du système nerveux. En effet l'irrigation sanguine tend à établir un équilibre de température entre les parties profondes et les parties périphériques par convection directe de la chaleur. La quantité de chaleur qui arrive aux parties périphériques est donc, toutes choses égales d'ailleurs, proportionnelle à l'activité de la circulation dans ces parties. Or c'est par les nerfs vasodilatateurs et vaso-constricteurs que cette activité est modifiée par le système nerveux suivant les circonstances extérieures, d'où une déperdition plus ou moins abondante de chaleur, minime lorsque les vaisseaux se contractent, considérable lorsqu'ils se dilatent. Il résulte de ce chef une régulation de la production de chaleur par le système nerveux, régulation qui, comme nous l'avons vu pour les animaux homéothermes, est difficilement mise en défaut.

Centre nerveux thermique. — L'existence d'un centre nerveux thermique spécial, bien qu'admise par certains auteurs, ne semble pas encore complètement démontrée.

II. — FONCTIONS MÉCANIQUES ET FONCTIONS NERVEUSES

CIRCULATION

I

DÉFINITIONS, CONSIDÉRATIONS GÉNÉRALES

Définitions. — On entend par circulation, le mouvement incessant et plus ou moins rapide du sang, dans un système continu de canaux ou vaisseaux ramifiés, mouvement qui est entretenu, pendant la vie, par les contractions intermittentes du cœur.

Pour se faire une juste idée du mouvement *circulaire* du sang dans les vaisseaux, il faut se représenter schématiquement l'appareil vasculaire, et supposer décomposé le cœur, qui est réellement double, en deux cœurs simples, formés chacun d'une oreillette et d'un ventricule, et situés, l'un à droite, l'autre à gauche d'un plan médian ($x\,y$, fig. 110).

Du ventricule gauche V G part l'artère aorte $a\,a$, qui, en se ramifiant de plus en plus, va former les capillaires de tous les organes du corps (poumons exceptés) ou capillaires généraux $c\,g$. De ces capillaires naissent des veines V, d'abord extrêmement multipliées, mais qui, en confondant à mesure leurs conduits, finissent par aboutir à deux grosses veines (veines caves supérieure et inférieure), lesquelles viennent s'ouvrir dans l'oreillette droite $o\,d$. Cette oreillette communique avec le ventricule correspondant V D par l'orifice auriculo-ventriculaire ou tricuspide. De ce ventricule part l'artère pulmonaire $a\,p$, ramifiée comme l'aorte et comme elle donnant naissance à un système de vaisseaux capillaires ($c\,p$), dits pulmonaires, et opposés aux capillaires généraux $c\,g$. Aux capillaires pulmonaires font suite les veines pulmonaires qui, réunies en quatre gros troncs, viennent s'ouvrir dans l'oreillette gauche (o $)

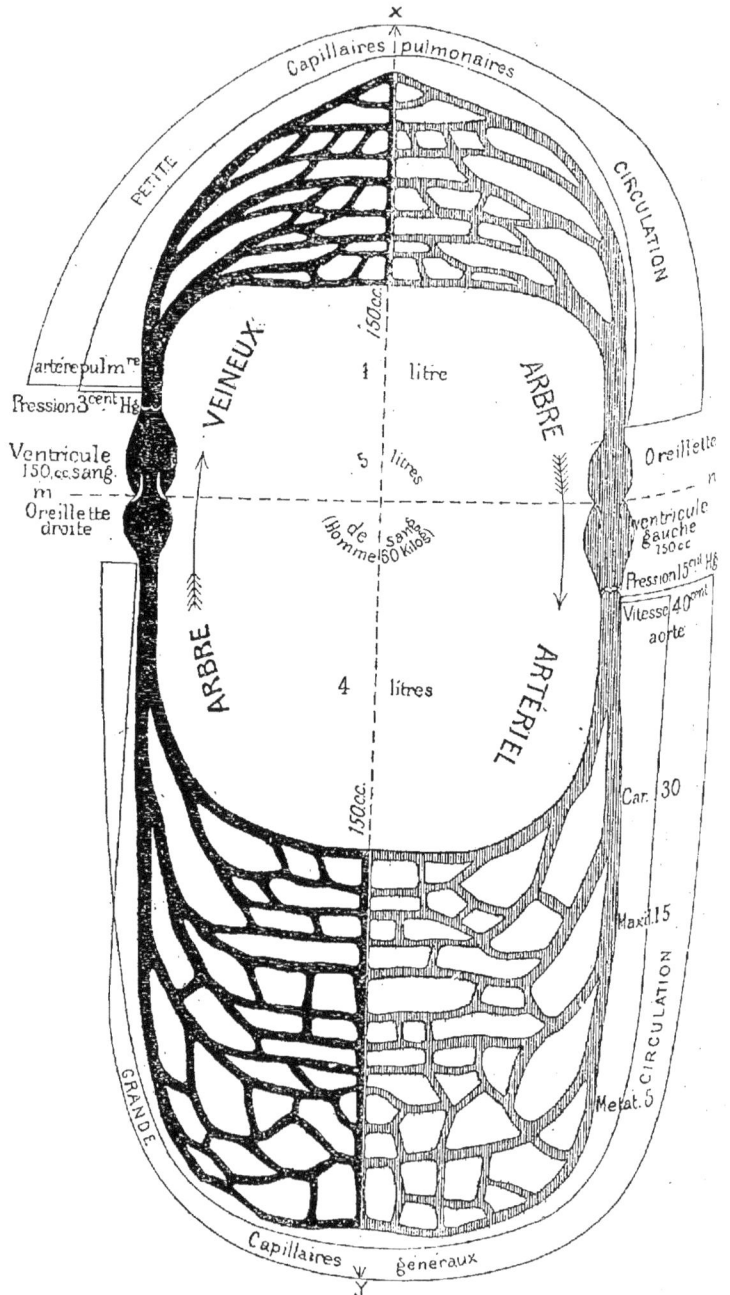

FIG. 110. — Représentation théorique du trajet circulatoire.

en communication avec le ventricule gauche par l'orifice mitral. Ainsi se trouve
fermé le système vasculaire déplié théoriquement. C'est dans ce système de

conduits ramifiés, clos de toutes parts, et distendu par le sang qu'il contient, que ce fluide se meut par le fait des contractions rythmiques du cœur, dans une direction, toujours la même, réglée par la disposition des valvules auriculo-ventriculaires et sigmoïdes : il en résulte que le mouvement du sang est nécessairement une circulation.

Au premier examen de la figure théorique ci-contre, on reconnaît d'abord que le cœur gauche reçoit le sang des poumons et l'envoie dans tout le corps, tandis que le cœur droit reçoit le sang du corps qu'il envoie aux poumons.

On reconnaît ensuite que pour accomplir un cycle complet, en revenant à son point de départ, chaque molécule sanguine est obligée de traverser les deux systèmes artériels, les deux systèmes veineux, les deux cœurs, les deux systèmes de vaisseaux capillaires, du corps et du poumon.

Si on considère que dans chacun des systèmes capillaires opposés anatomiquement se passent des phénomènes physiologiques inverses au point de vue des échanges gazeux, phénomènes dont le résultat est la transformation du sang veineux en artériel dans le poumon par absorption d'oxygène et exhalation de CO_2, l'inverse ayant lieu dans les capillaires du corps, on voit alors qu'on peut diviser la circulation en deux moitiés, l'une artérielle, l'autre veineuse. La première, qui contient le sang rouge, riche en oxygène, est étendue des poumons aux capillaires du corps, en passant par le cœur gauche (arbre artériel, ayant pour racines les ramifications convergentes des veines pulmonaires. La seconde, opposée à la première, contient le sang noir, riche en CO_2 pauvre en oxygène (arbre veineux, ayant pour branches les ramifications divergentes de l'artère pulmonaire).

Bien que le mouvement tout entier du sang compose en réalité une circulation unique, on a coutume, par abus, de désigner sous le nom de grande circulation, ou circulation du corps, la portion du circuit sanguin qui va du ventricule gauche à l'oreillette droite par les capillaires généraux : l'autre portion constituant la petite circulation ou circulation pulmonaire. Le plan horizontal m n sépare ces deux portions du circuit sanguin. On voit que par son oreillette, le cœur droit se rattache à la circulation générale et par son ventricule à la circulation pulmonaire, tandis que le cœur gauche appartient à la circulation pulmonaire par son oreillette, et à la circulation générale par son ventricule.

Avec cette restriction, que les désignations de grande et de petite circulation ne s'appliquent qu'à des portions du trajet circulatoire unique, il y a certains avantages à les conserver, comme on le verra par la suite.

Cônes à bases capillaires. — Les artères de l'un et l'autre système représentent, avons-nous dit, une série de tubes ramifiés d'un calibre de plus en plus faible à mesure qu'on s'éloigne du cœur, et naissant successivement d'un tronc unique, comme les ramifications d'un arbre. Or, les anatomistes admettent que toutes les fois qu'un tronc artériel se divise, la somme des lumières des deux branches est toujours plus forte que la lumière du tronc primitif qui leur a donné naissance. La capacité du système artériel va donc

en augmentant de plus en plus, depuis le cœur jusqu'aux capillaires, de sorte
que l'on peut représenter les ramifications artérielles par un cône creux dont
le sommet tronqué répondrait à l'aorte, et la base aux capillaires des organes.
Ainsi formulée d'une manière générale, la proposition du cône artériel à base
capillaire est vraie. Toutefois, il ne faut pas croire que l'ampliation du
système artériel à mesure qu'il se divise, aille croissant aussi rapidement que
l'inspection seule semblerait l'indiquer. Dans ces appréciations, il ne faut pas
confondre, comme on le fait généralement, les diamètres des vaisseaux et
les surfaces avec les calibres : les surfaces sont proportionnelles aux rayons,
tandis que les calibres de ces mêmes tuyaux sont entre eux comme les carrés
de leurs rayons. Il résulte de là que la conséquence la plus importante de la

FIG. 111. — Schéma des
cônes à bases capil-
laires appliqué à
l'augmentation de
calibre et de surface
des vaisseaux à me-
sure de leur division.

division progressive des artères, est d'augmenter d'une
manière considérable les surfaces de contact du sang
avec la paroi des vaisseaux, puisque la somme des diamètres des vaisseaux est toujours supérieure à celle des
troncs qui leur ont donné naissance, tandis que l'ampliation de lumière se fait d'une manière beaucoup
moins rapide. Pour que l'aire en effet des deux iliaques
ensemble, égale celle de l'aorte, il leur faut à chacune,
près des trois quarts de son diamètre, ce qui n'existe
pas, pas plus que pour les bifurcations de beaucoup
d'autres artères. Si néanmoins, et malgré ces exceptions,
l'ampliation croissante du calibre des artères est réelle,
surtout à mesure qu'elles deviennent plus ténues, c'est
par la naissance de branches collatérales, plus ou
moins multipliées, sur un tronc artériel, sans que celui-
diminue sensiblement de calibre, que cette ampliation
a lieu.

Nous pouvons donc assimiler théoriquement la canalisation artérielle à un tube conique, dont le sommet
correspondrait au ventricule gauche, et la base, considérablement élargie, répondrait aux capillaires du corps.
D'après Donders le calibre de tous les capillaires réunis
est à celui de l'aorte comme 500 est à 1.

Semblablement, nous pouvons représenter la canalisation veineuse par un
cône creux en rapport par son sommet avec l'oreillette droite, et relié par sa
base à la base du cône artériel.

Si nous réunissons de la même façon, à leurs aboutissants respectifs, les
cônes artériels et veineux de la portion pulmonaire de la circulation, nous
obtiendrons le schéma suivant, ou schéma des cônes à bases capillaires
(fig. 111), qui s'applique aux calibres, de même qu'aux surfaces des vaisseaux,
et plus particulièrement à ces dernières. Cette remarque est surtout vraie
pour le cône artériel pulmonaire, qui est un cône de surface plutôt qu'un
cône de calibre. Cette disposition est surtout avantageuse pour le poumon,
organe épuratoire du sang, qui à ce titre ne devait contenir qu'une quantité

relativement minime de ce fluide, en lui offrant une surface énorme pour les échanges gazeux. (Voir *Respiration*, p. 279.)

Élasticité des parois vasculaires. — Une autre condition physique essentielle fondamentale du mouvement du sang, réside dans l'élasticité des conduits dans lesquels ce fluide circule. Tous les vaisseaux, artères, capillaires, veines, possèdent, à un degré plus ou moins marqué, la propriété d'élasticité, et cela dans toute l'épaisseur de leurs parois. Des trois tissus élastique, conneclif et musculaire qui entrent dans la constitution des artères et des veines, le tissu élastique seul forme les capillaires. La répartition des tissus élastique et musculaire et connectif n'est pas d'ailleurs la même dans tous les vaisseaux, dans les artères comparées avec les veines; elle varie même dans les artères de divers calibres. Tandis que les tissus élastique et connectif prédominent dans les veines, c'est le tissu musculaire lisse qui l'emporte dans les artères, au moins dans les artères de moyen et de petit calibre; dans les grosses artères, le tissu élastique existe à peu près seul. Quoi qu'il en soit de cette répartition, nous pouvons dire que tous les vaisseaux, grâce à leurs membranes élastique et musculaire, possèdent une élasticité très grande, tant dans le sens longitudinal que circulairement. Le cœur lui-même, comme tous les muscles rouges, possède à un haut degré cette même propriété physique, qui se trouve ainsi répartie dans tout le système vasculaire où elle joue, au point de vue du mouvement du sang, un rôle aussi nécessaire que celui du muscle cardiaque lui-même.

Capacité du système circulatoire. — Cette notion résulte de la quantité de sang de l'organisme, et cette dernière question a été traitée précédemment. (Voir p. 43.) Nous n'aurons donc qu'à rappeler ici les points qui nous intéressent. On peut estimer la quantité de sang, contenue dans le système vasculaire, au dixième ou au douzième du poids total du corps. Ainsi un homme du poids de 60 kilogr. aura 5 à 6 litres de sang en circulation dans ses vaisseaux. Cette quantité de sang est du reste variable physiologiquement dans des limites assez grandes, et cela pour ainsi dire d'une façon continue. Elle se réduit par concentration sous l'influence du jeûne et de l'abstinence des boissons, d'une température sèche plus ou moins élevée; elle augmente après le repas, l'ingestion des liquides, etc. Ces variations ne sauraient amener de troubles dans la circulation : l'élasticité du système veineux, qui est loin d'être satisfaite, se prête à loger des quantités de sang variables, et qui se traduiront à peine extérieurement par un gonflement plus ou moins marqué des veines superficielles. On ne peut donc pas assigner, d'après ce qui vient d'être dit, de capacité proprement dite à l'appareil circulatoire; ce qu'il importe de savoir, c'est que la capacité de l'appareil circulatoire abandonné à son élasticité naturelle, est toujours plus faible dans les conditions ordinaires, que celle occupée par le sang contenu dans l'ensemble des vaisseaux. Après arrêt de la circulation, le sang répandu uniformément dans les vaisseaux distend donc ces conduits en mettant en jeu leur élasticité, et en reçoit une pression réactionnelle qu'on a évaluée à 1 centimètre de mercure. Cette tension diminue plus ou moins rapidement après la mort pour diverses causes, et en particulier par le fait des transsudations du liquide sanguin à travers les parois relâchées des vaisseaux.

Capacités comparées de la grande et de la petite circulation. — Jolyet et Tauziac ont cherché, par plusieurs méthodes, à évaluer les quantités de sang en circulation dans les portions pulmonaire et générale du trajet circulatoire. Nous reviendrons plus loin sur l'une de ces méthodes; nous ne parlerons que des mesures faites par la méthode directe suivante. Sur un animal curarisé et soumis à la respiration artificielle, on met le cœur à nu; puis, liant en masse les gros vaisseaux au niveau du cœur, on arrête du même coup la grande et la petite circulation. Retirant alors par lavage le sang contenu dans les deux cœurs et dans les deux appareils circulatoires, on détermine par la méthode colorimétrique les quantités de sang renfermées respectivement dans la grande et dans la petite circulation. Des expériences de ce genre ont donné pour capacités relatives des deux circulations le rapport de 2 à 11, c'est-à-dire que si 5¹,500 de sang sont en circulation, il y en a 1 litre dans la portion pulmonaire du circuit sanguin, et 4¹,500 dans la portion générale. Ce rapport 2 à 11 est un peu faible, à cause de l'affaissement des poumons qui résulte de l'ouverture de la poitrine, et diminue la quantité de sang que ces organes contiennent.

Pour chaque portion pulmonaire et générale du trajet circulatoire, on peut se demander quelles sont les quantités relatives de sang en circulation dans les artères et dans les veines. On n'a pas de donnée qui permette d'apprécier, même approximativement, ce rapport. En se basant sur le nombre des veines comparativement à celui des artères, et sur la rapidité plus faible du cours du sang dans les premiers de ces vaisseaux, on peut donner pour capacités relatives des systèmes artériel et veineux le rapport de 1 à 2.

Disposition mécanique des deux cœurs. — Le cœur est l'organe qui fait mouvoir le sang dans les vaisseaux. Il agit à la manière d'une pompe foulante, et pour cela présente des soupapes ou valvules qui règlent le sens du courant liquide. Mais tandis que l'artifice dont on se sert pour faire varier la capacité du corps de pompe qui doit recevoir le liquide et l'expulser tour à tour consiste dans l'emploi d'un piston animé d'un mouvement de va-et-vient, dans le cœur, au contraire, la capacité de ce corps de pompe change par suite de l'action musculaire des parois du ventricule.

Les fibres musculaires dans le cœur, en effet, sont disposées de manière à former les parois de poches musculaires; l'effet nécessaire de la contraction du tissu musculaire dans ce cas, sera donc de rétrécir et de faire disparaître plus ou moins complètement la cavité en expulsant le contenu. Il est alors facile de comprendre comment, par suite de l'effort musculaire déployé à chaque contraction des ventricules, le sang qu'ils contiennent est poussé dans toute l'étendue de l'appareil circulatoire.

Chacune des pompes cardiaques est en réalité complète avec un ventricule muni de valvules. L'oreillette ne joue qu'un rôle tout à fait accessoire et de perfectionnement. Ces poches sont des renflements veineux terminaux qui assurent au voisinage du ventricule la présence d'une grande quantité de sang prêt à en remplir la cavité après chaque coup de pompe cardiaque.

Les deux cœurs placés sur chacune des portions pulmonaire et générale du trajet sanguin, ne sont pas en réalité séparés comme sur le schéma (fig. 100), mais unis physiologiquement et anatomiquement pour une communauté d'action. Les deux cœurs forment ainsi un organe divisé en deux poches musculaires, séparées chacune en deux compartiments : deux supérieurs (oreillettes, *od og*) deux inférieurs (ventricules *vd vg*) (fig. 112).

Les oreillettes n'ont pas de connexions musculaires avec les ventricules. Au contraire les poches similaires sont reliées les unes aux autres par des

FIG. 112. — Coupe théorique des deux moitiés du cœur.

fibres unitives qui font que l'action des deux cœurs est intimement liée, les poches de même nom agissant et se reposant ainsi en même temps. Des soupapes ou valvules placées aux divers orifices ventriculaires, règlent le sens du mouvement du sang dans le cœur et dans tout le système circulatoire. Les valvules placées aux orifices auriculo-ventriculaires (valvules mitrale et tricuspide), n'opposent aucun obstacle au sang venu des veines ou chassé dans les ventricules par la contraction des oreillettes; au contraire lorsque les poches ventriculaires remplies de sang commencent à se resserrer, les valvules auriculo-ventriculaires se ferment, et le sang n'a d'autre issue que les artères dont les valvules s'ouvrent librement, pour se refermer aussitôt sur l'ondée sanguine passée dans les artères et empêcher son reflux dans le ventricule relâché. Les contractions cardiaques étant alternatives comme les coups de piston d'une pompe, le jeu des valvules est alternant lui-même; l'auriculo-ventriculaire se ferme quand la sigmoïde s'ouvre, et inversement.

Cette conception mécanique du cœur nous est suffisante, et nous renverrons aux traités d'anatomie pour tout ce qui concerne la texture proprement dite de cet organe.

Loi fondamentale du mouvement du sang. — Les développements qui précédent vont nous suffire pour comprendre ce qu'a d'essentiel et de fondamental le mouvement du sang dans le cœur et les vaisseaux.

Une molécule liquide ne se meut, qu'à la condition d'éprouver sur une de ses faces une poussée plus grande que sur l'autre ; la molécule inégalement pressée se déplacera dans le sens de la moindre pression, avec une vitesse d'autant plus grande que la différence de tension sera elle-même plus considérable.

Telle est la loi qui préside au mouvement de tous les liquides, que la différence de tension soit déterminée par la pesanteur sous l'influence de la pente, comme dans les rivières, les égouts, ou qu'elle soit mécaniquement produite par une force quelconque qui comprime le liquide comme dans les pompes élévatoires foulantes, pompes à incendie, etc. De même la circulation du sang est réglée par deux forces antagonistes, la force du cœur qui pousse le sang et la résistance des petits vaisseaux qui le retient.

Pour nous rendre bien compte de la manière dont s'établit la différence de tension qui fait circuler le sang dans les vaisseaux, supposons le cœur arrêté sur un animal vivant, par un des moyens dont le physiologiste dispose et que nous connaîtrons bientôt ; l'appareil circulatoire formant un vaste système de tubes communiquants, le sang va se répandre dans tout ce système, sous une pression uniforme, un peu plus grande que celle qui résulterait de la simple pesanteur. Cette pression de 0m,01 de mercure (voir plus haut) est le résultat de la réaction de l'élasticité des vaisseaux sur le sang, vaisseaux dont les parois ont dû être violentées pour recevoir un volume de sang plus grand que la capacité naturelle de l'appareil circulatoire. Si dans ce système la tension est rendue inégale en deux points, il devra s'opérer un mouvement du point où la pression est le plus forte au point où elle est le plus faible. Or, une inégalité constante de tension est produite comme on va le voir, dans les différents points du système vasculaire par les contractions du cœur, et le mouvement du sang s'ensuit naturellement.

Les cavités du cœur, comme tout le reste du système, sont pleines de sang et légèrement distendues. Comme ces cavités ont la forme de poches musculaires, l'effet nécessaire de leur contraction sera de rétrécir et de faire disparaître plus ou moins complètement la cavité, en expulsant le contenu dans une direction déterminée par la disposition des soupapes ou valvules cardiaques.

Dans notre système en état d'équilibre hydrostatique, laissons agir les contractions du cœur. Les oreillettes se contractent, lancent leur contenu dans les ventricules correspondants par les orifices auriculo-ventriculaires dont les valvules sont abaissées ; par ce fait, les ventricules sont distendus davantage par le sang, lorsqu'ils se contractent à leur tour. Par cette contraction pour sang est chassé dans les artères dont les valvules sigmoïdes s'ouvrent pour laisser passer le liquide sanguin, en même temps que les valvules auriculo-ventriculaires se ferment pour empêcher le sang de refluer dans l'oreillette.

L'ondée sanguine lancée dans les artères par la systole ventriculaire a distendu les grosses artères pour s'y loger ; elle a mis en jeu la force élastique de ces artères, et par conséquent rompu tout l'équilibre hydrostatique qui existait auparavant, en élevant la tension du sang artériel.

En même temps que la tension sanguine augmente à l'origine du système artériel et par conséquent produit un courant du liquide dans le sens de la périphérie, elle a baissé à l'abouchement du système veineux dans le cœur, par le fait des systoles auriculaires d'abord, ventriculaires ensuite, systoles qui soustrayent du système veineux une quantité de sang déterminée. L'équilibre hydrostatique est donc également rompu dans le système veineux, et cette rupture tend à produire un mouvement du sang de la périphérie vers le cœur. L'équilibre rompu par ces inégalités de tension des systèmes artériel et veineux, à l'arrivée et au départ du sang dans le cœur, devrait aussitôt se rétablir par le passage au travers des vaisseaux capillaires d'une quantité de liquide égale à celle lancée dans les artères par la systole ventriculaire, si le sang dans son frottement contre les parois des branches étroites des vaisseaux, et surtout des capillaires, n'éprouvait une grande résistance à les traverser. Cette résistance est telle qu'une seconde révolution cardiaque a lieu avant que l'équilibre n'ait été complètement rétabli : une deuxième ondée sanguine puisée dans les oreillettes et les veines est lancée dans les artères par les ventricules ; elle élève davantage la pression non rétablie encore dans ce système ; tandis qu'elle baisse de nouveau dans les veines par le fait de la soustraction de liquide. Les mêmes phénomènes se reproduisent à chaque révolution cardiaque nouvelle. Il en résulte une *accumulation* progressive du sang dans le système artériel, un *élargissement* des parois élastiques de ces vaisseaux, et par suite une *augmentation de la tension du sang* par mise en jeu de cette force élastique.

Mais à mesure qu'augmente la différence de tension du sang dans les artères et dans les veines, ce sang circule avec une rapidité de plus en plus grande à travers les vaisseaux capillaires. A la fin, cette rapidité du courant devient telle, que dans l'intervalle de deux révolutions du cœur, il passe, à travers le système des vaisseaux capillaires, juste autant de sang que chaque systole ventriculaire en lance dans les artères. Dès lors, toutes conditions restant les mêmes du côté du cœur et de la périphérie, c'est-à-dire du côté des causes qui engendrent la différence de tension qui fait circuler le sang, un jeu régulier est établi ; la tension ne peut pas devenir plus forte dans les artères ; la différence de tension qui existe désormais entre le système artériel et le système veineux est persistante ; elle produit par les capillaires un courant continu qui fait circuler autant de sang que le cœur dans son mouvement rythmique en chasse dans les artères. Par le fait de l'élasticité artérielle, la transmission intermittente du sang des veines aux artères, par les contractions rythmiques du cœur, se trouve ainsi remplacée par un courant continu qui va du système artériel au système veineux en passant par les capillaires.

Un certain nombre de conséquences résultent de ce qui précède.

1° **Loi des débits.** — Lorsque la circulation est régulièrement établie, comme il a été dit, la même quantité de sang dans le même temps doit traverser chacune des sections théoriques du système circulatoire. En admettant que l'ondée sanguine lancée par le ventricule droit dans l'artère pulmonaire soit de 150 grammes, celle qui est lancée au *même instant* par le ventricule gauche sera également de 150 grammes ; en même temps et dans l'intervalle de cette systole et de la suivante, 150 grammes de sang traverseront les capillaires du poumon, et 150 grammes les capillaires du corps. En suivant ce qui vient d'être dit sur la figure théorique du trajet circulatoire, il est facile de se convaincre qu'il ne peut pas en être autrement, sans quoi l'équilibre circulatoire serait vite rompu, et il en résulterait des stases sanguines qui deviendraient rapidement incompatibles avec la vie. Pour fixer les idées, supposons en effet que la circulation pulmonaire reçoive à chaque instant plus de sang qu'elle n'en laisse passer, le sang s'accumulera forcément dans le poumon, en y produisant un engouement qui ira sans cesse en augmentant, jusqu'à opposer un obstacle insurmontable au cours du fluide sanguin.

2° **Loi des vitesses.** — Puisque chaque section du système vasculaire doit laisser passer dans le même temps la même quantité de liquide, il est clair que les molécules liquides auront une vitesse beaucoup plus grande dans les parties les plus rétrécies tandis qu'elles chemineront lentement dans les parties plus larges. Cette vitesse, beaucoup plus grande aux points rétrécis, est une conséquence de la loi qui préside au mouvement des molécules liquides, et que nous avons énoncée plus haut.

Si nous nous reportons au schéma des cônes à bases capillaires par lequel nous avons représenté l'appareil circulatoire, nous voyons, d'après ce qui vient d'être dit que le sang chemine avec une vitesse graduellement retardée qui est la conséquence de l'élargissement progressif des canaux artériels. Cette vitesse est minima dans les vaisseaux capillaires dont l'aire est supérieure aux aires avoisinantes des sections artérielles ou veineuses du trajet circulatoire. Dans les veines cette vitesse est graduellement croissante jusqu'au cœur, en restant d'ailleurs moins rapide que dans les artères, à cause de la capacité plus grande du système veineux comparativement à celle du système artériel.

3° Nous avons vu plus haut que des quantités de sang très différentes sont contenues dans les portions pulmonaire et générale de l'appareil circulatoire ; les capacités relatives de ces deux systèmes sont entre elles comme 2 est à 11. De là découle nécessairement cette conséquence, que le renouvellement du sang dans le poumon doit se faire cinq fois plus vite que dans le reste du corps.

4° **Loi des pressions.** — Le sang circule, avons-nous dit, en vertu de l'inégalité de pression causée et maintenue par les contractions rythmiques du cœur, entre l'origine du système artériel d'une part, où règne une augmention de tension, et à l'abouchement des veines dans le cœur, où règne une diminution de pression. Les circulations générale et pulmonaire sont entre-tenues respectivement : la première, par le sang qui est charrié du ventricule gauche au ventricule droit, la deuxième, par le sang chassé du ventricule droit au ventricule gauche ; il en résulte que la pression du sang dans chaque système circulatoire va en décroissant du ventricule correspondant à l'oreil-lette du côté opposé.

Laissant de côté les conditions qui facilitent la circulation pulmonaire, et dont l'étude détaillée sera faite plus tard, nous pouvons encore tirer quelques conséquences relatives aux circulations du sang dans les systèmes pulmo-naire et général. Quelque grande que soit la surface du réseau sanguin pul-monaire (150 mètres carrés), elle est cependant beaucoup moindre que celle occupée par le réseau capillaire général ; autrement dit les cônes artériels pulmonaire et général, ayant un sommet tronqué de même surface (surface de l'aorte et de l'artère pulmonaire), auront des bases élargies très différentes à l'avantage du cône général. Il en résulte que les résistances à vaincre par le cœur gauche pour opérer la circulation du sang du ventricule gauche à l'oreillette droite par les capillaires du corps, seront beaucoup plus considé-rables que celles vaincues par le ventricule droit pour faire circuler une masse de sang quatre à cinq fois moindre du ventricule droit à l'oreillette gauche. Ces inégalités dans le travail accompli par chacun des ventricules expliquent les différences d'épaisseur des parois musculaires et par consé-quent de force de chacun des cœurs, ainsi que les différences de pression qu'on devra trouver à l'origine des deux systèmes artériels.

II

ÉTUDE DE LA MÉCANIQUE CIRCULATOIRE

Après avoir fait connaître les conditions fondamentales qui règlent le cours du sang dans les vaisseaux, et jeté un coup d'œil d'ensemble sur les différents actes qui composent la fonction circulatoire, il faut reprendre en détail l'étude physiologique de chacun de ces phénomènes, c'est-à-dire de la mécanique circulatoire. La route à suivre est tout naturellement tracée ; nous étudierons successivement :

1° Phénomènes de la circulation du sang dans le cœur,

2°   —   —   —   les artères,

3°   —   —   —   les capillaires,

4°   —   —   —   les veines.

I. — PHÉNOMÈNES DE LA CIRCULATION DU SANG DANS LE CŒUR

1. La révolution cardiaque. Ses périodes.
   - a. systole auriculaire.
   - b.   —   ventriculaire.
   - c. repos général du cœur.
2. Changements de volume, de forme et de position du cœur pendant la systole ventriculaire.
3. Causes de la réplétion des cavités cardiaques dans la diastole.
4. Étude du rythme du cœur par la cardiographie. Application de la méthode graphique.
5. Signes extérieurs des contractions du cœur.
   - a. Bruits du cœur.
   - b. Pulsation cardiaque.
   - c. Révolution cardiaque pour le clinicien.
6. Bruits anormaux du cœur.

Les phénomènes de la circulation du sang dans le cœur comprennent les divers actes de resserrement et de dilatation des cavités du cœur, en vertu desquels le sang traverse successivement ces cavités pour passer des veines dans les artères.

Lorsque sur un animal vivant dont on a mis le cœur à nu, on examine la succession des pulsations cardiaques, on reconnaît facilement que les mouvements des diverses parties du cœur, c'est-à-dire d'activité et de repos consécutifs, s'exécutent dans un ordre particulier, et avec un rythme qui se répète avec la plus grande régularité. On appelle *systole* l'état d'activité, de contraction

tion du cœur, et *diastole*, le repos des poches cardiaques. Or on constate que la systole des oreillettes ne se fait pas en même temps que la systole des ventricules, mais que la première précède toujours la seconde; on constate ensuite que les oreillettes se contractent et se relâchent ensemble, de même que les ventricules se contractent et se relâchent également ensemble. Quand les systoles auriculaire et ventriculaire ont agi successivement, il arrive un moment de repos ou de diastole générale, après quoi une période de mouvements recommence. On appelle révolution cardiaque l'ensemble des mouvements et des repos successifs des poches du cœur. Elle comprend par conséquent trois temps qui à l'examen direct semblent se succéder ainsi:

1° La systole auriculaire;

2° La systole ventriculaire;

3° Le repos général du cœur ou pause, diastole générale.

En outre, à chaque révolution cardiaque, on voit le cœur exécuter un mouvement de torsion autour de son axe longitudinal en même temps que la portion ventriculaire de l'organe change de *volume*, de *forme* et de *position*, en sorte qu'il y a comme un choc du ventricule contre la paroi thoracique. Enfin, l'oreille appliquée sur la poitrine fait entendre deux bruits par chaque pulsation cardiaque. Ces deux derniers phénomènes, choc et bruits du cœur, constituent les signes extérieurs qui, sur l'homme, traduisent la fonction cardiaque.

1. — Analyse des trois temps de la révolution cardiaque.

a. **Systole auriculaire.** — Quand les oreillettes sont suffisamment distendues par le sang, on les voit se contracter de la manière suivante: c'est une sorte de contraction vermiculaire et péristaltique qui débute dans la portion voisine des grosses veines, et se propage très rapidement vers les auricules et le corps des oreillettes qu'elle envahit subitement en se dirigeant vers la surface auriculo-ventriculaire. L'effet de ce mode de contraction est double: c'est de pousser le sang du côté des ventricules par l'orifice auriculo-ventriculaire (fig. 113) en même temps que se trouve empêché, dans une certaine mesure, le reflux du sang du côté des orifices veineux dépourvus de valvules. La systole de l'oreillette proprement dite est brusque, rapide, et constitue la plus courte des phases de la révolution du cœur. La minceur des parois et la faiblesse des bandelettes musculaires de l'oreillette expliquent le peu d'énergie de sa systole, dont le rôle est d'ailleurs tout secondaire et consiste à achever la réplétion du ventricule déjà en partie rempli de sang pendant sa diastole. Ce qui montre bien la faible importance des oreillettes dans la circulation, c'est le repos spontané ou provoqué de ces cavités, qu'on observe parfois dans les expériences où l'on a mis le cœur à nu; les ventricules dans ce cas n'en continuent pas moins de se contracter avec énergie, suffisant ainsi à eux seuls à entretenir une circulation parfaitement régulière. L'anatomie comparée, en faisant constater l'absence des oreillettes chez certaines espèces animales, confirme cette manière de voir. Nous regarderons donc les oreillettes

FIG. 113. — Oreillette et ventricule droits au moment de la systole auriculaire; valvule tricuspide ouverte; valvules semi-lunaires fermées.

comme de simples renflements veineux terminaux, destinés à maintenir au voisinage du ventricule une réserve sanguine, prête à en remplir la cavité après chaque coup de pompe cardiaque.

b. **Systole ventriculaire.** — Elle succède immédiatement à la systole auriculaire. A peine le ventricule est-il plein, distendu par le complément du sang qui lui vient de la systole de l'oreillette, qu'il se contracte lui-même à son tour. Cette systole se manifeste par une tension et une rigidité soudaine, succédant à la flaccidité des parois ventriculaires au repos. La contraction a lieu du sommet vers la base, c'est-à-dire du cul-de-sac du cœur vers son orifice artériel, et se manifeste extérieurement par des stries ou rides transversales à la surface des parois des ventricules. Sous l'influence du raccourcissement instantané des fibres musculaires, le sang contenu dans le ventricule se trouve pressé de toutes parts, et tend à s'échapper du côté des issues du cœur. A l'orifice auriculo-ventriculaire le courant sanguin remontant s'engouffre sous les replis des valvules mitrale et tricuspide dont les bords flottants sont projetés les uns contre les autres; et comme ces replis sont fixés aux parois ventriculaires par les cordages tendineux dont la base est contractile, leurs pointes sont ramenées en bas, tandis que leurs faces supérieures voisines des bords s'adossent dans une certaine étendue (fig. 114). Il en résulte que, du côté de l'oreillette, les valvules s'incurvent sous la poussée du sang, en formant une sorte de dôme multiconvexe, facile à sentir directement sur les grands animaux, avec le doigt introduit par une plaie de l'auricule. (Chauveau et Faivre.) Par cette disposition des valves, avec engrenage complet des bords, les valvules, empêchées d'ailleurs de se replier dans l'oreillette par les cordages tendineux, pourront résister à la tension croissante du sang dans le ventricule[1]. Pressé de toutes parts, le sang ne peut plus s'échapper que du côté des infundibula artériels, où la résistance est limitée, et précisément égale à la poussée exercée sur les faces supérieures des valvules sigmoïdes par la pression sanguine à l'origine des artères. Tout d'abord, le sang ne pourra vaincre cette résistance. Mais dès que l'énergie de la systole ventriculaire est devenue suf-

Fig. 114. — Oreillette et ventricule droits, au moment de la systole ventriculaire : valvule tricuspide fermée; valvules semi-lunaires ouvertes.

fisante, c'est-à-dire dès que la tension du sang dans le ventricule a atteint une valeur supérieure à celle du sang dans l'aorte pour le ventricule gauche, dans l'artère pulmonaire pour le ventricule droit, les valvules sigmoïdes s'ouvrent pour laisser passer l'ondée sanguine ventriculaire qui doit pénétrer dans les artères. Les explications précédentes font pressentir qu'il devra s'écouler un temps appréciable entre le début de la systole et l'ouverture des valvules sigmoïdes.

[1] Considérant le grand nombre et la masse totale des muscles papillaires, dont les cordages fibreux ne sont que les tendons insérés aux bords libres et à la face inférieure externe des valvules auriculo-ventriculaires, on a fait jouer à ces muscles qui font partie du myocarde ventriculaire, un rôle important pendant la systole. A ce moment les valvules auriculo-ventriculaires, conserveraient leur forme d'entonnoir à sommet dirigé dans le ventricule; les parois musculaires de celui-ci et les corps charnus des muscles papillaires, emboîtés les uns dans les autres, se rapprocheraient de plus en plus de l'entonnoir, contribuant ainsi à combler la cavité ventriculaire, et à l'expulsion plus complète du sang dans les artères.

D'un autre côté, pour se loger dans les artères, l'ondée sanguine ventriculaire doit refouler devant elle la colonne sanguine qui la précède, en même temps qu'elle dilatera d'une manière notable l'artère au voisinage du cœur, développant ainsi dans les parois du vaisseau une force élastique croissante. Pour faire passer par l'orifice aortique, en ne prenant que cet exemple, 180 à 200 grammes de sang, ou si l'on veut une colonne de sang de 7 centimètres carrés de base (calibre de l'orifice aortique) et de 25 à 28 centimètres de longueur, qui représente la valeur de l'ondée sanguine ventriculaire sous une résistance toujours croissante, le ventricule gauche devra déployer une énergie musculaire proportionnelle, soutenue et croissante, qui nécessitera pour s'accomplir un temps matériel très appréciable. C'est pourquoi la systole ventriculaire présente une durée manifestement plus longue que celle de l'oreillette. Nous en trouverons plus tard une autre raison dans la nature même de la contraction ou secousse musculaire cardiaque.

La quantité de sang lancée par chaque systole ventriculaire a été évaluée à 150 ou 200 grammes, et cette quantité, nous savons pourquoi, doit être la même pour l'un et l'autre ventricule. Toutefois, il y a lieu de croire qu'il reste sous la concavité des dômes valvulaires (Chauveau et Faivre), et entre les parois ventriculaires elles-mêmes, une certaine quantité de sang que la systole est incapable de chasser (Stanhorg et W. Müller).

2. — Changement de volume, de forme et de position du cœur pendant la systole ventriculaire.

L'inspection attentive du cœur battant à nu, permet de constater à chaque systole un changement de forme ainsi qu'un mouvement spiroïde ou de torsion de l'organe. Ce mouvement de torsion, déjà signalé par Harvey, est facile à constater sur des cœurs excisés de jeunes animaux. Il a lieu autour de l'axe longitudinal du cœur, et il est intimement lié au raccourcissement du diamètre vertical du ventricule qui accompagne la systole. Le mouvement spiroïde s'accomplit de gauche à droite; il est surtout manifeste à la pointe. On peut l'expliquer par la présence de fibres musculaires spiroïdes superficielles qui, parties de l'orifice auriculo-ventriculaire droit, se dirigeraient obliquement à gauche, vers la face antérieure du cœur[1]. Le mouvement spiroïde s'accompagne d'un redressement de la pointe du cœur, qui se porte à droite et en avant. Mais il ne faut pas, comme on le fait, attacher trop d'importance à ce mouvement, et le regarder comme la cause de la pulsation cardiaque.

FIG. 115. — Coupe schématique du ventricule.

a. en diastole — b. en systole.

[1] Au moment de la systole, les fibres charnues du cœur prennent leur point fixe sur les anneaux fibreux des orifices auriculo-ventriculaires et aortiques. Les fibres unitives antérieures descendant de droite à gauche, les postérieures de gauche à droite, les plans musculaires qu'elles forment agissent de concert pour faire tourner le cœur de gauche à droite.

A chaque révolution cardiaque, on voit la poche ventriculaire changer de forme, de volume et de position; de conique qu'elle est pendant la diastole, elle devient tout d'un coup globuleuse, et son diamètre antéro-postérieur augmente subitement. Mais comme tous les autres diamètres diminuent, la poche ventriculaire n'en diminue pas moins de capacité, pendant la systole. C'est cette augmentation du diamètre antéro-postérieur du ventricule, due au durcissement soudain succédant à la mollesse et à la dépressibilité de ses parois, qui est la cause principale sinon unique, de la pulsation cardiaque. Cette pulsation est donc liée comme on le verra bientôt à la systole ventriculaire.

3. — Causes de la réplétion des cavités cardiaques dans le diastole.

Ces causes sont multiples. La principale, celle qui, à elle seule, peut suffire pour amener cette réplétion du cœur est la réaction élastique des veines qui pousse le sang dans les cavités cardiaques, en vertu de la différence de tension qui existe dans les artères et dans les veines. (Voir plus haut, p. 379.) Le liquide sanguin, accumulé au voisinage du cœur, et ayant acquis une certaine pression pendant la durée de la systole auriculaire, n'éprouve aucune difficulté à se précipiter dans la cavité à parois flasques qui s'ouvre devant lui, et à la remplir. Mais bientôt le ventricule se détend à son tour et reçoit pareillement le sang veineux, qui le pénétre sans difficulté par le fait seul de la pesanteur. Ainsi pendant la diastole générale, pendant cette courte pause de la révolution cardiaque, étendue de la fin de la systole ventriculaire, au début de la systole auriculaire de la révolution qui suit, les cavités cardiaques (oreillettes et ventricules) sont remplies de sang, et lorsque l'oreillette se contracte, sa contraction n'a pour but que de porter à son comble la distension ventriculaire.

L'explication précédente de la réplétion cardiaque ne suppose que l'action foulante de la pompe cardiaque. Quelques physiologistes cependant assimilent le cœur à une pompe aspirante et foulante et admettent que ses cavités se remplissent par un effort de dilatation qui appelle le sang dans leur intérieur. L'activité de la diastole cardiaque ne peut plus être défendue aujourd'hui, ni expliquée, comme on a tenté de le faire, par la présence de fibres musculaires qui auraient la propriété de dilater par leurs contractions les cavités cardiaques, et par conséquent d'exercer une aspiration du sang situé dans le voisinage. Mais si la pénétration diastolique du sang dans le cœur ne peut être le résultat d'une dilatation active, il n'en est pas moins certain qu'elle se trouve secondée par une action aspiratrice due à l'élasticité des parois cardiaques, aidée elle-même par une action analogue des poumons, l'aspiration thoracique résultant de l'élasticité pulmonaire.

L'élasticité des poches cardiaques, des ventricules principalement, tend à leur faire prendre, après la systole, une forme d'équilibre correspondant à un certain degré d'expansion, à les ramener par conséquent à une capacité plus grande, absolument comme ces poires de caoutchouc qui, pressées entre les doigts puis relâchées, exercent une action aspiratrice en reprenant leur

forme. Ce genre d'aspiration des poches cardiaques dans la diastole est nettement mis en évidence au moyen de cœurs extirpés à de jeunes animaux, et
plongés dans du sérum sanguin : on voit le liquide aspiré par les diastoles, et
rejeté par les systoles, d'une manière alternative, tant que le cœur se contracte.

La cause principale de l'aspiration cardiaque est le résultat de la rétractilité pulmonaire et des organes creux intra-thoraciques, qui crée sur la surface
pleurale des poumons et dans la cavité du médiastin une *diminution de pression* qui règne en tout temps dans le thorax, dans les conditions ordinaires
de la respiration.

Pour bien comprendre l'influence de l'élasticité pulmonaire sur l'aspiration
cardiaque ou thoracique, il est important de connaître, au point de vue physique, la situation et l'état d'équilibre du cœur et des poumons dans le
thorax.

Le cœur avec les gros vaisseaux et les deux poumons se trouvent à l'intérieur du thorax, renfermés dans une cavité plus spacieuse que le volume
naturel occupé par tous ces organes, comme il est facile de s'en assurer en
examinant la poitrine ouverte d'un cadavre. Pour remplir complètement la
cavité thoracique et s'accoler à ses parois résistantes, les parois élastiques
des poumons, du cœur et des vaisseaux ont dû être distendues, violentées par
une sorte d'aspiration excentrique : elles subissent donc une *pression négative*, soit
par rapport à la pression atmosphérique qui s'exerce à leur intérieur, soit
directement, comme pour les poumons dont la cavité communique avec l'air,
soit indirectement, comme pour le cœur et les gros vaisseaux du médiastin
par l'intermédiaire des vaisseaux extra-thoraciques qui subissent tous la pression atmosphérique. Les parois des organes creux thoraciques, inégalement
pressées sur leurs deux faces, sont donc sollicitées à se dilater, et elles se
dilateront effectivement sous cette influence, chacune suivant son extensibilité
propre. L'organe le plus extensible, le poumon, sera par conséquent celui qui
contribuera le plus à remplir la cavité thoracique ; après lui viendront les
organes à parois souples comme les oreillettes et les gros troncs veineux. Au
contraire, la distension sera peu marquée pour les ventricules, le gauche surtout, dont les parois sont épaisses et résistantes. Les parties élastiques des
parois elles-mêmes du thorax, c'est-à-dire les parties molles et musculaires
des espaces intercostaux et le diaphragme, contribueront pour leur part à
rétrécir la cavité en faisant voussure à son intérieur.

Un schéma de Hermann, fig. 116 et 117, en établissant bien les rapports
réciproques des organes intra-thoraciques, fera mieux comprendre l'influence
que la pression négative pleurale et médiastine exerce sur la circulation du
sang dans le cœur. Un flacon muni du robinet 6 représente la cage thoracique.
Il renferme deux poches élastiques 3 et 1-2 représentant le poumon et le cœur.
La poche inférieure présente deux compartiments ; l'un inférieur, à parois
minces élastiques, représente l'oreillette du cœur ; l'autre, supérieur ou ventricule, à parois plus épaisses et résistantes. La poche cardiaque est remplie
de liquide, et communique par un tube avec un vase d'eau ouvert. La poche
supérieure, pulmonaire 3, est très élastique ; elle est remplie d'air et commu-

nique avec l'atmosphère par le tube trachéal 4. La membrane 5 figure le diaphragme et les muscles intercostaux.

La figure 116 représente les organes thoraciques, après une ouverture
faite au thorax (ouverture du robinet) ; les organes ont obéi à leur retrait
élastique et occupent leur volume naturel. La figure 117 représente l'appareil quand on a aspiré l'air du flacon par le robinet, par conséquent la
poitrine avant l'ouverture du thorax. On voit ici comment les deux poches,
cardiaque et pulmonaire, se sont développées chacune d'elles selon son élasticité, de façon à remplir tout le flacon. D'un autre côté on voit comment le
diaphragme fait également voussure dans le flacon. Laisse-t-on rentrer l'air
par le robinet, l'état représenté par la figure 116 se rétablit. En même temps et
selon que se produit la distension des poches élastiques, ou selon qu'elles obéissent à leur retrait élastique, on remarque qu'elles aspirent ou qu'elles rejettent l'air ou l'eau, ce qui se manifeste pour cette dernière par une élévation
ou un abaissement du niveau du liquide dans les vases.

L'examen du schéma de Hermann fait bien comprendre que si, par abus,

FIG. 116.   FIG. 117.

Schéma de Hermann. Équilibre du cœur dans le thorax.

on a coutume d'attribuer, comme cela est représenté par la direction des
flèches sur la figure 117, la pression négative intra-thoracique ou vide
pleural à l'influence de l'élasticité pulmonaire seule ; ce vide pleural est en réalité le résultat de la tendance que chacun des organes thoraciques possède
individuellement à revenir sur lui-même aux dépens des autres, de telle
façon que si le poumon, par sa rétractilité, exerce une aspiration sur le cœur
et les parties molles du thorax, inversement une influence de même nature est
exercée par le cœur sur le poumon.

La figure 117 représente un état d'équilibre du cœur et des poumons tel qu'il existe par exemple dans la poitrine, pendant le repos expiratoire et la diastole cardiaque. Mais il est facile de comprendre que cet équilibre est rompu d'une manière rythmique, et par les contractions du diaphragme, et par celles du cœur. Dans le premier cas c'est l'élasticité pulmonaire qui remonte le diaphragme à son point de départ pour lui permettre de se contracter de nouveau et d'aspirer l'air dans les poumons ; dans le second cas, la même élasticité pulmonaire joue le rôle de ressort antagoniste relativement aux oreillettes relâchées. Leurs parois, devenues flasques après la systole, sont écartées mécaniquement par le vide pleural et le sang des veines, attiré, se précipite dans les cavités qui s'ouvrent devant lui.

Les parois ventriculaires étant plus épaisses et plus rigides que celles des oreillettes, doivent être moins influencées par le vide pleural. C'est la raison pour laquelle, lorsqu'on prend les pressions intra-ventriculaires et auriculaires, comparativement, les minima de pression sont toujours plus marqués dans l'oreillette que dans le ventricule.

Une deuxième raison qui facilite la diastole cardiaque, c'est celle qui résulte de l'augmentation du vide pleural par le fait de l'évacuation de l'ondée sanguine des ventricules au moment de leur systole. De même que la contraction du diaphragme, par suite de l'augmentation de la capacité thoracique et du vide pleural, développe une force qui ramène le muscle avec une énergie proportionnelle, lorsqu'il entre en décontraction, de même la systole ventriculaire, en chassant l'ondée sanguine dans les vaisseaux périphériques, développera une force élastique pulmonaire qui ramènera les cavités cardiaques en dilatation pour leur permettre de se remplir du sang nécessaire à une nouvelle évacuation ventriculaire. Telle est la cause du renforcement de l'aspiration auriculaire que l'on constate à chaque systole des ventricules; telle est également la cause qui contribue à la réplétion ventriculaire pendant la période de repos général du cœur.

L'observation et l'analyse des mouvements et des repos alternatifs des diverses cavités du cœur nous ont permis d'établir une succession des phénomènes qui se passent dans le cœur et d'où résulte le mouvement du sang dans cet organe.

Nous pouvons les résumer dans le tableau suivant :

PÉRIODES QUI COMPOSENT UNE RÉVOLUTION CARDIAQUE

Première période.	*Deuxième période.*	*Troisième période.*
Systole auriculaire.	Systole ventriculaire.	Diastole générale.
I	Fermeture des valvules auriculo-ventriculaires.	Diastole des oreillettes et des ventricules.
Achèvement de la réplétion des ventricules en diastole.	Ouverture des valvules sigmoïdes.	Fermeture des sigmoïdes.
	Ondée sanguine lancée dans les artères.	Arrivée du sang dans les cavités cardiaques.
	Pulsation cardiaque.	
	l	
	Diastole auriculaire.	
	— artérielle.	

4. — Etude du rythme du cœur par la cardiographie.

Lorsqu'on applique l'oreille sur la poitrine d'un individu sain, on entend deux bruits, à la région précordiale. Pendant que l'on perçoit l'un des deux bruits le plus grave sinon le plus fort, la tête appliquée sur la poitrine se trouve soulevée par le choc ou pulsation cardiaque, qui ébranle au même instant les parois thoraciques.

On est convenu d'appeler premier bruit du cœur, celui qui coïncide avec la pulsation cardiaque, et par conséquent avec la systole ventriculaire. Le second bruit, plus court, plus clair, est séparé du premier par un intervalle de temps plus grand que celui qui sépare le premier du second.

Les deux bruits sont également distincts par leur siège.

Avant de passer en revue les signes extérieurs des contractions du cœur, une étude préalable est nécessaire; c'est la suivante :

Les périodes de la révolution cardiaque que nous venons d'indiquer représentent-elles réellement l'ordre de succession des mouvements du cœur? Quelle est la durée relative exacte de ces périodes, la coïncidence des bruits du cœur avec chacune d'elles ?

Toutes ces questions ne peuvent être résolues que par l'emploi de la méthode graphique, qui supplée à l'insuffisance des sens, dans la détermination des rapports de succession et de durée des phénomènes si compliqués et si rapides, qui s'accomplissent dans la courte durée d'une révolution cardiaque.

L'étude *graphique de la succession des mouvements du cœur* consiste à inscrire à la fois les différents actes du cœur, dont on veut connaître la succession et la durée, c'est-à-dire au minimum, trois des actes de la révolution cardiaque : la systole auriculaire, la systole ventriculaire, la pulsation cardiaque. C'est ce qu'ont fait Chauveau et Marey dans leurs mémorables expériences sur le cheval vivant sans ouvrir la poitrine.

Principe de la méthode graphique employée. — Un des grands avantages de la méthode graphique, c'est de procurer au physiologiste le moyen de transmettre le mouvement à distance, d'un organe, d'un appareil pour l'envoyer au style qui doit l'inscrire sur le papier. C'est par les tubes à air qu'on obtient les transmissions les plus satisfaisantes.

Une des dispositions les plus usitées consiste à employer deux tambours à levier, dont l'un reçoit le mouvement, tandis que l'autre le trace.

Ces tambours sont, comme on sait, formés chacun d'une caisse métallique, fermée en haut par une membrane de caoutchouc mince et peu tendue. Les deux tambours portent chacun un tube métallique qui s'ouvre à leur intérieur, et s'adapte à un tuyau de caoutchouc qui les fait communiquer l'un avec l'autre. Si l'on appuie sur la membrane du premier tambour, on expulse une partie de l'air qu'il contient; cet air passe à travers le tube dans le deuxième tambour dont il soulève la membrane. Quand on cesse de pousser sur le premier tambour, la membrane du deuxième s'abaisse. C'est cette solidarité d'action qui permet de transmettre un mouvement à distance. Pour cela on colle sur chacune des membranes un disque d'aluminium relié avec un levier qui s'articule par une de ses extrémités à un point fixe placé dans le voisinage de

FIG. 118. — Tambour à levier inscripteur.

l'axe. Cette articulation permet au levier d'exécuter des mouvements verticaux. Or si l'on imprime à l'un des leviers un mouvement, il se produit, par l'intermédiaire du disque d'aluminium, une élévation ou un abaissement de la membrane du tambour correspondant. Il s'ensuivra un mouvement semblable, mais de sens inverse, dans le levier conjugué. En adaptant alors à celui-ci, une plume qui frotte sur le papier enfumé d'un cylindre enregistreur

FIG. 119. — Sonde cardiaque droite; détails de sa construction.

tournant, on obtiendra un tracé, un graphique de ce mouvement. Il est facile de comprendre que, suivant la nature du mouvement à transmettre au levier du tambour inscripteur, le tambour *récepteur* pourra être modifié suivant les circonstances. Ce pourra être une ampoule de caoutchouc remplie d'air et qui introduite dans une cavité, servira à transmettre les variations de pression de la cavité. Ce pourront être des sondes terminées par des ampoules élastiques, qui, introduites par les vaisseaux, dans les cavités cardiaques, seront

FIG. 120. — Sonde cardiaque gauche.

comprimées comme le sang lui-même et traduiront au dehors la valeur de leur compression.

Il va nous être facile maintenant de comprendre comment Chauveau et Marey ont pu inscrire les différents mouvements de la révolution cardiaque avec leurs caractères, leur succession, leurs durées relatives, c'est-à-dire les mouvements de l'oreillette, ceux du ventricule et la pulsation cardiaque.

A cet effet, deux ampoules réunies par une sonde spéciale, à double courant,

FIG. 121. — Tracés simultanés de l'oreillette droite (O D), du ventricule droit (V D), du ventricule gauche (V G), de la pulsation cardiaque (C C), recueillis sur le cheval.

TO, TV (fig. 118 et 120), pour la commodité de l'expérience, sont introduites par la veine jugulaire, dans les cavités du cœur droit : l'une plonge dans le ventricule V, l'autre dans l'oreillette o. Une troisième ampoule a, réunie à une sonde simple f (fig. 120 et 121), est introduite par l'artère carotide dans le ventricule gauche. Enfin une quatrième et dernière ampoule, placée dans l'épaisseur des parois thoraciques t h (fig. 121) en face du cœur, sera comprimée par chacun des battements cardiaques. Les ampoules ci-dessus se trouvent reliées respectivement à quatre tambours à levier qui inscrivent chacun leur tracé spécial, comme cela est représenté sur la figure 121. O D le mouvement de l'oreillette droite, V D le mouvement du ventricule droit, V G le mouvement du ventricule gauche, C C la pulsation du cœur.

Les pointes écrivantes des leviers étant exactement superposées, sont appliquées sur le papier noirci, qui est entraîné d'un mouvement uniforme de droite à gauche : elles donnent les graphiques superposés du dessin.

Analyse des tracés cardiographiques. — 1° Il est clair que les phénomènes synchrones devront se traduire par des tracés exactement superposés, les pointes écrivantes étant elles-mêmes exactement superposées; 2° de la vitesse de translation connue du papier, on pourra déduire la durée des mouvements par la longueur horizontalement mesurée de leurs tracés respectifs; de même l'intervalle de temps qui les sépare sera exactement mesuré, par la longueur de papier qui sépare leurs graphiques.

Dans le tracé de l'oreillette, l'instant de la systole correspond évidemment à cette brusque élévation de pression signalée en a dans le début du tracé.

Si nous cherchons à déterminer ce qui se passe dans le ventricule pendant la systole auriculaire, nous voyons à ce même moment une augmentation de pression s'y produire : elle est manifestée par le petit soulèvement de la courbe qui se trouve sur le prolongement vertical de a. — L'instant de la systole de l'oreillette se trouve également marqué dans le tracé du battement. Ces marques dénotent l'afflux brusque du sang dans le ventricule, et le gonflement qui en résulte. Mais ce petit mouvement du tracé de la pulsation ne saurait être considéré comme le choc du cœur ; ce choc arrive manifestement à l'instant b, où la pression du sang s'élève soudainement à son plus haut degré, dans l'intérieur des ventricules ; c'est le début de la systole ventriculaire, qui a beaucoup plus de durée que celle de l'oreillette; la pression dans le ventricule offre en effet une période d'état manifestée par un plateau ondulé, et ne tombe qu'à l'instant c. Nous en connaissons la raison, qui tient à la nature même de la contraction ventriculaire, qui doit être longue et soutenue pour opérer le passage de l'ondée sanguine dans les artères.

Si on compare au point de vue de leurs rapports chronologiques les phases systoliques des deux ventricules, on constate que toutes deux commencent et finissent en même temps ; *il y a donc synchronisme parfait entre la systole des deux ventricules.*

Quant aux systoles des oreillettes, bien que celle de l'oreillette gauche ne soit pas inscrite directement, les soulèvements qui précèdent les systoles ventriculaires, et qui ne sont que le retentissement des systoles auriculaires, puisqu'ils se trouvent sur le prolongement vertical de *a*, montrent que les contractions des oreillettes sont parfaitement synchrones également.

Il est donc démontré que les deux moitiés du cœur agissent d'une manière simultanée, mais successive, d'abord les deux oreillettes, puis les deux ventricules.

Le choc du cœur coïncide exactement avec le début de la systole des ventricules, et dure autant qu'elle, comme le traduit l'élévation soudaine (*b*) du tracé, et l'abaissement brusque de la fin (*c*). Ce synchronisme prouve que la pulsation cardiaque est intimement liée à la systole des ventricules : le *battement du cœur est le résultat du changement brusque de forme et de consistance des ventricules.*

L'analyse plus détaillée du tracé de la pulsation doit donc fournir des renseignements sur les changements de volume du cœur aux divers moments de sa contraction.

En effet, si le ventricule restait toujours également volumineux et dur pendant toute la durée de la systole, il devrait toujours presser également contre les parois thoraciques. L'abaissement graduel de la courbe de la pulsation montre que cette pression diminue graduellement à mesure que le ventricule se vide.

Inversement, la réplétion graduelle du ventricule pendant la diastole générale par suite de l'arrivée *continue* du sang des veines et de l'oreillette, devra se traduire sur le tracé par un phénomène de sens inverse, c'est-à-dire par une ascension graduelle de la courbe.

De la même manière enfin la réplétion complémentaire soudaine du ventricule par le sang que lui lance le systole de l'oreillette, se traduira également par un soulèvement léger (prolongement de *a*).

L'examen des tracés de l'oreillette et des ventricules, indique également ce gonflement des cavités du cœur par le sang qui y afflue d'une manière continue sous l'influence de la réaction élastique des veines, pendant la période de repos général du cœur.

Pour compléter l'analyse des tracés, il faut encore faire remarquer certaines ondulations qu'on observe sur les courbes au moment de la systole et de la diastole des ventricules. Les ondulations de la systole qu'on remarque sur toutes les courbes, même celle de la pulsation, s'expliqueront plus tard par le retentissement des changements de pression dans l'aorte sur la pression intra-ventriculaire, après l'ouverture des sigmoïdes, variations de pression qui se feront sentir jusque dans les oreillettes par l'intermédiaire des dômes valvulaires, auriculo-ventriculaires.

Chacun des tracés indique enfin une petite ondulation d'apparence semblable à celle des précédentes; c'est celle qu'on observe en *s* au moment du relâchement des ventricules : elle est le résultat de la brusque saillie dans le ventricule, des valvules sigmoïdes qui se ferment à cet instant sous la poussée du sang artériel.

De l'examen et de l'analyse des tracés précédents, il est possible enfin de tirer des conséquences très importantes, relativement au rythme du cœur, et à la durée relative des diverses phases de la révolution cardiaque.

Relativement au rythme proprement dit des battements du cœur, les expériences de cardiographie n'ont fait que confirmer en les précisant les observations et expériences de Harvey, et montre que la révolution cardiaque comprend bien les trois périodes indiquées :

> 1re période. Systole simultanée des oreillettes,
> 2e   —   Systole simultanée des ventricules,
> 3e   —   Diastole générale du cœur.

Quant à la durée relative de chacune de ces périodes, il appartenait à la
cardiographie seule de la fixer avec précision.

Pour lire, sur les tracés, la durée des périodes de contraction des cavités
cardiaques, il faut considérer que le début des systoles est indiqué par l'ascension de la ligne et la fin par la descente. On reconnaît alors facilement que la
durée de la systole auriculaire est de trois à quatre fois moins longue que la
durée de la systole ventriculaire.

Si, comparant de la même manière la durée totale des contractions des
cavités cardiaques à la durée de la diastole générale, on constate que ces
durées sont sensiblement égales, c'est-à-dire que le cœur se repose juste autant
qu'il travaille. Il est facile de comprendre que la durée absolue des diverses
phases de la révolution cardiaque doit varier beaucoup suivant l'espèce animale,
par suite de la rapidité plus ou moins grande des pulsations; la durée des systoles par exemple sera notablement plus longue chez le cheval dont le cœur
bat 30 à 40 fois seulement par minute, que chez l'homme dont les pulsations
sont deux fois plus nombreuses. Mais ce qu'il importe de savoir, c'est que les
durées relatives des périodes sont sensiblement les mêmes dans l'un et l'autre
cas. Cela résulte des mesures très précises des phases de la pulsation chez
l'homme, données par Landois, Gibson, etc.

	LANDOIS	GIBSON
Durée de la systole auriculaire. .	0",170 — 0",177	0",100 — 0",130
— ventriculaire .	0",309 — 0",346	0",325 — 0",395
Durée de la pause	0",393 — 0",407	0",455 — 0",600

D'après tout ce qui vient d'être dit, nous pouvons représenter sans grande

Révolution cardiaque (0,8 seconde)   pour le Physiologiste

FIG. 122.

erreur, comme ci-dessus, les durées des diverses phases de la révolution
cardiaque,

et comme suit, la durée relative des périodes de travail et de repos successifs du cœur.

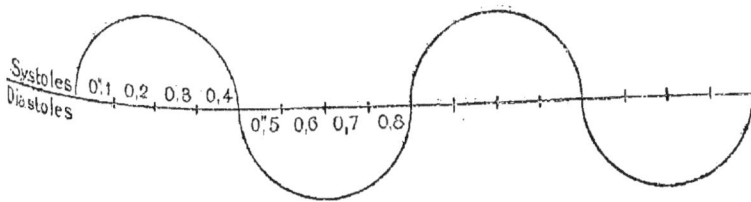

FIG. 123.

5. Signes extérieurs des contractions du cœur

Le jeu du cœur s'accompagne de phénomènes perceptibles à la surface de la poitrine par l'ouïe et le toucher. Ces signes extérieurs des contractions cardiaques sont les bruits et la pulsation ou choc du cœur.

A. **Bruits du cœur.** — L'auscultation de la poitrine à la région précordiale fait percevoir pour une pulsation des artères ou du cœur, c'est-à-dire, pour une révolution cardiaque, *deux* bruits qui se succèdent à un court intervalle, pour se reproduire après un silence un peu plus long que celui qui les sépare. Le premier de ces bruits coïncide exactement avec la pulsation du cœur, ce qu'il est facile de constater par la sensation de soulèvement de la tête que l'on éprouve au même moment. Ce premier bruit du cœur est donc un bruit systolique ou ventriculaire. L'autre bruit, *le second*, le suit de très près, et arrive immédiatement après la fin du battement.

Les deux bruits du cœur sont également distincts par leur *timbre* et par leur siège. Le premier est *sourd, grave, prolongé*, et a son *maximum d'inten*sité *à la pointe du cœur, au niveau du cinquième espace intercostal gauche, un peu en dehors du mamelon, là où le ventricule est plus immédiatement en contact avec la paroi thoracique.*

Le second bruit est clair, aigu, bref et nettement frappé, comparable au bruit d'un fouet ou d'un chien qui lape. (Laennec), et offre au contraire son *maximum* d'intensité à la base du cœur, à l'origine des artères aorte et pulmonaire, dans le second ou troisième espace intercostal gauche, près du sternum.

Le rythme des bruits du cœur servira encore à les distinguer, car les intervalles ou silences qui séparent les bruits ne sont pas égaux en général. Le plus court ou *petit silence* sépare le premier bruit du second; le plus long, ou *grand silence*, sépare le second bruit du premier de la révolution cardiaque suivante. Mais le rythme des bruits est très variable, même physiologiquement, et c'est surtout sur le grand silence que portent les différences. Dans certains cas même les silences sont égaux; le cœur bat comme on dit une *mesure à deux temps* : c'est le fait des battements du cœur du fœtus.

Il résulte de tout ce qui précède qu'on a à sa disposition pour manifester l'instant d'une révolution cardiaque : 1° la pulsation (ou le pouls carotidien qui lui est sensiblement synchrome comme on verra), 2° un premier bruit, 3° un petit silence, 4° un second bruit, 5° un grand silence. A défaut d'un ou de plusieurs de ces signes, il en restera toujours au moins un qui permettra de distinguer les deux bruits l'un de l'autre.

Si nous convenons de représenter les bruits du cœur par des vibrations de nombre différent, et les silences par des traits, nous pourrons présenter le rythme des bruits par la notation suivante qui ne prête pas à confusion :

FIG. 124.

Causes des bruits du cœur. — Pour connaître ces causes, il faut déterminer à quelles phases, et à quels moments des phases de la révolution cardiaque correspondent chacun des bruits du cœur. Si on ausculte le cœur d'un animal, en même temps qu'on inscrit la courbe des variations de pression des ventricules, on constate que le premier bruit se produit au moment de l'élévation de la courbe, c'est-à-dire au début de la systole en *b*, tandis que le second bruit s'entend, au moment où la diastole ventriculaire s'accuse par une chute de la courbe de la pression, au point S marqué par un soubresaut de la ligne des tracés cardiographiques, et que nous avons attribué déjà à l'occlusion des sigmoïdes.

Il résulte de là que les deux bruits du cœur correspondent exactement aux instants extrêmes de la systole des ventricules, c'est-à-dire le premier à l'occlusion des valvules mitrale et tricuspide, la deuxième à l'occlusion des valvules sigmoïdes de l'aorte et de l'artère pulmonaire. Le premier bruit est un bruit systolique et, avec le petit silence, il mesure exactement la durée de la contraction ventriculaire, la deuxième un bruit diastolique.

On a émis beaucoup de théories sur la cause des bruits du cœur, mais nous ne parlerons que d'une seule, celle de Rouanet ou *théorie du claquement valvulaire*, regardant toutes les autres comme fausses parce qu'elles sont contraires aux lois physiques ou en opposition flagrante avec la succession rigoureusement démontrée des mouvements du cœur.

La théorie de Rouanet, que nous *devrons compléter*, peut se résumer ainsi :
Les deux bruits du cœur sont dus à la tension brusque des valvules du cœur qui se ferment à des moments précis du jeu régulier du muscle cardiaque.

Le premier bruit arrivant au début de la systole ventriculaire a pour cause essentielle le claquement des valvules auriculo-ventriculaires, qui se ferment au moment où le sang comprimé dans le ventricule se trouve projeté du côté des orifices cardiaques. Le second bruit arrivant au début de la diastole relâchement des ventricules a pour cause essentielle et *unique* le claquement des valvules artérielles qui se ferment et se tendent brusquement sous la pression du sang des artères, sang qui tend à refluer de ces vaisseaux dans le ventricule relâché.

Les arguments invoqués par Rouanet, et par la plupart des physiologistes pour étayer la théorie du claquement valvulaire ne laissent aucun doute pour ce qui est des causes de la production du second bruit. Et d'abord la tension brusque des valvules du cœur est nécessairement et physiquement une cause de bruit, comme du reste la tension de toute membrane flexible et peu extensible, soit que cette tension se fasse par l'air, soit qu'elle ait lieu sous l'effort d'une poussée liquide. A ce point de vue la clôture des valvules sigmoïdes doit donner naissance à un bruit.

En dehors des arguments de grande valeur, tirés du synchronisme parfait du second bruit du cœur, avec la fermeture des sigmoïdes, et du siège bien limité de ce bruit, qui ne s'entend, le cœur étant à nu, qu'à la base de cet organe, au niveau même des valvules artérielles, l'expérience suivante, faite sur les valvules isolées du cœur d'un animal, est la vérification synthétique et suffisante de l'origine valvulaire de ce bruit. Ayant détaché avec des ciseaux, l'origine de l'aorte avec ses valvules, et excisé la portion du ventricule, voisine de l'orifice aortique, Rouanet adapte aux lèvres supérieures du tronçon aortique un tube vertical et ajuste d'autre part une vessie pleine d'eau au-dessous de l'anneau ventriculaire. Par la compression de la vessie, l'eau s'élevait dans le tube, et la colonne liquide tendait à refluer dès qu'on cessait la compression; mais les valvules sigmoïdes se fermaient *en produisant un claquement sonore identique au second bruit du cœur.* Le bruit était supprimé, si on empêchait artificiellement le mouvement des valvules aortiques.

Relativement au premier bruit, il coïncide exactement avec la fermeture des valvules auriculo-ventriculaires, et l'on constate directement qu'à ce moment il y a une tension brusque de ces valvules, ainsi que des cordages tendineux qui fixent leurs bords libres (Chauveau et Faivre). On pouvait donc, transportant aux orifices auriculo-ventriculaires, les explications précédentes, relatives à la production du second bruit, admettre une origine identique pour le premier bruit, si toutefois les caractères de celui-ci n'avaient offert des différences aussi frappantes. Sans aucun doute le claquement des valvules mitrale et triglochine, doit contribuer à la production du premier bruit. S'il n'a pas le timbre clair et sonore du second, s'il est plus prolongé, si, au lieu d'avoir un siège limité au niveau des orifices auriculo-ventriculaires, il s'entend sur toute la surface des ventricules dans l'auscultation du cœur à nu, il faut en chercher l'explication dans les autres phénomènes qui se passent à ce moment dans le cœur, et qui produisant eux-mêmes des bruits, modifieront les caractères du claquement valvulaire. Il faut supposer que le bruit sourd se rattache pour une part à la contraction du myocarde, à la pulsation cardiaque; à l'écartement des valvules sigmoïdes.

On peut écarter tout d'abord l'opinion qui rattache la production du premier bruit au choc du cœur contre les parois thoraciques (Magendie), puisque le bruit s'entend avec tous ses caractères sur le cœur ausculté à nu. De même la détente des valvules sigmoïdes ne peut être une cause de bruit. Reste la contraction du myocarde. Au moment de cette contraction, ce ne sont pas seulement les valvules auriculo-ventriculaires qui se tendent, mais les parois de la poche cardiaque elles-mêmes se tendent brusquement sur le sang contenu dans son intérieur, par le fait de l'obstacle que les valvules artérielles opposent au passage de l'ondée sanguine ventriculaire. — Au moment de la systole, l'élasticité du myocarde est encore très forte, de sorte que le premier effet de la systole est de développer dans le muscle une force élastique suffisante, dont la mise en action aura pour résultat la fermeture des valvules auriculo-ventriculaires, en donnant d'ailleurs à la poche cardiaque la forme sphérique, celle qui présente la plus petite surface pour une capacité donnée. Les disques contractiles des fibres musculaires, se raccourcissant alors sur un liquide incompressible, développeront bientôt dans la poche cardiaque une force élastique suffisante pour chasser l'ondée sanguine dans les artères. Or, une membrane élastique qui approche tout d'un coup de sa limite d'extensibilité doit vibrer.

Il résulte de là que le premier bruit du cœur est formé de deux bruits qui concourent chacun pour une part à sa formation, un bruit valvulaire, et un bruit d'ébranlement musculaire. Wintrich a démontré au moyen de résonnateurs que le premier bruit est composé d'un son *musculaire* grave, long, avec un son *valvulaire* aigu plus court. L'addition du son musculaire au début explique la prolongation du bruit inférieur, et son audition égale sur toute la surface ventriculaire à nu. Ludwig et Dogiel ont insisté les premiers sur la part qui revient à l'ébranlement musculaire dans la production du premier bruit et montre la persistance du bruit sourd sur les cœurs détachés et se contractant à vide; le son clair du bruit exige, pour se produire, l'intervention du sang qui tend les valvules. Quant à l'audition plus particulière du premier bruit à la pointe du cœur, elle n'est pas en opposition avec la théorie soutenue et qui seule s'accorde avec les faits; elle tient simplement au contact plus intime en ce point du cœur avec les parois thoraciques.

Considérations pratiques sur la concordance des bruits avec les mouvements du cœur. — La cause des bruits du cœur étant exactement connue, ainsi que l'instant de la révolution cardiaque, auquel se produit chacun d'eux, il est possible, dès lors, de lire par l'auscultation ce qui se passe dans le cœur, et de reconnaître avec sûreté si le jeu de l'organe s'exécute d'une façon régulière.

Il y a donc au point de vue pratique un grand intérêt à faire marcher d'accord le rythme des mouvements du cœur et des bruits. Pour le physiologiste qui étudie sur l'animal vivant le rythme du cœur, ce rythme semble bien comprendre la succession régulière des trois périodes que nous avons assignées à la révolution cardiaque, savoir : 1° la systole auriculaire; 2° la systole ventriculaire; 3° la diastole générale. Or, nous le savons, les deux bruits du cœur

sont : le premier un bruit systolique ventriculaire, le second un bruit diastolique ventriculaire. La division précédente de la révolution du cœur n'est plus
clinique ; il n'est point pratique de commencer cette révolution par une des
phases silencieuses et sans signes extérieurs des mouvements du cœur.

Si l'on veut bien remarquer, et nous avons déjà insisté sur ce point, que
l'oreillette est un diverticulum veineux, destiné à maintenir aux abords du
ventricule la quantité de sang nécessaire au jeu régulier de la pompe cardiaque, que cette oreillette ne sert en réalité en rien au mouvement proprement dit du sang, ni dans la grande, ni dans la petite circulation, que sa
contraction n'a pour effet que d'achever la réplétion du ventricule en le dis-
tendant, on comprendra qu'il est aussi physiologique, et en même temps clinique, de faire commencer la révolution cardiaque par la systole ventriculaire qui seule imprime un mouvement effectif au sang en même temps
que son action se trouve manifestée par des signes extérieurs, la pulsation et
les deux bruits du cœur. Nous prendrons donc, pour premier temps de la
révolution cardiaque, la contraction ou systole du ventricule, avec ses deux
bruits du début et de la fin. La deuxième période est silencieuse, non manifeste extérieurement à l'état normal ; son but est la réplétion complète du
ventricule (peu importe que cette réplétion se fasse en deux temps) qui doit
mettre cet organe à même d'imprimer au sang une nouvelle poussée. Nous

FIG. 125.

représenterons donc le rythme cardiaque et les bruits, pour le clinicien, par
la fig. 125 qui montre la correspondance de phases, avec la révolution cardiaque pour le physiologiste.

Dédoublements normaux des bruits du cœur. — Les deux moitiés du
cœur (cœur droit et cœur gauche) agissant simultanément, les deux ventricules se contractent ensemble et se relâchent ensemble ; par suite, chacun des

bruits du cœur est produit par le claquement de deux valvules homologues, ou, autrement dit, l'auscultation du cœur fait entendre *deux* bruits pour *quatre* clôtures valvulaires. Toutefois une oreille exercée distingue souvent (une fois sur cinq) dans ce synchronisme apparent une succession de bruits à de très courts intervalles (Potain) par le fait du dédoublement des bruits normaux.

On distingue le dédoublement du premier et du second bruit. Le dédoublement du deuxième bruit est dû à ce que les valvules sigmoïdes d'une des artères, se ferment avant celles de l'autre. C'est en général le système des valvules aortiques qui se ferme le premier. Pareillement le dédoublement du premier bruit est dû au défaut de synchronisme des valvules auriculo-ventriculaires, dû lui-même au défaut de synchronisme des systoles des ventricules. L'influence que les mouvements respiratoires exerce sur ces dédoublements des bruits a conduit Potain à en trouver la cause dans les changements de pression que ces mouvements amènent dans le système artériel et veineux des deux pompes cardiaques : le dédoublement du premier bruit serait dû à une augmentation de pression dans le cœur droit, comme à la fin de l'expiration; celui du second, à une augmentation de tension dans l'aorte, comme cela peut avoir lieu au début de l'expiration.

Modifications des bruits normaux et bruits anormaux du cœur. — Pathologiquement les bruits normaux du cœur peuvent subir des modifications qui ont trait au siège, à l'intensité, au timbre, à la fréquence, au rythme, et au nombre; enfin ils peuvent être *couverts* ou *remplacés* par des bruits nouveaux.

1° — Modifications des bruits normaux. — Une modification du siège indiquera un déplacement du cœur (par exemple à la suite d'un épanchement considérable des plèvres, surtout à gauche). — La constatation du maximum d'intensité des deux bruits, à une distance beaucoup plus grande qu'à l'état normal fera présumer une *hypertrophie cardiaque*. — L'intensité et la tonalité des bruits varient dans le même sens; plus sonores et plus élevés dans les accès de *palpitation* des névropathiques, plus faibles, plus sourds et plus bas dans la *péricardite*, la *dilatation des cavités cardiaques* chez les typhiques, dans la *stéatose*, l'asystolie, les bruits peuvent même disparaître complètement comme dans la *syncope*, ou devenir tellement faibles que l'oreille ne les perçoit plus, comme dans la période ultime de quelques *maladies organiques*. — Le cœur qui normalement bat une mesure à trois temps, en battra une à deux temps, si les pulsations sont très nombreuses; ou dans certains cas de ralentissement des battements comme chez les vieillards, lorsque ce ralentissement est le résultat d'un surcroît de travail du ventricule. — L'absence de rythme, le désordre des bruits avec leur affaiblissement indiquera l'*asystolie*. — Le nombre des bruits peut être augmenté. (Voir plus haut.) Pour le second bruit, le dédoublement périodique normal peut devenir permanent, comme cela a lieu dans le *rétrécissement mitral*, et constituer alors un signe diagnostique précieux.

Des modifications dans les qualités acoustiques des bruits peuvent se montrer par suite des changements survenus dans l'état des valvules du cœur. Ces altérations dans les caractères des bruits normaux, altérations que le médecin est incessamment appelé à constater, constituent une des meilleures preuves de la théorie valvulaire des bruits, exposée plus haut. C'est ainsi que au début de l'*endocardite* aiguë, les valvules étant tuméfiées, boursoufflées et molles surtout près de leur bord libre, là où précisément elles entrent en contact et se frappent, les bruits normaux sont moins clairs, assourdis, voilés. Plus tard, quand les voiles membraneux sclérosés se sont durcis, parcheminés, les bruits deviennent durs, claquants à l'excès, parcheminés. Dans une période plus avancée lorsque les valvules durcies se sont rétractées, et par suite ne viennent plus qu'imparfaitement au contact, ou bien qu'adhérentes entre elles par une partie de leur bord, elles ne se frappent plus que dans une très petite étendue, ou enfin qu'elles laissent après leur clôture un orifice persistant, les bruits sont atténués, couverts ou remplacés par les bruits de souffle de l'*insuffisance*.

2° — **Bruits anormaux ou de souffle.** — Ces bruits n'ont rien de commun avec les précédents (claquements valvulaires) et leur mécanisme de production est tout différent. Ils prennent naissance aux détroits des cavités cardiaques anormalement rétrécis ou imparfaitement clos. De là deux groupes de bruits de souffle.

1° Souffles des rétrécissements des orifices
{ mitral — aortique.
{ tricuspide — pulmonaire.

2° Souffles des insuffisances des valvules
{ mitrale — aortique.
{ tricuspide — pulmonaire.

Ces souffles résultent des *vibrations de la veine fluide qui se forme par le passage du sang, de la partie étroite* (rétrécie ou insuffisante) *dans la partie élargie* (cavité ventriculaire ou artérielle pour les rétrécissements, cavité auriculaire ou ventriculaire pour les insuffisances).

Les relations des souffles avec les bruits normaux et les phases de la révolution cardiaque sont importantes à connaître, puisque c'est sur elles que repose en général le diagnostic des affections valvulaires. Tout souffle qui s'accomplit pendant le petit silence, quelle que soit sa durée, est dit du premier temps ou systolique; il accompagne la contraction ventriculaire et a pour cause essentielle le passage de l'ondée sanguine au travers de l'orifice artériel rétréci (rétrécissement aortique ou pulmonaire), ou celui de l'ondée rétrograde par l'hiatus pathologique de la valvule auriculo-ventriculaire insuffisante (insuffisance mitrale ou tricuspide). Tout souffle qui, débutant avec le deuxième bruit, se prolonge durant le grand silence, est dit du deuxième temps, ou diastolique, et a pour cause, soit le passage du courant sanguin de réplétion du ventricule au travers d'un orifice auriculo-ventriculaire rétréci (rétrécissement mitral), soit le retour du sang dans le ventricule par un orifice artériel dont les valvules sont devenues insuffisantes (insuffisance aortique). Comme dans le souffle diastolique du rétrécissement, la réplétion ventriculaire se fait en deux temps (voir plus haut), ce souffle subit un renforcement pendant la systole auriculaire, par suite de l'accélération de vitesse du courant liquide à ce moment ; d'où le nom de *présystoliques*, donné aux souffles qui précèdent immédiatement le premier bruit.

On admet généralement que les souffles résultent des vibrations de la veine fluide qui se forme par le passage du sang, avec une certaine force, de la partie étroite dans la partie réellement ou relativement dilatée. Par suite de ce passage, les molécules liquides cessent d'être comprimées et perdent leur vitesse : elles vibrent donc et communiquent leurs vibrations à la masse liquide environnante et à la poche élastique qui les transmet soit à l'oreille sous forme de souffle, soit à la main sous forme de frémissement cataire.

Comme pour les bruits, le siège des souffles est double, c'est-à-dire qu'il y a deux points où ils se font entendre, avec un maximum d'intensité : 1° en haut et à droite, dans la partie du troisième espace intercostal qui avoisine le sternum avec propagation en haut et à droite (*Souffles de la base*); 2° en bas et à gauche, dans le cinquième espace intercostal, au niveau du mamelon, avec retentissement en bas et à gauche (*Souffles de la pointe*).

Le tableau suivant, qui résume les faits précédents, montre bien les relations des souffles avec les bruits normaux et les phases de la révolution cardiaque, relations sur lesquelles le médecin se base pour établir son diagnostic.

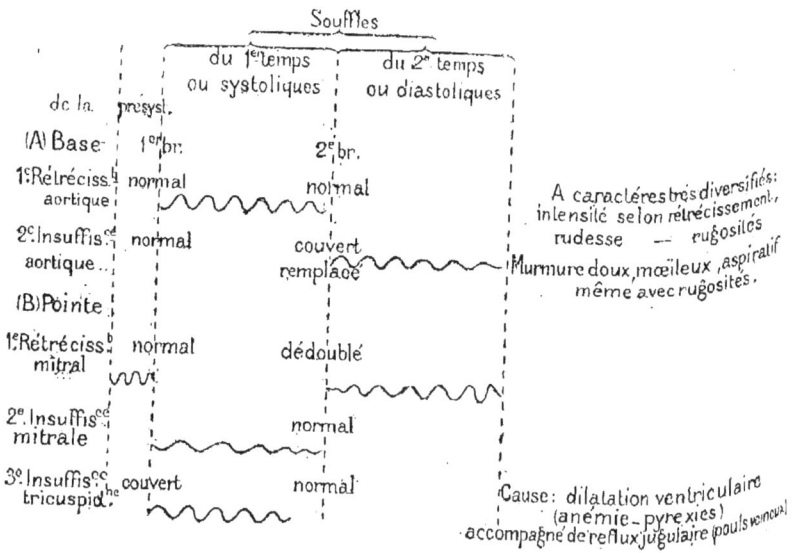

FIG. 126.

B. — **Pulsation cardiaque**. — Dans l'étude du rythme du cœur par la cardiographie (voir p. 391), que nous avons faite, l'analyse du tracé de la pulsation cardiaque chez les grands animaux nous a fourni l'expression de presque tous les actes qui se passent dans une révolution cardiaque, à savoir : *a*, début de la systole ventriculaire ; *b*, sa fin ; *c*, durée relative de cette systole par rapport à la diastole ; *d*, changement de volume des ventricules pendant ces deux phases de la révolution du cœur ; *e*, moments des clôtures valvulaires, etc. C'est donc à l'interprétation exacte du tracé de la pulsation, par la cardiographie chez l'homme, que le physiologiste et le médecin doivent s'attacher.

Mécanisme de la pulsation cardiaque. — Le choc du cœur ou pulsation cardiaque consiste dans l'ébranlement qu'on ressent contre les parois thoraciques, en appliquant la main sur la région précordiale, au niveau du cinquième espace intercostal gauche, un peu en dedans et en bas du mamelon, chez l'homme. Le même phénomène s'observe chez les autres mammifères.

Cette pulsation n'est pas due à un choc du cœur, dont la pointe, par un mouvement de locomotion, viendrait frapper périodiquement la paroi thoracique, puisqu'il n'y a jamais séparation entre ces deux parties. Elle tient essentiellement au changement brusque qui se fait pendant la systole, dans la forme et la consistance des ventricules. Ces poches musculaires durcissent et s'arrondissent, et en augmentant de diamètre antéro-postérieur (fig. 127), elles viennent presser ainsi plus fortement contre les parois thoraciques (J. Müller Donders, Ludwig, Marey).

FIG. 127. — Coupe schématique du ventricule.
a. en diastole — *b.* en systole.

Inscription de la pulsation chez l'homme. — Marey a construit des instruments appelés cardiographes, et qui, appliqués à la région précordiale,

FIG. 128. — Explorateur à tambour pour la pulsation du cœur.

traduisent graphiquement les changements de consistance et de volume des ventricules. L'explorateur à tambour (fig. 128) représente un de ces instruments. C'est une capsule de tambour à levier, mais dont la membrane de caoutchouc qui le ferme inférieurement porte un disque d'aluminium, avec un bouton central saillant. La capsule est renfermée dans une cloche en bois, fendue sur le côté pour laisser passer le tube latéral du tambour. Elle est munie d'une vis qui traverse le fond de la cloche, et séparée du fond par un ressort à boudin; de cette façon, en tournant à droite ou à gauche l'écrou de réglage extérieur, on donne à la capsule telle position qu'il convient dans la cloche, faisant ainsi saillir plus ou moins le bouton du tambour. Pour l'expérience, on applique la cloche de bois par ses bords contre les parois de la poitrine, de telle sorte que le bouton saillant repose sur le point à explorer.

FIG. 129. — Tracé de la pulsation du cœur de l'homme sain.
A. réplétion; B. systole du ventricule; C. clôture des sigmoïdes; D. flot de l'oreillette.

en déprimant et déformant au travers des parois thoraciques le ventricule; le tambour, par l'intermédiaire du bouton appliqué sur sa membrane, subira donc les changements de consistance et de volume du ventricule, et les transmettra à un tambour à levier conjugué avec lui et qui les inscrira sur le cylindre enregistreur. On obtient ainsi le tracé de la pulsation chez l'homme sain ou malade. La figure 129 donne le graphique de la pulsation à l'état sain; on voit qu'il offre la ressemblance la plus parfaite avec celui obtenu chez le cheval par un procédé analogue et représenté figure 121.

II. — PHÉNOMÈNES DE LA CIRCULATION DU SANG DANS LES ARTÈRES

1. Rôles divers de l'élasticité artérielle.
2. Etude spéciale de la tension artérielle. — Pouls.
3. Vitesse du sang dans les artères.

De même que dans l'étude du fonctionnement du cœur, nous ne nous sommes occupés, jusqu'ici, que du rôle mécanique de cet organe, c'est-à-dire du *jeu régulier de la pompe cardiaque* destinée à opérer la propulsion du sang des veines dans les artères, de même dans l'étude qui va suivre, il ne sera question que des conditions physiques qui règlent le cours du sang dans les artères. Ces tuyaux sont *élastiques*, et par leur division en un nombre infini de branches de plus en plus ténues, ils forment un système de conduite qui va s'élargissant graduellement du centre à la périphérie. (Voir cônes à bases capillaires, p. 373.) Par cette propriété physique, l'élasticité combinée à la disposition anatomique des artères, et par suite de l'action du cœur, plusieurs buts importants sont atteints, à savoir:

1° L'établissement d'une différence de pression entre les artères et les veines, d'où résulte le mouvement continu du sang dans les vaisseaux;

2° L'uniformisation, et 3° le ralentissement du mouvement du sang dans les vaisseaux capillaires, si nécessaire à l'accomplissement des fonctions du sang dans ce système, ainsi qu'à l'excitation vitale des tissus ;

4° La diminution du travail du cœur par la suppression d'un certain nombre des résistances que le cœur aurait à surmonter pour opérer une circulation donnée si les vaisseaux étaient inélastiques.

L'étude actuelle de la circulation artérielle consistera donc dans l'examen des rôles divers de l'élasticité des artères dans le mouvement du sang (*tension et vitesse*), renvoyant au chapitre du *Système neuro-musculaire artériel*, pour tout ce qui a trait à l'influence de la *contractilité* de ces vaisseaux sur la circulation.

1. — Rôles divers de l'élasticité artérielle.

L'élasticité artérielle établit entre les artères et les veines la différence de pression indispensable pour le mouvement du sang dans l'appareil circulatoire. — Nous avons déjà dit (voir page 379) comment s'établit la tension artérielle sous les influences combinées de l'impulsion du cœur et des résistances que les capillaires opposent au passage du sang. Il ne sera pas inutile de revenir sur ce point important et de compléter l'étude du rôle de l'élasticité des artères dans le mouvement du sang.

A chaque systole ventriculaire, une ondée de 150 à 200 grammes de sang passe dans les artères. Si les vaisseaux avaient des parois *inextensibles*, la colonne sanguine qu'ils renferment, en vertu même de l'incompressibilité des liquides, devrait être ébranlée et refoulée tout d'une pièce, comme un cylindre solide qu'on pousserait par une de ses extrémités, et il ne pourrait entrer dans l'artère qu'une quantité de sang exactement équivalente à celle qui s'écoulerait à chaque moment par les capillaires. Le déplacement sanguin, en rapport d'ailleurs avec la longueur de l'ondée ventriculaire, cesserait donc immédiatement dès que le coup de piston donné par la pompe cardiaque serait achevé. Mais il est facile de concevoir que les fonctions du sang et des tissus ne sauraient s'accomplir dans de semblables conditions, et que, par exemple, le système nerveux, qui, pour ses manifestations normales, a besoin d'une excitation incessante et continue du sang, ne pourrait fonctionner avec les *chocs* qui, à chaque contraction du cœur, résulteraient de l'ébranlement de toute la masse sanguine. Un tel mode de circulation ne peut d'ailleurs exister dans l'économie animale. Avec la faible durée de sa systole (1/3 de seconde) et le développement limité de sa force musculaire, le ventricule ne pourrait surmonter les résistances *énormes* provenant tant de l'inertie que des frottements, pour faire passer du repos au mouvement la masse entière du sang, à chacune de ses contractions. Il n'en est pas ainsi ; grâce à l'élasticité des vaisseaux, le cœur n'a pas à vaincre toutes les résistances au moment de sa systole. En logeant son ondée dans l'aorte, le ventricule ne dépense pas toute la force qu'il déploie à pousser la colonne liquide contenue dans les artères ;

une partie de cette force sert à dilater le vaisseau, à développer dans les parois artérielles une force élastique qui, agissant comme un ressort toujours tendu, pressera sur le sang et le fera progresser même pendant le repos du cœur.

Pour bien comprendre l'établissement de la tension artérielle, il faut, comme nous l'avons dit, se représenter le sang répandu d'une manière uniforme dans tout l'appareil circulatoire, après un arrêt provoqué du cœur. Si l'on a mis en communication avec une artère un de ces manomètres qu'on emploie en physique et en physiologie pour mesurer les pressions et un autre semblable en communication avec une veine, on voit que la pression, à peine supérieure à zéro, est égale dans les deux vaisseaux. Laisse-t-on partir les contractions du cœur, des ondées sanguines successives sont envoyées dans les artères. Par suite de la grande extensibilité du système artériel dans son ensemble, les premières ondées sanguines resteront presque tout entières dans les artères, et il ne passera d'abord que peu de sang au travers du réseau capillaire, la force de retrait des artères n'étant pas encore très développée, par rapport aux résistances énormes que les petits vaisseaux opposent au passage du fluide sanguin. Mais à mesure que les artères se rempliront, leur force élastique ou de *retrait* ira en augmentant. Le sang recevant de ce retrait élastique des artères une pression qui le pousse vers la périphérie avec une énergie croissante, la quantité de liquide qui traverse les vaisseaux capillaires sera donc de plus en plus grande. La pression ou tension artérielle ira ainsi grandissant jusqu'à ce qu'elle soit devenue suffisante pour faire écouler entre deux systoles du cœur juste autant de sang qu'en envoie chacun de ces afflux dans les vaisseaux. Dès lors, un régime régulier est établi, une différence constante de pression, accusée par les manomètres, existe entre les artères et les veines ; c'est cette tension qui est la cause du mouvement du sang des artères dans les veines, en produisant un écoulement constant au travers des capillaires.

L'élasticité artérielle régularise le cours du sang et diminue l'intermittence de l'action du cœur. — La régularisation et l'uniformisation graduelle du cours du sang dans les vaisseaux est la conséquence de ce que nous venons de dire, relativement à l'établissement de la tension artérielle.

En examinant au microscope la circulation du sang dans les vaisseaux, soit de la grande, soit de la petite circulation (voir plus loin), on constate que le mouvement est d'une continuité parfaite, et que les globules cheminent d'un mouvement uniforme dans les capillaires et les veines. Au contraire, dans les petites artères, le sang est encore animé de saccades correspondant aux impulsions du cœur. De même si on ouvre sur un animal vivant des artères plus ou moins éloignées du cœur, le jet continu d'ailleurs du sang est d'autant moins saccadé que l'artère est plus éloignée du cœur. Le mouvement du sang se transforme donc dans son trajet du cœur aux extrémités, en passant par tous les intermédiaires entre l'intermittence franche de l'ondée sanguine dans les vaisseaux au voisinage du cœur, et l'uniformité parfaite dans les réseaux

capillaires. Ces constatations avaient été faites depuis longtemps par les physiologistes qui avaient cherché à expliquer par l'élasticité des artères les
transformations de mouvement qui changent les impulsions intermittentes du
ventricule en un courant continu dans les petits vaisseaux. Ils ne manquaient
pas de comparer ce qui se passe alors dans les vaisseaux, avec ce qui se passe
dans certaines machines (pompes à incendie et autres) dont l'action est rendue
continue d'une manière analogue. Nous aurons à revenir bientôt, à propos
de l'étude du pouls artériel, sur la transformation du mouvement du sang
dans les artères, par décroissance graduelle des saccades, de l'origine à la fin
du système artériel, et cela lorsque nous aurons fait une étude plus détaillée
du mouvement et de la pression du sang dans les artères. Pour le moment
nous nous contenterons de reproduire artificiellement cet effet de l'élasticité

FIG. 130. — Expérience destinée à montrer comment l'élasticité des artères modifie
le mouvement du sang.

artérielle par l'expérience suivante de Marey. Soit un flacon de Mariotte
(fig. 130) élevé sur un support. De la tubulure inférieure munie d'un robinet
part un tube flexible, mais non élastique. Ce tube se bifurque en deux
branches dont l'une se continue avec un tube rigide de verre, l'autre avec
un tube de caoutchouc, à parois minces, et très élastiques. Ces deux tubes se
terminent par des ajutages étroits de même calibre, qui versent le liquide
dans deux éprouvettes. Un levier compresseur qu'on abaisse et qu'on élève
avec la main, permet de supprimer et de rétablir alternativement la communication des tubes avec le flacon de Mariotte; si on crée ainsi des afflux
intermittents plus ou moins rapides, on voit :
1° Que le tube de verre émet à son orifice d'écoulement des jets de liquide
intermittents comme les afflux eux-mêmes;
2° Que le tube élastique donne un écoulement continu et régulier, c'est-à-
dire qu'il a transformé, par suite de l'élasticité de ses parois, le mouvement
intermittent qu'il avait reçu.

L'élasticité artérielle favorise l'action du cœur en diminuant les **résistances que cet organe doit surmonter.** — L'élasticité n'a pas seulement pour effet de régulariser le cours du sang dans la portion périphérique du système artériel, elle influe aussi sur la quantité de liquide débitée par les systèmes capillaires, sous un effort cardiaque donné.

Cet effet de l'élasticité a été longtemps contesté par les physiologistes. Il semblait qu'admettre une pareille influence de l'élasticité sur le débit, c'était se ranger à l'opinion erronée des physiologistes, qui comme Prochaska regardaient le retrait élastique des artères qui continue de pousser le sang pendant le repos du cœur, comme une force additionnelle de l'impulsion cardiaque. Mais s'il est vrai, comme l'avait déjà fait remarquer Spallanzani, et Bérard après lui, que le retrait élastique des artères n'est que la restitution de la force *empruntée* à l'action du cœur lui-même, et que par conséquent il n'y a, et il ne peut rien y avoir d'ajouté par l'élasticité des artères, à la somme des forces impulsives du sang vers la périphérie, cette force élastique, en rendant le cours du sang continu, diminue les résistances que le sang éprouve à pénétrer dans les artères, et par conséquent favorise le cours du sang. (Voir plus haut.) La démonstration de ce fait a été expérimentalement donnée par Marey, qui a fait voir que, dans le cas d'afflux *intermittents* de liquide dans un conduit d'un calibre donné, l'élasticité du conduit augmente la quantité de liquide débitée sous une pression donnée.

Reprenons l'appareil décrit ci-dessus (fig. 130). Si on ouvre le robinet et qu'on laisse l'écoulement s'établir d'une manière continue, la quantité de liquide versé par les deux tubes sera égale, les ajutages d'écoulement étant eux-mêmes égaux; mais si, comme il a été dit, on ouvre et ferme alternativement les branches d'afflux en élevant et abaissant alternativement le compresseur, si on rend les afflux intermittents; le tube élastique verse alors beaucoup plus de liquide que le tube inerte. Cela tient à ce que, pendant les *afflux intermittents*, le liquide pénètre plus abondamment dans le tube élastique que dans l'autre.

La circulation sanguine étant précisément dans les conditions d'afflux ci-dessus, on doit en conclure que l'élasticité des artères permet à ces vaisseaux de recevoir plus facilement et plus abondamment le sang que le cœur leur envoie; ou en d'autres termes, que le cœur éprouve moins de peine à se vider dans des artères très élastiques que dans des artères qui ont perdu leur extensibilité.

Les faits pathologiques viennent confirmer d'ailleurs ces déductions physiologiques. Le ventricule gauche du cœur, de même que tout muscle qui travaille d'une façon exagérée, s'hypertrophie quand un obstacle s'oppose d'une manière permanente à l'évacuation de son ondée sanguine comme dans le rétrécissement de l'orifice aortique. Telle est également la raison de l'hypertrophie constante du ventricule aortique que l'on rencontre chez les vieillards, par suite de l'ossification sénile normale des artères.

2. — Étude spéciale de la tension artérielle ou pression du sang dans les artères.

Manomètres. — Il résulte de ce que nous avons dit sur l'élasticité artérielle, son développement, ses effets, que les expressions de *force élastique
des artères, de tension artérielle, de pression du sang dans les artères* sont
des mots synonymes, qu'on peut employer indifféremment. Le sang, contenu
dans les parois distendues, violentées, des vaisseaux, transmet également et
dans tous les sens la pression de ces parois. La pression du sang n'est donc
autre chose que la réaction actuelle de l'élasticité des parois des vaisseaux.
C'est cette force élastique des parois vasculaires qui fait jaillir à distance le
sang par une plaie faite à l'artère, c'est cette même force qui fait monter
le mercure dans le tube manométrique qu'on met en communication avec
le vaisseau; c'est elle enfin qui à l'état normal porte toute son action pour
pousser le sang au travers des vaisseaux capillaires. Par suite de l'écoulement
du sang dans les veines, les artères se vident et se détendent constamment,

FIG. 131. — Différentes espèces de manomètres.
1. Manomètre de Poiseuille; — 2. Manomètre de Magendie; — 3. Manomètre compensateur de Marey.

et la tension artérielle tomberait bientôt, si, par ses ondées successives, le cœur
ne réparait incessamment les pertes. Cette tension artérielle est donc des plus
importantes à étudier puisqu'elle représente la force en vertu de laquelle, chez
tous les animaux, le sang progresse dans les petits vaisseaux, et que c'est elle
également qui intervient pour la production des ondes qui constituent le
pouls des artères.

Sa mesure au moyen des manomètres. — Les physiologistes ont cherché à
mesurer au moyen des manomètres la tension artérielle avec ses variations.
C'est Hales, physiologiste anglais, qui le premier (1744) eut l'idée d'appliquer un manomètre à l'artère d'un animal vivant. Pour mesurer la pression
du sang dans les artères, Hales eut recours à un piézomètre semblable à ceux

que Bernouilli, quelques années auparavant (1738), avait employés pour déterminer les pressions des liquides dans les diverses sections des tuyaux de conduite. Le piézomètre de Hales est le plus simple des manomètres et consiste
en un long tube de verre placé verticalement sur le trajet d'une artère comme
les piézomètres de Bernouilli sur le tuyau de conduite. Hales vit s'élever rapidement le sang dans le tube à une hauteur de $2^m,50$, osciller à ce niveau
d'une manière rythmique avec les contraction du cœur : la pression sanguine
dans les artères faisait donc équilibre à cette colonne liquide.

Au manomètre encombrant de Hales, Poiseuille substitua le manomètre des
physiciens (fig. 131), c'est-à-dire un tube en U à moitié rempli de mercure et
dont une des branches recourbée horizontalement est mise en communication
par l'intermédiaire d'un tube flexible et inextensible avec le bout central de
l'artère dont on se propose de déterminer la tension. Pour éviter la compression de l'air et retarder la coagulation du sang dans le tube manométrique, la
portion de ce tube comprise entre l'ajutage introduit dans l'artère et la surface
mercurielle de la courte branche, est remplie d'une dissolution de sulfate ou
carbonate de soude d'une densité déterminée (1080). La pression du sang
sur la colonne mercurielle faisait baisser le niveau dans la branche artérielle
du manomètre et l'élevait dans l'autre, et la valeur de cette pression était
donnée par la différence des niveaux du mercure dans les deux branches.

Une autre disposition du manomètre à mercure est celle adoptée par Magendie
(hémomètre ou cardiomètre de Magendie fig. 131). C'est au fond le manomètre
Poiseuille dans lequel la courte branche est remplacée par un large flacon en
partie rempli de mercure. Le reste est rempli de solution saline et reçoit par
un tube la pression du sang artériel. Grâce à l'étendue considérable de la surface mercurielle dans le flacon, par rapport à celle du tube vertical, le déplacement mercuriel dans le flacon est négligeable, et se produit presque exclusivement dans la branche ascendante : l'élévation de la colonne mercurielle
dans cette branche au-dessus de son niveau primitif (zéro) mesurera donc la
valeur de la pression en centimètres de mercure. Ce manomètre a un avantage
marqué sur celui de Poiseuille : c'est de diminuer autant que possible la masse
de mercure à mettre en mouvement, et par suite la perte partielle de la force
qui opère ce mouvement. Il traduira donc avec plus de rapidité et par conséquent de fidélité les variations de la pression isochrones aux pulsations
cardiaques.

Le manomètre compensateur de Marey est un cardiomètre dont le tube
ascendant présente vers sa partie inférieure un étranglement capillaire ou un
robinet destiné à rétrécir plus ou moins le passage du mercure de la cuve
dans la branche (fig. 131). Ce manomètre, en éteignant les oscillations
propres du mercure qui fausse plus ou moins les indications des autres manomètres (celui de Poiseuille surtout), donne exactement la pression moyenne.
(Voir plus loin, p. 416.)

Manomètres inscripteurs. — Il est difficile à l'inspection de la colonne
mercurielle du manomètre de Poiseuille ou de Magendie de suivre exactement

les variations de la pression du sang dans les artères, et surtout les variations de cette pression qui correspondent aux pulsations du cœur, quand celles-ci sont très fréquentes. Il y a dans la difficulté de ces observations des causes d'erreur nombreuses, qui seront évitées par l'inscription automatique de la pression sanguine et de ses variations. C'est au plus grand physiologiste de l'Allemagne, à Ludwig, qu'on doit d'avoir doté la physiologie de la méthode d'inscription automatique des indications du manomètre à mercure.

Le kymographion de Ludwig (fig. 132) est l'hémodynamomètre de Poiseuille, transformé en hémodynamographe. Pour cela un flotteur d'ivoire (f), muni d'une tige longue et légère, flotte à la surface du mercure contenu dans la longue branche du manomètre, et en suit exactement toutes les oscillations sans la quitter. La tige du flotteur porte à son extrémité extérieure un style horizontal (s) destiné à inscrire sur le papier noirci du cylindre enregistreur les oscillations de la colonne mercurielle. Un dispositif absolument semblable fera du cardiomètre de Magendie un manomètre enregistreur. Le grand avantage des manomètres à mercure enregistreurs, c'est de fournir des tracés, toujours comparables entre eux, et sur lesquels il est facile de lire les valeurs réelles de la pression et de ses variations, en centimètres et millimètres de mercure, par les distances verticales qui séparent les maxima et les minima de pression de la ligne de zéro des manomètres. Il faut avoir toutefois bien présent à l'esprit que le kymographion de Ludwig n'inscrit que les demi-pressions; pour avoir les pressions réelles, il faut doubler les hauteurs verticalement mesurées des indications du tracé. Le cardiographe au contraire marque directement les pressions réelles.

Le tracé (fig. 132), obtenu au moyen du kymographion de Ludwig, montre les deux ordres d'oscillations que subit la pression du sang dans la carotide, sous l'influence des systoles du cœur (petites oscillations), et de la respiration (grandes oscillations).

FIG. 132. — Kymographe de C. Lüdwig.

Manomètres élastiques. — On emploie fréquemment dans les expériences physiologiques les manomètres dits élastiques. La construction de ces mano-

mètres est basée sur ce principe qu'on peut toujours au point de vue mécanique remplacer l'action d'un poids par celle d'un ressort. Ces instruments
fournissent des indications relatives suffisantes dans beaucoup de cas. Mais on

FIG. 133. — Tracé carotidien du chien obtenu par le kymographe.

pourra toujours en tirer des indications réelles à la condition de les graduer
préalablement par comparaison avec un manomètre à mercure.

Le *sphygmoscope* de Chauveau et Marey (fig. 134) consiste en une ampoule
de caoutchouc remplie d'un liquide sur lequel, par l'intermédiaire d'un tube,

FIG. 134. — Sphygmoscope de Marey.

on fait agir la pression du sang. Si cette ampoule est renfermée dans un manchon de verre qui communique avec un tambour à levier, les changements de

FIG. 135. — Manomètre métallique inscripteur.

volume de l'ampoule, sous l'influence des variations de pression du sang, pro duiront des déplacements d'air que le levier du tambour inscripteur marquera.

Le manomètre métallique inscripteur de Marey n'est en réalité qu'un sphygmoscope dans lequel l'ampoule de caoutchouc est remplacée par une capsule de baromètre anéroïde (fig. 135).

Le kymographion à ressort de Fick est basé sur le principe du manomètre de Bourdon : il se compose d'un ressort creux en demi-cercle, qui tend à se redresser quand la pression augmente à son intérieur. L'extrémité fixe (A) du ressort rempli de liquide communique par un tube à ajustage en T avec une artère (a a') ; l'autre extrémité (B) du ressort est mobile et rattachée à un système de leviers articulés (HIC) qui mettent un mouvement une pointe écrivante (e), dont les déplacements verticaux enregistrent en les amplifiant les déplacements de l'extrémité b mobile du ressort (fig. 136).

FIG. 136. — Kymographe à ressort de Fick.

Des éléments de la courbe de la tension artérielle et de leurs variations dans les artères à mesure qu'on s'éloigne du cœur. — Lorsque, par le moyen d'un des appareils que nous venons de décrire, l'hémomètre inscripteur par exemple, on recueille sur le papier noirci du cylindre tournant la courbe des pressions d'une grosse artère (fémorale ou carotide), on obtient le tracé (fig. 137) dans lequel la ligne x y indique le zéro du manomètre, et la ligne ondulée, la courbe des pressions. On reconnaît que cette courbe présente deux éléments distincts : 1° un élément qu'on peut appeler constant PC, parce qu'il correspond à la hauteur qui sépare le zéro du manomètre du point minimum auquel s'arrêtent les oscillations du mercure : c'est la pression ; l'élément variable (P V) correspond à la hauteur ou amplitude des oscillations.

Comme les oscillations de la courbe correspondent aux pulsations du cœur, qu'elles sont le résultat de l'augmentation de tension artérielle qui suit le passage de l'ondée sanguine ventriculaire dans l'aorte, on a coutume quelquefois de désigner, sous le nom de tension ou pression artérielle, l'élément constant d pression cardiaque l'élément variable. Ces expressions séparent arbitrairement peut-être deux effets

FIG. 137. — Pression constante (P C) et pression variable (P V) dans un tracé manométrique (carotide du chat).

d'une même cause, puisque, ainsi que nous le savons ces deux éléments de la pression du sang dans les artères sont causés chacun par l'action *unique du ventricule gauche*. L'élément constant ou pression constante est le résultat de la transformation d'une portion de la force cardiaque qui, au lieu d'être employée à déplacer directement la colonne liquide, est emmagasinée sous forme de tension des artères. Les parois de ces vaisseaux, toujours tendues, réagissent comme un ressort sur le sang qui se trouve incessamment poussé vers la périphérie, même pendant le repos du cœur. L'oscillation ou pression variable est le résultat de la contraction actuelle du ventricule. L'énergie ventriculaire, déployée pour opérer ce renforcement de la pression constante, se sépare en deux portions ; l'une employée à faire progresser directement le sang, l'autre, à remonter le ressort légèrement détendu par le passage du sang dans les capillaires pendant la diastole cardiaque.

Il ne faut pas confondre avec la pression constante *la pression moyenne*. Si la courbe de pression offrait toujours la régularité du tracé (fig. 137), c'est-à-dire des oscillations cardiaques de même amplitude au-dessus du niveau de pression réellement constant, la pression moyenne serait obtenue en divisant par deux la somme des hauteurs maxima et minima de pression. Mais il n'en est pas ainsi généralement : l'amplitude des oscillations est variable, et la ligne d'ensemble qui exprime le niveau général des pulsations offre elle-même des ondulations qui sont dues à l'influence que la respiration exerce sur la tension artérielle. (Voir plus loin.) Pour déduire la tension moyenne artérielle de la courbe sinueuse donnée par le kymographe, Volkmann s'est servi du procédé employé en météorologie quand on veut prendre la moyenne du tracé d'un instrument à indications continues : aux deux extrémités de la ligne de zéro, représentant la ligne des abscisses, on élève deux ordonnées perpendiculaires. On découpe alors la figure formée par la courbe, les ordonnées et la ligne des abscisses, sur du papier d'une épaisseur homogène, assez grande, et on le pèse. On a déterminé d'autre part le poids de l'unité de surface du papier employé : autant de fois ce poids est contenu dans le premier, autant de fois la figure contient d'unités de surface. En divisant alors la surface trouvée par la base, c'est-à-dire par la longueur de la ligne des ordonnées, on obtient la hauteur d'un rectangle équivalent à cette surface, et cette hauteur est la moitié de la pression moyenne cherchée.

L'emploi d'un mauvais procédé de mensuration de la pression moyenne, joint à la difficulté qu'il y a d'observer directement les variations rapides du manomètre, explique l'erreur grossière de Poiseuille qui a cru que la tension moyenne était la même pour toutes les artères. Cette opinion est contraire aux lois de la physique, car nous savons que toutes les fois qu'il y a écoulement de liquide dans un tuyau de conduite, la pression diminue graduellement dans toute la longueur du tuyau à mesure qu'on s'éloigne de l'orifice par lequel le liquide pénètre. L'élasticité des conduits et l'intermittence de l'afflux ne change rien aux lois générales du mouvement des liquides établies par Bernouilli depuis bientôt deux cents ans. L'expérience sur divers points a confirmé la théorie, et montré dans les vaisseaux de l'animal vivant, comme dans des tuyaux de conduite, l'abaissement progressif de la tension moyenne du sang à mesure qu'on s'éloigne du cœur.

Par son procédé de mesure, Volkmann a trouvé les chiffres suivants pour les artères :

Carotide	(chien).	172 millim.	(veau).	116 millim.
Fémorale —	165	—	—	
Métatarsienne —	»	—	—	87 —

Des résultats concordants ont été obtenus par tous les physiologistes, par Marey, au moyen de son manomètre compensateur, par Bernard, au moyen de son manomètre différentiel. Ce dernier instrument n'est qu'un manomètre en U ordinaire, sur les branches duquel on fait agir réciproquement la pression des artères qu'on veut comparer entre elles : si les pressions sont inégales, le mercure se porte du côté de la pression la plus faible.

La figure 138 qui représente la pression dans les artères, carotide, fémorale et tibiale chez le chat, montre les mêmes faits. Elle met bien en évidence également la décroissance des saccades ou oscillations cardiaques, à mesure que l'artère examinée se rapproche de la périphérie.

Les grandes résistances que le sang éprouve à traverser les vaisseaux capillaires expliquent la faible diminution de la pression moyenne du sang qu'on observe de l'origine du trajet artériel à sa fin, par suite de l'élévation de la tension en aval. Mais ces résistances, variables d'ailleurs avec le resserrement ou la dilatation des petits vaisseaux (voir plus loin), ne sauraient dans aucun cas niveler la pression dans tout le système artériel, puisque dans les conditions physiologiques elles ne s'opposent jamais à l'écoulement du sang, qui ne peut être que plus ou moins ralenti.

Toutes choses étant égales d'ailleurs du côté des afflux, on voit, d'après ce qui précède : 1° que la pression moyenne du sang, dans toutes les conditions normales de circulation, va sans cesse en diminuant du centre à la périphérie, comme du reste la pression variable; 2° que la décroissance de la pression est d'autant moins rapide que les petits vaisseaux opposent par leur resserrement plus d'obstacle à l'écoulement du sang; que par conséquent la pression du sang est en rapport inverse avec la vitesse du courant sanguin.

Si nous comparons, au point de vue des transformations que subissent d'un bout à l'autre du système élastique des artères le mouvement et la pression du sang, nous pouvons faire le rapprochement le plus saisissant: à l'origine des artères, le sang qui repose sur les valvules sigmoïdes fermées est parfaite-

Fig. 138. — Pression sanguine simultanément dans la carotide, la fémorale et la tibiale (chat).

ment immobile et soumis à une pression constante élevée, jusqu'à la nouvelle systole qui élève brusquement la pression et lance le sang en avant; à la sortie des artères, au contraire, le sang, soumis à une pression uniforme et abaissée, coule avec une continuité et une régularité parfaites. Le schéma suivant fait bien comprendre les diverses phases de la décroissance et de l'uniformisation graduelle du mouvement et de la pression du sang de l'aorte aux capillaires.

FIG. 139. — Schéma de l'uniformisation du mouvement et de la pression du sang dans les artères.

On ne peut assigner à la pression moyenne non plus qu'aux éléments de cette pression une valeur absolue pour une artère donnée, puisque cette pression varie pour ainsi dire à chaque instant, par les variations physiologiques des résistances périphériques. On peut néanmoins accepter le chiffre de 14 à 15 centimètres de mercure, comme exprimant la tension artérielle moyenne chez les mammifères et chez l'homme.

Comme la tension artérielle est la force dérivée du cœur qui, chez tous les animaux, est la cause du mouvement du sang, il est intéressant de comparer les éléments de cette pression chez les différents types des animaux vertébrés.

Nous avons rapporté à un même zéro, x y, les courbes de la pression du sang prise dans des artères homologues, et de gros calibre, chez les animaux suivants : anguille, grenouille, tortue, canard, cobaye, lapin, chien et cheval. Ces courbes prises au moyen de l'hémomètre de Magendie, disposé pour l'inscription, donnent les valeurs réelles de la pression constante, et l'amplitude des oscillations qu'on appréciera sur l'échelle millimétrique placée en ligne des ordonnées. La fréquence relative des pulsations se mesurera sur la ligne du zéro du manomètre, représentant la ligne des temps.

La figure 140 est très instructive. Elle montre que la tension dans son élévation graduelle ne suit pas l'ordre zoologique de division des animaux.

Poule (Artère sciatique)

Cheval (Artère carotide)

Chien (Artère carotide)

Cobaye (Artère carotide)

Couleuvre (Artère carotide)

Tortue (Artère carotide)

Grenouille (Artère iliaque)

Ligne de zéro du manomètre.

FIG. 140. — Pression du sang dans la série des vertébrés.

Comparaison des phases de la pression aortique, avec celles de la pression ventriculaire. — Quelle que soit la valeur de l'ondée sanguine ventriculaire (150 à 200 centimètres cubes représentant un cylindre de sang de 22 à 28 centimètres de long), elle doit se loger en entier dans le système artériel, dans la durée d'une systole cardiaque, c'est-à-dire en 2 à 3 dixièmes de seconde au maximum. Pour opérer ce passage de l'ondée, le ventricule doit régler son effort sur la résistance à vaincre, et même dépasser cette résistance qui est celle de la pression du sang dans les artères, dans l'aorte pour le ventricule gauche pour prendre un exemple. Or le ventricule par sa contraction ne développe pas tout d'un coup l'énergie suffisante pour sur-monter l'obstacle qui presse sur les valvules sigmoïdes (voir p. 385) et, par conséquent la durée du passage de l'ondée sanguine dans l'aorte doit être plus courte que la durée de la systole elle-même.

Pour apprécier cette durée, il faut comparer entre elles, comme l'ont fait Chauveau et Marey, les phases successives de la pression du sang à l'origine de

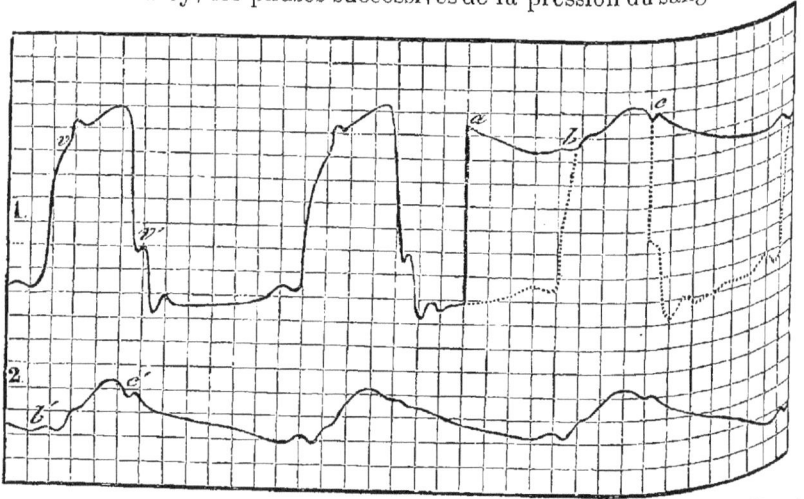

FIG. 141. — Tracés de la pression dans le ventricule gauche et dans l'aorte, on la fait
Ligne 1, une sonde manométrique est dans le ventricule gauche : après deux révolutions du cœur, on permet de
passer dans l'aorte en a ; — Ligne 2, trait fourni par une autre sonde manométrique, maintenue en permanence
dans l'aorte.

l'aorte et dans le ventricule. Pour cela on pourrait prendre simultanément la courbe des pressions dans l'aorte et le ventricule au moyen de la sonde à double courant employée pour le cœur droit (page 392), mais il est préférable de recueillir successivement, au moyen de la sonde cardiaque à ampoule ter-minale unique, premièrement la courbe de pression dans le ventricule, en (1re partie du tracé, ligne 1, fig. 141), puis celle de l'aorte à son origine, en retirant brusquement la sonde pour l'élever au-dessus des sigmoïdes (2e par-tie du tracé à partir de a, et ligne 2). Il est évident que lorsque la pression du sang dans le ventricule est devenue suffisante pour écarter les valvules sig-moïdes, le ventricule et l'aorte ne forment plus qu'une seule cavité remplie de sang soumis à la même pression. Par conséquent la courbe de pression fournie par l'ampoule placée dans l'aorte doit être identique à la courbe de pression donnée par l'ampoule placée dans le ventricule, pendant la partie de sa période systolique correspondant à l'ouverture des sigmoïdes.

Il en est en effet ainsi, et si l'on reconstruit à partir de la deuxième portion du tracé, la courbe de la pression du ventricule (la sonde étant supposée restée dans cette cavité), on obtient le dessin en ponctué de la troisième systole ventriculaire ; on voit alors très bien que les deux courbes ont une partie commune *b c*, ce qui démontre qu'à cet instant, c'est-à-dire lorsque les deux cavités communiquent, la pression est identique au-dessus et au-dessous des sigmoïdes ouvertes. L'examen des deux tracés superposés 1 et 2 montre la justesse de cette interprétation. Le premier effet de la systole ventriculaire est de fermer la valvule mitrale, ce qui se manifeste par un ébranlement léger des sigmoïdes marqué en *b'* sur le tracé aortique. Le soulèvement de ces valvules n'a lieu que plus tard en *v b*, lorsque la systole du ventricule a acquis l'énergie suffisante (et un peu supérieure) pour vaincre la pression du sang dans l'aorte, et la dépasser comme le montre le dessin. Le soulèvement *v b* des sigmoïdes indique donc le début du passage de l'ondée ventriculaire dans l'aorte. Le début de ce passage retarde de 0",1 sur celui de la systole.

Le soulèvement *v'* qui a son homologue en *c'* et qui survient immédiatement après le relâchement ventriculaire, répond évidemment à la clôture des sigmoïdes.

D'un autre côté la durée du passage de l'ondée ventriculaire dans l'aorte est marquée par la partie ascendante de la courbe aortique qui indique une augmentation de pression dans le vaisseau, c'est-à-dire de *b* à *f*; la partie descendante du tracé indique que l'ondée sanguine a été logée dans l'aorte et que les parois du vaisseau obéissent à leur retrait élastique. L'examen des tracés superposés montre que *f*, début de ce retrait, précède le relâchement du ventricule et la fermeture des sigmoïdes, que, par conséquent, les parois intérieures du ventricule contracté sur le peu de sang qui restera dans la cavité, servent de point d'appui au sang poussé vers la périphérie pendant le premier moment du retrait élastique de l'aorte. La durée du passage de l'ondée dans l'aorte (*b* à *f*) n'est donc que 0",2

Onde pulsatile. — Sa transmission. — Ces divers points étant rigoureusement fixés, il faut chercher à connaître comment se transmet le mouvement et la pression du sang du cœur à la périphérie sous l'influence du passage de l'ondée ventriculaire dans les artères.

Il est évident, d'après ce que nous savons déjà, que cette transmission ne peut se faire simultanément, mais progressivement, puisque la transformation du mouvement et de la pression se fait elle-même d'une manière graduelle du centre à la périphérie. On doit donc s'attendre à ce que le pouls ne batte pas en *même instant* dans toutes les artères de l'économie, et à trouver un retard de ce phénomène d'autant plus marqué que l'artère sera plus éloignée.

On déterminera le retard de plus en plus grand du pouls des artères, à me-

sure qu'on s'éloigne du cœur, de la même manière qu'on a déterminé le retard
du pouls aortique sur la pulsation cardiaque, c'est-à-dire au moyen d'ampoules
placées dans les artères, ou de manomètres inscrivant simultanément les
variations de la pression dans les divers vaisseaux à comparer.

La figure 142 représente les tracés du pouls du cœur, de l'aorte, de la carotide et de la fémorale chez le cheval. Ces tracés simultanés sont exactement

FIG. 142.

P V. courbe de la pression intra-ventriculaire sur le cheval ; — A, pouls aortique ; — C a, pouls carotidien ; —
F, pouls fémoral. Les divisions du temps comptées dans le sens transversal correspondent chacune à un dixième
de seconde.

superposés de façon à permettre de juger des rapports de succession de chacun de ces mouvements.

Nous n'avons pas à revenir sur l'analyse déjà faite des tracés de la pression
intra-ventriculaire et aortique. Nous ferons seulement remarquer le retard
du pouls de la carotide sur celui de l'aorte, et celui plus grand encore de la
fémorale (0",1). Ce retard du pouls des artères sur celui de l'aorte résulte de
ce que la transmission du mouvement des liquides (ou de la pression) dans
les tubes élastiques, met un certain temps à s'accomplir.

Reprenons le cœur en diastole, le ventricule déjà plein, distendu encore par
la systole auriculaire, se contracte à son tour. L'ondée sanguine soumise dans
le ventricule à une pression croissante, et tout d'un coup supérieure à celle de
sang dans l'aorte, écarte les valvules sigmoïdes et pénètre avec vitesse dans
le vaisseau (en 0",2 à 0",3 seconde, les 150 à 200 grammes de sang de l'ondée
doivent être logés dans l'aorte). Pour se loger dans l'artère, la tête de l'ondée
sanguine refoule devant elle, du côté de la périphérie, la colonne sanguine
auparavant appuyée sur les sigmoïdes, en même temps qu'elle dilate violemment le vaisseau à son origine. Comme la force élastique des artères ou leur

résistance à l'extension croît plus vite que la dilatation de ces vaisseaux sous l'influence de l'action du cœur (Wertheim, Marey), ou, si l'on veut, comme il suffit d'une petite quantité de sang en plus dans une artère déjà distendue pour accroître sa tension d'une manière notable, on comprendra que l'introduction des premières parties de l'ondée sanguine à l'origine de l'aorte développe en ce point une force de retrait considérable. Mais, par suite du flot grossissant venu du ventricule, la distension de l'aorte se propage rapidement le long des artères, à la manière d'une vague circulaire qui atteint successivement les diverses sections du système artériel, pour les dépasser ensuite, en se fractionnant comme les vaisseaux jusqu'aux dernières ramifications artérielles, où elle vient mourir en s'aplanissant. Si le canal artériel était complètement fermé, l'onde devrait se propager jusqu'au bout sans changer de grosseur, et de là revenir par réflexion. Mais par suite de l'écoulement continu du sang au travers du système capillaire, la charge additionnelle ou le superflu systolique du sang diminue sans cesse dans le système artériel, et il doit disparaître complètement entre deux systoles cardiaques; l'onde que ce superflu avait causée doit donc devenir de plus en plus petite pendant son parcours et nulle à la fin de son trajet. Dans certains cas cependant, l'onde pulsatile va jusque dans les capillaires et les veines, et le mouvement n'est plus continu dans ces vaisseaux : c'est ce que nous verrons se produire dans certains organes en fonction, dans les glandes, dans les tissus enflammés, lorsque, par suite de l'élargissement soudain des artères par actions nerveuses, les résistances sont diminuées dans ces vaisseaux.

La transmission de l'onde pulsatile est distincte de la progression de l'on-dée sanguine : Dans ce mécanisme de la transmission du pouls, sous l'influence de l'ondée ventriculaire, il n'y a que le mouvement de transmis sous la forme d'une onde analogue à celle qu'on produit à la surface d'une eau tranquille dans laquelle on jette une pierre; c'est une forme de la substance qui se propage et non la substance elle-même : *unda non est materia progrediens, sed forma materiæ progrediens* (Weber). Ce mode de progression de proche en proche de l'impulsion du cœur (et non de l'ondée ventriculaire) est bien autrement rapide que ne l'est le cours du sang lui-même, dont la marche est absolument indépendante du transport de l'onde. C'est pourquoi les artères battent presque en même temps que le cœur lui-même. Cependant il y a une différence appréciable entre les battements des diverses artères, et par suite la vitesse de l'onde pulsatile peut être facilement appréciée elle-même. Ed. Weber a trouvé un retard d'un septième de seconde du pouls de la pédieuse sur celui de la maxillaire externe; il en a déduit la vitesse de l'onde qui est en moyenne de 9 mètres par seconde, de sorte que la vague est plus longue que l'arbre artériel lui-même. La vitesse de propagation de l'ondulation du pouls est tout à fait différente et indépendante de celle du cours du sang. Ainsi, tandis que celle-ci décroît à mesure qu'on s'éloigne du cœur, la vitesse de propagation de l'onde va au contraire en augmentant (Czermack), et cette dernière augmente également avec la tension du système artériel.

De ce que la longueur de l'onde pulsatile est plus grande que celle du système artériel, il résulte que les artères battent toutes pendant la durée de la systole cardiaque, c'est-à-dire pendant le passage de l'ondée ventriculaire.

Le passage de chaque nouvelle ondée dans les artères s'accompagne nécessairement d'une augmentation de la capacité de ce système, augmentation qui s'efface par l'effet de l'écoulement du sang pendant le repos du cœur. L'augmentation de capacité de l'ensemble du système artériel de l'homme, sous l'influence de l'ondée ventriculaire, a évidemment son maximum vers la fin de ce passage. Etant donnée la valeur de l'ondée sanguine, 200 centimètres cubes il est facile de calculer la charge additionnelle de sang du système artériel qui en résulte. Ces 200 grammes de sang traversent les capillaires pendant la durée d'une révolution cardiaque, c'est-à-dire d'une systole ventriculaire à la suivante, soit une seconde par exemple. La circulation étant régulière, l'écoulement du sang dans les capillaires est parfaitement continu. Pendant le tiers de seconde que dure la systole ventriculaire, il passera donc par les capillaires 200 : 3 de sang, soit 70 centimètres cubes et 130 centimètres cubes pendant le repos du ventricule, c'est-à-dire pendant la période de la systole artérielle : 130 centimètres cubes représentent donc la charge additionnelle du système artériel par le sang, à chaque révolution cardiaque, ou autrement dit la dilatation des artères, destinée à remonter leur force élastique, qui, réagissant comme un ressort pendant le repos du ventricule, doit faire écouler 130 centimètres cubes de sang par les capillaires.

La charge additionnelle de sang qui distend les artères n'est pas uniformément répandue, comme cela résulte de l'aspect de la vague qui, grosse à l'origine des artères, va mourir à la périphérie. Etant donné l'aspect du cône arté

FIG. 143.

riel figuré en traits pleins, la surcharge additionnelle tendra à rendre ce cône cylindrique (ponctué du dessin) (fig. 143). L'arbre artériel passera ainsi alternativement par ces deux formes à chaque révolution du cœur.

Signes extérieurs des variations de la tension artérielle. — Les artères étant extensibles dans tous les sens, il est évident que le passage de l'onde pulsatile ou de pression doit s'accompagner de signes extérieurs manifestant plus ou moins bien la dilatation des vaisseaux. Ces signes sont l'allongement dans le sens de l'axe et la dilatation transversale, les changements de volume des organes, le pouls.

Les artères étant plus extensibles dans le sens longitudinal que dans le sens transversal, c'est surtout par l'allongement proprement dit que se manifeste la dilatation du vaisseau. Il a deux effets distincts suivant les conditions dans lesquelles se trouve l'artère : 1° il y a une *locomotion dans le sens de l'axe*, si le cours du sang éprouve un obstacle et si le vaisseau peut se déplacer; c'est le cas de l'artère principale ligaturée au moignon d'un membre amputé, qui sort des chairs à chaque systole; 2° dans le cas contraire, si le vaisseau est fixé à ses extrémités, apparaissent des inflexions latérales dont la tendance est d'atteindre le plus grand rayon possible ; c'est la locomotion artérielle par inflexions latérales.

C'est Poiseuille qui par une expérience très simple a donné la démonstration

FIG. 144. — Appareil de Poiseuille pour démontrer la dilatation des artères.

irréfutable de la dilatation des artères. L'appareil dont il s'est servi (fig. 144), consiste en une sorte de boîte allongée K K, qui, percée d'un trou à chaque extrémité et surmontée d'un tube capillaire gradué b, se démonte en deux parties, l'une supérieure, l'autre inférieure. L'on passe l'une au-dessous de l'artère découverte a a qu'on veut examiner, et l'on applique l'autre en manière de couvercle par-dessus le vaisseau qui de la sorte est emprisonné, et traverse l'appareil dans toute sa longueur. Celui-ci étant rempli de liquide et hermétiquement clos, il devient alors facile de constater qu'à chaque systole ventriculaire le liquide s'élève dans le tube capillaire, puis bientôt s'y abaisse, selon que l'artère, en se dilatant ou en se rétrécissant, chasse du réservoir une certaine quantité d'eau ou la laisse rentrer. L'augmentation de diamètre de l'artère est calculée d'après le degré d'ascension de l'eau dans le tube capillaire.

FIG. 145. — Appareil de Buisson, modifié par F. Franck, pour mesurer les changements de volume des organes, sous l'influence des variations de la tension artérielle.

Changements de volume des organes.

Nos organes, nos membres, étant très vasculaires, doivent présenter des changements de volume très marqués par suite des mouvements d'expansion et de resserrement des vaisseaux à chaque contraction et repos du cœur.

Piéga a mis en évidence ces mouvements alternatifs d'expansion et de retrait des organes, en plongeant un membre tout entier dans un appareil à déplacement, analogue à celui dont s'était servi Poiseuille pour déceler la dilatation des artères. Par suite de l'intensité des changements de volume dans ce cas, on comprend qu'il est facile de les enregistrer soit au moyen des manomètres, soit par le tambour à levier, comme on inscrit par exemple les variations de la tension des artères par le sphygmoscope (fig. 145).

Certains organes se prêtent tout naturellement à la réalisation de l'expérience de Piéga. Ainsi chez l'enfant le cerveau, organe très vasculaire entouré du liquide céphalo-rachidien et renfermé dans la boîte crânienne, manifestera ses changements de volume sous l'influence des variations de calibre de ses artères par le battement des fontanelles, soulevées d'une manière intermittente par le liquide sous-arachnoïdien; chez l'adulte, par les soulèvements alternatifs de la dure-mère, à la suite d'une trépanation.

Pouls. — C'est cette sensation de soulèvement brusque éprouvée par le doigt qui palpe une artère.

Le pouls n'a pas pour cause immédiate la dilatation des artères ou diastole artérielle, bien qu'il tienne à la même cause que cette dilatation, à savoir le passage de l'onde de transmission de l'impulsion cardiaque, mais il est le résultat des changements brusques qui surviennent à ce moment dans la pression ou tension artérielle. Non seulement il y a synchronisme parfait entre la sensation de soulèvement du doigt qui palpe une artère et l'ascension de la colonne mercurielle du manomètre adapté à ce même vaisseau, mais il y a unicité de cause pour chacun de ces deux soulèvements. Pour percevoir le changement de la tension artérielle, il faut que la pression du doigt se substitue à la force élastique de la paroi de l'artère en la déprimant, *qu'elle fasse équilibre à cette force élastique*, absolument comme la colonne mercurielle constante du manomètre fait équilibre à cette même force élastique artérielle; à chaque passage de l'onde de pression, l'équilibre est rompu et le doigt se trouve soulevé par le même mécanisme que la colonne de mercure dont l'élévation marque l'oscillation variable.

Il résulte de là que pour percevoir la sensation du pouls la condition essentielle, c'est que le vaisseau puisse être déprimé; il faut par conséquent qu'il repose sur un plan résistant. Telle est la raison qui fait que le pouls est si facile à percevoir dans les artères radiale, fémorale, temporale, pédieuse, qui reposent sur un plan osseux. Au contraire les chirurgiens le savent parfaitement bien, il est impossible de déceler, au milieu des parties molles, la présence de ces vaisseaux, par le toucher unilatéral.

Si le palper des artères renseigne sur les variations de la pression du sang à leur intérieur, on conçoit qu'un doigt très exercé et pourvu d'un tact très délicat puisse saisir des différences très légères dans les caractères du pouls. Mais, ainsi que nous l'avons déjà dit, les sens, quelque exercés qu'ils soient, ne peuvent jamais remplacer les appareils de mesure, surtout quand il s'agit de phénomènes aussi rapides que le pouls. C'est pourquoi on a dû songer à appliquer aux artères de l'homme un appareil qui sans mutilation traduisît la pression artérielle. Chacun a observé que lorsqu'on se tient assis, les jambes croisées l'une sur l'autre, la jambe supérieure est animée de mouvements isochrones aux battements du pouls. L'artère poplitée comprimée soulève à chaque passage de l'onde pulsatile la jambe dont le poids tend à l'aplatir ; le petit mouvement ainsi produit est augmenté par la longueur de la jambe agissant comme bras de levier et se traduit à l'extrémité du pied par une oscillation très apparente. C'est là le principe du *sphygmographe* (σφυγμος pouls).

Tous les *sphygmographes* sont basés sur l'action d'un poids ou d'un ressort, qui fait équilibre à la tension des parois de l'artère, et qui traduit extérieurement, en les amplifiant au moyen du levier, les mouvements des parois artérielles sous le passage de l'onde de pression.

L'idée première et la réalisation de l'idée du sphygmographe appartiennent à Vierordt (1855). Depuis nombre d'instruments du même genre ont été imaginés par les médecins et les physiologistes ; mais c'est Marey surtout qui a apporté dans leur construction les perfectionnements les plus importants, dont le résultat a été de faire de ces instruments des appareils de mesure des changements de la pression sanguine aux divers moments de la circulation du sang à l'intérieur des artères.

Le sphygmographe de Vierordt donnait une courbe dans laquelle la partie ascendante était semblable à la partie descendante et les extrémités aiguës. Cette forme régulière de la courbe tenait au peu de sensibilité de l'instrument dont la grande masse à mouvoir amenait par son inertie la déformation du tracé. Pour éviter cet inconvénient, Marey s'est servi d'un levier très léger, très mobile, pouvant traduire tous les mouvements qui lui sont communiqués sans les déformer par sa masse.

La figure théorique ci-jointe (146) donne une idée simple du *sphygmographe direct à ressort* de Marey : soit *a a* l'artère dont on veut explorer les batte-

FIG. 146. — Représentation théorique du sphygmographe à ressort.

ments ; un ressort R, fixé à une de ses extrémités par des vis, porte à l'extrémité libre une plaque arrondie qui déprime l'artère sur laquelle elle repose. Chaque fois que le pouls soulève le ressort, le mouvement se transmettra par l'intermédiaire de l'arête verticale rigide articulée au levier horizontal. Ce levier est mobile autour de o. Il oscillera donc dans un plan vertical et son extrémité libre munie d'une plume, tracera ses mouvements sur un cylindre tournant. Une autre disposition est la suivante (fig. 147) : le mouvement communiqué au ressort *r i* par l'artère est transmis par l'intermédiaire d'une vis verticale au pignon *g* engrené avec elle, et par suite au levier inscripteur.

Telle est réduite à son essence la construction du sphygmographe direct de Marey. Nous laissons de côté les dispositions pratiques qui permettent de fixer

FIG. 147. — Moyen de transmettre le mouvement du ressort du sphygmographe au levier.

l'appareil sur le bras et de régler la pression du ressort sur l'artère radiale, sur laquelle on l'applique, ainsi que les dispositions relatives aux rouages d'horlogerie, qui entraînent d'un mouvement uniforme la plaque enfumée qui reçoit

FIG. 148. — Sphygmographe direct.

le tracé. La figure 148 montre l'appareil en place pour l'inscription du pouls radial.

Le *sphygmographe à transmission* présente une autre disposition de l'appareil qui permet de transmettre le mouvement du pouls à distance. Le mouvement imprimé par l'artère au ressort R, au lieu d'être transmis à un levier, est transmis à la membrane de caoutchouc d'un tambour à transmission (fig. 149). Celui-ci est relié par un tube de caoutchouc avec un tambour inscripteur dont le levier trace sur le cylindre enfumé d'un polygraphe. L'avantage de cette disposition est de donner des tracés d'une longueur indéfinie.

L'inscription des mouvements du levier du sphygmographe adapté aux artères donne des tracés très variables suivant l'artère explorée, chaque vaisseau, même à l'état physiologique, ayant son pouls particulier. Il faut donc, pour la comparaison, adopter une artère, la *radiale*, à cause de la commodité de son exploration.

Dans l'étude des formes du pouls qui va suivre, nous ne parlerons pas des classifications de l'ancienne médecine: pouls *grand et petit, large et étroit, dur et mou, vite et lent*, etc., etc. Le pouls ayant une origine physique, et les variations de son tracé ayant pour cause les variations de la pression du sang dans l'artère, c'est donc à l'interprétation de ces variations intérieures qu'il faudra s'attacher dans l'étude des diverses formes de pouls.

Tout tracé sphygmographique offre à l'œil une série de courbes qui se

FIG. 149. — Sphygmographe à transmission.

succèdent avec plus ou moins de régularité, et dont chacune correspond à un battement du cœur. Ces courbes sont les *pulsations*. Chaque pulsation offre à considérer une période d'ascension, un sommet, une période de descente. L'ensemble des courbes ou pulsations d'un tracé forme une figure située en général sur une ligne sensiblement horizontale ; c'est *la ligne d'ensemble du tracé des pulsations*. La ligne d'ensemble qui joint les sommets des pulsations correspond aux maxima de la tension artérielle, mais sa position ne saurait, comme pour la ligne d'ensemble du tracé de la tension artérielle au moyen des manomètres, donner une indication sur la pression réelle du sang, puisqu'elle manque de ligne de zéro. Mais la ligne d'ensemble du tracé fait connaître très exactement les variations de la pression artérielle, et si par exemple une influence d'origine nerveuse vient à élever ou à abaisser la pression du sang dans l'artère, on verra la ligne d'ensemble s'élever ou s'abaisser semblablement.

Ainsi, la compression des artères fémorales qui, par l'obstacle qu'elle oppose au cours du sang, élève la pression dans toutes les autres artères, se manifestera par une élévation de la ligne du tracé. La figure 147 montre l'augmentation de pression du tracé du pouls radial gauche qui suit l'élévation du bras droit.

Pour la même raison que plus haut, la ligne d'ensemble des minima de pression, si elle n'indique rien quant à la valeur absolue de ces minima, elle fournit du moins des renseignements relatifs importants.

Dicrotisme. — Le *dicrotisme* constitue une forme presque constante de la pulsation artérielle, pendant sa période de descente, que l'on retrouve sur presque tous les tracés (fig. 150). Quelquefois l'intensité du rebondissement est telle

FIG. 150. — Élévation de la ligne d'ensemble du tracé du pouls radial gauche qui suit l'élévation du bras droit.

que celui-ci peut être perçu par le doigt qui palpe l'artère (dans les maladies à formes dites typhoïdes). Le rebondissement ou dicrotisme du pouls est absolument certain, et il ne peut être attribué à l'imperfection des appareils sphygmographiques, puisqu'il se trouve marqué dans les tracés hématographiques de Landois recueillis sur une feuille de papier qui se déplace au devant du jet du sang d'une artère coupée (fig. 151). Du reste les médecins avaient reconnu depuis longtemps que le cœur ne se contracte qu'une fois pour les deux battements consécutifs du pouls dicrote.

Quand on ausculte le cœur en même temps qu'on observe le rebondissement du levier du sphygmographe, on constate que le second soulèvement a lieu dans la période de diastole générale du cœur, et d'autant plus près du début de cette période, qu'on l'observe sur une artère plus rapprochée du cœur, c'est-à-dire qu'il tend de plus en plus à coïncider avec le second bruit du cœur. On s'accorde généralement aujourd'hui à considérer le soulèvement du pouls dicrote, comme le résultat du passage de l'onde de fermeture des valvules sigmoïdes de l'aorte. Lorsque le ventricule vient de pousser son ondée dans l'aorte, la pression considérable qui régnait dans son intérieur cesse tout d'un coup. L'ondée, projetée avec vitesse dans l'aorte, fait en quelque sorte

FIG. 151. — Tracé hématographique de la tibiale postérieure du chien (Landois).

P, pulsation; — R, rebondissement dicrote.

le vide derrière elle; il y a donc aspiration par le ventricule sur le sang des veines (voir page 378) et sur le sang de l'aorte. Le sang de ce vaisseau en vertu de la forte pression à laquelle il est soumis, et par suite de cet appel, reflue avec violence en s'engouffrant dans les sigmoïdes, qui se referment et arrêtent brusquement le retour du sang dans la cavité ventriculaire. De cet arrêt brusque du mouvement de recul du sang, résulte un choc du liquide contre les valvules, choc qui s'y réfléchit et devient l'origine d'une deuxième onde pulsatile à direction périphérique. Cette onde secondaire positive, moins développée que la première, suit la même marche et se propage avec une vitesse analogue. Pour les mêmes raisons que nous avons dites à propos de l'onde primaire, l'onde secondaire s'épuise à mesure qu'elle s'approche de la périphérie, et devient d'autant plus faible qu'on la recherche dans des artères plus éloignées du cœur. Cette onde secondaire peut être suivie d'ondes tertiaires plus petites.

Le dicrotisme du pouls étant produit par l'onde de fermeture des valvules sigmoïdes, ce phénomène est d'autant plus important à préciser sur les tracés de la pulsation, qu'il indique le moment intermédiaire aux phases systolique et diastolique du cœur. Il résulte de là que le pouls radial, et c'est le cas du type le plus fréquent de ce pouls, marque par une inclinaison descendante de sa courbe la partie terminale de la phase systolique cardiaque. Ce partage du tracé par le soulèvement dicrote en deux moitiés correspondantes aux deux phases de ventricule est importante à constater, et permet de reconnaître certaines ondes systoliques, qu'il ne faudrait pas confondre avec le soulèvement dicrote.

Le dicrotisme du pouls est d'autant plus marqué que la pénétration de l'ondée ventriculaire est plus brusque, par conséquent que le volume de cette ondée est plus petit et la pression artérielle plus faible. L'élasticité artérielle qui favorise la pénétration de l'ondée, favorise donc également la formation des ondes primaire et secondaire. Inversement au contraire l'état athéromateux des artères ne laissera pas le dicrotisme se produire.

En Allemagne, Landois a décrit une forme de dicrotisme assez curieuse, qu'on observe fréquemment dans la fièvre typhoïde ; elle consiste en ce que le deuxième rebondissement du pouls semble s'élever plus haut que le premier. C'est là une illusion et le nom d'*anacrote* qui a été donné à cette forme du pouls n'a pas lieu d'être conservé. Dans cette forme représentée figure 152, la

Fig. 152. — Pouls dicrote dans lequel la seconde pulsation n'a pas le temps de se produire avant l'arrivée d'une nouvelle systole du cœur.

première pulsation ou première onde se produit à l'instant 1, la deuxième à l'instant 2, et c'est par suite de la fréquence trop grande des pulsations du cœur que la chute qui suivrait l'ondulation 2 n'a pas le temps de se produire, ce qui fait que la première dépression est plus profonde que la seconde.

Polycrotisme. — Certaines formes du pouls présentent des rebondissements nombreux qui suivent l'ondulation dicrote. On attribue au polycrotisme une origine analogue à celle attribuée plus haut au pouls dicrote. On observe ces formes du pouls presque dans tous les cas où les battements du cœur sont très ralentis : ainsi dans la convalescence des maladies fébriles (fig. 153). Le pouls

FIG. 153. — Pouls rare à rebondissements multiples.

polycrote peut donc être considéré comme un signe favorable qu annonce parfois d'une manière précoce la fin des maladies. L'empoisonnement chronique par les sels de plomb donne également au pouls des caractères particuliers comme le montre la figure 154.

FIG. 154. — Pouls dans l'empoisonnement plombique.

Les rebondissements du pouls s'observent quelquefois dans la phase d'ascension de la courbe, qui s'élève alors en deux temps. C'est le signe que l'ondée ventriculaire pénètre dans l'aorte d'une manière saccadée, brusquement d'abord, puis d'un mouvement ralenti par suite des résistances que le cœur éprouve pour achever sa systole. Ce type est normal pour le pouls aortique des grands animaux. Il s'observe chez l'homme dans certains cas d'altération

FIG. 155. — Pouls sénile rare à phase ascendante saccadée.

sénile des artères (fig. 155). Chez le cheval (fig. 142), dans le tracé des pulsations aortique et carotidienne, l'ascension en deux temps de la courbe est très marquée ; elle manque à la fémorale. Voici ce qui se passe : lorsque le ventricule se contracte, l'ondée sanguine est soumise à une pression croissante qui devient tout d'un coup supérieure à la pression du sang dans l'aorte ; il en résulte une sorte de choc, qui ouvre tout d'un coup les sigmoïdes de l'aorte, et c'est l'occasion de la première onde pulsatile, marquée sur tous les tracés artériels et sur celui de l'aorte, en coïncidence exacte avec le crochet de la courbe ventriculaire correspondant à l'ouverture des sigmoïdes ; puis le ventricule proportionne

son énergie à la résistance à vaincre, et envoie son ondée dans l'aorte ; le passage de celle-ci se trouve marqué par la deuxième saccade de l'ascension de
la courbe de la pulsation aortique et carotidienne, tandis que la pulsation
fémorale la marque par l'ondulation de sa ligne de descente, qui précède le
rebondissement dicrote de fermeture des sigmoïdes. La pénétration de l'ondée
dans l'aorte, qui suit le choc systolique dont l'onde pulsatile est le résultat, est
en général marquée sur le tracé du pouls radial par l'ondulation de la ligne
de descente, qui précède le dicrotisme.

Vitesse du sang dans les artères.

Lorsqu'on fait une ouverture aux parois d'une artère, on voit le sang s'élan-
cer au dehors sous forme d'un jet animé d'une grande vitesse. Cette observation a induit longtemps les physiologistes en erreur, et a fait croire que le
sang dans les vaisseaux se mouvait avec cette même rapidité. Ainsi Hales crut
pouvoir déduire la vitesse du sang dans les artères, de la hauteur à laquelle

FIG. 156. — Hémodromomètre de Volkmann.

ce fluide s'élevait dans son manomètre : cette vitesse était égale à celle d'une
molécule liquide qui tomberait d'une hauteur pareille à celle de la colonne
sanguine dans le manomètre. Hales obtint ainsi une valeur beaucoup trop

grande, car il ne tenait pas compte des résistances que le sang rencontre dans les vaisseaux, et nous savons que ces résistances qui sont proportionnelles à la pression du sang diminuent au contraire d'autant sa vitesse.

La vitesse de propagation de l'onde pulsatile ne doit pas non plus être confondue avec la vitesse du sang dans les artères, qui, ainsi que nous allons le voir, est plus de vingt fois moins considérable que la première.

Instruments employés. — C'est Volkmann qui construisit le premier instrument destiné à mesurer la vitesse du sang dans les artères. L'*hémodromomètre* de ce physiologiste se compose d'un tube de verre recourbé en U et rempli d'eau. Chacune de ses branches est munie d'un robinet à son extrémité. L'une des branches est adaptée au bout central d'une artère divisée, et l'autre au bout périphérique. Les robinets *solidaires* se tournent et se ferment à la fois. Lorsqu'ils sont tournés comme dans la figure 156 C, le sang passe à travers les deux robinets, sans parcourir le tube en U, et les choses se passent comme si la continuité de l'artère n'était pas interrompue. A l'instant où les robinets sont tournés en sens inverse (fig. 156 B), la communication directe entre les deux bouts de l'artère est interrompue, et le sang est obligé de traverser le tube en U suivant le sens indiqué par les flèches, en chassant du côté de la périphérie l'eau dont ce tube avait été rempli. Après un certain nombre de secondes, on ferme les robinets, et de la longueur de la portion du tube où le sang s'est substitué à l'eau, on déduit la vitesse du sang dans l'artère considérée.

Volkmann trouva comme expression de la vitesse, pour une seconde, les chiffres suivants :

Chez le chien, dans l'artère carotide. . .	273 millimètres.
Chez le chien, dans l'artère carotide. . .	357 —
Chez le cheval, dans l'artère carotide. . .	254 —
Chez le cheval, dans l'artère métatarsienne.	56 —

Jolyet emploie, comme appareil de démonstration de la vitesse, des tubes de verre bien calibrés recourbés en cercle comme le montre la figure 157.

FIG. 157. — Hémodromomètre de Jolyet.

On choisit un tube d'un calibre en rapport avec celui de l'artère expérimentée et on le remplit de sérum sanguin. Les extrémités de ce tube sont adaptées comme ci-dessus, aux bouts central et périphérique de l'artère coupée. On laisse une pince à pression appliquée sur le bout central du vaisseau. Pour le reste, on procède comme dans la mesure précédente; en ouvrant la serre-fine et la refermant après quelques secondes, on déplace une certaine longueur du sérum, qui se trouve remplacée par le sang dans le tube. Du trajet ainsi parcouru par le sang pendant un temps donné, on déduit la vitesse qui marche dans le vaisseau. On peut armer la serre-fine d'un signal automatique qui que sur le cylindre tournant les deux instants du passage et de l'interruption du cours du sang dans le tube et fait connaître exactement la durée de ce passage. L'absence de changements brusques de direction du courant sanguin dans cet appareil le rend moins défectueux que le précédent. Toutefois, il conserve comme tous les appareils du même genre l'inconvénient d'augmenter les résistances au passage du sang dans l'artère : cette augmentation des résistances provient de l'interposition, sur le trajet du vaisseau, du tube de l'appareil, et de la colonne inerte du liquide qui le remplit. Telle est la cause qui fausse plus ou moins les résultats fournis par les hémodromomètres à déplacements.

Le *stromurh*, ou compteur de Ludwig et Dogiel (fig. 158), *mesure le débit du vaisseau* sur lequel on l'intercale. Le stromurh n'est en réalité que le tube

FIG. 158. — Appareil de Ludwig et Dogiel pour mesurer la vitesse du sang. (Stromurh à renversement des boules.)

en U de l'appareil de Volkmann dont les branches sont renflées chacune en forme d'ampoules ovoïdes de *même capacité*. Supérieurement les extrémités du tube sont reliées aux deux bouts d'une artère coupée, par l'intermédiaire d'ajutages de *calibres déterminés*, en rapport avec la surface de section du vaisseau. L'ampoule située du côté du cœur étant pleine d'huile et l'autre de sang défibriné, le sang artériel, en pénétrant dans l'appareil, déplacera l'huile de bas en haut, sans s'y mêler, et la fera passer dans la seconde ampoule dont le contenu pénétrera à mesure dans l'appareil circulatoire par le bout périphérique de l'artère. La capacité des ampoules étant connue, il est facile, d'après le temps que met l'ampoule d'huile à se vider dans l'autre, de calculer la quantité de sang qui traverse l'artère pendant l'unité de temps, et par suite la vitesse en divisant cette quantité par l'aire du vaisseau donnée par l'ajutage qu'on y a introduit. Mais là où l'appareil de Ludwig réalise un véritable perfectionnement sur celui de Volkmann, c'est dans un mécanisme simple qui permet de replacer les boules dans les positions respectives qu'elles avaient au début de l'expérience et par conséquent de recommencer indéfiniment la manœuvre de la mesure. Pour cela, les boules H et S sont fixées par une tubulure métallique à un disque *r*, perforé au-dessous de chacune d'elles; ce disque platine repose sur une deuxième platine métallique également perforée, et dont les orifices correspondent supérieurement à ceux de la platine qui porte les boules, et inférieurement aux ajutages E E' adaptés à chacun des bouts de l'artère sectionnée. Comme la platine qui porte les boules peut pivoter autour d'un axe vertical sur la platine qui porte les canules, on comprend qu'il soit possible, en faisant exécuter une demi-rotation à la portion supérieure mobile, de changer tout d'un coup, et à volonté, la concordance des orifices des platines et par suite le sens du courant dans les boules, en retournant ainsi l'instrument chaque fois que l'huile a passé de l'ampoule d'amont en celle d'aval. En répétant un certain nombre de fois cette manœuvre, on pourra savoir, d'après le nombre des renversements effectués en un temps donné, quelle est la quantité de sang qui a traversé l'appareil, et par suite connaître la vitesse ainsi que nous l'avons dit. On peut enfin adapter à l'appareil un signal qui marque l'instant précis de chacun des renversements. On évite ainsi des causes d'erreur, et on apprécie avec plus de précision la vitesse aux divers moments d'une expérience.

Les résultats importants obtenus au moyen de l'appareil de Ludwig seront indiqués à mesure que nous étudierons les influences diverses qui modifient la vitesse du sang dans les artères.

Le stromurh excelle pour les expériences de longue durée, pour déterminer la vitesse moyenne du sang dans une artère donnée, abstraction faite des variations incessantes et rapides causées par l'action intermittente du cœur. Pour obtenir ces indications, il faut recourir à la méthode inaugurée par Vierordt et poursuivie par Chauveau, et dans laquelle la force du courant sanguin est employée à imprimer une déviation plus ou moins étendue à un style inscripteur.

L'*hémotachomètre* de Vierordt est basé sur le principe du pendule hydrostatique dont les ingénieurs se servent pour mesurer la vitesse des cours d'eau. Pour rendre le principe applicable aux artères, l'appareil (fig. 159) est formé d'une caisse quadrilatère étroite, comprise entre deux lames de verre, et mise en communication par deux orifices *a* et *b* avec les bouts d'une artère coupée. La caisse est remplie d'eau ou de sérum, et porte, fixé par un axe de rotation à sa paroi supérieure, un pendule dont l'extrémité libre, terminée en boule, se trouve sur le trajet du courant sanguin : le pendule oscille dans le sens du courant, en décrivant en arc d'autant plus étendu que le courant sera lui-même plus rapide. Une pointe d'argent fixée au pendule, et appliquée constamment à la paroi de verre, indique à chaque moment sur un cadran gravé sur cette paroi du verre la déviation pendulaire. Pour faire de son tachomètre un appareil enregistreur, Vierordt prolonge la tige du pendule sous forme d'aiguille qui va tracer ses oscillations sur le cylindre tournant, en donnant une courbe assez analogue à la courbe de pression du sang obtenue avec le kymographion de Ludwig. La vitesse moyenne est obtenue d'une façon analogue à celle de la tension moyenne. (Voir p. 416.) La vitesse que Vierordt assigne ainsi au cours du sang dans la carotide chez le chien est de 261 millimètres par seconde, chiffre assez rapproché de ceux obtenus par Volkmann.

Chauveau a construit, sur le même principe, un appareil plus parfait et plus sensible qu'il nomma hémodromomètre ou hémodromographe, suivant que l'aiguille marque sur un cadran les variations de la vitesse, ou qu'elle inscrit ces mêmes variations sur le cylindre tournant. Il consiste (fig. 160) en un tube de cuivre présentant dans son milieu une ouverture fermée par une membrane de caoutchouc. Une aiguille plate et mince traverse cette membrane, faisant saillie dans le courant sanguin lorsque le tube est intercalé sur le trajet d'une artère. L'extrémité libre de l'aiguille se meut sur un cadran divisé, accusant en sens inverse les déviations de la partie placée dans le courant. On peut inscrire ces déviations sur le cylindre. Chauveau a fait subir à son inscripteur des vitesses, des modifications destinées à transmettre à distance à un tambour à levier ordinaire, les indications des changements

FIG. 159. — Tachomètre de Vierordt.

FIG. 160. — Ensemble de l'hémodromomètre de Chauveau.

de la vitesse du sang. Lortet y a ajouté un sphygmoscope, qui permet d'inscrire en même temps la pression (fig. 161).

De même que le sphygmographe n'indique pas les valeurs réelles des variations de la tension du sang dans les artères, de même l'hémodromographe ne fournit que les indications relatives des changements de cette vitesse au-dessus et au-dessous d'une vitesse nulle. Dans les graphiques obtenus, la vitesse centrifuge ou centripète est donc proportionnelle à la hauteur à laquelle la courbe s'élève ou s'abaisse par rapport à la ligne de zéro. Si l'on voulait connaître la valeur absolue de la vitesse et de ses variations, il faudrait graduer l'instrument, en faisant passer à son intérieur un courant de liquide dont on réglerait l'écoulement jusqu'à ce que la déviation de l'aiguille fût semblable à celle du graphique, lorsque l'instrument était adapté à l'artère ; en évaluant alors le débit du liquide et en tenant compte du calibre de l'artère, on obtiendrait la vitesse du sang dans le vaisseau au moment où elle imprimait à l'aiguille une déviation semblable.

Résultats obtenus. — Les principaux résultats qui découlent des expériences

FIG. 161. — Hémodromographe de Chauveau et Lortet.

H, Tube qui traverse le courant sanguin ; — *p*, Aiguille qui marque sur un papier sans fin les oscillations du courant ; — *S*, Sphygmoscope avec *T* son tambour enregistreur.

faites sur la vitesse du cours du sang dans les artères, et qui confirment la théorie, sont les suivants :

La vitesse présente comme la pression du sang un élément constant et un élément variable, c'est-à-dire que le courant sanguin dans les artères est rémittent, ou continu avec renforcements.

Nous connaissons déjà (voir *Cônes à bases capillaires*) l'influence que l'élargissement progressif des voies artérielles exerce sur la rapidité du cours du sang aux différents points de son parcours. Cette notion de la décroissance de la vitesse du sang dans les artères à mesure qu'on s'éloigne du cœur, est le résultat de la solidarité nécessaire qui réunit les diverses tranches liquides qui cheminent à la suite les unes des autres, et qui fait que les diverses sections théoriques de l'arbre artériel doivent laisser passer la même quantité de sang entre deux systoles cardiaques. Il est évident, dès lors, que les molécules sanguines chemineront avec une vitesse plus ou moins grande, selon qu'elles traverseront des voies larges ou rétrécies. L'expérience sur ce point a confirmé la théorie et montré que la vitesse très grande dans l'aorte et ses branches d'origine, diminue progressivement dans les artères de deuxième, troisième ordre, etc., c'est-à-dire dans des artères correspondant aux sections de plus en plus élargies de l'arbre artériel. C'est ainsi que Volkmann peut évaluer la vitesse du sang chez le cheval, à :

> 400ᵐᵐ dans l'aorte
> 300 — dans la carotide
> 165 — dans la maxillaire
> 56 — dans la métatarsienne.

Variations de la vitesse du sang. — La vitesse du sang dans les artères est soumise aux lois générales de l'hydraulique, et réglée par deux influences antagonistes, la force du cœur qui pousse le sang, et les résistances périphériques qui le retiennent. Elle dépendra donc dans son ensemble des différences de pression qui existent aux deux extrémités de l'arbre artériel et dans chaque artère en particulier, de la même différence de pression aux deux endroits voisins.

On peut s'attendre, d'après cela, à trouver des variations plus ou moins considérables de la vitesse du sang aux divers points du parcours artériel, selon les phases systolique ou diastolique de la révolution cardiaque. La propagation de l'ondulation du pouls, successivement aux divers segments des artères y produira donc, d'après ce qui a été dit plus haut, une accélération du mouvement du sang d'autant plus marquée, qu'elle aura lieu dans des artères plus grosses et plus rapprochées du cœur. Du côté de la périphérie,

Fig. 162. — Tracés simultanés de la vitesse du sang V et de la pression P, recueillis simultanément. Des repères servent à déterminer le synchronisme des différents éléments de ces courbes.

au contraire, par suite de l'affaiblissement progressif de l'onde de pression, l'accélération systolique diminuera de plus en plus, et, dans les dernières ramifications artérielles, la vitesse sera à peu près uniforme. De là cette distinction dans la vitesse du sang comme dans la pression, d'un élément constant et d'un élément variable, que les tracés obtenus au moyen de l'hémodromographe, mettent bien en évidence.

La vitesse du sang est indépendante de la pression absolue du sang ou pression moyenne. Elle ne dépend uniquement que des différences de pression à l'amont et à l'aval du point exploré. Il sera donc toujours facile, étant connues les causes de la variation de la pression du sang dans les artères, d'en déduire les variations concomitantes de la vitesse. Cette étude sera faite à mesure que nous étudierons l'influence du système nerveux sur le cœur et les vaisseaux.

III. — PHÉNOMÈNES DE LA CIRCULATION DU SANG

DANS LES VAISSEAUX CAPILLAIRES

Dispositions anatomiques des réseaux capillaires.

Examen microscopique de la circulation capillaire. { Couche adhésive du plasma. Diapédèse.

Cause du mouvement du sang dans les capillaires. { Pression } du sang. { Vitesse }

Structure et disposition des capillaires. — On entend par circulation capillaire, le mouvement du sang dans les vaisseaux intermédiaires aux artères et aux veines. Toutefois, il faut reconnaître que la délimitation exacte du système capillaire est très difficile, et qu'il est à peu près impossible de dire où s'arrêtent les petites artérioles et où commencent les veinules. Quoi qu'il en soit, nous considérons comme capillaires les vaisseaux constitués par des tubes endothéliaux reposant peut-être sur une couche membraneuse qui serait le rudiment de la lame élastique interne des artères. C'est dire que si les capillaires sont des tuyaux élastiques, ils ne possèdent pas de contractilité proprement dite comme les artères.

Les capillaires forment dans le parenchyme des organes, des réseaux plus ou moins riches, et dont la configuration, subordonnée d'ailleurs à la forme des éléments de l'organe, est en rapport avec leur fonction propre. C'est ainsi par exemple, que les réseaux capillaires des poumons, très riches par suite de l'importance des échanges gazeux qui s'y passent, font saillie dans l'intérieur des alvéoles lorsqu'ils sont remplis par le sang de façon à augmenter le contact de la surface sanguine avec l'air des alvéoles, et par suite favoriser l'hématose.

D'une manière générale, la richesse propre du réseau capillaire d'un organe est en rapport avec l'activité fonctionnelle de cet organe, et le rôle physiologique spécial du sang. C'est pourquoi le poumon, les glandes en général ont des réseaux très développés. Les systèmes nerveux et musculaire qui, pour fonctionner, ont besoin d'une excitation incessante du sang, ont pareillement des réseaux capillaires riches. Cette richesse est plus grande dans les parties du système nerveux qui possèdent des cellules (substance grise) que dans les parties blanches formées de tubes, dans les fibres musculaires striées que dans les fibres musculaires lisses.

Observation directe de la circulation capillaire chez l'animal vivant. — Couche immobile ou adhésive. — Pour bien juger des réseaux capillaires des organes, et de la manière dont la circulation s'y exécute, il faut examiner soi-même au microscope cette circulation dans les parties transparentes des animaux vivants.

C'est en 1661 que Malpighi, examinant ainsi le poumon et le mésentère d' la grenouille, put voir le premier le magnifique spectacle de la circulation du sang. Lorsqu'on examine à un grossissement de 100 diamètres environ, et avec les précautions nécessaires, sur la grenouille vivante, et immobilisée par le curare, la circulation dans le poumon, la langue, ou le mésentère, le cours du sang en général est tellement rapide, que l'on ne peut distinguer tout d'abord les globules; mais seulement le sens du mouvement du sang. On reconnaît facilement les divers vaisseaux, par ce fait que dans les artères le courant sanguin s'éloignant du cœur va des grosses branches vers les petites, et qu'il présente des renforcements de vitesse à chacune des impulsions cardiaques; dans les veines au contraire, et dans les capillaires, le courant sanguin continu et parfaitement régulier se fait des vaisseaux aux branches et aux troncs plus volumineux.

Si on porte son attention sur les dernières artérioles et mieux encore sur les capillaires de grand et de moyen calibre, un fait déjà signalé par Malpighi et Hales frappe tout d'abord l'attention : c'est que les globules qu'on commence à distinguer, mus dans un liquide incolore, le plasma, ont des vitesses différentes; ceux qui sont près de l'axe du vaisseau marchent avec une rapidité beaucoup plus grande que ceux qui se rapprochent de la paroi vasculaire. C'est un phénomène identique à celui qui a lieu dans les canaux et les rivières où la vitesse du courant décroît de l'axe vers les bords, et qui tient à l'adhérence du liquide aux parois du conduit et à celle que des couches excentriques de liquide éprouvent les unes par rapport aux autres. Il était important de le connaître puisqu'il nous renseigne sur la véritable nature des résistances que le sang éprouve dans les vaisseaux. Dans ces conduits, la couche de liquide qui en mouille la paroi interne peut être, avec Poiseuille, considérée comme adhérente à cette paroi, et par conséquent immobile (couche immobile du sérum ou adhésive); sur cette couche extérieure en glisse une autre plus mobile, puis d'autres dont la vitesse est d'autant plus grande qu'elles se rapprochent davantage de l'axe du vaisseau. L'existence d'une couche liquide extérieure dépourvue de globules semble expliquée par cette observation ancienne que l'on ne peut distinguer dans le sang en mouvement aucun globule, mais que ce liquide forme au milieu du vaisseau une colonne sombre, séparée de la paroi par un liseré plus clair correspondant précisément à la couche immobile du sérum, dans laquelle les globules ne pourraient pénétrer en raison de la vitesse dont ils sont animés. Il suffit en effet d'arrêter ou de ralentir seulement le cours du sang pour voir disparaître l'espace transparent et les globules rouges se répandre sur toute la largeur du vaisseau.

La couche extérieure transparente offre une épaisseur qui varie avec la vitesse du mouvement circulatoire; elle augmente d'une manière graduelle avec la vitesse du courant et diminue au contraire très sensiblement lorsque cette vitesse est très ralentie jusqu'à disparaître avec l'arrêt du sang.

La figure 163 représente, d'après Poiseuille, l'aspect des deux parties centrale et périphérique du sang dans le vaisseau. Dans la branche de la bifurcation artérielle comprimée en c par un morceau de platine, les zones transparentes périphériques ont disparu par suite de l'arrêt du sang qui a amené la répartition uniforme des hématies dans tout le vaisseau, et leur contact avec la paroi interne.

Quand la circulation n'est pas trop rapide pour permettre de distinguer vaguement les leucocytes des hématies, on reconnaît que ces globules, lorsqu'ils sont dans le centre du courant, cheminent avec une même vitesse, mais qu'il n'en est plus de même lorsqu'ils sont rejetés du côté de la paroi. On voit le globule rouge qui a pénétré ainsi dans la couche adhésive ralentir son mouvement, s'arrêter même un instant, puis rouler le long de la paroi et rentrer bientôt dans le torrent. Lorsque le globule blanc arrive au voisinage de la paroi vasculaire, au lieu de glisser sur cette paroi comme l'hématie, il y *adhère*, en vertu de propriétés spéciales, il résiste à la force des couches

FIG. 163. — Aspect de la circulation capillaire au microscope (Poiseuille).

mobiles du courant qui tend à l'entraîner en le roulant le long de la paroi. Cette adhérence des leucocytes à la paroi explique le nombre plus grand de ces globules qu'on remarque dans la couche adhésive, en rendant, pour ainsi dire, la face interne des vaisseaux rugueuse ; elle a pour résultat d'augmenter les résistances à l'écoulement du sang dans les petits vaisseaux.

Le microscope démontre encore une autre sorte de résistance au mouvement du sang dans les petits vaisseaux, c'est celle qu'on observe dans les capillaires de très petit calibre, où les hématies sont obligées de se déformer et de s'allonger pour les traverser, comme s'ils passaient dans des filières.

On remarque beaucoup d'autres faits qui avaient également frappé les anciens observateurs. Etant donné un réseau capillaire complet, la circulation offre, dans tel ou tel point, des différences très grandes, là un ralentissement ou même un arrêt succédant à une rapidité très grande, ailleurs même un changement inverse dans le trajet du liquide qui reprend un instant après son cours primitif. Ces phénomènes s'expliquent tout naturellement aujourd'hui par des accumulations locales de globules qui obstruent certaines voies, ainsi que par les dilatations ou les contractions des artères par influence nerveuse ; dans tous les cas, le sang coule toujours des points où la pression est forte vers ceux où elle est plus faible. Nous reviendrons sur ce sujet en étudiant la contractilité artérielle.

Diapédèse des globules blancs et rouges. — Les leucocytes subissent des changements de forme qui ne sont point passifs comme ceux des hématies, mais qui dépendent de propriétés sarcodiques particulières. (Voyez *Mouvements amiboïdes*.) L'excitabilité de ces éléments se manifeste lorsqu'ils touchent à la paroi vasculaire : ils adhèrent à la paroi par un point de leur surface, tandis que le reste de leur masse, sur lequel le courant a prise, se trouve refoulé à l'aval de la paroi. Quelquefois, la force du courant rompt l'adhérence et le globule est entraîné jusqu'à ce qu'il se fixe de nouveau plus loin, et ainsi de suite. Mais tous les leucocytes fixés à la paroi vasculaire ne rentrent pas ainsi dans la circulation ; la plupart d'entre eux,

dans les capillaires comme dans les veines, s'*insinuent* dans les tuniques vasculaires et finissent par les tra- verser pour s'engager dans les mail- les du tissu conjonctif dans une gaîne lymphatique, ou se mettre en liberté à la surface d'une séreuse. Dans une observation suivie, après quelques heures, lorsque la diapé- dèse est en pleine activité, il est pos- sible de voir des leucocytes aux dif- férentes phases du processus d'émi- gration (fig. 164). Parmi les cellules de la face interne des capillaires ou des veinules, certaines ont l'aspect *demi-sphérique* et si l'on continue l'observation de cette partie du globule saillant à l'intérieur du vaisseau, on

FIG. 164. — Cellules lymphatiques à divers états de migration à travers la paroi capil- laire du mésentère de la grenouille.

w, Paroi du vaisseau ; — *aa*, Couche adhésive de Poi- seuille ; — *rr*, Hématies ; — *ll*, Leucocytes cheminant le long de la paroi vasculaire ; — *cc*, Leucocytes à un premier stade de migration à travers cette paroi ; — *ff*, Leucocytes qui ont traversé la paroi.

voit qu'elle diminue peu à peu de volume jusqu'à ne plus être qu'un point brillant qui disparaît lui-même à son tour. Mais à mesure que la petite masse demi-sphérique disparaît à l'intérieur du vaisseau, on voit apparaître au dehors et augmenter à mesure dans la région correspondante une masse irrégulière, munie de prolongements variés qui se répandent à la surface vasculaire externe ou dans les mailles du tissu conjonctif voisin. A l'exemple de Conheim, on rend l'observation précédente beaucoup plus facile en faisant absorber des particules colorées (vermillon, carmin) par les cellules lymphatiques. Les globules blancs, en traversant la paroi vasculaire, laissent sur les plaques endothéliales des ouvertures ou stomates par lesquelles les globules rouges peuvent s'engager et traverser à leur tour la paroi du vaisseau. Dans d'autres cas, l'ouverture des capillaires dans laquelle s'est engagée une partie d'un globule se resserre sur cette partie en produisant un étranglement du globule, la partie libre dans le vaisseau, battue par le courant, est séparée et entraînée dans la circulation.

La diapédèse est un phénomène physiologique comme le démontre l'observation sans mutilation des capillaires (membrane interdigitale), mais ce phénomène est très exagéré dans l'inflammation et dans l'œdème.

Cause de la progression du sang dans les capillaires. — La cause du mouvement du sang dans les capillaires est la force impulsive du cœur; seulement cette force, sous l'influence de l'élasticité artérielle a perdu son caractère intermittent : autrement dit c'est la tension artérielle, c'est-à-dire la portion de la force cardiaque emmagasinée dans les artères, qui fait circuler le sang dans les capillaires. Cette transformation complète du mouvement est le résultat des résistances considérables que le sang éprouve dans son passage au travers des petits vaisseaux. Par conséquent toutes les causes qui diminueront les résistances en amont, augmenteront la pression dans les capillaires, et tendront à y propager l'impulsion cardiaque. C'est le cas du relâchement paralytique des petits vaisseaux. Le même résultat aura lieu par l'amoindrissement du retrait élastique des artères dû à l'affaiblissement des contractions du cœur (animal qui va mourir).

Pendant la première période de la vie embryonnaire, la propagation de l'ondulation du pouls dans les capillaires est normale (Spallanzani), de même chez les vieillards (Marey). Mais tandis que chez ces derniers, c'est par perte de l'élasticité artérielle sous l'influence de l'athérome que la transformation du mouvement ne s'effectue plus, pendant la première époque de la vie, c'est au contraire parce que l'élasticité artérielle n'est pas encore développée, et par suite la différence de pression du sang des artères aux veines. Nous connaissons la nature de résistances constantes au cours du sang; nous connaîtrons bientôt l'élément variable qui réside dans l'état de contraction ou de relâchement plus ou moins grand des artérioles. Cette constriction agit à la manière d'un rétrécissement apporté en un point du tube d'écoulement qui abaisse considérablement le niveau du liquide dans les piézomètres en aval, tandis que ceux d'amont s'élèvent.

On a cherché à mesurer la pression du sang dans les capillaires, en déterminant le degré de pression extérieure nécessaire pour arrêter la circulation périphérique dans une partie du corps (Kries), ou dans des membranes vasculaires placées sous le champ du microscope (Ch. Roy et Graham Brown). On a constaté ainsi que la pression arrête d'abord la circulation dans les plus petits capillaires et de là en remontant du côté des artères, c'est-à-dire que la pression varie selon le volume des vaisseaux. On a trouvé ainsi que pour la peau du doigt la pression dans les capillaires est de 37 millimètres de mercure, et que la circulation dans la membrane interdigitale est suspendue sous une colonne d'eau de 200 à 350 millimètres.

Vitesse. — Le système des vaisseaux capillaires représentant le point le plus élargi du cône vasculaire, la vitesse du sang dans ces vaisseaux doit être moindre que partout ailleurs.

D'après l'examen microscopique, et en tenant compte de l'amplification due au grossissement, on a assigné comme valeur réelle à cette vitesse : $0^{mm},57$ (Weber); $0^{mm},50$ (Valentin).

Ces chiffres s'appliquent au mouvement du sang dans les capillaires de fin calibre, dans lesquels le mouvement ralenti du sang permet de suivre des globules pendant un certain trajet. Dans les capillaires plus volumineux le torrent est trop rapide pour permettre une mesure. Si on considère que le calibre des petites artères est sujet à varier, que sous l'influence du système nerveux, les vaisseaux se resserrent ou se relâchent pour ainsi dire à chaque moment, on voit qu'il n'y a pas, à proprement parler, de vitesse définie dans le système capillaire, la circulation dans ces vaisseaux subissant toutes les influences des variations de la tension artérielle. Lorsque les artérioles se relâchent, la pression artérielle baisse dans les artères, et augmente dans les capillaires, tout en restant naturellement toujours inférieure à celle des premiers vaisseaux. C'est dans ces cas qu'on peut observer la propagation de l'ondulation du pouls jusque dans les capillaires et même au delà dans les veines (circulation capillaire dans les glandes en fonction). Le même fait a lieu lorsqu'un obstacle au cours du sang veineux vient augmenter la tension capillaire : dans ce cas le sang progresse d'une manière saccadée, mais sa vitesse est diminuée, et même le sang n'exécute plus que des oscillations sur place si l'obstacle est suffisant (ligature de la veine principale d'un membre).

Changements de volume des organes sous l'influence des variations de la circulation capillaire. — Les réseaux capillaires des organes sont tous plus ou moins développés. Certains le sont à un tel point qu'on peut dire que le parenchyme de l'organe est alors formé de vaisseaux. On conçoit que dans les cas de ce genre, un changement de calibre même léger des artères amènera des variations importantes dans les capillaires, et par suite un changement de volume notable de l'organe lui-même. C'est au moyen des appareils à déplacement (Mosso), qu'on peut apprécier ces variations de volume des organes sous ces influences, c'est-à-dire déceler les quantités plus ou moins grandes de sang qu'ils contiennent. Cette méthode de mesure de la circulation capillaire constitue la *pléthysmographie.*

IV. — PHÉNOMÈNES DE LA CIRCULATION DU SANG DANS LES VEINES

Direction et causes du courant sanguin dans les veines.
Dilatabilité et élasticité veineuses.
Causes adjuvantes de la circulation du sang dans les veines.
    A. Influence des mouvements musculaires et des valvules.
    B. Des mouvements respiratoires. Aspiration thoracique.
    C. Son renforcement inspiratoire.

Direction centripète du courant sanguin dans les veines. — L'examen au microscope de la circulation du sang dans le poumon ou le mésentère de la grenouille permet d'assister au retour du sang qui après avoir traversé les fins réseaux capillaires se rend par des branches convergentes dans les troncs de plus en plus gros, qui sont les racines du système veineux. C'est pour démontrer ce retour du sang au cœur, que Harvey, n'ayant pu voir directement le phénomène, avait accumulé tant de preuves démonstratives dont celle qui suit est convaincante ; si on fait refluer le sang d'une veine superficielle du dos de la main vers l'extrémité des doigts, et si on laisse la pression se continuer, la veine reste vide de sang ; mais sitôt la pression cessée, le sang se précipite de la périphérie vers le centre, en remplissant la veine.

La disposition des valvules des veines découverte par Fabrice d'Aquapendente tend également à prouver le cours centripète du sang dans ces vaisseaux. Ces valvules très nombreuses dans les vaisseaux de gros et de moyen calibre du tronc et des membres, absentes dans les veines porte et rénale, utérines et pulmonaires, rares dans les veines de la tête et du cou, se ferment toutes les fois que le sang tend à rétrograder du côté des capillaires.

Causes. — La cause du mouvement du sang dans les veines est l'impulsion cardiaque, qui, après avoir chassé le sang à travers les capillaires, préside encore sous le nom de *vis a tergo* au cours rétrograde de ce fluide du côté du cœur.

En poussant par les artères des injections de sang défibriné, et cela avec une force qui n'excédait pas celle du cœur, Hales vit le sang s'écouler par les veines, sans qu'on pût invoquer d'autre force que l'impulsion initiale. Cette expérience ancienne aurait dû suffire à montrer que la force du cœur n'est *pas épuisée au delà des artères*, et que le sang pour continuer son cours n'avait nul besoin d'une impulsion nouvelle qui lui aurait été communiquée par une action des vaisseaux capillaires jouant le rôle de cœurs périphériques (Bichat). Les expériences de Magendie ont montré l'inanité de cette opinion de Bichat et refuté un fait sur lequel il s'appuyait, à savoir que lorsqu'on comprime l'artère principale d'un membre après avoir fait une plaie de la veine qui ramène le sang, celui-ci continue de couler quelque temps encore, bien que l'action du cœur ne puisse plus se faire sentir ; Magendie démontre que c'est par suite du retrait élastique des artères qu'a lieu cet écoulement, et cette force de retrait n'est elle-même qu'une portion de l'action cardiaque emmagasinée dans les artères.

Toutefois à l'état ordinaire, un certain nombre de causes viennent en aide au cœur en favorisant d'une manière accessoire le retour du sang à cet organe, contre-balançant ainsi les obstacles que la pesanteur, les efforts musculaires, etc., opposent d'une manière permanente ou accidentelle à ce retour centripète du sang.

C'est à des influences *extérieures* que les veines empruntent le surcroît de force qui pousse le sang dans la direction que les valvules commandent. Ces forces adjuvantes sont : A, les contractions musculaires *qui rendent efficaces* le rôle des valvules veineuses ; B, les mouvements de la respiration. Ces causes n'ont d'ailleurs d'action que par le fait de la dilatabilité et de l'élasticité des veines, qui permettent des changements alternatifs dans la contenance des diverses portions du système veineux.

Dilatabilité et élasticité des veines. — La grande capacité et l'extrême dilatabilité des veines par rapport aux artères, font du système veineux un diverticulum ou réservoir qui se prête à loger des quantités très différentes de sang sans que la force élastique de ces vaisseaux s'accroisse jamais beaucoup. La dilatabilité veineuse n'est pas la même pour tout le système. Certains organes ne s'accommoderaient pas des compressions qui pourraient résulter de l'ampliation de ces vaisseaux par le sang. C'est la raison pour laquelle les veines de la dure-mère, les sinus craniens sont inextensibles et incompressibles.

Malgré leur grande extensibilté, les veines sont néanmoins très résistantes et peuvent supporter sans se rompre des pressions intérieures qui peuvent aller pour certaines d'entre elles jusqu'à 4 et 6 atmosphères, alors que les artères se rompraient sous un effort moindre.

Après avoir été distendues, les veines reviennent sur elles-même en vertu de leur élasticité, et pour que ces vaisseaux perdent cette propriété, il faut qu'ils aient été longtemps et fortement distendus. C'est ainsi que les veines des membres inférieurs, dilatées pendant la grossesse, reviennent sur elles-même après la parturition ; toutefois si les grossesses se renouvellent, la dilatation variqueuse peut devenir persistante.

Les veines sont également contractiles mais cette propriété sera étudiée plus loin avec la contractilité des vaisseaux en général.

Causes adjuvantes de la circulation veineuse : A. Contractions musculaires et rôle des valvules. — Un grand nombre de veines rampent dans les interstices musculaires et sont par suite comprimées toutes les fois que les muscles entrent en contraction. Sous cette influence la pression du sang augmente dans le vaisseau, mais le liquide ne peut refluer parce que les valvules veineuses se referment : le sang est donc obligé de progresser du côté du cœur. Lorsque la contraction musculaire a cessé, la tension sanguine baisse dans la veine plus ou moins vide ; celle-ci se laissera donc facilement remplir du sang de la périphérie soumis à une pression supérieure. Grâce aux alternatives de contraction et de repos des divers muscles, les tronçons successifs de veines se vident et se remplissent du sang de la périphérie ; ce sang, qui par suite de l'action des valvules dont ces vaisseaux sont pourvus, se trouve ainsi poussé toujours dans la même direction, au lieu de subir de simples oscillations sur place comme cela aurait lieu si les valvules étaient absentes. Cette influence musculaire permet de comprendre pourquoi dans l'opération de la saignée l'écoulement sanguin se trouve favorisé par les mouvements des doigts que le chirurgien fait exécuter au malade.

Une autre conséquence des valvules des veines, dans les membres inférieurs par exemple, c'est d'empêcher des pressions relativement considérables de s'exercer sur les radicules veineuses, comme celle qui serait représentée dans ce cas par une colonne sanguine de la hauteur du membre : une pareille pression gênerait considérablement le passage du sang au travers des voies capillaires. Mais pour que les valvules soutiennent la colonne sanguine il faut que celle-ci soit divisée, fragmentée. C'est ce qui a lieu sous l'influence des mouvements : les segments intervalvulaires des veines sont inégalement distendus par le sang, ce qui permet aux valvules de se fermer sous la charge de tronçons veineux remplis de sang, situés au-dessus d'elles. Si les veines étaient remplies de sang, comme cela aurait lieu dans le cas d'inertie complète des muscles, le rôle des valvules serait inefficace ; elles ne formeraient plus que des diaphragmes flottants dans une colonne liquide dont elles n'interrompraient pas la continuité. C'est la raison des varices qu'on observe chez les gens que leur profession oblige à se tenir debout sans marcher.

Un autre effet des valvules, c'est d'utiliser pour la circulation les influences de la pesanteur. C'est ce qui a lieu pour les veines superficielles du bras dans les mouvements alternatifs d'élévation et d'abaissement du membre : le bénéfice au profit de la circulation produit par l'élévation du bras n'est pas perdu dans le mouvement inverse par suite de la fermeture des valvules.

B. Influence des mouvements respiratoires sur la circulation veineuse. Aspiration thoracique.

— Valsalva avait déjà signalé qu'au moment des inspirations, le sang des veines jugulaires qui s'affaissent coule plus facilement du côté de la poitrine ; mais c'est Barry (1825) qui donne la démonstration et l'interprétation du fait, en faisant voir qu'une *aspiration* s'exerce sur les veines voisines du thorax et agit comme une force indépendante de la vis a tergo, pour ramener le sang du côté du cœur.

L'expérience classique de Barry consiste à introduire par la veine jugulaire à la base du cou, jusque dans la veine cave supérieure, chez le cheval, un tube de verre *recourbé en forme de siphon* et dont l'extrémité libre plonge dans un vase rempli d'eau : on voit le liquide *s'élever* dans le tube et couler rapidement vers le cœur, pendant l'inspiration, s'arrêter ou même refluer légèrement pendant l'expiration, de telle façon qu'en peu de temps tout le liquide est aspiré et le vase vidé. En répétant la même expérience pour la cavité pleurale et le péricarde, Barry constate également l'aspiration du liquide dans ces cavités ; d'où cette conclusion que « *les cavités des grandes veines thoraciques et toutes les cavités thoraciques* (cavité pleurale, médiastine, péricardique) *aspirent les liquides qu'on met en communication avec elles.*

Pour bien comprendre l'influence des mouvements respiratoires sur la circulation veineuse, il faut considérer que l'élasticité pulmonaire n'est jamais satisfaite sur le vivant, dans l'état d'intégrité des parois de la poitrine et des plèvres; que par conséquent l'aspiration thoracique qui en est la conséquence règne en tous temps dans la poitrine, en subissant périodiquement un renforcement pendant la phase inspiratoire ou de dilatation du thorax. C'est ce que montrent les mesures de Curson et de Donders : l'aspiration constante qui est de 6 à 8 millimètres de Hg. pendant l'expiration monte à 30 et 40 millimètres pendant l'inspiration. L'aspiration thoracique constante et le renforcement inspiratoire de cette aspiration ont sur la circulation veineuse des actions qu'on peut comparer respectivement à celles de l'élasticité artérielle et du cœur sur la circulation du sang dans les artères.

1. *L'aspiration thoracique constante diminue la masse du sang en mouvement dans les veines, et par suite les résistances au cours de ce fluide dans ces vaisseaux.* — Le poumon, organe élastique, tendant toujours à revenir sur lui-même, exerce une aspiration continue à la surface de tous les organes qui l'avoisinent : la voussure du diaphragme et l'écartement mécanique des parois des organes creux contenus dans le médiastin (péricarde, cœur et gros vaisseaux) ont fait connaître depuis longtemps cette action aspiratrice continue des poumons, dont les physiologistes ont donné plus tard la mesure. (Voir pour plus de détails, p. 388.) Sous cette influence une certaine masse de sang, toujours la même, pour un régime circulatoire régulièrement établi, se trouve donc renfermée dans les gros troncs veineux intra-thoraciques [1] et retenue dans ces vaisseaux par la pression atmosphérique comme l'eau dans un tube fermé par un bout et retourné; elle n'exercera par conséquent pas de pression sur le sang des veines de l'abdomen et des extrémités inférieures, ce qui n'aurait pas lieu si le vide pleural n'existait pas.

L'expérience suivante de Jolyet montre bien l'économie de sang et de travail du cœur apportée par l'aspiration thoracique constante dans la circulation de retour. Chez un chien à jeun immobilisé par le curare et respirant artificiellement au moyen du soufflet, la circulation s'exécute normalement, que l'animal soit placé horizontalement ou verticalement. Mais vient-on, dans cette dernière situation, à supprimer le vide pleural par une ouverture faite au thorax, immédiatement la pression artérielle tombe, et les oscillations cardiaques s'atténuent ou disparaissent complètement, comme l'indique le tracé carotidien fig. 165. La pression remonte, et les pulsations reprennent dès

[1] Pour bien se représenter l'état circulatoire indiqué, il faut supposer l'homme ou l'animal dans la station debout, et dans le repos expiratoire soutenu : dans ces conditions, chaque ondée ventriculaire, sanguine, prise dans les veines intra-thoraciques, y est aussitôt remplacée par une quantité égale de sang venu de la périphérie, et poussé par la seule *vis à tergo*.

que la station horizontale est rétablie. Ces effets de la suppression du vide pleural s'expliquent facilement, en remarquant que le sang, dans la position verticale n'étant plus retenu dans les vaisseaux intra-thoraciques, tombe par action de la pesanteur, dans les veines de l'abdomen et des membres qu'il distend. Le cœur alors ne trouvant plus à son voisinage dans les gros troncs veineux le sang nécessaire à sa réplétion se contracte à vide, d'où la chute rapide de la tension artérielle. Pour rétablir la circulation dans ce cas, il faut pour un chien de 12 à 15 kilogr. injecter dans les veines 250 à 300 grammes de sang (pour l'homme il faudrait environ 1 litre) nécessaire pour remplir les veines intra-thoraciques, et assurer la réplétion ventriculaire. Mais alors tout le système veineux est *distendu* et la circulation dans ces conditions s'exécute *sous une tension veineuse* supérieure à la tension normale (le vide pleural

FIG. 165. — Tracé carotidien montrant l'influence du vide pleural sur la réplétion ventriculaire suivant la station horizontale ou verticale.

existant) de *toute la hauteur d'une colonne sanguine égale à la distance qui sépare l'orifice aponévrotique du diaphragme, du vertex.* On voit de suite l'importance qu'il y a à ce que la circulation veineuse dans les conditions où le système circulatoire contient le moins de sang (à jeun) ne s'exécute pas sous une pareille tension et réplétion qui rendraient inefficace le rôle des valvules des veines, et exposeraient ces vaisseaux à une perte rapide de leur élasticité, favorisant ainsi la formation des varices.

Une autre considération à mettre en lumière est celle tirée du rôle du sang dans les diverses parties du système circulatoire, en particulier dans les veines. C'est dans les réseaux capillaires qu'il accomplit ses fonctions, mais la quantité de ce fluide qui distend le système artériel est nécessaire puisque c'est cette quantité accumulée qui fait circuler le sang. De même dans les gros troncs veineux intra-thoraciques, la masse sanguine, retenue par l'aspiration pleurale est nécessaire pour assurer en tous temps la réplétion ventriculaire. Dans tout le reste du système veineux au contraire le sang qui s'y trouve contenu y est en quelque sorte *immobilisé.* Cette portion des vaisseaux doit donc en contenir la moindre quantité possible, de façon à pouvoir se prêter, en vertu de son rôle de *diverticulum* ou de réservoir à loger les quantités de ce liquide surajoutées par le fonctionnement physiologique. Il est évident que si les veines étaient déjà distendues par le sang dans les conditions de réplétion minimum, elles ne pourraient, sans de graves inconvénients, recevoir encore le surcroît considérable résultant des *ingesta.*

II. *Le renforcement inspiratoire de l'aspiration thoracique constitue une force active, surajoutée à la vis a tergo pour opérer la circulation de retour.* — Accolé aux parois thoraciques, le tissu pulmonaire élastique est obligé d'en suivre tous les mouvements sans pouvoir jamais s'en écarter. A chaque mouvement d'ampliation de la poitrine, par le fait de la contraction des muscles inspirateurs, l'aspiration pleurale constante subit donc un renforcement rythmique, dont le résultat est l'agrandissement des cavités des organes intra-thoraciques. L'écartement mécanique des parois des troncs veineux thoraciques, en diminuant la pression sanguine à l'intérieur de ces vaisseaux, rompt l'état d'équilibre circulatoire indiqué plus haut en opérant un appel, une succion du sang contenu dans les veines extra-thoraciques. Théoriquement l'appel inspiratoire doit se transmettre jusqu'aux extrémités du système veineux, en diminuant d'intensité à mesure qu'on s'éloigne du thorax.

Si l'aspiration thoracique de l'inspiration peut se transmettre à de longues distances à travers un tube à parois rigides, comme dans l'expérience de Barry, il n'en saurait être de même pour les veines, a-t-on dit, qui, flasques, doivent se laisser affaisser par la pression de l'air, sous l'effet de la succion du sang dans le vaisseau.

Mais d'abord cette propriété des veines comporte des exceptions, comme pour les sinus de la dure-mère et les veines sus-hépatiques. Or, Bérard a démontré qu'une disposition analogue existe pour toutes les veines voisines de la poitrine, qui sont entourées d'aponévroses auxquelles elles adhèrent, et qui les maintiennent béantes (veines sous-clavières et jonction de ces veines avec les jugulaires). Ces veines sont le siège d'une aspiration inspiratoire qui fait entrer l'air dans ces vaisseaux, quand, dans une opération, on vient à les ouvrir imprudemment. Les chirurgiens connaissent bien l'étendue de cette *zone dangereuse* où l'introduction de l'air dans les veines est tant à redouter, puisqu'elle amène en général la mort instantanée.

L'aspiration que le thorax exerce sur le sang se propage donc à toutes les veines de la base du cou. D'autre part, la veine cave inférieure est adhérente au pourtour de l'ouverture aponévrotique du diaphragme qui lui donne passage. Cette veine, immédiatement au-dessous du diaphragme, reçoit les gros troncs des veines sus-hépatiques dont les parois sont adhérentes au tissu du foie. Tous ces vaisseaux restent béants lorsqu'on les a divisés; le sang qu'ils contiennent, soumis en amont à une pression positive, subira donc également l'influence de l'aspiration du thorax et se précipitera dans cette cavité.

La sphère d'action de l'aspiration thoracique se borne-t-elle à ces veines voisines du thorax, ou s'étend-elle plus loin encore? Sans vouloir avec Barry étendre l'aspiration à tout le système veineux, il est certain qu'on en constate l'influence assez loin puisque les chirurgiens ont observé des cas d'introduction de l'air dans les veines, à la suite de blessures de l'axillaire, et même de la faciale près de l'angle de la mâchoire. Dans les expériences physiologiques on la retrouve jusque dans les sinus veineux et les canaux des os du crâne.

Il est facile de s'expliquer l'appel du sang, même à de grandes distances du thorax, dans les conditions normales de respiration calme, en dehors des inspirations forcées, qui en exagérant l'appel exerceraient une succion dès veines en les aplatissant. Dans le premier cas, l'appel ne vide pas les veines, mais n'opère qu'une soustraction incomplète du sang qui se trouve remplacé en partie à mesure par le liquide toujours poussé par derrière.

Il résulte de ce qui précède, que la même cause qui fait pénétrer l'air extérieur dans les poumons, provoque aussi l'appel du sang des veines extra-thoraciques dans les veines intra-thoraciques, provoquant dans ces dernières vaisseaux comme dans les cellules pulmonaires une pression négative dont la connaissance est aussi importante pour le physiologiste que pour le médecin.

Il est facile maintenant de déterminer pour les parties du système veineux général, le rapport des variations de la pression du sang avec les deux phases des mouvements respiratoires, dans la respiration calme et diaphragmatique ordinaire comme l'ont fait Jolyet et Rosapelly dans leurs expériences. d'abord l'expiration se faisant passivement par le retrait élastique des poumons, l'effet de succion inspiratoire ne peut être annihilé par ceux dus à la pression développée pendant l'expiration, d'autant plus que la présence des valvules qui n'oppose aucun obstacle à l'extension des effets d'aspiration produits dans les veines extérieures au thorax arrêterait aussitôt tout reflux dû à l'expiration. Par conséquent l'action des mouvements respiratoires (inspiration et expiration) contribue à favoriser le cours rétrograde du sang des parties périphériques vers le cœur.

FIG. 166. — Vaisseaux subissant l'influence des mouvements respiratoires.

m manomètre à eau communiquant en p avec la cavité pleurale.

Il faut remarquer de plus, que du côté de l'abdomen, la respiration produit des variations de pression inverses de celle du thorax. L'abaissement du diaphragme qui agrandit la cavité thoracique diminue celle de l'abdomen en comprimant les viscères abdominaux et les vaisseaux qui y sont contenus ; c'est très manifeste pour le tracé de la veine porte. Il y a toutefois exception pour la veine cave abdominale, surtout dans la partie de la veine qui avoisine le diaphragme, et pour les veines sus-hépatiques. (Nous en avons dit plus haut les raisons.) Pour ces derniers vaisseaux même, la pression du sang positive à l'expiration, devient négative dans l'inspiration, comme dans les veines intra-thoraciques.

Les tracés suivants de Jolyet et Rosapelly (fig. 167), en même temps qu'ils font connaître la pression du sang dans les diverses veines, montrent aussi les variations avec les deux phases de la respiration.

L'examen comparatif des tracés porte et sus-hépatique fait bien comprendre l'aide apportée, par le mouvement inspiratoire, à la circulation du sang dans le foie. Ce n'est pas à la compression abdominale seule qu'on doit attribuer l'élévation de la pression moyenne dans la veine porte : c'est au système capillaire hépatique qui constitue un obstacle au cours du sang et diminue

Mouvements respiratoires.

Pression du sang dans la veine jugulaire.

Pression du sang dans la veine cave abdominale.

Pression du sang dans la veine cave thoracique.

Pression du sang dans les veines sus-hépatiques.

Pression du sang dans la veine porte.

FIG. 167. — Influence des mouvements respiratoires sur la pression du sang dans les diverses veines. (Jolyet et Rosapelly.)

l'influence de l'aspiration thoracique. Mais si celle-ci a un effet inverse au-dessus et au-dessous du foie, sur la pression, elle ne peut produire qu'une accélération plus grande du cours du sang dans le foie, aidée qu'elle est par la poussée abdominale inspiratoire sur le tronc de la veine porte.

V. — CIRCULATION PULMONAIRE

Les conditions générales du mouvement du sang dans le poumon sont déjà connues. (Voir *Circulation, définitions et considérations générales*, p. 371 et suivantes.) Il ne reste donc à faire connaître ici que les conditions particulières à la petite circulation, à savoir :

1. Pression du sang dans l'artère pulmonaire ;
2. Vitesse de la circulation pulmonaire ;
3. Influence de l'aspiration thoracique et des mouvements respiratoires sur la petite circulation.

1° **Pression du sang dans l'artère pulmonaire.** — Toutes les différences que les anatomistes et les physiologistes ont signalées entre la force des deux cœurs, et entre la pression artérielle aortique et pulmonaire, tiennent à la grandeur des résistances très différentes éprouvées par l'un et l'autre cœur pour opérer la circulation du sang, respectivement dans chacun des systèmes circulatoires, général et pulmonaire.

Laissant de côté pour le moment les conditions qui favorisent la petite circulation et qui sont étudiées plus bas, le cœur droit ayant à pousser devant lui une masse de sang plus de quatre fois moindre que le gauche, l'énergie de sa systole sera quatre fois moindre que celle déployée par le ventricule aortique.

L'épaisseur différente des parois musculaires des deux ventricules, révèle d'un autre côté l'inégalité des résistances que chacun d'eux surmonte dans son fonctionnement régulier ; le ventricule gauche, chez l'adulte, est en effet quatre fois plus épais que le droit[1]. Comme d'un autre côté, l'effort systolique d'un ventricule, se mesure assez exactement par la résistance que la pression artérielle oppose au passage de l'ondée sanguine ventriculaire, on peut dire que la tension du sang dans l'artère pulmonaire doit être environ quatre fois moindre que celle qui existe dans l'aorte. C'est d'ailleurs ce qu'ont montré les mesures directes, au moyen des manomètres, de la pression dans l'artère pulmonaire, chez les animaux, après qu'on a ouvert la poitrine et pratiqué la respiration artificielle.

FIG. 168. — Tracé de la pression du sang dans l'artère pulmonaire chez le chien. Manomètre de Magendie.

2º **Vitesse de la circulation pulmonaire comparée à celle de la circulation générale.** — Chaque section théorique des systèmes circulatoires général et pulmonaire doit, à chaque moment, laisser passer la même quantité de sang, sans quoi, il y aurait rapidement stagnation et accumulation de sang en amont de l'obstacle. (Voir *Circulation, considérations générales*, p. 380.) Le débit des deux cœurs doit donc être le même, quelque inégale que puisse être d'ailleurs la capacité des ventricules. En outre, la section de l'artère pulmonaire étant la même que celle de l'aorte, il faut en conclure avec Hales que la vitesse du sang est la même dans ces deux vaisseaux. Enfin comme la quantité de sang que contient le poumon est de beaucoup inférieure à celle que

---

[1] Chez le fœtus, la circulation pulmonaire n'existe pas ; le ventricule droit chasse son ondée sanguine dans l'aorte par le canal artériel. Les deux cœurs concourent ainsi également à effectuer la circulation générale, les ventricules éprouvent les mêmes résistances et par conséquent déploient le même effort : aussi présentent-ils la même épaisseur de la circulation pulmonaire, que la différence de musculature des cœurs se montre.

renferme le corps tout entier, il s'ensuit que le renouvellement du sang se fera beaucoup plus vite dans le poumon que dans le reste du corps. Grâce au moindre parcours qu'elle devra accomplir, une molécule de sang qui entre dans l'artère pulmonaire arrivera beaucoup plus vite au ventricule gauche qu'une molécule qui entre dans l'aorte n'arrivera au ventricule droit. C'est ce que Jolyet et Tauziac ont cherché à déterminer directement par l'expérience en employant le procédé que Héring avait appliqué à la détermination de la vitesse moyenne générale du sang.

Ce procédé déjà appliqué, par Jolyet et Rosapelly, à l'évaluation de la vitesse moyenne du sang dans le foie, consiste à injecter dans le sang, par un vaisseau déterminé, une quantité convenable de prussiate de potasse, et à rechercher au bout de combien de temps ce sel apparaît dans un autre vaisseau plus ou moins éloigné de celui où l'injection a été faite. Pour le cas qui nous occupe, le prussiate doit donc être injecté dans le ventricule droit, et recherché dans le sang du ventricule gauche. Le temps qui s'écoulera entre le moment de l'injection et celui de l'apparition du sel, indiquera le temps qu'aura mis le sang à traverser le poumon en suivant les voies naturelles de la circulation. A cet effet, une sonde est introduite par la veine jugulaire, chez un chien de grande taille, jusque dans le ventricule droit, et une autre sonde est enfoncée dans l'intérieur du ventricule gauche, par l'artère caro- tide. Par la première est injecté le prussiate de potasse, par la seconde, aussi- tôt après l'injection, on fait des prises de sang, toutes les deux ou trois secondes, pour y rechercher plus tard la présence du sel.

Pour connaître exactement le moment précis où sont faites l'injection et chacune des prises de sang, le dispositif suivant est employé. La seringue à injection et celle du sang portent à la partie supérieure du corps de pompe, un ajutage qui est mis, au moyen d'un tube de caoutchouc, en rapport avec un tambour à levier : chaque mouvement d'abaissement ou d'élévation du piston des seringues imprimera donc un mouvement au levier du polygraphe correspondant, qui s'inscrira sur le papier noirci du cylindre enregistreur. Sur ce même papier, au-dessous des tracés produits par les mouvements des pistons des seringues, un métronome battant la seconde, inscrit les divisions du temps. L'expérience étant faite, comme nous venons de dire, c'est-à-dire, l'injection poussée dans le ventricule droit, et les prises de sang faites succes- sivement dans le ventricule gauche, chassées, au moyen d'un robinet à trois voies, de la pompe dans des tubes étiquetés, on recherche, dans le sang des différents tubes, la présence du prussiate de potasse. Pour cela, chaque échan- tillon de sang est additionné de sulfate de soude, décoloré par la chaleur, et filtré. En versant dans le liquide de chacun des tubes une goutte d'acide chlorhydrique et une goutte de solution de perchlorure de fer, on obtient une coloration bleue dans le liquide provenant des échantillons de sang qui contiennent le prussiate, en même temps que l'intensité de la colora- tion indique quelle quantité de sel y est contenue. Le tracé montre d'un autre côté à quel moment, à partir de l'injection, correspond l'apparition du réactif. On trouve ainsi que l'apparition maximum du sel dans le cœur

gauche, correspond à la sixième seconde, après son injection dans le ventricule droit.

Par une expérience semblable, mais inverse, on détermine la vitesse du
sang dans le corps, chez le même animal, quelques heures plus tard, et on
trouve cette vitesse égale à vingt-quatre secondes. C'est-à-dire qu'une molécule sanguine met quatre fois plus de temps pour traverser la grande circulation qu'elle n'en met pour accomplir le trajet de la circulation pulmonaire.
Or, comme la vitesse dans les deux systèmes circulatoires est en raison
inverse des masses sanguines mises en mouvement, il en résulte que chez
l'animal vivant, à l'état physiologique, le système de la petite circulation contient quatre fois moins de sang que celui de la grande[1].

**3° Influence de l'aspiration thoracique et des mouvements de la
respiration sur la petite circulation.** — Pour bien comprendre l'influence
de l'aspiration pleurale sur la circulation pulmonaire, il faut se rappeler la
structure du poumon et la disposition de ses vaisseaux au double point de vue
du renouvellement de l'air et du sang dans l'organe.

Le poumon offre à considérer les bronches, les alvéoles et les vaisseaux. On admet
pour les divisions bronchiques, comme pour les vaisseaux, que la somme de leurs calibres
va en augmentant, et que l'on peut comparer, sous le rapport du volume, l'arbre bronchique, comme l'arbre artériel, à un cône creux dont le sommet est à la trachée et à l'aorte
et la base aux bronchioles et aux capillaires. C'est une erreur, au moins pour l'arbre
bronchique, qui repose sur une fausse interprétation géométrique, et tient à ce que dan-

FIG. 169. — Réseau sous-pleural
artériel du lobule primitif.
3, ramuscule de l'artère pulmonaire. (Sappey.)

FIG. 170. — Réseau capillaire intra-lobulaire (3,3
3,3) et origine des veines pulmonaires (4, 4);
réseau sous-pleural artériel (2, 2). (Sappey.)

cette appréciation on a confondu la circonférence avec la surface. Le cône en volume et le
cône en surface sont orientés en sens inverse l'un de l'autre : le cône en volume a son
sommet aux dernières ramifications bronchiques, aux canalicules respirateurs, mais il
subit en ce point une brusque dilatation là où les subdivisions des canalicules respiratoires
viennent s'ouvrir chacune dans un lobule primitif. Une conséquence de la disposition
signalée du cône bronchique, c'est de diminuer la quantité d'air retenue dans les bronches.

[1] La même recherche que ci-dessus peut être faite en injectant dans le cœur droit un
sel de lithine, et en recherchant dans les échantillons de sang pris dans le cœur gauche
les bandes spectroscopiques du lithium.

c'est-à-dire là où l'air ne sert pas, et par suite de favoriser le renouvellement de l'air dans les lobules et les échanges gazeux pulmonaires. La structure du lobule pulmonaire est exactement celle d'un poumon de grenouille. L'intérieur du lobule est divisé par des trabécules qui limitent des compartiments ou vésicules pulmonaires qui s'ouvrent toutes deux dans la cavité du lobule. La paroi des vésicules et des lobules pulmonaires est formée de deux en dehors : 1° par une couche endothéliale sous laquelle se trouve le réseau capillaire pulmonaire avec la couche de tissu conjonctif qui le supporte ; 2° d'une couche externe de nature élastique (la paroi musculaire, intermédiaire, très développée chez les reptiles, s'arrête chez les animaux supérieurs aux canalicules respiratours).

Les lobules secondaires ne sont que l'ensemble des lobules primitifs réunis sur les ramifications d'un même canalicule respirateur, comme le poumon tout entier n'est que l'ensemble des lobules secondaires réunis sur les ramifications bronchiques Nous pouvons donc nous représenter le poumon tout entier par le lobule renfermé dans la cavité pleurale.

L'artère pulmonaire après s'être divisée comme les bronches fournit une branche à chaque lobule secondaire (artère lobulaire) et cette artère se divise en autant de ramifications qu'en présente le canalicule respirateur. L'artère lobulaire (3, fig. 169) qui est à la surface extérieure du lobule, forme sur cette surface un réseau à larges mailles (4-4, même fig. et fig. 170) qui embrasse le lobule comme le filet de soie embrasse le ballon qu'il emprisonne ; c'est le réseau *extra-lobulaire ou sous-pleural artériel*. De chaque maille de ce réseau partent des capillaires irradiés qui traversent la paroi alvéolaire au niveau des trabécules, se placent sous l'endothélium formant le réseau *admirable* ou *aérien* (3, 3, 3, 3, fig. 170), et séparé de l'air par l'épithélium seul qui le recouvre. De ce réseau intra-lobulaire partent des veinules (4-4, fig. 170) qui traversent à leur tour la paroi alvéolaire et vont former le réseau *extra-lobulaire ou sous-pleural veineux*.

Théorie de l'action du vide pleural sur les vaisseaux pulmonaires.

1° *Influence de l'aspiration thoracique constante*[1]. — Tout ce qui est en dehors des alvéoles, est plongé dans le vide pleural et en subit l'influence : tels sont les réseaux artériels et veineux, à l'exception du réseau aérien sous-endothélial. Les vaisseaux de ces réseaux sont donc dilatés mécaniquement par le vide qui les enveloppe et restent béants[2]. Le sang n'aura ainsi aucune peine à les déplisser pour les traverser ; il arrivera donc plus facilement au réseau aérien, et sortira de même plus facilement de ce réseau que si le vide pleural n'existait pas. Autrement dit, l'aspiration thoracique constante, en diminuant les résistances au cours du sang dans les réseaux artériels et veineux pulmonaires, favorise la circulation pulmonaire et diminue le travail du cœur droit chargé de l'opérer. Pour un effort cardiaque donné, la respiration étant suspendue, les veines pulmonaires seront traversées par une quantité plus grande de sang, le vide pleural existant, qu'elles n'en débiteraient si l'aspiration pleurale n'existait pas.

2° *Influence des variations respiratoires de l'aspiration thoracique*. — a. *Inspiration*. — Au moment de l'inspiration, le vide pleural augmente brusquement en même temps qu'il se produit un vide partiel à l'intérieur des vésicules

[1] Pour se représenter l'état circulatoire indiqué, il faut supposer l'homme ou l'animal dans le repos expiratoire soutenu. Voir pour plus de détails : *Rôles de l'aspiration thoracique*, p. 449.

[2] La pression en effet dans les vaisseaux est égale à la pression atmosphérique augmentée de la pression sanguine ; la pression autour des vaisseaux, est égale à la pression atmosphérique, diminuée du vide pleural.

pulmonaires. Ce vide intra-lobulaire qui a pour cause la disposition du cône
bronchique et l'étroitesse des canalicules respirateurs, qui ne permet pas la
rentrée immédiate de l'air dans le lobule dilaté par l'augmentation du vide
pleural, a pour effet la dilatation excentrique des capillaires du réseau aérien.
Le réseau sous-pleural extra-lobulaire (artériel et veineux), subissant l'influence directe du renforcement inspiratoire de l'aspiration thoracique, il en
résulte qu'au moment de l'inspiration, *tous* les réseaux pulmonaires se
trouvent *dilatés*. La dilatation vasculaire est comblée à mesure qu'elle se
produit, par le sang venu du cœur, qui précipite ses battements, en même
temps que ses ondées deviennent plus fortes, par le fait de l'arrivée plus
grande du sang dans les veines intra-thoraciques également dilatées au même
moment. On voit par là que *pendant le mouvement d'inspiration l'air et le sang
se précipitent au-devant l'un de l'autre, et que plus le poumon contient d'air plus
aussi il contient de sang.*

b. *Expiration.* — Des phénomènes inverses se produisent par suite du
retrait des poumons. La pression augmente dans l'artère pulmonaire par la
diminution du vide pleural, et l'arrivée des ondées toujours lancées du cœur
droit. Dans le lobule, l'air qui s'était mis en équilibre de pression avec l'atmosphère, se trouve subitement comprimé par le fait de l'étroitesse des canalicules respirateurs qui oppose une résistance à sa sortie[1]. Le réseau capillaire
intra-lobulaire se trouve donc également comprimé. Par suite le sang accumulé pendant l'inspiration, dans les vaisseaux pulmonaires, se trouve chassé
pendant l'expiration, du côté du cœur gauche avec un renforcement de
vitesse.

L'*expérimentation* a confirmé les résultats théoriques précédents. Elle
montre que le vide pleural favorise la circulation pulmonaire en faisant des
circulations artificielles dans les poumons séparés : 1° en les soumettant à la
pression atmosphérique ; 2° en les plaçant sous cloche, et raréfiant l'air
autour pour les dilater. Le débit sous pression constante est toujours plus
grand dans le premier cas que dans le second ; 3° en faisant rythmiquement
l'exagération du vide pleural et par suite l'inspiration, on constate qu'il y a
appel correspondant du sang dans le poumon, en même temps que ralenti-
sement de l'écoulement veineux qui augmente au contraire à chaque mouvement de retrait de l'organe.

L'écoulement est arrêté si on insuffle de l'air par la trachée. Compression
du réseau aérien (Gréhant).

---

[1] On admet que l'oxygène de l'air se dissout dans le sang pendant le mouvement de
retrait du poumon sous l'influence de l'augmentation de pression dans le lobule, le sang
l'influence du vide partiel qui se produit dans l'alvéole au début de l'inspiration, le sang
s'y précipite et perd au contraire son acide carbonique.

III

SYSTÈME NÉVRO-MUSCULAIRE DE L'APPAREIL CIRCULATOIRE

I. — Système névro-musculaire du cœur.
II. — Système névro-musculaire des vaisseaux (Appareil vaso-moteur).

I. — SYSTÈME NÉVRO-MUSCULAIRE DU CŒUR

Considérations générales.

Structure anatomique du cœur... { muscle
                                  { nerfs.

1° Physiologie du muscle cardiaque.
2° Physiologie de l'appareil nerveux du cœur.

Considérations générales. — C'est la succession régulière des systoles et des diastoles des diverses parties du cœur, c'est-à-dire les alternatives de resserrement et de relâchement des poches musculaires cardiaques, qui produit la circulation du sang dans les différentes parties du système circulatoire. (Voir p. 382.)

Comme pour toutes les autres parties du système musculaire, les contractions des poches musculaires cardiaques sont évidemment influencées par le système nerveux. Les muscles striés ne se contractent que sous la sollicitation des excitations parties de certaines cellules des centres nerveux, et conduites à ces organes par les nerfs moteurs. Or le cœur extrait du corps de l'animal et vide de sang, et n'ayant plus par conséquent aucun rapport avec le système nerveux central, continue à se contracter régulièrement plus ou moins longtemps chez les animaux inférieurs et les mammifères dans certaines conditions. C'est donc qu'il possède en son sein les conditions nécessaires à l'entretien de ses contractions. Ces conditions sont la présence dans son tissu de cellules nerveuses groupées sous forme de ganglions sur le trajet des nerfs cardiaques, et d'où partent les excitations qui entretiennent dans ce cas le jeu rythmé du cœur.

D'un autre côté, ces ganglions qui sont en rapport par l'intermédiaire des nerfs cardiaques, sympathiques et pneumogastriques, avec le système nerveux central (cérébro-spinal) proprement dit, et en subissent l'influence à l'état normal, ont été distingués en ganglions excitateurs et en ganglions modérateurs du cœur. Eh bien! la succession alternative et régulière des systoles et des diastoles des poches cardiaques, c'est-à-dire le *rythme du cœur,* est-il sous la dépendance de ce double système nerveux, comme on l'admet généralement, ou n'est-il au contraire qu'une propriété de la fibre musculaire cardiaque ?

Enfin la contraction des muscles striés volontaires peut se décomposer en une série de petites contractions élémentaires ou secousses musculaires fusionnées par l'élasticité musculaire. (Voir *Secousse et tétanos musculaires physiologiques*.) Ces trente à quarante secousses, à la seconde qui composent la contraction volontaire, sont le résultat des excitations transmises aux nerfs moteurs et émanées des cellules motrices qui vibrent en quelque sorte à ce ton. On peut donc se demander quelle est la nature de la systole cardiaque ; est-ce une secousse ou une contraction plus ou moins durable analogue de la contraction des muscles volontaires ? Si c'est une secousse comme on l'admet, pourquoi le myocarde ne répond-il pas aux excitations discontinues et multiples émanées des centres, comme les muscles striés ordinaires, c'est-à-dire par une contraction ? Telles sont les questions très importantes à étudier maintenant : quelle est la part qui revient au muscle cardiaque et à son système nerveux dans l'activité du cœur, et l'entretien régulier et rythmique de ses contractions.

Structure du cœur. — Il importe de rappeler ici les notions d'anatomie générale concernant le système neuro-musculaire cardiaque pour se bien rendre compte de sa physiologie particulière. Comme c'est sur le cœur de la grenouille qu'ont été faites les

FIG. 171. — Fibres musculaires du cœur de la souris.
A. Réseau -- B. C. Fibrilles.

FIG. 172. — Cellule ganglionnaire sympathique de la grenouille avec fibre droite et fibre spirale.

principales découvertes à ce sujet, c'est plus spécialement l'anatomie du cœur de cet animal que nous aurons en vue dans les descriptions qui vont suivre.

L'anatomie du cœur nous présente à considérer les cellules nerveuses groupées en ganglions sur le trajet des nerfs cardiaques (RÉMAK, 1844) et le réseau musculaire soumis à leur influence.

Le muscle cardiaque, si différent des muscles striés volontaires par certaines de ses propriétés physiologiques, s'en distingue également par certaines particularités anatomiques. « Par la constitution et le mode de groupement de ses fibrilles élémentaires, par la double striation longitudinale et transversale, par sa composition chimique et par son évolution embryonnaire, le myocarde ressemble aux muscles de la vie de relation. Par l'absence de sarcolemme, par les dispositions générales de son tissu conjonctif, par son mode d'insertion sur le tissu fibreux, il se rapproche des muscles de la vie organique. Enfin, il diffère de tous les autres muscles de l'organisme par sa structure réticulaire, par ses divisions en segments cellulaires et par ses terminaisons nerveuses » (PITRES). — La disposition plexiforme, réticulaire et anastomotique dans tous les sens des faisceaux contractiles du myocarde, qui est surtout caractéristique, a une importance fonctionnelle très grande : celle de réunir, dans une remarquable synergie d'action toutes les fibres musculaires du cœur.

La connaissance des fibres de Purkinje qu'on observe sous l'endocarde du cœur de certains animaux a aussi son importance. Ces fibres sont translucides et anastomosées de

FIG. 173. — Schéma des ganglions du cœur de la grenouille (d'après Pitres).

à former des travées constituées par des rangées de cellules juxtaposées, offrant deux noyaux au milieu du protoplasma musculaire. Le fait que les travées du réseau de Purkinje se continuent avec les fibres cardiaques proprement dites, en prenant peu à peu leur aspect et leur striation, montre que les fibres de Purkinje sont des fibres musculaires cardiaques arrêtées dans leur développement, et inversement que les fibres cardiaques représentent des cellules soudées bout à bout et anastomosées en réseau. Ces particularités qui rapprochent la fibre cardiaque de l'état embryonnaire de la cellule protoplasmique en en montrant l'origine cellulaire, peuvent servir à comprendre certains faits du fonctionnement rythmique du myocarde, indépendamment de toute influence nerveuse, sous la seule sollicitation de la stimulation nutritive sanguine.

— Ce qu'il est particulièrement utile de connaître pour la compréhension des faits qui concernent la physiologie du myocarde et de son système nerveux propre, c'est la disposition, chez la grenouille, des nerfs cardiaques et des cellules nerveuses groupées en amas ganglionnaires sur le trajet de ces nerfs.

Le cœur de la grenouille est formé de trois cavités : deux oreillettes et un ventricule. A la face postérieure de l'oreillette droite aboutit le sinus veineux confluent de la veine cave inférieure et des deux veines caves supérieures. L'oreillette gauche reçoit les veines pulmonaires. Le ventricule donne naissance au bulbe aortique. Les deux oreillettes, d'inégale capacité, sont séparées par une cloison mince flottante bombée du côté gauche et qui se fixe en avant et en arrière sur l'orifice auriculo-ventriculaire. Cette cloison détachée du cœur, ayant subi l'imprégnation d'acide osmique, montre à la loupe la réticulation musculaire caractéristique et deux filaments noirs qui représentent les rameaux cardiaques du nerf pneumogastrique.

Les rameaux cardiaques abordent le cœur au niveau du sinus veineux, qu'ils traversent et entrent dans la cloison, cheminant dans son intérieur, plus rapprochés de sa face gauche que de la droite, l'un en avant, l'autre en arrière, jusqu'aux points où le bord inférieur de la cloison vient antérieurement et postérieurement se souder à l'orifice auriculo-ventriculaire, sur le bourrelet membraneux triangulaire qui a reçu le nom de collerette. Le rameau postérieur rectiligne est plus court et plus gros que l'antérieur, qui se dirige d'abord horizontalement, pour se couder ensuite et descendre verticalement le long du bord antérieur de la cloison pour se terminer au niveau de la base du ventricule.

Les deux rameaux s'anastomosent au niveau du sinus; sur leur trajet les nerfs cardiaques présentent de nombreuses cellules nerveuses ayant l'aspect de globes réguliers isolés ou groupés sous forme d'amas ganglionnaires. On distingue sur chacun des nerfs cardiaques trois de ces groupes cellulaires. Ce sont :

1° Les ganglions de Remak ou du sinus, situés sur le sinus veineux cave à son abouchement avec l'oreille droite ;

2° Les ganglions de Ludwig, ou ganglions de la cloison, formés de cellules plutôt disséminées le long des nerfs cardiaques dans leur trajet dans la cloison, que groupées en un véritable amas ganglionnaire ;

3° Enfin les ganglions de Bidder, situés à l'extrémité de chacun des nerfs cardiaques au voisinage du point d'insection de la cloison sur le bourrelet auriculo-ventriculaire. Ces ganglions sont, l'un en avant, l'autre en arrière, au niveau et un peu au-dessous du sillon auriculo-ventriculaire.

Au delà des ganglions de Bidder il n'y a plus de nerfs à myéline ni de cellules ganglionnaires. Un fait à noter, c'est que les cellules ganglionnaires annexées ou mieux appendues sur le trajet des nerfs cardiaques dans la cloison, font avec ses nerfs saillie sur l'endocarde gauche de façon à subir l'influence nutritive et respiratoire du sang artériel oxygéné ; sur le sinus, la paroi est parcourue par un réseau vasculaire, entre les mailles duquel sont logées les cellules, et qui en assure la nutrition.

La nature des cellules des divers amas ganglionnaires est importante à connaître. Les observations de Ranvier montrent que les cellules des ganglions de Bidder diffèrent essentiellement de celles du sinus et de la cloison. Or, toutes les fibres des ganglions de Remak sont à fibres spirales. Dans la cloison, toutes les cellules extérieures aux rameaux nerveux, et ce sont de beaucoup les plus nombreuses, sont également à fibres spirales. Fait important, cette identité de structure devant faire supposer une identité d'action.

1° PHYSIOLOGIE DU MUSCLE CARDIAQUE

Nature de la systole du cœur.
Cause du rythme cardiaque (propriété du muscle).
Explication du rythme cardiaque.
Loi de l'inexcitabilité périodique du cœur.
Tétanos du muscle cardiaque.
Influence excitatrice du sang sur le cœur.
Poisons musculaires du cœur.
Théorie du rythme cardiaque.

Nature de la systole du cœur.

Bien des raisons tendent à faire regarder la systole du muscle cardiaque comme représentant une *secousse* musculaire.

Si on place sous le cardiographe (fig. 174) un cœur séparé ou non du corps de la grenouille, on obtient une série de courbes représentant le graphique

FIG. 174. — Cardiographe de Marey [1].

des pulsations, et dont chacune offre par sa forme une ressemblance parfaite avec la secousse des autres muscles.

La période ascendante ou d'énergie croissante, qui correspond au raccour-

FIG. 175. — Tracé myographique du cœur de la grenouille.

cissement du muscle, est plus brève que la période d'énergie décroisssante ou de retour du muscle à sa longueur primitive.

La durée de la systole plus longue que la secousse d'un muscle volontaire du même animal, ne saurait établir une différence dans la nature de ces deux actes, car on sait que la durée de la secousse musculaire varie sous l'influence d'un grand nombre de conditions. La structure du myocarde, différente de celle du muscle strié ordinaire, suffit à expliquer la différence. Dans le cœur lui-même, la systole n'a pas la même durée dans les différentes parties de l'organe : l'oreillette accomplit la sienne beaucoup plus vite que le ventricule, ainsi que le montre la figure suivante (fig. 176).

Quand un cœur séparé a cessé de battre, on peut, en portant une excitation artificielle sur l'oreillette ou le ventricule, provoquer à volonté une systole

[1] Le ventricule du cœur est saisi entre les deux mors ou cuillerons de cette sorte de pince myographique. Le cuilleron mobile est rappelé au moyen d'un fil de caoutchouc plus ou moins tendu et fixé à une épingle sur la planchette de liège de l'appareil. Chaque contraction du ventricule, déplace le cuilleron mobile et le levier auquel il est fixé, tandis qu'à chaque diastole, celui-ci est ramené à sa position première par le fil élas-

de l'une ou l'autre des poches cardiaques, avec tous les caractères qui lui sont propres.

La même constatation peut être faite sur la pointe isolée du ventricule (la battant plus spontanément par suite de la séparation du muscle cardiaque du système ganglionnaire (section à l'union du quart supérieur du ventricule avec ses trois quarts inférieurs). En lançant sur cette pointe placée sous la

FIG. 176. — Tracé du cœur (oreillettes et ventricule).

cardiographe excitateur un *coup* ou *choc* d'induction, c'est-à-dire une excitation *unique* d'une durée excessivement courte $\left(\frac{1}{20000}\right.$ de seconde$\left.\right)$, on provoque une systole qui ressemble de tous points à la systole spontanée d'un ventricule. Or, si l'on considère que l'excitation par le choc d'induction d'un muscle quelconque ne provoque jamais que la secousse musculaire, on devra admettre que la systole cardiaque n'est elle-même qu'une secousse.

Temps perdu du myocarde. — Si on enregistre en même temps que la systole cardiaque le choc d'induction qui la provoque, on constate que, comme les muscles striés volontaires, le muscle cardiaque ne répond pas immédiatement à l'excitation : le mouvement offre un certain retard qui

FIG. 177. — Temps perdu du myocarde.
Ligne V, tracé du myographe appliqué sur le ventricule ; — ligne S, moment de l'excitation électrique.

représente son *temps perdu* ou sa *période d'excitation latente*, comme pour les autres muscles.

Or, le temps perdu du myocarde est ici de 0",3, moindre pour l'oreillette, mais toujours plus long que celui des muscles volontaires, fait en rapport avec cette loi générale que le temps perdu est d'autant plus long que la secousse du muscle présente plus de durée.

La *variation négative qui accompagne la systole cardiaque* montre également qu'on peut assimiler la systole cardiaque à une secousse musculaire. Si on applique le nerf d'une patte galvanoscopique de grenouille sur le cœur d'un animal, chaque systole de celui-ci donne *une secousse* du muscle de grenouille et non un tétanos. C'est la preuve qu'une *variation électrique simple* accompagne la systole, que par conséquent cette systole est une secousse.

Cause du rythme cardiaque.

Si on place sous le myographe le ventricule d'un cœur de grenouille battant spontanément, on obtient le graphique des alternatives de systole et de diastole de cette poche cardiaque, c'est-à-dire le rythme du ventricule (fig. 175).

Pareillement on peut enregistrer les pulsations des oreillettes avec leur rythme spécial (fig. 178).

FIG. 178.

Enfin, en employant le myographe double de Franck (fig. 179), on pourra enregistrer simultanément les pulsations des oreillettes et celles des ventricules (fig. 176).

On aura ainsi le rythme systolo-diastolique des oreillettes par rapport au ventricule dans le jeu complet du cœur. (On s'en occupera plus loin.)

FIG. 179. — Double myographe pour le cœur de la grenouille ou de la tortue.
O. Oreillette avec son levier ; V. Ventricule avec son levier.

Laissons de côté pour le moment la recherche de la cause du rythme des poches cardiaques les unes par rapport aux autres ; nous ne nous occuperons que de celle du rythme particulier du ventricule, et de celui des oreillettes.

Le rythme du ventricule est une propriété du myocarde. Dans l'entretien de ce rythme, le système nerveux n'intervient qu'à titre d'excitant ordinaire du muscle. — On sait (Ludwig) que si on sectionne la pointe du cœur, à l'union de son quart supérieur avec ses trois quarts inférieurs, on sépare le myocarde de tous les centres ganglionnaires du cœur. Le ventricule, qu'on désigne pour cette raison sous le nom de *pointe isolée*, ne bat plus *spontanément*, tandis que le reste du cœur (oreillettes et base du ventricule), continue ses battements rythmés. C'est donc qu'à l'état normal le ventricule se contracte sous la sollicitation des excitations qui lui arrivent de cellules ganglionnaires intra-cardiaques [1].

Plaçons cette pointe du cœur, isolée et immobile, mais excitable sous le cardiographe excitateur, et recherchons quel est le courant induit d'ouverture, *juste suffisant* (Bowditch) à provoquer une systole du ventricule : celui-ci répond par une pulsation à chacun de ces coups d'induction isolés (fo, fig. 180); mais, fait remarquable, si cette même pointe du cœur est excitée par

F ɪɢ. 180. — Pointe isolée du cœur, immobile donne une pulsation à chacune des excitations *f o* du courant induit suffisant — *b* à *t* rythmiquement sous l'excitation du courant tétanisant (*ct* à *i*).

des interruptions fréquentes (au minimum 30 à la seconde), de ce même courant (comme à partir de *c t* même figure), *elle bat rythmiquement* (Heidenhain, Ranvier, etc.).

Le muscle strié ordinaire, qui répond comme le cœur, c'est-à-dire par des secousses isolées aux chocs espacés du courant d'induction, entre au contraire en tétanos (tétanos de fusion des secousses) sous l'action du courant fréquemment interrompu. (Voir plus loin.)

La conclusion forcée de cette observation, c'est que le rythme ne dépend pas des cellules ganglionnaires du cœur : ce rythme est la manière propre au muscle cardiaque de réagir aux excitations fréquentes qu'il reçoit. Sous ce rapport, le myocarde se différencie donc complètement du muscle strié ordinaire.

Le rythme des oreillettes est également une propriété du muscle — La démonstration directe ne peut en être donnée comme pour le ventricule, par suite de l'impossibilité qu'il y a de séparer anatomiquement le muscle auriculaire des cellules ganglionnaires intra-cardiaques. Mais l'homologie du rythme des poches auriculo-ventriculaires montre suffisamment que la cause de ce rythme doit être identique dans les deux cas. Du reste, quand le cœur a cessé de battre par épuisement de son système nerveux, les oreillettes peuvent encore être excitées artificiellement à se contracter; le courant induit fréquemment interrompu, qui leur est appliqué, agissant alors

[1] L'excitant, dans ce cas, ne peut être le sang, puisque le cœur, séparé et absolument vide, continue de battre. On verra plus loin l'action excitatrice des pulsations entretenues par le sang.

sur le muscle, provoque non le tétanos, mais des pulsations rythmées de l'organe.

Explication du rythme du cœur.

Loi de l'inexcitabilité périodique du cœur. — Le fait que les excitations très fréquentes du courant induit *suffisant*, entretiennent dans la pointe du cœur isolée un rythme de pulsations dont le nombre n'est pas égal, comme pour le muscle strié volontaire, mais toujours inférieur au nombre des interruptions du courant, montre que le myocarde n'obéit pas à toutes les excitations qui lui parviennent. C'est qu'évidemment un grand nombre d'entre elles sont non avenues, n'atteignant pas le cœur au moment favorable, au moment où il est excitable. Bowditch avait signalé implicitement ce fait, en appelant *excitations suffisantes sans effet* celles qui ne sont pas suivies d'une contraction.

C'est en définitive Marey qui donne la démonstration claire de ce fait, l'un des plus importants de la physiologie du cœur, à savoir : que le myocarde est inexcitable pendant la durée de sa contraction, *phase réfractaire systolique du cœur*, pour redevenir excitable à partir du moment où il se décontracte, c'est-à-dire pendant la durée de sa période diastolique. C'est ce que montre clairement la figure 178, résumant les expériences de Marey, relatives aux effets de l'excitation électrique suffisante, portée sur le cœur intact de grenouille aux différents moments de sa révolution.

La figure montre de plus que, pendant sa phase d'excitabilité diastolique, le cœur est d'autant plus excitable que la période de relâchement diastolique et de distension est elle-même plus avancée : la réaction en effet est d'autant plus rapide et la systole provoquée d'autant plus forte, que le myocarde reçoit l'excitation plus tardivement.

La loi de l'inexcitabilité systolique périodique du cœur, telle qu'on vient de la faire connaître, n'est vraie que pour les excitations faibles, juste suffisantes à produire une contraction, lorsqu'elles tombent sur le cœur à l'état de relâchement. Elle s'applique donc entièrement au cœur intact, battant sous la sollicitation des excitations émanées des cellules ganglionnaires : ces excitations naturelles, physiologiques, étant toujours juste proportionnées à l'effet qu'elles doivent produire.

On peut maintenant comprendre pourquoi on observe une différence si fondamentale dans la réaction, à des excitations identiques du muscle cardiaque et du muscle strié volontaire, ou autrement dit le pourquoi de cette propriété du myocarde, d'être inexcitable pendant sa contraction. C'est la raison suffisante et nécessaire du rythme cardiaque, propriété du muscle qui permet à celui-ci de réagir aux excitations discontinues qu'il reçoit des cellules ganglionnaires pendant ses battements en apparence spontanés, ou à celles qui sont apportées artificiellement par les courants suffisants fréquemment interrompus, comme dans l'expérience de la pointe isolée, en prenant un rythme de mouvement, qui n'est pas en rapport avec le nombre des excita-

FIG. 181. — OO' Origine commune des pulsations pendant lesquelles l'excitation s'est produite.

Lignes 1, 2, 3, excitations inefficaces qui surprennent le cœur en systole.
Lignes 4, 5, 6, excitations efficaces qui surprennent le cœur en diastole.

tions reçues, mais qui par cela même est seul compatible avec le jeu donné du cœur.

Le muscle strié volontaire, au contraire, est toujours excitable, même pendant sa contraction. L'absence de la période réfractaire est précisément la cause de l'addition d'effets qui produit le raccourcissement extrême et durable du tétanos musculaire expérimental, comme de la contraction volontaire. C'est donc une erreur que de chercher à faire de la propriété rythmique du muscle cardiaque, une propriété des muscles ordinaires. C'est leur différence, au contraire, qui rend possible le fonctionnement différent et spécial de chacun d'eux.

Cette même différence dans les propriétés des muscles cardiaque et strié volontaire, explique pourquoi le courant continu qui n'agit comme excitant de celui-ci qu'à sa fermeture et à son ouverture, traduira son action sur celui-là par des contractions rythmées : la phase d'inexcitabilité systolique pratiquant en quelque sorte des interruptions dans la continuité du courant. La phase d'inexcitabilité systolique du cœur n'est pas absolue, mais relative et dépendante de la force de l'excitant, les excitations fortes étant toujours *infaillibles* (Bowditch). De même et inversement les excitations très faibles pourront n'être efficaces que pour une partie de la diastole (diastole extrême). Si donc expérimentalement, partant d'une excitation infaillible, on diminue peu à peu la force de l'excitant, la phase réfractaire réduite d'abord aux premiers instants de la période systolique, envahit progressivement toute cette période, pour gagner même l'état diastolique, repoussant ainsi l'excitation efficace, jusqu'aux derniers moments du relâchement diastolique. On comprend qu'il en doit être ainsi dans l'entretien du rythme cardiaque sous l'excitation physiologique.

On comprendra de même que la durée de la phase d'inexcitabilité périodique est relative et dépendante de l'excitabilité du cœur. C'est ainsi par exemple que dans le cours d'une expérience physiologique, sur un cœur d'une excitabilité diminuée sous l'influence du froid, un excitant donné, reconnu tout d'abord inefficace pendant toute la période systolique, pourra être trouvé plus tard efficace pendant une partie plus ou moins avancée de cette période, si la chaleur a augmenté l'excitabilité du myocarde. L'action du froid et de la chaleur, en diminuant ou augmentant la durée de la phase d'inexcitabilité périodique du cœur, ralentit ou accélère le rythme cardiaque naturel ou entretenu artificiellement par un courant interrompu donné ; en même temps l'amplitude des pulsations varie en sens inverse [1].

L'inexcitabilité (fig. 182) en est un systolique du muscle cardiaque est un fait général. Le tracé suivant autre exemple pour le cœur du crabe. On voit que toutes les excita-

FIG. 182. — Vérification de la loi d'inexcitabilité systolique pour le cœur du crabe.

tions qui tombent sur le cœur en systole sont inefficaces, tandis qu'elles provoquent une pulsation anticipée quand elles surprennent l'organe dans sa phase diastolique.

Tétanos du muscle cardiaque. — Si les excitations lancées sur le myocarde sont très fortes (infaillibles), jusqu'à faire disparaître plus ou moins complètement la période d'inexcitabilité systolique, si, de plus, elles sont suffisamment répétées, elles font entrer le cœur en tétanos (fig. 183). Si les excitations sont assez rapprochées pour que la décontraction du cœur qui se fait lentement n'ait pas le temps de commencer avant le début de la contraction suivante, on voit se produire le tétanos parfait d'emblée. Dans le cas contraire, le tétanos est imparfait, on voit alors peu à peu s'élever le point de départ des systoles, qui diminuent en même temps d'amplitude, et même si l'expérience dure assez longtemps la décontraction ne se faisant plus du tout, l'amplitude des pulsations se réduit à zéro. Ranvier qui a étudié cette question, établit une distinction radicale entre le tétanos par fusion des secousses des muscles blancs, et celui du cœur qu'il compare au tétanos de tonicité des muscles rouges. Comme caractère différentiel il invoque surtout le défaut de relâchement instantané du cœur quand cessent les

FIG. 183. — Pointe du cœur immobile à partir de *a* — excitée par une fermeture du courant fort en *f*, et donnant une pulsation — entrant en tétanos sous l'influence des interruptions fréquentes (à partir de *ct*) du courant.

excitations qui ont mis ce muscle en tétanos. La différence, qui n'est peut-être pas aussi profonde, peut tenir à la longue durée des actes de la systole cardiaque comparée à celle des actes de la secousse des muscles ordinaires qui rend si différent le nombre des excitations capables de produire le tétanos dans les deux cas. Quant à la décontraction lente du myocarde tétanisé alors qu'il n'est plus excité, elle tient surtout à une modification passagère des éléments contractiles, sous l'influence des courants forts, qui pourrait être la mise en jeu d'une tonicité particulière à ce muscle [1]. La force des excitations nécessaire à tétaniser le cœur ne peut être précisée à l'avance. Elle est

[1] La fig. 184 montre que le tétanos du cœur de crabe, produit par un courant tétanisant cesse immédiatement avec les excitations du courant. Le cœur du crabe n'offre donc pas

FIG. 184. — Tétanos du cœur du crabe.

la propriété tonique assignée au cœur en général, et se comporte comme un muscle blanc.

fonction de l'excitabilité du myocarde, qui, augmentée (chaleur) ou diminuée (froid), tend à supprimer la durée de la période réfractaire, ou à l'allonger. (Voir plus haut.)

Influence excitatrice du sang sur le cœur.

Le rythme, propriété du muscle cardiaque, peut être entretenu par les excitations artificielles des courants interrompus sur le cœur séparé et vide de sang, continuant à battre en apparence spontanément; ce sont les excitations émanées des cellules ganglionnaires qui entretiennent les pulsations dans ce cas.

Mais physiologiquement, le cœur fonctionne au contact du sang, et en subit l'influence nutritive. Cette stimulation a non seulement un rôle dans l'entretien de l'excitabilité et de la contractilité cardiaque, mais encore elle entre en cause dans l'entretien du jeu rythmé du cœur. Chez l'embryon, le cœur ne fonctionne-t-il pas déjà à une époque où il ne renferme encore *aucun* élément nerveux, alors même que ses fibres musculaires ne sont pas encore constituées? C'est assurément dans le fluide sanguin encore incolore à cette époque, qui remplit sa cavité, qu'il faut chercher la cause qui entretient et excite ses contractions rythmiques. De plus, l'expérience directe montre que le sang non seulement entretient l'excitabilité du cœur, mais que même il excite ce muscle à se contracter rythmiquement dans certaines conditions de circulation artificielle.

Entretien de l'excitabilité du cœur par le sang. — Le sang et les liquides lymphatiques qui sont les milieux nutritifs des éléments anatomiques, représentent aussi les conditions nécessaires à l'entretien de l'excitabilité et de la contractilité du muscle cardiaque. Dans les expériences physiologiques, le sérum et même certains liquides artificiels, peuvent aussi entretenir d'une manière durable, les contractions spontanées du cœur des animaux inférieurs (grenouille, tortue), à la condition toutefois que ces liquides, comme le sang, soient oxygénés.

Dans les cœurs *caverneux* (grenouille), le muscle cardiaque ne subit la stimulation nutritive du sang, qu'au moment de la diastole.

De même dans les cœurs à *circulation capillaire*, c'est à ce moment aussi que les échanges nutritifs entre le sang oxygéné et le tissu musculaire ont le plus d'activité. De ces faits signalés ici, nous tirerons plus loin certaines déductions importantes.

L'arrêt rapide du cœur qui suit la ligature des artères coronaires chez les animaux supérieurs, montre bien l'importance de l'excitation sanguine pour l'entretien du rythme cardiaque[1].

Chirac, en 1698, signale le premier cette action, puis Erichsen en 1842. Jolyet et Pélissard montrent que sur le chien immobilisé par la cicutine et respirant artificiellement au moyen du soufflet, si on vient, après avoir mis le cœur à découvert et dénudé les

Rythme cardiaque entretenu dans la pointe isolée du cœur, sous la sollicitation de l'excitation sanguine, aidée de la pression. — Dans les conditions ordinaires de la circulation, la stimulation nutritive du sang n'est pas suffisante à elle seule pour entretenir les battements rythmés du ventricule, en dehors des excitations qui lui parviennent des cellules ganglionnaires.

L'expérience suivante de Heidenhain (1854), répétée par Bernstein (1876), et que chacun peut faire, le montre absolument. Sur une grenouille vivante, on exerce avec une pince fine, une constriction très forte sur le ventricule, à l'union de son tiers supérieur avec ses deux tiers inférieurs. Cette constriction qui détermine un sillon dans l'épaisseur du myocarde, *détruit la continuité nerveuse* entre la pointe musculaire du ventricule et les cellules ganglionnaires du cœur, sans interrompre celle de la cavité de la poche cardiaque. Dans ces conditions, la pointe isolée du cœur, dilatée par le sang, reste indéfiniment immobile, tandis que la base de l'organe continue ses battements rythmés, qui suffisent à entretenir la circulation du sang pendant des semaines (Bowditch).

Ludwig et Luchsinger (1879), Gaskel et Forster (1880), confirment les résultats précédents de l'expérience de la séparation physiologique de la pointe du cœur, et mettent en lumière un fait important : à savoir l'influence *excitatrice* de la pression; la pointe isolée qui, bien que distendue par le sang, reste immobile, repart d'un mouvement rythmé si l'on vient à comprimer l'aorte, de manière à augmenter la tension intra-ventriculaire. L'expérience peut être faite sur le ventricule lié sur une canule double dont le tube intérieur communique, au moyen d'un caoutchouc, avec un vase à pression. Tout le système étant rempli de

FIG. 185. — Expérience montrant l'influence de la pression sur les contractions rythmées du cœur.

sang défibriné, le ventricule exécute des pulsations rythmées qui se suivent d'autant plus rapidement que la tension à l'intérieur du ventricule est plus forte, et s'arrêtent au contraire immédiatement, dès qu'on cesse la pression en abaissant le vase. De même, le sérum du sang, et même certains liquides artificiels (eau salée à 0'6 p. 100) peuvent entretenir plus ou moins long-temps, des battements réguliers dans les mêmes conditions.

L'expérience suivante, qui consiste à opérer la pression intra-ventriculaire

artères coronaires antérieure et postérieure, à poser des serres fines sur le tronc de ces artères, le cœur continue à battre régulièrement pendant une à deux minutes, puis presque brusquement, les battements deviennent tumultueux ; les ventricules qui restent distendus n'ont que des contractions incomplètes et faibles remplacées qu'elles par une sorte de mouvement vermiculaire et trémulatoire du muscle cardiaque. Pendant ce temps les oreillettes et surtout les auricules continuent à battre assez régulièrement, en (Thèse Pélissard, Paris, 1869). En 1881, en France, Sée, Bochefontaine et Roussy, en Allemagne, Conheim, Schulthers, Ruhberg étudient de nouveau ces effets de la ligature, il est à remarquer que le cœur, dans les conditions de l'expérience, livré à lui-même, sans respiration, continue à battre pendant sept à huit minutes.

non plus à l'aide de sang ou de liquides artificiels comme ci-dessus, mais avec de l'air ou un gaz inerte, en ramenant des pulsations rythmées, montre que l'excitation qui provoque le rythme dans tous ces cas, est plutôt le résultat de la distension mécanique excentrique des fibres du myocarde, que de toute autre cause[1].

Théorie du rythme cardiaque basée sur l'ensemble des faits précédents. — Dans la théorie générale des mouvements rythmés des diverses parties du cœur nous pouvons laisser de côté le rôle particulier des ganglions intra-cardiaques, considérés comme organes d'arrêt, de régulation de la fonction rythmique pour n'envisager que leur rôle d'organes d'excitation et d'entre-

Poisons musculaires du cœur. — Il est intéressant de connaître au point de vue physiologique les substances toxiques qui portent leur action sur le muscle cardiaque lui-même, et qu'on désigne pour cette raison sous le nom de *poisons du cœur*. La digitale avec ses glycosides (digitaline, digitaléine, digitoxine), en est le type le plus remarquable. L'upas antiar, suc de l'*antiaris toxicaria* dont certaines peuplades se servent pour empoisonner leurs flèches, le liquide lactescent contenu dans les follicules de la peau du crapaud commun, du crapaud calamite, et des Tritons (Vulpian) possède une action toxique analogue. Toutes ces substances exercent sur le cœur une action à laquelle on peut distinguer quatre stades :

1er stade. — *Augmentation de l'amplitude de la pulsation du cœur*, par suite de l'augmentation de la phase diastolique, sans changement de la puissance d'action du cœur (Williams). Cet effet, qui est utilisé en thérapeutique pour la digitale, paraît être le résultat de l'action du poison sur le système modérateur du cœur. (Voir plus loin.)

2e stade. — *Irrégularité des mouvements du cœur* qui prennent la forme péristaltique (Vulpian). Cet effet semble dû à ce que toutes les parties du ventricule ne sont pas atteintes à la fois et dans les mêmes proportions par le poison.

3e stade. — *Arrêt systolique du ventricule*, caractéristique, puis bientôt après également des oreillettes. L'arrêt du ventricule *en systole*, montre l'erreur des physiologistes, qui attribuent l'arrêt cardiaque (Traube) à une excitation des centres frénateurs du cœur; ou au contraire (Schiff et Akermann) à une paralysie des extrémités des nerfs cardiaques excitateurs des pulsations : la poche cardiaque devrait alors être paralysée en *diastole*, et distendue par le sang. (Voir plus loin.) On peut expliquer avec Schmiedeberg l'état systolique du cœur produit par la digitaline et les autres poisons du cœur par une modification de l'élasticité du myocarde. A l'état normal, l'élasticité du muscle permet à la poche cardiaque de se laisser distendre par le sang, et de passer de la phase d'inexcitabilité systolique à la phase d'excitabilité diastolique. Chez la grenouille digitalinisée par suite de la perte de l'élasticité, la systole est durable, le myocarde reste à la phase d'inexcitabilité; il ne reçoit donc plus les excitations rythmées qui continuent de lui arriver des centres ganglionnaires excitateurs du cœur. Le muscle cardiaque n'a cependant pas perdu alors sa contractilité. La preuve c'est que si par une dilatation mécanique artificielle (augmentation de la pression sanguine à l'intérieur du ventricule, par introduction de liquide), on vient à faire cesser l'état systolique le ventricule repart d'un mouvement rythmé.

4e stade. — *Perte de la contractilité du myocarde*. Le cœur conserve son état systolique, et semble se rétracter encore progressivement; c'est la mort du cœur par perte de contractilité, et rigidité cadavérique.

Les poisons du cœur ne bornent pas leur action au muscle cardiaque; ils agissent aussi (Vulpian) sur les muscles striés ordinaires, qui perdent également leur contractilité, mais plus tard que le cœur. C'est la raison pour laquelle, aussitôt après l'arrêt cardiaque, les grenouilles se présentent comme à l'état normal, ayant conservé à peu près intacts leurs mouvements réflexes et volontaires. Les muscles de la vie animale ne tardent toutefois à s'affaiblir, et à perdre peu à peu leur contractilité, et cela toujours plus vite que des grenouilles de même espèce non empoisonnées, mais auxquelles on a lié au même moment les vaisseaux à la base du cœur, pour produire une anémie correspondante du système névro-musculaire.

tien de cette fonction, attribut de la fibre musculaire cardiaque auriculaire et ventriculaire, en vertu de la loi d'inexcitabilité périodique.

Les oreillettes et les ventricules ne sont donc *aptes* à recevoir les excitations *justes suffisantes* qui partent régulièrement des cellules nerveuses ganglionnaires que pendant la diastole, et à la fin de cette diastole, au moment où l'excitabilité de ces poches musculaires arrive à son maximum sous l'influence de leur *relâchement* et de leur *distension* par le sang qui les remplit de plus en plus. A la fin de la diastole générale du cœur, oreillettes et ventricules sont pleins de sang, les oreillettes surtout, en raison de la minceur de leurs parois, seront dilatées davantage, et passeront à la phase d'excitabilité accrue avant les ventricules, qui sont d'ailleurs moins excitables. Elles subiront donc d'abord l'influence excitatrice de la pression et de la distension sanguines, en même temps qu'elles recevront peut-être plutôt que les ventricules, celle des cellules ganglionnaires dont elles sont plus rapprochées. Les oreillettes se contracteront les premières.

Le contenu sanguin, chassé brusquement dans le ventricule, dilate à son maximum cette poche cardiaque qui, sous cette influence, passe à son tour à son maximum d'excitabilité, et se contracte, à la fois sous l'influence excitatrice de la tension sanguine qui s'est renforcée subitement à son intérieur, à la fois sous celle qui lui vient constamment des ganglions, mais qui ne devient efficace qu'à ce moment Ainsi se trouve expliqué le rythme des mouvements des diverses poches cardiaques, d'abord des oreillettes puis des ventricules.[1]

2° PHYSIOLOGIE DE L'APPAREIL NERVEUX DU CŒUR

A. Ganglions intra-cardiaques.
  Hypothèse de deux centres frénateur et accélérateur.
  Expériences de Stannius.
  Action des ganglions de Remak et de Ludwig.
  Action des ganglions de Bidder.
  Rôle des cellules à fibres spirales.
  Poisons nerveux du cœur.
B. Nerfs extrinsèques du cœur.
  Nerfs d'arrêt (pneumogastrique).
  Nerfs accélérateurs (sympathique).
C. Centres modérateurs et accélérateurs du cœur.
  Siège bulbo-médullaire de ces centres.
  Réflexes inhibitoires du cœur.
  Réflexes accélérateurs du cœur.

A. — Ganglions intracardiaques.

L'étude actuelle de la physiologie des ganglions intracardiaques, repose en

[1] L'accélération inspiratoire et le ralentissement expiratoire du rythme cardiaque peuvent trouver une explication dans l'augmentation de l'excitabilité du muscle cardiaque sous l'influence de la distension diastolique plus grande pendant la phase inspiratoire (renforcement périodique de l'aspiration thoracique).

grande partie sur les connaissances plus approfondies que nous possédons relativement à l'anatomie et à l'histologie de ces ganglions. Le lecteur doit donc se pénétrer de ces notions aussi bien que possible. (Voir l'*Aperçu anatomo-histologique*, p. 461.)

L'exposé de la théorie de l'action du système nerveux du cœur, que nous allons faire, nous le tirerons en grande partie des remarquables travaux anatomo-physiologiques du professeur Ranvier. C'est la critique profonde qu'il a faite des expériences de Stannius, Bidder, de Bezold, Heidenhain et Ludwig, etc., les expériences nouvelles et concluantes qu'elle lui a inspirées, qui vont nous permettre d'ébaucher aujourd'hui une théorie physiologique et compréhensible sur ce sujet.

Le fait que la *pointe isolée* du ventricule cesse de battre spontanément, alors que la base du ventricule et les oreillettes restées en rapport avec les ganglions nerveux, continuent leurs battements rythmiques, nous a déjà per- mis de conclure que les ganglions interviennent à titre d'organes d'excitation et d'entretien des mouvements du cœur, la fonction rythmique, pour les raisons que nous avons développées, étant l'attribut exclusif du myocarde lui-même. Par conséquent, dans l'étude qui va suivre, nous n'aurons donc pas à faire intervenir les centres ganglionnaires pour expliquer le rythme.

Mais les ganglions cardiaques sont multiples et différents par leur position dans le cœur et leur structure histologique. Sont-ils tous excitateurs des mou- vements? Sinon, auxquels d'entre eux est dévolue cette fonction? Quelle est l'action des autres?

Hypothèse de deux centres excitateur et frénateur. — Stannius en 1852, se basant sur un certain nombre d'expériences faites sur le cœur de la grenouille, dans le but de constater les *effets des ligatures* placées sur les différentes parties du cœur, principalement au niveau des ganglions, annonce l'exis- tence dans le cœur de deux espèces de centres ganglion- naires, de nature tout à fait différente, puisque l'un d'entre eux arrêterait les contractions, tandis que l'autre les rétablit ou les accélère.

Des 23 expériences de Stannius, deux surtout sont capitales, la *septième*, connue aussi sous le nom d'ex- périence de Stannius, et la *dixième*. Ces expériences sont les suivantes :

7e EXPÉRIENCE. — *Si on place une ligature sur le* FIG. 186. — Septième ex-
sinus veineux cave exactement au point où il s'abouche périence de Stannius.
dans l'oreillette, le cœur tout entier s'arrête en diastole Ligature au sinus.
d'une façon prolongée, tandis que les trois veines caves et le sinus continuent leurs battements réguliers.

10e EXPÉRIENCE. — Tout le cœur étant arrêté par la ligature du sinus, si on place une deuxième ligature sur le sillon auriculo-ventriculaire, le ventricule se contracte rythmiquement pendant un certain temps, tandis que les oreillettes restent au repos.

C'est pour interpréter les effets des ligatures de Stannius et déterminer la *position des deux centres excitateur et frénateur dans le cœur*, que les physiologistes ont fait des expériences si nombreuses sur lesquelles on a basé les théories les plus variées.

Nous procéderons ici différemment. La physiologie indique la présence dans le cœur de centres excitateurs de ses mouvements ; nous rechercherons la position de ces centres.

La physiologie indique qu'il y a dans le bulbe rachidien un centre frénateur, dont l'influence modératrice est apportée aux ganglions excitateurs par les fibres du nerf pneumogastrique (spinal en réalité), contenues dans les rameaux des nerfs cardiaques. La section des

FIG. 187. — Dixième expérience de Stannius. Ligature au sillon.

vagues dans la région du cou, qui accélère les pulsations, l'excitation des bouts périphériques de ces nerfs qui les arrête ou les ralentit, démontre bien cette influence spéciale. On doit donc s'attendre à retrouver dans les expériences sur le cœur, les effets frénateurs de l'excitation des fibres du nerf vague toutes les fois qu'on exercera une action excitatrice prédominante sur les fibres de ce nerf contenues dans les rameaux cardiaques ; mais on ne sera pas pour cela autorisé à dire que c'est la manifestation d'action d'un centre frénateur distinct.

Les ganglions du sinus veineux et de la cloison des oreillettes sont les centres automoteurs du cœur. — La démonstration peut en être donnée par les expériences simples suivantes, que chacun peut répéter facilement : si on sépare avec un rasoir ou des ciseaux bien aiguisés le ventricule du cœur de la grenouille au niveau du sillon auriculo-ventriculaire, ou si on applique en ce point une ligature serrée (9ᵉ exp. de Stannius) on voit les oreillettes munies des ganglions de Remak et de Ludwig, et le ventricule avec ses ganglions de Bidder, battre chacun de leur côté ; il y a une pulsation du ventricule pour deux ou trois des oreillettes. Mais, après un certain temps (une ou deux minutes), le ventricule qui a ralenti peu à peu ses battements *finit par s'arrêter*, tandis que les oreillettes *continuent indéfiniment leurs pulsations régulièrement rythmées* [1].

[1] L'expérience peut aussi être faite sur la grenouille intacte, en opérant la séparation du ventricule du reste du cœur comme dans l'expérience de la *séparation physiologique de la pointe*, c'est-à-dire en opérant l'écrasement des tissus au niveau du sillon. Elle donne les mêmes résultats.

On peut aussi procéder de la façon suivante avec Ranvier : le cœur étant découvert on lie les deux aortes, puis les deux veines caves (au delà du sinus pour ne pas arrêter le cœur) qu'on incise derrière la ligature, et on enlève le cœur rempli de sang. On applique alors une ligature serrée au sillon, et on porte l'organe sous le myographe double pour enregistrer simultanément les battements des oreillettes et du ventricule.

Les conclusions qu'on peut tirer des expériences précédentes sont :

1° Que les ganglions de Bidder n'interviennent pas d'une façon efficace et durable dans l'entretien du rythme cardiaque ;

2° Que l'action automotrice est reléguée dans les ganglions supérieurs du sinus et de la cloison ;

3° Que si l'identité de structure des éléments anatomiques est une raison suffisante pour faire conclure à une identité de fonction, on est conduit à admettre que les cellules à fibres spirales, qui constituent la totalité des ganglions du sinus, et la grande majorité, sinon la totalité également des cellules des ganglions de Ludwig sont les vrais centres automatiques qui entretiennent les mouvements du cœur entier séparé du corps, comme ils entretiennent ceux des oreillettes isolées.

Action des excitants artificiels sur les centres ganglionnaires des oreillettes et du ventricule séparés. — 1° Soit les oreillettes isolées du ventricule et remplies de sang comme dans la variante de l'expérience ci-dessus (note) et portées sous le cardiographe, après en avoir détaché le ventricule d'un coup de ciseau : comme le cœur entier, les oreillettes isolées battent indéfini- ment (fig. 188, P).

FIG. 188. — Arrêt diastolique des oreillettes sous l'influence du courant faradique tétanisant (*ct* à *i*). Reprise plus tard (en P') des pulsations.

Excitées par des courants interrompus suffisants (*ct* à *i*), les oreillettes s'arrêtent en diastole, pendant un temps d'autant plus long après la cessation du courant, que l'intensité de celui-ci a été elle-même plus grande. Les battements reprennent plus tard (en P'), d'abord faibles et espacés pour se rapprocher ensuite peu à peu de l'amplitude et du rythme normaux. Les excitations mécaniques au moyen d'un stylet, portées sur les oreillettes et surtout sur le sinus, au niveau des ganglions de Remak, ralentissent plus ou moins les pulsations et les arrêtent quand elles sont suffisantes [1].

2° Soit maintenant le ventricule séparé *avec ses ganglions* par une section au niveau du sillon auriculo-ventriculaire, et porté sous le myographe : le ventricule bat quelque temps, se ralentit, puis s'arrête définitivement. Vient-on à l'exciter mécaniquement, en un point quelconque de sa surface, on obtient une pulsation suivie d'un arrêt indéfini, si une nouvelle excitation ne survient (comme dans le cas du ventricule isolé). Mais si on porte les excitations méca- niques sur son orifice, au niveau des ganglions de Bidder, le rythme reprend ; les pulsations d'abord fréquentes se ralentissent peu à peu, puis s'arrêtent.

[1] Les excitations mécaniques et électriques, lorsqu'elles sont très faibles, accélèrent les pulsations en ajoutant leur action à celle des centres excitateurs.

Les excitations électriques du courant tétanisant, à rupture juste suffisante, appliquées sur le ventricule ralenti ou arrêté, le ramènent au rythme normal et le maintiennent dans ce rythme pendant toute la durée du courant (fig. 189).

FIG. 189. — Ventricule muni de ses ganglions de Bidder, et arrêté, reprend ses pulsations rythmées sous l'influence du courant tétanisant (*ct à i*).

Mais, dira-t-on, le rythme entretenu ainsi dans le ventricule muni des ganglions de Bidder, est le fait de l'excitation du myocarde, et non celui des cellules ganglionnaires. Sans doute l'action du courant sur le muscle ne peut être négligée, et en supposant même qu'elle soit prédominante pour l'entretien du rythme pendant le passage du courant, elle ne saurait expliquer la continuation de ce rythme, un certain temps après que la stimulation électrique (ou mécanique) a cessé, car on sait que, dans l'expérience de la pointe isolée séparée des ganglions, les pulsations rythmées du muscle sous l'action du courant tétanisant suffisant, cessent aussitôt qu'on interrompt son passage et

La conclusion de tous ces faits, c'est que des excitations de même nature et de même intensité, portées : 1° sur les oreillettes, mettent en jeu une action *excito-frénatrice* plus ou moins durable des cellules ganglionnaires à fibres spirales du sinus et de la cloison, puisque l'arrêt diastolique qui en résulte persiste encore après la cessation de l'excitation ; ces mêmes excitations portées sur le sillon du ventricule mettent en jeu une action excito-motrice des cellules des ganglions de Bidder, manifestée par la continuation du rythme encore après que l'irritation a cessé.

Action excito-motrice irritative des ganglions de Bidder. — Ranvier qui a fait les expériences ci-dessus relatées, en a expliqué les résultats en disant que l'excitation portée sur ces ganglions n'est pas tout entière employée par ces organes qui en accumulent une partie. C'est cette partie emmagasinée par les cellules, qui serait ensuite dépensée et servirait à entretenir quelque temps les pulsations du ventricule, après que l'excitation a cessé. Il en trouve encore la preuve dans le fait suivant : Le rythme étant entretenu dans le ventricule par un courant tétanisant, à rupture juste suffisante à amener une pulsation, après quelque temps du passage de ce courant, celui-ci est devenu plus que *suffisant*, puisqu'en diminuant plus ou moins son intensité, on arrive à un courant minimum, capable d'entretenir le rythme. Mais si, cessant son action, on laisse les pulsations ventriculaires s'éteindre peu à peu, le courant minimum reporté alors sur le ventricule est *inefficace*, et il faut revenir au courant primitif pour rétablir le rythme. De ces expériences Ranvier déduit le rôle des cellules dépourvues de fibres spirales des ganglions de Bidder.

Ces cellules accumuleraient une partie des excitations artificielles (du courant tétanisant), ou naturelles (émanées des cellules spirales), distribuant teste d'une manière régulière pour l'entretien des pulsations. C'est la partie des excitations retenue par le ganglion, qui serait employée à l'entretien non durable du rythme du ventricule, après sa section ou sa ligature, comme dans la 9ᵉ expérience de Stannius.

La vérité, c'est que le rôle des cellules bipolaires des ganglions de Bidder n'est pas connu, et que les faits signalés par Ranvier résultent plutôt d'une propriété particulière des nerfs du cœur, celle d'être plus irritables que les autres nerfs, de conserver et de manifester plus longtemps l'action irritative qu'on porte sur eux, comme cela semble découler de l'interprétation que nous allons faire des effets qui suivent la *ligature de Stannius*.

Action excito-frénatrice des cellules à fibres spirales sur le cœur. — L'action des excitants sur les cellules spirales du sinus et de la cloison qui amène l'arrêt des oreillettes isolées en diastole, est au fond identique à celle qui suit l'excitation des nerfs vagues et qui produit l'arrêt plus ou moins prolongé du cœur tout entier. On doit donc supposer que l'arrêt est le résultat dans les deux cas d'une irritation des fibres du pneumogastrique, dans le premier des fibres intra-cardiaques, extra-cardiaques dans l'autre. Si on observe alors les différences particulières dans les effets qui suivent les excitations artificielles, comme par exemple dans la durée de l'arrêt diastolique (soutenu ou non), suivant qu'on excite les fibres du pneumogastrique dans le cœur ou en dehors du cœur, on sera légitimement en droit de les rattacher, comme nous l'avons déjà laissé entendre, aux modifications anatomiques profondes subies par les nerfs cardiaques au sinus et dans la cloison par le fait de leurs connexions avec les cellules à fibres spirales.

Avant d'aller plus loin, il importe de se représenter d'une façon théorique et schématique la double modalité qui incombe ainsi forcément aux cellules spirales du sinus et des oreillettes, à savoir de pouvoir passer successivement par les deux états opposés d'activité et de repos, suivant que les fibres cardiaques du pneumogastrique sont au contraire au repos ou qu'elles entrent en jeu.

Il faut se représenter la cellule à fibre spirale Sp (fig. 190) abandonnée à elle-même comme vibrant en quelque sorte d'une façon permanente[1]. Cette cellule dégage donc constamment, en vertu de son activité propre, l'excitant rythmé, transmis à la fibre spirale sympathique s, qui le communique à son tour à la cellule musculaire cardiaque m. Sous cette stimulation la fibre du cœur en vertu de son

Fig. 190. — Schéma de la cellule à fibre spirale

[1] La qualification d'automatiques donnée aux cellules nerveuses du cœur, semble indiquer une spontanéité d'action de ces éléments nerveux, alors que tous ou presque tous les autres centres n'entrent en activité que sous la sollicitation des excitations émanées de la périphérie ou d'autres centres nerveux. (Voir *Réflexes*.) Assurément il n'est pas démontré d'une façon absolue que les pulsations du cœur ne soient pas d'une nature réflexe, ou tout au moins que les excitations des extrémités nerveuses terminées dans l'endocarde ne puissent transmettre aux centres cardiaques un ébranlement capable de les exciter et de les aider à fonctionner. Quoi qu'il en soit, les cellules cardiaques sont excitées à fonctionner par la stimulation

inexcitabilité périodique, prend un rythme de pulsations particulier et différent
de celui des excitations nerveuses qui l'a provoqué.

On peut concevoir maintenant que les excitations rythmées du courant
interrompu par exemple (ou celles émanées du centre modérateur bulbaire)
portées sur les nerfs pneumogastriques, transmettent à la cellule spirale, par
l'intermédiaire de sa fibre droite Pn, un ébranlement qui diminue ou fasse équilibre en l'annihilant, à l'ébranlement qui constitue son mode d'activité propre:
le ralentissement ou l'arrêt des pulsations du muscle en sera la conséquence.

Il n'y a donc plus à rechercher si les ganglions du sinus sont des centres
modérateurs, tandis que ceux de la cloison des oreillettes, ou du sillon ventriculaire seraient excitateurs, ni à discuter pour savoir si la ligature au sinus
qui amène l'arrêt plus ou moins prolongé du cœur, agit en supprimant un
centre excitateur (von Bezold, Goltz) ou en excitant un centre modérateur
(Heidenhain, Ludwig).

Il est évident maintenant, pour nous, que la ligature au sinus agit surtout
comme un excitant durable des fibres cardiaques frénatrices du pneumogastrique, cause de la suppression d'action des cellules automotrices situées
au-dessous (interférence ou autre). Mais il est évident aussi que la ligature en
séparant du cœur une partie plus ou moins grande des cellules automotrices
sises au sinus, en diminuant par suite le nombre de celles restant, et situées
sur le trajet des nerfs cardiaques dans la cloison, aura pour effet d'atténuer
par cela même le rythme, en même temps qu'elle rendra plus efficace et plus
durable l'action frénatrice exercée sur les cellules de la cloison. Cela explique
en partie pourquoi l'excitation du sinus par un courant faradique provoque
un arrêt moins prolongé du cœur que la ligature; les centres excitateurs
réfrénés, plus nombreux dans le premier cas que dans le second, finissent par
l'emporter plus vite sur l'action frénatrice qui s'épuise [1].

nutritive, sous l'action de certains principes des sucs nourriciers du sang, de l'oxygène,
et cela même en dehors de la sollicitation périphérique centripète. C'est ce qui constitue
plus particulièrement l'automatisme des centres.

Quant à la nature (continue ou discontinue) des excitations nerveuses centrales, quoique
inconnue dans son essence, les faits semblent démontrer que la sollicitation motrice
centrifuge est toujours discontinue et rythmée. (Voir plus loin.)

[1] L'hypothèse de Von Bezold et Goltz par laquelle la ligature ou la section du sinus supprimerait un centre excitateur *nécessaire* à l'automatisme du cœur ne peut être soutenue.
Comment, en effet, comprendre, dans ce cas, le retour durable du rythme du cœur intact après
un arrêt plus ou moins long? Comment expliquer l'arrêt soutenu du cœur dans
certaines conditions d'excitation par le courant faradique limité au sinus ?

Goltz, il est vrai, prétend que l'excitation du sinus ne produit pas l'arrêt du cœur,
pour répondre à l'objection que si la section franche du sinus laisse réapparaître si
vite le rythme, c'est parce qu'elle excite moins que la ligature, dit que si on opère sous
l'huile la section ou la ligature agissent de même. De là sa théorie de l'action excitatrice
de l'air qui dans la section du sinus, en entrant dans le cœur, excite sa surface endocar-
dique et ramène les *pulsations réflexes*; tandis que, par la ligature, le sang retenu dans
le cœur empêche le contact de l'air, les pulsations s'arrêtant par suite de l'isolement du
centre excitateur qui est au sinus.

Goltz prétend démontrer le rôle du sang comme excitant du cœur : le cœur vidé de
sang par un courant d'eau reste définitivement au repos; il rebat quand on y injecte du
sang, d'où la conclusion que les mouvements du cœur sont plutôt commandés réflexes
qu'automatiques ; ils sont supprimés quand toute excitation disparaît (1862). C'est la
théorie étendue des deux centres du cœur de Bidder, centre des mouvements rythmés,

Mêmes remarques pour la 8e expérience de Stannius, c'est-à-dire pour la ligature des oreillettes, quel que soit le point entre le sinus et le sillon; le cœur qui bat au-dessus est arrêté au-dessous. Le rythme supprimé aura d'autant moins de tendance à reparaître dans le ventricule que la ligature aura porté plus bas et aura par conséquent séparé des parties inférieures du cœur un plus grand nombre de centres excitateurs.

Dans l'expérience 10°, le cœur étant arrêté par la ligature au sinus, une deuxième ligature apposée au sillon fait rebattre le ventricule, c'est le résultat de l'excitation des fibres nerveuses motrices constrictionnées au niveau des ganglions de Bidder; les pulsations rappelées sous cette stimulation passagère s'éteignent peu à peu avec elle[1].

B. — Nerfs extrinsèques du cœur.

Le système nerveux intra-cardiaque, bien que suffisant à lui seul à entretenir les mouvements du cœur, n'en n'est pas moins, comme tous les systèmes particuliers, sous la dépendance plus ou moins étroite du grand foyer d'innervation générale. L'observation la plus simple établit ces relations.

Chacun a pu constater sur lui-même, l'influence bien différente exercée sur le cœur par les impressions de nature diverse, qui peuvent ébranler notre cerveau : une émotion comme la peur, une sensation douloureuse peuvent ralentir et même arrêter le cœur en produisant la syncope, alors que telle autre au contraire, comme l'amour, en active et en précipite les battements. Des perturbations du rythme cardiaque, pareillement, peuvent se montrer à la suite d'impressions internes, de nature pathologique, dont l'individu

[1] ... lencé par le pneumogastrique et centre des mouvements réflexes sur lequel le vague ... sans action (1852).

... onzième expérience de Stannius : le cœur étant arrêté par la ligature du sinus, ...lation mécanique d'un point de la surface du ventricule qui provoque une pulsation ...semble, d'abord des oreillettes et du ventricule, semble indiquer une action centripète.

Poisons nerveux du cœur. — De même que le myocarde, le système nerveux intra-cardiaque a ses poisons et la connaissance de leur action toxique, contribue à éclairer le mécanisme physiologique des centres ganglionnaires du cœur. De ces poisons, les uns ...ssent sur le système nerveux frénateur pour l'exciter, les autres pour le paralyser. ...mi les premiers se trouvent le principe toxique de la fausse orange (agaricus musca...) la muscarine (Schmiedeberg et Kopp, J.-L. Prévost), le sulfate de magnésium (Jolyct ...affout); l'atropine est le type des seconds (de Bézold et Blocbaum, Bidder et Keuchel). ...muscarine offre la propriété d'arrêter le cœur en diastole, le ventricule et les oreillettes ...t relâchés, et distendus par le sang, absolument comme le cœur dans la 7e expérience ...Stannius, ou à la suite de l'excitation du sinus par le courant tétanisant. Le myocarde ...'est pas paralysé et reste excitable pendant l'arrêt diastolique du cœur, répondant par ...e pulsation, à chaque excitation qu'on porte sur lui. L'arrêt du cœur n'est pas modifié ...r la section des nerfs pneumogastriques, et la destruction des centres nerveux. On ne ...t donc l'attribuer à une excitation du tronc de ces nerfs, ou de leurs origines cen... ...s. Il est dû, comme dans la ligature de Stannius à une excitation durable des extré... ...és des vagues dans le cœur (fibres droites des cellules à fibres spirales). L'atropine, ... contraire, qui paralyse ces mêmes extrémités nerveuses rend impossible l'action ...onile de la muscarine et joue le rôle d'antagoniste de cette substance : le cœur de la ...nouille muscarinée, se remet immédiatement à battre quand il est soumis à l'action ... l'atropine (Schmiedeberg et Kopp).

souvent n'a pas conscience, mais que le médecin a grand intérêt à connaître. Elles établissent les relations du cœur avec le système grand sympathique.

Toutes ces manifestations cardiaques sont le dernier terme de réflexes plus ou moins compliqués, dont nous aurons à déterminer bientôt les nerfs cisodiques et les centres, mais dont les nerfs exodiques ou centrifuges, vont actuellement faire l'objet de notre étude.

Enfin le cœur, bien qu'insensible à la douleur possède néanmoins des nerfs centripètes qui transportent à certains centres de l'axe bulbo-spinal les impressions non senties, exercées à sa surface interne. Ces impressions peuvent donner lieu également à des réflexes dont la manifestation phénoménale bien qu'extérieure au cœur aura cependant un effet cardiaque indirect très important. Comme ces réflexes des nerfs sensibles du cœur ont lieu principalement sur les vaisseaux, nous en renverrons l'étude complète au chapitre du système nerveux vaso-moteur.

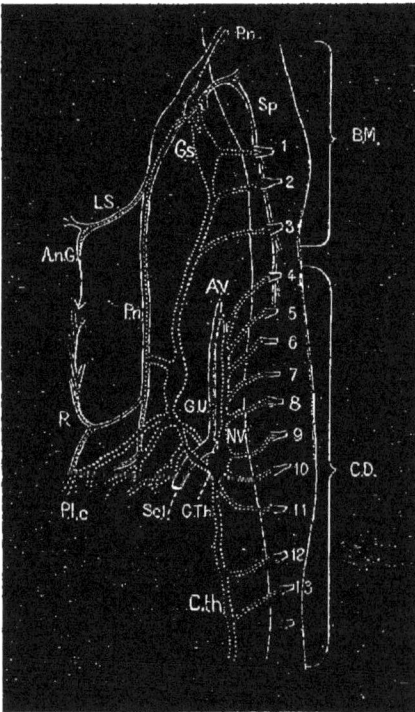

Le schéma de F. Franck (fig. 191) représente la disposition d'ensemble et la provenance des divers rameaux nerveux modérateurs et accélérateurs du cœur, qui vont former les plexus cardiaques (Pl c). Les fibres modératrices émanent du tronc complexe du nerf pneumogastrique (Pn) après qu'il a reçu la branche interne du spinal (Sp) et s'être anastomosé d'autre part avec les deux ou trois premières paires rachidiennes, le ganglion cervical supérieur (G S), etc.

Les fibres accélératrices sympathiques figurées en pointillé proviennent du système des ganglions cervical inférieur (GU) et premier thoracique (G th) reliés entre eux par mier thoracique (G th) reliés entre eux par les deux branches sympathiques qui forment l'anneau de Vieussens et embrassent l'artère sous-clavière (S cl). Les plexus cardiaques recevraient en outre des filets accélérateurs sympathiques du nerf pneumogastrique (ou spinal), directement (pointillé de Pn) et indirectement par le laryngé supérieur (l. s.) et l'anastomose de Galien (An G) et le récurrent (R).

BM, moelle et bulbe; — CD, moelle cervico-dorsale; — 1, 2, 3, etc., nerfs rachidiens; — AV, art. vertébrale.

Fig. 191.— Schema des nerfs du cœur.

L'étude des nerfs intrinsèques du cœur comprendra donc :

1° Des nerfs centrifuges
{
a. contenus dans le pneumogastrique (nerfs modérateurs ou d'arrêt du cœur);
b. émanés du grand sympathique (nerfs accélérateurs du cœur);
}

2° Des nerfs centripètes
{
contenus dans le pneumogastrique (nerf dépresseur du cœur, ou nerf de Cyon).
}

1. Nerfs modérateurs ou d'arrêt du cœur, contenus dans le tronc du nerf pneumo-gastrique. — Le fait capital, que le *cœur suspend ses contractions en diastole, quand on excite les nerfs pneumogastriques par un courant interrompu d'induction*, a été découvert en 1845 par Ed. Weber. Tout paradoxal qu'il parût alors, et quoiqu'en contradiction avec les données reçues concernant la physiologie des nerfs centrifuges (moteurs) ordinaires, ce fait entraîna bientôt la conviction, quand on eût reconnu qu'il se reproduisait chez tous les animaux (mammifères, batraciens, reptiles, poissons), soit qu'on excitât les nerfs intacts, ou seulement leurs bouts périphériques après section, et que toujours le cœur était arrêté à l'état de relâchement musculaire, les poches cardiaques étant flasques et distendues par le sang venu des veines.

L'arrêt du cœur ou son ralentissement, ce qui revient au même, est produit non seulement par l'excitant électrique, mais encore par les excitants chimiques (sel marin, glycérine) et mécaniques (tétano-moteurs), alors même qu'ils ne sont appliqués que sur un seul des deux nerfs. Toutefois l'effet est plus marqué et l'arrêt plus prolongé lorsqu'on agit sur le nerf du côté droit que sur le gauche (Masoin, Arloing et Tripier).

L'arrêt du cœur, produit par l'excitation des nerfs pneumogastriques, a toujours une durée limitée, variable d'ailleurs avec l'excitabilité du nerf et de son appareil terminal et aussi avec l'intensité et la fréquence des excitations électriques. Plus facilement obtenu et plus longtemps soutenu, l'arrêt diastolique cesse toujours après un certain temps, *malgré la prolongation du passage du courant* : les pulsations réapparaissent bientôt, lentes d'abord, puis avec un rythme plus rapide, qui peut même dépasser pendant quelques instants le rythme du début.

Tous ces faits démontrent absolument l'erreur des physiologistes (Schiff, Valentin, Moleschott), qui, ne pouvant s'expliquer *l'action d'arrêt* d'un nerf, avaient supposé que le pneumogastrique était un nerf excitateur du cœur, et que l'arrêt ne se produisait que sous l'influence de courants trop forts qui épuisent l'action du nerf. On voit, au contraire, que l'effet primitif, l'activité du nerf, est l'arrêt diastolique, l'effet secondaire ou consécutif dû à la fatigue, la reprise quand même des battements.

La section des vagues d'un autre côté donne des résultats confirmatifs; la section d'un seul nerf provoque une accélération momentanée, la section des deux, une accélération durable des pulsations qui s'élèvent chez le chien de 70 à 80, à 150 et plus à la minute, en même temps qu'elles augmentent d'énergie.

Détails et particularités de l'action excito-modératrice du pneumogastrique. — Chez la grenouille, lorsque l'excitation du nerf est faible, elle produit non l'arrêt, mais le ralentissement du rythme caractérisé par un allongement des périodes de diastole et de pause, avec diminution de l'amplitude des pulsations. Chez le chien, le graphique de la pression artérielle traduira donc l'affaiblissement des contractions, par l'abaissement de la tension

moyenne et l'augmentation au contraire de l'amplitude des oscillations variables. (Voir *Hydraulique circulatoire*.)

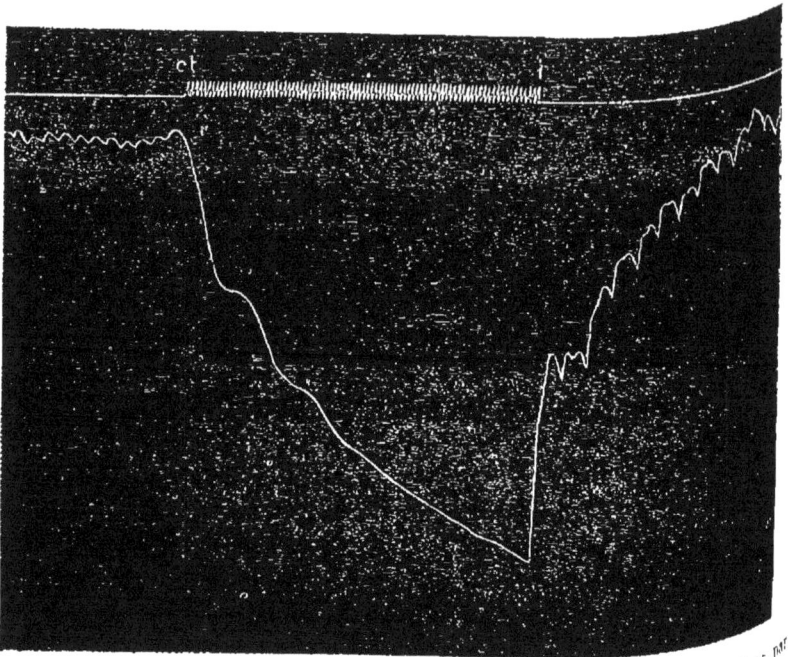

FIG. 192. — Chute de la pression sanguine carotidienne, avec cessation des pulsations, par suite de l'excitation faradique (*ct* à *i*) du bout périphérique du nerf pneumogastrique, chez le chien.

Dans le cas d'excitation suffisante pour produire l'arrêt, il s'écoule toujours un certain temps entre le début de l'excitation du nerf, et l'arrêt des pulsa-

FIG. 193. — Arrêt du cœur de la grenouille par l'excitation faradique du nerf pneumogastrique.

tions. Ce *temps perdu* varie suivant la phase pendant laquelle débute l'excitation : il se produit une pulsation intercalaire, si l'excitation tombe pendant la pause (retard minimum), deux, si la systole est commencée (retard maximum).

Chez les mammifères, les fibres cardiaques modératrices aboutissent à un appareil ganglionnaire terminal commun, puisque si on épuise par une excitation soutenue l'un des nerfs pneumogastriques, l'action portée sur l'autre reste sans effet; elle ne redevient efficace qu'après un certain temps de repos.

Chez la grenouille, l'épuisement d'un des nerfs, n'empêche pas l'action de l'autre. Dans tous les cas l'action frénatrice des pneumogastriques est bilaté-rale, l'action isolée des nerfs s'étendant toujours aux deux moitiés du cœur, oreillettes et ventricules. A la reprise des battements la succession physiolo-gique des mouvements a lieu, d'abord la contraction des oreillettes, puis des ventricules. Dans certains cas d'excitation faible et peu prolongée (Franck), on observe l'arrêt seul du ventricule, l'oreillette n'étant que ralentie.

Origine des nerfs cardiaques d'arrêt. — Ces nerfs, contenus dans le tronc pneumogastrique, n'appartiennent pas à ce nerf en réalité, mais lui vien-nent de son anastomose avec la branche interne du spinal. La démonstration en a été donnée par A. Waller, qui observa que si on arrache le spinal par le procédé de Cl. Bernard (en tirant sur la branche externe de ce nerf, bien iso-lée jusqu'au trou déchiré postérieur, on arrache en même temps que les filets médullaires tous les filets bulbaires), et qu'on attende quatre jours révolus pour laisser aux fibres du spinal le temps de dégénérer et de perdre leurs propriétés physiologiques, l'excitation du pneumogastrique n'a plus d'action sur le cœur, tandis qu'elle se produit du côté opposé où le spinal est intact.

L'arrachement des deux nerfs spinaux, contrairement à l'opinion d'E-chardt et de Schiff, produit une accélération constante des mouvements du cœur qui augmentent en même temps de force (Heidenhaim, Vulpian, Jolyet). Le nerf spinal qui est déjà le nerf vocal est donc en même temps le nerf mo-dérateur du cœur.

Nerfs accélérateurs sympathiques.

L'opinion que la moelle exerce une influence excito-motrice sur le cœur est déjà ancienne et date des expériences de Wilson Philip, Legallois (1819-1821), qui avaient montré que certaines excitations portées sur les centres nerveux accélèrent le rythme cardiaque. Mais on n'avait aucune donnée sur les voies par lesquelles cette influence est transmise de la moelle au cœur. C'est aux expériences de V. Bezold, de Ludwig, et surtout des frères Cyon, confirmées et étendues par F. Franck, qu'on doit la connaissance exacte des origines médullaires et ganglionnaires des fibres sympathiques accélératrices qui se jettent dans les plexus cardiaques. Ces fibres sortent de la moelle avec les rameaux communiquants des quatre ou cinq dernières paires cervi-cales, et des cinq premières dorsales, et gagnent par l'intermédiaire du nerf vertébral, et du cordon thoracique sympathique, le premier ganglion thora-cique qui communique par l'anneau de Vieussens avec le ganglion cervical inférieur. C'est de ce système des ganglions et de l'anneau qui les relie que partent les nerfs cardiaques accélérateurs qui se rendent aux plexus cardia-ques.

L'excitation de ces nerfs ou des ganglions bien isolés provoque une accélération très marquée des pulsations du cœur (fig. 194), ou les rappelle si le cœur est arrêté.

Les fibres accélératrices qui ne prennent pas leur origine dans le grand sympathique lui-même mais dans la moelle, ont été suivies par l'expérimentation physiologique, à travers les racines antérieures des nerfs indiqués plus haut, et dans la moelle elle-même jusqu'au bulbe, où serait leur origine centrale. Si on fait par la galvanocaustique la destruction de tous les nerfs cardiaques à l'exception des filets cardiaques accélérateurs; si de plus on a sectionné les nerfs splanchniques pour écarter des actions perturbatrices vaso-motrices, l'excitation du bout périphérique de la moelle cervicale coupée chez un chien curarisé produit l'accélération des battements du cœur. Elle ne peut plus être reproduite si on enlève le système du ganglion cervical inférieur et premier thoracique.

Particularités de l'action des nerfs accélérateurs. — Il y a un retard très considérable (qui varie de 1' à 1'' 5) entre le moment de l'excitation des nerfs accélérateurs et l'instant où apparaît l'accélération du rythme. Ce temps perdu est augmenté encore par le refroidissement des animaux, le curare, les anesthésiques.

L'effet accélérateur produit par l'excitation est d'autant plus marqué que le rythme cardiaque est plus lent, de telle sorte que pour un cœur dont les pulsations sont très fréquentes, l'effet produit devient nul. C'est le cas qui se montre lorsqu'on a supprimé l'action excito-modératrice bulbaire par la section des vagues chez le chien.

Le temps perdu de l'accélération semble dû à la nécessité de surmonter la résistance excito-frénatrice (F. Franck).

L'accélération produite est suivie d'un ralentissement du rythme.

Il n'y a pas de prédominance d'action des nerfs accélérateurs d'un côté sur l'autre.

L'accélération cardiaque est le résultat du raccourcissement des phases diastolique et systolique, mais surtout de la première.

FIG. 194. — Accélération des pulsations du cœur produite par l'excitation faradique (*et* à *e*) des nerfs accélérateurs chez le chien.

C. — Centres modérateurs et accélérateurs cardiaques.

Réflexes auxquels ils peuvent donner lieu.

Il est manifeste maintenant que les fibres des pneumogastriques ou plus exactement des nerfs spinaux, apportent au cœur *l'influence modératrice d'un centre bulbaire*. Budge (1841) avait constaté, avant même l'expérience de Weber, que l'électrisation du bulbe rachidien peut déterminer le ralentissement et l'arrêt du cœur. Un choc violent porté sur ce centre produit le même résultat chez la grenouille (Vulpian) alors même que tout réflexe a été aboli par le chloroforme (Jolyet). Le centre d'arrêt bulbaire exerce sur le cœur, chez les animaux supérieurs, une influence modératrice *permanente*, comme l'indique l'augmentation de la force et du nombre des pulsations cardiaques, qui suit toujours la section des nerfs vagues au cou, ou l'arrachement des spinaux[1].

Mais cette influence, sous des actions centripètes diverses, peut être renforcée ou diminuée, et par suite donner naissance à des réflexes modérateurs ou accélérateurs du cœur.

De même les fibres accélératrices du cœur, qui ne prennent pas leur origine dans le grand sympathique lui-même, ont pu être suivies par la méthode physiologique, d'abord à travers les racines antérieures des nerfs indiqués plus haut, puis à travers la moelle cervicale elle-même jusque dans ses régions supérieures (et peut-être au bulbe ou semble être leur origine centrale). Mais il est impossible actuellement au moins, de préciser autrement la situation de ces centres excitateurs cardiaques, et de les différencier des autres nombreux centres organiques qui occupent les mêmes régions médullaires. Quoi qu'il en soit, des réflexes cardiaques peuvent également se produire par leur intermédiaire.

Les deux centres modérateur et accélérateur bulbo-médullaires, comme tous les autres centres, sont soumis à l'influence stimulatrice nutritive. On admet, un peu hypothétiquement peut-être, que le centre accélérateur est excité par l'excès d'oxygène dans le sang, le centre modérateur par l'excès d'acide carbonique (ou le défaut d'oxygène). Ce qu'il y a de certain c'est que le sang asphyxique exerce une influence excitatrice centrale, qui se traduit par des effets variables, suivant la prédominance d'action sur l'un ou l'autre des centres.

C'est ainsi par exemple que si, pratiquant la respiration artificielle chez un lapin, on vient à la suspendre brusquement, on voit le cœur ralentir ses battements, et même s'arrêter momentanément en diastole pour passer ensuite par un rythme accéléré. L'accélération seule se montre si les spinaux ont été

[1] Chez la grenouille le centre modérateur bulbaire est inactif dans les conditions ordinaires, la section des deux nerfs pneumogastriques ne modifiant jamais le rythme cardiaque.

préalablement arrachés. D'autres conditions favorisent plus particulièrement
l'activité du centre accélérateur. C'est ainsi, par exemple, que l'anémie du
bulbe et des régions supérieures de la moelle (compression carotidienne),
l'anémie globulaire accélèrent les battements
du cœur.

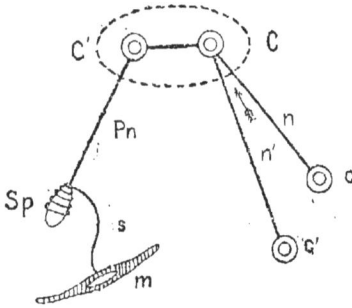

FIG. 195. — Schéma des réflexes
cardiaques inhibitoires.

Réflexes inhibitoires du cœur. — Ces
réflexes (fig. 195) ont tous, comme organes
de réflexion, le centre modérateur bulbair
C', et les fibres cardiaques des nerfs spinaux
Pn ;

Comme organes incidents :

1° Les nerfs sensitifs cérébro-spinaux *c* ;

2° Les nerfs centripètes sympathiques
n'. Le ralentissement ou l'arrêt diastolique

du cœur, et par suite la syncope qui en est la conséquence peut succéder à
l'irritation du nerf sensitif lui-même comme à celle de la surface épithéliale
cutanée ou muqueuse qui en est l'épanouissement.

Une expérience ancienne, très élégante et très démonstrative de Schiff, nous
fait connaître à la fois les voies centripètes et centrifuges du réflexe qui
nous occupe.

Sur un lapin préparé pour l'arrachement des deux nerfs spinaux, on irrite

FIG. 196. — Expérience de Schiff.

Ligne 1. Arrêt momentané et ralentissement des pulsations du cœur par irritation (en *c*) du nerf sous-orbitaire
chez le lapin. — Ligne 2. Pulsations carotidiennes après arrachement des deux nerfs spinaux. La compression du nerf (en *c'*) ne produit plus d'effet sur le cœur.

la cinquième paire, en comprimant fortement sur l'os, avec le pouce, le pinceau du nerf sous-orbitaire ; le cœur s'arrête en diastole, comme le montre le
tracé 1 (fig. 196) de la pression carotidienne ou les oscillations d'une aiguille
introduite dans les parois du cœur. On arrache alors les deux nerfs spinaux ;
le rythme accéléré de ce chef n'est plus influencé par la compression du
nerf. (Tracé 2.)

Le réflexe d'arrêt est d'autant plus facile à produire qu'on excite, comme dans l'expérience précédente, un nerf d'une sensibilité plus exquise (rameaux de la cinquième paire). Cela explique l'arrêt momentané du cœur qui se montre si facilement chez le lapin sous l'influence des inhalations de chloroforme (F. Franck), surtout au début de l'action irritante portée sur les muqueuses sensibles, nasale et laryngée, et montre l'importance qu'il y a dans la chloroformisation de surveiller le cœur en même temps que la respiration. Cela explique également, en partie, la mort subite qui suit si souvent l'introduction des corps étrangers dans le vestibule susglottique, si sensible du larynx.

Le pneumogastrique, et en particulier un rameau sensitif de ce nerf, isolé chez le chien, provoque quand on excite son bout central, en même temps que le phénomène de la toux, le ralentissement et l'arrêt réflexe du cœur (Balvet).

Il ne faudrait pas attribuer à l'élément *douleur*, c'est-à-dire *au centre cérébral conscient*, le réflexe cardiaque, dans les expériences ci-dessus. On le reproduit également chez les animaux, dont on a enlevé les hémisphères cérébraux. Toutefois, les influences psychiques et sensorielles conscientes ne sont pas à négliger, puisqu'elles peuvent provoquer à elles seules les réflexes cardiaques.

Les nerfs centripètes viscéraux (intestin principalement), qui normalement ne sont pas doués d'une sensibilité dont nous avons conscience, peuvent aussi, par voie réflexe, ralentir et arrêter le cœur en diastole. Fait remarquable, ce sont surtout les excitations mécaniques (contusion, écrasement des ganglions et nerfs mésentériques), qui sont les plus aptes à ébranler ces nerfs. C'est ainsi que, dans l'*expérience de Goltz*, des petits coups répétés, frappés sur l'intestin mis à nu de la grenouille, provoquent bientôt l'arrêt diastolique du cœur. Si ces mêmes excitations appliquées sur l'intestin *enflammé* par une exposition prolongée à l'air amènent un arrêt beaucoup plus prolongé (de Tarchanoff), il faut l'attribuer moins à l'intervention de la douleur proprement dite, qu'à un état irritatif nerveux qui s'est transmis aux centres, et a rendu tous ces organes plus excitables. On voit, de suite, l'importance qu'il y a pour le médecin à connaître ces faits. Ils lui permettent d'expliquer les cas de mort subite par un état syncopal prédominant survenu sous l'influence d'excitation des nerfs viscéraux, comme, par exemple, à la suite du *choc épigastrique*, de contusion du testicule, de l'ingestion d'eau glacée, le corps étant en sueur, celles qui se montrent chez les enfants à la suite des convulsions dites internes. En outre de l'arrêt dû à une excitation viscérale, sachons que la prolongation de la syncope se trouve encore favorisée par une dérivation du sang dans les vaisseaux splanchniques, comme on le verra plus loin. L'irritation des nerfs sensibles du cœur (dépresseur de Cyon) en dehors de l'effet vaso-moteur, ralentit toujours le cœur; le ralentissement n'a plus lieu quand on a arraché au préalable les nerfs spinaux (lapin).

Réflexes accélérateurs du cœur. — Dans un certain nombre de cas, l'excitation des nerfs sensibles provoque l'accélération du rythme cardiaque en

agissant sur le centre accélérateur. C'est même la réaction ordinaire, lorsque
les nerfs spinaux ont été arrachés, ou paralysés plus ou moins complètement par
certaines substances toxiques (belladone, cicutine, curare). Il semble donc qu'à
l'état normal, l'excitation des nerfs sensitifs, comme dans les expériences plus
haut, retentit sur les deux centres accélérateur et modérateur cardiaques.
Mais par suite de la prédominance d'action du centre d'arrêt, l'effet de l'autre
se trouve annihilé : un réflexe modérateur se montre. C'est sans doute la raison
de la fréquence plus grande de ce genre de réflexe sur le second, dans les
conditions expérimentales ordinaires.

Il existe cependant un certain nombre de cas, physiologiques comme pathologiques, où l'on observe le réflexe accélérateur du cœur. Fait à remarquer,
ce sont les cas dans lesquels les excitations des nerfs sensibles, ne sont ni trop
soudaines, ni trop intenses. Ce sont précisément les conditions inverses de
celles qui favorisent le réflexe d'arrêt. C'est ainsi que retentissent sur le cœur
nombre d'irritations faibles de l'estomac, de l'utérus et du cœur lui-même.

II. — SYSTÈME NEURO-MUSCULAIRE DES VAISSEAUX

1° Physiologie du système musculaire des vaisseaux.
Disposition des fibres musculaires.
Effets de la contraction des vaisseaux.
Excitants des muscles des vaisseaux.

2° Physiologie du système nerveux vaso-moteur.

a. Nerfs vaso-constricteurs (vaso-moteurs proprement dits).

Rôle du grand sympathique { effets de la section.
{ effets de l'excitation.

Origine médullaire et bulbaire des nerfs vaso-moteurs.
Centres vaso-moteurs.
Tonus vasculaire.

b. Nerfs vaso-dilatateurs.

1° Centripètes
{ à action générale { N. de Cyon.
{ N. viscéraux (Goltz).
{ à action locale { N. cervico-auriculaire.
{ N. péronier.
{ Etc.

2° Centrifuges
{ Corde du tympan.
{ Lingual et glosso-pharyngien.
{ Maxillaire supérieur et buccal.
{ N. érecteurs.

Rôle des ganglions périphériques.
Théorie de l'action vaso-dilatatrice.

Considérations générales. — Dans l'étude que nous avons faite du mouvement du sang dans les artères et les veines, nous avons considéré ces vaisseaux comme des tubes inertes, doués de la seule propriété physique d'élasticité. C'est avons-nous dit, étant donné le jeu du cœur, la condition essentielle fondamentale, du mouvement général du sang. Mais si maintenant, au lieu d'envisager seulement les conditions d'une *circulation d'ensemble*, nous cherchons à déterminer les *nécessités des circulations locales*, c'est-à-dire des circulations d'organes, l'élasticité des vaisseaux n'est plus suffisante : il faut faire intervenir une nouvelle propriété, leur *contractilité*. Ceci, pour être compris, demande quelques développements.

Le sang, liquide nourricier, est fait pour les éléments anatomiques des organes, qui en ont besoin à tous les moments pour leur nutrition et leur fonctionnement. Il est évident aussi qu'un organe en fonction, une glande qui sécrète, par exemple, aura besoin, pour subvenir à la sécrétion, d'une

irrigation sanguine plus considérable que celle nécessitée par sa nutrition
seule, lorsqu'elle est au repos.

Si tous nos organes fonctionnaient en même temps, et se reposaient en
même temps, on comprendrait à la rigueur, que le cœur, au moyen des mécanismes nerveux que nous avons appris à connaître, pût en augmentant ou
en diminuant la fréquence et la force de ses contractions, accélérer ou
ralentir, selon les besoins, la circulation dans les divers organes du corps.
Mais il n'en est pas ainsi. Chacun de nos organes fonctionne à son heure, à
son moment, et pour prendre un exemple, les glandes salivaires, dans l'acte
de la digestion, entreront en sécrétion, alors que le pancréas ne commencera
la sienne que plusieurs heures plus tard. La circulation des glandes salivaires
devra donc être activée à un moment où celle du pancréas n'aura besoin que
d'être juste proportionnée aux besoins nutritifs de l'organe. Elle devra être,
au contraire, en pleine activité dans ce dernier organe, lorsque le premier
aura ralenti la sienne depuis longtemps.

On voit donc, qu'à moins d'un courant circulatoire activé d'une manière
générale et constante, ce qui aurait le grave inconvénient d'augmenter considérablement le travail du muscle cardiaque, sans en accroître l'effet utile, le
cœur ne peut régler les circulations locales. La Nature économe a tourné la
difficulté en mettant en œuvre le grand principe de la division du travail physiologique qui en assure le perfectionnement. Le cœur est chargé d'opérer la
circulation d'ensemble du sang, qui doit fournir à tous les moments aux tissus
du corps la quantité de sang nécessaire à leur nutrition propre. Mais elle a
placé à l'entrée de chacun de nos organes *un mécanisme actif* particulier,
qui fait que les artères de l'organe et principalement les artérioles qui avoisinent les réseaux capillaires, se dilatent ou se resserrent plus ou moins, selon
que les réseaux capillaires considérés ont besoin d'être traversés par une
quantité plus ou moins grande de sang. Ce mécanisme représente en quelque
sorte un robinet placé sur le courant sanguin de chacun des organes, qu'un
gardien tient à demi fermé, lorsque le tissu ne doit que se nourrir, et qu'il
ouvre plus ou moins largement, lorsqu'au contraire il doit fonctionner. Le
robinet, c'est la tunique moyenne musculeuse des artères, le gardien, c'est le
système nerveux vaso-moteur qui le commande.

I. — **Action musculaire des vaisseaux.**

C'est la tunique moyenne seule qui contient les fibres musculaires lisses; de
même qu'elle renferme les fibres élastiques. Mais la distribution de chacun de
ces éléments n'est pas la même dans les grosses et dans les petites artères.
Presque exclusivement formée de tissu élastique, à son origine aortique, la
tunique moyenne renferme de plus en plus des fibres musculaires lisses, pour
n'être plus composée que de ces éléments contractiles, au niveau des artérioles de la périphérie.

Disposition des fibres lisses. — Ces fibres sont presque exclusivement disposées d'une façon annulaire (fig. 197). Dans les artères incomplètement fixées, comme les splénique, ombilicale, dorsale du pénis, on trouve en plus quelques fibres longitudinales. Les éléments musculaires des veines, moins nombreux, présentent aussi la disposition générale annulaire, sauf dans les veines de l'utérus gravide,
la veine porte, l'hépatique, la veine cave au-
dessous du foie, où les fibres longitudinales
sont plus ou moins nombreuses. Les capillaires
sont sans fibres lisses.

Effets de la contraction des vaisseaux.
— La présence des fibres musculaires dans la
paroi des vaisseaux, confère à cette paroi le
pouvoir de se contracter. La disposition généralement annulaire des fibres lisses dans la tunique
moyenne, dans les conditions ordinaires de
réplétion des vaisseaux par le sang, ne permet
que le mouvement de resserrement de ces vaisseaux, lorsqu'il y a contraction des fibres, et de
retour au calibre primitif, lorsque la contraction a cessé. La contraction des artères est donc
en lutte avec la pression du sang qui redistend
le vaisseau dès qu'il entre en relâchement. *Il
n'y a donc pas lieu d'admettre une dilatation
active,* inexplicable d'ailleurs, les fibres musculaires ne pouvant jamais que
resserrer un vaisseau, les annulaires en diminuant son calibre, les longitudinales sa longueur.

FIG. 197. — Coupe d'une artériole
et d'une veinule dans l'épiglotte d'un enfant.

A. Artère. — V. Veine.

Excitants des muscles des vaisseaux. — Les muscles de la paroi vasculaire réagissent aux excitants artificiels, *mécaniques*, *physiques* et *chimiques*. Nous en passerons quelques-uns en revue.

Verschuir (1766) constate, le premier, le resserrement annulaire des artères
(crurale et carotide du chien) dans tous les points grattés par la pointe d'un
scalpel, fait vérifié et étendu depuis à tous les vaisseaux par les physiologistes.
C'est ce même resserrement des petits vaisseaux, porté au maximum, qui
est la cause de la traînée blanche, persistante pendant plusieurs minutes
quelquefois qui se montre sur la peau, quelques instants après qu'on l'a
tracée sur une certaine étendue avec l'ongle ou une pointe mousse. La teinte
de la peau qui reparaît ensuite devient même plus rouge par suite de la distension passive due à la paralysie des muscles des vaisseaux sur tout le trajet
excité. Dans les maladies à dépression du système névro-musculaire, la traînée blanche d'activité musculaire tonique est remplacée rapidement par la
traînée rouge de paralysie musculaire.

Dans les coupures, les opérations, c'est ce même resserrement des petits vaisseaux, sous l'excitation mécanique du couteau, qui fait que l'écoulement sanguin ne suit pas immédiatement la section de la peau et des tissus, et qui, par sa disparition plus tard, est la cause de l'hémorrhagie secondaire si fréquente.

Les excitants électriques donnent des résultats identiques, mais plus marqués encore.

Le froid également, en donnant naissance au phénomène de l'onglée, ne fait que provoquer la contraction énergique des vaisseaux. Il se produit ensuite, lorsque l'action excitante a cessé d'agir ou s'est épuisée, un phénomène inverse de relâchement musculaire des vaisseaux, qui fait succéder la rougeur à la pâleur des tissus. C'est cette action constrictive du froid sur les vaisseaux qui a fait de tout temps, de son emploi, un des moyens les plus sûrs pour arrêter les hémorrhagies. La chaleur, du moins quand elle est modérée, produit des effets inverses : c'est ce qui fait employer les cataplasmes de sang pour favoriser et prolonger l'écoulement sanguin par les morsures de sang-sues.

Mode de contraction des vaisseaux. — Il est le même que celui des autres muscles à fibres lisses (Henle) : *temps perdu considérable* (plusieurs secondes), *contraction tonique durable* (plusieurs secondes) encore alors que l'excitation a cessé depuis quelque temps, beaucoup plus longue que pour le cœur lui-même dont la propriété tonique est déjà très accentuée [1].

II. — Actions nerveuses vaso-motrices.

A l'état normal, la paroi musculaire des vaisseaux est mise en mouvement par l'intermédiaire du système nerveux. Des modifications du calibre des artères (de resserrement actif et de dilatation passive) se produisent donc par suite de l'excitation ou de la paralysie des nerfs et centres vaso-moteurs [1]. Cl. Bernard (1851) et Brown-Séquard en donnent la démonstration expérimentale rigoureuse en faisant connaître **l'action de la portion cervicale du grand sympathique sur les vaisseaux de la tête**. L'expérience aujourd'hui classique

[1] La contractilité des veines, quoique manifeste et identique au fond à celle des artères, n'a qu'une importance secondaire qui peut être négligée dans l'étude des actions vaso-motrices. Le système veineux joue le rôle principal de diverticulum sanguin dont les parois élastiques et extensibles sont renforcées par les fibres musculaires.

De même la contractilité des capillaires, de nature sarcodique, n'a pas non plus à intervenir dans cette étude.

Les contractions rythmiques spontanées des terminaisons des veines caves et pulmonaires, quoique indépendantes dans une certaine mesure des mouvements du cœur, s'exécutent sous des influences nerveuses identiques. Elles favorisent le mouvement du sang vers le cœur. De même les mouvements de l'aile de la chauve-souris, de la queue des anguilles favorisent avec l'aide des valvules veineuses le retour du sang au cœur. Ce sont des sortes de cœurs veineux accessoires soumis à l'influence du système nerveux. Il en est de même quant à la cause des mouvements rythmés de l'artère du saphène interne (Lœven) et de l'artère médiane de l'oreille du lapin (Schiff). Ce sont des cas particuliers d'importance secondaire, mais qui démontrent bien l'existence de la contractilité des vaisseaux.

sique qui consiste à déterminer : 1° les effets de la section du grand sympathique cervical ; 2° ceux de l'excitation de son bout périphérique ou céphalique, est si importante que nous la décrirons complètement.

Effets de la section du nerf sympathique au cou. — Les phénomènes qui se produisent peuvent être distingués en trois groupes : *a*, phénomènes oculo-pupillaires; *b*, vasculaires; *c*, calorifiques.

a. Phénomènes oculo-pupillaires, vus par Pourfour du Petit. — Ces effets consistent dans le resserrement de la pupille et dans la rétraction du globe oculaire vers le fond de l'orbite. L'état moyen de dilatation pupillaire et de saillie de l'œil est le résultat de l'action de muscles antagonistes, constricteurs et dilatateurs pour la pupille, rétracteurs et propulseurs pour le globe oculaire. La section du sympathique paralysant les fibres rayonnées de l'iris et le muscle orbitaire ou de H. Muller, propulseur de l'œil, la mydriase se produit sous l'action qui n'est plus contre-balancée des fibres du sphincter irien, la rétraction du globe par la contraction tonique des muscles striés oculaires. (J. Prévost et Jolyet.)

b. Phénomènes vasculaires. — Ce sont les plus remarquables. Les vaisseaux se dilatent d'une façon considérable. L'artère médiane de l'oreille du lapin offre une diastole permanente et une dilatation telle que le pouls y devient perceptible au doigt. Non seulement toutes les branches qui partent de cette artère, mais ses rameaux, ses plus fins ramuscules s'injectent, et l'observation de l'oreille à la loupe y fait distinguer un grand nombre de petits vaisseaux qui n'étaient pas visibles auparavant. Il en est de même du côté des veines qui s'élargissent et dont beaucoup deviennent alors apparentes. Le sang veineux vu par transparence prend une teinte plus rouge. En même temps les capillaires distendus par ce même sang donnent à toute l'oreille une coloration rosée générale qui tranche sur la pâleur normale de celle du côté opposé.

La rougeur et l'injection des tissus se constatent dans toute la moitié correspondante de la tête, dans la conjonctive, les muqueuses nasale et buccale, la langue, les glandes salivaires, dans le cerveau mis à nu symétriquement de chaque côté de la ligne médiane, dans le fond de l'œil à l'ophtalmoscope.

La dilatation paralytique des vaisseaux, en diminuant les résistances au cours du sang, a aussi pour effet *d'activer la circulation dans la moitié correspondante de la tête.* On le constate facilement (A. Waller) en comparant l'écoulement sanguin par des plaies symétriques faites aux oreilles du lapin : le sang sort en plus grande abondance et plus rouge du côté opéré que du côté sain. Des modifications semblables de vitesse et de couleur s'observent dans le sang de la veine jugulaire qui a conservé en partie ses qualités de sang artériel, et dont l'analyse des gaz fournit une plus forte proportion d'oxygène et une moindre quantité d'acide carbonique.

Des variations concordantes se montrent dans la pression du sang : elle est augmentée dans les capillaires et les veines de la région, elle est diminuée dans les branches artérielles afférentes. (Voir *Hydraulique circulatoire.*)

c. *Phénomènes calorifiques.* — Très faciles à apprécier par la palpation comparative des deux oreilles surtout en hiver; au thermomètre, on peut constater un écart de 5, 10 et 15° et plus en faveur de l'oreille du côté lésé. Il en est de même pour les autres parties congestionnées qui présentent toujours un certain excès de température. L'échauffement des tissus, marqué surtout lorsqu'ils sont superficiels, est sans aucun doute en grande partie le résultat de la circulation plus rapide du sang dans les vaisseaux dilatés.

L'arrachement du ganglion cervical supérieur, qui soustrait les vaisseaux à l'action d'un plus grand nombre de nerfs vaso-moteurs, produit des effets plus marqués et plus durables que la section seule du cordon sympathique.

2° **Effets de l'excitation du sympathique au cou.** — L'excitation du bout périphérique du cordon cervical, *l'excitation du nerf* par un courant faradique suffisamment intense produit des phénomènes inverses.

a. Les effets oculo-pupillaires de la section disparaissent et changent de sens; la pupille se dilate au maximum et l'œil projeté en avant fait une saillie plus marquée que du côté opposé.

b. Les vaisseaux dilatés se resserrent; les artérioles dans certaines régions même, comme l'oreille, s'effacent au point d'arrêter la circulation et de faire cesser l'écoulement sanguin des plaies veineuses[1]. La pression sanguine baisse dans les réseaux capillaires et veineux; elle s'élève dans les artères afférentes des régions dont les petits vaisseaux sont contractés.

c. La température diminue dans l'oreille, la face, le cerveau, et peut même s'abaisser au-dessous de celle des mêmes parties du côté opposé.

Extension des actions vaso-motrices. — Le relâchement des vaisseaux peut se produire à la suite de la section de la plupart des nerfs sympathiques et cérébro-spinaux. Cela n'a rien qui doive surprendre; les ganglions sympathiques communiquant avec la moelle par l'intermédiaire des racines des nerfs et les rameaux communicants, tous les nerfs contiennent un plus ou moins grand nombre de fibres nerveuses vaso-motrices.

Origine médullaire des nerfs vaso-moteurs. — Il est facile d'établir tout d'abord au moyen d'expériences simples, que la moelle est le foyer principal d'origine des nerfs vaso-moteurs chez les animaux supérieurs et l'homme, comme chez la grenouille; on verra ensuite si les ganglions de la chaîne fondamentale sympathique peuvent, eux aussi, jouer le rôle de centres d'innervation pour les vaisseaux.

On appréciera les variations du calibre des vaisseaux (relâchement ou resserrement) à la suite des sections ou des excitations de la moelle :

a. Par la coloration des tissus, par l'inspection directe et à la loupe, ou au microscope chez la grenouille (membrane interdigitale);

[1] Des effets différents se montrent dans la muqueuse naso-bucco-labiale, par suite de la présence dans le cordon sympathique des fibres vaso-dilatatrices de ces régions, à côté de fibres vaso-constrictives, dont l'effet est annihilé par l'action des premières.

b. Par les modifications de température des parties ;

c. Par celles apportées dans l'écoulement sanguin des plaies;

d. Par les variations de la pression sanguine locale ou générale, si l'action vaso-dilatatrice a déterminé une modification circulatoire dans une région étendue du corps.

C'est Nasse, en 1839, qui le premier constate qu'une section de la moelle produit une élévation de température dans les membres postérieurs. Mais cette observation, sans signification alors, passe inaperçue.

Brown-Séquard (1853) montre qu'une hémisection au tiers inférieur de la moelle dorsale élève la température du membre postérieur correspondant; l'échauffement est moins marqué si la section est faite plus en arrière, au niveau de la région lombaire. La section, dans ce cas, paralyse donc ou sépare de leurs centres un moins grand nombre de fibres vaso-motrices. Il est plus accentué encore que dans le premier cas, si la section est faite dans le milieu (entre septième et troisième vertèbre dorsale ou plus haut) de la région dorsale, et il se manifeste alors en même temps dans le membre antérieur du même côté. Si la section porte au niveau de la première dorsale, il y a en plus échauffement dans la tête. Donc effets de la section d'autant plus marqués et généralisés qu'on se rapproche davantage du bulbe, et si l'hémisection porte sur cet organe, il y a paralysie des vaisseaux dans toute la moitié du corps correspondante seulement, ou dans le corps tout entier si la section est complète.

Lorsque Brown-Séquard (1852), Budge, Waller (1853) eurent montré que l'électrisation de la moelle au niveau des premières vertèbres dorsales produit tous les effets oculo-vasculaires de l'excitation du cordon cervical sympathique, d'où le nom de *cilio-spinale* donné à cette région de la moelle, tous les physiologistes ont excité la moelle sectionnée aux diverses hauteurs, et ont constaté qu'au relâchement des vaisseaux succédait un resserrement plus ou moins marqué et généralisé suivant le point excité.

Voici l'expérience qui résume celles faites par de Bezold, Ludwig et Thiry sur ce point.

Sur un chien curarisé, ou mieux cicutiné (Jolyet), pour paralyser en même temps que les nerfs moteurs les nerfs modérateurs du cœur [1], on fait la respiration artificielle au moyen du soufflet et on enregistre la pression sanguine artérielle avec le kymographion de Ludwig.

La ligne (1) donne le tracé normal. On sectionne alors le bulbe au niveau de l'atlas; le tracé (2) donne l'abaissement (5 cent. de Hg.) de tension qui en résulte. On constate en même temps une élévation notable de la température des membres, et une plaie faite à la pulpe d'un orteil donne lieu à un écoulement sanguin continu. On faradise en (3 +) le bout périphérique de la moelle; l'écoulement sanguin se ralentit et s'arrête pendant tout le temps que

[1] La cicutine en paralysant complètement et d'emblée les nerfs modérateurs et en accélérant au maximum les pulsations cardiaques a l'avantage de supprimer l'effet accélérateur cardiaque de l'excitation du bulbe, qui se manifesterait en même temps que l'effet vasculaire constricteur, si le cœur pouvait s'accélérer davantage.

dure l'excitation du bulbe, et les pattes se refroidissent très manifestement.

Pendant ce temps, la pression sanguine s'élève graduellement et se maintient à un certain niveau, comme l'indique le tracé qui accuse une augmentation de tension de 9 cent. de Hg; en *f* on cesse d'exciter le bulbe; la tension, qui se soutient encore quelques instants, baisse ensuite considérablement pour devenir même inférieure à ce qu'elle était au début de l'excitation. Ce n'est que très lentement qu'elle remonte au niveau primitif. Pendant le temps que s'opère la chute de la pression, les autres phénomènes qui accusent le relâchement vasculaire réapparaissent; les pulpes digitales redeviennent chaudes et la plaie de l'orteil se remet à saigner peu à peu abondamment.

Les expériences de section et d'excitation de la moelle ou du bulbe donnent les mêmes résultats chez la grenouille; on constate dans ce cas, le relâchement ou la contraction des vaisseaux dans la membrane interdigitale au microscope [1].

Hypothèse d'un centre vaso-moteur bulbaire unique. — Les expériences précédentes semblent conduire à penser que les nerfs vaso-moteurs des différentes régions du corps, remontent, à travers la moelle, jusqu'au bulbe rachidien où serait leur véritable et unique origine centrale (Schiff).

FIG. 198. — Expérience de Goltz.

1. Tracé carotidien normal ; 2. Chute de la pression à la suite de la section du bulbe ; 3. (+) excitation faradique du bout médullaire coupé produisant une élévation considérable de la pression ; 3. retour de la pression à son niveau primitif après cessation de l'élévation.

[1] L'expérience peut se montrer très bien au microscope solaire en projection plus simplement en sectionnant le sciatique chez la grenouille curarisée, puis l'excitant, on voit les vaisseaux se dilater puis se resserrer et la circulation s'arrêter. C'est une belle expérience de cours.

Owsjannikow aurait même délimité le siège et l'étendue de la partie des centres nerveux d'où naîtraient les vaso-moteurs du corps, à savoir : 1 millimètre en arrière des tubercules quadrijumeaux pour la limite antérieure ; 4 millimètres en avant du bec du calamus scriptorius pour la postérieure. La destruction du bulbe en ce point supprimerait tout tonus et réflexes vasculaires.

Centres vaso-moteurs échelonnés dans la moelle. — Si l'hypothèse précédente était exacte, il est évident qu'après séparation de la moelle, du bulbe rachidien, toute autre lésion du centre médullaire ou des nerfs ne pourra plus produire une nouvelle dilatation des vaisseaux, c'est-à-dire abaisser à nouveau la tension artérielle générale ou élever encore la température des membres. Or, les expériences de Vulpian et de Goltz sont catégoriques à ce sujet : de nouvelles sections (ou hémisections) de la moelle cervicale ou dorsale produisent toujours une nouvelle élévation très notable de la température des membres postérieurs, qui se trouve encore augmentée par la section de leurs nerfs. La section de la moelle dorsale dans l'expérience rapportée plus haut, a donné les mêmes résultats en même temps qu'un abaissement nouveau de plus de 1 cent. de Hg. de la tension artérielle.

On obtient des résultats confirmatifs par les expériences sur les grenouilles : après séparation du bulbe, la section de la moelle et celle des nerfs donnent lieu à une nouvelle dilatation des vaisseaux de la membrane interdigitale. La persistance des réflexes vasculaires parle dans le même sens. (Voir plus loin *Réflexes vaso-moteurs*.)

Conclusion. — Le bulbe rachidien, s'il est le foyer principal, n'est pas le foyer d'origine unique des nerfs vaso-moteurs. D'autres centres plus ou moins nombreux de ces nerfs sont également disséminés ou échelonnés dans toute la hauteur de la substance grise de la moelle.

Les ganglions sympathiques jouent le rôle de centres vaso-moteurs. — La démonstration en est facile chez la grenouille. Après l'isolement complet du ganglion cervical sympathique des centres nerveux, ou même après la destruction complète du myélencéphale, l'arrachement du ganglion sympathique cervical d'un côté produit toujours une rougeur bien manifeste de la moitié correspondante de la langue et de la paroi de la cavité buccale, ainsi qu'une dilatation, mais moins marquée, des vaisseaux du membre antérieur. Cette expérience apporte une preuve de plus à l'appui de l'opinion qui confère aux ganglions du grand sympathique, le rôle de centres indépendants d'excitation pour les nerfs qui en naissent. (Voir *Ganglions intracardiaques* et plus loin *Centres vaso-moteurs périphériques*.) Quant à la question de savoir si l'indépendance fonctionnelle des ganglions nerveux sympathiques est durable ou seulement passagère, il est impossible de la résoudre dans les conditions de mutilation nécessitées par ces expériences.

Activité tonique du système névro-musculaire des artères. — Pendant la vie, la paroi musculaire des artères est toujours dans un certain état de contraction ou *tonus vasculaire*, en lutte constante avec la pression du sang qui s'exerce à l'intérieur des vaisseaux et tend à les dilater.

Ce tonus vasculaire est entretenu par un état permanent d'activité des centres nerveux vaso-moteurs disséminés dans la substance grise du bulbe rachidien, de la moelle épinière, des ganglions du grand sympathique, et, par anticipation, des ganglions et centres vaso-moteurs périphériques. Nous ne chercherons pas à savoir si l'activité de ces centres est automatique ou réflexe pas plus que nous ne l'avons fait pour les cellules spirales excitatrices du cœur, auxquelles on ne saurait mieux les comparer. Les uns comme les autres de ces centres *dégagent constamment l'excitant rythmé nécessaire à la mise en action des éléments moteurs nerveux et musculaires*, et cela suffit. Toutefois, comme pour tout élément anatomique, les cellules de ces centres sont excitées à fonctionner par la stimulation nutritive et par celle de certains principes du sang. On peut comprendre également qu'elles puissent recevoir par l'intermédiaire de fibres nerveuses centripètes vasculaires excitées par le sang ou d'autres nerfs un ébranlement de nature réflexe, qui contribue à entretenir leur état d'activité, et par suite, aussi le tonus vasculaire

Quoi qu'il en soit, l'activité propre des centres vaso-moteurs et le tonus vasculaire, qui en est la conséquence, peuvent être, sous des influences nerveuses centripètes : 1° diminués ou supprimés ; 2° renforcés. Comme pour le cœur, il existe pour les vaisseaux des actions réflexes de deux espèces différentes : 1° des actions réflexes d'arrêt, avec inhibition des centres vaso-moteurs, d'où la suspension d'action des éléments moteurs nerveux et musculaire des vaisseaux, la suppression du tonus et la dilatation des artères sous la pression sanguine ; ce sont les *actions réflexes vaso-dilatatrices* ; 2° des *actions réflexes vaso-constrictives* par stimulation des centres vaso-moteurs, d'où le renforcement d'action du système névro-musculaire et du tonus vasculaire. Ces actions réflexes, qui ont pour nerfs eisodiques le système sensitif cérébro-spinal et sympathique, ont leur point de départ tantôt à la surface interne du cœur, tantôt à la surface de la peau et des membranes muqueuses. Leur étude nous explique comment peuvent s'exercer à distance des modifications circulatoires nombreuses. C'est ainsi que, par influence nerveuse, des circulations d'organes profondément situés, peuvent être modifiées par des excitations portées sur la peau, et que des causes d'excitation provenant de la profondeur des tissus peuvent à leur tour réagir sur la circulation superficielle.

Réflexes vaso-dilatateurs.

1° *Réflexe du nerf dépresseur de Ludwig et Cyon.* — C'est le nerf sensitif du cœur. Distinct chez le lapin et quelques autres animaux, il accompagne le sympathique au cou et aboutit par deux branches aux nerfs pneumogastrique et laryngé supérieur pour gagner la moelle allongée.

Pour expérimenter sur ce nerf, on opère sur le lapin curarisé afin d'éviter les mouvements résultant de l'excitation d'un nerf sensible. On enregistre la pression carotidienne au moyen du kymographion, et on sectionne le nerf isolé au milieu du cou. La-radisation du bout périphérique (cardiaque) est sans action aucune, tandis que l'excitation du bout nerveux central (céphalique) amène une dépression sanguine considérable de 5 à 6 cent. de Hg. (fig. 200) qui se maintient pendant que passe le courant et qui se relève dès qu'on vient à l'interrompre. En même temps qu'a lieu la baisse de la tension artérielle, il y a également diminution du nombre des battements du cœur, qui remonte à son chiffre primitif avec la pression.

L'analyse expérimentale a démontré à Ludwig et Cyon que l'excitation du nerf agit d'une manière réflexe : 1° sur les centres vaso-moteurs qu'elle inhibe ; 2° sur le centre modérateur cardiaque, qu'elle excite. L'effet cardiaque, accessoire, peut être supprimé par la destruction des nerfs du cœur ; l'effet fondamental de dépression circulatoire par paralysie réflexe de la tonicité de tous les vaisseaux de l'organisme n'en persiste pas moins. Il est annihilé, au contraire, si on a coupé au préalable les nerfs splanchniques, qui sont les principaux nerfs vasculaires, les plus capables de modifier la pression générale artérielle, à cause de la vascularisation énorme des organes splanchniques auxquels ils se distribuent ; c'est la raison pour laquelle la grande dépression qui suit cette section ou celle de la moelle, n'est plus augmentée d'une façon appréciable par l'excitation des nerfs dépresseurs.

L'importance du réflexe du nerf dépresseur est considérable ; il permet au cœur, à l'aide des nerfs de sensibilité dont il est pourvu, de régler en quelque sorte son amplitude suivant ses besoins, en agissant par action réflexe sur la circulation générale. Si la sensibilité du cœur est excitée par une réplétion sanguine trop forte, il en résulte une action réflexe énergique qui dilate les petits vaisseaux et attire le sang à la périphérie. Si au contraire la sensibilité interne du cœur est trop faiblement excitée, les vaisseaux périphériques se resserrent et refoulent le sang vers le centre circulatoire. C'est ainsi que s'établit le balancement perpétuel qui doit exister entre la circulation centrale et la circulation périphérique.

FIG. 199. — Expérience de Cyon. Chute de la pression sanguine carotidienne et ralentissement des pulsations par excitation faradique (en +) du nerf dépresseur chez le lapin.

2° *Réflexe de Goltz*. — Il est analogue au précédent, mais il a pour voies sensitives les fibres centripètes qui partent des viscères abdominaux et des ganglions sympathiques correspondants.

La percussion ou la pression exercée sur les viscères abdominaux provoque chez la grenouille la dilatation paralytique des vaisseaux splanchniques qui se remplissent de sang, et le cœur s'arrête en diastole. Le réflexe d'arrêt cardiaque déjà connu et le réflexe vaso-dilatateur ne sont pas connexes : celui-ci persiste quand on a aboli celui-là par la section des vagues. On peut comprendre néanmoins que ces effets qui se produisent simultanément dans les cas de mort subite observés chez l'homme à la suite de coups portés sur l'épigastre, peuvent contribuer tous deux au résultat fatal, le premier en produisant la syncope, le second en la prolongeant et la maintenant par suite de la rétention du sang dans les vaisseaux splanchniques dilatés.

Réflexes à effet local. — Les réflexes vaso-dilatateurs précédents, étendus à l'ensemble ou aux principaux nerfs vasculaires, réagissent sur la circulation générale. Il en est d'autres plus bornés, limités à une région du corps, ou même à une seule artère, savoir :

Réflexe du nerf cervico-auriculaire antérieur. — La section de ce nerf sensitif qui contient un certain nombre de fibres vaso-motrices de l'oreille, provoque un certain degré de relâchement des vaisseaux de l'organe qui est remplacé par un resserrement lorsqu'on excite le bout périphérique du nerf. Mais l'excitation du bout central par un courant faradique suffisant, provoque par voie réflexe une dilatation considérable de tous les vaisseaux de l'oreille, qui s'étend même au côté opposé. L'excitation de tout autre nerf sensitif (sciatique) produit la même paralysie vasculaire de l'oreille par inhibition des centres vaso-moteurs de cette région.

Réflexe du nerf péronier. — Dans l'expérience de Loven, l'excitation du bout central du nerf péronier, produit chez le lapin curarisé ou non une dilatation considérable de l'artère saphène (isolée en dedans du genou) qui de presque capillaire qu'elle est à l'état normal, acquiert le volume de l'artère fémorale, en même temps qu'elle devient pulsatile.

Réflexes divers. — Des dilatations réflexes peuvent s'observer dans les vaisseaux de toutes les régions du corps, à la suite d'excitations centripètes de nature diverse. Telles sont :

a. L'injection des régions mises à nu par des plaies ;

b. Les congestions de la peau à la suite de l'application de substances irritantes (caustiques, cantharide, moutarde) ;

c. La rougeur de la peau produite par l'électricité ;

d. Les érythèmes de la face exposée à l'action des rayons chimiques d'une lumière électrique intense (Charcot) ;

e. Les érythèmes produits par la lumière solaire (coup de soleil), qui agit également par ses rayons chimiques (violet) (Ch. Bouchard).

Réflexes vaso-constricteurs.

La constriction réflexe plus ou moins générale des vaisseaux suit l'excitation du bout central des nerfs sensitifs cérébro-rachidiens. C'est ainsi que l'excitation du bout central du nerf sciatique, chez le chien curarisé ou cicutiné pour éviter le réflexe d'arrêt cardiaque, et les mouvements généraux qui troubleraient la circulation, retentit toujours sur la circulation générale (fig. 200), en amenant une élévation considérable de la pression carotidienne. Une irritation vive de la peau produit un effet bien manifeste du même genre.

La constriction des vaisseaux par excitation réflexe des centres et nerfs vaso-moteurs peut être démontrée aussi par l'abaissement de la température des extrémités des pattes pendant la faradisation du nerf, ainsi que par l'arrêt complet de l'écoulement du sang d'un orteil du membre du côté opposé au

Fig. 200. — Élévation de la pression carotidienne chez le chien à la suite de l'excitation faradique du bout central du nerf sciatique.

nerf du membre excité et par la reprise de l'hémorrhagie quand l'excitation a cessé.

L'élévation de la pression ne se produit que d'une manière insignifiante si l'on a sectionné au préalable les nerfs splanchniques, qui sont la voie de retour principale du réflexe.

L'expérience de Brown-Séquard et Tholozan, par laquelle on constate un abaissement de la température de la main fermée sur l'ampoule d'un thermomètre quand on plonge l'autre main dans de l'eau glacée est un réflexe sympathique du même genre, mais limité à une région du corps. Il en est de même du resserrement des vaisseaux de la moelle qui suit l'excitation des capsules surrénales ou des plexus nerveux qui les entourent (Brown-Séquard).

Centres vaso-moteurs périphériques.

Nerfs vaso-dilatateurs.

Certaines expériences avaient fait penser à un physiologiste que la section des nerfs vaso-moteurs sympathiques ne produisait pas dans certaines régions la dilatation complète des vaisseaux, et que d'autres nerfs devaient exister pour provoquer une dilatation vasculaire plus prononcée. Ces prévisions se trouvèrent vérifiées par la découverte des nerfs vaso-dilatateurs, par Cl. Bernard, en 1858.

On savait que la glande sous-maxillaire par l'intermédiaire du plexus sous-maxillaire reçoit des nerfs de deux sources :

1° Des filets sympathiques qui, émanés du ganglion cervical supérieur, forment le plexus inter-carotidien et gagnent le plexus sous-maxillaire et les glandes, par l'intermédiaire des artères ; 2° de la corde du tympan qui se sépare du nerf lingual dans le voisinage de la glande pour aller se jeter égale-

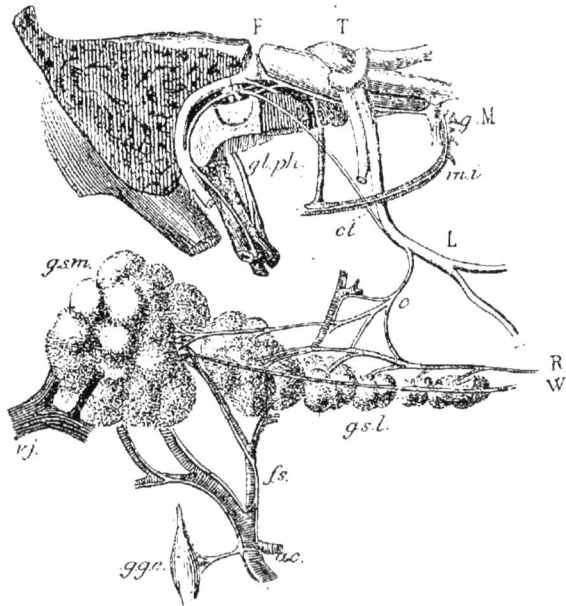

FIG. 201. — Schéma de l'innervation des glandes sous-maxillaire et sub-linguale. *gsm* et *gsl*, glandes sous-maxillaires et sub-linguale : W et R, conduits excréteurs de Warthon et de Ritrius de ces glandes ; *ac*, divisions artérielles qui s'y rendent ; *vj*, veines qui en sortent ; *c*, plexus et ganglion sous-maxillaire recevant ; *fs*, les filets sympathiques émanés du ganglion cervical supérieur ; *ggc* ; et la corde du tympan *ct*, qui se sépare en arrière du nerf lingual L ; T, trijumeau : F, facial ; *gl ph*, glosso-pharyngien ; *g* M, ganglion de Meckel ; *mi*, artère maxillaire interne.

ment dans le plexus sous-maxillaire. On savait également que la section des fibres sympathiques provoque la dilatation des vaisseaux, et leur excitation le resserrement de ces mêmes vaisseaux, et le ralentissement de la circulation dans la glande. Or, en galvanisant le bout périphérique de la corde du tympan que Ludwig avait signalée comme excitatrice de la sécrétion salivaire, Cl. Bernard, provoque, en outre, *directement par action centrifuge*, une suractivité circulatoire de la glande sous-maxillaire, dont les petites artères, les capillaires, les veines se dilatent énormément, beaucoup plus que par la section seule des filets sympathiques.

La dilatation vasculaire est telle, que l'onde pulsatile se propage jusque dans les veines dont on peut distinguer les battements à l'œil nu. Si on a fait une plaie à ces vaisseaux, le sang s'en échappe par jets saccadés, rouge et rutilant, comme d'une artère coupée.

Le fait de l'existence de nerfs qui, par action centrifuge (par rapport à l'axe cérébro-spinal) provoquent la dilatation des vaisseaux, est aujourd'hui une notion acquise à la science. Resté longtemps isolé, ce phénomène a été étendu peu à peu à un certain nombre d'autres nerfs auxquels les physiologistes reconnurent une action vaso-dilatatrice analogue à celle de la corde. Telles sont, par exemple, les actions vaso-dilatatrices de certaines fibres des nerfs :

a. — Lingual et glosso-pharyngien pour les parties antérieure et postérieure de la langue (A. Vulpian) ;

b. — Érecteurs pour les corps caverneux de l'urèthre et le gland (Eckhard) ;

c. — Maxillaire supérieur et buccal du maxillaire inférieur pour les parois nasale, buccale, gingivale et labiale (Jolyet et Laffont).

Rôle des ganglions périphériques. — Avant d'entrer dans la description de ces actions, il faut, tout d'abord en donner l'explication qui fait rentrer ces phénomènes en apparence singuliers et contradictoires, dans les actions vaso-motrices déjà connues.

Les nerfs vaso-moteurs ne pouvant exercer sur les vaisseaux une action dilatatrice active (voir plus haut), par contraction des fibres musculaires de la tunique moyenne, il faut évidemment, comme l'avait indiqué Bernard, chercher l'explication du phénomène dans une action inhibitoire exercée par les fibres nerveuses vaso-dilatatrices sur des centres nerveux vaso-moteurs périphériques.

Or, l'observation a montré que les nerfs vaso-dilatateurs, qui donnent lieu à une vaso-dilatation bien nette, présentent dans tous les cas, sur leur trajet une série de ganglions, ou des cellules nerveuses disséminées.

Ainsi la corde du tympan entre en rapport avec le ganglion sous-maxillaire. Dans la glande même, les fibres du nerf sont encore en rapport avec d'autres petits ganglions microscopiques et des cellules nerveuses disséminées çà et là. Il en est de même pour la partie de la corde tympanique qui accompagne à la langue les divisions du nerf lingual.

Loven a signalé pareillement la présence de petits ganglions et de cellules nerveuses sur le trajet des nerfs érecteurs, Jolyet, sur les divisions des nerfs buccal et maxillaire supérieur[1]. Ce groupement de cellules nerveuses à divers points du trajet des nerfs vaso-dilatateurs, rappelle absolument la disposition analogue que nous avons signalée, p. 457, des cellules excitatrices du cœur, sur le trajet des nerfs cardiaques du pneumogastrique.

La juste interprétation des faits oblige à admettre que ces ganglions ou ces cellules sympathiques, sont des centres vaso-moteurs périphériques, identiques aux autres centres vaso-moteurs déjà connus et situés dans l'axe gris

[1] On les trouve également sur le trajet du nerf glosso-pharyngien à la langue, chez la grenouille, nerf que Laffont a montré posséder une action vaso-dilatatrice très marquée sur la muqueuse linguale.

bulbo-spinal, et dans les ganglions de la chaîne fondamentale, et à l'action desquels ils viennent ajouter leur action propre pour l'entretien du tonus des vaisseaux des régions particulières où on les trouve.

Théorie des réflexes vaso-dilatateurs. — Continuant l'assimilation des ganglions vaso-moteurs aux ganglions excitateurs du cœur, nous pourrons supposer que les fibres spirales des cellules sympathiques, en même temps qu'elles font communiquer les diverses cellules entre elles, transmettent à la paroi musculaire des vaisseaux l'excitant rythmé cellulaire qui entretient sa contraction tonique. Mais, par le fait de l'excitation de la fibre droite vaso-dilatatrice, la cellule peut recevoir un ébranlement qui, par un phénomène d'interférence ou autre, annihile son activité propre, d'où relâchement du vaisseau. Dans cette hypothèse on comprend dès lors, très bien, pourquoi la section des fibres vaso-motrices sympathiques, qui se rendent à la glande et se mettent en rapport avec les centres ganglionnaires périphériques, produit un relâchement des vaisseaux, toujours moindre que celui provoqué par l'excitation de la corde tympanique.

FIG. 202. — Schéma du réflexe vaso-dilatateur ordinaire.

La section des filets sympathiques, en supposant qu'on les coupe tous, laisse persister l'action excito-tonique de centres vaso-moteurs périphériques. Elle ne fait que supprimer l'appoint d'excitation qui leur est apporté du centre bulbo-spinal et des ganglions de la chaîne, tandis qu'au contraire l'excitation de la corde *supprime entièrement le tonus des vaisseaux*, en inhibant tous les centres excito-moteurs de la glande, qui l'entretiennent, en vertu des connexions qu'ils ont entre eux par les fibres spirales, et qui les rendent solidaires dans l'action paralysante de la fibre droite vaso-dilatatrice. C'est absolument ce qui se passe pour le cœur, qui s'arrête tout entier en diastole, quand on excite un des nerfs pneumogastriques, et qui reste arrêté même si une autre excitation est portée sur les nerfs accélérateurs cardiaques.

FIG. 203. — Schéma du réflexe vaso-dilatateur de la glande sous-maxillaire.

En étudiant dans le chapitre précédent les actions vaso-dilatatrices réflexes, nous avons vu que les centres vaso-moteurs médullaires peuvent être inhibés par des excitations des nerfs et centres sensitifs. (Voir *Réflexes vaso-dilatateurs*.)

Appliquant aux centres vaso-moteurs médullaires, ce que nous venons de dire des centres périphériques, nous pourrons représenter schématiquement (fig. 202) le réflexe vaso-dilatateur de la façon suivante : le système incident par la cellule épithéliale sensitive c, communiquant avec la cellule centrale C par le nerf sensitif n. Le système réfléchi étant formé par la cellule à fibre spirale sp, la fibre spirale s communique avec la cellule musculaire lisse m. Le prolongement droit d faisant communiquer entre

... la cellule spirale et la cellule sensitive. L'activité propre de la cellule centrale vaso-motrice entretient l'état tonique permanent de la fibre musculaire. La cellule épithéliale étant excitée transmet son impulsion au nerf sensitif, puis à la cellule centrale sensitive, la fibre intercentrale ou fibre droite, passe à son tour du repos à l'activité inhibe la cellule *sp*, la fibre musculaire entre au repos.

Le schéma du réflexe vaso-dilatateur de la glande sous-maxillaire, est le précédent dans lequel la fibre intercentrale (fibre droite) est représentée par la fibre nerveuse vaso-dilatatrice de la corde du tympan. Les nerfs vaso-dilatateurs, comme d'ailleurs les fibres cardiaques d'arrêt du pneumogastrique, peuvent donc être considérés comme des fibres intercentrales, reliant des centres sensitifs avec des centres excito-moteurs sympathiques, situés dans le cas particulier en dehors des centres nerveux proprement dits, au lieu d'y être renfermés comme c'est le cas le plus ordinaire.

Étude spéciale de l'action vaso-dilatatrice de la corde du tympan.

L'action vaso-dilatatrice (et excito-sécrétoire) de la corde peut être mise en jeu, par stimulation directe (excitation du bout périphérique de la corde ou du nerf lingual au-dessus du point d'émergence de la corde), ou par stimulation indirecte ou réflexe (excitations artificielles du nerf lingual, au delà du point d'émergence du faisceau glandulaire de la corde du tympan, ou de ses terminaisons à la langue par les substances sapides). Dans les deux cas, on observe la suractivité circulatoire, la dilatation paralytique de tous les vaisseaux de la glande, aussitôt suivie de la sécrétion, tous phénomènes signalés plus haut.

La suractivité circulatoire a évidemment pour cause une dilatation des artérioles par irritation des fibres de la corde. Il y a afflux plus considérable du sang dans ces artérioles, puis dilatation passive des capillaires, et le sang passe au travers du réseau, formé par ces vaisseaux plus rapidement que dans l'état normal. C'est la raison de la rutilance du sang des veines, et de la propagation jusque dans ces vaisseaux de l'onde pulsatile.

S'il en est réellement ainsi, la pression du sang doit augmenter dans les réseaux capillaires de la glande et dans les veines, elle doit diminuer dans les artères afférentes en deçà des artérioles relâchées. C'est ce que montre, en effet, l'observation de la tension sanguine prise dans l'artère linguale, sans interruption du cours du sang, lors de l'excitation du nerf tympanico-lingual (Jolyet et Laffont) [1].

Action vaso-dilatatrice de la corde du tympan sur la langue. — Le filet

[1] On a attribué l'action vaso-dilatatrice à *une constriction des veinules* qui ramènent le sang de la partie dont les artérioles se dilatent : le sang rencontrant un obstacle au sortir des capillaires, dilaterait ceux-ci en s'y accumulant, puis les artérioles et les artères. Mais s'il en était ainsi, la tension devrait augmenter dans les artères ; l'expérience montre qu'elle y diminue ; elle devrait diminuer dans les veines, et on sait qu'elle y augmente.

nerveux qui se détache du lingual pour se rendre à la glande ne représente pas toute la corde; une partie s'en sépare en ce point pour se rendre à la langue, en accompagnant les divisions du nerf lingual à la périphérie; c'est ce que démontre l'altération de fibres nerveuses dans les rameaux du lingual après la section de la corde, dans la caisse du tympan (A. Vulpian, J.-L. Prévost). Ce fait explique comment l'action vaso-dilatatrice de la corde s'exerce aussi sur les vaisseaux de la langue.

Tous les nerfs contenant des fibres vaso-motrices, la section de chacun des nerfs moteur et sensitif de la langue, produit un certain degré de congestion de l'organe du côté lésé; mais, tandis que l'excitation du bout périphérique de l'hypoglosse fait diminuer la rougeur en resserrant les vaisseaux, celle du lingual l'augmente considérablement, en supprimant tout tonus vasculaire. La rougeur se remarque sur les deux faces de la langue du côté excité, et on constate facilement que les veinules de la face inférieure sont plus visibles et plus larges, en même temps qu'elles contiennent un sang beaucoup plus rouge que les veinules correspondantes du côté opposé.

Origine différente des fibres vaso-dilatatrices et excito-sécrétoires de la corde tympanique[1]. — L'intérêt qui se rattache à cette question est non pas tant de déterminer la véritable origine de la corde, nerf complexe, que de rechercher si les phénomènes excito-sécrétoires et vaso-dilatateurs qui suivent simultanément l'excitation du filet glandulaire, sont le résultat de la mise en action de fibres nerveuses fonctionnellement et originellement distinctes, les unes sécrétoires, les autres vaso-dilatatrices. Y a-t-il des nerfs excito-sécrétoires, ou la sécrétion n'est-elle qu'un épiphénomène, le résultat des phénomènes vaso-dilatateurs, de suractivité circulatoire, d'augmentation de pression qui se passent alors dans les vaisseaux de la glande par le fait seul de la mise en jeu de nerfs vaso-dilatateurs excités. L'une et l'autre de ces opinions ont été défendues, et aujour-

FIG. 204. — Baisse de la pression du sang dans l'artère linguale, par excitation (en +) du nerf tympanico-lingual chez le chien curarisé.

[1] La corde du tympan est le nerf vaso-dilatateur et excito-sécrétoire de la glande sous-maxillaire; c'est en même temps le nerf vaso-dilatateur de la langue dans sa partie antérieure. On sait de plus que ce nerf possède une action sur la sensibilité spéciale de cette

d'lui encore, malgré les expériences de Ludwig, Heidenhain, etc., plusieurs physiologistes se refusent encore à admettre l'existence des nerfs directe- ment sécrétoires. Il est évident que la question serait résolue dans le sens de l'affirmative, si on parvenait par l'expérience à produire isolément chacune des deux actions vaso-dilatatrice et sécrétoire qui se passent simultanément par excitation de la corde. C'est ce qu'ont fait Jolyet et Laffont (1878). Ayant coupé, par un procédé particulier qui permet la survie des animaux, le facial dans le crâne (avec nerfs auditif et intermédiaire), ils constatent, ce qu'on avait déjà, l'abolition de la sécrétion ; mais si après quinze jours, on vient à exciter la corde à sa sortie du lingual, l'excitation du nerf qui n'a plus d'effet sécrétoire direct ou réflexe provoque des effets vasculaires ordinaires. La conclusion, c'est que les phénomènes sécrétoires ne sont pas la conséquence des phénomènes vaso-dilatateurs qui suivent l'excitation de la corde [1]. Il y a des nerfs excito-sécrétoires et vaso-dilatateurs originellement et fonction- nellement distincts [2].

Dans d'autres expériences, Jolyet et Laffont ont montré que l'excitation du bout périphérique du tronc de la cinquième paire, provoque tous les effets vaso- dilatateurs (glande et langue) de la corde du tympan. Les fibres vaso-dilatatrices de ce nerf sont par conséquent contenues dans le tronc de la cinquième paire à son origine, qui les céderait au facial au niveau de son trajet intrapétreux.

Nerfs vaso-dilatateurs des parois nasales et bucco-labiales. — Les nerfs maxillaire supérieur et buccal du maxillaire inférieur contiennent (Jolyet et Laffont, 1879) les fibres vaso-dilatatrices des parois naso-bucco-labiales. Le nerf maxillaire supérieur étant isolé dans la fosse ptérygo-maxillaire l'exci- tation de son bout périphérique bien isolé provoque une rubéfaction très intense des muqueuses nasale, labiale, gingivale supérieure et palatine, ainsi qu'une hypersécrétion des fosses nasales, du côté correspondant. En même temps la température augmente dans les régions congestionnées. De plus, lorsqu'on réussit à introduire dans les deux bouts de l'artère maxillaire interne un ajutage en T, qui permet de prendre la pression sans interrompre

---

[1] de la partie antérieure de la langue. Ces diverses actions de la corde, bien différentes de celles du facial proprement dit, lui ont fait attribuer des origines différentes de celles de ce dernier nerf par les auteurs qui se sont occupés de cette question. C'est ainsi que les uns, avec Claude Bernard, considérant plus particulièrement l'action excito-sécrétoire et vaso-dilatatrice de la corde, la font naître du nerf intermédiaire de Wrisberg, qu'on regarde alors comme une racine bulbaire du sympathique ; les autres, voyant au con- traire l'action du nerf sur la sensibilité spéciale de la langue, en font une émanation du glosso-pharyngien (gustatif), voire même du nerf intermédiaire, qu'on considère dans ce cas comme une racine postérieure du facial par suite de la présence du ganglion géniculé placé sur son trajet. Pour d'autres enfin, la corde n'a plus de rapport ni avec l'intermé- diaire ni avec le glosso-pharyngien ; elle naîtrait du nerf maxillaire supérieur de la cinquième paire, et, par un trajet compliqué, irait rejoindre le facial dans l'aqueduc de Fallope au niveau du ganglion géniculé.

[2] Jolyet, au moyen d'une pince excitatrice ad hoc a excité le facial dans le crâne chez le chien curarisé et provoqué de ce chef la sécrétion de la glande sous-maxillaire, sans action vaso-dilatatrice concomitante ni de la glande ni de la langue.

Mêmes phénomènes vaso-dilatateurs du côté de la conjonctive et des muqueuses nasale et buccale. (Voir plus loin.)

le cours du sang, on voit cette pression artérielle baisser aussitôt que se produit l'excitation. Cette baisse de la pression, primitive et d'emblée, dans les artères afférentes à la région congestionnée, est la meilleure preuve de la dilatation paralytique de ses artérioles, qui livrent ainsi un passage plus facile au courant sanguin qui s'active. Pareillement l'excitation faradique du bout périphérique du nerf buccal sectionné, avant l'émergence des filets destinés à la glande de Nuck, provoque :

a). L'écoulement par la canule introduite dans le conduit excréteur de cette glande, d'une salive limpide extrêmement visqueuse ; en même temps la glande devient turgide, ses vaisseaux s'injectent, le sang des veines efférentes est rutilant.

b). Les orifices des glandules géniennes et labiales inférieures, invisibles jusqu'alors, deviennent très apparents, et on y voit sourdre des gouttes de salive.

c). La muqueuse de la joue et de la lèvre inférieure présente les mêmes effets congestifs que ceux constatés plus haut sur la joue et la lèvre supérieure.

Comme la glande sous-maxillaire, les glandes sous-zygomatique et géniennes ont des nerfs excito-secrétoires, fonctionnellement et originellement distincts des nerfs vaso-dilatateurs. L'excitation du bout périphérique de la cinquième paire dans le crâne ne donne lieu qu'aux phénomènes vaso-dilatateurs des régions sus-indiquées. Les expériences de Jolyet et Laffont semblent donc montrer que le nerf trijumeau contient à son origine les principaux nerfs vaso-dilatateurs de la tête.

Physiologiquement les nerfs vaso-dilatateurs des parois buccales, comme ceux de la corde, n'entrent en action que lorsqu'ils y sont sollicités par voie réflexe. C'est donc pendant l'acte de la mastication, sous l'influence des mouvements et de l'action sapide des aliments sur les extrémités nerveuses de la cinquième paire, que se produira par excitation des nerfs vaso-dilatateurs, la congestion de la muqueuse buccale, comme celle de la langue et des glandes, en même temps que ces derniers organes entreront en sécrétion. Mais il est facile de comprendre que les excitations artificielles ou pathologiques des rameaux de la cinquième paire ou de leurs terminaisons muqueuses ou auront un effet congestif identique. Telle est la cause des congestions plus ou moins vives des régions innervées par la cinquième paire dans les névralgies des rameaux de ce nerf (Jolyet et Laffont). Les mêmes congestions réflexes peuvent encore se produire par excitation d'autres nerfs sensitifs ; c'est ainsi (excitation des fibres sensitives du poumon), qu'on peut expliquer la rougeur des pommettes chez les phthisiques et les pneumoniques.

Les filets vaso-dilatateurs bucco-faciaux, comme ceux contenus dans la corde du tympan, n'arrivent à destination qu'après avoir suivi un trajet plus ou moins compliqué. Jolyet, en étudiant les réflexes congestifs buccaux, par excitation du bout central d'un des rameaux du trijumeau, a signalé le premier (1878) que la rubéfaction réflexe ne se produit plus du côté où l'on a coupé le nerf sym-

_____

[1] Il est intéressant de remarquer que les irritations morbides entretiennent très longtemps l'excitation des nerfs vaso-dilatateurs, sans fatigue, alors que les excitations artificielles les épuisent vite.

pathique cervical; Dastre et Morat, 1879, ont montré qu'elle a lieu directement par excitation du bout céphalique de ce cordon. Les vaso-dilatateurs bucco-faciaux sortent donc de la moelle avec les vaso-moteurs du cordon sympathique, qu'ils accompagnent pendant une partie de leur trajet pour s'en séparer ensuite, et se jeter dans le tronc de la cinquième paire et ses branches maxillaire supérieure et buccale du maxillaire inférieur [1].

Nerfs érecteurs. — Eckhard a décrit, sous le nom de *nervi erigentes*, des nerfs du plexus sacré qui se rendent aux corps caverneux, et qui, lorsqu'on en excite les bouts périphériques après les avoir divisés, provoquent après un moment le gonflement de la portion bulbeuse de l'urèthre et la turgescence du gland, en même temps que la circulation plus rapide du sang veineux, qui devient plus rouge, comme on peut s'en assurer en pratiquant au préalable des incisions sur les corps caverneux. Lorsqu'on cesse l'excitation, le gonflement persiste quelques instants, puis disparaît assez rapidement, ainsi que l'écoulement du sang qui reprend bientôt ses caractères veineux. La dilatation des mailles n'est pas due à un rétrécissement des veines efférentes qui se produirait directement ou indirectement par la contraction des faisceaux musculaires situés entre les racines de ces veines, et qui empêcherait le retour du sang. Cette contraction, si elle se produit, peut favoriser l'érection, mais elle est insuffisante à la produire, comme le montre la ligature des voies de retour du sang des corps caverneux (Löven). L'excitation des nerfs érecteurs provoque en même temps une augmentation de la sécrétion prostatique. Physiologiquement c'est par l'excitation centripète des nerfs honteux que se produit l'érection.

Si on admet que le système nerveux vaso-moteur proprement dit appartient au grand sympathique, on doit regarder les nerfs vaso-dilatateurs comme des fibres intercentrales devant communiquer les systèmes cérébro-spinal et sympathique entre eux. On ne peut, par suite, pas dire que ces nerfs appartiennent plutôt à l'un qu'à l'autre de ces systèmes. Les vaso-dilatateurs pourront donc se rendre aux centres moteurs périphériques en accompagnant les nerfs cérébro-rachidiens ou par l'intermédiaire des ganglions et cordons sympathiques, comme d'ailleurs les nerfs vaso-moteurs médullaires, qui se rendent à destination de la paroi musculaire des vaisseaux directement en suivant les racines rachidiennes et les nerfs, ou indirectement par les rameaux communiquants et les nerfs sympathiques. C'est en effet ce qui arrive pour les vaso-dilatateurs bucco-faciaux, qui sortent de la moelle avec les vaso-moteurs du cordon cervical, avec lesquels ils sont mélangés; mais cela ne prouve pas leur origine sympathique, pas plus que le fait de la présence des nerfs vaso-moteurs dans les racines rachidiennes et les nerfs ne prouve leur origine cérébro-spinale. Du reste, c'est mal comprendre aujourd'hui les actions nerveuses que de vouloir séparer complètement du système nerveux de la vie animale celui de la vie organique, auquel seul serait dévolue la régulation de la circulation (Dastre et Morat). L'étude des actions vaso-dilatatrices montre, au contraire, les relations intimes des deux systèmes; nombre de ces actions, et des mieux connues, établissent que le système sympathique vaso-moteur est sous la dépendance directe du système sensitif cérébro-spinal, et cela par l'intermédiaire des nerfs vaso-dilatateurs. Inversement les excitations des nerfs centripètes du grand sympathique, peuvent réagir sur le système cérébro-spinal et donner lieu par exemple à des convulsions générales. Ces faits montrent que toutes les parties du système nerveux communiquent entre elles, l'excitation d'une fibre centripète quelle qu'elle soit pouvant mettre en action tout le système, si cette excitation est suffisante et si les centres ont l'excitabilité voulue.

CIRCULATION LYMPHATIQUE

Le plasma du sang artériel, en arrivant dans le système capillaire, prend, sous l'influence de la pression sanguine et d'actions osmotiques mal définies, deux voies différentes, qui le partagent en deux courants de retour : l'un, le courant veineux, qui le ramène au cœur en suivant la voie directe des canaux veineux ; l'autre, indirect, qui traverse les parois vasculaires, se répand dans les tissus, est repris par les lymphatiques, et revient par un chemin détourné se réunir au courant direct et au liquide dont il était sorti.

La circulation lymphatique (chyle ou lymphe), au point de vue des causes qui l'entretiennent, présente beaucoup d'analogie avec la circulation veineuse. Les cœurs lymphatiques qui, chez les reptiles, contribuent pour une large part à la circulation de la lymphe, font défaut chez l'homme et les animaux supérieurs. La lymphe ne progresse des origines du système lymphatique au canal thoracique et au système veineux, que sous l'influence de la vis a tergo, aidée par les contractions des parois des vaisseaux lymphatiques et les mouvements musculaires, rendus efficaces par le jeu des valvules.

Le plasma sanguin transsudé par osmose à travers la paroi des capillaires pour constituer la partie essentielle de la lymphe, comme le liquide introduit dans les chylifères, chasse de proche en proche devant lui le liquide contenu dans ces vaisseaux à l'origine du système lymphatique, pour le conduire au canal thoracique et dans le système veineux. C'est cette force qui sous le nom de vis a tergo constitue la principale cause, celle qui à elle seule peut suffire à entretenir la circulation de la lymphe.

Parmi les causes adjuvantes la contractilité des vaisseaux lymphatiques est la plus importante. Les contractions rythmiques de ces vaisseaux ont été observées par Colin sur les lymphatiques du mésentère chez le bœuf, par Heller chez le cobaye. Chez les animaux et même chez l'homme, après décapitation, la contractilité des parois des canaux de la lymphe est d'ailleurs facile à mettre expérimentalement en évidence, comme pour les vaisseaux sanguins.

Les contractions des vaisseaux lymphatiques n'ont, on le comprend,

d'effet pour faire progresser la lymphe qu'avec l'aide des valvules qui déterminent la direction du courant. Il en est de même des mouvements musculaires
(muscles des membres et de l'abdomen) qui tendent à faire progresser la
lymphe et le chyle dans le sens que les valvules commandent.

Comme pour le cours du sang dans les veines, l'aspiration thoracique et
les mouvements de la respiration viennent en aide à la circulation lymphatique; l'aspiration thoracique constante, en diminuant les résistances au
cours de la lymphe, son renforcement inspiratoire en exerçant un appel du
liquide de la portion abdominale du canal thoracique, dans sa portion intra-
thoracique. A l'expiration, sous l'influence de la diminution du vide pleural
et du retrait élastique des parois du canal thoracique, la lymphe se trouve
chassée dans le système veineux avec un renforcement de vitesse. C'est pourquoi, lorsque dans une expérience sur l'animal vivant, on recueille au cou le
liquide du canal thoracique, la lymphe s'échappe par jet à chaque mouvement d'expiration.

La pression et la vitesse de la lymphe, dans les troncs lymphatiques du cou,
chez le chien et le cheval, ont été étudiées par Weiss. La pression a été
trouvée de 1 millimètre de Hg. et la vitesse de 4 millimètres en moyenne par
seconde.

La circulation dans les ganglions lymphatiques, plus compliquée, est peu
connue. Il doit s'y produire un ralentissement du cours de la lymphe, en
rapport avec le fonctionnement de ces organes. (V. p. 115.)

MÉCANIQUE ANIMALE

L'homme au point de vue mécanique peut être considéré comme une machine complexe, formée elle-même comme toutes les machines complexes utilisées dans l'industrie, par l'assemblage de machines simples, leviers, poulies, plans inclinés. Comme dans toutes les machines, un organe est le siège et le producteur du travail, qui est transmis, transformé et utilisé par les divers autres organes absolument passifs de la machine animale. Cet organe, source de tout travail chez l'homme et les animaux, c'est le muscle. La contraction musculaire en agissant sur les divers leviers qui forment le squelette, produit tous les effets statiques et dynamiques que nous constatons. Dans ce qui va suivre, nous étudierons successivement : 1° le mode de production du travail par le muscle au point de vue mécanique pur (ce sujet ayant été traité à tous les autres points de vue, dans le chapitre *Thermodynamique animale*) ; 2° les machines simples, leviers et articulations destinés à transmettre, transformer et utiliser ce travail ; 3° les effets statiques et les mouvements résultant de cette association du muscle actif et des leviers osseux passifs, tels que la station, la locomotion, etc.

Travail du muscle. — La propriété essentielle de la fibre musculaire étant de se raccourcir par sa contraction, tout muscle ou fragment de muscle, composé de ces éléments, se raccourcira également, toutes les fois que les fibres composantes se contracteront.

Il en résultera qu'un muscle rectiligne rapprochera ses deux points d'insertion ; qu'un muscle courbe se rapprochera de la corde qui le sous-tend ; qu'un muscle circulaire ou annulaire verra son périmètre diminuer et l'espace vide à son centre réduit à un point ou à une ligne (sphincters, orbiculaires); qu'un muscle en forme de calotte ou de dôme se rapprochera du plan passant par ses bords (diaphragme); enfin, qu'un muscle creux diminuera sa capacité intérieure (cœur). A tous les mouvements produits par la contractilité de la fibre musculaire, sera en général opposée une certaine résistance ; c'est la grandeur de cette résistance vaincue et l'étendue du mouvement effectué, qui mesurent, comme nous allons le voir le travail produit par le muscle.

Facteurs du travail musculaire. — Les facteurs du travail musculaire, comme les facteurs du travail d'une force quelconque, sont au nombre de deux : 1° l'intensité de l'effort ; 2° la longueur du chemin parcouru par le point d'application. Un muscle donné produira donc un travail d'autant plus considérable : 1° que l'énergie de sa contraction sera plus grande ; 2° qu'il fera parcourir à son insertion mobile un chemin plus grand.

Énergie de contraction. — Considérons d'abord le premier facteur du travail musculaire et demandons-nous comment varie l'énergie de la contraction d'un muscle. Un muscle quelconque est formé d'un plus ou moins grand nombre d'éléments tous semblables entre eux, ayant les mêmes propriétés et au même degré, telles que la contractilité et l'élasticité. Cet élément, c'est la fibre musculaire. Si l'on connaissait l'énergie élémentaire de contraction de la fibre musculaire et le nombre de fibres contenues dans un muscle donné, on pourrait facilement connaître l'énergie intégrale de contraction de ce muscle et celle d'un muscle quelconque dont on connaîtrait aussi le nombre de fibres composantes. L'évaluation du nombre de fibres élémentaires que contient un muscle, étant d'une grande difficulté, les physiologistes ont évalué la section transversale du muscle ; le nombre de fibres élémentaires étant évidemment proportionnel à cette section, les énergies de contraction de deux muscles de sections connues seront proportionnelles à ces sections. De plus, si l'on connaît l'énergie de contraction de l'unité de section du muscle, on pourra évaluer l'énergie de contraction de tout muscle, en multipliant sa section par cette constante. On a donné au nombre qui représente l'énergie de contraction du muscle, sous l'unité de section, le nom de *force spécifique.*

L'évaluation de cette force spécifique du muscle a été faite expérimentalement pour les muscles de quelques animaux appartenant aux divers degrés de l'échelle animale.

L'unité de section est le centimètre carré. Voici les résultats trouvés :

ESPÈCE ANIMALE	ÉNERGIE DE CONTRACTION EN GRAMMES	AUTEURS
Grenouille	692 gr.	E. Weber.
Homme	1087	Koster.
Oiseau.	1200	Marey.

Pour les insectes, les chiffres trouvés sont variables avec la classe à laquelle appartient l'animal. Cependant, Plateau et Strauss Durckheim ont trouvé que l'énergie de contraction d'un muscle d'insecte dépasserait de beaucoup le plus élevé de ces chiffres.

Raccourcissement musculaire. — C'est le second facteur du travail musculaire. Toutes choses égales d'ailleurs, le travail d'un muscle sera d'autant plus grand qu'il rapprochera davantage ses deux points d'insertion, c'est-à-dire que son raccourcissement sera plus considérable. Mais le raccourcissement d'un muscle entier ne dépend pas seulement, comme il semblerait tout d'abord, de la longueur de ce muscle au repos, il dépend aussi de la direction des fibres qui le composent et de leur obliquité plus ou moins grande par rapport à la direction du mouvement à produire. Rarement cette obliquité est nulle, et l'on ne peut citer que quelques muscles dont les fibres sont parallèles à la direction du mouvement provoqué par leur raccourcissement, tels sont le *couturier*, le *grand droit de l'abdomen*, le *sterno-mastoïdien* et quelques autres. Dans ce cas particulier, on peut estimer qu'en moyenne le raccourcissement du muscle en contraction, lorsqu'il n'est pas détaché de l'animal, est d'un tiers de sa longueur au repos (Marey).

En résumé, on peut dire que la quantité de travail qu'un muscle peut effectuer dans l'unité de temps, c'est-à-dire sa *puissance*, est proportionnelle à sa section et à sa longueur, ou encore au nombre de fibres élémentaires qui le composent, ou plus simplement encore à son poids. Cette évaluation comporte nécessairement de grandes variations pour un même muscle, car on ne tient aucun compte de l'intensité de l'excitation et de l'influence du système nerveux; la pesée des muscles ne peut donc donner que des résultats comparatifs sur la puissance avec laquelle ils travaillent habituellement.

ORGANES MÉCANIQUES

TRANSFORMATEURS DU TRAVAIL MUSCULAIRE

Rarement le travail produit directement par la contraction musculaire est utilisable tel quel pour les besoins de l'économie. Habituellement des deux facteurs du travail, intensité de l'effort et chemin parcouru, l'un a besoin d'être augmenté ou diminué, tandis que l'autre est diminué ou augmenté proportionnellement; en un mot, le travail a besoin d'être changé dans sa *forme* et c'est au moyen des machines simples, leviers, poulies, plans inclinés que cette transformation s'opère dans la machine animale comme dans les machines industrielles. Cependant il est un certain nombre de muscles dont le travail direct est utilisé, tels sont la plupart des muscles de la face, les peauciers, les sphincters; mais en général, le muscle agit sur une machine simple et le travail qu'il fournit ne devient utilisable qu'après sa transformation par cette machine.

De ces machines simples, de beaucoup la plus importante est le levier. D'après sa définition en mécanique, c'est une barre rigide assujettie à tourner autour d'un point fixe, nommé point d'appui, et en deux points de laquelle sont appliquées deux forces contraires l'une appelée *puissance* et l'autre *résistance*. Un principe régit l'équilibre des leviers; pour qu'un levier soit en équilibre, il faut et il suffit que les *moments* des forces qui lui sont appliquées soient égaux. On sait d'ailleurs que le moment d'une force, est le produit de l'intensité de cette force par la longueur du bras de levier sur lequel elle agit.

Ces définitions de mécanique étant sommairement rappelées, examinons dans quelles conditions les leviers sont utilisés dans l'économie. Ils peuvent être utilisés à produire : 1° des effets d'*équilibre* et dans ce cas, des deux facteurs du travail, le chemin parcouru et l'effort, aucun ne prédomine sur l'autre; 2° ils peuvent servir à augmenter l'effort au détriment du chemin parcouru et produire suivant une expression consacrée, bien qu'impropre, des effets de *force*; 3° enfin, ils peuvent servir à faire prédominer le chemin parcouru, au détriment de l'effort et produire suivant une expression également impropre des effets de *mouvement*.

A ces trois effets à obtenir, correspondent trois sortes de leviers, dont chacune est employée dans l'économie pour réaliser l'un des trois effets, à l'ex-

FIG. 205. — Levier du premier genre.

FIG. 206. — Équilibre de la tête sur la colonne vertébrale.

clusion des deux autres sortes, bien qu'un levier quelconque puisse, au point de vue mécanique pur, et, suivant qu'on augmentera ou diminuera le bras de la puissance pour diminuer ou augmenter le bras de la résistance, produire les trois effets précités; effets d'équilibre, effets de force, effets de mouvement.

C'est le levier du premier genre qui dans l'économie produit les effets d'équilibre (fig. 205). Rappelons que dans le levier du premier genre, le point fixe, l'articulation du levier O, est placé entre les points d'application L et L' de la puissance et de la résistance.

Comme exemple d'un effet d'équilibre produit dans l'économie par un levier du premier genre, citons le maintien de la tête sur l'articulation occipito-atloïdienne (fig. 206). Le centre de gravité de la tête étant en B, la pesanteur agit comme résistance en B R, tendant à faire basculer la tête en avant autour de l'articulation occipito-atloïdienne en C. La puissance représentée en A P, et constituée par les muscles de la nuque, fait équilibre à la pesanteur.

C'est le levier du second genre qui produit les effets de force dans l'économie (fig. 207). Dans ce levier, le bras O L' sur lequel agit la résistance est toujours plus court que le bras O L sur lequel agit la puissance. Il en résulte, en vertu du principe des moments, que la puissance est toujours plus petite que la résistance. La résistance vaincue peut donc être considérable, c'est en quoi consiste l'effet de force.

Le soulèvement du poids total du corps par l'intermédiaire d'un levier du second genre est un exemple d'un effet de force dans l'économie (fig. 208). Le point fixe du levier est en C, au point où l'extrémité des métatarsiens repose sur le sol. Le poids du corps, transmis par les os de la jambe, agit en R, au niveau de l'articulation tibio-tarsienne ; enfin la puissance représentée par les muscles jumeaux et le soléaire M, agit en P, au niveau du point d'insertion du tendon d'Achille sur le calcanéum.

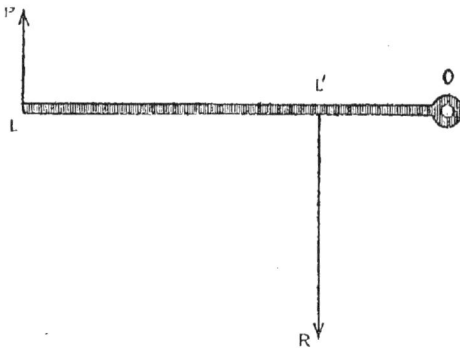

FIG. 207. — Levier du second genre.

FIG. 208. — Action des muscles soléaire et jumeaux sur un levier du 2ᵉ genre.

Le levier du troisième genre est le plus répandu dans l'économie. Dans ce levier (fig. 209) le bras O L' sur lequel agit la résistance est toujours plus long que le bras O L sur lequel agit la puissance. Il en résulte que le chemin parcouru par la résistance l'emporte sur le chemin parcouru par la puissance. C'est le levier que nous trouverons dans les membres dont les mouvements doivent avoir une certaine amplitude.

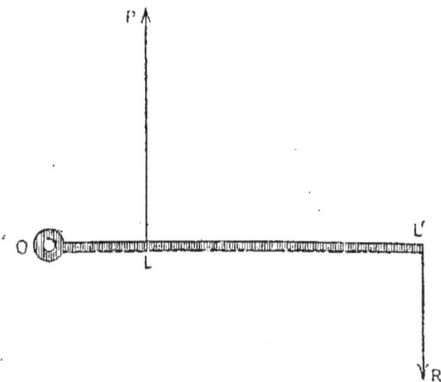

Les exemples de ce levier sont très nombreux dans l'économie ; à peu près tous les mouvements d'extension et de flexion des membres se font par son intermédiaire. Citons parmi eux, la flexion de l'avant-bras sur le bras (fig. 210). Le point d'appui du levier est en O, au niveau de l'articulation du coude. La résistance, représentée par le poids de l'avant-bras et par le poids à soulever tenu dans la main est appliquée en R. La puissance P, est fournie par la contraction du muscle biceps, que nous supposerons seul en jeu dans le mouvement de flexion, bien que d'autres muscles y participent. Il est facile

FIG. 209. — Levier du troisième genre.

de voir sur la figure que les points d'application de la puissance et de la résistance se déplaceront sur deux circonférences concentriques ayant pour centre le point O et que les chemins parcourus seront comme les rayons de ces deux circonférences, c'est-à-dire que le chemin parcouru par la main sera beaucoup plus grand que celui parcouru par le point d'insertion, A, du biceps sur le radius.

On trouverait de même des leviers du troisième genre dans l'extension de l'avant-bras sur le bras, dans l'extension et la flexion de la cuisse sur le bassin, dans l'extension et la flexion de la jambe sur la cuisse.

Il est à remarquer que pendant les mouvements, à cause de la variation de longueur des bras de levier sur lesquels s'exercent la puissance et la résistance, l'effort musculaire à faire est très variable. Si (fig. 210) on décompose en effet la force A P qui représente la contraction musculaire en deux autres A T, A N, la force A N, sera seule efficace ; la force A T tendant à appliquer l'avant-bras sur l'humérus. Or, cette force A N subira des variations quand l'angle que fait le bras avec l'avant-bras changera. On trouve par des considérations trigonométriques en de-

FIG. 210. — Action du muscle biceps sur un levier du troisième genre.

hors de notre sujet, que cette composante A N, dite composante rotatoire, croît à mesure que l'angle du bras et de l'avant-bras croît de 0° à 90° pour décroître ensuite lorsque cet angle passe de 90° à 180°. Quant à la force totale musculaire à développer elle va constamment en augmentant à mesure que le même angle augmente. (Schlagdenhauffen, Imbert.)

Articulations. — Nous n'avons à considérer les articulations qu'au point de vue mécanique. Ce sont les centres de rotation des leviers dont les muscles sont les moteurs. Ces centres de rotation peuvent permettre des mouvements plus ou moins étendus ; les articulations qui permettent la plus grande amplitude de mouvement sont celles dont les surfaces articulaires sont des surfaces sphériques (énarthroses). Le levier osseux qui a pour point d'appui une telle articulation peut se mouvoir dans tous les plans et décrire des mouvements de circumduction limités par un cône à angle plus ou moins ouvert ayant pour sommet le centre de la sphère qui termine le levier dans l'articulation. (Humérus et articulation scapulo-humérale ; fémur et articulation coxo-fémorale.)

Les articulations dans lesquelles les surfaces articulaires sont des cylindres (ginglyme, trochlée) permettent au levier dont elles sont le point d'appui des mouvements dans un seul plan perpendiculaire à l'axe commun aux deux cylindres articulaires. Tantôt d'ailleurs ces cylindres ont un rayon invariable dans toute leur longueur, tantôt au contraire ces cylindres ont des rayons variables bien que conservant le même axe (Articulation du coude). Dans ce cas et dans des cas semblables, la surface articulaire de l'os fixe n'est que la reproduction en creux de la surface articulaire de l'os mobile.

Les articulations dans lesquelles les surfaces articulaires sont des plans (arthrodies) permettent les mouvements les moins étendus. Ces mouvements consistent habituellement en un glissement des surfaces l'une sur l'autre avec ou sans écartement de ces surfaces.

Pour qu'une articulation, surtout une articulation des deux premiers genres (énarthrose, ou ginglyme) puisse effectuer tous les mouvements compatibles avec sa nature, il est nécessaire que les surfaces articulaires soient maintenues en contact. C'est dans ce cas seulement, en effet, que les deux surfaces sphériques, dans les énarthroses, ont même centre et que les surfaces cylindriques dans les ginglymes et trochlées ont même axe. Ce contact est maintenu non seulement par l'élasticité des parties molles, muscles, ligaments péri-articulaires et intra-articulaires, mais encore par deux forces moins évidentes tout d'abord, mais très efficaces cependant; l'attraction moléculaire d'une part, la pression atmosphérique d'autre part. On sait en effet que l'attraction moléculaire s'exerce entre deux parties d'un même corps d'abord séparées puis rapprochées jusqu'au contact; on donne à ce phénomène en physique le nom d'*adhésion*. La couche mince de synovie qui peut exister entre les deux surfaces articulaires rapprochées ne peut que favoriser l'adhésion, de même que dans l'expérience classique qui sert à démontrer l'adhésion, les deux disques de verre adhèrent mieux lorsque l'on a interposé une goutelette d'huile.

Rôle de la pression atmosphérique. — Les frères Weber ont démontré l'influence importante de la pression atmosphérique dans le maintien en contact des surfaces articulaires. Ils ont fait leurs expériences sur l'articulation coxo-fémorale : ayant placé un cadavre les jambes pendantes et sectionné toutes les parties molles reliant le fémur à l'os coxal, muscles, ligaments, capsule articulaire, ils ont constaté que la tête du fémur n'abandonnait pas la cavité cotyloïde malgré le poids total du membre qui l'y sollicitait. Si l'on supprimait l'influence de la pression atmosphérique, soit en laissant rentrer l'air par le fond de la cavité forée à cet effet, soit en plaçant l'articulation, convenablement préparée, sous le récipient de la machine pneumatique, la tête du fémur abandonnait aussitôt sa cavité. Ces faits démontrent bien que, même sans le secours des parties molles, la pression atmosphérique peut maintenir la tête fémorale dans sa cavité articulaire, et soulager pendant la marche, de tout le poids du membre inférieur, l'action des muscles de la cuisse.

EFFETS MÉCANIQUES

PRODUITS PAR L'ACTION DES MUSCLES SUR LES LEVIERS ARTICULÉS DU SQUELETTE

Nous avons étudié successivement le travail du muscle et les facteurs de ce travail, les leviers qui servent à le transmettre et à le transformer; il nous reste à étudier les effets mécaniques produits par la cause active, le muscle, sur les leviers articulés de l'organisme. Ces effets peuvent être de deux ordres au point de vue mécanique, des effets statiques et des effets dynamiques; nous étudierons d'abord les premiers.

Effets statiques. — Équilibre du corps de l'homme. — Le corps de l'homme étant un corps pesant en contact avec le sol par quelques-uns de ses points doit être soumis aux mêmes lois que les autres corps pesants inertes placés dans les mêmes conditions. Or, pour qu'un semblable corps reposant sur le sol par quelques-uns de ses points soit en équilibre, il faut et il suffit que la verticale menée par son *centre de gravité* vienne tomber dans le *polygone de sustentation* de ce corps (Voir pour la définition de ces expressions les traités de Physique).

Centre de gravité du corps de l'homme. — Le centre de gravité d'un corps homogène et de forme géométrique peut être déterminé mathématiquement; si le corps est homogène et de forme irrégulière, il faut avoir recours à l'expérience; enfin, si le corps n'est pas homogène, si sa forme est irrégulière mais invariable, l'expérience peut encore servir à déterminer son centre de gravité. Le corps de l'homme n'est pas homogène; le thorax, par exemple, renfermant les poumons remplis de gaz, est évidemment d'une densité bien moindre que la tête, boîte osseuse remplie de substances dont la densité est voisine de celle de l'eau. De plus, ce corps n'est pas invariable dans sa forme, si bien que le centre de gravité ne peut en être déterminé une fois pour toutes, il change de place avec les différentes attitudes. Il est donc nécessaire lorsqu'on indique la position du centre de gravité, d'indiquer en même temps dans quelle attitude il a été déterminé. Dans la station verticale, les bras appliqués le long du tronc, la tête droite, le corps de l'homme possède un plan de symétrie; c'est un plan antéro-postérieur perpendiculaire à la droite qui joint les deux pupilles et passant par l'arête du nez et l'ombilic [1]; le centre de gravité dans cette attitude doit donc, en vertu d'un principe général de mécanique, être placé dans ce plan. Il s'agit de déterminer le point de ce plan qui jouit de cette propriété. Borelli s'est servi pour cette détermination du procédé suivant : il plaçait l'individu en expérience sur une

[1] En réalité la symétrie par rapport à ce plan n'est pas parfaite; nous savons, en effet, que la plupart des organes contenus dans le thorax et l'abdomen ne sont pas symétriquement placés par rapport à ce plan : Exemple, le cœur, le foie, la rate, l'intestin, etc.

plateforme horizontale en équilibre sur l'arête d'un couteau de balance de grandes dimensions, de telle façon que l'équilibre ne fût pas rompu. Le plan déterminé par l'arête du couteau contenait le centre de gravité. Il déterminait un second plan jouissant des mêmes propriétés en orientant d'une autre façon le sujet en expérience, obliquement au couteau, par exemple; c'est au point d'intersection de ces trois plans, du plan de symétrie connu et des deux plans déterminés expérimentalement que se trouvait le centre de gravité. On admet, d'après les recherches de Weber, que le centre de gravité du corps de l'homme dans la station verticale, les bras appliqués le long du tronc, les jambes rapprochées et la tête droite, est situé à un centimètre au-dessus du promontoire, c'est-à-dire de l'angle formé par la dernière vertèbre lombaire et le sacrum.

Station. — Si nous continuons à considérer le corps de l'homme dans l'attitude précédente, puisque nous connaissons le point où est situé le centre de gravité de ce corps pesant de forme supposée invariable, nous pouvons prévoir à quelles conditions il devra satisfaire pour être en état d'équilibre sur un plan. Il sera en équilibre toutes les fois que la verticale passant par son centre de gravité tombera dans le polygone de sustentation. Cette condition se réalisera d'autant mieux que ce polygone aura une plus grande surface et que le centre de gravité sera moins élevé au-dessus du plan, c'est-à-dire au-dessus du sol. Il y aura donc des degrés très variables dans la stabilité du corps de l'homme reposant sur le sol dans l'attitude que nous avons décrite. Le maximum de stabilité aura lieu quand le corps reposera sur le sol, étendu sur le dos, dans le décubitus dorsal, le centre de gravité se trouvant à ce moment-là très peu élevé au-dessus du sol, et la base de sustentation étant maxima; le minimum aura lieu lorsque le corps sera debout, reposant sur la dernière phalange des orteils, la base de sustentation étant alors minima et le centre de gravité étant à sa distance maxima du point d'appui. D'ailleurs, dans la plupart des cas, cet équilibre sera instable, au sens physique du mot; car, si le centre de gravité se déplace par rotation autour de son point d'appui, il ira en s'abaissant, ce qui est la caractéristique de l'état instable pour les corps pesants reposant sur le sol par un ou plusieurs points.

Si nous examinons les forces qui interviennent dans la station debout pour maintenir le corps en équilibre, nous trouvons que ces forces doivent empêcher le corps de tourner autour des trois axes passant, l'un par les articulations coxo-fémorales, l'autre par les articulations des genoux, le troisième enfin par les articulations tibio-tarsiennes. Au niveau des articulations coxo-fémorales, le corps tend à tourner autour d'un axe horizontal dont les deux têtes fémorales forment les supports. Mais la rotation en avant est plus à craindre que la rotation en arrière, car la masse des viscères abdominaux est située sur un plan antérieur par rapport à l'axe de rotation. Aussi les forces qui s'opposent à la rotation en arrière ne sont-elles représentées que par des masses musculaires relativement faibles, tandis que l'énorme masse des muscles fessiers s'oppose à la rotation en avant. Le rôle de ces muscles dans la station est d'ailleurs démontré par l'anatomie comparée; on trouve, en effet, qu'ils sont d'autant plus développés dans la série animale que l'espèce chez laquelle on les examine a plus de propension à se tenir dans la station verticale (singes anthropomorphes, kanguroo, ours, etc.), tandis qu'ils sont d'une importance secondaire chez les quadrupèdes conservant toujours leur position horizon...

Au niveau des genoux, au contraire, la rotation a plus de tendance à se faire en arrière; l'articulation est disposée de telle façon en effet que la flexion en avant de la cuisse sur la jambe est rendue impossible, tandis que le même mouvement en sens inverse est facile et normal. Pour l'empêcher de se produire pendant la station, nous trouvons encore là toute prête une masse musculaire considérable représentée par le triceps fémoral.

Enfin, au niveau de l'articulation tibio-tarsienne, le corps tout entier tend à tourner en avant autour d'un troisième axe horizontal. Le poids du corps agit, pour effectuer ce mouvement, sur un bras de levier ayant pour longueur la distance de la verticale menée par son centre de gravité à cet axe passant par les deux articulations tibio-tarsiennes. La puissance qui s'oppose à ce mouvement est représentée par les muscles jumeaux et le soléaire qui, par leur contraction, tendent à ramener le corps en sens contraire, c'est-à-dire en arrière.

On voit que dans la station *symétrique* le poids du corps reposant également sur les deux pieds, les efforts musculaires qui ont lieu au niveau des trois paires d'articulations dont nous avons parlé sont assez considérables. Il faut encore y ajouter les actions musculaires qui ont lieu pour maintenir droite la tête sur le tronc et pour donner à la colonne vertébrale toute sa rigidité. Ces efforts sont intermittents, il est vrai, et l'on peut se rendre compte des oscilla-tions que le corps effectue autour de sa position d'équilibre en les inscrivant sur une bande de papier se déroulant horizontalement au moyen d'un style vertical placé sur le vertex. On constate qu'elles sont plus étendues dans le sens antéro-postérieur, plus étendues lorsque l'on fait fermer les yeux au sujet en expérience, plus étendues enfin lorsque le sens musculaire du sujet a subi une diminution pathologique (ataxie locomotrice). Le corps tend donc constam-ment, obéissant en cela aux lois de l'équilibre instable, à s'écarter de plus en plus de sa position d'équilibre et ce sont des contractions musculaires bien coordonnées mais intermittentes qui, dans la station symétrique, l'y ramènent. Ces contractions, lorsque la station se prolonge, amènent la fatigue dans les muscles qui en sont le siège; aussi l'homme prend-il plus facilement dans ce but une autre attitude dite station *asymétrique* ou *hanchée*.

Station hanchée. — Dans la station hanchée, le poids du corps repose sur une seule jambe, le tronc est cambré de façon que la verticale menée par le centre de gravité vienne tomber dans la trace du pied soutenant le corps; la cuisse est à son maximum d'extension sur le bassin, et la jambe à son maximum d'extension sur la cuisse. Dans ces conditions, le corps ne peut guère tourner en avant autour de l'articulation tibio-tarsienne; pour l'en empêcher, le membre inférieur qui est au repos, se porte un peu en avant et s'écarte légèrement du membre soutien et, dans cette position oblique, empêche les oscillations en avant et en dehors. La fatigue est très lente à se produire, car la contraction musculaire n'intervient pour ainsi dire pas; ce sont les ligaments péri-articulaires et intra-articulaires qui travaillent par leur élasticité; si cependant, à la longue, elle arrive à se produire, l'homme prend la même attitude sur l'autre membre, le membre soutien est mis au repos et réciproquement. A cause du peu de travail musculaire que nécessite la station hanchée, et à cause de l'utilisation temporaire et alternative de chacun des membres inférieurs, la station hanchée est celle que l'homme prend le plus habituellement lorsqu'il est obligé de se tenir debout.

Autres stations. — Les autres stations que peut affecter le corps de l'homme sont en nombre indéfini et plus ou moins physiologiques. Nous dirons quelques mots de la station assise. Dans cette station, sur un siège suffisamment large, tel qu'une chaise, un fauteuil, les deux pieds posés en même temps sur le sol, la base de sustentation du corps est suffisamment étendue, de plus, le centre de gravité est assez peu élevé au-dessus du siège pour que le degré de stabilité soit considérable. La chute en avant est presque impossible, elle est fort difficile sur les côtés et peu facile en arrière. La contraction musculaire n'intervient que pour maintenir la tête droite; la colonne vertébrale légèrement concave en avant habituellement, utilise l'élasticité des ligaments jaunes. Les cuisses et les jambes sont au repos complet. Cette station peut être maintenue très longtemps.

EFFETS DYNAMIQUES. — LOCOMOTION

L'action des muscles sur les leviers de l'organisme est non seulement capable de produire des effets statiques, mais encore de déplacer le corps de l'homme parallèlement à lui-même ; c'est ce mouvement de translation effectué à diverses vitesses que l'on appelle locomotion.

La locomotion de l'homme a été étudiée par un certain nombre de physiologistes; à signaler parmi eux les frères Weber qui ont effectué un grand nombre de mesures et donné une théorie mathématique de la marche. C'est à Marey et à Carlet son élève, que l'on doit les travaux les plus récents et les plus complets à ce sujet.

Méthodes et instruments d'étude et de mesure. — Les méthodes employées par Marey pour l'étude de la locomotion chez l'homme et chez les animaux sont au nombre de deux, la *méthode graphique* et la *chronophotographie*. Nous connaissons la première que l'auteur a employée dans tous ses travaux et à laquelle il a donné un développement tel qu'elle est devenue la plus importante méthode de recherche en physiologie. La seconde plus récente et moins connue ne paraît pas devoir être inférieure à son aînée par le ombre, l'exactitude et la variété des documents qu'elle est capable de fournir. Elle est la seule utilisable dans l'étude des corps en mouvement rapide. Elle consiste à photographier instantanément le corps dont on veut étudier le mouvement, à des phases connues et régulièrement espacées de ce mouvement. Si les images obtenues sont assez nombreuses, on obtient toutes les attitudes de passage de l'attitude de départ à l'attitude d'arrivée, l'on connaît, d'autre part, l'instant où ces attitudes se sont produites si bien qu'aucune des particularités du mouvement, si rapide soit-il, ne peut échapper.

Les instruments employés par Marey peuvent être divisés en deux classes destinées à donner des mesures et des indications bien distinctes. Les uns

Fig. 211. — Expérimentateur recouvert du costume de velours noir pour la photographie instantanée des axes des membres dans la marche et la course, etc. (Marey.)

servent à l'étude *cinématique* de la locomotion, c'est-à-dire à l'étude des mouvements des divers leviers actifs, de leurs vitesses et de leurs déplacements dans les trois plans de l'espace ; les autres servent à son étude *dynamique*, c'est-à-dire à la mesure des forces mises en jeu dans les divers actes de la locomotion et à l'évaluation des masses. Parmi les premiers, on peut citer tous les instruments servant à la chronophotographie, méthode employée presque exclusivement aujourd'hui par Marey, dans les études de la locomotion. Ils consistent en un ou plusieurs appareils photographiques pouvant donner du corps en mouvement des images très nombreuses (50 et plus par seconde) avec un temps de pose excessivement court $\left(\frac{1''}{2000}\right.$ et moins$\left.\right)$ et dans les trois plans de l'espace. Le corps en mouvement est blanc, vivement éclairé et se déplace devant un écran d'un noir absolu ne réfléchissant aucun rayon lumineux. Lorsque le corps à photographier est d'une cer- taine épaisseur et que sa vitesse est minime, il peut arriver si l'on recueille des images trop nombreuses qu'elles arrivent à se superposer et à se confondre. Marey y a remédié en se servant d'un dispositif très ingénieux représenté ci-dessus (fig. 211). Comme on le voit, il consiste à recouvrir l'homme en expérience dans l'étude des diverses allures de la loco- motion, d'un costume de velours noir, sur lequel l'axe des membres est dessiné par des cordons blancs; les articulations portent des boutons blancs placés au niveau du centre de mouvement. La tête est couverte d'un casque de velours noir portant une boule brillante au niveau de l'oreille. Si l'on photographie un marcheur dans ces conditions, on obtient l'image représentée par la figure 214, dans laquelle toute la netteté d'un schéma est jointe à l'exactitude d'un cliché photographique. On peut y étudier le déplacement des axes des membres, la vitesse de ces déplacements, les oscillations du corps dans un plan vertical, etc. Les appareils inscripteurs tels que les tam- bours à levier peuvent encore être employés, comme l'a fait avec succès M. Carlet, pour l'étude cinématique de la locomotion.

Pour l'étude dynamique, Marey a employé un *dynamographe*, capable d'inscrire les pressions des pieds sur le sol et leurs variations pendant la marche, la course, le saut, etc. Puisque, en vertu d'un principe bien connu, l'action égale la réaction, la pression sur le sol mesure la force qui tend à projeter le corps en haut et en avant dans les divers actes de la locomotion. Ce dynamographe consiste en une série de disques formés par un tube de

caoutchouc enroulé en spirale et recouverts d'une planchette sur laquelle passe le mar- cheur. Les tubes sont plus ou moins com- primés suivant que la pression qu'ils ont à supporter est plus ou moins forte; l'air qu'ils contiennent vient alors gonfler la membrane d'un tambour récepteur approprié dont le style se meut sur un cylindre enfumé. Ce dynamographe est gradué par l'expérience.

La *chaussure dynamographique* de Marey

FIG. 212. — Chaussure dynamographique. (Marey.)

(fig. 212) repose sur le même principe. Elle inscrit la pression du pied sur le sol avec sa durée et ses phases par l'intermédiaire d'une chambre à air pla- cée dans l'intérieur de sa semelle (lignes pointillées). Cette chambre commu- nique également avec un tambour inscripteur.

Résultats obtenus. Théorie de la marche. — L'allure que l'homme emploie de préférence est la marche. Elle est caractérisée par ce fait que pendant la marche, aussi accélérée soit-elle, le corps ne quitte jamais le sol et repose toujours sur l'un des pieds. Le graphique (fig. 213) ci-joint obtenu au moyen des chaussures exploratrices montre bien que cette défini-

... est exacte. D et G sont les courbes fournies par le pied droit et par le
... gauche ; les appareils sont ainsi disposés que la courbe s'élève au
... ment de l'appui du pied correspondant, qu'elle s'abaisse, au contraire,
... pendant son lever. On voit sur le graphique, qu'au moment où le pied gauche
... commence à s'élever, le pied droit est déjà en contact avec le sol, si bien

FIG. 213. — Graphique de la marche. (Marey.)

... il y a un instant plus ou moins court, suivant que la marche est plus ou
... moins accélérée, pendant lequel le corps repose sur les deux pieds: c'est la
... période de *double appui*.

... La théorie *cinématique* de la marche comprend l'étude des mouvements
... des membres inférieurs et des mouvements du tronc. On nomme *pas*, la
... période pendant laquelle l'un des membres partant de la position de l'appui,
... y revient après avoir effectué une oscillation autour de son articulation coxo-
... fémorale. Lorsque le pas est régulier, ces périodes se reproduisent toujours
... semblables à elles-mêmes; il suffira donc d'en décrire une. L'épure (fig. 214)

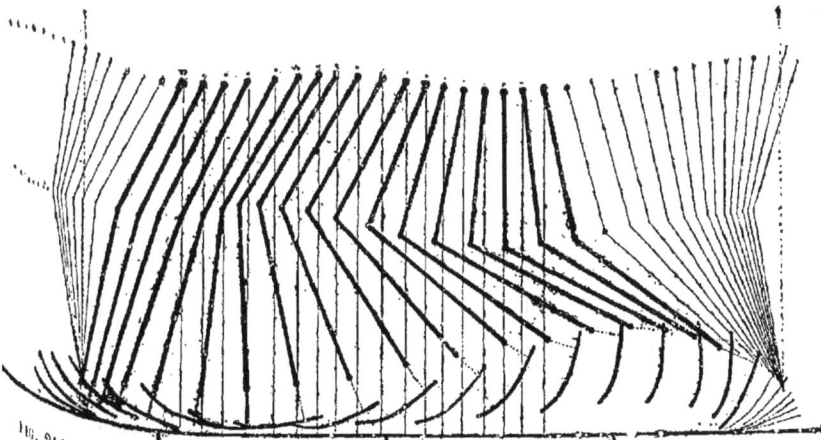

FIG. 214. — Oscillations du membre supérieur d'un homme qui marche. (Marey.)

... présente, d'après Marey, les oscillations du membre inférieur d'un homme
... qui marche. Tous les mouvements du membre pendant son appui sont repré-
... sentés en lignes fines ; tous ceux qui ont lieu pendant l'appui de l'autre
... membre sont représentés en lignes pleines. On y voit que le membre part de
... la verticale, le pied appuyé sur le sol par toute sa surface plantaire, l'articu-
... lation du genou étant dans l'extension; puis l'articulation coxo-fémorale étant
... portée en avant sans que le pied ait quitté le sol, le membre devient de plus

en plus oblique, l'articulation du genou fléchit, le pied se déroule sur le sol comme un secteur de la jante d'une roue de voiture en marche. Puis le pied quitte le sol par sa pointe et le membre oscille, à la manière d'un pendule articulé en son milieu, autour de l'articulation coxo-fémorale. La verticale est dépassée dans cette oscillation, le membre s'étend de plus en plus jusqu'au moment où le pied prend contact avec le sol par le talon. C'est maintenant autour de l'articulation tibio-tarsienne que s'effectue la rotation du membre, l'articulation coxo-fémorale décrivant un arc représenté dans la partie gauche de la figure par les lignes fines. Le genou dans ce mouvement fléchit un peu et le membre repasse par la verticale.

On remarquera aussi les oscillations dans un plan vertical de l'articulation coxo-fémorale. Ses diverses positions, pendant le pas, forment une courbe ondulée, présentant un premier abaissement maximum au moment où le membre possède sa plus grande vitesse, un second abaissement maximum au moment où la période d'appui commence. L'amplitude maxima de ces oscillations verticales du grand trochanter ne dépasse pas 70 millimètres (Carlet).

Durée du pas. — Les frères Weber ont trouvé que la durée du pas diminuait à mesure que sa longueur augmentait. Il en résulte donc que la vitesse de la marche augmente à la fois par ces deux facteurs, ainsi que le montre le tableau suivant dressé d'après leurs expériences :

DURÉE du pas en secondes.	LONGUEUR du pas en millimètres.	VITESSE en kilomètres à l'heure.
0,335	851	8,629
0,417	804	6,940
0,480	790	5,925
0,562	724	4,636
0,604	668	3,981
0,668	629	3,391
0,846	530	2,257
0,966	448	1,670
1,050	398	1,364

Suivant les frères Weber, l'oscillation du membre inférieur serait une oscillation pendulaire; si bien que sa longueur ne variant pas, la durée de l'oscillation ne pourrait non plus varier. Duchenne (de Boulogne), se fondant sur des observations pathologiques, Marcy et Carlet, tenant compte des graphiques recueillis dans des conditions normales, sont d'un avis opposé et pensent que la contraction musculaire intervient pour modifier la durée du mouvement de la jambe oscillante.

Mouvements du tronc. — Le tronc effectue, pendant la marche, des mouvements suivant les trois plans de l'espace. Ces mouvements ont été étudiés par M. Carlet au moyen de la méthode graphique. A défaut du centre de gravité du corps qu'on ne peut atteindre et qui varie avec les attitudes, M. Carlet a choisi le pubis comme point révélateur des mouvements de totalité du tronc. Les graphiques obtenus lui ont donné les résultats suivants :

1° *Oscillations verticales.* — Le pubis s'élève pendant le milieu de l'appui de chacun des pieds et s'abaisse à l'instant où le poids du corps passe d'un pied sur l'autre. L'amplitude de ces oscillations est d'environ 14 millimètres, mais varie avec la grandeur des pas.

FIG. 215. — Représentation objective de la trajectoire d'un point du tronc pendant la marche. (Carlet.)

2° *Oscillations horizontales.* — Le pubis se porte alternativement de gauche à droite et de droite à gauche, mais ces oscillations sont deux fois moins nombreuses que les oscillations verticales, et le corps se trouve porté vers la gauche au milieu de l'appui du pied gauche et vers la droite au milieu de l'appui du pied droit.

3° *Translation d'arrière en avant.* — La méthode graphique n'est pas nécessaire pour révéler ce déplacement qui est évident, mais elle montre qu'il n'a pas une vitesse uniforme et se fait avec une vitesse croissante du commencement à la fin de l'appui du pied. C'est donc à la fin du pas que le corps a son maximum de vitesse.

Les deux mouvements dans le plan horizontal et dans le plan vertical, se combinant avec le mouvement en avant, donnent d'un point quelconque du corps, pendant la marche, une trajectoire assez compliquée. M. Carlet a essayé de la reproduire objectivement au moyen d'un fil de fer tordu (fig. 215). On voit, suivant la formule de l'auteur, qu'elle est inscrite dans un segment de cylindre dont la concavité serait tournée vers le haut. La perspective du fil représente une gouttière au fond de laquelle sont les minima et sur les bords de laquelle se terminent tangentiellement les maxima.

Outre ces mouvements, le tronc pendant la marche éprouve un effet de torsion autour de son axe, effet de torsion qui dépend des mouvements des membres supérieurs. Ceux-ci étant animés d'un mouvement oscillatoire inverse de celui du membre inférieur correspondant, il en résulte que l'épaule droite est portée en arrière par le mouvement oscillatoire du bras droit, tandis que la hanche droite est portée en avant par le mouvement de la

PHYSIOLOGIE HUMAINE. 34

jambe du même côté, d'où torsion. Cet effet ne se produit pas lorsque les bras sont collés au corps pendant la marche, dans l'attitude du soldat au port d'arme, par exemple.

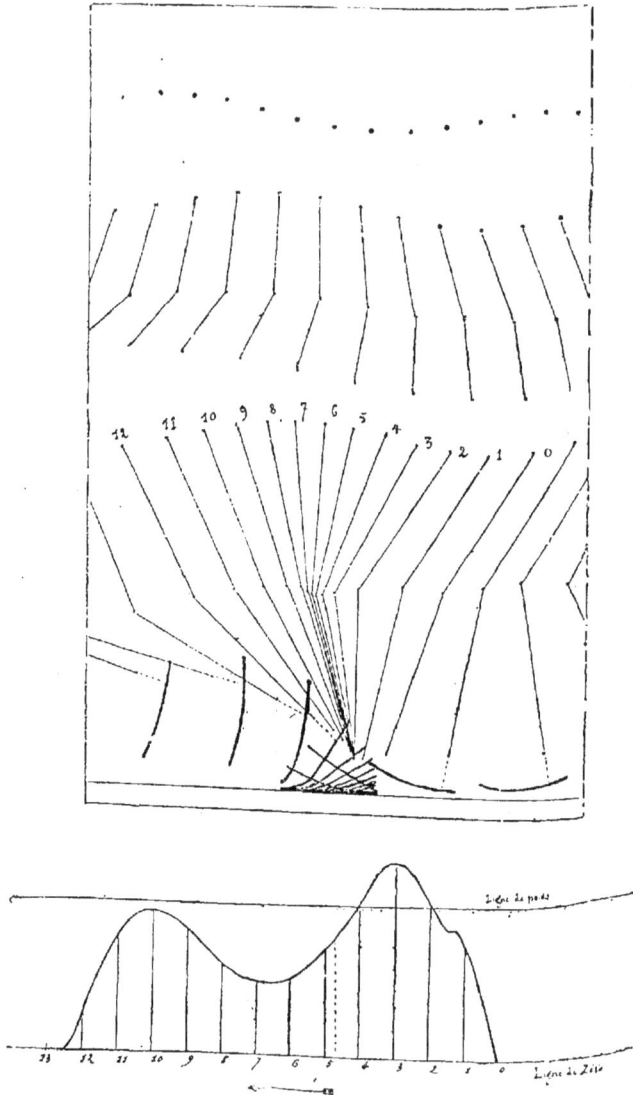

FIG. 216. — Chronographie et dynamographie combinées de la marche de l'homme. (Marey.)

La *dynamique* de la marche comprend l'étude des forces mises en jeu, leur intensité, leur direction et leur point d'application. Ces forces résident dans les muscles extenseurs de la cuisse sur le bassin, de la jambe sur la cuisse et du pied sur la jambe. Lorsque l'homme est dans l'attitude (fig. 217), c'est-à-dire au moment de la période du double appui, on peut représenter par une seule force toutes ces forces partielles motrices nées de la contraction des divers muscles extenseurs; soit cette force *f* représentée en grandeur et en direction par la droite G R. Elle peut être décomposée en deux autres, l'une G V, verticale, et dirigée de bas en haut; l'autre G H, horizontale et dirigée d'arrière en avant. La première tend à soulever le corps et est opposée à la pesanteur, elle ne produit aucun effet utile, puisque sa direction est perpendiculaire au mouvement. La seconde est seule efficace. On voit facilement sur la figure et il serait facile de démontrer géométriquement, que cette force efficace croît avec l'angle des deux jambes, c'est-à-dire pour un même individu avec la longueur du pas ; pour une même longueur du pas en raison inverse de la longueur des jambes.

La pression des pieds sur le sol est d'ailleurs variable aux différentes phases du pas. Elle est maxima vers le milieu du double appui (ordonnée 3 de la fig. 216) et, à ce moment-là, elle dépasse la valeur du poids du marcheur — 20 kilog. d'excès en moyenne (Carlet). — La courbe représentative de cette pression redescend ensuite bien au-dessous du poids, au moment où le pied s'étant détaché du sol et la jambe ayant commencé son oscillation le corps vient d'être lancé en *haut* et en avant par la détente musculaire.

FIG. 217. — Composante efficace dans la marche de l'homme.

Course, Saut. — L'allure de la *course* chez l'homme est caractérisée par une phase particulière du mouvement pendant laquelle le corps flotte librement sans aucun contact avec le sol. Donc, au point de vue cinématique, la course comprend en plus des temps d'appui et de lever des pieds, un temps intermédiaire dit temps de suspension. Au point de vue dynamique la composante verticale que nous avons vue dans la marche ne jamais égaler le poids du corps, le dépasse dans la course. Aussi y a-t-il projection du corps en haut et abandon du sol.

Le saut n'étant pas un mode de locomotion régulier pour l'homme, nous n'en dirons que quelques mots. Les deux pieds étant joints, la détente musculaire projette le corps en haut et en avant, le temps de suspension existe et le temps d'appui pour les deux pieds s'effectue au même instant. Les oscillations verticales du tronc ont une grande amplitude et leur maximum coïncide avec le milieu du temps de suspension.

PHONATION

Définitions. — La phonation est l'ensemble des phénomènes physiques et

FIG. 218.

FIG. 219.

Analogie du larynx et d'un tuyau sonore

LARYNX	TUYAU SONORE
1. — Trachée.	Porte-vent.
2. — Cordes vocales.	Anche vibrante.
3. — Pharynx, fosses nasales, bouche.	Cornet d'harmonie.

physiologiques qui concourent chez l'homme à la formation de la voix et de la parole.

L'organe phonateur, siège de ces divers phénomènes, peut être exactement assimilé à un tuyau sonore (fig. 218, 219). Il comprend, en effet, comme tous les tuyaux, (1) un *pied* ou *porte-vent*, (2) une *anche vibrante*, (3) et un *cornet d'harmonie*. Le porte-vent est formé (fig. 219) par (1) la *trachée*, canal aérien aboutissant d'un côté à la partie la plus importante de l'appareil phonateur, (2) le *larynx* qui contient l'anche vibrante ; d'autre part aux poumons. Ceux-ci subissant des alternatives de compression et de dilatation, soit par le fait de leur propre élasticité, soit sous l'action de certains muscles spéciaux (muscles inspirateurs et expirateurs) se comportent, vis-à-vis de la trachée et du larynx, comme le soufflet d'une soufflerie vis-à-vis du porte-vent d'un tuyau sonore. Ce soufflet est ici disposé de manière à produire, sous l'action de la volonté, de nombreuses et rapides variations dans la vitesse, la pression, le débit du courant d'air ; et c'est, en partie, à ce mécanisme si complexe et si parfait que la voix humaine doit sa variété si admirable d'intonation.

Au-dessus du larynx, le tube vocal s'élargit en présentant un calibre très irrégulier et se continue par l'isthme du gosier, la bouche et les fosses nasales (3). L'ensemble de ces cavités est l'analogue du *cornet d'harmonie* (3) d'un tuyau sonore. Leurs parois, musculaires pour la plupart, sont modifiables par la volonté, de telle façon que la forme et la grandeur de ces cavités peuvent être variées à l'infini. Enfin l'ouverture du tube à l'extérieur est essentiellement mobile, car elle est limitée par les deux arcades dentaires, les lèvres et les narines.

Anatomie du larynx. — *Cartilages*. — Le larynx est de beaucoup la partie la plus importante dans l'appareil de la phonation ; c'est dans le larynx que se forme la voix, c'est lui qui contient l'anche vibrante, si malheureusement dénommée *cordes vocales*. Il a la forme d'une pyramide triangulaire irrégulière dont le sommet tronqué serait dirigé un peu obliquement en bas et en arrière. Les faces de cette pyramide sont constituées par quatre cartilages dont deux impairs, les cartilages *cricoïde* et *thyroïde,* deux pairs, les cartilages *aryténoïdes*. (Voir, pour la description anatomique de ces cartilages, les traités d'anatomie.)

Muscles. — Les muscles du larynx peuvent être divisés en intrinsèques et en extrinsèques. Les derniers lui impriment des mouvements de totalité dont les seuls importants, au point de vue physiologique, sont l'abaissement et l'élévation. Les muscles intrinsèques ont une bien plus grande importance ; ce sont eux, en effet, qui par leur action, modifient les rapports des cartilages et agissent, soit directement, soit par l'intermédiaire de ces cartilages, sur la partie vibrante du larynx. Ils sont au nombre de six : cinq pairs et un impair. Nous examinerons en détail ceux qui jouent un rôle actif, ainsi que les divers mouvements qu'ils impriment aux parties du larynx sur lesquelles ils s'insèrent.

Le muscle *crico-thyroïdien* s'insère en bas sur la partie antérieure et médiane du cartilage cricoïde et se porte en haut et en dehors pour atteindre le bord inférieur du thyroïde sur lequel il s'insère (fig. 220).

C'est un muscle court, épais, triangulaire, à sommet dirigé en bas et en avant. Lorsqu'il se contractera, il tendra à rapprocher ses deux points d'insertion, par conséquent à faire bas-culer en sens inverse les deux cartilages thy-roïde et cricoïde qui portent ces deux points d'insertion, l'articulation crico-thyroïdienne restant le centre du mouvement. Si l'on sup-pose l'un des cartilages fixes, le cricoïde, par exemple, c'est le thyroïde qui effectuera seul le mouvement de bascule et il l'effectuera de haut en bas et d'arrière en avant, occupant, après la contraction du muscle, la position re-présentée en pointillé sur la figure 221.

FIG. 220. — Larynx, vue latérale.

a, thyroïde ; — *b*, cricoïde ; — *c*, muscle crico-thyroïdien ; — *e*, trachée.

Si le cricoïde est seul mobile, au contraire, par suite de la fixation du thyroïde à l'appareil hyoïdien par la contraction des muscles qui l'y relient, il viendra, après la contraction du muscle crico-thyroïdien, occuper la position représentée en pointillé dans la fig. 222.

FIG. 221. — Action du muscle crico-thy-roïdien. Mouvement de bascule du thy-roïde, le cricoïde restant fixe.

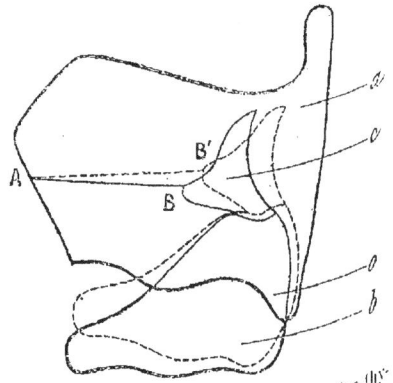

FIG. 222. — Action du muscle crico-thy-roïdien. Mouvement de bascule du cri-coïde, le thyroïde restant fixe.

a, Cartilage thyroïde ; — *b*, Cartilage cricoïde ; — *c*, Cartilages aryténoïdes ; — *o*, Centre de rotation dans les deux mouvements. — AB, Cordes vocales au repos ; — A'B, Cordes vocales allongées par la rotation du cartilage thyroïde ; — A B', Cordes vocales allongées par la rotation du cartilage cricoïde.

On voit, d'après les deux figures précédentes, que quel que soit le cartilage mobile, l'action du mouvement de bascule de l'un ou l'autre cartilage sur les cordes vocales AB est toujours la même. Leurs deux points d'insertion A'B après la contraction du muscle crico-thyroïdien dans la figure 221, sont plus éloignés qu'avant la contraction puisque A est venu en A'. De même dans le second cas B est venu en B'. La longueur des cordes vocales a donc augmenté dans les deux cas. Le muscle crico-thyroïdien est donc un muscle *tenseur des cordes vocales*

Le muscle *crico-aryténoïdien postérieur* (fig. 223) s'insère en bas au cartilage cricoïde, en haut à l'apophyse postérieure externe de la base du cartilage aryténoïde. Son action aura pour effet de faire tourner le cartilage aryténoïde sur le cricoïde autour de leur articulation commune. Si donc (fig. 224) le point O représente le centre de cette articulation, les cartilages aryténoïdes prendront après la contraction des crico-aryténoïdiens, les positions II représentées en pointillé sur la figure. Mais en même temps la distance BB de leurs apophyses antérieures sur lesquelles viennent s'insérer les cordes vocales AB a augmenté et est devenue B'B'. Le muscle crico-aryténoïdien postérieur est donc destiné à écarter l'une de l'autre les cordes vocales, à dilater leur intervalle, la *glotte*. C'EST LE DILATATEUR DE LA GLOTTE.

FIG. 223. — Larynx, vue postérieure.

a, Cartilage thyroïde; — *b*, Cartilage cricoïde; — *f*, Cartilage aryténoïde; — *d*. Muscle aryténoïdien; — *e*, Muscle crico-aryténoïdien postérieur; — *c*, Épiglotte.

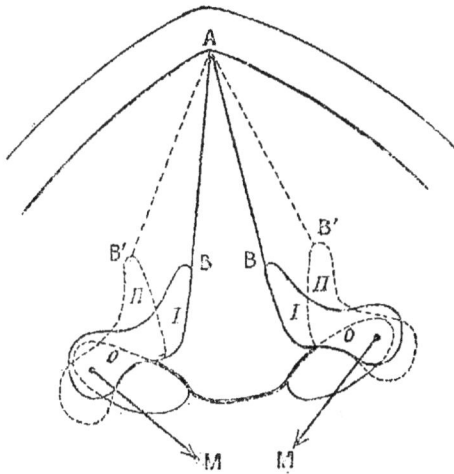

FIG. 224. — Schéma de l'action du muscle crico-aryténoïdien postérieur.

I. Position des cartilages aryténoïdes avant la contraction; — II, Position des cartilages aryténoïdes après la contraction; — M. Direction suivant laquelle s'effectue le raccourcissement musculaire; — AB, Corde vocale avant la contraction; — AB', Corde vocale après la contraction; — O, Centre de rotation.

Le muscle *crico-aryténoïdien latéral* s'insère, en bas, sur le bord supérieur et latéral du cartilage cricoïde, en haut, sur le cartilage aryténoïde un peu en avant du point d'insertion du crico-aryténoïdien postérieur du même côté. Ces deux muscles ayant des insertions sur les aryténoïdes à peu près identiques et des directions, O M', opposées, quoique non dans un même plan sont des antagonistes l'un de l'autre. Les crico-aryténoïdiens latéraux ramèneront donc les aryténoïdes de la position II (fig. 225), prise à la suite de la contraction des crico-aryténoïdiens postérieurs, à la position I. Ils sont *constricteurs de la glotte*. Le muscle *thyro-aryténoïdien* s'insère, en avant, sur la moitié inférieure de l'angle rentrant du cartilage thyroïde et un peu sur son bord inférieur, en arrière, sur le bord interne et inférieur du cartilage aryténoïde (fig. 226). En réalité, ce muscle contient plusieurs faisceaux de fibres distincts; l'un d'eux, formé de fibres horizontales, est le plus important, car ce sont ces fibres qui, recouvertes par une tunique fibreuse et par la muqueuse du larynx, constituent les *cordes vocales inférieures*. Comme tous les autres muscles, le thyro-aryténoïdien M en se contractant tend à rapprocher ses points d'insertion C, V. Cet effet

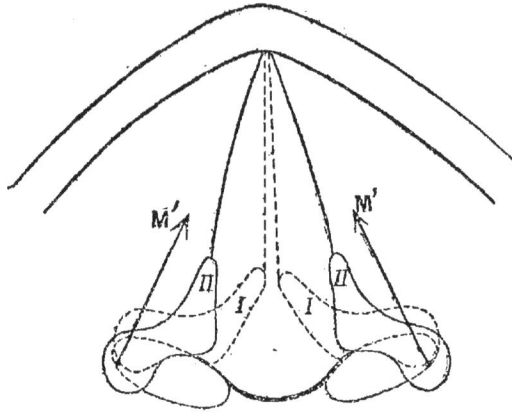

FIG. 225. — Schéma de l'action du muscle crico-aryténoïdien latéral. MM, Direction de l'action musculaire ; — I, I, Cartilages aryténoïdiens après la contraction ; — II, II, Cartilages aryténoïdiens avant la contraction.

sera produit si tous les autres muscles du larynx qui pourraient s'y opposer sont dans le relâchement; dans ce cas les cordes vocales C V seront raccourcies. Mais si, par suite de la contraction du thyro-cricoïdien fixant d'un côté le thyroïde, du crico-aryténoïdien postérieur fixant d'un autre côté l'aryténoïde, cet effet ne peut se produire, il en résultera une tension des cordes vocales. Le thyro-aryténoïdien est donc un muscle *tenseur des cordes vocales*.

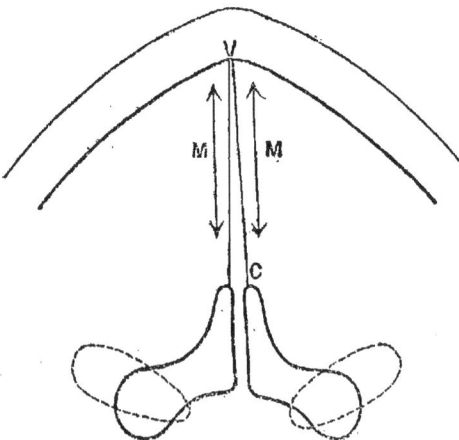

FIG. 226. — Schéma de l'action du muscle thyro-aryténoïdien.

C, V, Cordes vocales ;— M, M, Direction de l'action du muscle.

FIG. 227. — Schéma de l'action du muscle ary-aryténoïdien.

M, M, Direction de l'action musculaire ; — I, I, cartilages aryténoïdes avant la contraction ; II, II, Cartilages aryténoïdes après la contraction.

L'*ary-aryténoïdien* (fig. 227), seul muscle impair du larynx, s'insère sur les cartilages aryténoïdes, les unissant l'un à l'autre par trois faisceaux de fibres musculaires distincts : un faisceau antérieur formé de fibres horizontales, les deux autres s'entre-croisant à la partie postérieure comme les deux branches d'un X. Son action tend à rapprocher les aryténoïdes, en les déplaçant parallèlement à eux-mêmes (fig. 227).

Si nous représentons par les flèches M M la direction de l'action de ces muscles, lorsqu'il y aura contraction, les aryténoïdes passeront de la position I à la position I I. C'est donc l'espace inter-aryténoïdien qui est modifié par la contraction de ce muscle et par suite, mais secondairement, la distance des rubans vocaux; il *est donc constricteur de la glotte intercartilagineuse.*

Procédés divers employés pour étudier les mouvements vibratoires du larynx. — Ces procédés peuvent se ranger sous quatre chefs différents : 1° procédé par vivisection sur les animaux, employé par les physiologistes Magendie, Longet, Segond, entre autres; 2° observation directe sur le vivant à l'aide du laryngoscope; 3° expérimentation sur des larynx de cadavres ou d'animaux fraîchement tués; 4° synthèse des vibrations vocales à l'aide de larynx artificiels.

1° Lorsque l'on opère un animal de manière à mettre à nu le larynx sans léser les branches nerveuses qui s'y rendent et en le laissant en continuité avec la trachée, on constate que la voix de l'animal, quoique changée au point de vue du timbre, n'en persiste pas moins. De plus, si l'on vient à enlever, par des sections successives toutes les parties qui se trouvent au-dessus de l'ouverture de la glotte, aucune variation ne se produit dans les qualités du son perçu primitivement. Mais si on lèse d'une manière quelconque les cordes vocales proprement dites, les *ligaments thyro-aryténoïdiens inférieurs*, on détermine une abolition complète de la voix. On peut aussi constater, *de visu*, les changements physiologiques correspondant aux variations d'intensité et de hauteur du son vocal. On peut rapprocher du mode d'expérimentation précédent les observations directes sur l'homme rapportées par certains auteurs. Ainsi, Mayo a observé la glotte chez un individu qui, dans une tentative de suicide, s'était coupé la gorge immédiatement au-dessus des cordes vocales; Rudolphi parle d'un homme chez lequel la perte du nez rendait la cavité pharyngienne tellement accessible qu'on pouvait très bien voir la glotte s'ouvrir et se fermer; enfin, dans le cas cité par Muller, le cou était sectionné au-dessus du cartilage thyroïde, de manière qu'on pouvait apercevoir la partie supérieure des cartilages aryténoïdes.

2° Manuel Garcia est le premier qui, essayant de se rendre compte du mécanisme de l'organe vocal, tenta d'observer sur lui-même les mouvements du larynx. Pour cela, il introduisit dans son arrière-bouche un petit miroir plan puis, au moyen d'un éclairage convenablement disposé et de deux réflexions successives, il put percevoir l'image de son propre larynx. Avant lui, des expériences avaient bien été faites dans la même voie, mais elles avaient été tellement imparfaites et suivies de si mauvais résultats qu'elles avaient découragé leurs auteurs,

Garcia avait examiné son propre larynx et procédé par auto-laryngoscopie; aujourd'hui on procède en général autrement et c'est un larynx étranger que le physiologiste examine. Le laryngoscope qui sert à cet examen consiste essentiellement (fig. 228) en un petit miroir plan porté à l'extrémité d'une tige métallique et incliné plus ou moins sur la direction de cette tige suivant la conformation du larynx à examiner. Pour procéder à l'observation au moyen de cet instrument, on commence par chauffer légèrement le miroir avant de l'introduire dans la bouche du patient, pour éviter le dépôt de buée; puis on

FIG. 228. — Examen laryngoscopique.

le place de telle façon que les rayons incidents émanés de la glotte soient réfléchis de manière à venir tomber dans l'œil de l'observateur (fig. 228). Hirschberg et Oertel ont perfectionné les moyens d'observation de l'image laryngoscopique.

3° C'est Ferrein qui, le premier, a imaginé de détacher sur le cadavre des larynx humains et d'observer directement les sons produits par ces larynx lorsqu'il les faisait traverser par un courant d'air.

Les expériences de J. Muller viennent ensuite; elles sont faites avec méthode et beaucoup plus complètes.

Pour expérimenter sur des larynx de cadavre, on se sert encore du procédé employé par Muller. Après avoir enlevé le larynx et avoir conservé un tronçon de trachée-artère, on le fixe contre une planchette de manière que sa paroi postérieure soit en contact avec le bois. Les cartilages aryténoïdes sont traversés

une aiguille qui les maintient dans la position qu'on veut leur donner, le
thyroïde est solidement fixé à la planchette, et du thyroïde, seul cartilage
mobile, part un fil qui, se réfléchissant sur une poulie, porte un plateau dans
lequel on peut mettre des poids. L'action de ces poids tend à attirer en avant
la partie saillante du thyroïde et agit sur les ligaments vocaux de la même
façon que les poids tenseurs ordinaires suspendus à la poulie d'un sonomètre,
lorsqu'on cherche à déterminer, en acoustique, les lois des vibrations des
cordes. Les rubans vocaux sont ainsi placés dans des conditions telles que leur
extrémité antérieure est seule mobile et que leur tension ainsi provoquée peut
être assimilée à celle qu'ils subissent physiologiquement par l'action des
muscles crico-thyroïdiens. L'action des crico-aryténoïdiens latéraux et postérieurs et de l'aryténoïdien sur les cartilages aryténoïdes est plus difficile à
imiter; ce n'est que par une complication très grande dans les dispositions
expérimentales qu'on y arrive. L'air nécessaire à la mise en vibration des
cordes vocales du larynx ainsi préparé est fourni soit par une soufflerie ordinaire, soit par le jeu des poumons de l'expérimentateur. Ce dernier procédé,
bien que ne se prêtant pas aussi facilement que le premier à des mesures de la
pression, de la vitesse du courant d'air, donne de meilleurs résultats, car l'air
expiré, se trouvant à l'état hygrométrique physiologique, ne dessèche pas les
cordes vocales.

Tout larynx artificiel devant servir à l'étude physiologique de la voix est
formé d'un tuyau porte-vent et d'une anche ordinairement membraneuse mise
en vibration par un courant d'air. L'un des
plus simples est celui représenté figure 229. Il a
été utilisé par Helmholtz pour l'étude des vibrations des anches membraneuses. Il consiste en
un tube en bois ou en caoutchouc dont on a
coupé en double biseau l'une des extrémités.
On place alors sur ces biseaux deux bandelettes de caoutchouc vulcanisé de manière à
laisser entre elles, à la partie supérieure, une
fente étroite qui est l'analogue de la fente glottique du larynx normal. Les dispositions employées pour faire varier la tension de l'anche
membraneuse artificielle sont très diverses ;

FIG. 229. — Appareil d'Helmholtz
pour l'étude des vibrations des
anches membraneuses.

ainsi Muller se servait d'une virole représentant l'anneau cricoïdien, et de
deux paires de pinces simulant, l'une le cartilage thyroïde, l'autre les
cartilages aryténoïdes. En écartant les pinces, on tendait plus ou moins les
lèvres vibrantes disposées entre elles et formées par un tube de caoutchouc
mince fixé sur le tuyau porte-vent. Les larynx artificiels de Harless, Fournier,
Merckel sont plus compliqués et peuvent, à l'aide de leviers, modifier plus ou
moins les conditions de vibration de l'appareil pendant la production du son.

Résultats fournis par les divers moyens d'étude. Emission de la voix.
D'après ce qui a été exposé dans les deux chapitres précédents, le larynx

est la partie du tube vocal dans laquelle se forme la voix. Tout son vocal résulte des vibrations d'une anche membraneuse double, de structure anatomique assez complexe, située à la partie moyenne du larynx et nommée *cordes vocales inférieures*. Ceci est prouvé par les observations directes sur l'homme et les animaux, la pratique du laryngoscope et l'expérimentation sur des larynx détachés. Il nous reste à examiner quelles sont les modifications qui surviennent dans l'appareil producteur du son lorsqu'il sort de l'état de repos pour s'accommoder à l'émission de la voix.

Si l'on fait une coupe verticale de la cavité du larynx on obtient le profil représenté (fig. 230). On voit que, sur le trajet du courant aérien qui parcourt ce tube de bas en haut, se trouvent deux rétrécissements; un inférieur, en *e*, la

FIG. 230. — Profil de la cavité du larynx.

un supérieur, beaucoup moins marqué, en *c*. Le premier est formé par les cordes vocales inférieures, le second par les replis nommés bien à tort cordes vocales supérieures. Entre les deux on voit une cavité constituée par les ventricules de Morgagni *b*. Pendant l'acte de la respiration normale et surtout de la respiration active ou forcée, le rétrécissement inférieur sera une gêne considérable au mouvement d'entrée et de sortie de l'air. Les actions des muscles du larynx devront donc concourir à écarter les lèvres de la glotte d'autant plus que le mouvement de l'air sera plus actif. Or, nous avons vu que le muscle dilatateur de la glotte, par excellence, c'est le muscle *crico-aryténoïdien postérieur*. Pendant

la respiration active ou forcée, ce muscle entrera donc en action, les cordes vocales seront écartées l'une de l'autre et l'intervalle entre les cartilages aryténoïdes, la glotte respiratoire, dilaté. C'est, en effet, ce que montre l'observation laryngoscopique (fig. 231).

FIG. 231. — Image laryngoscopique de la glotte respiratoire.

FIG. 232. — Image de la glotte pendant la phonation.

Dans la position de la glotte représentée (fig. 234), les cordes vocales pourraient difficilement être mises en vibration par le courant d'air venant des poumons; car ce courant d'air ne saurait acquérir une pression et une vitesse suffisantes pour écarter les cordes vocales de leur position d'équilibre et vaincre leur inertie. Si par hasard le mouvement vibratoire se produisait, il ne dure-

...qu'un instant très court, à cause du débit considérable du tube qui aurait épuisé l'air contenu dans le poumon. Donc, lorsque le larynx s'accommodera pour la phonation, les actions des muscles devront concourir à rétrécir l'ouverture glottique et à rapprocher l'un de l'autre les bords libres des cordes vocales. Or, le muscle constricteur de la glotte, par excellence, c'est le muscle *crico-aryténoïdien latéral*; il se contractera donc et viendra ainsi barrer le passage à l'air expiré. Un second muscle agit aussi, bien que d'une manière moins efficace, c'est l'aryténoïdien. Si, en effet, les cartilages aryténoïdes restaient écartés l'un de l'autre au moment de la phonation, il se produirait à ce niveau, par la *glotte intercartilagineuse*, un échappement de gaz inutilisé pour la production de la voix, Par la contraction des aryténoïdiens cette fuite est empêchée et tout l'air qui s'échappe à travers la glotte produit un travail utile. L'observation du larynx au moyen du laryngoscope faite au début de la phonation montre qu'il en est bien ainsi (fig. 232).

Qualités des sons vocaux. — Les qualités des sons vocaux sont les mêmes que les qualités d'un son en général. Elles sont au nombre de trois : l'intensité, la hauteur et le timbre. De ces trois qualités la plus importante à étudier au point de vue physiologique est le timbre; nous en ferons l'objet d'un chapitre spécial.

INTENSITÉ. — D'après les lois de l'acoustique, l'on sait que l'intensité d'un son dépend de l'amplitude des oscillations du corps vibrant; ainsi l'intensité du son rendu par une corde diminue à mesure que le fuseau qui représente à nos yeux le lieu de toutes les positions de la corde s'effile et s'amincit. Il en est encore de même pour les verges vibrantes. Les lois qui régissent l'intensité des sons rendus par les tuyaux ne sont plus déjà aussi simples; cette qualité du son dépend bien toujours, il est vrai, de l'amplitude de l'onde aérienne, mais le moyen d'augmenter ou de diminuer cette amplitude n'est plus si bien à notre portée. En effet, dans la plupart des cas, si l'on veut modifier l'intensité du son rendu par un tuyau en augmentant ou diminuant la vitesse et la pression du courant d'air qui le fait *parler*, on modifie non seulement cette intensité, mais encore la hauteur du son rendu. Ce phénomène se produit avec tous les tuyaux sonores excepté avec les tuyaux à anche libre. Divers expérimentateurs ont constaté, Muller entre autres dont les expériences sur ce sujet ont été très nombreuses, qu'il en était, pour les tuyaux à anche membraneuse, comme pour tous les autres tuyaux sonores en général, la hauteur du son rendu change si l'on modifie la vitesse du courant d'air qui les anime.

En appliquant à la voix chantée les principes précédents indiqués par Muller, on voit que, lorsqu'un chanteur passe sur la même note du *forte* au *piano*, il faut que les conditions de tension de ses cordes vocales soient changées. En effet, à cause de l'expression à donner à la note musicale, le jeu des muscles expirateurs doit diminuer la pression intra-pulmonaire; or, d'après ce que nous venons de voir, la hauteur du son laryngien doit baisser par le même fait ; il faut donc nécessairement pour que le chanteur ne détonne pas que la tension de ses cordes vocales augmente. C'est à ce phénomène particulier, augmentation de tension des cordes vocales coïncidant avec une diminution de vitesse du courant aérien, que Muller et avec lui tous les physiologistes ont donné le nom de *compensation*.

HAUTEUR. — La hauteur d'un son dépend du nombre de vibrations effectuées dans l'unité de temps par le corps vibrant qui le produit. C'est là un principe d'acoustique physique qui ne souffre pas d'exception. Nous trouvons aussi en physique des lois qui donnent le nombre de vibrations que peut effectuer une corde vibrant transversalement, lorsque l'on connaît sa longueur, son diamètre, la densité du corps dont elle est formée et sa tension. Ces lois ne peuvent s'appliquer avec toute leur rigueur aux rubans vocaux laryngiens ; nous avons, en effet, affaire là, non plus à des cordes libres fixées seulement par leurs extrémités, dont l'élasticité est invariable, mais bien à des lames vibrantes ne présentant qu'un bord libre, contenant à leur centre un muscle dont l'élasticité peut varier dans de larges limites, sans que la longueur de la partie vibrante soit modifiée. Cependant d'après les expériences de Muller, on peut poser en principe que le son rendu par un larynx s'élève lorsque la tension des cordes vocales augmente, qu'il s'abaisse, lorsque la tension des cordes vocales diminue. On sait de plus, par les expériences de Muller, que l'on ne peut faire rendre à un larynx de cadavre que des sons contenus dans la partie moyenne de l'échelle diatonique, quelque tension que l'on fasse subir aux cordes vocales. Il est donc facile de s'expliquer pourquoi les sons vocaux, dans un larynx normal et vivant, ne peuvent s'élever au-dessus d'une certaine note nommée limite supérieure, ni descendre au-dessous d'une autre note nommée limite inférieure. L'intervalle compris entre ces deux limites extrêmes contient tous les sons rendus par l'organe vocal ; on lui a donné le nom d'*étendue*.

Étendue. — On conçoit que, pour des larynx différents, l'étendue de la voix ne soit pas la même. L'observation de chaque jour nous montre de grands écarts de hauteur entre des sons émis par des larynx d'homme, de femme et d'enfant. Les notes extrêmes limitant l'étendue de ces voix ne sont pas identiques, mais ce qui est remarquable c'est que la grandeur de l'intervalle limité par ces notes varie peu avec les différentes voix. Cet intervalle comprend un peu moins de deux octaves pour des voix non exercées ; pour des voix cultivées, l'étendue peut être beaucoup plus considérable. On cite à ce sujet des chanteurs et des cantatrices dont les voix avaient une étendue tout à fait extraordinaire. La voix du maître de chapelle Gaspard Forster s'étendait sur trois octaves (de *la₁* à *la₃*) ; la plus jeune des sœurs Sessi possédait une voix de contralto qui embrassait trois octaves et demie (de *ut₂* à *fa₅*). La Catalani commandait également trois octaves, et le célèbre castrat Farinelli allait du *la* au *ré₅*.

Classification des voix. — La classification des voix est faite, en musique, prenant pour point de départ les positions réelles occupées dans l'échelle diatonique par les notes extrêmes que peut rendre une voix donnée. Il semble, au premier abord, qu'il devrait y avoir de très nombreuses classes de voix puisqu'en réalité les notes extrêmes, base de la classification, peuvent subir de grandes variations, suivant que l'on s'adresse à un enfant, à une femme ou à un homme, et même dans chacune de ces catégories à tel ou tel individu ; il n'en est rien, et la classification établie repose sur des différences assez nettes pour que la grande majorité des voix humaines y puisse rentrer. D'ailleurs il est d'autres qualités dont nous n'avons pas à nous préoccuper ici, qui, en dehors du caractère de classification signalé plus haut, font distinguer ces diverses sortes de voix.

Nous transcrivons ci-joint un tableau qui indique, avec leurs notes limites, les divisions adoptées et les noms qu'elles ont reçus.

Ce tableau montre en outre que la partie de l'échelle diatonique que peut parcourir la voix humaine en général, est limitée à l'aigu par le sol_4 et au grave par le fa_1. Ici encore il n'y a pas de limite absolument fixe et on trouve des voix exceptionnelles qui ont pu donner des notes plus graves que fa_1, et d'autres qui ont pu dépasser de beaucoup le sol_4. Nous citerons, comme exemple, trois *basses*, les frères Fischer et un nommé Grasser, qui donnaient le fa_1, l'octave grave de la note limite précédemment indiquée. Les cantatrices Nilsson et Patti donnent le fa_5, la Bastardella, d'après Mozart, donnait l'ut_6.

Mue. — Nous devons encore signaler ici les variations que subit la voix de l'enfant à l'époque de la puberté. Les caractères de la voix sont entièrement changés ; celle-ci devient rauque, sourde, gutturale et n'obéit plus exactement à la volonté. Cet état, qui coïncide avec une période rapide d'accroissement du larynx, n'est que passager, et, lorsque l'âge adulte est atteint, la voix reprend ses caractères normaux ; on constate alors qu'elle a baissé d'une octave chez les garçons et de deux tons chez les filles. Cet état passager a été nommé la *mue* de la voix.

TIMBRE DES SONS VOCAUX. — Les travaux de Helmholtz ont démontré que le timbre, c'est-à-dire cette qualité qui différencie deux sons l'un de l'autre, lorsque ces sons ne diffèrent ni comme intensité, ni comme hauteur, était dû à la série des *harmoniques* d'intensité moindre, qui accompagnent toujours les sons considérés. Ce principe est aussi général que celui qui fait dépendre la hauteur d'un son du nombre de vibrations du corps sonore et toutes les différences de timbre que notre oreille établira entre deux voix ou entre plusieurs sons d'une même voix, nous pourrons les attribuer à une inégalité des harmoniques qui accompagnent tout son fondamental. Ce sont des différences dans le nombre, le rang, l'intensité, la différence de phase des harmoniques qui nous font distinguer facilement la voix d'une personne entre cent autres, qui font distinguer une voix d'homme d'une voix de femme ou d'enfant, la voix d'un baryton de celle d'un ténor. La classification des voix d'hommes en ténor, baryton, basse, et celle des voix de femmes en soprano, mezzo-soprano et contralto ne repose pas seulement, en effet, sur le caractère donné par la position des notes extrêmes dans l'échelle diatonique, mais, comme l'a fait remarquer Bataille, leur timbre ne permet pas de les confondre quand elles attaquent les régions de l'échelle musicale qui leur sont communes.

Ce ne sont pas encore là toutes les variations dans le timbre qu'il est possible de constater d'individu à individu; il y en a un grand nombre d'autres qu'une oreille exercée peut distinguer. Ainsi, dans la classe des voix de baryton, par exemple, on trouve des timbres *éclatants* ou *mordants* et d'autres qui sont *doux* et *sans relief*. L'explication générale des différences de timbre, donnée plus haut, s'applique encore dans ces cas.

Voix de poitrine et voix de fausset. — Il nous reste maintenant à étudier les variations de timbre que, par l'action de la volonté, une même personne peut imprimer aux sons de sa voix. Ces variations sont assez nombreuses, mais il est deux timbres, beaucoup plus importants que les autres, qui forment, pour ainsi dire, deux voix distinctes d'un même larynx et sur lesquels il est important d'insister davantage; nous voulons parler de la *voix de poitrine* et de la voix de *fausset* ou de *tête*. Ce ne sont pas, en réalité, deux voix distinctes, car elles peuvent empiéter l'une sur l'autre dans l'échelle diatonique; il vaut mieux employer, pour les désigner, une expression empruntée à la langue technique des facteurs d'orgue et appeler la première *registre de poitrine* et la seconde *registre de fausset* ou de *tête*. Ces désignations ne doivent rien faire préjuger touchant le lieu de formation des sons qui leur correspondent, et nous verrons que ni la tête, ni la poitrine n'ont rien à voir dans leur production. Ils sont caractérisés par ce fait que les sons appartenant au registre de poitrine sont plus pleins, plus riches que ceux appartenant au registre de fausset; de plus, bien que ces registres soient superposés dans les parties extrêmes de leur étendue, ils se dépassent beaucoup mutuellement, le registre de poitrine du côté des sons graves, celui de fausset du côté des sons aigus. Il résulte de ce fait que la même voix peut émettre des sons qui composent une

...tie restreinte de son étendue, à la fois dans l'un et l'autre registre, et ...me que, sans changer la note, les chanteurs habiles peuvent passer, sans ...continuité, de la voix de poitrine à la voix de fausset. Ce passage est très ...sible chez l'homme, car les deux timbres sont assez différents; chez la ...me, il n'en est pas de même, et l'on rencontre chez elle des voix exercées ...ec lesquelles on ne peut saisir de passage d'un registre à l'autre. D'ailleurs, ...deux registres paraissent différer de plus en plus, à mesure qu'on les con...ère chez des voix plus graves; mais, là encore, les exceptions à la règle ...nt nombreuses et l'on cite des basses-tailles, telles que Lablache, Géraldi, ...vasseur, dont le registre de fausset était très étendu.

Il reste à se demander à quelles différences physiologiques et à quelles ...difications physiques dans l'anche vocale correspondent ces variations de ...bre. Pour l'explication de la voix de poitrine, il règne parmi les physiolo...stes un parfait accord : pendant l'émission des notes de ce registre, les ...rdes vocales vibrent dans toute leur longueur et c'est par une modification ...ns leur tension qu'on arrive à obtenir les tons plus élevés ou plus graves. ...our la voix de fausset, il n'en est plus de même et la divergence d'opinions ...rmi les physiologistes est complète. Nous signalerons seulement deux ...ories de la voix de fausset auxquelles toutes les autres peuvent se rattacher ...rce qu'elles n'en diffèrent que par des détails peu importants.

La première est basée sur les expériences de Lehfeldt et de Muller; les opi...us de Diday et de Pétrequin, de Fournié, d'Helmholtz, de Merkel, de ...nders et de Grützner s'y rattachent. Les expériences de Lehfeldt ont été ...tes sur des larynx enlevés dans la trachée desquels on faisait pénétrer un ...urant d'air et dont on tendait les cordes vocales par des moyens artificiels ...propriés. Muller vit ainsi, qu'à mesure que le son rendu par un larynx ...lève dans l'échelle diatonique, à partir d'une certaine note, le caractère ...s sons de poitrine disparaît et la voix passe au registre de fausset. On cons...te de plus par l'observation sur le larynx détaché que dans les sons de poi...ne comme dans les sons de fausset, les cordes vocales *vibrent dans toute* ...ur longueur*. La seule différence qui existe, c'est que, dans les sons de poi...ne, la corde vibre dans *toute son épaisseur*, tandis que pour produire les ...s de fausset, le *bord libre* de la corde entre *seul* en vibration. Voilà la ...férence base de la théorie; quant à l'explication, voici celle qu'en donne ...nders et avec lui Grützner et quelques autres. Dans la voix de poitrine les ...rdes sont tendues non seulement par les crico-thyroïdiens, mais encore ...r les thyro-aryténoïdiens qui, par leur contraction, acquièrent une tension ...ffisante pour vibrer à l'unisson avec la muqueuse et le tissu élastique qui ...s recouvre. Dans la voix de fausset, toute contraction des thyro-aryténoï...ns cesse, ils deviennent incapables de vibrer, la muqueuse et le tissu élas...que de la corde vocale vibrent seuls et il se forme un nœud de vibration à ...nion du muscle thyro-aryténoïdien avec la tunique fibreuse qui le recouvre. ...changement de timbre s'explique naturellement puisque l'on a affaire, ...ns les deux cas, à deux anches de masse et de dimensions inégales. De ...us, le sentiment de *détente* nettement accusé par les chanteurs qui passent sur la même note du registre de fausset au registre de poitrine s'explique également par la décontraction des muscles thyro-aryténoïdiens.

La seconde théorie de la voix de fausset pourrait être appelée la théorie des laryngologistes. Elle est basée sur l'observation de la glotte pendant la production de la voix de fausset. C'est Mandl, le premier, qui l'a indiquée; elle est soutenue aujourd'hui par Morell Mackensie et la plupart des laryngologistes. Les figures 233, 234, 235 représentent les différences que l'on observe dans le miroir laryngien lorsque le larynx observé émet des notes en voix de poitrine et en voix de fausset. On voit que, pendant l'émission de la voix de fausset (fig. 235), la glotte est complètement fermée dans ses trois quarts postérieurs, mais qu'un espace elliptique reste ouvert dans son quart antérieur.

FIG. 233. — Image laryngoscopique de la glotte pendant l'émission d'un son *grave* en voix de *poitrine*.

FIG. 234. — Image laryngoscopique de la glotte pendant l'émission d'un son *aigu* en voix de *poitrine*.

FIG. 235. — Image laryngoscopique de la glotte pendant l'émission d'un son en voix de *fausset*.

C'est là seulement que les cordes vocales sont en vibration, d'après Mandl et ceux qui soutiennent son opinion; dans la partie postérieure, les cordes sont accolées l'une à l'autre, chevauchant même l'une sur l'autre, interceptant tout passage à l'air venant de la trachée et absolument immobiles. C'est donc par la diminution dans la longueur de l'anche vibrante que s'effectue, dans cette théorie, le passage de la voix de poitrine (*anche longue*) à la voix de fausset (*anche courte*); l'ouverture elliptique de la glotte dans la voix de fausset pouvant se trouver exceptionnellement, d'après Morell Mackensie, soit à la partie médiane, soit à la partie antérieure des cordes vocales. Le mécanisme qui dispose ainsi la glotte en anche courte, pour l'émission de la voix de fausset, est d'ailleurs encore soumis à l'étude. Quoi qu'il en soit, cette théorie de la voix de fausset, basée sur l'observation directe du larynx chez des chanteurs exercés, paraît devoir remplacer la précédente.

Mouvements du larynx dans la phonation. — Ces mouvements sont accessoires et passifs. Ils s'expliquent par ce fait que pendant l'émission d'un son, l'air chassé par les muscles expirateurs rencontrant au niveau de la glotte un obstacle, presse contre cet obstacle et tend à le soulever. L'élévation du larynx étant d'ailleurs en rapport avec la hauteur de son rendu par les cordes, l'expérience vient confirmer l'explication précédente, car c'est pour les sons de poitrine aigus que la pression de l'air intra-pulmonaire est à son maximum.

PAROLE

Tuyau de renforcement de l'anche laryngienne. — Dans ce qui précède nous avons à dessein fait abstraction du tuyau de renforcement placé au-dessus de l'anche laryngienne. Son influence sur les sons produits par les cordes vocales est très importante; c'est, en effet, par l'action des diverses parties qui composent ce tuyau de renforcement que le son musical laryngien est transformé en les éléments constitutifs du langage dans la *voix parlée* ordinaire ou *parole*. Bien plus, c'est par le simple écoulement de l'air contenu dans les poumons, ou de l'air qui s'y précipite sous l'action des muscles inspirateurs, que sont produits ces bruits si spéciaux constituant la *parole à voix basse* ou *la voix chuchotée*. Le tube de renforcement dont nous parlons suffit, à lui seul, dans ce cas à former les éléments de la parole, et l'anche vibrante contenue dans le larynx ne contribue en aucune façon à leur production.

Rappelons brièvement la constitution anatomique de ce tube particulier de renforcement et les moyens qu'il possède d'agrandir ou de diminuer sa cavité et de modifier sa forme.

On voit (fig. 219) qu'au-dessus des cordes la direction du tube est modifiée, suivant la position de l'épiglotte; qu'il est constitué dans cette partie par la paroi postérieure du pharynx, qui est fixe, et par la base de la langue qui est essentiellement mobile. Au-dessus de ce niveau, il se bifurque pour se continuer d'un côté par la bouche, de l'autre côté par les fosses nasales. Les deux cavités peuvent être introduites l'une et l'autre dans le trajet que doivent parcourir les ondes sonores pour arriver à l'extérieur, mais l'une ou l'autre peut en être écartée.

La bouche peut être fermée à l'écoulement de l'air venant du larynx, par l'abaissement du voile du palais et une élévation concomitante de la langue qui vient s'appliquer contre la voûte palatine.

Les fosses nasales peuvent être obturées à leur tour par un relèvement du voile du palais qui, de la position verticale qu'il occupe d'ordinaire, peut devenir horizontal.

Ce sont là les deux grandes modifications de la cavité de résonance, mais ce ne sont pas les seules; il en est d'autres, en effet, qui, bien que n'introduisant pas des espaces nouveaux, n'en sont pas moins importantes à considérer. Ce sont celles qui reposent sur les mouvements de la langue, des arcades dentaires, des lèvres, et, en général, des parois dépressibles de la cavité buccale. Il est même à remarquer que ce sont les plus employées pour produire les divers phonèmes dont les combinaisons multiples constituent le langage articulé.

Division des phénomènes phonétiques. — Les variations du tuyau de résonance peuvent accompagner ou non les sons laryngiens, de même que la glotte peut rester silencieuse pendant que les diverses cavités de renforcement subissent elles-mêmes des variations; il en résulte dans les phénomènes phonétiques une diversité qu'une bonne classification peut seule éclaircir. Nous la donnons dans le tableau ci-joint :

TABLEAU DES DIVERS MODES PHONÉTIQUES

GLOTTE	TUYAU DE RÉSONANCE	MODES PHONÉTIQUES RÉSULTANTS
Silencieuse.	Variable.	Voix basse articulée. — Chuchotement.
En vibration Tonalité invariable ou peu variable.	Variable.	Voix articulée. — Parole.
En vibration Tonalité variable.	Invariable.	Chant non articulé. — Fredonnement.
En vibration Tonalité variable.	Variable.	Parole chantée. — Chant.

Éléments phonétiques ou phonèmes. — Les éléments phonétiques ou phonèmes servent à former tous ces divers modes phonétiques. Ces éléments sont de deux sortes : 1° ceux qui n'ont besoin pour être produits d'aucun mouvement nouveau du tube de résonance et qui peuvent, pour cette raison, être émis pendant un temps indéfini; 2° ceux dont le caractère essentiel réside dans un changement brusque de l'adaptation de ce même tube et dans le passage rapide d'une de ses positions fixes à une autre position également fixe. Cette division des phonèmes répond, à quelques exceptions près, à celle faite ordinairement par les linguistes en *voyelles* et *consonnes*. Nous les identifierons pour la clarté de l'exposition.

Méthodes et instruments servant à l'étude des éléments phonétiques. — Nous n'indiquerons que les plus importants. Le *phonautographe* de Scott (voir les traités de physique médicale) a la forme d'un paraboloïde de révolution creux dont le sommet sectionné normalement à son axe porte une membrane susceptible de vibrer à l'unisson des sons produits devant l'ouverture de l'instrument. Ces vibrations sont inscrites par un style fixé à la membrane sur un cylindre enfumé. Ces graphiques ne donnent de renseignements que sur la hauteur des sons à analyser. Tous les *phonographes* d'Edison et autres en dérivent.

Le procédé dont s'est servi M. Rosapelly est peut-être le plus parfait qui ait été imaginé. Le but que s'était proposé M. Rosapelly était d'établir l'ordre dans lequel se succèdent les différents actes qui entrent dans la formation des phonèmes, et de chercher les relations chronologiques que

FIG. 236. — Appareil à flammes manométriques de Kœnig pour l'étude des phénomènes phonétiques.

ces actes présentent. Il y est arrivé en combinant la méthode graphique avec un appareil spécial (Voir *Travaux du laboratoire de Marey.* Année 1876, p. 115 et suiv.) assez compliqué, donnant : 1° le tracé des vibrations laryngiennes; 2° le tracé des mouvements des lèvres; 3° l'inscription des variations de pression des fosses nasales correspondant aux mouvements du voile du palais. — Le *glossographe* d'Amadeo Gentilii est destiné, comme son nom l'indique, à inscrire les mouvements très complexes de la langue dans l'émission des divers phonèmes.

Le procédé des *flammes manométriques* de Kœnig a donné entre les mains du savant et habile acousticien qui l'a inventé des résultats très importants, non seulement dans la question qui nous occupe, mais encore et surtout dans toutes celles qui se rapportent au timbre en général. La figure 236 représente la capsule manométrique, partie importante de l'appareil. Pour obtenir l'image d'un phonème quelconque par cette méthode, on produit ce phonème dans l'embouchure en forme d'entonnoir reliée par un tube de caoutchouc à la capsule manométrique. La petite flamme est animée de mouvements correspondants que l'on examine par réflexion au moyen d'un miroir dont la rotation dissocie les images successives. On obtient ainsi des apparences variables avec les divers phonèmes dont la figure 237 peut donner une idée.

FIG. 237. — Image obtenue au moyen de l'appareil à flammes manométriques de Kœnig lorsqu'on prononce dans l'entonnoir la consonne R.

Voyelles. — Tout son produit au niveau de l'orifice glottique est composé d'une série de sons partiels d'une intensité variable, mais toujours faible. Parmi ces sons quelques-uns, suivant la forme et les dimensions qu'affecte à ce moment le tuyau de résonance placé au-dessus, sont susceptibles d'être renforcés, d'autres, au contraire, à l'unisson desquels le tuyau de résonance n'est pas accordé sont éteints. Il en résulte pour le son fondamental émis par l'anche laryngienne un *timbre* spécial variable avec la forme et les dimensions affectées par le tuyau de résonance, ce timbre spécial est une *voyelle*. On comprend que, pour un même état vibratoire des cordes vocales, les modifications possibles du tuyau de renforcement soient innombrables et l'on devrait, à la rigueur, ne pas compter les voyelles. Cependant, on constate parmi ce grand nombre de timbres, des types que l'on retrouve dans toutes les langues, qui se différencient suffisamment les uns des autres pour qu'on puisse facilement les distinguer ; ce sont ces types qui portent plus exactement le nom de voyelles. Le nombre de ces types n'est pas d'ailleurs invariable ; certains auteurs n'en admettent que cinq, Helmholtz en admet huit qu'il classe dans l'ordre suivant en prenant l'A pour point de départ de trois séries dans lesquelles se rangent les sept autres voyelles ;

$$
\begin{array}{l}
\text{AI} \underline{\quad\quad} \text{É} \underline{\quad\quad} \text{I} \\
\text{A} \Big\langle \text{EU} \underline{\quad\quad\quad\quad\quad} \text{U} \\
\phantom{\text{A}\langle} \text{0} \underline{\quad\quad\quad\quad\quad} \text{OU}
\end{array}
$$

Cette classification est rationnelle ; car, si l'on prend pour point de départ la position des diverses parties de la bouche pendant la prononciation de l'A, on arrive, par des modifications différentes, à prononcer AI, EU, O ; mais une fois que la bouche s'est modifiée pour émettre AI, par exemple, une simple exagération dans cette adaptation particulière lui permet de prononcer E et I. Il en est de même pour les deux autres séries.

Les figures 238, 239, 240 représentent la forme particulière que prend la cavité buccale pendant l'émission des trois voyelles A, I, OU.

Sons caractéristiques des voyelles. — On voit par les considérations qui précèdent, que la forme et la grandeur de la cavité buccale exercent une grande influence dans la production des sons voyelles, et comme cette influence ne peut être due qu'à un effet de résonance, c'est en prenant pour base les lois qui, en acoustique, régissent les phénomènes de cet ordre, que l'on devait arriver à préciser davantage les conditions de leur existence. Aussi est-ce seulement à partir des travaux de Helmholtz et de Donders que la question des voyelles est entrée dans une voie véritablement scientifique.

L'on sait que toute cavité est susceptible de renforcer par résonance un certain nombre de sons, peu distants les uns des autres, mais qu'il en est un parmi eux sur lequel l'effet de résonance se fait plus particulièrement sentir ; c'est pour celui-là que la cavité est accordée.

Il était donc tout naturel, en prenant pour point de départ ce fait d'acoustique, de chercher le son pour lequel la cavité buccale est accordée lorsque telle ou telle voyelle est émise. C'est la recherche qu'a faite Donders. Une de

FIG. 238.   FIG. 239.   FIG. 240.

celles qui exposent le moins à des erreurs consiste à diriger, au moyen d'un tube aplati, un courant d'air contre l'arcade dentaire de la personne qui prononce à voix basse la voyelle en question. Donders recommande plus particulièrement ce procédé. « La constance du son, dit-il, qu'on entend très nettement et invariablement, en soufflant sur la bouche pendant que la même voyelle est chantée doucement sur des tons de différentes hauteurs est très surprenante. Une autre méthode, signalée également par Donders, mais appliquée surtout par Helmholtz et, dans toute sa rigueur, par Kœnig, consiste à chercher le diapason dont le son est renforcé par la cavité buccale. Pour cela, ayant une collection de diapasons, on dispose la bouche comme pour la prononciation d'une voyelle, ou bien on chuchote la voyelle elle-même, et l'on approche successivement plusieurs diapasons en vibration jusqu'à ce que l'on ait reconnu que le son de l'un d'eux est beaucoup plus renforcé que celui des diapasons voisins dans l'échelle diatonique. La cavité buccale est alors accordée pour le son rendu par ce dernier diapason, qui est appelée *un*

caractéristique de la voyelle. Le tableau ci-joint donne les sons caractéristiques des diverses voyelles avec les noms des auteurs de ces déterminations.

VOYELLES	SONS CARACTÉRISTIQUES OBTENUS PAR		
	Donders	Helmholtz	Kœnig
Ou	fa_2	fa_1	si_2b
O	$ré_2$	si_2b	si_3b
A	si_2b	si_3b	si_4b
E	$utd_4.$	si_4b	si_5b
I	fa_4	$ré_5$	si_6b

A la théorie si simple du timbre des voyelles d'Helmholtz, Grassmann en a
opposé une autre basée sur des expériences récentes. Dans la théorie de
Grassmann confirmée par Schneebeli et Lahr, les voyelles seraient des timbres complexes qu'un seul harmonique ne pourrait caractériser. En particulier, dans cette théorie, l'A répond à une nombreuse suite d'harmoniques
d'intensité presque égale. Il en est de même des autres voyelles.

Consonnes. — Dans l'articulation de la parole, certaines régions mobiles
de la cavité buccale se rapprochent de manière à limiter un espace étroit, au
travers duquel doit passer l'air expiré. C'est de ce passage brusque que provient le bruit caractéristique de la consonne. Si les points susceptibles de se
rapprocher ainsi pour la formation de la voix articulée étaient peu nombreux,
on pourrait avoir là un caractère simple pour la classification des consonnes;
mais en réalité il n'en est rien et le nombre des *régions d'articulation*
change avec les différents auteurs; Max Muller en admet neuf; Becquerel,
cinq; Fournié, sept, et Milne-Edwards, un plus grand nombre. La classification suivante est celle adoptée par M. Gavarret.

Les consonnes *explosives* sont celles produites par un changement brusque
de la position de parties déterminées de la bouche. Elles ne durent qu'un
instant très court et ne peuvent être soutenues; ce sont B, D, G, P, T, K.

Les consonnes *soutenues* sont produites par un tremblement particulier de
certaines parties de la bouche. Elles sont au nombre de deux, L et R.

Les consonnes *sifflantes* sont prononcées sans que les parties rétrécies qui
produisent la vibration du courant d'air changent de position. De cette définition découle la propriété de ces consonnes de pouvoir être prolongées
jusqu'à complet épuisement de l'air contenu dans les poumons. Elles sont au
nombre de six : F, V, S, Z, J, CH.

La dernière classe à signaler est celle qui comprend les consonnes M et N
que l'on nomme *nasales*. Elles sont caractérisées par ce fait que la bouche
étant complètement fermée et les lèvres au contact, l'air venu des poumons
s'écoule entièrement par les fosses nasales.

ORGANES DES SENS

La **sensibilité**, au sens le plus large, est une fonction commune à tous les animaux, au moyen de laquelle ils perçoivent les impressions internes ou externes et entrent en relation avec le monde extérieur. Sans rappeler ici la série successive des perfectionnements que subit l'appareil chargé d'exécuter cette fonction, depuis l'amibe qui ne possède qu'une vague irritabilité jusqu'à l'homme, nous dirons que chez l'homme cet appareil est constitué par trois espèces d'organes : 1° des organes *récepteurs* des impressions; 2° des organes *conducteurs* ; 3° des organes *percepteurs*.

Les **organes récepteurs** situés à la périphérie, comme des sentinelles vigilantes destinées à nous renseigner sur le monde extérieur, sont adaptés à la variété d'impressions qu'ils sont destinés à recevoir et spécialisés dans cinq directions différentes par suite d'une véritable division du travail physiologique. Tandis que les nerfs sont excitables en tous leurs points par les excitants généraux (pincement, électricité, action chimique, etc.), les organes récepteurs des sens ne sont excitables et excités normalement que par un seul excitant qui est leur excitant physiologique ou spécifique, la lumière, le son, les odeurs, etc. Il existe donc cinq espèces d'organes récepteurs périphériques et chaque sens, vue, ouïe, goût, odorat, toucher, s'exerce au moyen d'un appareil nerveux terminal particulier. A un point de vue très général, tous ces appareils récepteurs des impressions peuvent être considérés comme formés essentiellement par des parties analogues. C'est ainsi qu'on trouve pour la vue, l'ouïe, l'odorat et le goût, des cellules épithéliales ou épithélioïdes plus ou moins modifiées, allongées en fuseau, terminées à leur extrémité libre par un prolongement grêle, cil, cône, bâtonnet et en relation par leur extrémité profonde avec une fibrille nerveuse. Pour le toucher, dont les impressions sont beaucoup moins délicates, la fibre nerveuse se renfle en massue, en disque tactile, ou se dispose en rameaux (autour des poils) mais ne se termine pas dans un élément épithélioïde, restant au contraire dans la profondeur du derme. A côté de cette terminaison sensible qui est proprement l'organe récepteur, viennent se grouper des éléments accessoires qui forment une enveloppe simplement protectrice, comme on le voit très bien pour les bourgeons gustatifs, ou présentent une disposition beaucoup plus compliquée destinée à écarter tous les excitants généraux des nerfs et à faciliter au contraire l'accès de l'excitant physiologique propre à chaque espèce de terminaison périphérique comme on le voit bien pour la rétine et pour les terminaisons auditives. Cet appareil accessoire constituant en réalité l'œil et l'oreille manque, on le sait, chez les animaux les plus simples.

Organes conducteurs. — Pour arriver de la périphérie aux centres percepteurs, les impressions (toucher ou sensibilité générale) suivent un trajet compliqué, cheminant d'abord dans les cordons nerveux centripètes, puis dans la moelle, le bulbe et les pédoncules, traversant enfin la capsule interne et le centre ovale pour aboutir aux circonvolutions cérébrales. Les conducteurs des trois sens spéciaux, c'est-à-dire les nerfs olfactif, optique et auditif, pénètrent directement dans le cerveau avec lequel ils ont des connexions différentes. — Ces conducteurs sont indifférents, c'est-à-dire qu'ils sont sans action sur les processus physiologiques qu'ils conduisent.

Les **Organes percepteurs** sont représentés par certaines parties encore imparfaitement délimitées de l'écorce des hémisphères cérébraux. C'est l'état fonctionnel de ces *centres* cérébraux qui est perçu par notre sens intime sous forme de *sensation*. Et c'est en vertu d'une structure inconnue que chaque espèce de *centre cérébral sensoriel* présente un état fonctionnel dont la perception par notre moi donne lieu à une sensation toujours identique et véritablement spécifique pour chaque centre. Les modifications du centre visuel ne donnent lieu qu'à des sensations visuelles, et aucun autre centre ne peut donner de sensations visuelles. C'est ce qu'on appelle la *spécificité des organes* des sens, principe découvert par J. Müller.

Nous étudierons plus loin (v. le chap. le *Cerveau* et l'*Intelligence*) la *Loi psycho-physique* de Fechner et les processus cérébraux des sensations.

VISION

I. — IDÉE GÉNÉRALE DE L'ORGANE ET DU SENS DE LA VUE

Définition. Première différenciation des éléments visuels.
Perfectionnements successifs dans la série.
Appareil dioptrique. — Milieux de l'œil.
Membrane sensible. — Rétine.
Centre cérébral de perception.

Définition. — Première différenciation des éléments visuels. — Le sens de la vue, comme tous les autres sens, consiste dans la perception consciente d'un certain ordre de mouvements du monde extérieur. Ces mouvements sont ceux du milieu hypothétique appelé éther lumineux ; ils produisent sur nous les sensations de lumière et de couleur. Les organismes inférieurs unicellulaires, chez lesquels par conséquent, aucun organe n'est différencié, sont déjà influencés par la lumière. Ils se dirigent vers elle ou la fuient suivant son intensité.

Chez des êtres plus perfectionnés, possédant un rudiment de système nerveux, tels que les *Hydres*, la perception lumineuse est peut-être localisée dans l'ectoderme ; en tous cas, bien que la fonction visuelle existe, il n'y a pas encore là d'organes de vision différenciés. Mais on conçoit que chez des animaux vivant à la lumière, l'action continuelle de cet agent physique pourra amener une modification spéciale des éléments qui le perçoivent, grâce à la sélection et à l'hérédité qui viendront fixer et développer les perfectionnements acquis. Ces perfectionnements dans l'accomplissement d'une fonction déterminée, auront pour conséquence nécessaire la spécialisation des éléments sur lesquels ils portent, en vue de cette fonction. Un tel organe primitif de la vision nous est présenté par certains vers inférieurs (*Turbellariés*), chez lesquels un filet nerveux parti du ganglion nerveux unique de ces animaux, arrive dans le tégument externe où il se termine au niveau d'une tache pigmentaire. A ce degré d'organisation, les éléments sensitifs terminaux et les centres nerveux ne sont déjà plus confondus; il y a désormais : *a*). un organe de réception des rayons lumineux, c'est-à-dire un appareil de transformation des vibrations de l'éther lumineux en agent nerveux; c'est la *rétine primitive;* — *b*). un organe de perception consciente, partie plus ou moins spécialisée des *centres nerveux*. Ces deux organes sont nécessairement réunis par des filets nerveux (nerf optique).

Perfectionnements successifs dans la série. — Un appareil visuel aussi simplement conformé ne peut permettre à l'animal que de distinguer la lumière de l'obscurité et d'apprécier jusqu'à un certain point les différences d'intensité de la lumière, mais il ne lui fournit pas de renseignements sur la forme des corps extérieurs. En effet, soient A et B deux points lumineux séparés l'un de l'autre par une certaine distance angulaire; supposons en outre, un certain nombre de terminaisons nerveuses visuelles simplement séparées de l'extérieur par un épiderme transparent. Les rayons émis par A et B frapperont indistinctement toutes les terminaisons nerveuses; la sensation transmise aux centres nerveux sera simplement une sensation lumineuse; rien ne permettra de reconnaître l'existence de deux points lumineux distincts. Mais supposons que par un mécanisme quelconque, chaque point lumineux A et B ne puisse impressionner qu'une seule terminaison nerveuse, les centres nerveux percevront deux impressions lumineuses distinctes l'une de l'autre puisqu'elles leur sont transmises par deux conducteurs différents. Au point de vue optique, les corps ne sont que des systèmes de points lumineux; ce sont les rapports de position de ces divers points que l'appareil nerveux terminal devra faire connaître aux centres nerveux pour que ceux-ci puissent juger de la forme des corps.

Appareil dioptrique. — **Milieux de l'œil.** — Il faut donc que devant la rétine se place un nouvel organe qui agisse sur les rayons lumineux de manière à ce qu'ils produisent sur cette rétine des impressions distinctes quand ils proviennent de points lumineux distincts. Cet organe est très simple chez les articulés. Il consiste essentiellement en cloisons opaques qui isolent les uns des autres les éléments terminaux du nerf optique. La disposition anatomique est la suivante : une substance transparente en forme de tronc de pyramide, le *bâtonnet cristallin*, est entouré par un manchon de pigment opaque. Sa grande base, dépourvue de pigment, est tournée vers l'extérieur, tandis que sa petite base est en rapport avec une des fibrilles terminales du nerf optique. Ces bâtonnets cristallins sont isolés (*yeux simples*) ou accolés par leurs faces en nombre très considérable (*yeux composés*), chacun d'eux peut être comparé à un petit tube noirci intérieurement, dont l'extrémité antérieure est tournée vers le monde extérieur, tandis que la postérieure contient l'élément sensitif. Cet élément ainsi placé au fond d'un tube ne sera impressionné que par les rayons arrivant suivant l'axe du tube, et par suite un seul point lumineux ne pourra agir que sur une seule terminaison nerveuse

veuse. La distance angulaire de deux points lumineux sera proportionnelle à la distance des éléments terminaux sur lesquels ils agiront.

Le problème de la distinction des points lumineux est résolu d'une manière beaucoup plus parfaite ou du moins susceptible de beaucoup plus de perfectionnements par un organe spécial dont la partie transparente du bâtonnet cristallin est une sorte d'ébauche. Cet organe est une lentille sphérique convergente, le cristallin, placé en avant de la rétine. Une telle lentille donne pour chaque point lumineux placé au-devant d'elle un foyer de réfraction

FIG. 241. — Une petite portion de l'œil composé de l'écrevisse (fortement grossie). — *cr*, cornée striée; — *cr*, cônes cristallins; — *sp*, fuseaux striés; — *g*, ganglion optique (Huxley).

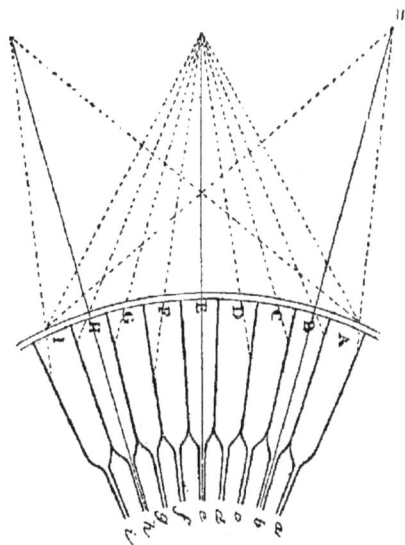

FIG. 242. — Schéma montrant la marche des rayons lumineux dans l'œil composé.

Des rayons partis des trois points *x*, *y*, *z* ceux qui tombent dans l'axe d'un bâtonnet visuel sont seuls perçus.

dont la position est déterminée par la position du point lumineux et les dimensions de la lentille. Elle remplace l'appareil de séparation des rayons lumineux décrit chez les articulés. Nous considérerons désormais l'appareil visuel comme formé des trois organes suivants : 1° l'organe de dioptrique oculaire ; 2° l'organe nerveux de sensibilité spéciale (rétine) ; 3° le centre cérébral de perception.

Chez les *Pecten* et d'autres genres de mollusques lamellibranches, il existe un cristallin globuleux et même un diaphragme analogue à l'iris. Chez certains *Gastéropodes* on trouve en outre un corps vitré. Enfin les *Céphalopodes* possèdent un œil composé de parties analogues à celles de l'œil des vertébrés : iris, choroïde, rétine, sclérotique. Chez tous les vertébrés, sauf l'Amphioxus, les Myxines parasites, le Protée et quelques autres, l'appareil de dioptrique oculaire est construit sur le même plan. Il est formé par le *cristallin* au-devant duquel les téguments sont plus ou moins transparents (*cornée*). Une couche liquide (*humeur aqueuse*) existe entre la cornée et le cristallin, tandis que ce dernier est séparé de la rétine par une masse limpide, plus ou moins analogue à du tissu connectif embryonnaire : le *corps vitré*.

Membrane sensible. — Rétine. — La rétine est une membrane transparente directement appliquée sur la choroïde. Au point où l'axe optique de l'œil la rencontre, elle présente une petite dépression appelée *fossette centrale* entourée par une zone jaunâtre, la *tache jaune* de 2 millimètres de large. A 3 millimètres en dedans de la tache jaune et sur un plan un peu inférieur, se voit la *papille du nerf optique*, point où ce nerf aborde la rétine et à partir duquel ses fibres rayonnent dans tous les sens pour s'appliquer sur la face antérieure de cette membrane. C'est aussi le point d'où émergent les vaisseaux rétiniens.

FIG. 243. — Éléments nerveux de la rétine.

La rétine est l'origine périphérique du nerf optique. Formée par un prolongement de la vésicule cérébrale antérieure, elle présente les deux couches épithéliale et nerveuse que l'on retrouve partout dans les centres nerveux. La couche épithéliale, qui, dans les centres cérébro-spinaux, tapisse l'intérieur des ventricules et du canal de l'épendyme, a subi au niveau de la rétine une différenciation fort importante, elle est devenue l'épithélium sensoriel qui tapisse la face postérieure de cette membrane. Les autres couches de la rétine sont formées principalement par des éléments nerveux (fibres et cellules) qui sont en continuité d'une part avec les éléments sensoriels de la face postérieure de la rétine, d'autre part avec les fibres du nerf optique qui en occupent la face antérieure. Énumérées dans le sens de la transmission nerveuse, les couches de la rétine sont les suivantes : 1° *couche pigmentaire* de la rétine formée par un plan unique de cellules prismatiques (10, de la fig.); 2° *couche des bâtonnets et des cônes* ou *membrane de Jacob* (9) ; 3° *couche des noyaux des bâtonnets et des cônes* (7) qui doit être réunie à la précédente bien qu'elle en paraisse séparée par une cuticule, la *limitante externe* (8), criblée de trous au travers desquels s'établit la continuité entre les bâtonnets et les cônes et leurs noyaux ; 4° le *plexus basal* (6) (couche granuleuse externe) formée de fibrilles anastomosées ; 5° la *couche des cellules bipolaires;* 6° la *couche des cellules unipolaires* (ces deux couches réunies en général sous le nom de couche interne à noyaux) (5) ; 7° le *plexus cérébral* (4) (couche granuleuse interne) formé de fibrilles anastomosées et de granules analogues à ceux de la substance grise cérébrale; 8° la *couche des cellules multipolaires* (3). Par celui de leurs pôles qui regarde le plexus cérébral, elles émettent *plusieurs prolongements* qui se mêlent à ce plexus, leur pôle opposé n'a qu'un seul prolongement qui, en s'entrelaçant avec ceux des cellules voisines, va former 9° *la couche des fibres du nerf optique* (2) qui convergent vers la papille pour former le nerf optique. Enfin cette 9° couche est séparée de la membrane hyaloïde par 10° la *limitante interne* (1). Entre les deux limitantes s'étendent à travers les éléments nerveux de la rétine de longues fibres nucléées (fibres de Müller), de nature névroglique. On suppose qu'elles jouent seulement le rôle d'organes de soutien et ne participent pas aux propriétés nerveuses de la rétine. La couche des cônes et des bâtonnets a une importance toute spéciale, puisque, comme nous le verrons plus tard, c'est sur l'extrémité postérieure de ces éléments que doit agir la lumière pour être perçue. Chaque cône ou bâtonnet est formé de deux parties : un segment interne et un segment externe ou postérieur. Ce dernier possède une striation transversale que l'action des réactifs dissociants peut accentuer jusqu'à amener une décomposition en disques superposés. Dans le segment externe des bâtonnets et là seulement, il se forme continuellement une substance rouge l'*érythropsine* que la lumière décolore. (V. l'*Étude du pourpre rétinien.*)

On a signalé particulièrement chez les Batraciens, Reptiles et Oiseaux, aussi chez quelques mammifères et chez l'homme, des globules de graisse colorés en rouge, bleu, jaune ou vert occupant le point de jonction des deux segments. Le segment interne est finement granuleux ou strié longitudinalement; étroit dans les bâtonnets, il est large dans les cônes et donne à l'élément la forme d'une bouteille.

Les cônes sont plus courts que les bâtonnets. Le diamètre de l'extrémité des bâtonnets est, d'après Kölliker, de 1 μ 8, celui des cônes de 4 μ 5 à 6 μ 7. M. Schultze a indiqué pour les cônes des chiffres plus faibles, 2 μ à 2 μ 5. Les reptiles et les oiseaux n'auraient que des cônes, certains animaux nocturnes n'auraient que des bâtonnets. Chez l'homme, au niveau de la tache jaune, il n'existe que des cônes. A mesure que l'on s'en éloigne, on voit ces éléments devenir de plus en plus rares. Très amincie au niveau de la fossette centrale, la rétine n'est, à ce niveau, constituée que par les cônes et leurs noyaux; extérieurement à la fossette centrale, c'est-à-dire dans la tache jaune, on observe un épaississement considérable de la couche des cellules multipolaires.

Continuité des éléments nerveux. — Puisque l'ébranlement porté par la lumière sur l'extrémité des bâtonnets et des cônes est transmis à travers la rétine jusqu'aux fibres du nerf optique, il faut bien qu'il existe entre ces fibres et l'épithélium sensoriel des voies anatomiques par où se fasse cette conduction. Mais ces voies anatomiques, c'est-à-dire le mode de continuité des éléments rétiniens, sont encore mal connues. On voit facilement que les bâtonnets et les cônes sont unis à leurs noyaux soit par un large pédicule soit par un simple fil protoplasmique. Les prolongements qu'émettent ces noyaux plongent dans le plexus basal et contribuent à sa formation. Dans ce plexus s'établissent des communications d'une part entre les prolongements des divers noyaux, d'autre part avec les couches des cellules bipolaires et unipolaires. Le plexus cérébral qui vient ensuite paraît formé en partie par les prolongements anastomosés de ces cellules. Quant aux grosses cellules multipolaires de la couche suivante, elles reçoivent du plexus cérébral plusieurs fibrilles, et par leur pôle opposé émettent une seule fibre optique. En somme, la rétine est formée par un épithélium sensoriel se continuant par des fibres nerveuses qui semblent communiquer entre elles au niveau du plexus basal, puis traversent des couches cellulaires où elles subissent peut-être une diminution de nombre. Les fibres émanées de ces couches cellulaires présentent une nouvelle anastomose en surface au niveau du plexus cérébral et viennent se condenser dans les grosses cellules multipolaires (cellules de réduction), de sorte que chacune des fibres optiques émises par ces dernières représente un certain nombre de fibres du plexus cérébral et un nombre peut-être plus grand encore d'éléments terminaux. Nous verrons que ce fait anatomique a son explication physiologique.

La compréhension que nous venons de donner de la rétine est encore une hypothèse en partie due à Helmholtz. Cependant M. J. Renaut en étudiant la rétine de la grande lamproie a confirmé cette manière de voir par quelques observations. Il a vu notamment que les fibres émanées des bâtonnets et des cônes s'anastomosent entre elles pour former le plexus basal, que dans ce plexus existent des cellules (cellules de réduction) qui reçoivent plusieurs fibres de plexus et émettent un seul prolongement allant se continuer par l'intermédiaire d'une autre cellule avec les fibres optiques.

Origines réelles des nerfs optiques. — Centres cérébraux de perception. — On sait que chez l'homme le chiasma des nerfs optiques reçoit par ses angles postérieurs les bandelettes optiques dont chacune, après avoir contourné le pédoncule cérébral correspondant, se divise en deux faisceaux accolés qui sont la racine externe et la racine interne des nerfs optiques. L'externe, la plus importante, serait constituée par trois ordres de fibres. Les plus internes pénétreraient dans l'étage inférieur de la couche optique; les moyennes aboutiraient aux cellules des corps genouillés externes; les externes après avoir contourné ces derniers organes iraient se jeter dans le tubercule quadrijumeau antérieur du même côté. Nous verrons plus loin qu'elles ne s'y arrêtent probablement pas, et le traversent pour aboutir à celui du côté opposé. Gudden, en extirpant les yeux à de très jeunes lapins, a pu constater après quelques mois que l'atrophie des parties centrales porte sur les tubercules quadrijumeaux antérieurs, les couches optiques, les corps genouillés externes. Les tubercules quadripostérieurs et les corps genouillés internes ne sont pas atrophiés. Chez lapin ces dernières parties ne fourniraient donc pas de fibres aux nerfs opti-... Il ne paraît pas en être de même chez l'homme. Tout d'abord il est manifeste que la racine interne de la bandelette optique, chez ce dernier, se ..., du moins en partie, dans le corps genouillé interne. Soit par l'intermé-... de celui-ci, soit directement, les fibres de la racine interne vont se ... dans le tubercule quadrijumeau antérieur et aussi, d'après Huguenin, dans postérieur. Des faits d'anatomie pathologique confirment cette manière de

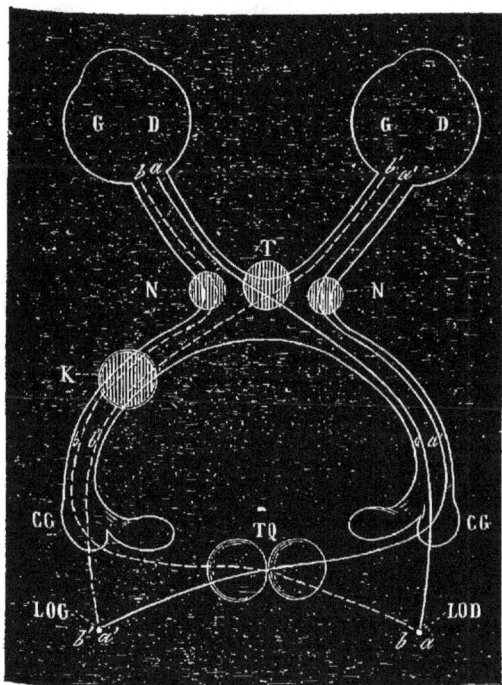

FIG. 244. — Schéma du trajet des fibres du nerf optique. (Charcot.)

TQ, tubercules quadrijumeaux. — T, chiasma. — CG, corps genouillés. — K N, sièges supposés de lésions interrompant les fibres.

... Dans des cas d'induration grise des nerfs optiques on a constaté une ...inution notable du volume des tubercules quadrijumeaux tant postérieurs ...antérieurs.

Les communications de ces centres d'origine des nerfs optiques (corps ...nouillés, partie des couches optiques, tubercules quadrijumeaux) avec l'é-...rce cérébrale se font par la partie postérieure de la couronne rayonnante. ...es fibres partant des corps genouillés internes et externes, des parties posté-...ures de la couche optique, des tubercules quadrijumeaux vont contribuer à ...mer les parties blanches des cornes occipitale et sphénoïdale du cerveau et ...jettent dans la substance grise de ces régions.

Quel est le trajet des fibres nerveuses de l'appareil visuel entre leurs deux ...ts extrêmes : la rétine et les noyaux d'origine? l'entre-croisement au niveau du chiasma, difficile à élucider anatomiquement, est connu surtout par l'interprétation de faits empruntés à la pathologie. Dans la figure 244 due à M. Charcot, on voit que les fibres de la bandelette optique gauche se divisent dans le chiasma, en deux faisceaux : l'un qui va former la moitié gauche de la rétine gauche, l'autre la moitié gauche de la rétine droite. C'est du moins par cette hypothèse que l'on peut expliquer comment une lésion siégeant en K, peut amener une hémiopie latérale gauche, c'est-à-dire la disparition de la moitié gauche du champ visuel.

Cet entre-croisement partiel des bandelettes optiques au niveau du chiasma est généralement admis aujourd'hui. Mais quel est le trajet des fibres qui vont du chiasma aux tubercules quadrijumeaux et de là aux centres corticaux? M. Charcot admet au niveau des tubercules quadrijumeaux un second entre-croisement partiel portant sur les fibres non entre-croisées dans le chiasma. La (fig. 244). C'est encore sur la pathologie que s'appuie cette hypothèse. La destruction de la partie postérieure du pied de la couronne rayonnante entraîne, outre l'hémianesthésie, l'amblyopie croisée (diminution de l'acuité visuelle de l'œil du côté opposé à la lésion). La lésion porte donc sur *toutes les fibres* du nerf optique du côté opposé, et il faut admettre que la décussation, incomplète au niveau du chiasma, s'est complétée dans une partie postérieure à celui-ci, et probablement au niveau des tubercules quadrijumeaux, point où les origines des bandelettes optiques entrent en contact. Les schémas plus récents de Grasset et de Seguin expliquent mieux l'ensemble des troubles visuels cérébraux.

II. — PHYSIOLOGIE DE L'APPAREIL DIOPTRIQUE

L'œil considéré comme appareil dioptrique. — Formation de l'image rétinienne. — Œil schématique. — Œil réduit.
Rôle physique des milieux.— Cornée, humeur aqueuse, cristallin, corps vitré.
Conditions normales de la réfraction. — Anomalies. — Myopie, hypermétropie.
Images de diffusion sur la rétine.
Accommodation ou mise au point de l'appareil dioptrique pour les diverses distances.
    Rôle du cristallin.
    Agents et mécanisme de l'accommodation.
    Amplitude et limites de l'accommodation. — Expérience de Scheiner.
    Perte de l'accommodation. — Presbyopie.
Champ visuel monoculaire.
Réglage de la quantité de lumière. — Iris.
    Mouvements de la pupille, leurs causes.
    Innervation de l'iris. — Centre cilio-spinal.
Imperfections de l'appareil dioptrique.
    Aberration de sphéricité.
    Aberration de réfrangibilité.
    Astigmatisme.
Phénomènes entoptiques objectifs.
    Mouches volantes.
    Fluorescence.
Lueur oculaire. — Ophtalmoscope.

L'œil considéré comme un appareil d'optique. — Par la physiologie générale de ses tissus l'œil ne diffère pas des autres organes, mais si l'on étu-

… les fonctions spéciales que remplissent ses parties transparentes, on peut faire entièrement abstraction des propriétés vitales de ces parties et les considérer simplement comme des milieux transparents limités par des surfaces courbes. Un examen rapide permet de s'assurer que l'appareil dioptrique de l'œil est biconvexe dans sa forme générale et qu'il donne une image réelle des objets placés au-devant de lui. Ces propriétés physiques sont celles des lentilles convergentes. Etudions d'abord ces lentilles et leur action sur la marche des rayons lumineux pour comprendre la marche de ces rayons dans l'œil.

Lentilles convergentes. — Nous ne nous occuperons que des lentilles sphériques, convergentes, homocentriques, c'est-à-dire dont les centres de courbure des deux faces sont situés sur une même droite qui est *l'axe optique* de la lentille. Si nous considérons un point lumineux quelconque A, situé sur l'axe optique, nous verrons que les rayons qu'il émettra suivant cet axe ne seront pas réfractés, comme normaux aux deux surfaces courbes. Mais les rayons qui, partis du point A, iront tomber sur la lentille en divergeant de l'axe optique subiront une première réfraction à leur entrée dans la lentille et une seconde à leur sortie; après ces deux réfractions, suivant leur angle d'incidence, ou ils continueront à diverger, ou bien ils émergeront parallèlement à l'axe optique, ou bien ils convergeront pour aller couper cet axe en un point A' dit *foyer conjugué* du point A; les rayons partis de A' suivraient en sens inverse le même chemin et iraient former leur foyer en A. Dans les deux cas le foyer est *réel*. Le point de l'axe optique tel que les rayons qui en partent émergent après réfraction parallèlement à l'axe optique est par suite le foyer des rayons incidents parallèles. On le nomme *foyer principal*. On considère un *foyer principal antérieur* situé en avant de la lentille, un foyer principal *postérieur situé en arrière*. On appelle *distance focale principale* la distance qui sépare un des foyers principaux du centre optique de la lentille. Elle égale approximativement la moitié de l'espace compris entre le centre optique et le centre de courbure. Des *plans focaux* sont les plans menés perpendiculairement à l'axe optique par les foyers principaux.

Dans les lentilles convergentes il existe un point tel que tous les rayons passant par ce point émergent parallèlement à leur direction d'incidence. En effet (fig. 245), menons de chaque centre de courbure de la lentille M N deux rayons de courbure parallèles O I, O' I'. Puis au point où chacun de ces rayons coupe la surface sphérique à laquelle il appartient, menons des plans tangents aux deux faces de la lentille. Ces plans tangents seront perpendiculaires à O I et O' I' et par suite parallèles entre eux. Supposons maintenant un faisceau de rayons lumineux incident en I'. Ces rayons iront émerger à travers tous les points de la face opposée et nécessairement il s'en trouvera un qui sortira par I, c'est-à-dire parallèlement à sa direction primitive. Il aura en effet traversé un milieu à faces parallèles. Prolongeons le rayon incident R I' et le rayon émergent I E jusqu'à l'axe optique. Nous obtenons ainsi deux points N et N' qui sont les *points nodaux* antérieur et postérieur de la lentille. Ces deux points sont l'un par rapport à l'autre des foyers conjugués. Supposons en effet, que le centre optique C soit un point lumineux, les rayons qu'il émettra dans les directions C I et C I' prendront après leur émergence les directions I E et l' R. Un œil situé en R verra le point C en N, c'est-à-dire dans le prolongement de R I', un œil situé en E le verra en N'. — N et N' sont les images virtuelles du point C. Leur position étant constante dans chaque lentille, leur connaissance remplace celle du centre optique qui existe dans les milieux à

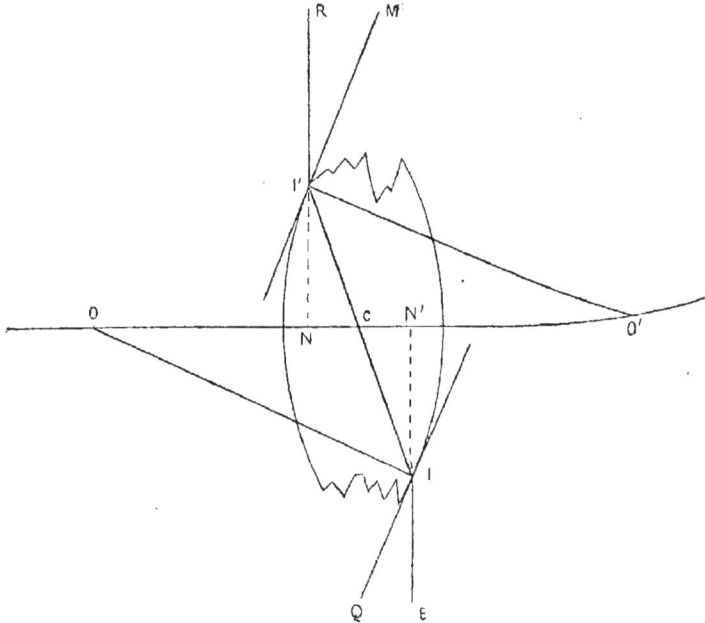

FIG. 245. — Points nodaux, axes secondaires.

une seule surface réfringente. Quand l'épaisseur de la lentille est négligeable on fusionne les deux points nodaux en un seul que l'on appelle par analogie centre optique, on considère tout rayon lumineux passant par ce centre optique comme ne se réfractant pas. Dans une lentille épaisse pour obtenir la direction après réfraction d'un rayon lumineux passant par le premier point nodal on mène une droite parallèle à la direction d'incidence et passant par le second point nodal. Ces deux rayons parallèles, l'un incident, l'autre émergent sont les *directrices* du point lumineux qui a émis le premier rayon. Ce sont elles que l'on appelle *axe secondaire* du point quand on les considère comme dans le prolongement l'une de l'autre et passant par un centre optique. Nous avons dit que les deux points nodaux sont l'image l'un de l'autre. Si par chacun de ces points (fig. 246) nous faisons passer des plans perpendiculaires à l'axe optique tels que A B et C D on pourra démontrer que des points pris sur ces plans à une même distance et du même côté de l'axe sont des points conjugués comme N et N'. A' est vu en C' par un œil situé à droite de la lentille et *vice versa*. Il en est de même pour tous les points symétriques de AB et de CD. Ces deux plans sont donc l'image l'un de l'autre, on peut en conclure *que à tout rayon incident qui rencontre le premier plan en un point quelconque, correspond un rayon émergent qui coupe le second plan en un point situé à la même distance et du même côté de l'axe optique.* On appelle ces deux plans les *plans principaux* antérieur et spostérieur. Le *points* N et N' où ils coupent l'axe optique sont les *points principaux.* Dans les lentilles les points principaux se confondent avec les points nodaux, mais ces points sont distincts lorsque les rayons lumineux traversent après leur émergence un milieu qui diffère par son indice de réfraction du premier milieu traversé par les rayons lumineux. La connaissance des points focaux (foyers principaux), des points nodaux et des points principaux (désignés par le terme collectif de *points cardinaux*), et celle des plans focaux et principaux nous permet de construire géométriquement la direction, après réfraction, d'un rayon incident quelconque.

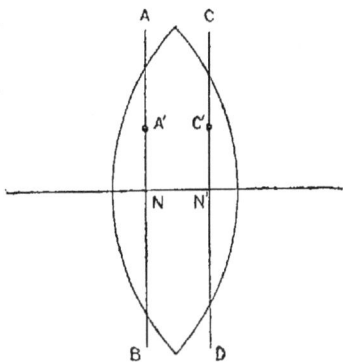

FIG. 246. — Plans et points principaux.

La direction de deux rayons réfractés émanés d'un même point lumineux suffit pour déterminer l'image du point, image qui se trouve au point d'intersection des deux rayons réfractés; c'est une image réelle. Tout système dioptrique centré peut être remplacé par ses points cardinaux, plans focaux et plans principaux. Nous aurons donc à déterminer la position de ces divers éléments dans les milieux réfringents de l'œil.

Voici maintenant un exemple de construction d'un rayon réfracté au moyen des divers éléments dont nous venons de parler :

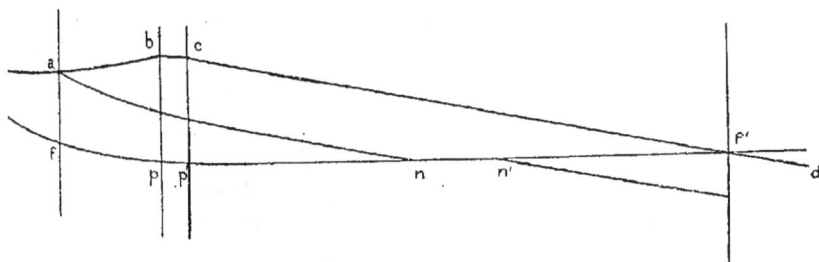

FIG. 247. — Construction d'un rayon réfracté.

Soit (fig. 247) *f* et *f'* les points focaux antérieur et postérieur coupés par les plans focaux, *p* et *p'* les points principaux coupés par les plans principaux et *n* et *n'* les points nodaux. Considérons le rayon incident *a b*. Connaissant les propriétés des plans principaux nous saurons que ce rayon émerge du deuxième plan principal en un point *c*, situé à la même distance et du même côté de l'axe que le point *b*. Puis joignons le point *a*, où le rayon incident rencontre le premier plan focal, au premier point nodal *n*. D'après les propriétés des points nodaux la droite *a n* est parallèle au rayon réfracté, *cd*, qu'il nous sera dès lors facile de construire.

Dans la construction de l'image réelle fournie par une lentille convergente on ne considère généralement que les rayons émis par la source lumineuse parallèlement à l'axe optique et les rayons passant par le centre optique; c'est là une simplification dont les résultats sont suffisamment exacts pour faire comprendre la formation des images. Le rayon parallèle passe, après réfraction, par le foyer principal; le rayon passant par le centre optique ne se réfracte pas. Ce rayon passant d'un côté à l'autre de l'axe optique en le coupant au centre optique, l'image du point considéré se formera toujours du côté opposé de l'axe optique, elle sera *renversée*.

Le point lumineux peut se trouver dans trois positions diverses par rapport à la lentille. Supposons le venant de l'infini et s'approchant graduellement, il se trouvera : 1° au delà du foyer principal; 2° au foyer; 3° entre le foyer principal et la lentille.

Dans le premier cas (au delà du foyer) l'image réelle et renversée grandit à mesure que l'objet lumineux s'approche. Elle est égale à l'objet quand celui-ci est au double de la distance focale — plus grande quand l'objet se trouve entre le point précédent et le foyer principal.

Quand l'objet est au foyer principal il n'y a pas d'image parce que l'axe secondaire du point est parallèle aux rayons réfractés et par conséquent ne les rencontre pas.

Quand l'objet est entre le foyer principal et la lentille, l'axe secondaire est divergent par rapport aux rayons réfractés; il n'y a donc pas d'image réelle; mais le prolongement de ces rayons et de l'axe secondaire donne une image virtuelle, droite, agrandie et située par rapport à la lentille du même côté que l'objet (loupe).

Milieux transparents de l'œil. — Connaissant la réfraction et la formation des images par les systèmes dioptriques convergents homocentriques, voyons quelles sont les dimensions et les formes des parties réfringentes de l'œil et comment les rayons lumineux se comportent en les traversant.

Les milieux transparents de l'œil sont constitués d'avant en arrière par 1° la cornée dont la face antérieure est humectée par les larmes; 2° l'humeur aqueuse; 3° le cristallin; 4° le corps vitré. Il faudrait y ajouter la rétine qui n'a pas d'action appréciable sur les rayons lumineux, mais qui est parfaitement transparente.

Cornée transparente. — La cornée est un milieu transparent, considéré comme homogène, convexo-concave, à convexité dirigée en avant, à faces sensiblement parallèles dans leur partie moyenne (elle n'est donc pas par elle-même une lentille). Son épaisseur chez l'homme est d'environ 1 millimètre. Sa courbure n'est pas exactement sphérique (elle représente le sommet d'un ellipsoïde de révolution) mais pratiquement, on peut la considérer comme telle. Le rayon de cette courbure est environ de 8 millimètres. L'indice de réfraction de la cornée est de 1,335 à 1,356 (W. Krause), en somme il est très peu supérieur à celui de l'eau.

L'*humeur aqueuse* qui remplit l'espace situé entre la face postérieure de la cornée et la face antérieure du cristallin, a une épaisseur de 2^{mm},5. — Sa courbure antérieure est déterminée par celle de la face postérieure de la cornée (rayon de 8 millimètres); sa courbure postérieure par celle de la face antérieure du cristallin (rayon de 10 millimètres). Elle a donc la forme d'une lentille convexo-concave à convexité antérieure. Son indice de réfraction diffère très peu de celui de la cornée. Au point de vue optique, la cornée et l'humeur aqueuse ne forment donc qu'une seule lentille convergente. L'axe optique de cette lentille, obtenu en joignant les centres de courbure des deux faces (face antérieure de la cornée, face antérieure du cristallin), se confond avec la normale même au centre de la cornée, les deux courbures étant concentriques. Le foyer principal de cette lentille est à 28 millimètres en arrière de la face postérieure.

Le *cristallin* est une lentille bi-convexe de 4^{mm},5 à 5 millimètres d'épaisseur chez l'homme suivant l'axe optique et à son maximum d'aplatissement. Ses deux faces ont des courbures différentes. L'antérieure a un rayon de courbure de 10 millimètres; la postérieure de 6 millimètres environ, elle est donc plus bombée que la précédente. Ces courbures ne sont pas non plus exactement sphériques. — Le cristallin n'est pas homogène, il est formé de couches concentriques dont l'indice de réfraction va en augmentant de la périphérie au centre. Voici les chiffres de M. Krause : couche externe, 1,405; couche moyenne, 1,429; noyau 1,454. Son axe principal est le prolongement de celui de la première lentille (cornée, humeur aqueuse). Sa distance focale est de 13^{mm},79 à son maximum d'aplatissement.

Le *corps vitré* par sa face antérieure emboîte la face postérieure du cristallin. Sa face postérieure est appliquée sur la rétine. Son épaisseur est de 12^{mm},5. Sa réfringence est sensiblement égale à celle de la cornée.

Les milieux réfringents de l'œil ne représentent pas un système dioptrique exactement centré, néanmoins on peut supposer un appareil dioptrique centré réfractant la lumière de la même manière que l'œil. Ces mêmes milieux présentent en outre des différences de taille considérables suivant les sujets. Aussi faut-il faire porter les calculs sur des dimensions prises dans un même œil. Il est évident que des calculs faits à l'aide de mensurations d'yeux différents donneraient des résultats erronés. Pour plus de simplicité, on considère en général des moyennes combinées de façon à donner les résultats d'un œil normal. D'après ces moyennes, Listing a construit un appareil dioptrique centré qui est la représentation schématique des milieux transparents de l'œil et qui réfracte les rayons lumineux comme l'œil adapté à la vision à l'infini.

Œil schématique de Listing (fig. 248). — Voici les dimensions de l'*œil schématique de Listing*. Rayon de courbure de la cornée, 8 millimètres, — de la surface antérieure du cristallin, 10 millimètres, — de sa surface postérieure, 6 millimètres. — Distance de la face antérieure de la cornée à la face antérieure du cristallin, 4 millimètres. — Epaisseur du cristallin, 4 millimètres. Ces valeurs étant admises et pour des indices de réfraction déterminés, Listing trouve par le calcul que : le *point focal antérieur* F' (*foyer principal antérieur*) est à 12^mm,8326 en avant de la cornée; le *point focal postérieur* F'' à 14^mm,6470 en arrière de la face postérieure du cristallin.

FIG. 248. — Œil schématique réduit de Listing.

Le *premier point principal* h' est à 2^mm,1746, le *second* h'' à 2^mm,5724 en arrière de la surface antérieure de la cornée; leur distance mutuelle est de 0^mm3978.

Le *premier point nodal* K' est à 0^mm,7580, le *second* K'' à 0^mm,3602 en avant de la surface postérieure du cristallin;

La *première distance focale principale* de l'œil est, par suite, de 15^mm,0072: la *seconde* de 20^mm,0746.

Œil réduit (fig. 248.) — Sans trop modifier l'exactitude des résultats, on peut fusionner entre eux les deux points principaux et les deux points nodaux, en plaçant le point principal unique à 2^mm,3448 en arrière de la surface antérieure de la cornée, le point nodal à 0,4764 en avant de la surface postérieure du cristallin; les foyers restent dans leur position. Tel est *l'œil réduit* de Listing. Il peut être encore simplifié et ramené à une surface sphérique de réfringence égale à celle de l'eau dont le point principal serait au sommet, le point nodal au centre et dont le rayon de courbure serait de 5^mm,1248.

Rôle physique des milieux. — Etudions la marche des rayons lumineux dans l'œil schématique de Listing. Au moment où ils passent de l'air dans le système cornée-humeur aqueuse, les rayons lumineux subissent une première réfraction, ils sont rapprochés de l'axe optique de l'œil. Ils iraient converger à environ 10 millimètres en arrière de la rétine, mais ils tombent sur le cristallin et subissent à leur entrée dans cette lentille une nouvelle réfraction.

Nous avons vu que le cristallin est formé de couches dont la densité augmente de la périphérie au centre. Il est évident que chaque fois qu'ils rencontrent une couche d'une réfringence différente, les rayons lumineux subissent une nouvelle réfraction; leur marche à travers ces diverses couches n'est pas très exactement connue, mais on en connaît le résultat final. Helmholtz a pu établir que les distances focales du cristallin sont plus petites qu'elles ne seraient si toute la masse avait l'indice de réfraction du noyau. Une lentille homogène et ayant cette dernière réfringence n'aurait des distances focales aussi courtes que le cristallin qu'à la condition d'être plus épaisse que lui. — Après avoir traversé le cristallin, les rayons lumineux pénètrent dans le corps vitré; l'indice de réfraction de celui-ci est inférieur à celui du cristallin, donc les rayons lumineux à leur entrée dans le corps vitré s'écarteront de la normale au point d'incidence, c'est-à-dire que leur convergence sera augmentée. Le corps vitré n'agit pas comme lentille, son mode d'action est uniquement dû au rapport de son indice de réfraction avec celui du cristallin. Il agit comme l'air dans lequel est placée une lentille convergente plus réfringente que lui. Du reste, le système cornée-humeur aqueuse et le corps vitré ayant des indices de réfraction sensiblement égaux, le cristallin peut être considéré comme une lentille située dans un milieu homogène.

Formation de l'image rétinienne. — Ce que nous avons dit de la marche des rayons dans un système dioptrique centré et les indications que nous venons de donner sur les milieux réfringents de l'œil permettent de comprendre la formation de l'image dite *rétinienne*. Il est facile d'observer directement cette image en amincissant la sclérotique de la partie postérieure d'un œil devant lequel on place une bougie allumée. A travers la sclérotique rendue translucide, on aperçoit une petite image renversée de la bougie.

Conditions normales de la réfraction. — On comprend que pour être perçue d'une façon nette l'image rétinienne doit se former, c'est-à-dire les points lumineux doivent former leurs foyers de réfraction, au point précis où se trouvent les appareils nerveux terminaux chargés de transformer les vibrations de l'éther en sensations lumineuses. Ce point précis, comme nous le démontrerons plus loin, est l'extrémité libre des cônes et des bâtonnets, c'est-à-dire la face postérieure de la rétine. Dans un œil normal, la distance de la face postérieure de la rétine aux points

FIG. 249. — Œil emmétrope. (Masselon.)

nodaux et principaux est telle que l'image d'un point lumineux extérieur se formera précisément sur la face postérieure de cette membrane (œil emmétrope). La rétine est dans ce cas au foyer des points lumineux situés de l'infini au punctum proximum. Ce foyer de réfraction est le sommet du cône que forment les foyers lumineux réfractés en convergeant en un même point. En arrière de ce point de concours, ils divergent en formant un second cône opposé au premier par le sommet. Que la rétine se trouve en avant ou en arrière du foyer de réfraction, elle recevra, au lieu de l'image du point (sommet du cône), un *cercle de diffusion* dû à la section de l'un des cônes par le plan de la rétine et d'autant plus grand qu'elle sera plus loin du foyer. La

Fig. 250. — Cercles de diffusion (Abadie).

forme circulaire de l'image de diffusion est due à la forme de la pupille qui laisse passer un faisceau lumineux cylindrique. On modifie la forme des images de diffusion en modifiant, au moyen d'un écran percé d'une ouverture quelconque, la forme du faisceau lumineux.

Anomalies de réfraction. — Quand la rétine coupe le cône des rayons réfractés en avant de son sommet, c'est que le diamètre antéro-postérieur de l'œil est trop court, il y a *hypermétropie* (fig. 251).

Fig. 251. — Œil hypermétrope.

Quand elle se trouve en arrière du foyer, elle reçoit également une image de diffusion ; le diamètre antéro-postérieur de l'œil est trop long ; il y a *myopie* (brachymétropie) (fig. 252).

Fig. 252. — Œil myope.

Images de diffusion sur la rétine. — Pour que les objets extérieurs soient nettement perçus, il faut que leurs images se forment exactement sur la face postérieure de la rétine. Nous avons vu cependant, en étudiant les images données par les lentilles convergentes, que ces images se déplaçaient suivant les déplacements de l'objet. Voici pour l'œil schématique de Listing quel est le déplacement de l'image et la valeur du cercle de diffusion, l'objet s'approchant de l'infini à 88 millimètres de la rétine, On désigne par l^1 les distances du point lumineux au foyer antérieur, par l^2 celles de la rétine à l'image, par z le diamètre du cercle de diffusion.

l^1	l^2	z
∞	0^{mm}	0^{mm}
65^m	0,005	0,0011
12^m	0,025	0,0056
6^m	0,050	0,0112
$1^m,50$	0,200	0,0443
$0^m,375$	0,800	0,1616
$0^m,188$	1,600	0,3122
$0^m,088$	3,420	0,6484

Accommodation. — La connaissance de ces faits physiques, jointe au fait que nous pouvons voir nettement des objets situés à des distances très différentes, conduit à chercher dans l'œil une disposition qui ramène toujours l'image sur la face postérieure de la rétine. Montrons d'abord que réellement deux objets assez rapprochés de l'œil et situés à des distances différentes ne sont pas vus simultanément avec netteté, que par conséquent au moment où l'image de l'un se forme sur la rétine, celle de l'autre se forme en avant ou en arrière. Il suffit pour cela de piquer sur une règle deux épingles distantes de 15 centimètres par exemple. On les observe en plaçant la règle dans la direction d'un axe visuel; on constate alors que lorsque l'on regarde attentivement l'une des épingles, l'autre n'apparaît pas nettement.

FIG. 253. — Images de Purkinje.

Si l'on observe un œil qui regarde successivement des objets situés à des distances différentes, on constate en lui les modifications suivantes : 1° la pupille se resserre dans l'accommodation de l'œil à la vision des objets rapprochés; 2° le bord pupillaire de l'iris et la face antérieure du cristallin se portent un peu en avant; 3° la face antérieure du cristallin se bombe dans la vision rapprochée et s'aplatit quand on regarde au loin. Ce fait est démontré de la façon la plus certaine par l'expérience de Purkinje (fig. 253); le sujet de l'expérience, placé dans une chambre obscure, regarde alternativement deux points situés sur une même ligne, l'un à 15 ou 20 centimètres, l'autre à 1 ou 2 mètres. A côté de l'œil que l'on veut observer, on dispose une bougie allumée et en se plaçant convenablement du côté opposé à celui de la bougie, on aperçoit dans cet œil trois images de la flamme. Ces images sont formées par les surfaces de séparation des milieux de l'œil jouant le rôle de miroirs sphériques. La première image est brillante, nette, *droite*, par conséquent *virtuelle;* elle est formée par la face antérieure de la cornée (miroir convexe). La seconde image, beaucoup moins nette que la précédente, est plus grande, également *droite*, elle est due à la face antérieure du cristallin. La troisième image est petite, assez nette, *renversée*, *réelle*, formée par la face postérieure du cristallin, agissant comme miroir concave. — Dans tout ce qui précède,

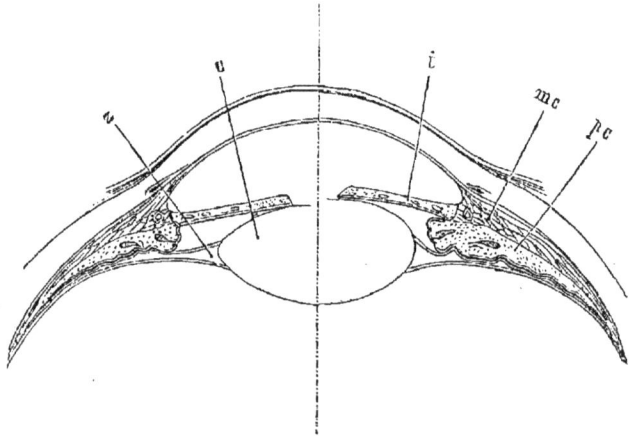

FIG. 254. — Schéma de l'accommodation.

mc, muscle ciliaire — *pc*, procès ciliaires — *i*, iris — *c*, cristallin — *z*, zonule de Zinn.

nous supposons l'œil regardant à distance. Si maintenant le sujet vient à regarder attentivement le point de mire le plus rapproché de son œil, nous observons les faits suivants : 1° l'image cornéenne reste invariable ; 2° l'image donnée par la face antérieure du cristallin diminue considérablement et se rapproche du centre de la pupille ; 3° l'image formée par la face postérieure du cristallin diminue également un peu, mais cette diminution est très faible et peu appréciable à l'œil nu. — De cette expérience, nous pouvons conclure que la courbure de la cornée ne change pas dans l'accommodation rapprochée — que la face antérieure du cristallin subit une augmentation de courbure très notable (de 10^{mm} de rayon à 6^{mm}), — que la face postérieure du cristallin augmente également de courbure, mais bien moins que la face antérieure (fig. 254).

Rôle du cristallin. — Cette augmentation de courbure des deux faces du cristallin diminue la distance focale de cette lentille ; les images des objets extérieurs se forment donc plus près de la face postérieure ; or, c'est juste ent là, d'une manière générale, la condition requise pour que ces images se forment toujours sur la rétine. En effet, à mesure qu'un objet se rapproche d'une lentille convergente, son image s'éloigne de la face postérieure de cette lentille. Dans l'œil la lentille convergente augmente de courbure à mesure que l'objet lumineux se rapproche, et cela dans des proportions telles que l'image de l'objet se forme toujours à la même distance de la lentille, c'est-à-dire sur la rétine. Les changements de courbure du cristallin suffisent pour expliquer l'amplitude d'accommodation de l'œil.

Les modifications du diamètre de la pupille, observées dans les changements d'accommodation, ne prennent aucune part à l'adaptation de l'œil aux distances. Donders a démontré qu'elles sont postérieures aux changements de courbure du cristallin. Du reste, si l'on regarde à travers une petite ouverture pratiquée dans un écran opaque, on constate que l'accommodation est conservée, bien que le diamètre de cette pupille artificielle soit invariable. D'autre part, la privation du cristallin (opérés de la cataracte) empêche l'accommodation.

Agents et mécanisme de l'accommodation. Amplitude de l'accommodation. — Étant prouvé que le cristallin est l'organe de l'accommodation, il nous faut chercher dans quelles conditions optiques celle-ci devient nécessaire. Listing a établi par le calcul que pour son œil schématique, l'image d'un objet s'approchant de l'infini jusqu'à 65 mètres du cristallin, ne s'éloigne pas de plus de 0^{mm},005 de la face postérieure de la rétine. Il n'y a donc pas besoin d'accommodation de l'œil au delà de 65 mètres. Pour l'œil naturel, la théorie de Listing est sensiblement exacte. Nous voyons *simultanément*, avec une netteté égale, un point de mire situé à 65 mètres et des objets placés beaucoup plus loin. Jusqu'à une distance de quelques mètres, les différences d'accommodation restent très faibles, puis elles augmentent rapidement. Supposons un objet venant de l'infini et s'approchant graduellement d'un œil normal. Il sera vu distinctement de l'infini jusqu'à une petite distance de l'œil (grâce à l'accommodation); ce dernier point dépassé, il deviendra de plus en plus confus jusqu'à son contact avec l'œil. Le point le plus rapproché de l'œil, auquel l'objet soit vu distinctement, est le *punctum proximum*, P; c'est le point le plus rapproché pour lequel l'accommodation puisse se faire. On appelle *punctum remotum* le point le plus éloigné auquel la vision puisse être distincte. Pour un œil normal, on le considère comme situé à l'infini. La distance entre le punctum remotum et le punctum proximum est l'*amplitude d'accommodation* de l'œil.

Expérience de Scheiner. — On détermine le punctum proximum et le punctum remotum (ce dernier pour les yeux myopes), par l'expérience de Scheiner. On perce dans une carte, A, B (fig. 255), deux trous très fins, séparés par une distance moindre que l'ouverture pupillaire. Appliquant la carte contre l'œil, on regarde à travers les deux trous une aiguille placée dans une position perpendiculaire à la ligne qui joint les deux trous. A une petite distance de l'œil, l'aiguille paraît double ; en l'éloignant graduellement, on trouve une position à partir de laquelle elle paraît toujours simple pour un œil normal, tandis que plus ou moins loin elle redevient double pour un œil myope. Voici la théorie de l'expérience. Considérons le point b. Les rayons

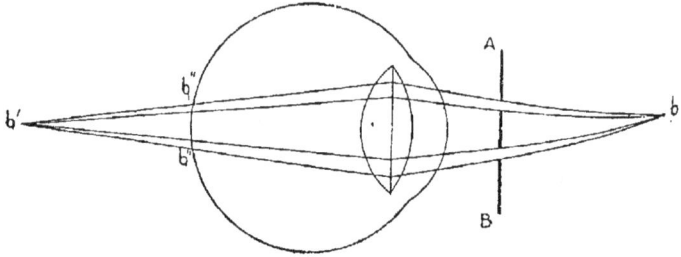

FIG. 255. — Expérience de Scheiner.

lumineux qu'il émet traversent les ouvertures de l'écran et tombent sur l'appareil dioptique de l'œil sous la forme de deux pinceaux de rayons lumineux. Après réfraction, ils vont se couper en b' au delà de la rétine. Celle-ci reçoit donc deux images de diffusion b' b'' du point b, qui, par conséquent, est vu double. Si maintenant nous éloignons graduellement le point b de l'œil, il arrivera un moment où les deux faisceaux lumineux qu'il émet à travers

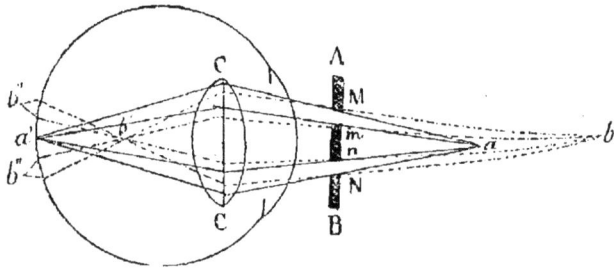

FIG. 256. — Expérience de Scheiner.

les trous de l'écran viendront, après réfraction, se couper sur la rétine et le point b sera vu simple. Il sera alors au point le plus rapproché auquel il puisse être vu distinctement, c'est-à-dire au *punctum proximum*.

Une expérience tout à fait analogue consiste à regarder avec un seul œil un fil tendu et placé à peu près dans la direction de l'axe optique de l'œil. Jusqu'à une certaine distance de l'œil, le fil est vu comme un cône mal délimité dont la base est du côté de l'œil. Le sommet de ce cône est le point le plus rapproché de l'œil auquel le fil soit vu distinctement, c'est le punctum proximum. Pour un œil normal, tout le reste de l'étendue du fil situé au delà du punctum proximum est vu nettement. Pour un œil myope, au delà du punctum proximum et à une distance variable, suivant le degré de la myopie, le fil apparaît comme un cône à sommet dirigé vers l'œil. En effet, les foyers de réfraction des divers points lumineux du fil se forment en avant de la rétine qui n'est plus impressionnée que par des cercles de diffusion. Le sommet du cône ainsi

... par l'œil myope est le punctum remotum de cet œil. — Pour un œil hypermétrope, le punctum proximum est plus éloigné que pour un œil normal.
La carte à deux trous de Scheiner est un *optomètre* élémentaire qui permet
de mesurer approximativement la distance du punctum proximum et du punctum remotum. A l'aide d'optomètres perfectionnés, on détermine cette distance
avec précision pour chaque sujet. Les optomètres servent donc à mesurer
le degré de myopie et d'hypermétropie. Le punctum proximum d'un œil normal est situé à environ 22 centimètres.

Théoriquement, la vision distincte des divers points lumineux, situés du
punctum proximum à 65 mètres de l'œil, exigerait une accommodation spéciale pour chaque point. Mais l'œil étant adapté pour un point déterminé, les
cercles de diffusion donnés par les points situés un peu en avant et un peu en
arrière de celui-ci, pourront être suffisamment petits pour que la vision de ces
divers points soit sensiblement nette. On appelle *ligne d'accommodation* la
droite sur laquelle sont situés les divers points qui peuvent être vus nettement avec un même degré d'accommodation. Ces lignes, extrêmement courtes
pour les points très rapprochés de l'œil, s'allongent jusqu'à la distance de
65 mètres. De 65 mètres à l'infini, on admet qu'il n'y a qu'une seule ligne
d'accommodation.

Nous avons démontré par l'expérience de Purkinje que l'accommodation
est due tout entière aux changements de courbure du cristallin, et principalement de sa face antérieure. Il nous faut rechercher quel est le mécanisme et
la cause de ce changement de courbure. La découverte de *muscles lisses*
(Brücke) dans l'œil des vertébrés en général, de *fibres striées* dans l'œil des
oiseaux — fibres disposées en anneaux autour du cristallin — a fait rechercher
dans ces éléments contractiles les agents des changements de courbure du
cristallin. La production de ces changements de courbure par un courant
induit passant à travers l'œil ou spécialement porté sur le nerf moteur oculaire
commun, sur le ganglion ophtalmique ou sur les nerfs ciliaires, la paralysie
de l'accommodation par divers agents chimiques, prouvent bien que le phénomène de l'accommodation reconnaît une cause musculaire.

Le *muscle ciliaire* ou *muscle de Brücke*, forme un anneau qui limite le
bord antérieur de la choroïde. Il est situé immédiatement au-dessous de la
sclérotique au niveau de la ligne où elle se continue avec la cornée. Ce
muscle est formé de deux couches de fibres lisses. Celles de la couche externe
sont antéro-postérieures, disposées radiairement par rapport à la circonférence de la cornée, celles de la couche interne, moins nombreuses sont
perpendiculaires aux premières, c'est-à-dire que leur grand axe est situé parallèlement à la circonférence de l'œil. Les fibres radiaires (couche externe) sont
fixées : en avant à la partie postérieure du canal de Schlemm, en arrière à la
choroïde. Les fibres circulaires s'attachent aux procès ciliaires situés immédiatement au-dessous d'elles.

D'après Helmholtz le muscle ciliaire agirait de la façon suivante : Le cristallin à l'état vivant serait déprimé par la tension de la *zone de Zinn*, qui
d'une part s'applique exactement sur la partie périphérique de la face anté-

rieure de la lentille, d'autre part se continue avec l'hyaloïde et la limitante interne de la rétine. Cette supposition est confirmée par ce fait que le cristallin dans l'œil vivant est moins bombé que dans l'œil mort depuis quelque temps. Dans ce cas, en effet, la pression intra-oculaire baisse par diminution de la quantité de liquide contenue dans l'œil, il en résulte un relâchement général des membranes de l'œil grâce auquel le cristallin peut prendre la forme à laquelle il tend par son élasticité. Les fibres radiaires du muscle ciliaire produiraient un effet analogue, en se contractant elles attireraient en avant avec la choroïde (muscle tenseur de la choroïde) le bord postérieur de la zone de Zinn, le relâchement de celle-ci permettrait au cristallin d'augmenter de convexité. Helmoltz avait voulu expliquer par une action de l'iris la prédominance de courbure de la face antérieure du cristallin. Mais un cas de perte totale de l'iris avec conservation complète de l'accommodation a prouvé qu'il fallait chercher une autre cause à ce phénomène. Il est dû probablement à la contraction des fibres circulaires du muscle ciliaire qui auraient pour effet de rapprocher la partie moyenne de la zonule du bord du cristallin et de modifier, en augmentant son effet utile, l'action des fibres radiaires qui attirent la zonule vers le canal de Schlemm, leur point d'insertion fixe.

D'après Rouget la pression des fibres circulaires sur les procès ciliaires amènerait une sorte d'érection de ces organes par réplétion sanguine. Cet érection aurait pour effet de transmettre au cristallin en la régularisant la pression des fibres musculaires. Cette pression s'exerçant sur le pourtour de la face antérieure du cristallin on pourrait peut-être expliquer par elle la saillie plus considérable de cette face.

En résumé, on ne peut encore faire que des hypothèses sur l'action du muscle ciliaire. Celle d'Helmholtz est la plus satisfaisante et concorde assez bien avec les faits, mais il faut se rappeler qu'elle repose sur une première hypothèse (tension du cristallin par la zonule) et qu'on n'en possède pas de démonstration expérimentale. Une seule chose est bien démontrée : l'accommodation est due au muscle ciliaire ; elle résulte donc d'une contraction musculaire, d'un état actif. L'état passif correspond au maximum d'aplatissement du cristallin, par conséquent à la vision des objets éloignés. On a parfaitement conscience de l'effort qui accompagne la vision des objets très rapprochés ; après l'accommodation forcée on sent que la vue se repose en regardant au loin.

L'accommodation ne se fait pas instantanément, il faut en effet, un certain temps pour la contraction du muscle lisse qui la produit, outre le temps nécessaire à l'agent nerveux pour parcourir la voie du réflexe. (Voir paragraphe suivant.) Le temps nécessaire à l'accommodation croît avec le rapprochement du point observé ; en effet, le degré de contraction musculaire croît dans ce sens-là.

Le muscle ciliaire est soustrait à l'influence de la volonté. Il est innervé par un petit plexus nerveux ganglionnaire analogue à celui qui existe dans tous les muscles non volontaires. Ce plexus est formé par les fibres du moteur oculaire commun venues à travers le ganglion ophthalmique et les nerfs ciliaires.

L'excitation du moteur oculaire commun produit l'augmentation de courbure du cristallin (Trautweler). Ce nerf et les nerfs ciliaires représentent la voie centrifuge du réflexe de l'accommodation qui a pour voie centripète la rétine et le nerf optique. Ce réflexe montre qu'il doit exister des communications entre les noyaux d'origine du nerf optique et ceux du moteur commun. ·

Champ visuel monoculaire. — Le champ visuel monoculaire est la portion de l'espace qui vient former son image sur l'une de nos rétines dans une position déterminée de l'œil. De cette portion de l'espace quelques points seulement sont perçus distinctement : ceux dont les foyers de réfraction tombent sur la tache jaune. Ce sont ceux que nous *regardons*; le reste du champ visuel est vu d'une manière indistincte. Mais si, la tête restant immobile, nous faisons exécuter à notre œil tous les mouvements dont il est susceptible, les divers points du champ visuel viendront successivement former leur image sur la tache jaune et seront vus distinctement. L'espace parcouru par l'œil dans ces positions successives est le *champ du regard* qu'on peut définir : la portion de l'espace renfermant les objets visibles pour l'un de nos yeux la tête restant immobile. Dans notre première définition nous supposions la tête et l'œil immobiles, dans la deuxième nous faisons intervenir les mouvements intrinsèques du globe oculaire, aussi faut-il considérer les muscles moteurs de l'œil comme destinés à permettre l'exploration des divers champs visuels du

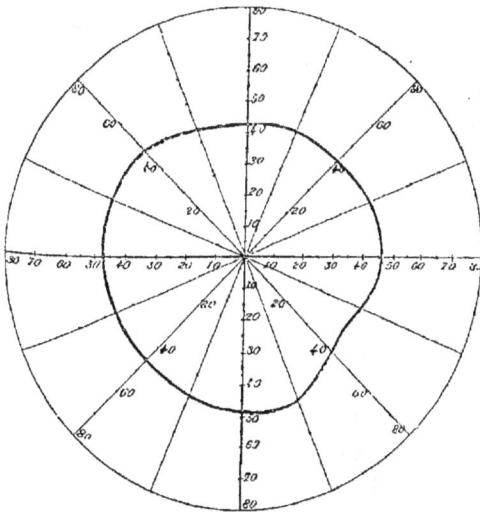

FIG. 257. — Champ visuel. (Masselon.)

champ du regard *actuel*. Pour passer à un autre champ du regard, il faut déplacer la tête; le muscle qui agit alors est principalement le sterno-mastoïdien. Le champ visuel est limité par une surface irrégulièrement conique, dont le sommet est au centre optique de l'œil; elle est limitée par des droites, qui, partant de ce centre, sont tangentes aux parties opaques empêchant l'accès des rayons lumineux au cristallin, c'est-à-dire le bord pupillaire et les parties saillantes de la face qui entourent l'œil : sourcil, nez, joue. Ces diverses parties présentant des différences de saillie suivant le sujet, le champ visuel n'est pas exactement le même pour tous, son étendue varie en outre en raison directe du degré d'ouverture de la pupille. Dans la vision des objets rapprochés la pupille s'avance vers la cornée. Le champ visuel augmente alors un peu. Helmholtz a trouvé que, bien que la pupille soit un peu plus en arrière que la face postérieure de la cornée, elle peut recevoir des rayons qui tombent sur le bord de cette cornée perpendiculairement à l'axe de l'œil à cause de la réfraction qui se fait sur cette dernière. Le champ visuel d'un seul œil répondrait ainsi à peu près à une demi-sphère. D'après le Dr Landolt, les limites du champ visuel de l'œil emmétrope sont en moyenne les suivantes :

$$
\left. \begin{array}{l} \text{En haut} \ \ldots \ldots \ 55° \\ \text{En bas} \ \ldots \ldots \ 65° \end{array} \right\} \text{ angle total vertical} = 120°
$$

$$
\left. \begin{array}{l} \text{En dehors} \ \ldots \ldots \ 85° \\ \text{En dedans} \ \ldots \ldots \ 50° \end{array} \right\} \text{ angle total horizontal} = 135°
$$

Chez les myopes, en raison de l'allongement de l'axe antéro-postérieur de l'œil, le champ visuel est un peu rétréci, pour une raison contraire; il est agrandi chez les hypermétropes.

Réglage de la quantité de lumière.— Iris. — La formation de l'image des objets extérieurs sur la face postérieure de la rétine est une des conditions de la vision distincte. Une seconde condition est que l'image ainsi formée soit suffisamment éclairée. Il est évident que pour une rétine d'une sensibilité donnée il existe un degré de lumière avec lequel les images sont perçues le plus distinctement possible. Or, la lumière du jour étant périodiquement variable, il s'est formé dans les yeux arrivés à un certain degré de perfectionnement un organe qui a pour fonction de régler la quantité de lumière reçue par la rétine de manière à la maintenir le plus près possible du degré le plus avantageux pour la vision. Les paupières jouent bien un peu ce rôle, mais à elles seules elles seraient tout à fait insuffisantes. L'organe spécial du réglage de la quantité de lumière est l'iris. L'iris est un diaphragme opaque, percé vers son centre d'une ouverture pour le passage des rayons lumineux. Ce diaphragme est contractile, c'est-à-dire qu'il peut élargir ou resserrer son ouverture centrale. Là est son importance et sa raison d'être. Sa contractilité est due à des fibres lisses dont les unes forment un anneau autour de la pupille, les autres sont des fibres radiées. L'ouverture de l'iris, la *pupille* est circulaire chez l'homme, beaucoup de mammifères, les oiseaux, beaucoup de poissons; en forme de boutonnière chez le chat, le renard; rectangulaire chez les ruminants, les solipèdes, etc... Chez l'homme, elle n'est pas exactement au centre de l'iris, mais un peu rapprochée de son côté interne. Cette position est déterminée par celle de l'axe visuel. La pupille est d'autant plus resserrée que la lumière est plus intense; les animaux qui chassent la nuit comme les chats, les hiboux, ont une pupille extrêmement dilatable qui permet à leur rétine de recevoir une quantité de lumière suffisante pour la vision là où l'œil du l'homme n'en trouve plus assez. Dans la vision des objets éloignés la pupille se dilate parce que l'image de ces objets étant très petite a besoin d'un éclairage intense ; dans la vision des objets rapprochés, la pupille se contracte parce que l'image plus grande n'a pas besoin d'autant de lumière. Mais la pupille se contracte pour voir un objet éloigné et très éclairé, de même qu'elle se dilate pour voir un objet rapproché, mais éclairé d'une façon insuffisante.

Innervation de l'iris. — Centre cilio-spinal. — Ces faits d'observation nous amènent à conclure que la lumière est l'excitant physiologique des fibres lisses de l'iris. Mais, du moins chez les animaux supérieurs, cette action de la lumière n'est pas directe, mais réflexe. L'excitation de la rétine par la lumière transmise aux centres par le nerf optique est réfléchie sur l'iris par des voies centrifuges. On comprend facilement qu'il en soit ainsi : la lumière n'agissant que sur la rétine, il appartient à celle-ci de régler la quantité de lumière qu'elle doit recevoir et ce réglage se fait d'après l'impressionnabilité de la rétine à un moment donné. Dans certaines maladies, la rétine n'étant plus sensible à la lumière ne réagit plus par voie réflexe sur l'iris qui se trouve ainsi paralysé. La section du nerf optique amène également la paralysie de l'iris. Les fibres nerveuses motrices qui agissent sur l'iris sont de deux sortes : il existe des fibres constrictrices et des fibres dilatatrices. — On admet que les premières agissent sur le sphincter de la pupille, les autres sur le dilatateur (fibres radiées). En réalité, la seule chose que l'on connaisse c'est l'action des deux ordres de fibres nerveuses. Les fibres constrictrices sont fournies par le moteur oculaire commun, les dilatatrices par le système grand sympathique. L'excitation du moteur oculaire commun rétrécit la pupille, sa section amène une légère dilatation. L'excitation du cordon cervical du grand sympathique et spécialement du ganglion cervical supérieur, dilate la pupille. Si l'on sépare l'iris du ganglion cervical supérieur, la pupille se contracte d'une façon persistante. Fr. Franck a démontré que, chez le chat, les filets sympathiques irido-dilatateurs venaient de la moelle par les rameaux sympathiques émanés au niveau des quatre dernières paires cervicales et des six premières dorsales. Toutes ces diverses branches convergent sur le premier ganglion thoracique, puis de là remontent dans le cordon cervical; au niveau du ganglion cervical supérieur ces fibres réunies en un cordon se détachent pour aller se jeter dans le ganglion de Gasser, de là elles vont à l'iris en suivant la branche ophthalmique, la racine longue du ganglion ophthalmique et les nerfs ciliaires. Vulpian a vu qu'après l'ablation du ganglion cervical supérieur et la section de toutes les racines du premier ganglion thoracique, on pouvait encore obtenir une dilatation de la pupille par voie réflexe. D'autre part, après section du trijumeau en arrière de son ganglion, cette dilatation n'avait plus lieu. Vulpian a donc admis à côté des fibres médullaires irido-dilatatrices des fibres cérébrales ayant la même fonction et passant par le trijumeau et sa branche ophthalmique avec les fibres médullaires. — La partie de la moelle de laquelle naissent les filets irido-dilatateurs est appelée *centre cilio-spinal.* Par la méthode wallérienne Chauveau est arrivé à le placer dans la région de la moelle qui s'étend entre la sixième cervicale et la deuxième dorsale.

Quant à la racine sympathique du ganglion ophthalmique, c'est une racine vaso-motrice, son action est indépendante de celle des autres filets sympathiques de l'iris.

Imperfections de l'appareil dioptrique. — Aberration de sphéricité

— Les rayons lumineux qui traversent les lentilles convergentes homogènes ne viennent pas former leur foyer tous exactement au même point, comme nous l'avons supposé jusqu'ici. Les rayons qui passent par les parties périphériques de la lentille ont leur foyer plus près de celle-ci que les rayons plus rapprochés du centre. Il en résulte que l'image d'un point n'est pas en réalité un point, mais un petit cercle de diffusion. Cette *aberration de sphéricité* peut être corrigée de plusieurs façons, par exemple par une diminution de courbure de la partie périphérique de la lentille, ou par une diminution de réfringence de cette même partie. Le premier mode de correction s'observe dans la cornée qui est engendrée par la révolution d'un ellipsoïde dont l'extrémité du grand axe correspond à peu près avec le centre de cette membrane. Le second mode s'observe dans le cristallin dont l'aberration de sphéricité serait beaucoup plus considérable que celle de la cornée. Nous avons vu que l'indice de réfraction du cristallin diminuait du centre à la périphérie; par conséquent les rayons marginaux sont moins fortement réfractés que les rayons centraux et, au lieu de former leur foyer plus près de la lentille que ceux-ci, peuvent le former au même point. Le cristallin est donc sensiblement aplanétique. De plus, il faut remarquer que la partie la plus périphérique du cristallin est masquée par l'iris. Ce dernier joue donc probablement un rôle dans la correction de l'aberration de sphéricité, mais ce rôle n'est qu'accessoire; en effet, la vision reste nette après perte totale de l'iris.

Aberration de réfrangibilité. — On sait que la lumière blanche est composée de couleurs élémentaires dont la réfrangibilité va en augmentant du rouge au violet. Les lentilles ont à un degré moindre la même action que les prismes, elles décomposent la lumière blanche; le rayon réfracté subit une légère dispersion; les rayons rouges vont former leur foyer plus loin que les rayons violets; entre ces deux extrêmes s'échelonnent les autres couleurs. Si donc un point rouge placé à une distance donnée d'une lentille convergente forme son foyer en un point A, un point violet situé à la même distance de la lentille formera son foyer en un point A' plus rapproché de la lentille, et un écran qui, placé en A, reçoit une image nette du point rouge, recevra un cercle de diffusion du point violet. Helmholtz a fait à ce sujet l'expérience suivante: il a regardé, à travers un écran opaque percé d'une petite ouverture, des rayons de différentes couleurs isolés au moyen d'un prisme. Cherchant ensuite la plus grande distance à laquelle son œil pouvait distinguer l'ouverture comme un point lumineux bien net, il a trouvé que cette distance

était de 8 pieds pour la lumière rouge et de 1 pied et demi pour la lumière violette. Ces différentes lumières ne forment donc pas dans l'œil leur foyer au même point, l'œil n'est pas achromatique. Fraunhofer a trouvé que la distance qui sépare les foyers extrêmes des diverses lumières est d'environ 1 demi millimètre. A ce compte-là la lumière blanche ne devrait pas nous présenter un aspect homogène puisqu'elle serait décomposée par notre œil. D'après M. Giraud-Teulon, elle serait recomposée dans l'œil de la façon suivante : Le cône lumineux émis par un point blanc à travers l'ouverture pupillaire se réfracte dans l'œil suivant deux cônes concentriques emboîtés, l'externe, le plus long formé par une nappe rouge-orangé, l'interne par une nappe bleu-violet. Prolongeons les rayons formant le cône interne au delà de leur foyer, ils iront couper les rayons du cône externe en avant du foyer de ceux-ci, et, au point d'intersection des deux nappes colorées, la lumière blanche sera reconstituée ; ce point d'intersection est en réalité un petit cercle, c'est lui qui, grâce à l'accommodation, ira se former sur la rétine. Dans les limites de l'accommodation le chromatisme des milieux de l'œil serait donc corrigé. Quoi qu'il en soit, il ne gêne que très peu ou pas du tout la vision. Helmholtz en faisant usage de verres qui rendaient son œil achromatique n'a pas remarqué que sa vision fût plus nette.

Astigmatisme. — Toute surface réfringente à courbure régulière et symétrique autour de son axe principal donne un faisceau de rayons réfractés

FIG. 258. — Schéma de la réfraction astigmatique. (Abadie.)

enveloppé par une surface conique si le faisceau incident a la forme d'un cône ou d'un cylindre ; en effet, tous les rayons incidents sont réfractés de la même quantité. Mais si la surface réfringente n'est pas symétrique autour de son axe, que deux de ses méridiens rectangulaires A B et C D soient inégaux, A B < C D par exemple, les rayons qui tomberont sur la surface réfringente suivant A B formeront leur foyer plus près que les rayons tombant suivant C D, puisque la convergence d'une lentille est d'autant plus grande que sa courbure est plus forte. Une lentille dont les méridiens ne sont pas égaux est dite *astigmatique* (sans foyer). L'œil présente presque toujours un degré d'astigmatisme plus ou moins prononcé, ses divers méridiens ne sont pas rigoureusement égaux, le globe oculaire étant légèrement comprimé latéralement ou de haut en bas. Il sera myope suivant un méridien, emmétrope ou hypermétrope, ou affecté d'un degré de myopie différent suivant le méridien perpendiculaire au premier. Supposons un œil comprimé latéralement, son plan méridien vertical s'allongera, il sera myope pour une droite située en avant de lui et dans le plan du même méridien prolongé. Mais au moment où il cessera de voir distinctement cette droite, il distinguera encore nettement une seconde droite perpendiculaire à la première. En regardant avec un seul œil les divers rayons d'une circonférence (fig. 258), nous remarquons en effet que ces rayons ne nous apparaissent pas simultanément avec une netteté égale; quand notre œil est adapté pour certain d'entre eux, il ne l'est pas pour les autres.

La cornée étant en réalité un segment d'ellipsoïde à 3 axes inégaux est légèrement astigmatique, mais ce défaut est peu sensible dans les yeux normaux, c'est là l'astigmatisme régulier normal. Il peut s'exagérer et demande alors à être corrigé par des verres cylindriques. L'astigmatisme irrégulier est dû à des déformations de la cornée ou du cristallin à la suite de productions pathologiques ou d'opérations.

Phénomènes entoptiques objectifs.— A côté des imperfections de forme, imperfections physiques des lentilles oculaires, en existent d'autres dues à ce que les milieux de l'œil renferment des parties plus ou moins opaques. On comprend que ces parties peuvent projeter leur ombre sur la rétine, mais en réalité cette ombre ne se forme pas dans les conditions ordinaires de la vision. En effet, si une particule opaque empêche l'arrivée de certains rayons lumineux sur un point de la rétine, ce point n'en sera pas moins éclairé par les rayons arrivés sous des angles différents et il n'y aura pas d'ombre portée; la particule opaque donnera un petit cône d'ombre dont le sommet n'ira pas jusqu'à la rétine. Mais si cette particule est assez près de la rétine, le cône d'ombre qu'elle projettera sera coupé par cette membrane suivant un cercle et il y aura perception d'un point obscur. C'est le cas des vaisseaux rétiniens situés dans les couches antérieures de la rétine, c'est-à-dire un peu en avant de la couche sensible et dont l'ombre peut être rendue visible par une expérience due à Purkinje et sur laquelle nous reviendrons. L'ombre des particules opaques des milieux transparents de l'œil pourra également apparaître si on ne laisse arriver à l'œil que les rayons lumineux provenant d'une certaine direction; dans ce cas, en effet, ces particules donneront non plus des cônes d'ombre, mais des cylindres d'ombre. On fait l'expérience en regardant la flamme d'une lampe à travers un trou percé à l'aiguille dans une carte, celle-ci étant appliquée contre l'œil. Par ce procédé et d'autres analogues; on est arrivé à voir entoptiquement les figures suivantes : taches, points brillants, produits par les humeurs qui humectent la cornée; taches perlées dues à des particules du cristallin, figures radiaires dues à la structure rayonnée de cette lentille; mouches volantes généralement en forme de chapelets, de boules brillantes, de filaments contournés, etc., dues à des points opaques du corps vitré. Dans le même œil on constate toujours les mêmes images entoptiques; elles paraissent rester toujours identiques durant de longues périodes.

Fluorescence. — Les milieux transparents de l'œil, principalement le cristallin présentent un certain degré de fluorescence. On entend par fluorescence la propriété de certains corps transparents d'émettre une lumière propre d'une coloration spéciale quand ils sont vivement éclairés. On connaît, par exemple, la fluorescence des corps gras répandus sur l'eau. Mais pour un corps fluorescent donné la fluorescence n'est pas déterminée par une lumière quelconque. Tel corps fluorescent à la lumière rouge ne manifeste pas sa propriété s'il est éclairé par des rayons bleus. Pour la cornée et le cristallin la fluorescence est déterminée par les rayons ultra-violets; frappés par de tels rayons, ils émettent une lumière propre blanc bleuâtre. Ces rayons ultra-violets sont ceux que le cristallin absorbe, c'est-à-dire affaiblit le plus. L'expérience suivante le prouve : La résine de gaïac se colore en bleu sous l'influence des rayons bleus, violets, ultra-violets; les rayons moins réfringents ne lui donnent pas cette coloration. Mais avec la lumière blanche la fluorescence bleue se produit. Or, la lumière blanche qui a traversé un cristallin de bœuf colore cette résine en vert jaunâtre, donc les rayons bleus et violets ont été absorbés en partie par le cristallin.

Lueur oculaire. — Ophthalmoscope. — Si nous considérons un point lumineux A allant former son image sur la rétine en un point A', il est évident que les rayons réfléchis par la face antérieure de la choroïde à partir de ce point A', iront former leur foyer en A. A et A' sont donc deux foyers conjugués; du point A il semble que l'on devrait voir l'image rétinienne A'. Cependant la pupille paraît noire, elle ne semble donc pas être traversée par des rayons lumineux réfléchis du dedans

FIG. 259. — Schéma de l'ophthalmoscope.

MM, miroir réflecteur percé d'un trou. — L, lumière. — E, œil observé. — E', œil observateur. (Landolt.)

au dehors. La raison de ce fait est que le pigment choroïdien ne réfléchit que très peu de rayons lumineux et que d'autre part quand l'œil observateur est placé de façon à voir une image formée exactement sur la rétine de l'œil observé, cette image est nécessairement celle de sa propre pupille, d'après ce que nous avons dit plus haut. La pupille étant noire, c'est-à-dire émettant peu de rayons lumineux, on voit une image noire. Dans les cas des choroïdes noires on ne voit donc pas sans artifice spécial de lueur oculaire, mais ce phénomène se manifeste très nettement chez les animaux dont la choroïde possède un *tapis*, c'est-à-dire une surface claire qui réfléchit assez vivement la lumière (chiens, chats, etc.).

Si l'on projette une forte quantité de lumière dans un œil à choroïde noire, celle-ci n'absorbera pas tous les rayons lumineux et une partie sera réfléchie au dehors à travers la pupille; si ces rayons réfléchis viennent alors à pénétrer dans un autre œil, celui-ci verra que la pupille du premier est plus ou moins lumineuse. On peut faire l'expérience en regardant, à travers un miroir, un œil éclairé par les rayons que réfléchit ce miroir. L'œil à observer étant éclairé latéralement au moyen d'une lampe, on place au-devant de lui une glace sans tain, qui réfléchit une partie des rayons d'avant en arrière dans le fond de cet œil. Ces rayons seront en partie réfléchis d'arrière en avant par la choroïde, iront frapper le miroir que quelques-uns d'entre eux traverseront. L'œil observateur reçoit ces derniers rayons et, grâce à eux, voit luire le fond de l'œil observé. Tel est le principe de l'*ophthalmoscopie*. Le problème qu'elle pose est celui-ci : éclairer le fond de l'œil à observer, faire arriver les rayons réfléchis par cet œil dans l'œil observateur sans que celui-ci soit gêné par les rayons incidents; réunir les rayons réfléchis en un foyer qui donne l'image du fond de l'œil observé. Tout *ophthalmoscope* se compose donc : 1° d'une flamme éclairante; 2° d'un miroir réflecteur (on se sert d'un miroir concave percé à sa partie centrale d'un trou par lequel regarde l'observateur); 3° d'une lentille qui donnera une image renversée ou droite de la rétine.

III. — PHYSIOLOGIE DE L'APPAREIL NERVEUX TERMINAL

Excitabilité et excitants de la rétine. — Phosphènes. — Nous avons établi que l'appareil dioptrique de l'œil formait des images des objets extérieurs sur la face postérieure de la rétine. Ici commence le rôle de l'appareil nerveux visuel. Cet appareil se compose de la rétine, du nerf optique et de centres cérébraux. La rétine, comme tous les éléments nerveux terminaux des différents organes des sens, est essentiellement un organe de transformation de phénomènes physiques déterminés en une sensation spéciale. Il n'y a pas de rapport nécessaire entre le phénomène et la sensation. En d'autres termes, un phénomène déterminé ne donnera des sensations comparables que s'il agit toujours sur le même sens; s'il vient à agir sur un autre sens, la sensation sera toute différente. Mais un même organe donnera toujours des sensations comparables quelle que soit la cause excitante; le mode de réaction d'un même élément anatomique est en effet toujours identique. Un morceau de fer rouge transmet à l'éther des vibrations que notre peau perçoit comme chaleur (chaleur rayonnante), notre rétine comme lumière. Or, la chaleur rayonnante et la lumière sont un même phénomène physique; la distinction que nous en faisons est purement subjective. La température du fer rouge diminuant, notre peau continuera à en ressentir la chaleur rayonnante, mais notre rétine ne sera plus impressionnée; le phénomène physique est cependant resté le même, il n'a fait que diminuer d'intensité. Le même phénomène donne donc à des organes divers des sensations qui ne sont pas comparables; de plus, un phénomène n'est pas nécessairement suivi d'une sensation. Si maintenant nous supposons une rétine mise à nu, elle transmettra aux centres des sensations lumineuses, non seulement après excitation par des rayons lumineux, mais encore après une excitation mécanique quelconque. C'est ce que l'on a constaté dans les opérations intéressant la rétine. Une expérience élémentaire, la production des phosphènes par la compression d'un point quelconque du globe oculaire, démontre bien cette propriété de la rétine. Tandis que cette compression nous donne par les nerfs centripètes de la sclérotique une sensation de douleur, nous percevons en outre des sensations lumineuses qui ne correspondent à aucun objet du monde extérieur et qui sont simplement dues à l'excitation mécanique de la rétine.

Le nerf optique ne transmet au cerveau que des sensations lumineuses; toute excitation mécanique ou électrique de ce nerf est perçue comme phénomène lumineux. Mais la lumière n'a d'action sur le nerf optique que par l'intermédiaire de la rétine. Le nerf lui-même n'est pas excitable par cet agent.

Siège précis de la sensibilité de la rétine. — Parmi les diverses couches de la rétine quelle est celle qui doit être soumise à l'action immédiate des rayons lumineux pour qu'il y ait sensation lumineuse? L'expérience déjà citée de Purkinje nous renseigne à cet égard. Cette expérience consiste à projeter l'ombre des vaisseaux rétiniens sur les parties de la rétine qui ne la reçoivent pas habituellement. Ces vaisseaux sont ainsi vus par l'œil en expérience. Ils sont situés dans les couches antérieures de la rétine (couche des fibres et des cellules multipolaires), leur ombre est portée sur les couches postérieures et est perçue par elles. C'est donc parmi celles-ci qu'il faut chercher la couche directement impressionnable. H. Müller a trouvé par le calcul que la distance existant entre les vaisseaux rétiniens et la surface qui reçoit leur ombre devrait être de 0ᵐᵐ17 à 0ᵐᵐ36. Or, la distance qui sépare les vaisseaux de l'extrémité postérieure des cônes et des bâtonnets est de 0ᵐᵐ2

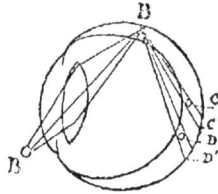

FIG. 260. — Expérience de Purkinje.

B, bougie placée à côté de l'œil, c'est-à-dire aussi latéralement que possible par rapport au centre de la cornée; — B, source lumineuse intérieure formée par les rayons lumineux que le cristallin concentre sur une partie très latérale de la rétine. — C. D, deux vaisseaux de la rétine (l'épaisseur de la rétine a été extrêmement exagérée ici pour la clarté du schéma). On voit que l'ombre de ces deux vaisseaux est projetée en D' et C'.

à 0ᵐᵐ3. Cette couche postérieure de la rétine est donc celle sur laquelle les points lumineux extérieurs doivent former leur foyer de réfraction pour être nettement perçus.

Variations locales de la sensibilité. — Nous avons vu, en étudiant la structure de la rétine, que les cônes et les bâtonnets ne sont pas répartis en proportions égales dans toute l'étendue de la rétine. Dans la tache jaune il n'existe que des cônes; à partir de ce point, leur nombre diminue tandis que celui des bâtonnets augmente. A ces différences dans la distribution des éléments terminaux dans les divers points de la rétine correspondent des différences dans l'acuité visuelle de ces divers points. L'acuité de la vision est d'autant plus grande que l'œil peut distinguer des points plus rapprochés angulairement. Or deux points ne peuvent être perçus comme distincts que s'ils viennent former leur image sur deux éléments rétiniens distincts. Donc plus ces derniers seront petits plus sera grande l'acuité de la vision. Helmholtz a trouvé expérimentalement que pour que deux points puissent être distingués ils devaient être séparés par un angle de 63" 75, soit 1 minute environ. Un tel angle correspond sur la rétine à un cercle de 4 μ,6 de diamètre. Or telle est à peu près la dimension que Kœlliker a trouvée pour les cônes de la tache jaune. Max Schultze a donné des chiffres plus faibles : 2 μ à 2 μ,5. Hirschmann a abaissé jusqu'à 50" l'angle minimum sous lequel deux points peuvent être vus distincts, angle qui correspond à un diamètre de 3 μ,65 sur la rétine. Wolkmann aurait démontré que les dimensions des cônes ne sont pas assez petites pour expliquer l'acuité visuelle, que deux points peuvent être distingués alors même qu'ils forment leurs images sur un même élément. Mais, d'après Helmholtz, on pourrait objecter à cette opinion que les deux points si rapprochés sont vus distincts, non pas simultanément, mais successivement dans un espace de temps très court par suite des déplacements continuels de l'œil.

Tache jaune. — Nous avons vu qu'au niveau de la tache jaune, l'épithélium sensoriel de la rétine n'est constitué que par des cônes. A cette constitution de la tache jaune correspond une particularité fonctionnelle. La tache jaune est le point de la rétine où l'acuité de la vision est de beaucoup la plus grande. On le démontre par une méthode tout analogue à celle du compas de Weber. Les pointes du compas sont ici remplacées par deux fils parallèles très fins. On les place à la distance maximum à laquelle ils puissent être distingués l'un de l'autre. En ce moment, leur image se forme sur la tache jaune, car nous amenons toujours à se former sur ce point l'image d'un objet que nous regardons avec attention. Si l'on déplace l'œil de manière à ce que

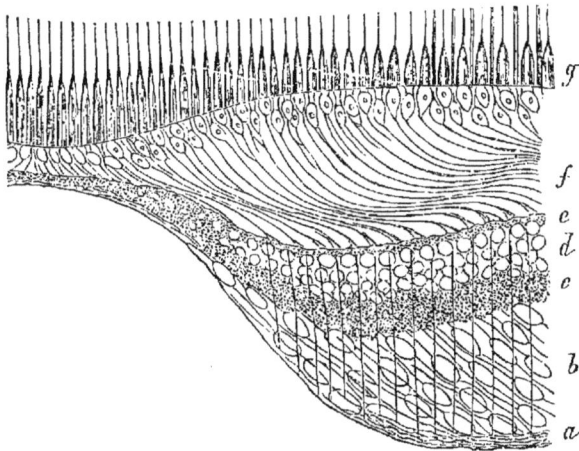

FIG. 261. — Moitié droite d'une coupe de la tache jaune et de la *fovea centralis*.

l'image des deux fils vienne se former vers l'équateur de l'œil, il faudra écarter les fils de cent cinquante fois leur distance primitive pour qu'ils ne soient pas confondus. L'acuité visuelle diminue très rapidement en dehors de la tache jaune, puis plus lentement jusqu'à la périphérie où elle atteint son minimum.

On appelle *ligne visuelle* (fig. 262), la ligne de direction qui passe par le centre de la fossette centrale. Cette ligne se compose de deux parties : la première va du deuxième point nodal à la fossette centrale; la seconde est une parallèle à la première et passe par le premier point nodal. Pour voir distinctement un point quelconque, on place l'œil de manière à ce que la ligne visuelle passe par ce point. La ligne visuelle ou axe visuel fait avec l'axe optique un angle de 5° (angle α); sa partie intra-oculaire est externe par rapport à ce dernier; sa partie extra-oculaire lui est interne. Les deux lignes visuelles ont donc une tendance à converger en avant des yeux.

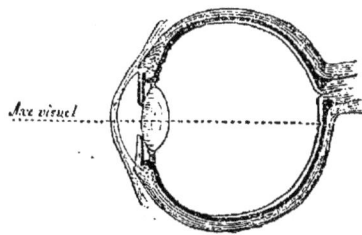

FIG. 262. — Axe visuel. (Charpentier.)

La tache jaune est large d'environ 2 millimètres, haute de $0^{mm},8$. Ces dimensions correspondent à un angle de 2 à 4 degrés dans le champ visuel. Mais, en réalité, l'angle dans lequel sont comprises les parties du champ visuel, vues simultanément avec netteté, est encore plus petit; en effet, la sensibilité rétinienne n'atteint son maximum que dans la fossette centrale large de $0^{mm},2$, ce qui correspond à un angle de 12'. Il semble que l'on vise simultanément avec netteté des objets compris dans un angle beaucoup plus ouvert; mais cela tient à la rapidité des mouvements de l'œil. Si, placé dans l'obscurité, on dirige son regard sur un livre que vient éclairer subitement une étincelle électrique, on ne distingue qu'un très petit nombre des caractères du livre.

Papille ou tache aveugle. — Un autre point spécial de la rétine est la papille du nerf optique; il n'existe en ce point que des fibres nerveuses (fig. 263). Nous avons déjà dit que ces fibres étaient insensibles à la lumière. Les images qui viennent se former sur la papille ne doivent donc pas être perçues, c'est ce que l'on démontre par l'expérience de Mariotte. Si l'on regarde attentivement avec l'œil droit la croix de la figure 264, on trouvera, par tâtonnements, qu'en plaçant son œil à une certaine distance, 1 pied environ, le cercle blanc de la figure disparaît et le fond paraît uniformément noir. Pour l'œil droit, le point qui disparaît à la vue est à droite; par suite du renversement des images, il correspond donc à une partie située à gauche de la tache jaune. On a établi, par le calcul, que ce point était bien la papille du nerf optique (tache aveugle). Donders a donné une démonstration directe du fait. Si l'on projette au moyen de l'ophthalmoscope l'image d'une

FIG. 263. — Papille du nerf optique et son image ophthalmoscopique. (Landolt.)

flamme sur la papille, cette image n'est pas perçue. L'insensibilité à la lumière de la tache aveugle ne se traduit pas par une sensation d'obscurité. Si nous répétons l'expérience de Mariotte avec deux cercles noirs sur un fond blanc, celui-ci paraîtra continu et la place occupée par le cercle noir que nous ne percevons pas nous paraîtra blanche. La tache aveugle ne donne aucune sensation, par conséquent la partie de l'espace qui vient se peindre sur elle n'existe pas pour nous au point de vue optique et les parties situées de part et d'autre sont vues comme continues.

Fig. 264. — Expérience de Mariotte.

Marche des rayons lumineux dans la rétine. — A l'état physiologique la rétine est transparente et les rayons lumineux la traversent pour aller agir sur les éléments de sa couche postérieure et cela sans impressionner les diverses couches autres que celle-ci. Les cônes et les bâtonnets sont en effet les seuls éléments sur lesquels la lumière agisse directement et sans intermédiaire. Tous les rayons lumineux qui traversent la rétine n'arrivent pas jusqu'à la couche postérieure; quelques-uns sont absorbés, particulièrement les rayons bleus et violets qui, au niveau de la tache jaune, sont arrêtés en partie par le pigment jaune diffus situé en avant des cônes et dans les autres parties de la rétine par les globules sanguins cheminant dans les capillaires de cette membrane. Chez les oiseaux et les reptiles, les globules colorés, rouges ou jaunes, que contiennent les cônes, doivent avoir une action absorbante analogue.

La lumière qui pénètre dans l'œil tombant d'avant en arrière et la transmission à travers la rétine se faisant d'arrière en avant, il est probable que la lumière n'agit sur la rétine qu'après avoir subi une réflexion. Mais quelle est la surface réfléchissante? On a regardé comme telle l'article externe des bâtonnets et des cônes, vu sa structure lamellaire. Mais est-ce là un état vital, ou un état déterminé par les réactifs?

Rôle du pigment dit choroïdien. — Rouget considère la couche de pigment rétinien comme un miroir noir qui réfléchit les rayons lumineux suivant leur direction d'incidence. En effet, le centre de courbure de la rétine coïncide à peu près avec le centre optique de l'œil. Les rayons lumineux passant par le centre optique sont normaux à la rétine, la direction du rayon réfléchi coïncide donc avec celle du rayon incident. Jusqu'à Rouget on avait considéré les pigments de l'œil comme simplement destinés à absorber les rayons lumineux après leur action sur la rétine. Il est bien certain que la choroïde absorbe beaucoup de rayons lumineux puisqu'elle nous paraît noire, mais il est certain qu'elle ne les absorbe pas tous puisqu'une image projetée sur elle est visible. Elle peut donc fort bien jouer le rôle de miroir que lui attribue Rou- get, mais il est probable aussi qu'elle a pour fonction d'absorber les rayons lumineux qui après une première réflexion ont déjà traversé la rétine sans avoir été transformés en agent nerveux. Dans ce rôle on peut comparer son action à celle de l'enduit noir dont on revêt l'intérieur des tubes des instru- ments d'optique. La théorie de Rouget nous paraît confirmée par l'existence du tapis de l'œil de beaucoup de mammifères. Le tapis est une surface réflé- chissante, visible par conséquent au fond de l'œil et situé à son pôle postérieur. Il est très probable que c'est lui qui permet aux chiens, aux chats, aux renards, etc., d'y voir avec une très faible quantité de lumière. Cette faible quantité est absorbée presque en entier par la choroïde noire de l'homme, mais dans les yeux munis d'un tapis les rayons sont réfléchis et la vision est encore pos- sible. Où le pigment est nécessaire, c'est à la face postérieure de l'iris et dans les parties antérieures de la choroïde. En effet, si ces parties n'absorbaient de pas la lumière, les rayons réfléchis par le tapis ou la choroïde seraient de nouveau renvoyés sur la rétine et troubleraient la netteté de l'image. De plus, la lumière venant de l'extérieur traverserait l'iris et la sclérotique et irait irriter la rétine. C'est ce qui a lieu chez les albinos. Outre son rôle de miroir, la choroïde a donc pour effet d'isoler l'œil de toute la lumière qui ne tombe pas sur la pupille.

Dans l'action de la lumière sur la rétine il faut tenir compte de la migration du pigment des cellules prismatiques qui recouvrent la rétine dans les pro- longements que ces cellules envoient entre les cônes et les bâtonnets. De cette migration, qui se produit sous l'influence de la lumière, il résulte que les élé- ments sensoriels de la rétine sont isolés les uns des autres au point de vue optique. Il est difficile de préciser l'utilité de cette disposition, mais elle paraît importante.

Photochimie de la rétine. — Pourpre rétinien. — Le mode d'action de la lumière sur la rétine est inconnu. Il y a là une transformation de mouve- ment de l'éther en agent nerveux. C'est là une manière de voir qui s'impose aujourd'hui que l'on admet les principes de conservation et de transformation des forces. On sait de plus que les forces se transforment en quantités équi- valentes (équivalent mécanique de la chaleur). Mais on ignore la nature des diverses forces, de même que le mode de transformation d'une force en une autre. Il ne peut donc être question de déterminer actuellement la manière dont les rayons lumineux agissent sur la rétine. Mais on sait que la transmis- sion par les nerfs présente à peu près les caractères d'un phénomène chimique se propageant de proche en proche tout le long du nerf. Pour cette raison il est intéressant de connaître les phénomènes chimiques qui ont lieu dans la rétine sous l'influence de la lumière. Il se produit constamment dans l'article externe des bâtonnets une matière colorante rouge que la lumière décolore. Pour l'observer il faut tuer un animal gardé quelque temps dans l'obscurité et examiner immédiatement sa rétine. Dans les premiers instants elle paraît pourpre, puis rose, enfin l'action de la lumière se continuant elle devient incolore. Si une image se forme sur une rétine chargée de pourpre rétinien, elle se photographie sur cette rétine. En effet, les parties éclairées de l'image décolorent le pourpre rétinien à l'endroit de la rétine où elles se forment, les parties obscures se décolorent beaucoup moins. Cette photographie rétinienne est appelée *optogramme*. La solution d'alun fixe le pourpre rétinien et permet ainsi de conserver les optogrammes. (Pour la préparation des optogrammes, voir *Traité technique* de Ranvier, page 967 et note.)

Il faut remarquer qu'un certain temps est nécessaire pour la formation des optogrammes, tandis que le phénomène de la vision est presque instantané. En outre, quand l'œil est exposé à une vive lumière, le pourpre rétinien est presque entièrement décoloré et il ne saurait y avoir formation d'optogrammes tels que ceux observés dans des rétines maintenues quelque temps dans l'obscurité. Remarquons aussi qu'il n'existe de pourpre rétinien que dans les bâtonnets; la tache jaune, lieu de la vision distincte, en est donc dépourvue. Il serait possible néanmoins que les cônes continssent une matière analogue au pourpre rétinien par ses propriétés, mais toujours incolore; ce n'est là qu'une hypothèse. En somme, le fait le plus remarquable dans l'étude du pourpre rétinien est qu'il existe dans la rétine un composé chimique que la lumière modifie et qui se régénère continuellement par le fait de la nutrition. Ce pourpre rétinien existe justement dans la couche de la rétine impressionnable à la lumière. Peut-être est-il un intermédiaire par lequel la lumière agit sur les éléments nerveux.

Vision droite. — Projection de l'image. — On a émis beaucoup de théories pour chercher à expliquer comment nous voyons les objets droits alors que les images rétiniennes sont renversées. Sous cette forme la question est mal posée. On suppose en effet que l'œil voit l'image qui se forme sur sa rétine, ce qui n'est pas. Pour établir la question sur ses véritables bases, il faut tâcher de comprendre le mécanisme des perceptions visuelles. L'œil est un organe qui nous renseigne à distance sur la forme des objets extérieurs et leur position. Or ces objets n'agissent sur lui que par les rayons lumineux qu'ils émettent. Ces rayons sont rectilignes; pour connaître leur direction, il suffira donc de connaître deux de leurs points. Il doit exister dans l'appareil visuel une disposition qui permette de résoudre ce problème. Dans les yeux composés des articulés l'étroit calibre des bâtonnets cristallins entourés de l'axe du bâtonnet, l'élément nerveux situé à la partie profonde de cet organe ne reçoit donc de rayons lumineux que suivant une direction toujours la même. L'impression marche d'une extrémité à l'autre de l'élément nerveux en agissant successivement sur des points contigus placés en série linéaire suivant l'axe de l'élément, et il est permis de supposer que c'est par ce mécanisme qu'est fournie la notion de la rectilignité des rayons lumineux. Nous trouvons dans l'œil des vertèbres une disposition tout analogue. Les cônes et les bâtonnets sont aussi des éléments rectilignes à travers lesquels l'action lumineuse se transmet d'une extrémité à l'autre et peut donner la notion d'un mouvement qui se propage en ligne droite. Ici il faut faire remarquer que les cônes et les bâtonnets sont séparés par les expansions pigmentées des cellules de revêtement de la rétine ; ils ne reçoivent donc de rayons lumineux que suivant leur axe. En somme, toute excitation d'un élément terminal réti- nien donnera l'impression d'un rayon lumineux dirigé suivant l'axe prolongé de l'élément. Or les cônes et les bâtonnets sont ordonnés suivant les rayons de courbure de la rétine dont le centre de courbure coïncide à peu près avec le centre optique du cristallin. Par conséquent les rayons lumineux des objets vus nettement arrivent suivant l'axe prolongé des cônes et des bâtonnets puisqu'ils passent par le centre optique (points nodaux) du cristallin. Les élé- ments terminaux de la rétine donnent alors l'impression de la direction réelle des rayons lumineux puisqu'ils sont adaptés à percevoir toute excitation comme dirigée suivant leur axe. Ce n'est donc pas l'image formée sur notre rétine, l'optogramme, que nous voyons, nous ressentons des vibrations lumi- neuses dont nous reportons (projection) la cause à l'extérieur, grâce à un mécanisme physiologique préétabli. La preuve en est que si nous fermons les yeux après avoir regardé quelques instants un corps brillant, nous le voyons encore dans sa position normale. Ce phénomène s'explique par la persistance d'une impression faite sur les éléments rétiniens qui en reportent toujours la cause à l'extérieur et dans le prolongement de leur axe. Une autre preuve de cette propriété physiologique des bâtonnets et des cônes est que le phosphène déterminé par la compression d'un point du globe oculaire apparait au point diamétralement opposé, c'est-à-dire dans le prolongement de l'axe des éléments excités.

Perception des couleurs. — Nous appelons *lumière blanche* la lumière que nous envoie directement le soleil. Au moyen de prismes nous pouvons décomposer cette lumière blanche en un certain nombre de lumières différentes qui produisent sur nous la sensation des couleurs. Notre appareil visuel à lui seul est incapable de distinguer dans la lumière blanche les couleurs compo- santes. Nous pouvons en conclure que nous ne percevons par la vue que des résultantes. Les couleurs du spectre sont simples. Au point de vue physique, une couleur simple est un ensemble de vibrations de même longueur d'onde et par conséquent de même vitesse et de même durée d'oscillation dans l'unité de temps. Les longueurs d'onde vont en diminuant du rouge au violet, par conséquent les vitesses et le nombre d'oscillations par seconde varient en sens inverse. Le rouge répond à 456 billions, le violet à 667 billions de vibrations par seconde. En deçà et au delà de ces chiffres les vibrations de l'éther ne sont pas perçues par nous sous la forme de sensation lumineuse. Le passage du premier nombre au second se fait unité par unité; par conséquent, les diverses couleurs sont réunies par des intermédiaires insensibles. Mais dans la lumière solaire il y a un très grand nombre de lacunes dans la série des vitesses d'os- cillation. Ces lacunes se traduisent dans le spectre par des raies obscures. Newton a compté 7 couleurs dans le spectre, mais on en distingue un nombre plus considérable. Helmholtz distingue : rouge orangé, jaune d'or, jaune, jaune vert, vert, vert bleu, bleu cyanique, bleu indigo, violet, ultra-violet.

Mélange des couleurs simples. Couleurs complémentaires. — Parmi les diverses matières colorantes, il en est qui reproduisent exactement les couleurs simples du spectre ; d'autres au contraire ne peuvent être reproduites que par la combinaison de certaines couleurs spectrales. Ce dernier fait et celui de la constitution de la lumière blanche, nous conduisent à étudier les effets produits sur notre appareil visuel par la composition des divers rayons du spectre. Pour que les impressions données par deux ou plusieurs rayons lumineux se composent en une seule, il faut que ces rayons agissent simultanément ou par une succession extrêmement rapide sur une même partie de la rétine. Les combinaisons suivantes :

Rouge Bleu verdâtre	Orangé Bleu cyanique	Jaune Indigo	Jaune vert Violet	Vert Pourpre

donnent l'impression du blanc. Dans chaque couple, l'une des couleurs est dite complémentaire de l'autre.

Rôle des cônes dans la perception des couleurs. — M. Schultze a émis l'opinion que la perception des couleurs était localisée dans les cônes, tandis que les bâtonnets pouvaient seulement nous permettre de distinguer les degrés d'intensité de la lumière sans nous donner de sensations de couleur. Cette théorie s'appuie sur les faits suivants : Chez l'homme, la distinction des couleurs se fait surtout dans la fossette centrale où il n'y a que des cônes. En dehors de cette région, certaines couleurs changent d'aspect et peuvent même disparaître complètement. Chez les animaux nocturnes, les cônes manqueraient complètement ; chez les oiseaux diurnes, les cônes existeraient seuls. Ils présentent, de même que chez les reptiles, au point de réunion de l'article interne avec l'article externe, un globule graisseux coloré en jaune, rouge, vert ou bleu. Il est très probable que ces globules ne laissent passer que la lumière dont ils donnent la couleur. — D'après ces divers faits, il est probable que les cônes jouent le principal rôle dans la perception des couleurs, mais aucun d'eux ne permet de refuser absolument aux bâtonnets toute participation dans cette perception.

Théorie de Young-Helmholtz. — Y a-t-il des éléments spéciaux pour la perception de chaque couleur? Anatomiquement, on ne peut donner de réponse ; les cônes, chez les mammifères, paraissent tous semblables entre eux. M. Young a cependant émis l'hypothèse qu'il existe dans la rétine trois genres d'éléments dont chacun perçoit une couleur spéciale, tandis qu'il est peu sensible aux autres couleurs. Cette hypothèse repose sur ce que les sensations de toutes les couleurs connues peuvent être données, d'après Young, par la combinaison de trois *couleurs fondamentales*, le rouge, le vert, le violet. Il existerait dans la rétine trois sortes de fibres nerveuses dont chacune serait spécialement excitable par l'une des couleurs fondamentales, les deux autres couleurs l'excitant aussi, mais avec une intensité beaucoup moindre. Les courbes de la figure 265 représentent le degré d'excitabilité de chaque ordre de fibres nerveuses pour chaque couleur fondamentale. Par exemple, la courbe R (fig. 265) représente une sensibilité maximum pour la lumière rouge et une sensibilité beaucoup moindre pour le vert et le violet. Quand la lumière rouge tombe sur la rétine, elle impressionne fortement les fibres du

FIG. 265. — Schéma de la théorie des couleurs de Young-Helmholtz.

rouge, faiblement les deux autres espèces de fibres : la sensation résultante est celle du rouge. — Les sensations de couleurs, autres que les trois couleurs fondamentales, sont données par l'excitation *simultanée* de deux ou trois ordres de fibres. Ces sensations peuvent varier à l'infini avec les rapports d'intensité des excitations. L'excitation égale des trois ordres de fibres donne l'impression du blanc.

Cécité des couleurs, Daltonisme. — La théorie de Young s'appuie sur les faits suivants : 1° On observe des sujets qui ne possèdent pas la faculté de distinguer une ou plusieurs des couleurs fondamentales. Cette cécité partielle pour les couleurs porte en général sur le rouge (Daltonisme). Dans ce cas, le rouge paraît obscur ; dans une couleur composée où il entre du rouge, la couleur complémentaire est seule visible : ainsi le blanc paraît vert bleuâtre. La cécité pour le vert ou pour le violet est beaucoup plus rare. — Ces faits de dyschromatopsie s'expliquent, dans l'hypothèse de Young, par l'absence ou la paralysie des éléments capables de percevoir telle ou telle couleur. 2° Après l'action de la santonine, tous les objets paraissent d'abord violets puis jaunes ; on explique ce fait en disant que la santonine, après une période d'excitation où tout paraît violet, paralyse les fibres du violet, la rétine ne peut plus être excitée que par les rayons verts et les rayons rouges dont la combinaison produit le jaune, en 3° On peut produire par la fatigue la cécité pour telle ou telle couleur ; on détermine un daltonisme passager en regardant longtemps avec des lunettes rouges. Dans ces deux cas, il y a abolition de la sensibilité pour telle ou telle couleur par fatigue des éléments qui la perçoivent.

Persistance des impressions lumineuses. — La durée pendant laquelle un rayon lumineux doit agir sur la rétine pour être perçu, est extrêmement courte (corps vus à la lumière d'une étincelle électrique jaillissant dans l'obscurité). Il est probable qu'il existe une période d'excitation latente pour l'action rétinienne comme pour l'action musculaire; mais elle est peu appréciable. La durée d'excitation de la rétine, correspondant à la période de contraction musculaire est, au contraire, très appréciable, $\frac{1}{5}$ à $\frac{1}{10}$ de seconde, suivant l'intensité de l'excitant. Elle peut être représentée par une courbe analogue à la courbe de contraction musculaire (période descendante plus longue que la période ascendante). Cette durée de l'impression rétinienne est prouvée par ce fait, que nous percevons comme continues des actions successives très rapprochées. C'est ainsi que les étoiles filantes nous paraissent produire une traînée de feu, etc... Il y a fusion des excitations rétiniennes comme il y a fusion des secousses musculaires dans le tétanos expérimental : la sensation produite par une excitation dure encore quand la deuxième excitation vient agir. Un appareil connu, le *phénakisticope*, repose sur cette persistance des impressions rétiniennes : il consiste essentiellement en un disque sur la périphérie duquel on a peint un animal quelconque aux différents moments du saut ou de la course. En faisant tourner le disque avec une vitesse suffisante, l'animal paraît courir ou sauter. Si le disque tournant porte sur fond noir un point *blanc*, celui-ci donne l'impression d'une ligne circulaire *grise*, pour une vitesse suffisante du disque, la lumière réfléchie par le point blanc paraît se distribuer à toute la ligne circulaire qu'il trace et qui paraît grise. Dans ce cas, la répartition de cette lumière, par rapport à son action sur la rétine, se fait d'après la loi suivante : *Quand un point de la rétine est impressionné par une lumière qui subit des variations périodiques et régulières, et que la durée de la période est suffisamment courte, il se produit une impression continue pareille à celle qui se produirait, si la lumière émise pendant chaque période était distribuée d'une manière égale dans toute la durée de la période* (Helmholtz).

Modifications de l'excitabilité. Images consécutives, positives et négatives. — La persistance des impressions lumineuses se traduit encore par l'apparition des *images accidentelles*. Si nous regardons, même pendant un temps très court, un objet suffisamment éclairé (tel qu'une flamme), puis que nous fermions les yeux, nous voyons encore son image pendant un certain temps. Cette image est *positive*, c'est-à-dire que les parties claires dans l'objet sont claires dans l'image. L'excitabilité de la rétine au point où s'est formée l'image positive est modifiée, de telle sorte que si, pendant que l'image positive persiste, nous ouvrons les yeux à une lumière modérée, nous percevons, après avoir fermé les yeux de nouveau, une seconde image dans laquelle les parties claires de l'image positive sont obscures et *vice versa*. C'est là l'image négative. La rétine ayant été excitée une première fois en quelques-uns de ses points, ceux-ci ont perdu de leur excitabilité (fatigue), et quand ils sont de nouveau frappés par la lumière, ils répondent à cette excitation proportionnellement à leur degré de fatigue. Les parties de la rétine très éclairées dans l'image positive sont les plus fatiguées ; elles répondront moins vivement à une excitation nouvelle, d'où une sensation d'obscurité relative.

Images complémentaires des objets colorés. — Si nous fatiguons notre rétine en regardant longtemps un objet coloré, un cercle rouge, par exemple, puisque nous jetons les yeux sur une surface blanche, nous voyons apparaître sur celle-ci un cercle bleu verdâtre pâle, couleur complémentaire du rouge. Ce fait, dans la théorie de Young, s'explique par une paralysie des fibres du rouge ; dans cet état, nous ne percevons plus dans la lumière blanche que les rayons violets et verts dont le mélange donne la couleur bleu verdâtre.

Contraste successif et simultané des couleurs. — Si après avoir fatigué notre rétine par une couleur quelconque, nous regardons, au lieu d'une surface blanche, une surface colorée, il se produira, suivant la coloration de celle-ci, les phénomènes suivants : 1° si la seconde surface est de la couleur de la première (couleur primaire), rouge, par exemple, les fibres du rouge étant fatiguées, seront peu impressionnées ; celles du vert et du violet le seront peu également, on aura l'impression d'une nuance grisâtre faible ; 2° si la seconde surface est de couleur complémentaire de la première, soit bleu verdâtre, la première étant rouge, cette couleur complémentaire paraîtra plus intense qu'elle ne l'est en réalité. Seules, en effet, les fibres du vert et du violet seront excitées, celles du rouge étant inexcitables par suite de la fatigue. — Plusieurs autres cas peuvent se présenter ; connaissant l'hypothèse de Young et les couples de couleurs complémentaires, il sera facile de les expliquer. Dans les cas précédents, il y a influence d'une couleur que l'on vient de regarder sur une seconde couleur que l'on regarde ensuite : *contraste successif*. Il y aura *contraste simultané* si l'on observe simultanément deux surfaces juxtaposées colorées différemment. Si l'une de ces couleurs est complémentaire de l'autre, l'intensité de chacune d'elles paraîtra augmentée, comme nous l'avons expliqué plus haut ; les deux couleurs se marieront bien et l'impression produite sera agréable (rouge et vert, jaune et bleu). Deux couleurs qui ne sont pas complémentaires se nuisent réciproquement par la même raison (vert et bleu, etc...). On appelle les premières couleurs *harmoniques*, les secondes, couleurs *dysharmoniques*.

Phénomènes entoptiques subjectifs. — A côté de ces causes extérieures des modifications de l'excitabilité rétinienne, il existe des causes internes qui donnent lieu à des perceptions entoptiques subjectives. En fermant les yeux, nous voyons une sorte de fourmillement de points lumineux ne répondant à aucun objet extérieur et dus à l'ébranlement causé à la rétine par la circulation dans les vaisseaux rétiniens et à d'autres causes moins connues. Ces phénomènes peuvent prendre une grande intensité dans certains cas pathologiques (hallucination).

Phénomènes provenant de la tache jaune. — Quelques observateurs ont pu voir, dans des conditions particulières d'éclairage, la tache jaune de leurs propres yeux, ou, pour mieux dire, une tache se distinguant par sa couleur du reste du fond du champ visuel et apparaissant sur le point fixé par l'œil, c'est-à-dire dans la direction que prend la tache jaune dans la vision attentive. Le phénomène n'a pas encore reçu d'explication.

Irradiation. — Les surfaces fortement éclairées paraissent plus grandes qu'elles ne le sont en réalité. De deux carrés égaux, placés l'un à côté de l'autre, l'un noir, l'autre blanc, ce dernier semblera plus grand que l'autre. C'est là le phénomène de l'irradiation. Quand l'accommodation n'est pas exacte, l'irradiation est exagérée, c'est ce qui a lieu pour un œil myope regardant une maison blanche éclairée par le soleil. Tous les phénomènes d'irradiation se réduisent à ce fait que les bords des surfaces éclairées paraissent s'avancer dans le champ visuel et empiéter sur les surfaces obscures qui les avoisinent. (Helmholtz.) — L'irradiation ne doit pas être attribuée à une sorte de propagation de l'excitation d'une partie de la rétine aux parties voisines.

FIG. 266. — Irradiation.

Voici l'explication qu'en donne Helmholtz : Dans l'accommodation la plus exacte, il existe aux bords de l'image rétinienne de petits cercles de diffusion qui forment autour d'elle une sorte de pénombre. Nous rattachons cette pénombre à la surface éclairée qui paraît ainsi agrandie, non à son pourtour obscur. La cause en est que la sensation croît beaucoup moins vite que l'excitation (avec son logarithme, loi psycho-physique de Fechner). Pour des degrés d'excitation dont l'intensité augmente très rapidement, la sensation ne sera pas beaucoup plus vive. Il en résulte que nous ne faisons pas une grande différence entre les parties éclairées d'une image et la pénombre qui les entoure.

IV. — PERCEPTIONS VISUELLES. — VISION BINOCULAIRE

Perceptions visuelles.
Image double, vision simple. — Diplopie.
Théorie des points identiques. — Horoptère.
Mouvements et muscles de l'œil.
Sensation du relief. — Stéréoscope, pseudoscope.
Concurrence de deux champs visuels.

Perceptions visuelles. — Connaissant les différentes causes d'excitation de la rétine et les sensations qu'elles nous donnent, il nous faut rechercher comment nous interprétons ces sensations, quelle est, en un mot, l'utilité pratique du sens de la vue. L'observation nous montre que pour toute sensation lumineuse quelle que soit sa cause (lumière extérieure, cause mécanique extérieure ou intérieure), nous nous figurons toujours l'existence, dans le champ visuel, d'objets tels qu'ils devraient s'y trouver pour produire la même impression sur l'appareil nerveux lors de l'excitation normale et ordinaire de l'œil (Helmholtz). Il faut chercher l'explication de ces faits dans l'adaptation continuelle de la rétine à un même usage. La rétine a pour fonction spéciale la sensibilité aux rayons lumineux. Leur action continuelle a produit sur elle un double résultat : 1° toute excitation de la rétine est perçue comme cause lumineuse ; 2° la connaissance des objets extérieurs à l'œil étant seule nécessaire, nous n'avons jamais prêté attention qu'aux phénomènes déterminés sur la rétine par ces objets extérieurs agissant par les rayons lumineux qu'ils émettent. C'est ce qui explique que nous considérons comme située à l'extérieur, que nous *extériorons*, toute cause d'excitation de la rétine. Ainsi les mouches volantes nous paraissent situées dans le monde extérieur, nous commettons une erreur en extériorant des apparences entoptiques, erreur qui n'est évidemment pas due à la rétine, simple appareil récepteur, mais à l'intelligence qui se trompe sur l'interprétation de la sensation. En effet, nous ne pouvons pas plus reconnaître la position relative de la cause excitante qu'un amputé ne peut s'empêcher de reporter à l'extrémité du membre qui lui manque, la douleur que lui cause son moignon. Les deux phénomènes sont absolument de même ordre, nous sommes habitués à ce que nos sensations rétiniennes soient dues à des causes extérieures, de même que l'excitation de certaines fibres du nerf médian est due à des actions portées sur les extrémités des doigts auxquelles se rendent ces fibres. Quand il y a excitation par des causes insolites (causes mécaniques pour l'œil, excitation d'une fibre sur un point de son trajet pour le nerf sensitif), nous faisons nécessairement une erreur d'interprétation. Dans la lutte pour l'existence nous n'avons besoin de connaître par la vue que les corps extérieurs, aussi nous ne prétons attention à nos sensations visuelles qu'autant que nous pouvons les utiliser pour reconnaître des objets extérieurs. Nous sommes habitués à faire abstraction au contraire de toutes les parties de nos sensations qui n'ont pas de signification relativement aux objets extérieurs. Par exemple, nous ne nous apercevons pas que tous les objets situés en deçà ou au delà du point où nous fixons notre regard paraissent en réalité doubles; pour avoir conscience de ce phénomène, il faut s'exercer à le reconnaître. Nous ne jugeons pas toujours exactement d'après les renseignements fournis par notre rétine, bien que ces jugements visuels soient inconscients puisqu'on les fait sans connaître les lois de l'optique. Ainsi, par exemple, quand nous regardons marcher quelqu'un, nous ne remarquons pas les oscillations verticales et latérales de sa démarche; ces mouvements secondaires ne présentant pas d'importance au point de vue pratique, nous en venons à ne plus les voir. Mais sans chercher à les reconnaître, nous les distinguons parfaitement quand nous regardons avec une lunette donnant des images renversées, tout simplement parce que ce nouvel aspect ne nous est pas familier et que notre expérience n'y est pas applicable. — Il faut enfin distinguer dans les notions fournies par la vue, ce qui provient de la sensation et ce qui est dû à l'expérience acquise. Celle-ci nous apprend à traduire les données fournies par la vue. La connaissance du relief d'un objet, la distinction des plans dans lesquels se trouvent les différentes parties d'un paysage, la notion d'espace, etc., sont toutes dues à l'expérience. La rétine reçoit des images plus ou moins grandes, plus ou moins colorées, etc. ; en un mot, elle ne nous fait connaître immédiatement que les qualités de la sensation lumineuse. Mais tous les autres renseignements fournis par la vue sont dus à l'éducation de ce sens par le toucher, qui nous a appris à quelles formes réelles et à quels rapports de position correspondent diverses particularités (ombres, grandeur) de la sensation visuelle.

Image double. — Vision simple. — Quand nous fixons notre regard sur un objet il nous paraît simple, mais tous les objets situés en deçà ou au delà du point fixé nous paraissent doubles. Pour bien nous rendre compte de ces faits prenons, par exemple, deux crayons et observons-les en les plaçant l'un derrière l'autre à une certaine distance de nos yeux. Si nous fixons le plus rapproché il nous paraîtra simple, et le plus éloigné nous donnera deux images situées l'une à droite, l'autre à gauche du premier. En fermant l'œil droit nous cesserons d'apercevoir l'image de droite et *vice versa*. Dans ce premier cas les images sont *homonymes* ou *directes*. Si, au contraire, nous fixons le crayon le plus éloigné, ce sera le plus rapproché qui nous paraîtra double, mais si nous fermons l'œil droit c'est alors l'image de gauche qui disparaîtra ; c'est donc l'œil droit qui voyait cette image. Dans ce second cas les images sont *croisées*. Nous avons défini la ligne visuelle, elle va de l'objet fixé à la *fovea*. Regarder un point c'est donc faire converger les lignes visuelles de ses deux yeux de manière à ce qu'elles se coupent en ce point. Dans ce cas, en effet, l'image du point se fait dans chaque œil sur la *fovea*. L'angle formé par les deux lignes visuelles (que l'on appelle aussi axes optiques, bien qu'elles ne se confondent pas ainsi que nous l'avons dit avec l'axe optique de l'œil) est appelé *angle optique*. Tout point situé dans l'intérieur de l'angle optique sera vu par l'œil droit à gauche du point fixé et par l'œil gauche à droite (images croisées); tout point situé dans l'angle opposé par le sommet à l'angle optique sera vu à droite du point fixé par l'œil droit, à gauche par l'œil gauche (images directes). — Les images doubles directes ou croisées ne sont pas nettes car elles ne se forment pas sur la tache jaune. — Si tout en fixant notre regard sur un objet, nous déplaçons un de nos yeux avec le doigt, l'objet nous apparaît double, il y a *diplopie*. En déplaçant un de nos yeux nous avons en même temps dépassé son axe optique et par suite l'objet regardé ne se trouve plus au sommet de l'angle optique, condition de la vision simple. Le strabisme en détruisant la convergence des axes optiques amène la diplopie.

En somme, il y a vision simple quand les deux axes optiques convergent au point de fixation, vision double quand ils ne convergent pas en ce point;

mais cette proposition n'est absolument vraie que pour des yeux normaux, on a observé des cas de strabisme auxquels elle n'était pas applicable. Plusieurs théories sont encore en présence pour l'explication de la vision simple avec les images doubles.

Théorie des points identiques. — On appelle *points identiques* ou *correspondants* les points de chaque rétine qui, impressionnés simultanément par un même point lumineux, le font voir simple. Par exemple les centres des deux *fovea*. Dans ce cas, les deux points sont situés à l'extrémité rétinienne des deux axes optiques convergeant au point fixé. Le point de fixation restant le même si nous considérons tout autre point situé dans le champ visuel et vu comme simple, il est évident que ce point formera son image sur la moitié

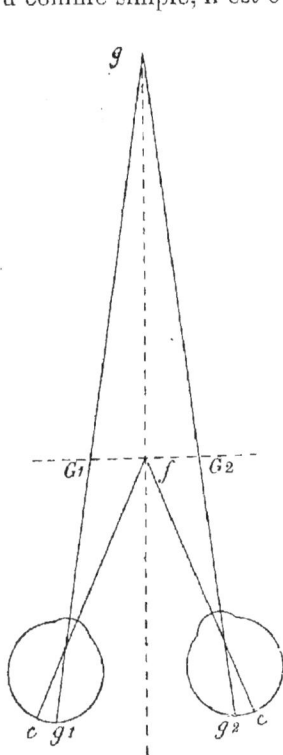

FIG. 267. — Expérience des points identiques.

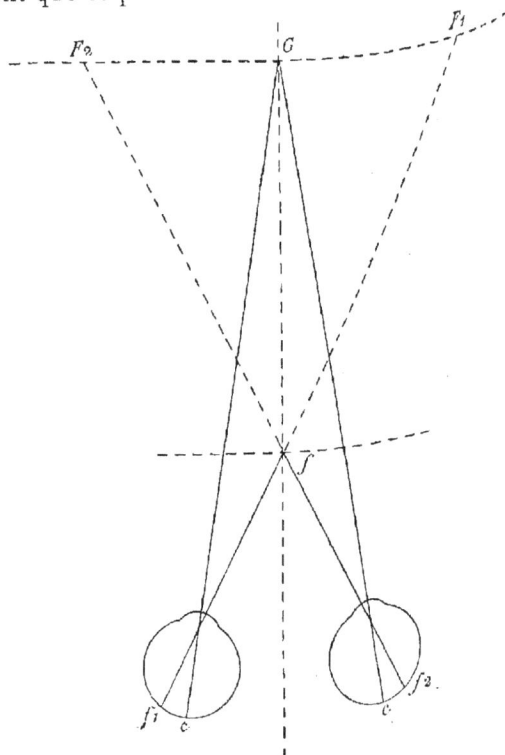

FIG. 268.

gauche des deux rétines, s'il est situé à droite dans le champ visuel et sur les parties inférieures ou supérieures des deux rétines, s'il est situé en haut ou en bas. On détermine ainsi les points correspondants des deux rétines, et si l'on superpose deux rétines, il est évident que les points coïncideront exactement.

Dans la théorie des points identiques pour expliquer la vision simple avec les images doubles, on suppose que deux éléments correspondants (deux points identiques) sont en rapport avec deux fibres nerveuses qui se fusionnent en une seule au niveau du chiasma des nerfs optiques et transmettent ainsi une sensation unique. Mais cette fusion de deux fibres en une seule n'a pas été observée. Les phénomènes de l'hémiopie (qui consistent à ne plus voir la moitié gauche ou la moitié droite des objets) portent à admettre que chacun des nerfs optiques forme la moitié correspondante de chacune des rétines (le nerf optique droit donnant la moitié droite de chaque rétine). On a voulu en tirer des conclusions favorables à la théorie des points identiques. Mais, en admettant comme démontrée une telle constitution des deux rétines, on n'explique en rien la fusion des images qui pourrait peut-être se produire par la fusion en une seule de deux fibres correspondantes, mais non par le rapprochement de ces deux fibres dans le même tronc nerveux. — L'expérience dé-montre que dans certains cas les images formées sur des points correspondants des deux rétines peuvent donner des sensations séparées. Ce fait est démontré par l'expérience suivante de Wheatstone. On regarde dans un stéréoscope les deux systèmes de lignes de la figure... G est vu avec l'œil gauche, D avec l'œil droit. Les lignes A B et A' C sont parallèles et également distantes deux à deux. Or, si dans le stéréoscope on fixe les lignes A et A' elles se fusionnent en une seule ligne ; il en est de même de B et de B', tandis que C paraît isolé. Ainsi B et C sont vus doubles quoique leurs images tombent sur des points correspondants des deux rétines.

FIG. 269. — Expérience de Wheatstone.

La théorie des points identiques suppose que chaque élément rétinien forme avec l'élément correspondant de l'autre rétine une sorte de couple qui possède la propriété *innée* d'unifier les deux excitations causées par un même point extérieur (théorie nativistique). Mais outre qu'elle n'a pas de base anatomique (il n'y a pas de fusion de deux fibres du nerf optique), cette théo-rie considère comme primitif un phénomène qui paraît être bien plutôt une conséquence de l'expérience. Dans cette seconde hypothèse les points iden-tiques ne sont plus nécessairement les points qui coïncident dans la superposi-tion des deux rétines, ce sont les points qui dans chaque rétine reçoivent les rayons émis par un même point lumineux. Ainsi compris le sens du terme « points identiques » peut être étendu aux yeux strabiques non affectés de diplo-pie. On a observé, en effet, des cas de strabisme invétéré dans lesquels la vision bien que se faisant avec les deux yeux était simple. Dans ces cas, cependant, il n'y avait pas de points identiques au sens admis dans la théorie nativistique, mais les malades avaient appris par expérience à considérer comme émis par un même point lumineux les rayons qui venaient frapper certains éléments déterminés dans chaque rétine. Ces éléments étaient devenus des éléments correspondants, et cependant, ils n'eussent pas coïncidé dans la superposition des rétines. A la condition de voir double ces mêmes malades pouvaient sup-primer leur strabisme. Dans ce cas, en effet, les deux images d'un même point ne se formaient plus sur les points devenus correspondants de ces rétines à direction normale. Un élément rétinien est donc lié au point de vue de la perception à un élément de l'autre rétine, mais cette liaison n'est pas innée, elle est consécutive à l'expérience. Elle existe surtout pour les deux *fovea* qui sont des organes de position et de fonction parfaitement déterminées dans l'espèce humaine. Il est probable que l'hérédité a rendu instinctive chez nous la correspondance physiologique des deux *fovea* et que nous ne sommes plus obligés d'apprendre à la connaitre par l'expérience.

Horoptère. — Quand nous fixons un point quelconque il existe une infinité d'autres points dont l'image vient se former sur des points correspondants des deux rétines. L'ensemble de ces points est appelé *horoptère*. On peut donc définir celui-ci : *la figure qui renferme tous les points de l'espace vus simples dans une position déterminée des deux yeux.* Helmholtz a déterminé géométriquement l'horoptère pour un certain nombre de cas, voici les principaux :

1° *quand les axes optiques sont parallèles et dirigés en avant* (regard à l'infini) l'horoptère est un plan parallèle au plan de mire (plan passant par les deux axes optiques) et passant par les points d'intersection des deux méridiens verticaux physiologiques des deux rétines. Ces méridiens ne sont pas parallèles, mais prolongés vont se couper à 1ᵐ 60 environ au-dessous du plan de mire. Dans ce cas, l'horoptère est donc représenté par un sol plan, tous les objets situés sur ce sol sont donc vus simples, ce qui explique la sûreté de la marche.

2° *dans la convergence symétrique des yeux* l'horoptère est un cercle qui passe par le point fixé et le point nodal de chaque œil. Ces trois points forment un triangle inscrit dans le cercle horoptérique. Tous les angles ayant leur sommet à la circonférence et leurs côtés passant par les points nodaux seront égaux, leurs points d'intersection avec les deux rétines seront toujours également distants; il est facile de voir que ces points sont des points identiques. — C'est là un horoptère horizontal. Il existe aussi un horoptère vertical ou méridien comprenant tous les points qui vont former leur image suivant les méridiens de la rétine. Cet horoptère vertical est une verticale au plan de l'horoptère horizontal déjà indiqué. — Dans les cas de convergence insymétrique des deux yeux l'horoptère est une courbe plus ou moins compliquée et, dans certains cas, à double courbure, c'est-à-dire comprise dans plusieurs plans différents.

Mouvements et muscles de l'œil. — Le champ de la vision distincte est très peu étendu puisqu'il est représenté pour chaque œil par un tronc de cône irrégulier compris dans l'angle déterminé par la tache jaune et les bords de la pupille. Aussi l'œil possède-t-il un appareil musculaire qui lui permet de se déplacer avec une rapidité et une précision suffisantes pour procurer dans un temps très court des renseignements sur tous les objets environnants et qui fait de lui le plus important des organes des sens dans la lutte pour la vie.

Dans l'étude des mouvements de l'œil il faut étudier l'organe mû : le globe oculaire, et les organes moteurs : les muscles.

1° *Globe de l'œil au point de vue mécanique.* — Il forme avec la capsule graisseuse une véritable énarthrose. Sa partie *articulaire* est sensiblement sphérique. Le *centre de rotation* de l'œil est situé à 10ᵐᵐ957 en moyenne en arrière du plan mené par le bord de la cornée, à 10 millimètres environ en avant de la face postérieure de la sclérotique. Le centre de rotation est le point d'intersection de tous les axes de rotation de l'œil. Parmi le nombre infini de ces axes on prend comme points de repère : l'axe antéro-postérieur, l'axe vertical, l'axe transversal, tous perpendiculaires entre eux. On appelle *ligne de regard* la droite qui joint le point fixé au centre de rotation, *plan de regard* le plan passant par les deux lignes de regard. 1° on appelle *position primaire* de l'œil celle dans laquelle les deux lignes de regard sont parallèles, l'œil regarde alors à l'infini. Cette position étant prise comme point de départ les mouvements du globe de l'œil seront théoriquement les suivants; 2° passage aux *positions secondaires*. a) l'œil tourne autour de son axe transversal, le plan de regard se déplace de haut en bas et fait avec sa position primaire un angle dit de *déplacement vertical* ou *angle ascensionnel*. — b) l'œil tourne autour de son axe vertical, la ligne de regard se déplace de dedans en dehors et réciproquement, elle fait avec sa position primaire un angle dit de *déplacement latéral*; 3° passage aux *positions tertiaires*. Ce sont les mouvements de rotation de l'œil autour de son axe antéro-postérieur.

L'expérience a montré que les mouvements de l'œil, à partir de la position primaire et sauf les mouvements de rotation, s'effectuent autour d'axes situés dans le plan équatorial (plan vertical passant par l'axe transversal), de sorte que la ligne de regard est toujours perpendiculaire à l'axe de rotation (loi de Listing). — Les mouvements de rotation sont impossibles dans la position primaire des yeux (en effet, ils ne correspondraient à aucun déplacement de l'image sur la rétine), ils se font toujours concurremment avec des mouvements angulaires.

2° *Action des muscles.* — Tels sont les principes généraux, reconnus par l'expérience, d'après lesquels se font les mouvements du globe oculaire. Etudions maintenant l'action de chacun des muscles, organes de ces mouvements. — On appelle axe de rotation des muscles de l'œil l'axe suivant lequel se fait la rotation du globe oculaire, quand un de ses muscles moteurs se contracte seul.

L'axe de rotation des *droits interne et externe* coïncide à peu près avec l'axe vertical de l'œil, celui des *droits supérieur et inférieur* est horizontal, oblique en avant et en dedans; il fait avec la ligne de regard un angle de 70° environ.

Celui des *grand* et *petit obliques* est également horizontal et oblique en avant et en dehors; il fait avec la ligne de regard un angle d'environ 30°. — La loi de Listing, basée sur l'expérience, établit que tous les mouvements de l'œil, sauf les mouvements de rotation, se font autour d'axes situés dans le plan équatorial. Or l'axe de rotation des droits interne et externe est seul situé dans ce plan. On peut donc en conclure que tous les mouvements de l'œil, sauf les déplacements en dedans et en dehors, sont dus à l'action simultanée de plusieurs muscles. La convergence des deux yeux est une condition essentielle de la vision ; aussi, nous n'avons appris à faire exécuter à nos yeux que les mouvements dans lesquels les deux lignes de regard se coupent au point fixé. Il est cependant évident qu'il n'y a aucun obstacle mécanique à ce que l'un de nos yeux se tourne vers la droite, tandis que l'autre se tournera vers la gauche, et c'est là un résultat auquel on peut arriver par l'exercice ; mais primitivement ces mouvements nous sont impossibles, parce qu'ils ne nous sont pas habituels. Dans les yeux normaux, l'accommodation se fait toujours pour la distance où se trouve l'objet sur lequel convergent les deux lignes de regard. Quand ces lignes sont parallèles, il n'y a pas d'accommodation (repos de l'œil) ; quand elles convergent, l'accommodation se fait pour un point d'autant plus rapproché que la convergence est plus grande.

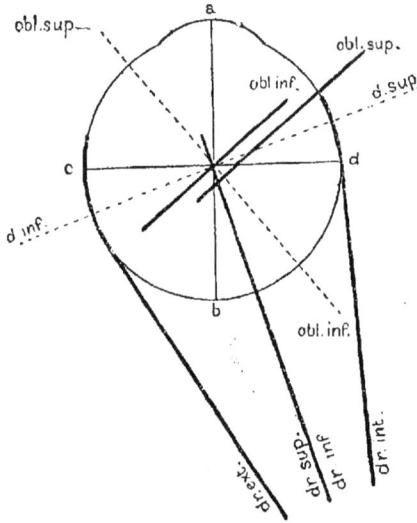

FIG. 270. — Schéma des insertions et des axes de rotation des muscles de l'œil.

Les axes sont représentés par les lignes ponctuées, sauf ceux des droits externe et interne qui, étant perpendiculaires au plan du papier, ne peuvent se voir. (D'après Fick.)

Sensation du relief. — La perception du relief n'est autre que celle des différences de distance que présentent les diverses parties d'un objet. La vision monoculaire ne nous fait connaître que la direction dans laquelle se trouve le point que nous voyons. Ce point peut se mouvoir sur la ligne visuelle, sans qu'aucun changement se produise dans l'œil, sauf le changement d'accommodation qui n'est sensible que pour les petites distances. La vision monoculaire ne nous fait donc connaître que la direction de divers points, non leurs différences de distance par rapport à notre œil. Mais dans le cas de la vision monoculaire, certains signes accessoires et certains faits d'expérience peuvent nous donner des renseignements à ce sujet. Examinons donc ce que nous pouvons savoir de la distance, quand nous regardons avec un seul œil et sans déplacer la tête, des objets assez éloignés pour que leur observation ne demande aucun effort sensible d'accommodation. Dans ces conditions, nous utilisons, pour nous rendre compte de la distance : 1° la connaissance préalable que nous avons de la grandeur des objets. Ce mode de détermination de la distance n'est évidemment applicable qu'à des objets connus de taille peu variable, tels que des hommes, des animaux domestiques ; 2° la forme des objets. Quand nous voyons au loin deux collines, dont l'une masque l'autre, ce partie, nous en concluons qu'elle est en avant de cette dernière, parce que d'après ce que nous savons de la forme générale des collines, l'aspect que nous observons ne peut être expliqué autrement; 3° distribution de l'ombre et de la lumière. Quand nous voyons une surface éclairée, nous concluons que le corps éclairant se trouve en avant de la surface. — Ces divers modes d'appréciation de la distance supposent de l'expérience acquise. Il en est d'autres qui reposent sur des *sensations déterminées : 1° L'accommodation.* C'est un mode très imparfait de l'appréciation des distances, seulement applicable aux objets suffisamment rapprochés et qui n'atteint une exactitude suffisante que par un examen spécial. L'accommodation ne joue donc ici qu'un rôle secondaire. — 2° *Le changement d'aspect des corps suivant le point de vue d'où on les observe. a).* — Si nous regardons un objet avec un seul œil et que nous nous déplacions par rapport à cet objet, nous le verrons sous des aspects successifs différents. Comparant alors les images successives que nous percevons nous en concluons la forme de l'objet. Cette conclusion n'est du reste possible que grâce à l'éducation de la vue par le toucher qui seul primitivement peut nous donner la sensation de solidité. — Le déplacement total, la locomotion, n'est généralement appliqué qu'à l'appréciation du relief d'objets de grande taille et de forme irrégulière, un bloc de rocher, par exemple. En en faisant le tour, nous voyons apparaître successivement des parties nouvelles, de même qu'en déplaçant notre œil par rapport à des objets plus petits. Dans les deux cas, notre œil reçoit des images successives d'un même objet et c'est leur comparaison, tout à fait inconsciente en général, mais raisonnée dans les cas auxquels notre expérience ne trouve pas à s'appliquer, qui nous donne la sensation du relief des corps solides.

b). — Dans la vision normale, c'est-à-dire binoculaire, les phénomènes sont essentiellement les mêmes. L'un de nos yeux ne reçoit pas d'un objet suffisamment rapproché une image identique à celle que reçoit l'autre ; nous comparons donc deux images différentes, simultanées d'un même objet ; l'impression est naturellement plus nette que dans la perception d'images successives (vision monoculaire avec déplacement de l'œil). Les preuves que la sensation du relief est bien due à la perception simultanée de deux images différentes d'un même objet, sont les suivantes : 1° Un tableau ne nous donne la sensation du relief des objets qu'il représente que dans une certaine mesure : étant dessiné sur un plan, il forme deux images rétiniennes semblables. L'illusion relative de relief qu'il nous donne est due à l'emploi de signes qui, dans la vision des objets naturels, contribuent à nous donner la notion du relief et dont les principaux sont l'ombre portée, la dégradation des teintes et les différences de taille d'objets connus, suivant la distance. — 2° Le *stéréoscope* donne la meilleure démonstration que la comparaison d'images différentes simultanées d'un même objet est la cause de la sensation du relief. Le principe de cet instrument est la fusion dans la vision binoculaire de deux images qui représentent l'une un objet tel qu'il est vu par l'œil droit; l'autre le même objet tel qu'il est vu à la même distance par l'œil gauche. La fusion des deux images donne une sensation de relief très frappante et à laquelle on ne peut se soustraire, bien que l'on sache que les deux images sont planes. Le stéréoscope actuellement employé, dû à Brewster, est formé d'une boîte en bois dont l'une des faces porte deux prismes triangulaires minces, à section isocèle et opposés par leur angle le plus aigu. Sous chaque prisme au fond de la boîte est placée une photographie stéréoscopique (chacune d'elles obtenue en donnant à l'axe optique de l'objectif de la chambre noire l'inclinaison qu'aurait l'axe optique de l'œil du même côté pour la distance de l'objet considéré; il y a donc une image destinée à l'œil gauche et une autre destinée à l'œil droit). Chaque

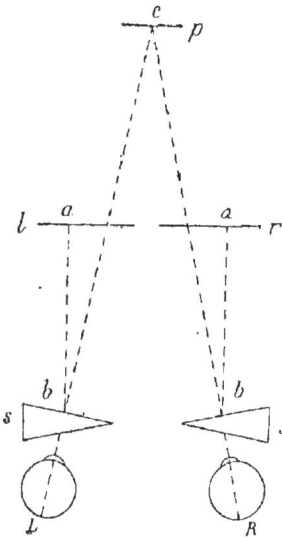

FIG. 271. — Schéma du stéréoscope de Brewster.

point d'une photographie envoie à travers le prisme correspondant des rayons lumineux qui divergent à leur sortie du prisme. Pour un œil placé au-dessus du prisme, ces points seront vus dans la direction du rayon réfracté. Les prolongements des rayons réfractés par chacun d'eux iront se couper en un même point qui sera la représentation des points similaires des deux photographies. — La comparaison des deux images rétiniennes, au point de vue du relief, est d'une précision merveilleuse. Si l'on regarde au stéréoscope deux médailles frappées au même coin, mais de métaux différents, l'image résultante paraît convexe et oblique, diffère uniquement par suite de la minime différence de relief des médailles due à l'inégale dilatabilité des deux métaux. — Si dans un stéréoscope on met à droite l'image stéréoscopique gauche, et réciproquement, le relief sera renversé, c'est-à-dire que les saillies apparaîtront en creux et

vice versa. L'explication de ce fait est facile. Supposons que l'image stéréoscopique représente un livre à demi ouvert, vu de dos à une petite distance; l'image droite représentera le dos du livre et le côté droit de sa couverture indiqué par un plan fuyant; l'image gauche représentera le dos et le plan fuyant gauche. Si nous regardons l'image droite avec l'œil gauche, nous verrons le dos du livre et une surface en raccourci située à gauche du livre. D'après ce que nous savons par expérience, un pareil aspect nous est présenté non par un angle saillant (livre vu du dos), mais par un angle rentrant, et nous voyons en creux ce qui est réellement en relief. On peut produire ce genre d'illusions avec un instrument spécial appelé *pseudoscope*. Il est composé de deux prismes rectangulaires placés, l'hypoténuse en dedans, et de proportions telles que les rayons lumineux qui les traversent, sont non seulement réfractés, mais réfléchis dans l'intérieur du prisme, et finalement déviés de manière à faire paraître à droite les points lumineux réellement situés à gauche, et réciproquement.

Concurrence des champs visuels. — Outre la sensation du relief, la combinaison binoculaire d'images stéréoscopiques peut aussi donner la sensation du *lustre* (*aspect satiné*). Ce phénomène a lieu quand on fait blanche dans l'une des deux images stéréoscopiques une surface que l'on laisse noire dans l'autre ; dans la combinaison stéréoscopique, cette surface paraît lustrée, les parties qui, dans les deux images, présentent la même coloration restant mates. On peut combiner stéréoscopiquement deux dessins linéaires de formes cristallines, l'un noir, l'autre blanc ; l'image résultante a l'aspect lustré du graphite. Helmholtz a donné de ces faits l'explication suivante : En regardant des objets brillants par eux-mêmes, on peut très souvent constater que certaines parties de ces objets donnent un reflet bien plus fort à un des yeux qu'à l'autre. En effet, les surfaces lustrées sont composées d'une infinité de petites surfaces polies dirigées dans tous les sens possibles et dont chacune réfléchit toute la lumière incidente dans une direction donnée. Vu la différence de position de chaque œil, certaines de ces surfaces peuvent paraître obscures à l'un et brillantes à l'autre. Quand, au stéréoscope, l'image d'un corps nous présente une même surface différemment éclairée pour les deux yeux ; nous obtenons une sensation qui, en réalité, ne peut être produite que par des objets lustrés ; aussi la surface considérée nous donne-t-elle la sensation du lustre. Dans la fusion binoculaire des deux images, il n'y a pas mélange de la couleur blanche d'une image avec la couleur noire de l'autre, ce qui donnerait un gris mat ; il y a une sorte de prédominance alternative de la couleur de chacune des surfaces, c'est ce que l'on a appelé la *concurrence des champs visuels*. L'expérience a montré qu'une condition nécessaire de cette concurrence est que les deux champs visuels contrastent à peu près également avec les fonds sur lesquels ils se détachent.

V. — JUGEMENTS VISUELS ET ILLUSIONS D'OPTIQUE

Appréciations de la grandeur, de la distance, du relief. Angle visuel.
Illusions sur la grandeur des objets.
Illusions sur la direction.
Illusions sur la distance.
Illusions sur le relief.
Illusions sur le mouvement et le repos.
Illusions sur les couleurs.

Appréciation de la grandeur, de la distance, du relief. — L'appréciation de la grandeur réelle des corps est liée à celle de la distance à laquelle se rattache intimement la sensation du relief. Celle-ci n'est en somme que l'appréciation des différences de distance qui séparent de l'œil les divers points d'un corps solide. C'est donc l'appréciation de la distance qui est le fait fondamental auquel doit se ramener l'appréciation de la grandeur réelle du relief. A propos du relief, nous avons dû examiner les divers signes qui nous renseignent sur la distance des objets à notre œil. Nous sommes arrivés à cette conclusion que le principal d'entre eux était le changement d'aspect des corps suivant le point de vue d'où on les observe. Prenons le cas le plus simple :

vision monoculaire, l'œil restant immobile et déplacement du point de vue par locomotion. Considérons, au lieu du changement d'aspect des corps, le déplacement des images rétiniennes (ce qui est au fond la même chose). L'image des objets les plus rapprochés se déplacera beaucoup plus vite sur la rétine que celle des objets plus éloignés ; la rapidité du déplacement sera en raison inverse de la distance. L'observation est très facile à faire en chemin de fer : les objets les plus rapprochés paraissent fuir, leur image passe très vite sur la rétine, les plus éloignés paraissent presque immobiles. Ce mode d'appréciation de la distance est un résultat de l'expérience. Nous avons appris que les objets situés dans notre champ visuel sont d'autant plus près que nous nous déplaçons plus vite par rapport à eux. Le sens musculaire (qui nous donne conscience du déplacement) a fait l'éducation du sens de la vue à ce point de vue là. Si maintenant nous considérons la vision binoculaire, nous verrons que, grâce à elle, nous pouvons apprécier la distance des objets sans nous déplacer. Dans ce cas, en effet, ce sont uniquement nos yeux qui se déplacent ; ils convergent d'autant plus que l'objet regardé est plus près de nous. Nous avons conscience du degré de convergence par la mesure de l'effort musculaire qui le produit (sens musculaire). Quand nous disons qu'un objet est plus rapproché qu'un autre, cela veut dire pour nous que la convergence de nos yeux est plus forte si nous fixons le premier que si nous fixons le second. C'est encore par l'expérience que nous connaissons le rapport inverse existant entre la convergence de nos yeux et les objets considérés. L'individu opéré d'une cataracte double congénitale par Cheselden croyait, après avoir recouvré la vue, que tous les objets qu'il voyait étaient sur un même plan vertical et touchaient ses yeux. Nous pouvons au moyen d'un seul œil et sans nous déplacer apprécier les distances relatives des divers points du champ visuel, c'est à condition de mouvoir notre œil. Si nous considérons une surface plane, ses divers points nous paraîtront d'autant plus éloignés qu'il faudra pour les voir relever l'axe optique de l'œil considéré d'une quantité plus forte. — Dans la vision monoculaire, quand un objet s'avance vers nous suivant l'axe optique de notre œil, son image ne se déplace pas sur la rétine, mais elle grandit, et c'est à ce signe que nous reconnaissons le déplacement de l'objet. Les variations de taille d'un même objet nous portent invinciblement à croire qu'il se déplace par rapport à nous. Ainsi quand nous voyons l'ombre portée sur un écran s'agrandir ou se rapetisser, suivant les mouvements de l'objet qui projette cette ombre, nous ne pouvons nous défendre de l'idée que l'ombre elle-même s'approche ou s'éloigne.

Angle visuel. — La grandeur des objets est primitivement appréciée par l'*angle visuel*. Cet angle est formé par les deux lignes visuelles qui passent par les deux extrémités de l'objet. Son ouverture étant en raison directe de la grandeur de l'image rétinienne, on peut dire que la grandeur d'un objet est jugée d'après celle de son image rétinienne, bien qu'en réalité celle-ci ne soit pas perçue. Des objets de grandeurs différentes donneront des images rétiniennes égales s'ils sont placés à des distances directement proportionnelles à leur grandeur, et, en réalité nous les verrons de taille égale. Mais nous jugerons avec une certaine exactitude de leurs différences de taille, car à côté de la perception de leur grandeur nous ferons intervenir l'appréciation de la distance et nous conclurons que si deux objets placés à des distances différentes nous paraissent de taille égale, le plus éloigné est le plus grand. Nous établissons un rapport entre la grandeur apparente et la distance et l'on pourrait dire, s'il y avait là un vrai rapport mathématique, que nous jugeons de la grandeur réelle en faisant le produit de la grandeur apparente par la distance. Cette manière de voir est confirmée par ce fait, que si nous modifions notre appréciation sur la distance d'un objet, nous modifions également notre jugement sur la grandeur. La lune vue à l'horizon paraît plus grande que lorsqu'elle se trouve au zénith. Dans le premier cas en effet une foule d'objets tels que des arbres, des montagnes, sont interposés entre elle et l'observateur et permettent de se former par comparaison une idée de sa distance. « Si elle se couche à côté ou derrière une cime d'arbre éloignée d'environ 1 kilomètre et qui mesure 10 mètres de diamètre, l'astre se présente sous le même angle visuel que l'arbre et comme on le voit situé à une distance plus grande, on le considère comme bien plus grand. Lorsque la lune se couche au contraire derrière un horizon dont le profil uni ne nous offre aucun terme de comparaison, rien ne nous apprend que sa faible grandeur apparente répond à une grandeur réelle très considérable. » (Helmholtz.) — En effet la vision binoculaire et les mouvements de déplacement ne nous apprennent rien sur la distance d'un corps aussi éloigné que la lune.

Dans l'appréciation de la distance interviennent aussi beaucoup de signes dout l'expérience nous a appris à connaître la valeur et qui, dans nos jugements sur la distance des corps, prennent place à côté de la sensation stéréoscopique donnée par la vision binoculaire. Ces signes, avons-nous déjà dit, sont ceux qu'emploient les peintres pour donner l'illusion du relief: la distribution de l'ombre et de la lumière, et la perspective.

Illusions sur la grandeur. — Très souvent, et l'on pourrait probablement dire toujours, nous attribuons aux divers objets une forme qui n'est pas rigoureusement leur forme géométrique ; nous commettons aussi des erreurs sur leur distance et leur direction. Ces différentes illusions d'optique sont dans la grand nombre de cas assez faibles pour être négligées ; l'expérience en corrige du reste un grand nombre. Mais dans certaines conditions normales elles apparaissent avec une intensité remarquable. D'une manière générale on pourrait diviser les illusions d'optique en : a) celles qui reconnaissent une cause physiologique, telle que l'irradiation, etc.; b) celles dont la cause est psychologique ; ce sont les erreurs d'interprétation des données fournies par le sens de la vue. — Les illusions de grandeur se rattachent à ce dernier ordre. Une droite sur laquelle sont marqués de petits traits verticaux la divisant en plusieurs parties nous paraît plus grande qu'une droite de même longueur non divisée. L'erreur paraît due à ce que dans les perceptions sensuelles toutes les différences nettement perceptibles paraissent plus grandes que des différences égales à celles-ci, mais difficiles à percevoir. Au moyen des divisions de l'une des droites nous analysons sa longueur (les distances de ses divers points sont par là nettement perceptibles), ce que nous ne pouvons faire pour la droite non divisée. — Une expérience analogue mais plus frappante consiste à observer deux carrés formés l'un par des parallèles verticales, l'autre par des parallèles horizontales. Le premier carré paraît allongé dans le sens vertical, le second dans le sens transversal.

Illusions sur la direction. — Nous apprécions avec assez d'exactitude sur une faible étendue le parallélisme de deux droites horizontales ou verticales.

L'appréciation est moins exacte pour des parallèles obliques (Zöllner). Deux parallèles nous paraîtront inclinées l'une sur l'autre si chacune d'elles est coupée par une série de petites parallèles dont les prolongements iraient se rencontrer entre les deux premières. Si nous examinons la figure 272, les lignes verticales 1, 2, 3 ne nous paraissent pas parallèles comme elles le sont en réalité, mais inclinées l'une sur l'autre dans le sens opposé à l'inclinaison réciproque des deux systèmes de sécantes (Zöllner).

Illusions sur la distance. — Les illusions sur la distance ont lieu généralement au sujet d'objets très éloignés et isolés de telle sorte qu'entre eux et l'observateur il n'existe pas d'objets intermédiaires. Nous avons déjà parlé de ces illusions à propos de l'appréciation des distances et nous avons expliqué pourquoi des illusions sur la grandeur leur sont intimement liées. D'une manière générale on peut dire qu'un objet très éloigné est considéré par nous comme d'autant plus rapproché qu'il est vu d'une manière plus nette. Par exemple, une chaîne de montagnes à l'horizon paraît beaucoup plus rapproché

FIG. 272. — Illusion de Zœllner.

chée par un temps clair que par le brouillard. — Dans ce cas il y a une erreur d'appréciation indépendante des notions fournies par la vue.

Illusions sur le relief. — Nous avons déjà dit que les illusions de relief sont dues à la perception des signes par lesquels se traduit le relief, et surtout par la fusion dans la vision binoculaire d'images stéréoscopiques. Une circonférence nous paraît représenter une sphère quand on a distribué sur le cercle qu'elle limite les ombres que nous savons exister sur une sphère. Un angle dièdre représenté par de simples lignes nous paraît saillant ou rentrant parce que ses faces sont représentées avec la perspective sous laquelle nous verrions deux feuilles de papier inclinées l'une sur l'autre. Quant à l'illusion due à la fusion d'images stéréoscopiques, nous en avons déjà parlé. Les illusions de relief produites par les procédés usités en peinture sont très intenses chez les sujets non prévenus par l'expérience. L'opéré de Cheselden voyant un tableau pour la première fois voulait saisir les objets qu'il représentait ; les croyant des corps solides, ne pouvant y réussir, il demandait si c'était la vue ou bien le toucher qui le trompait.

Illusions sur le mouvement et le repos. — Nous connaissons les déplacements d'un objet qui se meut devant nos yeux par le déplacement de son image sur la rétine. Mais l'image rétinienne se déplacera également, si notre œil se déplace, l'objet restant immobile. Quand il y a déplacement de l'image rétinienne sans mouvements des yeux, de la tête ou du corps, nous en concluons que l'objet qui donne l'image est en mouvement. Un autre signe intervient dans notre jugement sur le mouvement ou le repos d'un objet ; c'est son déplacement ou son immobilité par rapport à un autre objet que nous jugeons immobile. Ce signe venant à faire défaut, il peut en résulter une erreur de jugement. Quand nous nous trouvons dans un train en gare et que nous regardons un second train également arrêté et situé assez près du premier pour nous masquer la vue de tous les objets environnants, il nous arrive fréquemment de croire que l'un des deux trains s'est mis en marche alors qu'en réalité c'est l'autre ; nous reconnaissons notre erreur quand nous voyons un objet extérieur évidemment immobile, tel qu'un arbre, qui nous sert de point de repère. Quand nous nous déplaçons rapidement par rapport à des objets immobiles, nous attribuons une partie de la vitesse avec laquelle se meut l'image sur notre rétine aux objets qui donnent cette image. En chemin de fer, nous croyons voir fuir les divers objets du paysage en sens inverse de notre direction. Quand, debout dans un ascenseur qui monte ou qui descend sans secousse, on regarde le mur où sont percées les portes qui donnent, à chaque étage, accès dans l'ascenseur, on croit qu'on est immobile et que c'est ce mur et par suite la maison tout entière qui s'enfonce quand on monte, qui s'élève quand on descend. — Dans d'autres cas, nous attribuons à nous-mêmes un mouvement qui appartient aux objets observés. Si du haut d'un pont nous regardons longtemps couler une rivière, nous finissons par nous imaginer que c'est nous qui nous déplaçons et l'eau de la rivière qui est immobile.

Illusions sur les couleurs. — Enfin nous commettons dans certaines conditions des erreurs sur l'appréciation des couleurs. Ces erreurs sont indépendantes des phénomènes physiologiques qui succèdent à la fatigue de certaines fibres de la rétine (théorie de Young), elles constituent des phénomènes psychologiques. En voici un exemple : sur un papier vert, on colle un petit rond de papier blanc puis on applique sur le tout une feuille de papier de soie blanc assez transparent. Le rond de papier blanc paraîtra alors coloré en rouge et le reste de la surface sera blanc verdâtre, la couleur verte sera même presque invisible pour une personne non prévenue. Il se produit le phénomène suivant : nous considérons comme blanche la surface masquée par le papier de soie bien qu'elle ne le soit qu'approximativement ; mais alors le rond de papier blanc, placé au-dessous du papier de soie n'est plus considéré par nous comme blanc, par suite d'une comparaison que nous établissons entre sa couleur et celle du voile qui le recouvre. Nous lui attribuons alors la couleur complémentaire du champ sur lequel il se détache. On ne peut expliquer le phénomène par la fatigue des fibres rétiniennes du vert et la prédominance consécutive de celles du rouge, puisque l'illusion a lieu immédiatement et avant que la fatigue ait pu se produire. De plus, si l'on enlève le papier de soie, l'illusion cesse, bien qu'à ce moment les fibres rétiniennes du vert soient fortement excitées et puissent éprouver de la fatigue.

VI. — PHYSIOLOGIE DE L'APPAREIL DE PROTECTION DE L'ŒIL

La sclérotique et la cornée forment une première enveloppe aux organes internes de l'œil. L'appareil primitif de protection du globe oculaire chez les vertébrés est la cavité orbitaire dont le rebord supérieur est presque toujours saillant de manière à former le sourcil. Chez les animaux supérieurs l'arcade sourcilière est recouverte d'une peau épaisse garnie de plumes ou poils et qui chez les mammifères peut se plisser transversalement grâce aux contractions du muscle sourcilier (nerf facial). — Tout l'espace qui, dans la cavité orbitaire, n'est pas occupé par le globe de l'œil, ses nerfs, ses muscles, ses vaisseaux, est comblé par du tissu graisseux qui forme un coussinet sur lequel repose le globe oculaire. Dans un choc porté sur ce dernier, l'effort se transmettant également dans tous les sens grâce aux liquides intra-oculaires et la réaction au choc se faisant également d'une manière uniforme par le moyen du coussinet graisseux qui entoure l'œil, il en résulte qu'il n'y a pas de point spécialement comprimé. — La pression intra-oculaire a été trouvée de 22 à 27 millimètres de mercure chez le chat, de 15 à 18 chez le chien; elle augmente avec la pression sanguine. Les deux systèmes de muscles de l'œil (droits et obliques) paraissent être insérés sur la sclérotique de manière à contre-balancer par leur contraction simultanée l'excès de pression intra-oculaire qui succède à la congestion de la tête dans un effort violent. Les muscles droits en effet tirent le globe oculaire en arrière, les muscles obliques le portent un peu en avant. Ces deux actions simultanées compriment le globe oculaire et par suite combattent la distension que la congestion de la tête tend à produire. — La cornée ne conservant sa transparence qu'à la condition de rester humide, il est nécessaire qu'un liquide transparent vienne continuellement l'humecter. Telle est la fonction des larmes. Elles contiennent une forte proportion d'eau, un peu d'albumine et du chlorure de sodium. Leur sécrétion est continue. Elle se fait par voie réflexe après irritation de la cornée, de la conjonctive ou de la muqueuse nasale, ou par des causes morales. La voie centrifuge du réflexe est le nerf lacrymal. Parvenues dans le cul-de-sac supérieur de la conjonctive, les larmes sont étendues en couche égale sur la cornée par le clignement des paupières.

Le mouvement d'occlusion des paupières est dû au muscle orbiculaire (nerf facial); il se fait généralement par voie réflexe, mais il est aussi soumis à la volonté. La voie centripète du réflexe est le plexus nerveux intra et sous-épithélial de la cornée et les nerfs ciliaires (racine sensitive venant du trijumeau par le nasal), la voie centrifuge est le nerf facial. Le réflexe de l'occlusion peut aussi avoir pour voie centripète la rétine et le nerf optique, par exemple quand l'œil est menacé par un objet qui s'en approche rapidement. Le glissement des paupières est facilité par les larmes et par le mucus que sécrètent les glandes des culs-de-sac de la conjonctive. Dans ce rôle d'organe de glissement, la conjonctive peut être comparée à une séreuse. — Outre son rôle dans la distribution des larmes, le clignement doit avoir aussi pour fonction d'enlever les éléments desquammés de l'épiderme de la face antérieure de la cornée qui sans cela s'accumuleraient et gêneraient la vision.

Les larmes sont maintenues entre les limites formées par les bords libres des deux paupières (sauf le cas de sécrétion exagérée) par la matière grasse que sécrètent les glandes de Meibomius et qui lubréfie le bord libre des paupières. Leur élimination est évidemment nécessaire. Si elles s'évaporaient sur l'œil elles y déposeraient les matières salines et albuminoïdes qu'elles contiennent ; or le but à atteindre est que rien ne vienne altérer la transparence de la cornée. En conséquence il existe un appareil d'élimination des larmes constitué par les *voies lacrymales* (points lacrymaux, canaux lacrymaux, sac et canal lacrymal). Elles s'étendent de l'angle interne de l'œil au méat inférieur des fosses nasales. Le mécanisme du passage des larmes dans les voies lacrymales n'est pas parfaitement déterminé. Les faits incontestables sont que : 1º la disposition anatomique des voies lacrymales facilite la marche du liquide des points lacrymaux vers les fosses nasales (valvules) ; 2º le muscle orbiculaire et le muscle de Horner (nerf facial) ont une action sur la pénétration des larmes dans les voies lacrymales. Dans la paralysie de ces muscles, cette pénétration est incomplète ou n'a pas lieu ; il y a accumulation et débordement des larmes sur les joues. Le clignement facilite l'accès des larmes dans les voies lacrymales. Il est probable que la principale cause du cheminement des larmes dans ces canaux est la diminution de pression qui se produit dans les fosses nasales lors de l'inspiration ; cette diminution de pression se fait sentir dans les voies lacrymales ; il y a une sorte d'aspiration des larmes. Outre leur action dans l'étalement des larmes, les paupières jouent un très grand rôle dans la protection de la partie antérieure du globe de l'œil. Quand les réflexes sont abolis ou diminués (sommeil), elles se ferment et recouvrent entièrement la cornée chez la plupart des oiseaux et mammifères. L'occlusion continue des paupières dans ce cas pareil est due à ce que la tonicité de l'orbiculaire l'emporte sur celle du releveur. — Les cils ont pour fonction d'arrêter les poussières qui viendraient se déposer sur la cornée. Ils sont très épais chez les animaux qui habitent les terres sèches et poussiéreuses tels que le chameau, le lama, l'autruche.

AUDITION

L'ouïe est le sens qui nous donne la notion des sons, et l'*audition* est celle partie de la physiologie qui s'occupe de leur perception. Nous examinerons successivement dans cet article les propriétés générales du son, puis la disposition et le fonctionnement de l'organe destiné à le percevoir, c'est-à-dire de l'oreille.

Propriétés générales du son. — Nous rappellerons brièvement, avant d'entrer dans l'étude proprement dite de l'audition, quelques propriétés générales du son.

Les ondes sonores provenant d'un corps vibrant se transmettent différemment suivant les milieux. On n'ignore pas que la vitesse de transmission du son dans l'air est de 340 mètres par seconde, de 1200 mètres dans l'eau et de 2000 dans les solides.

Produites à intervalles égaux, les vibrations déterminent une modification régulière de notre oreille, un *son musical*; dans le cas contraire, la sensation perçue est confuse et désignée sous le nom de *bruit*. Suivant leur mode de production, les vibrations peuvent donner des sensations auditives agréables ou désagréables ; les vibrations transversales des cordes sont dans le premier cas, leurs vibrations longitudinales fournissent des sensations désagréables.

On désigne sous le nom de *son simple* le son fourni par une source vibratoire unique.

Les *sons composés* produits par la combinaison de plusieurs sons simples sont perçus par notre oreille ; mais il faut un organe très exercé pour distinguer les différents sons simples qui entrent dans leur composition. Du reste, les sons composés offrent quelques particularités que nous devons mentionner.

Si deux sons simples offrent chacun une courbe ondulatoire qui se composent, le son résultant n'offre rien de particulier, si ce n'est qu'il est plus intense. Mais il peut arriver que, deux sons étant produits à des intervalles différents, à un maximum vibratoire de la courbe du premier, il corresponde un minimum de la courbe du second ; il peut arriver qu'à une condensation vibratoire du premier il corresponde une raréfaction du second ; de là, annulation des deux vibrations. Cette annulation porte le nom d'interférence. A l'interférence correspond une absence de perception auditive ; ce qu'on appelle un *battement*. La notion du battement a une grande importance dans la for-mation des sons concordants ou dissonants.

Lorsqu'on produit des sons composés comme cela arrive avec des instru-ments de musique, l'un d'entre eux l'emporte sur les autres ; c'est celui qui donne le *son fondamental ;* les autres sont des sons partiels. Parmi ces der-niers, quelques-uns sont remarquables : ce sont les *harmoniques*. Ils sont tels que leur nombre de vibrations soit dans un rapport entier avec le nombre de vibrations du son fondamental. Le *timbre* d'un son dépend du nombre d'harmoniques correspondant à ce son. C'est à eux qu'est due la richesse sonore des instruments de musique.

On voit quelle complexité de sons partiels peut présenter un son composé. Cependant on a pu parvenir à en faire l'analyse au moyen de certains instru-ments désignés sous le nom de *résonnateurs.*

Les *résonnateurs* (fig. 273) sont des corps creux de forme sphérique, possé-dant un orifice variable, et à l'extrémité du pôle opposé à cet orifice, un embout en saillie qui peut se placer dans le conduit auditif externe de l'expérimenta-teur. Ces instruments sont accordés pour des sons variés, et l'oreille qui fait corps avec eux distinguera facilement le moment où ils vibreront.

On sait, d'autre part que, toutes les fois qu'un corps émet un son, si dans le voisinage, il existe un corps qui possède le même nombre de vibrations quand il vibre, ce second corps entre immédiate-ment en vibration, et *résonne.*

Si donc un son est émis et si l'on place successivement dans l'oreille les embouts des résonnateurs, on mettra de côté ceux qui vibreront ; on trouvera ainsi les sons partiels produits et notamment les har-moniques. C'est à Helmholtz qu'est due l'invention de ces instruments.

FIG. 273. — Résonnateur d'Helmholtz.

Cette vibration des résonnateurs *par influence* peut être encore plus faci-lement mise en évidence au moyen de l'appareil de Kœnig. Il se com-pose d'une série de résonnateurs. En face de chacun d'eux brûle une flamme de gaz. Si un son est émis, tout résonnateur qui entre en vibration détermine dans la flamme correspondante une série d'oscillations ; de telle sorte que si, au moyen de glaces tournant autour d'un axe parallèle à l'axe du support des résonnateurs, on recueille les images des flammes, on obtiendra des aspects variés : les flammes qui ne bougeront pas donneront dans les glaces un ruban rectangulaire ; les flammes qui oscillent donneront au contraire, un ruban plus ou moins découpé, analogue à celui que représente la figure 237. On peut ainsi déterminer aisément quels sont les résonnateurs qui vibrent, et, par conséquent, les harmoniques d'un son déterminé.

Il existe d'autres moyens de déterminer les harmoniques d'un son produit, tels que l'examen des cordes d'un piano qui vibrent à l'unisson de ces harmoniques, mais nous n'insisterons pas davantage, et nous finirons ces notions générales sur la vibration et le son en précisant les différentes qualités du son.

Le son a pour qualités : la hauteur, l'intensité, le timbre.

La *hauteur* d'un son dépend du nombre de vibrations fournies par ce son; son *intensité* dépend de l'amplitude même de ces vibrations; enfin le *timbre* du son est d'autant plus agréable que le nombre d'harmoniques qu'il possède est plus considérable. On le voit, les deux premières propriétés sont purement objectives; la troisième est uniquement subjective.

Sensations auditives, isolées ou successives. — *Sons musicaux. Bruits.* — Lorsque l'oreille perçoit exactement le son et ses diverses qualités, notamment la *hauteur*, on dit que l'oreille est *juste;* mais la justesse de l'oreille ne consiste pas seulement à reconnaître si un son est plus haut ou moins haut qu'un autre; elle doit savoir reconnaître si la combinaison ou la succession des sons se fait dans des conditions telles qu'elle ne soit pas désagréablement affectée.

Lorsque les vibrations qui forment un son se produisent d'une façon régulière, le son auquel elles donnent lieu est un *son musical,* lorsque, au contraire, les vibrations se produisent irrégulièrement ou bien lorsqu'elles se produisent sans rythme, il en résulte pour l'oreille une perception confuse qui constitue le *bruit.*

Etude des sons musicaux. — Si l'on considère les différents sons réguliers, musicaux, on peut reconnaître que théoriquement leur nombre est illimité. Mais tous ces sons ne peuvent être perçus. L'oreille ne perçoit pas généralement de bruit inférieur à 33 vibrations, ni supérieur à 30,000 vibrations doubles.

Dans la série de ces différents sons, leur succession continue est plus ou moins agréable et l'on a remarqué que deux sons produisaient un effet d'autant plus agréable à notre oreille que le rapport de leur nombre de vibrations était plus simple. De là vient la constitution d'une échelle de sons agréables, formant la *gamme.*

On a pris pour constituer les deux extrêmes de cette échelle deux sons dont le plus bas a la moitié du nombre de vibrations du son le plus haut.

On a, bien entendu, fixé un son qui est le point de départ de cette échelle; on lui a donné le nom de *do,* par abréviation; on lui a donné encore le nom de *son fondamental* ou *tonique.*

Si le point le plus bas de la gamme est *do₁*, le point le plus haut ayant un nombre de vibrations double sera indiqué par *do₂*. Les indices *do₁* et *do₂* et leurs intermédiaires portent le nom de *notes musicales.*

Les notes intermédiaires choisies entre *do₁* et *do₂* ont été désignées sous le nom de *ré₁, mi₁, fa₁, sol₁, la₁, si₁;* de telle sorte que d'une façon générale la gamme se compose des notes *do, ré, mi, fa, sol, la, si, do.*

Il est intéressant d'étudier rapidement comment ont été choisies ces notes intermédiaires; mais auparavant définissons l'*intervalle musical.*

On désigne sous le nom d'*intervalle* le rapport, c'est-à-dire le quotient du nombre de vibrations des deux sons entre lesquels on considère l'intervalle déterminé. Ainsi l'intervalle de do_1 et de do_2 est de $\frac{1}{2}$. Cet intervalle égal à $\frac{1}{2}$ est encore désigné sous le nom d'*octave*.

Étant donné le son do_1, on a cherché quels étaient entre do_1 et do_2 les sons les plus agréables à l'oreille. On a trouvé que ces sons étaient : 1° celui qui était tel que son nombre de vibrations était les $\frac{5}{4}$ de celui de do_1 ; 2° celui dont le nombre était les $\frac{3}{2}$ de do_1.

Ces deux intervalles sont appelés le premier *tierce*, le second *quarte*, de telle sorte que do_1 (note fondamentale), la tierce, la quinte et l'octave (do_2), forment la suite la plus agréable de sons successifs. On peut l'indiquer de la façon suivante :

do_1	mi_1	sol_1	do_2
1	$\frac{5}{4}$	$\frac{3}{2}$	2
Note fondamentale.	Tierce.	Quinte.	Octave.

les deux intervalles $\frac{5}{4}$ et $\frac{3}{2}$ sont désignés le premier par mi_1, le second par sol_1.

On a choisi des intermédiaires entre ces notes et les extrêmes.

En divisant l'intervalle 2 par l'intervalle $\frac{3}{2}$ on obtient un intervalle nouveau $\frac{4}{3}$ dont le nombre de vibrations est les $\frac{4}{3}$ du nombre de vibrations de do_1. Ce nombre est compris entre $\frac{5}{4}$ et $\frac{3}{2}$ et porte le nom de *fa*. C'est la *quarte* de do_1.

L'intervalle $\frac{15}{8}$ qui représente la note *si* s'obtient en prenant la tierce du sol en multipliant $\frac{3}{2}$ par $\frac{5}{4} = \frac{15}{8}$.

L'intervalle $\frac{9}{8}$ s'obtient en prenant la quinte de la quarte de l'octave inférieure ; la quarte de l'octave inférieure étant de $\frac{3}{4}$ la quinte sera $\frac{3}{4} \times \frac{3}{2} = \frac{9}{8}$; c'est le *ré*.

Enfin, un intermédiaire entre le sol et le si est *la*, représenté par les $\frac{5}{3}$ du nombre de vibrations de do_1.

La série des notes et de leurs intervalles peut donc se représenter de la façon suivante :

do,	$ré$,	mi,	fa,	sol,	la,	si,	do
1	$\frac{9}{8}$	$\frac{5}{4}$	$\frac{4}{3}$	$\frac{3}{2}$	$\frac{5}{3}$	$\frac{15}{8}$	2
tonique		tierce		quinte			octave

Cette suite constitue la *gamme naturelle* ou *gamme majeure*.

On peut remarquer que ces notes sont représentées par des rapports et que par conséquent, leur série peut être rapportée à une note fondamentale quelconque, prise pour tonique. On peut comprendre alors que la quantité des gammes obtenues peut être illimitée.

D'autre part, si l'on connaît exactement le nombre de vibrations de la note fondamentale, on peut savoir facilement quel est le nombre de vibrations de chaque note.

Si l'on prend les intervalles existant entre les notes qui constituent la gamme majeure, on constate qu'ils ont pour valeur :

$$
\begin{array}{ccccccc}
\text{do,} & \text{ré,} & \text{mi,} & \text{fa,} & \text{sol,} & \text{la,} & \text{si,} & \text{do} \\
1 & \dfrac{9}{8} & \dfrac{5}{4} & \dfrac{4}{3} & \dfrac{3}{2} & \dfrac{5}{3} & \dfrac{15}{8} & 2
\end{array}
$$

$$
\dfrac{9}{8} \quad \dfrac{10}{9} \quad \dfrac{16}{15} \quad \dfrac{9}{8} \quad \dfrac{10}{9} \quad \dfrac{9}{8} \quad \dfrac{16}{15}
$$

ou bien, en récapitulant :

$$
\dfrac{9}{8} \qquad \dfrac{10}{9} \qquad \dfrac{15}{16}
$$

L'intervalle $\dfrac{9}{8}$ est désigné sous le nom de *ton majeur* ; l'intervalle $\dfrac{10}{9}$ sous celui de *ton mineur* ; enfin l'intervalle $\dfrac{16}{15}$ est appelé *demi-ton majeur*.

Si dans la gamme majeure on remplace successivement les notes *mi, la, si* par les rapports $\dfrac{6}{5}$, $\dfrac{8}{5}$, $\dfrac{9}{5}$, qui constituent le *mi b*, le *la b*, et le *si b*, on obtient la gamme :

$$
\begin{array}{ccccccc}
\text{do,} & \text{ré,} & \text{mi } b, & \text{fa,} & \text{sol,} & \text{la } b, & \text{si } b, & \text{do} \\
1 & \dfrac{9}{8} & \dfrac{6}{5} & \dfrac{4}{3} & \dfrac{3}{2} & \dfrac{8}{5} & \dfrac{9}{5} & 2
\end{array}
$$

dans laquelle les intervalles sont :

$$
\dfrac{9}{8} \quad \dfrac{16}{15} \quad \dfrac{10}{9} \quad \dfrac{9}{8} \quad \dfrac{16}{15} \quad \dfrac{9}{8} \quad \dfrac{10}{9}
$$

c'est-à-dire les mêmes que dans la gamme majeure, mais différemment placés. Cette gamme est la *gamme mineure*.

Si l'on considère qu'on peut établir des gammes nouvelles en prenant pour tonique chacune de ces notes, on voit qu'on peut arriver à un nombre infini de notes. On a décidé de prendre pour ces diverses notes le tempérament égal, c'est-à-dire de n'accepter que les notes séparées par des intervalles suffisant pour que l'oreille puisse les distinguer.

En général, on accepte, comme intermédiaires entre deux octaves, la série chromatique ou *gamme chromatique* constituée de la façon suivante :

$$
\begin{array}{cccccccc}
\text{do } d & \text{ré } d & & \text{fa } d & \text{sol } d & \text{la } d & & \\
\text{do} & \text{ré} & \text{mi} & \text{fa} & \text{sol} & \text{la} & \text{si} & \text{do} \\
& \text{ré } b & \text{mi } b & & \text{sol } b & \text{la } b & \text{si } b &
\end{array}
$$

Cette gamme est encore dite *gamme tempérée*.

Les *bruits*, comme nous l'avons déjà dit, seront fournis par des sons produits irrégulièrement. Ils impressionnent souvent l'oreille désagréablement.

Sensations auditives simultanées. — *Harmonie musicale.* — Pour en terminer avec les généralités ayant trait au son, nous devons examiner ce qui se produit dans l'audition simultanée de plusieurs sons.

Si les sons émis sont égaux en hauteur, ils se combinent et produisent seulement une augmentation d'intensité. Mais ce cas n'est pas le plus général ; la plupart du temps, les sons simultanés sont de hauteur variable ; dans certains cas ils produisent des *consonances*, dans d'autres cas, des *dissonances*.

Ces consonances ou dissonances dépendent uniquement du nombre des battements produits par les deux sons simultanés.

Le nombre des battements produits dans ces conditions s'obtient en faisant la différence entre les nombres des vibrations des deux sons. Il est à remarquer que dans ces conditions, la perception auditive sera d'autant plus désagréable que ce nombre sera plus voisin de 33 : le maximum de dureté existe pour ce dernier chiffre.

Pour 132 battements, l'audition simultanée devient agréable. Plus la hauteur de deux sons différera, plus ils formeront un ensemble agréable.

Le nombre des battements produits par un son s'augmente, bien entendu, du nombre produit par leurs harmoniques ; le nombre des battements de ces derniers sera proportionnellement plus grand que celui des sons fondamentaux.

Il est à remarquer que si les battements des harmoniques de deux sons sont bien marqués, la résultante est dure ; il y a alors dissonance ; dans le cas contraire, il y a consonance.

Les sons qui donnent des consonances forment des *accords consonants ;* dans le cas contraire ils forment des *accords dissonants.* Il est évident que la consonance des accords dépendra : 1° des consonances des intervalles qui le forment ; 2° des sons résultants dus aux sons fondamentaux ou à leurs harmoniques.

ÉTUDE DU FONCTIONNEMENT DE L'OREILLE

Nous sommes arrivés à l'étude du fonctionnement de l'oreille.

Nous rappellerons brièvement dans ce chapitre, les notions d'anatomie nécessaires à cette étude.

L'oreille de l'homme et de la plupart des mammifères se compose de trois parties : l'oreille externe, l'oreille moyenne et l'oreille interne.

Tous les autres vertébrés sont loin de posséder ces trois parties. Certains reptiles, certains batraciens et tous les poissons sont dépourvus d'oreille moyenne et d'oreille externe ; ce qui montre que les vertébrés inférieurs ne possèdent qu'une oreille interne, organe dans lequel va se terminer le nerf auditif, organe nécessaire à l'audition ; chez les vertébrés supérieurs, ainsi que l'a démontré J. Muller, l'oreille moyenne et l'oreille externe sont des appareils de perfectionnement; ce que nous démontrerons, du reste, en étudiant l'oreille moyenne.

Dans le courant de ce chapitre, nous étudierons l'oreille dans son état de perfectionnement le plus complet, c'est-à-dire chez l'homme et les vertébrés supérieurs.

I. — OREILLE EXTERNE

Chez les vertébrés supérieurs, l'oreille externe est formée de deux portions: le pavillon de l'oreille et le conduit auditif externe.

Tous les mammifères, sauf les monotrèmes, les pinnipèdes et les cétacés ont un pavillon de l'oreille. Tous les autres vertébrés en sont dépourvus. De même, tous les mammifères qui possèdent un pavillon, possèdent aussi un conduit auditif externe; ce dernier conduit est remplacé par un cordon solide et dur chez ceux qui n'ont pas de pavillon.

a). **Pavillon de l'oreille.** — Le pavillon de l'oreille est un organe mobile chez la plupart des animaux, élastique, destiné surtout à recueillir les sons et à nous faire juger de leur orientation.

La forme du pavillon de l'oreille diffère essentiellement chez les primates (homme et singe) et chez les autres mammifères. Chez les primates, il forme une conque très évasée, à peu près immobile, dirigée obliquement en dehors et légèrement en avant et en bas. Sa face externe présente des saillies et des sillons.

Les saillies de forme curviligne et hélicoïdale, sont l'hélix et l'anthélix.

D'autres saillies, pyramidales, sont le tragus et l'antitragus (fig. 274). Elles entourent la cavité de la conque, et leurs surfaces sont dirigées de telle manière, qu'après réflexion les ondes sonores viennent converger vers le fond de la conque. Entre ces saillies se trouvent des sillons correspondant, au point de vue de la nomenclature, aux noms des saillies. Ces saillies et ces sillons ne sont pas formés par de simples replis cutanés, mais ils sont déterminés par un véritable squelette fibro-cartilagineux.

FIG. 274. — Pavillon de l'oreille de l'homme.

a, Tragus — *b,* Conque — *c,* Lobule —*d,* Hélix — *e,* Anthélix — *f,* Fossette de la conque — *g,* Antitragus.

Des muscles, prenant leur insertion sur les parties du crâne voisines du pavillon, donnent une mobilité variable à cet organe, qui est, d'autre part, retenu au crâne par de véritables ligaments. D'autres muscles réunissent même les saillies du pavillon au cartilage sous-jacent.

Chez les autres mammifères, la forme du pavillon n'est plus la même ; elle représente un cornet allongé ; la surface interne en est lisse, sauf dans les parties rapprochées de la conque, les saillies en sont moins marquées que chez les primates ; mais en revanche, cet organe est excessivement mobile.

Examinons maintenant le rôle du pavillon de l'oreille.

Son principal rôle est de recueillir les vibrations. On peut le démontrer péremptoirement par une expérience due à Gellé ; on place une montre sur une table, une tige de bois est introduite dans le conduit auditif externe ; on ne perçoit pas le tic tac de la montre. Si l'on vient à coller une carte à l'extrémité de la tige de bois, c'est-à-dire une sorte d'appareil collecteur élastique, le son se perçoit très aisément. Les surfaces courbes du pavillon facilitent son rôle collecteur, ainsi que le démontre l'expérience de Schneider ; lorsqu'on efface avec de la cire molle ou du papier mâché les saillies de cet organe,

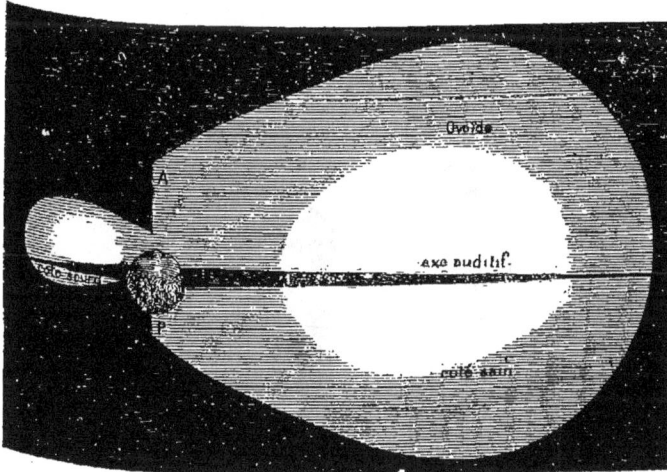

FIG. 275. — Champ auditif. (Gellé.)

l'audition est sensiblement diminuée. L'expérience de Weber qui montre qu'en déprimant le pavillon, le même résultat se produit, tend au même but. Le pavillon ne recueille les vibrations sonores que dans un point limité de l'espace désigné sous le nom de *champ auditif*. Cette portion est limitée par une surface conique dont le sommet serait au centre de la conque et dont les génératrices s'appuieraient sur les surfaces courbes limites du pavillon.

Les limites de ce champ auditif peuvent se voir sur la figure 275.

Le pavillon de l'oreille sert à l'orientation en nous faisant juger de la direction des sons. D'après Weber, la sensibilité tactile de l'organe joue un rôle important dans cette appréciation. Il avait remarqué qu'en appliquant la main en forme de conque contre le pavillon l'audition était diminuée.

Dans l'expérience de Gellé, déjà citée, avec la tige de bois seule introduite dans le pavillon, on ne distingue pas la position de la montre, tandis qu'avec la tige armée de la carte, cette situation est vite discernée.

Une autre expérience du même auteur démontre ce même rôle du pavillon, en montrant que si l'on vient à supprimer son action, l'orientation du son est totalement perdue. On prend un tube de caoutchouc terminé par deux embouts qu'on place chacun dans l'un des deux conduits auditifs externes. L'arc tubulaire étant dirigé en avant, on place une montre au milieu de ce tube. Le sujet en expérience juge que la montre est placée en avant. Si, après avoir fait fermer les yeux au sujet on fait tourner le tube, de façon qu'il soit entraîné avec la montre, en arrière de la tête, le tic tac est toujours entendu en avant. Une preuve du double rôle du pavillon, c'est que, chez les animaux, où la forme de cet organe ne permet pas d'entendre dans un champ de vaste étendue, il est dirigé, par un mouvement volontaire, dans la direction du bruit. Il y a donc chez les animaux : 1° perception de la direction du son; 2° disposition du pavillon pour recueillir le maximum d'ondes sonores.

b). **Conduit auditif externe.** — Ce conduit, cartilagineux dans sa portion externe, osseux dans sa portion interne, s'étend de la conque à l'oreille

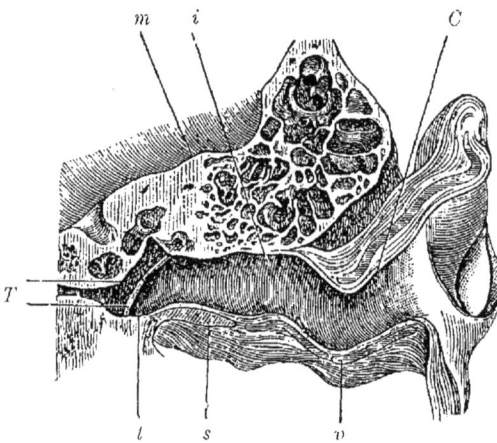

C,   conque ;
Tr. tragus ;
i,   point d'attache du conduit cartilagineux ;
m,   cellules mastoïdiennes ;
v,   paroi antérieure du conduit auditif;
s,   sinus du conduit auditif ;
t,   membrane du tympan;
T,   cavité tympanique. (Politzer.]

FIG. 276. — Conduit auditif externe.

moyenne. Il est séparé de cette dernière par la membrane du tympan. Cette dernière étant inclinée en avant, en bas, et en dehors, la paroi antéro-supérieure du conduit est moins longue que sa paroi postéro-inférieure.

L'axe du conduit n'est pas rectiligne ; il a la forme d'une courbe gauche en S, tracée en partant de la membrane du tympan jusqu'au centre de la conque. La concavité externe de cette courbe, regarde en bas et en avant; sa concavité interne en haut et en arrière.

Le conduit auditif externe sert principalement à conduire les ondes sonores jusqu'à la membrane du tympan. Parmi ces ondes, il en est qui arrivent directement jusqu'à la membrane en conservant toute leur force vive; beaucoup d'autres, au contraire, n'y arrivent qu'après réflexion. D'après Politzer, les points où viennent se réfléchir les ondes dans le conduit occupent une position assez nette ; en dehors, sur la portion postéro-supérieure du conduit en face du tragus ; en dedans, sur la paroi antéro-inférieure en face de la membrane du tympan. Cette dernière surface, étant d'après le même auteur, de forme paraboloïdale, les ondulations arrivant suivant la direction des rayons internes sont réfléchies perpendiculairement à la membrane du tympan et possèdent alors leur maximum d'effet. Inutile d'ajouter que les ondulations perdent, à cause de ces réflexions, une partie de leur force vive, et que le son arrive légèrement affaibli à notre oreille. Ajoutons encore que la nature ostéo-cartilagineuse du conduit contribue à cet affaiblissement.

Mais ce ne sont pas là les seuls usages du conduit auditif externe. Il a non seulement pour but de recueillir les vibrations, mais encore de faciliter leur écoulement de dedans en dehors, après qu'elles ont impressionné l'auditif dans le labyrinthe. En effet, si l'on vient à ausculter l'oreille d'un sujet sur le crâne duquel on a placé une montre, on entend parfaitement le tic tac. Si l'on vient à pincer le tube en caoutchouc qui sert à pratiquer l'auscultation, la montre n'est plus entendue. Dès que cet arrêt se produit, le sujet en expérience perçoit, du reste, un renforcement du bruit de la montre ; les vibrations ne s'écoulent donc plus de dedans en dehors. Pour Luçœ, ce renforcement du bruit dépendrait de ce fait que le tube en caoutchouc étant pincé, la pression intralabyrinthique augmente en même temps que la pression de l'air contenu dans la portion du tube attenant à l'oreille.

Ces faits expliquent l'exagération des sons ou la production des bourdonne-ments quand le conduit auditif externe est obstrué. Nous pourrions encore faire observer que le conduit auditif externe peut servir de caisse de réso-nance (Hinton). Mais on peut tirer les conclusions les plus intéressantes de ce fait qu'il possède un son propre. En résonnant, il produit un son de 3000 vibra-tions environ. Le son propre de ce canal, varie d'après Kœnig, du mi 6 au sol 6. Ce fait explique la facilité avec laquelle s'entendent les sons de cette octave. Helmholtz fait remarquer en outre, que les voyelles dont le son propre appar-tient à la cinquième octave, doivent être facilement perçues. On sait en effet, qu'une cavité résonne d'autant plus facilement que le son qui exerce son influence est plus rapproché du son propre de cette cavité.

II. — OREILLE MOYENNE

L'oreille moyenne constitue une caisse aérienne intermédiaire entre l'oreille externe et l'oreille interne. Elle est logée dans le rocher. Chez l'homme, elle est aplatie transversalement. Elle communique en dedans et en avant, avec le pharynx, par l'intermédiaire de la trompe d'Eustache ; en arrière elle communique avec les cellules mastoïdiennes. Sur sa face interne, elle présente en allant d'avant en arrière, le conduit pour le passage du muscle interne du marteau parallèle à la portion osseuse du conduit de la trompe d'Eustache ; le promontoire au-dessus de ce dernier, la fenêtre ovale où aboutit l'étrier ;

immédiatement en arrière de cette fenêtre la pyramide qui loge le muscle de l'étrier : en bas et en arrière du promontoire la fenêtre ronde fermée par une membrane. Cette face interne correspondant à l'oreille interne (fig. 277).

Sur sa face externe, l'oreille moyenne présente la membrane du tympan adhérente au cercle tympanal.

Dans la cavité même de la caisse, se trouve une chaîne osseuse composée de quatre petits os ; le marteau, l'enclume, l'os lenticulaire et l'étrier. Cette chaîne, suspendue dans la cavité par des ligaments, est adhérente, par son premier terme, le marteau, à la membrane du tympan ; par son deuxième terme, l'étrier, à la fenêtre ovale.

Etudions successivement : a) la membrane du tympan ; b) la chaîne des osselets ; c) les muscles qui lui sont annexés ; d) les fenêtres de la face interne ; e) la cavité de la caisse ; f) les cellules mastoïdiennes ; g) la trompe d'Eustache.

a). **Membrane du tympan.** — Cette membrane ferme la communication qui existe entre l'oreille externe et l'oreille moyenne. Elle est concave en dehors, convexe en dedans. Elle est inclinée en avant, en bas et en dehors, formant un angle obtus avec la paroi antéro-supérieure du conduit auditif externe, un angle aigu avec la paroi postéro-inférieure. De forme légèrement ovalaire, elle adhère par son pourtour au fond du conduit auditif. Suivant un de ses rayons les plus supérieurs, elle adhère au manche du marteau. Cette traction faite de dehors en dedans, détermine l'incurvation de cette membrane. Le tissu de cet organe est formé de fibres radiées et de fibres concentriques de tissu fibreux entremêlé de fibres élastiques. Le manche du marteau est compris dans ce tissu propre.

La membrane du tympan reçoit deux ordres de vibrations ; les vibrations aériennes transmises par le conduit auditif externe, et des vibrations solidiennes transmises par les parois du crâne. Les premières déterminent, comme nous le démontrerons plus loin, des oscillations dans la membrane du tympan, et sont transmises au labyrinthe par la chaîne des osselets. La membrane du tympan a donc pour double effet d'agir sur le liquide labyrinthique, par l'intermédiaire de la chaîne, en faisant osciller ce liquide, et de transmettre au labyrinthe les vibrations solidiennes que déterminent les ondes aériennes. Ces faits résultent des expériences de Savart et de J. Müller.

Soit directement, soit après réflexion, les oscillations aériennes arrivent sur la membrane. Ainsi que l'a démontré Helmholtz, la forme en voussure de cette dernière facilite la réception de ces ondulations. Sous leur influence la membrane du tympan oscille. On pourrait démontrer ce fait indirectement en montrant que les osselets oscillent, mais le fait peut se démontrer directement. Si, en effet, à l'exemple de Gellé, on introduit dans le conduit auditif externe un tube de caoutchouc communiquant avec un tube manométrique, suivant les cas, on peut observer des ascensions ou des descentes dans le liquide de cet instrument suivant que la membrane se déplace dans un sens ou dans un autre, en dedans ou en dehors. Le déplacement de la membrane peut démontrer plus aisément dans des conditions particulières ; si par exemple, on exécute l'épreuve de Valsalva, qui consiste à inspirer fortement, la bouche et les narines fermées, on voit le liquide monter dans la branche du manomètre en rapport avec l'oreille ; ce qui indique une diminution de pression dans le tube de caoutchouc et par conséquent un déplacement de la membrane en dedans. Si on exécute l'expérience contraire, si on expire violemment, la bouche et les narines fermées, le manomètre marque des indications contraires, la membrane se déplace en dehors ; il est à remarquer que ce déplacement en dehors est beaucoup plus considérable que le déplacement en dedans qui atteint à peine quelques dixièmes de millimètre. Ces déplacements ont pu être

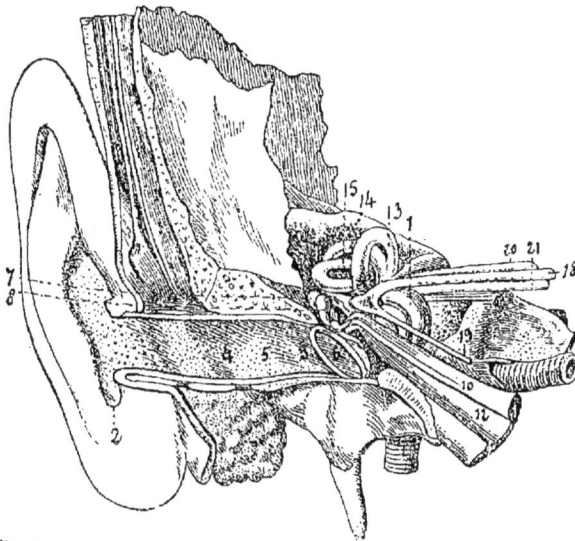

FIG. 277. — Disposition de la membrane du tympan. (Sappey.)

1, membrane du tympan ; — 7, partie antérieure de l'enclume ; — 8, marteau ; — 10, muscle interne du marteau ; — 12, trompe d'Eustache ; — 13, canal demi-circulaire supérieur ; — 14, canal postérieur ; — 15, canal externe ; — 16, limaçon ; — 18, N. facial ; — 19, N. grand pétreux superficiel ; — 20, 21, branches vestibulaire et cochléenne de l'auditif.

enregistrés. On conçoit quelle est l'importance de la différence entre ces deux déplacements. Si le déplacement en dedans était trop considérable, la chaîne des osselets serait portée trop fortement en dedans ; il en résulterait de graves inconvénients pour l'audition. Helmholtz a montré que la différence entre ces deux déplacements était due à la forme de l'articulation du marteau avec l'enclume.

La membrane du tympan jouit encore d'une propriété remarquable, en vertu de la tension qu'elle subit de la part du manche du marteau qui lui-même est influencé par les agents directs de cette tension.

Nous pouvons remarquer avec Helmholtz et Kern, avant d'étudier le rôle de ces agents, que la tension est répartie également sur toute la surface de la membrane, le manche du marteau occupant la situation d'un des rayons de cette membrane. L'agent de la tension est le muscle interne du marteau. Ce muscle (fig. 277), né sur la paroi antéro-interne de la caisse du tympan, se réfléchit à angle droit sur l'extrémité du conduit osseux qui le contient, prend une direction transversale, puis vient s'insérer sur la partie interne du manche du marteau près de sa racine. Il est enveloppé par une gaîne fibreuse qui part de son conduit osseux et aboutit au manche du marteau. A cause de cette disposition, on doit reconnaître dans l'action de tension du muscle du marteau deux degrés : un degré passif et un degré actif. Le premier est produit par l'inextensibilité de la gaine d'enveloppe qui maintient constamment formée la voussure de la membrane du tympan ; le second est déterminé par la contraction du muscle lui-même. Nous verrons que le premier degré suffit à assurer l'intégrité de l'audition, pour les sons moyens et usuels tels que la parole, tandis que les changements brusques de hauteur, pour être nettement perçus nécessitent l'intervention du muscle lui-même.

Depuis longtemps, Savart, J. Müller et Wollaston avaient montré que lorsque la membrane du tympan est tendue, soit dans l'épreuve de Valsalva, soit par l'épreuve inverse, la perception des sons graves diminuait, tandis que celle des sons aigus augmentait en intensité. Helmholtz a démontré depuis que le son propre de toute membrane allait en croissant proportionnellement avec la tension. Gellé, au moyen du téléphone à tambour et à ficelle a fort ingénieusement démontré les mêmes faits. En partant de ces faits expérimentaux, on doit comprendre aisément que la tension de la membrane du tympan doit varier constamment avec la hauteur du son à percevoir ; la membrane constitue donc un organe d'adaptation à la hauteur des sons, et c'est là, peut-être, son rôle capital.

En terminant, faisons remarquer que la membrane du tympan est loin d'être dépourvue de sensibilité, et que cette sensibilité pourrait être une des voies du réflexe qui fait contracter le muscle du marteau.

b). **Chaîne des osselets de l'ouïe.** — Cette chaîne est composée de quatre os : le marteau, l'enclume, l'os lenticulaire et l'étrier. Les noms que portent ces os, sont amplement justifiés par leur ressemblance avec les objets qui ont servi à les désigner. Nous ne décrirons pas chacun de ces os en particulier. Nous nous contenterons d'indiquer leur disposition générale et leur rôle. Le manche du marteau (fig. 278) forme une ligne se rapprochant de la verticale contenue dans la membrane du tympan ; sa tête articulée avec l'enclume forme une ligne horizontale ; si nous poursuivons la direction générale de la chaîne elle redeviendra verticale avec la longue apophyse de l'enclume et reprend la position horizontale avec l'os lenticulaire et l'étrier ; de telle sorte que la membrane du tympan agit indirectement par une surface à peu près parallèle à la sienne (base de l'étrier) sur le liquide labyrinthique.

Cette chaîne osseuse est soutenue dans l'intérieur de la caisse par un certain nombre de ligaments : quatre pour le marteau, un pour l'enclume.

Trois ligaments maintiennent la tête du marteau ; ce sont : le supérieur qui relie sa tête à la paroi supérieure de la caisse, l'externe qui le relie à la paroi externe, et l'antérieur qui va jusqu'à la scissure de Glasser et qu'on a désigné longtemps sous le nom de manche externe du marteau. Ces deux derniers ligaments ont été désignés par Helmholtz sous le nom de ligaments axiaux, parce qu'ils s'insèrent près de l'axe de rotation du marteau. Le quatrième ligament est un petit trousseau fibreux qui part de l'extrémité du manche du marteau et va s'insérer sur la paroi externe du tympan. Ce ligament et le ligament externe de la tête, limitent une action trop considérable du muscle interne du marteau.

Le ligament de l'enclume part de l'extrémité de la petite apophyse de cet os pour s'insérer à l'orifice des cellules mastoïdiennes.

La position de ces ligaments détermine l'axe des mouvements totaux de la chaîne.

Les deux points immobiles de la chaîne ou extrémités de cet axe, sont l'extrémité de l'apophyse de Raw l'extrémité de la petite apophyse de l'enclume.

Dans la chaîne des osselets, chaque osselet possède, sous l'influence oscillatoire de la membrane du tympan, un mouvement oscillatoire d'une amplitude déterminée. Ce fait a été mis en évidence par les expériences de Politzer. Après avoir fait sauter la paroi supérieure de la cavité tympanique, il a adapté à chacun des petits osselets un fil de fer recourbé : en faisant vibrer la membrane du tympan, il a pu enregistrer ses vibrations. Il a expérimenté avec des sons simples et des sons composés ; les premiers déterminent seuls des oscillations régulières. En examinant l'amplitude relative des oscillations il a vu que les plus grandes étaient données par le marteau.

Les expériences de Politzer ont été vérifiées par Schmier-dekam. Burk a employé pour contrôler ces résultats, la méthode optique de Lissajous. Il fixe des corpuscules amylacés à chacun des osselets ; il examine ensuite ces osselets vibrants avec un microscope muni d'un micromètre. Il reconnaît que chaque corpuscule décrit une ligne brillante ; donc les osselets correspondants oscillent. Il a pu mesurer au moyen du micromètre, que le marteau décrit des oscillations deux fois plus grandes que celles de l'enclume et quatre fois plus grandes que celles de l'étrier. Helmholtz a pu constater que les mouvements de l'étrier avaient une amplitude de 1/18 à 1/14 de millimètre.

Il va sans dire que les expériences précédentes ont été faites avec des sons d'une intensité considérable. Niemann a reconnu en effet que, pour les sons faibles, il était impossible de constater les déplacements. Il est donc très probable que, pour l'audition des sons habituels, d'intensité moyenne, le rôle oscillatoire de la chaîne est nul, et que les vibrations qui traversent cette chaîne sont simplement des vibrations moléculaires.

Quoi qu'il en soit, la chaîne des osselets forme un appareil articulé, élastique, d'une sensibilité merveilleuse, que nous allons voir augmentée par l'adjonction à ses deux extrémités, de deux organes contractiles et en même

FIG. 278. — Osselets de l'ouïe.

aa, membrane du tympan adhérente au manche du marteau ; — *b*, marteau ; — *c*, enclume ; — *d*, étrier. (Küss et Duval.)

temps éminemment élastiques ; le muscle interne du marteau et le muscle de l'étrier.

c). **Muscles de la chaîne.** — Les muscles attachés aux extrémités de la chaîne, sont l'un, le muscle interne du marteau, l'autre le muscle de l'étrier.

Le premier dont nous avons déjà décrit la disposition est destiné à attirer le manche du marteau en dedans, à porter par conséquent la chaîne et l'étrier en dedans et, en définitive, à comprimer le liquide labyrinthique. L'action de ce muscle, quoique limitée dans une certaine mesure par les ligaments annexés au marteau, pourrait amener des troubles dans l'audition si elle n'était compensée par celle du muscle de l'étrier.

Ce dernier muscle, en effet, contenu dans la portion descendante de l'aqueduc de Fallope et dans la pyramide, vient se réfléchir sur le sommet de cette dernière et son tendon dirigé d'arrière en avant, va s'insérer sur la portion postérieure du col de l'étrier près de l'articulation de cet os avec l'os lenticulaire. Ainsi disposé, il tend à faire revenir l'étrier en arrière et en dehors, à produire un mouvement inverse du mouvement d'enfoncement que lui imprime par l'oscillation interne de la chaîne, le muscle du marteau. En un mot, le muscle de l'étrier, par le mouvement de bascule de dedans en dehors qu'il fait opérer à l'étrier, décomprime le liquide labyrinthique alors que le muscle interne du marteau tend à le comprimer. Ces deux muscles sont donc antagonistes, et leur action de tonicité maintient constamment tendue, comme une espèce de ressort, la chaîne des osselets. L'action de ces deux muscles a été fort ingénieusement comparée par Mathias Duval, à celle des muscles de l'iris : le muscle du marteau représente les fibres circulaires, celui de l'étrier, ou muscle *stapédius* représente les fibres radiées.

Nous ferons remarquer que lorsque l'action du *stapédius* est abolie, il existe une exagération continue de pression sur le liquide labyrinthique : d'où hyperacousie.

Le muscle interne du marteau est innervé par un filet issu du ganglion otique, filet dérivé d'après Fick et Politzer du maxillaire inférieur. Ils ont en effet, constaté expérimentalement qu'en excitant le trijumeau à sa racine, ils faisaient contracter ce muscle. Cette contraction a été constatée par l'augmentation de pression du liquide labyrinthique, au moment de l'excitation. Pour cela, les observateurs mettent à nu sur des rochers frais le canal demi-circulaire supérieur, ils y introduisent un manomètre excessivement ténu, et constatent l'augmentation de pression lors de l'excitation. D'autre part, Vulpian a constaté que le filet qui termine ce muscle était atrophié chez des animaux auxquels il avait enlevé le nerf maxillaire inférieur. Enfin Gellé a constaté que lorsqu'on fait contracter les muscles masticateurs, la perception nette des sons, surtout celle des sons graves, s'arrête.

N'oublions pas de mentionner que pour certains auteurs (J. Müller), la contraction de ce muscle serait volontaire.

Le muscle de l'étrier est innervé par un filet que lui envoie le facial en parcourant l'aqueduc de Fallope, d'où hyperacousie dans certaines paralysies faciales. Politzer a pu vérifier, par l'expérience, qu'en excitant le facial, il y avait décompression du liquide labyrinthique.

d). **Fenêtres de l'oreille moyenne**. — On trouve sur la face interne de la caisse du tympan deux orifices qui conduisent dans l'oreille interne : la fenêtre ovale et la fenêtre ronde, orifices dont la disposition nous est déjà connue. La *fenêtre ovale* reçoit la base de l'étrier. Elle correspond au vestibule membraneux. C'est là qu'arrivent les oscillations de la chaîne.

La *fenêtre ronde* est fermée par une membrane fibro-élastique, placée à l'extrémité de la rampe tympanique du limaçon. Cette membrane a une importance capitale dans la perception des sons. Si elle n'existait pas, le liquide labyrinthique, contenu dans une paroi solide, ne pourrait osciller : elle a encore pour but de rétablir mécaniquement, en vertu de son élasticité, l'équilibre dans le liquide labyrinthique lorsque ce dernier a subi des pressions de la part de l'étrier.

On a attribué encore à cette membrane la propriété de transmettre au liquide labyrinthique les vibrations aériennes déterminées dans la caisse par les oscillations de la membrane du tympan. En vertu de la différence de transmission des sons entre les solides et les liquides, cette action ne pourrait être que très faible. D'autre part, les expériences de Flourens et de Gellé ont démontré que lorsque la chaîne des osselets est supprimée, il y a surdité.

e). **Cavité de la caisse**. — La cavité de la caisse est remplie d'air. Cet air y pénètre, par un mécanisme que nous étudierons plus loin, par l'intermédiaire de la trompe d'Eustache ; il paraît destiné à maintenir sur la face interne de la membrane du tympan, une pression égale à la pression atmosphérique. Les variations de pression de cet air ont, du reste, une action importante sur la perception auditive, ainsi que le démontrent les expériences de Politzer.

En injectant de l'air dans la caisse après avoir pratiqué le cathétérisme de la trompe d'Eustache, il a remarqué, au moyen du manomètre placé dans le canal demi-circulaire supérieur, que la pression augmente, et inversement, qu'en diminuant la pression dans la caisse, la pression diminuait dans le labyrinthe. Il conclut de là que l'augmentation de la pression de l'air dans la caisse, amène l'augmentation de pression du liquide labyrinthique, d'où compression des filets terminaux de l'auditif, bruits subjectifs, analogues aux phosphènes.

f). **Cellules mastoïdiennes**. — Ces cavités qui n'existent que chez les primates, constituent un diverticule de la caisse. Elles servent pour les uns de caisse de résonance; pour d'autres, d'organes d'orientation.

g). **Trompe d'Eustache**. — La trompe d'Eustache est un conduit ostéo-fibro-cartilagineux réunissant la cavité de la caisse à la cavité pharyngienne. Oblique en dedans, en haut et en avant, elle vient s'ouvrir dans la partie antéro-supérieure du pharynx, dans l'arrière-cavité des fosses nasales. La portion postérieure, étroite, est osseuse et par conséquent constamment béante; la partie antérieure est fermée à l'état de repos. Sur cette portion antérieure viennent s'insérer des muscles qui ont justement pour effet de l'ouvrir. Parmi ces muscles, le plus important est le muscle péristaphylin externe; il écarte les deux parois et met ainsi en communication libre le tympan et le pharynx.

Cette communication s'établit quand le péristaphylin se contracte, c'est-à-dire à chaque mouvement de déglutition. Quelques autres muscles fonctionnant dans le même acte, viennent en aide au péristaphylin externe; ce sont : le constricteur supérieur du pharynx, le salpyngo-pharyngien, le muscle du pilier postérieur du voile du palais.

Dans l'acte de la déglutition, l'air de la caisse, communiquant avec celui du pharynx, qui est à la pression atmosphérique, prend en définitive cette dernière pression; il existe alors égalité d'équilibre dans les masses d'air qui se trouvent de chaque côté de la membrane du tympan. Lorsque la communication des deux airs s'établit, il se produit dans la caisse, en vertu de la loi de Mariotte, une légère diminution de pression, que l'on peut enregistrer (Gellé), par le manomètre auriculaire. Mais les phénomènes qui se produisent au moment de la déglutition, sont beaucoup plus apparents lorsqu'ils sont exagérés, c'est-à-dire lorsque cet acte se fait les narines fermées.

Dans ces conditions, il se produit dans le pharynx supérieur une raréfaction d'air très nette; cette raréfaction se transmet, puisque la trompe s'ouvre en ce moment sous l'action du péristaphylin externe, à l'air de la caisse. Si l'on a eu soin d'adapter un manomètre auriculaire au conduit auditif externe, il existe une diminution de la pression dans cet appareil, la membrane du tympan étant portée en dedans. On peut facilement enregistrer cette diminution de pression. Le mouvement en dedans de la membrane du tympan peut être aussi décelé par l'auscultation de l'oreille. La raréfaction de l'air persiste dans la caisse jusqu'à ce qu'il se produise un nouveau mouvement de déglutition, les narines ouvertes; à ce moment-là, la trompe d'Eustache s'ouvre de nouveau et permet à l'air de s'introduire dans la caisse pour rétablir l'équilibre.

Ce retour de l'air dans la caisse est facilité par l'élasticité de la membrane du tympan.

Comme on le voit, la pénétration de l'air dans la caisse est intermittente. Cette intermittence est liée à la déglutition.

On a attribué à la trompe d'Eustache beaucoup d'autres rôles; pour Henle, elle produit une augmentation de résonance de la caisse du tympan, comme les ouvertures pratiquées dans certains instruments à cordes; elle servirait encore à l'écoulement du mucus, et enfin, pour en finir avec ces rôles accessoires, à l'audition de sa propre voix. Politzer cite à l'appui de cette dernière théorie, l'expérience suivante : si on place dans les narines un tube sur lequel on applique ces replis membraneux; le son de la voix est renforcé au moment de la déglutition.

Ces rôles, comme nous l'avons dit, sont accessoires; la trompe sert surtout à établir l'équilibre de pression de l'air sur les deux faces de la membrane et lui permettre ainsi de vibrer librement.

III. — OREILLE INTERNE

L'oreille interne est la partie la plus importante, la partie nécessaire de l'organe auditif. Aussi la voit-on exister dans toute la série des vertébrés. Elle est protégée par une enveloppe osseuse ou cartilagineuse : le rocher. Au point de vue de sa disposition générale, elle offre des variétés intéressantes à étudier.

Chez l'homme et chez les mammifères, où elle atteint son plus haut degré de perfection, elle est composée de trois parties : le vestibule, les canaux demi-circulaires et le limaçon.

Chez les oiseaux, le limaçon perd de son développement et constitue la lagena, sorte de diverticule en forme d'outre, mais le vestibule et les canaux demi-circulaires persistent. Chez les reptiles la disposition de l'oreille interne est analogue.

Chez les batraciens, il existe un vestibule, des canaux demi-circulaires, et un limaçon très rudimentaire. Chez les autres amphibiens, le limaçon fait complètement défaut.

Chez les poissons supérieurs, nous retrouvons un vestibule et des canaux demi-circulaires, au nombre de trois, comme du reste, chez tous les vertébrés qui précèdent ; chez les poissons inférieurs, le vestibule existe, mais le nombre des canaux demi-circulaires est réduit à un ou deux. Le limaçon est absent.

Comme on peut le voir dans cette énumération, l'oreille interne existe dans toute la série des vertébrés ; on retrouve même ses rudiments chez l'amphioxus et chez d'autres animaux plus bas dans l'échelle (salpes, etc.). Il résulte encore de cette énumération rapide, que la partie nécessaire de cet organe est constituée par le vestibule et les canaux demi-circulaires : le limaçon, comme il l'a été, du reste, démontré expérimentalement (Gellé), n'est qu'un organe de perfectionnement.

Nous étudierons le fonctionnement de l'oreille interne, dans le cas où elle présente la complication la plus grande, c'est-à-dire, chez les mammifères ; mais avant d'examiner ces fonctions, examinons la disposition générale de cet organe.

Disposition générale de l'oreille interne. — L'oreille interne ou labyrinthe est la partie dans laquelle viennent se terminer les branches du nerf auditif. Elle est constituée par une série de sacs membraneux de forme variable, constituant le labyrinthe membraneux. Ces sacs communiquent entre eux et sont remplis exactement par un liquide, l'*endolymphe*. Les terminaisons auditives, après avoir traversé les parois du sac, viennent se produire dans un épithélium constamment baigné par l'endolymphe.

Ce labyrinthe membraneux est contenu dans une enveloppe osseuse constituant le labyrinthe osseux. Cependant le premier n'est pas appliqué exactement contre le second, sauf en quelques points. Le labyrinthe membraneux est, en effet, séparé de l'os, tout en lui restant attaché par un réticulum connectif, par un espace rempli d'un liquide désigné sous le nom d'*exolymphe* ou *périlymphe* ou *liquide de Cotugno*. De cette façon, le labyrinthe membraneux est maintenu, dans une position presque immuable, dans la cavité rocheuse.

Les sacs membraneux du labyrinthe constituent trois groupes bien distincts : le vestibule, les canaux demi-circulaires et le limaçon membraneux, compris chacun dans une enveloppe osseuse : le vestibule est formé de deux vésicules, l'une supérieure l'*utricule*, l'autre inférieure le *saccule*; les canaux

FIG. 279. — Schéma du labyrinthe membraneux.

I, poissons; — II, oiseaux; — III, mammifères; — U, utricule; — S, saccule; — c, canal cochléaire; A, aqueduc du vestibule; — 1, 2, 3, canaux demi-circulaires; — 4, *canalis reuniens*. (D'après Waldeyer.)

demi-circulaires sont au nombre de trois, l'un vertical antérieur et supérieur; le second vertical postérieur et inférieur; le troisième horizontal et externe; enfin le limaçon membraneux est lui-même divisé en deux demi-cylindres spiroïdes par l'existence de la membrane basilaire et constitue ainsi les deux *rampes* vestibulaire et tympanique du limaçon.

Il n'est pas inutile de rappeler comment ces différents sacs communiquent entre eux.

Si l'on examine ces communications on ne peut s'empêcher de remarquer que le vestibule et les canaux demi-circulaires, d'une part, le limaçon et le saccule d'autre part, forment deux systèmes bien distincts, ce qui concorde, du reste, avec l'aspect que présente le labyrinthe dans la série animale (fig. 279). En effet on voit, d'un côté les canaux demi-circulaires venir s'aboucher, pour ainsi dire à plein canal dans l'utricule par cinq orifices, de l'autre, le saccule se réunir par un canal rétréci quoique direct avec la rampe vestibulaire du limaçon, tandis que le saccule et l'utricule ne sont réunis que par une communication indirecte. On voit en effet se détacher de l'utricule, un canal en forme de cœcum qui suit le trajet de l'aqueduc du vestibule; pour se terminer par une dilatation (le sac endolymphatique.) Près de son origine, il reçoit un prolongement de même nature issu du saccule. C'est ainsi que s'établit la communication entre le saccule et l'utricule, ainsi que l'a démontré Böttcher.

Comme on le voit d'après ce qui précède, les communications entre le saccule et l'utricule, sont loin d'être faciles et les oscillations de l'endolymphe doivent éprouver une résistance considérable au niveau de ces points rétrécis pour passer d'un système de sacs dans l'autre.

Mais nous trouvons dans la disposition générale du labyrinthe membraneux un fait qui semble compenser cette difficulté. Le vestibule est, en effet, baigné complètement par l'exolymphe et n'est pas adhérent à la paroi osseuse, pas même au niveau de l'étrier; de telle sorte que les oscillations transmises par cet os, se transmettant dans tous les sens par l'intermédiaire de l'exolymphe, font vibrer l'utricule et les canaux demi-circulaires d'une part, le saccule et le limaçon membraneux d'autre part.

Toute la surface membraneuse du vestibule est donc mise en mouvement par les oscillations de l'étrier. Il existe cependant des points fixes : ces points correspondent justement aux terminaisons nerveuses proprement dites. En effet, à ce niveau, les membranes sont adhérentes au périoste : cette adhérence est renforcée par les filets nerveux qui le traversent. Ces terminaisons nerveuses sont au nombre de cinq pour le vestibule membraneux : deux *taches* acoustiques, l'une pour l'utricule, l'autre pour le saccule, trois *crêtes* acoustiques, chacune au niveau de l'ampoule de chacun des canaux demi-circulaires.

Nous allons étudier successivement le rôle de chacune des parties de l'oreille interne dans l'ordre suivant, en tenant compte des faits que nous avons exposés et en complétant les données anatomiques précédentes. Nous étudierons : 1° l'utricule ; 2° les canaux demi-circulaires; 3° le saccule ; 4° le limaçon.

I. — Utricule.

L'utricule est placé immédiatement en face de la fenêtre ovale. Il est adhérent à la paroi interne du vestibule osseux, au centre de la fossette hémisphérique, au niveau d'un point où va se terminer le nerf utriculaire, au niveau de la tache acoustique. La paroi de cet utricule est formée de tissu conjonctif tapissé sur sa face interne d'un épithélium plat. Cependant, au niveau de la tache acoustique, cet épithélium change d'aspect, et la terminaison nerveuse, présente par elle-même des faits importants à signaler. On voit en effet, en ce point, le périoste interne s'épaissir et déterminer une légère élévation. Sur cette dernière, l'épithélium vestibulaire présente deux ordres de cellules : les unes cylindro-coniques, les autres fusiformes. Les premières, qu'on désigne encore sous le nom de cellules de soutien ont leur base tournée vers la cavité de l'utricule, les autres, qui constituent les *cellules auditives* proprement dites, ont un prolongement central variqueux, et un prolongement périphérique effilé, rigide, réfringent, désigné sous le nom de *poil auditif*. Les filets issus du nerf utriculaire, vont très probablement se mettre en rapport avec les cellules auditives (fig. 280).

Ce n'est pas tout : au-dessus de la tache acoustique se trouve un corpuscule particulier désigné sous le nom d'*otolithe*. Il est dur, crétacé ; il est en réalité constitué par une masse de nature cuticulaire, fragmentée, imprégnée de sels calcaires. Les poils auditifs font corps avec l'otolithe.

Les vibrations transmises au sac utriculaire et à l'endolymphe vont faire vibrer les poils auditifs et par conséquent transmettre une impression sonore. Cette impression, pour des motifs que nous apprécions plus loin, ne modifie pas d'une façon régulière les centres nerveux, eu égard à la disposition même de la tache, de telle sorte que cette dernière semble surtout disposée pour recueillir les bruits. Mais nous devons nous demander quel est le rôle joué par les otolithes.

Pour J. Müller, v. Siebold, ils servent à renfoncer le son. Pour Helmholtz, ils oscillent comme le liquide et la terminaison nerveuse, mais ils conservent

FIG. 280. — Tache auditive. — Utricule du cobaye.

a, fibres nerveuses à myéline formant un plexus : — *b*, noyaux de la membrane ; — *c*, épithélium auditif avec poils auditifs faisant saillie entre les cellules épithéliales coniques, sur la surface libre. (Klein.)

plus longtemps leur mouvement. Pour Hasse, ils servent à transmettre directement les ondulations aux terminaisons nerveuses. Pour d'autres auteurs, ils au contraire, ils auraient un rôle tout à fait opposé ; pour Waldeyer, ils seraient plutôt aptes à étouffer les vibrations sonores. C'est aussi l'avis de P. Meyer. Pour Ranke, ces organes n'interviendraient que dans le cas de la perception des sons intenses, ils amortiraient les vibrations des cellules ciliées terminales. Ces organes et les organes analogues que nous retrouvons au niveau des terminaisons ampullaires et dans le limaçon doivent avoir une importance qui n'est pas à négliger, et ce rôle d'étouffoir, sur lequel du reste nous avons insisté depuis longtemps, nous paraît être le vrai.

II. — Canaux demi-circulaires.

Comme nous l'avons déjà vu, les canaux demi-circulaires au nombre de trois dans presque toute la série des vertébrés viennent s'ouvrir dans l'utricule par cinq orifices, le canal demi-circulaire supérieur et le postérieur ayant un orifice commun. Mais chaque canal possède une dilatation désigné sous le nom d'*ampoule*. Dans cette ampoule se trouve une terminaison nerveuse désignée sous le nom de *crête auditive*. Elle présente une structure analogue à celle de la tache acoustique si ce n'est qu'il existe au-dessus de la couche épithéliale externe une couche formée de cellules polyédriques dites *cellules basales* entre lesquelles l'auditif formerait un plexus. Au-dessus de la crête auditive, existe un organe analogue à l'otolithe désigné par Lang sous le nom de *cupule terminale*, organe que nous avons longuement étudié en 1882[1]. Ces terminaisons nerveuses paraissent avoir la même fonction que les taches acoustiques, c'est-à-dire, de percevoir les bruits.

On a attribué aux canaux demi-circulaires une fonction excessivement importante, la fonction d'équilibration. C'est une question qui est traitée à propos de la physiologie du mésocéphale et du cervelet. Théoriquement, la forme demi-circulaire de ces organes et leur disposition suivant trois plans perpendiculaires entre eux peuvent faire penser qu'ils sont capables, en effet, de recevoir normalement à leur surface toutes les directions possibles d'ondes sonores et de déterminer ainsi par l'habitude de cette perception, l'équilibration du corps.

III. — Saccule.

Le saccule forme la deuxième vésicule du vestibule membraneux. Comme nous l'avons vu, le saccule communique indirectement avec l'utricule par le canal de Boettcher. Au saccule vient aboutir le *canalis reuniens* qui donne entrée dans la rampe vestibulaire du limaçon. Notons en passant que chez tous les vertébrés le saccule existe; tandis que le limaçon présente des variétés que nous étudierons plus loin. Dans le saccule se trouve une tache acoustique, comparable au point de vue de sa structure à la tache utriculaire.

IV. — Limaçon.

Le limaçon est une partie du labyrinthe située en avant de celles que nous avons déjà étudiées, formé, comme son nom l'indique, par un conduit roulé en spirale. Cette portion de l'organe auditif, bien formée chez les mammifères, tend à disparaître et disparaît chez les autres espèces de vertébrés. Chez les oiseaux, il n'est plus roulé en spirale et forme un diverticule désigné sous le nom de *lagena*; chez les reptiles, la disposition est à peu près la même; chez les batraciens, son volume diminue considérablement et enfin, chez les poissons il est à peine représenté par un diverticule très peu accusé du saccule.

[1] Ferré. *Contribution à l'étude de la crête auditive chez les vertébrés.*

Cet organe n'existe donc bien développé que chez les mammifères. Il est considéré comme un organe de perfectionnement ; son ablation n'empêche pas l'audition de se produire chez les animaux. (Gellé.)

Structure du limaçon. — Il est composé d'une portion osseuse ou *limaçon osseux*, contenant un organe membraneux ou *limaçon membraneux*. Rappelons brièvement la structure de ces diverses portions.

FIG. 281. — Limaçon du cobaye.

a, rampe vestibulaire; — *b*, rampe tympanique; — *c*, rampe moyenne; — *d*, membrana tectoria; — *e*, cellules de Claudius; — *g*, région des cellules ciliées externes sur la membrane basilaire; — *h*, membrane de Reissner; — *i*, épithélium doublant le sillon spiral interne; — *j*, tunnel de Corti; — *l*, ligament spiral; *m*, crête spirale; — *n*, fibres nerveuses dans la lame spirale osseuse; — *o*, ganglion spiral; — *q*, vaisseaux; *s*, la capsule osseuse. (Klein.)

Le *limaçon osseux* est formé d'un axe conique autour duquel vient s'enrouler, en spirale, un cylindre désigné sous le nom de *lame des contours* et forme un nombre de tours de spire variable (deux tours et demi chez l'homme). L'axe est horizontal dirigé en arrière et en dehors. Sa base est tournée vers la face postérieure du rocher. Elle présente une série de trous formant la *lame criblée spiroïde*, à travers laquelle passent les filets de l'auditif destinés à l'organe de Corti.

Au point de tangence de l'axe du limaçon et de la lame des contours, il se détache en saillie dans la lame des contours, une saillie osseuse triangulaire, la *lame spirale osseuse* (fig. 281). Cette dernière est percée de trous, communiquant avec des canaux creusés dans l'axe et aboutissant aux trous de la lame criblée spiroïde. Au point d'émergence de la lame spirale, les canaux portent une dilatation : ces dilatations considérés tout le long de la lame spirale, constituent par leur ensemble un canal spiroïde, parallèle à l'axe de la lame des contours, dans lequel est contenu le ganglion de Rosenthal, traversé par les fibres de l'auditif.

La lame spirale osseuse commence par un prolongement falciforme, au-dessus de la fenêtre ronde. Comme nous le verrons tout à l'heure, le cylindre de la lame des contours étant divisé en deux parties ou rampes par une membrane allant de l'extrémité de la lame spirale à la paroi opposée du conduit, il en résulte que la fenêtre ronde est reléguée au-dessous de la lame basilaire dans la rampe inférieure, dans la rampe dite tympanique. En un mot, au commencement du circuit, la rampe inférieure et la rampe supérieure du limaçon n'ont aucune communication.

Au contraire, vers le sommet du limaçon, la lame spirale s'arrête de manière à constituer une sorte de bec, tandis que la lame des contours se prolonge de manière à former une coupole. A ce niveau, les deux rampes se réunissent par un orifice, l'*hélicotrèma* résultant de cette disposition.

Le *limaçon membraneux* tapisse le limaçon osseux. Nous allons l'étudier succinctement. La lame spirale osseuse doublée de son périoste, et constituant ainsi la protubérance de Huschke, présente deux lèvres l'une inférieure, l'autre supérieure séparées par une rainure à convexité externe (fig. 281). De la lèvre inférieure se détache une membrane, la *membrane basilaire* qui va rejoindre une saillie triangulaire désignée sous le nom de *ligament spiral externe*. La membrane basilaire divise ainsi le conduit cylindrique membraneux contenu dans la lame des contours osseux en deux cavités ou rampes ; l'une supérieure ou rampe vestibulaire aboutissant au saccule par le *canalis reuniens*, l'autre inférieure, rampe tympanique ne communiquant avec la précédente que par l'hélicotrèma et aboutissant en bas à la fenêtre ronde.

La membrane basilaire est divisée en deux portions, l'une interne, l'autre externe. La partie interne est lisse, l'externe est striée dans le sens radial. Elle s'élargit en allant de la base au sommet du limaçon, fait qui a une importance considérable au point de vue physiologique. Elle porte sur sa face supérieure, l'organe terminal du limaçon, l'organe de Corti que nous étudierons plus loin. Cet organe fait saillie dans la rampe vestibulaire.

De la lèvre supérieure de la lame spirale osseuse se détachent deux membranes : l'une, celle qui naît le plus en dedans, s'élève à 45° environ dans la rampe vestibulaire et va s'insérer à l'extrémité supérieure du ligament spiral. C'est la *membrane de Reissner*. Cette membrane constitue avec la membrane basilaire et la partie supérieure du ligament spiral un canal triangulaire désigné sous le nom de canal de Lowemberg.

La seconde membrane se détache de la saillie que forme la lèvre supérieure de la lame spirale et s'avance dans le canal de Lowemberg presque parallèlement à la lame basilaire. Cette membrane, désignée sous le nom de membrane ou le Corti, recouvre seulement ce dernier organe, et ne s'avance pas, comme on le décrivait anciennement, jusqu'au ligament spiral externe, de manière à former un canal qu'on désignait sous le nom de canal de Corti. L'organe de Corti, compris entre la membrane basilaire et la membrane de Corti peut être considéré comme formé chez les mammifères de deux portions distinctes séparées par les arcs de Corti. Les arcs de Corti sont des espèces d'arcs-boutants, formés de deux cellules différenciées désignées sous le nom de *pilier interne* et *pilier externe* de Corti : l'ensemble de ces arcs constitue un véritable tunnel à arc spiroïde, parallèle à l'axe du limaçon. Sur ces piliers viennent s'appuyer les éléments cellulaires qui constituent l'organe de Corti. En dedans, entre le bourrelet découpé, formé par le périoste et désigné sous le nom de dents, et le pilier interne, nous trouvons en allant de dedans en dehors (fig. 282), les cel-

FIG. 282. — Organe de Corti du cobaye.

a, pilier externe de Corti ; — *b*, pilier interne de Corti ; — *c*, tunnel de l'arche de Corti ; — *d*, cellules ciliées externes ; — *e*, cellules ciliées internes ; — *f*, cellules de soutien externes contenant des globules graisseux ; — *g*, cellules de soutien internes ; — *h*, cellules de Claudius ; — *i*, cellules épithéliales tapissant le sillon spiral interne ; — *j*, fibres nerveuses ; — *k*, crête spirale. (Klein.)

lules internes de Claudius, formant plusieurs rangées, et les cellules ciliées du sommet formant par leur rapprochement une ligne spirale de cellules parallèle à l'axe de la lame des contours. En dehors du pilier externe nous trouvons en rangées spiroïdes alternantes, les cellules de Corti et les cellules de Deiters. Les cellules de Corti sont des cellules cylindriques à cils vibratiles portant sur leur plateau quelques cils rigides placés en fer à cheval ; les cellules de Deiters sont des cellules fusiformes qui vont rejoindre par leur extrémité supérieure la membrane fenêtrée qui elle-même adhère à la membrane de Corti. Les extrémités inférieures de ces cellules vont se mettre en contact avec les filets de l'auditif. La membrane de Corti, striée dans le sens de sa largeur et, qui, par cela même présente une analogie de disposition et de structure avec la cupule terminale, embrasse l'organe de Corti. Elle est séparée de ce dernier par une membrane dite fenêtrée. Les fenêtres ou trous de Lowemberg de cette membrane correspondent aux cils des cellules de Corti ; les portions pleines ou *phalanges* correspondent aux cellules de Deiters.

Pour terminer ce qui a trait à la structure de l'organe de Corti, ajoutons que, en dehors de la rangée extrême des cellules de Deiters, nous trouvons d'autres éléments cellulaires cylindriques, cellules externes de Claudius, qui ne tardent pas à prendre la forme cubique, puis la forme aplatie, pour aller se continuer avec les cellules plates épithéliales qui tapissent le reste de la surface de la rampe vestibulaire.

L'organe de Corti reçoit les filets terminaux du nerf cochléen après que ces derniers ont traversé le ganglion spiral de Rosenthal. Ces filets terminaux ne se rendent pas tous dans les portions de l'organe de Corti voisines de la portion ganglionnaire d'où ils émergent ; on en voit qui se dirigent soit à droite, soit à gauche, pour se rendre à des portions de l'organe de Corti beaucoup plus éloignées.

La disposition du limaçon étant connue, examinons ses usages.

Rôle du limaçon. — Comme nous l'avons déjà dit, cet organe n'est pas absolument nécessaire à la perception des sons, puisque son ablation n'empêche pas l'audition. Il paraît être réservé à l'audition des sons réguliers, des sons musicaux. Nous le voyons, en effet, exister chez des animaux qui perçoivent manifestement ce genre de sons (mammifères, oiseaux, reptiles). Nous allons voir de plus, en étudiant de plus près certaines de ses parties, qu'il contient les éléments nécessaires à la perception de tous les sons musicaux possibles.

On pensait autrefois que les ondes sonores transmises au liquide intralabyrinthique par l'étrier allaient impressionner les terminaisons auditives baignant librement dans ce liquide, et qu'elles se transmettaient ainsi jusqu'aux centres nerveux. La découverte de l'organe de Corti fit changer cette manière de voir, et Helmholtz admit primitivement que les arcs de Corti, par leur pilier externe, mis en vibration par les ondulations de l'endolymphe, frappaient les filets nerveux absolument comme les touches d'un piano frappent les cordes du même instrument pour les faire entrer en vibration. Cette théorie elle-même ne fut plus soutenable, lorsque Hasse eut démontré que chez les oiseaux, où le sens musical est très développé, il n'existe pas d'arcs de Corti. Hensen, en examinant la membrane basilaire, découvrit que la portion externe de cette lame était striée dans le sens radial ; il remarqua de plus que la partie striée allait en augmentant de largeur depuis l'origine de la lame spirale jusqu'à l'hélicotrème. Si l'on compare les portions correspondant à ces stries à des cordes vibrantes, on voit qu'il existe dans le limaçon, sous un volume minime, un véritable instrument à cordes, comparable à une harpe, si on suppose que chacune d'elles soit accordée pour un son déterminé. Cependant, les stries de la lame basilaire ne sont pas, comme dans cet instrument, isolées les unes des autres : ce qui pourrait faire penser, au premier abord, qu'elles ne pourraient pas vibrer librement ; mais si l'on tient compte de ce que cette membrane n'est tendue que dans le sens radial, chaque partie vibre comme si elle était seule (Gavarret).

Il paraît encore difficile de comprendre que les stries de Hensen, de très petite dimension (de 1/20 à 1/2 mm.) puissent vibrer à l'unisson de sons produits à l'extérieur par des longueurs de corde quelquefois très considérables : elles ne devraient vibrer que pour des sons très aigus. Mais il faut tenir compte de ce fait, que les stries de Hensen supportent des éléments cellulaires d'un volume et d'un poids relativement considérables (arcs de Corti, cellules de Corti, etc.) et que par cela même leur son propre est abaissé.

D'après ce qui précède, on voit que la membrane basilaire est formée de cordes pouvant vibrer isolément à l'unisson des sons musicaux. Il est, de plus, facile de démontrer que le nombre de ces cordes est au moins égal à celui des sons musicaux perceptibles par notre oreille. En effet, nous savons qu'il existe chez l'homme 3,000 arcs de Corti, ce qui nous donnera 6,000 stries de Hensen ou cordes de Nuel, car il y a au moins deux de ces cordes correspondant à un arc de Corti. D'autre part, l'échelle des sons musicaux occupant 7 octaves, 2,800 arcs de Corti peuvent être distribués sur ces 7 octaves, 400 par octave. Comme dans l'octave, il existe 12 demi-tons, 33 arcs ou 66 cordes de Nuel correspondant à un demi-ton. Or, comme, d'après Weber, il n'est possible de distinguer que des sons différant de 1/64 de demi-ton, on voit qu'il existe suffisamment de cordes pour percevoir les plus légères différences, puisque 66 cordes sont distribuées sur un demi-ton. De telle sorte que tous les sons musicaux possibles peuvent trouver dans la membrane basilaire une corde qui vibre toujours à leur unisson. D'après la disposition de cette membrane, les sons aigus seront perçus à son origine, les sons graves seront perçus à l'extrémité supérieure, près de l'hélicotrème.

Il est à remarquer que les stries de Hensen ou cordes de Nuel ne sont que les intermédiaires de la perception auditive : elles vibrent à l'unisson des sons extérieurs. Les véritables agents de la perception sont les cellules ciliées de Corti, dont les prolongements inférieurs se mettent en rapport avec les filets de l'auditif. Il est très probable que les vibrations des cordes de Nuel se transmettent aux cellules de Corti qui les recouvrent et que, par cela même, les cils vibratiles sont mis en mouvement. Peut-être même faudrait-il faire entrer en ligne de compte la présence de la membrane de Corti, qui recouvre ces cellules, soit pour favoriser le mouvement de leurs cils, soit pour ralentir ce même mouvement dans le cas de vibrations de trop grande intensité. En un mot, la membrane de Corti qui, par sa structure, peut être comparée à la cupule terminale et aux ololithes, pourraient, comme ces derniers, jouer dans une certaine mesure un rôle de réglementation des mouvements ciliaires. Ajoutons, de plus, que cette réglementation pourrait être regardée comme produite, dans une certaine mesure, par les cellules de Deiters, dont l'extrémité supérieure va se perdre dans la membrane fenêtrée adhérente à la membrane de Corti.

En résumé, les vibrations transmises par l'étrier à la périlymphe se transmettent au limaçon membraneux. Elles trouvent dans ce dernier de véritables cordes accordées pour vibrer à leur unisson, cordes représentées par les stries de la lame basilaire. Les stries vibrantes vont exciter les cils des cellules de Corti, où viennent se terminer les filets de l'auditif. Le son sera perçu avec toutes ses qualités : l'intensité dépendra de la force avec laquelle le liquide intralabyrinthique et, par conséquent, les stries de Hensen seront excités; la hauteur sera perçue, puisqu'il existe dans l'organe des éléments accordés pour chacun des sons musicaux possibles; et enfin le timbre des sons nous sera donné pour la même raison et, de plus, par ce fait que l'oreille est capable de percevoir les sons simultanés.

GOUT

Organes du goût. — Le sens du goût nous donne la notion des saveurs. Quelques auteurs l'ont considéré comme appartenant en quelque sorte à la sensibilité générale (tactile) plutôt qu'aux sensibilités spéciales. Il n'a pas, en effet, comme l'odorat, la vue et l'ouïe, de nerf qui lui soit propre et c'est par des nerfs de la sensibilité générale qu'il s'exerce. Mais, bien que moins parfait que les autres sens, bien que ne fournissant que des notions extrêmement restreintes, il n'en a pas moins la valeur d'un sens spécial et ne saurait être confondu avec la sensibilité générale tactile de la muqueuse buccale. Certains cas pathologiques où ce sens s'est trouvé aboli sans que la sensibilité tactile de la langue fût diminuée montrent bien la distinction qu'on doit faire entre le goût proprement dit et le tact. Ce sens est localisé dans certaines parties de la membrane muqueuse de la langue, du voile du palais et des piliers de l'isthme du gosier. On a rencontré en effet dans ces divers points (et aussi à l'entrée de la glotte) les organes nerveux terminaux chargés de recueillir les impressions gustatives.

Ces organes, *gobelets ou bourgeons gustatifs*, sont surtout contenus dans les papilles caliciformes et dans certains plis permanents des bords de la langue très développés chez quelques animaux tels que le lapin où ils forment un petit organe défini qu'on a nommé *papille foliée*. Les papilles fongiformes disséminées sur toute la langue en renferment aussi par place, ainsi que celles du palais mou et de la luette. Ces bourgeons gustatifs sont situés au fond des sillons, dans les parties verticales des plis pour les papilles foliées, ou du fossé de circonvallation pour les papilles caliciformes. Ils constituent de petits organes en forme de baril ou de melon dont le grand axe est perpendiculaire à la surface de la muqueuse. Ils occupent toute l'épaisseur de l'épithélium. Chacun d'eux se compose d'une couche de cellules épithéliales de recouvrement, allongées, aplaties, au-dessous desquelles se trouve un faisceau (de 1 à 10) de cellules fusiformes en bâtonnet : *cellules du goût*. Chacune de ces dernières renferme un noyau ovale et est terminée par deux extrémités filiformes : l'une externe en forme de cil gagne la surface libre en passant à travers l'orifice ou *pore* du bourgeon gustatif; l'autre interne ramifiée pénètre dans le derme sous-jacent et s'unit probablement avec une fibre nerveuse sans myéline venue du plexus intra-muqueux. Ce mode de terminaison ner-

...euse est très analogue, comme on le voit, avec les terminaisons olfactives auditives, et même visuelles.

Nerfs. — Les nerfs chargés de conduire les impressions gustatives sont le glosso-pharyngien et le lingual (fig. 285). Le premier se distribue en effet aux régions postérieures qui sont surtout le siège du goût. Quant au nerf lingual, qui préside à la sensibilité gustative de la pointe de la langue, il contient en réalité des fibres du glosso-pharyngien qui lui viennent par l'intermédiaire du

FIG. 283. — Coupe d'une papille caliciforme chez un enfant.
(Klein.)

a, revêtement épithélial ; — *b*, derme de la muqueuse; *s*, glandules muqueuses; *g*, sillon au fond duquel sont les bourgeons gustatifs.

FIG. 284. — Trois bourgeons gustatifs très grossis.

g, base du bourgeon près du derme *h*, l'extrémité libre percée d'un orifice; *e*, l'épithélium près de la surface.

plexus tympanique de Jacobson, du nerf vidien et du ganglion otique. De même les fibres gustatives de la corde du tympan, dont quelques cas pathologiques ont fait admettre l'existence, doivent être empruntées par le facial au glosso-pharyngien, à la base même du crâne (Carl). En sorte que ce dernier serait le seul nerf du goût. Les hypothèses ingénieuses de Schiff, qui fait provenir les fibres gustatives de la corde du tympan du trijumeau et celle de Lussana, qui les fait venir du facial, ne paraissent pas acceptables. Quant au *centre* cérébral gustatif, il n'a pu être encore localisé avec certitude.

Le degré de la sensibilité gustative des diverses parties de la muqueuse buccale a été déterminé en plaçant en contact avec cette muqueuse de petites éponges imbibées d'un liquide sapide. Les expériences de Dugès, de Vernière, de Longet ont ainsi montré que le goût réside à la face supérieure, à la pointe et sur les bords de la langue, à la portion molle du palais, à l'isthme du gosier et sur une partie du pharynx. La base, la pointe et les bords de la langue sont les points les plus sensibles, le milieu de la face supérieure l'est beaucoup moins, la face inférieure pas du tout. La participation de la portion dure du palais et de l'entrée du larynx aux fonctions gustatives est très douteuse.

En même temps que la sensibilité gustative, le glosso-pharyngien et le lingual apportent aussi à la muqueuse buccale une sensibilité générale (tactile,

FIG. 285. — Schéma de l'innervation sensible de la langue. (Dalton.)

thermique, etc.), très développée qui peut donner lieu souvent à des sensations improprement qualifiées de saveurs.

Saveurs. — Il existe un assez grand nombre de saveurs distinctes qu'on peut ramener à quatre principales : l'amer, le doux, l'acide et le salé. L'amer est surtout perçu à la base de la langue, le doux à la pointe et l'acide sur les bords. Ce sont les amers qui ont la plus grande puissance d'excitation gustative. Une solution de sulfate de quinine au 100,000e est encore amère, une dilution de sucre ou de sel ne donne plus rien même avec une solution beaucoup moins grande. Les diverses saveurs peuvent se combiner entre elles : par exemple le doux et l'amer, l'aigre et le doux, etc.; elles peuvent aussi se neutraliser comme lorsque nous ajoutons du sucre à un breuvage amer ou acide ; elles peuvent enfin donner lieu à des sensations de contraste successif : ainsi quand on a goûté une substance amère, l'eau qu'on goûte ensuite paraît douce.

Les substances sapides n'agissent sur le goût qu'en vertu d'une action chimique, bien que des corps de composition chimique très différente, par exemple, le sucre, la saccharine, la glycérine, les sels de plomb, le chloroforme, puissent donner lieu à des sensations très semblables. Mais certaines substances peuvent en même temps provoquer des sensations tactiles qui sont improprement qualifiées de saveurs, telles sont les saveurs dites *huileuse* ou *grasse*, *farineuse*, *gommeuse*. C'est aussi sur la sensibilité générale de la langue et du palais, et non sur le goût, qu'agissent les substances *piquantes* et *âcres* usitées comme condiments : poivre, moutarde, piment, etc. Les saveurs *styptiques* ou *astringentes* paraissent un mélange de sensation tactile et d'impression gustative.

D'autres stimulants peuvent aussi exciter le sens du goût. Quand on se pique la langue on perçoit une saveur et quand un courant constant passe à travers la muqueuse buccale, il donne lieu à une saveur alcaline ou métallique amère quand le pôle négatif est placé sur la langue, acide quand c'est le pôle positif. Cette saveur est perçue à la base, sur les bords et à la pointe de la langue, au niveau du voile du palais et sur une petite étendue de la partie voisine du palais dur, et enfin sur le pilier antérieur de l'isthme. Elle manque partout ailleurs. Il est donc probable que le courant excite indirectement les bourgeons gustatifs, bien que l'action électrolytique sur les sucs buccaux paraisse douteuse.

Les conditions indispensables pour l'exercice du goût sont les suivantes :

Il faut en premier lieu que les substances à goûter soient *dissoutes*. Il n'y a donc que les parties liquides ou solubles des aliments qui puissent être goûtées, les parties insolubles ne le sont pas et ne donnent que des impressions tactiles. Un des usages de la salive est précisément d'assurer cette condition. Si la bouche est sèche les aliments sont dépourvus de saveur.

Il faut en second lieu que la surface impressionnée soit aussi étendue que possible et c'est le rôle que remplissent les mouvements de la langue en mettant les aliments successivement en contact avec tous les points sensibles de la bouche.

La sensation demande un certain temps pour se développer et elle peut persister plus ou moins longtemps après. Il en résulte que si plusieurs saveurs sont appliquées sur la langue dans une rapide succession, on devient incapable de les distinguer et elles ne produisent plus qu'une impression confuse. On sait par exemple qu'il est impossible de distinguer, les yeux fermés, différentes espèces de vins, si on les goûte rapidement l'une après l'autre.

La température la plus favorable est comprise entre 10 et 35°.

On parle très souvent du goût de certaines substances volatiles alors que ces substances n'impressionnent en réalité que le sens de l'odorat. Il en est ainsi du vin, du café, des viandes à fumet développé, des oignons, de la vanille, etc., etc., et l'on sait que toutes ces substances perdent leur prétendue saveur dès qu'on se bouche le nez ou qu'on est atteint de coryza. On ne perçoit plus alors que les sensations grossières d'amer, de doux, d'acide et de salé et les sensations tactiles concomitantes. Il est permis de rappeler à ce propos que M. Chevreul, dans ses *Études sur les propriétés organoleptiques des corps*, les a divisés en quatre classes suivant l'impression qu'ils produisent sur la langue : 1° corps qui n'agissent que sur le tact de la langue (cristal de roche, glace, saphir) ; 2° corps qui agissent sur le tact de la langue et sur l'odorat (étain, vins à bouquet, etc.); corps qui influencent le tact et le goût (sucre candi, chlorure de sodium pur) ; 3° corps qui influencent à la fois le tact de la langue, le goût et l'odorat (huiles volatiles, pastilles de menthe, chocolat et beaucoup d'aliments).

L'usage du goût est en rapport avec la conservation de l'individu. Il est destiné à nous renseigner sur la nature des aliments et des boissons que nous ingérons. C'est chez l'homme qu'il est le plus développé.

ODORAT

Siège de l'odorat. — L'odorat est le sens destiné à percevoir les odeurs. Il a son siège dans la partie supérieure de la cavité nasale comprenant la partie supérieure de la cloison le cornet supérieur et une partie du cornet moyen. En ces points la muqueuse nasale présente des caractères différents de ceux qu'elle a dans le reste de son étendue.

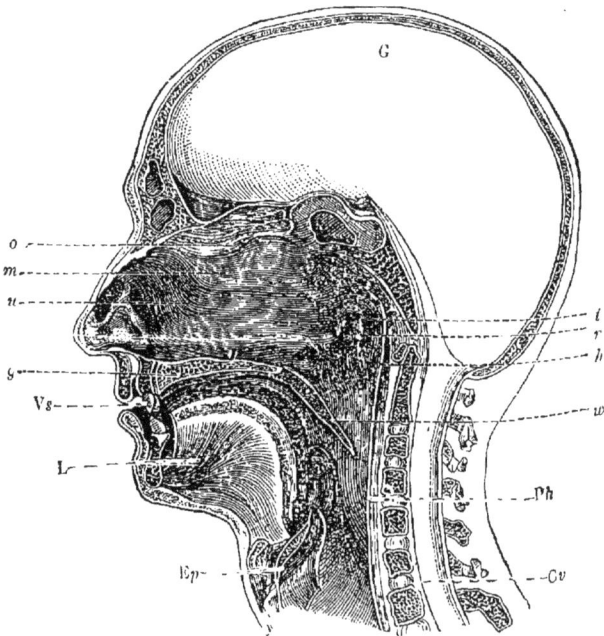

FIG. 286. — Coupe montrant la cavité des fosses nasales.

u. cornet inférieur du nez ; *m*, cornet moyen : *o*, cornet supérieur ; *g*, voûte du palais ; *w*, voile du palais ; *Vs*, vestibule de la bouche ; *L*, langue ; *Ph*, pharynx ; *Ep*, épiglotte. *h*, paroi postérieur du pharynx ; *r*, fosse de Rosenmüller ; *t*, bourrelet postérieur de la trompe ;

La muqueuse de la *région olfactive* est tapissée par une couche de cellules épithéliales coniques, analogues à celles de la région respiratoire, mais dépourvues de cils vibratiles. Entre ces cellules épithéliales sont placées des cellules fusiformes nuclées, pourvues de deux prolongements : l'un extérieur, portant à son extrémité un petit pinceau de bâtonnets plus ou moins longs, dépassant les cellules épithéliales ; l'autre profond, très mince, variqueux, entre en connexion, comme l'a montré Max. Schultze, avec une fibrille primitive du réseau du nerf olfactif. Ce sont les *cellules olfactives* de M. Schultze.

Odeurs. — A l'inverse de ce qui a lieu pour la lumière et pour le son, excitants physiologiques de deux de nos sens, on ne sait presque rien des propriétés physiques et de la nature des odeurs, excitant normal de l'odorat, sauf qu'elles proviennent des corps volatils et que des particules infiniment petites suffisent pour exciter les terminaisons olfactives.

Si ténus et si impondérables pratiquement que puissent être rendus certains corps odorants, puisque la deux-millionième partie d'un milligramme de musc peut encore donner l'odeur du musc, qu'un millionième d'acide sulfhydrique dans l'air est encore senti, etc., ces quantités si petites émettent cependant des particules qui ont une existence matérielle et qui impressionnent directement, peut-être par une action chimique, les cellules de Schultze, et les odeurs ne sont pas dues, comme l'avait supposé Boerhave, à un principe particulier, immatériel, distinct du corps odorant et qu'il avait nommé *esprit recteur* ou *arome*.

Le nombre des substances odorantes est en quelque sorte illimité et chacune d'elles produit une sensation spéciale et spécifique que nous sommes capables de reconnaître et même de démêler au milieu d'une odeur complexe. Les odeurs, innombrables comme nous venons de le dire, ne se prêtent à aucune classification rigoureuse, malgré les essais qui ont été faits dans ce sens. Le classement d'Haller en odeurs agréables, désagréables et mixtes, s'il a l'avantage d'une extrême simplicité, n'en est pas moins inacceptable, une odeur agréable pour une personne pouvant être désagréable ou indifférente pour une autre. Celui de Linné, bien préférable quoique incomplet, distingue sept catégories d'odeurs : 1° *aromatiques* (?) ; 2° *d'œillet*, feuilles de laurier, *fragrantes* (lis, safran) ; 3° *ambrosiaques* (musc, ambre) ; 4° *alliacées* (ail, *asa fœtida*) ; 5° *fétides* (bouc, valériane) ; 6° *repoussantes ou vireuses* (solanées, œillet d'Inde) ; 7° *nauséeuses* (courge, concombre).

La première condition pour la mise en jeu du sens de l'odorat est que les particules odorantes soient transportées mécaniquement par l'air jusqu'à la muqueuse olfactive. Aussi lorsqu'on veut percevoir une odeur peu pronon-

FIG. 287. — Coupe de la muqueuse olfactive du cobaye. (Klein.)

a, cellules épithéliales ; *b*, cellules olfactives ; *c*, cellules épithéliales profondes ; *d*, filets du nerf olfactif.

cée, on *flaire*, c'est-à-dire qu'on fait de petits mouvements d'inspiration (comme le chien chez qui ces mouvements sont si fréquents) destinés à attirer l'air et avec lui les substances odorantes et à les diriger avec une certaine force vers les parties supérieures de la muqueuse nasale. Quand le courant d'air d'inspiration est lent et faible, les odeurs ne sont que faiblement perçues. Le courant d'air d'expiration qui traverse les narines *d'arrière en avant* ne donne lieu qu'à des impressions faibles ou nulles, et cependant l'air ainsi expiré peut avoir une grande fétidité (gangrène du poumon, cavernes tuberculeuses, ingestion d'ail, d'alcool, etc.). Cela tient évidemment ou à la direction du courant qui va frapper moins facilement la région olfactive, ou à la durée de l'impression qui finit par émousser la sensibilité de l'odorat.

L'intégrité de la muqueuse olfactive n'est pas moins nécessaire que la force et la direction du courant odorifère. On sait que, dans le catarrhe nasal, l'odorat est entièrement aboli, soit par lésion des cellules olfactives, soit par l'abondance des liquides sécrétés. L'expérience prouve, en effet, qu'on ne sent pas les odeurs dans l'eau et que si on se remplit par exemple les narines d'eau de rose, on ne perçoit aucune odeur. Il est probable, d'après cela, que les animaux aquatiques, tels que les poissons, qui ont cependant des nerfs olfactifs très développés, ne perçoivent pas les odeurs comme telles, mais plutôt peut-être comme des saveurs.

Nerfs. — A côté des sensations d'odorat perçues par la muqueuse olfactive, la muqueuse nasale respiratoire et peut-être la muqueuse olfactive elle-même peuvent percevoir des sensations improprement appelées odeurs et qui ne sont que des sensations tactiles dues à l'action de certaines vapeurs irritantes comme celles de l'ammoniaque ou de l'acide acétique par exemple. Ce sont ces dernières sensations qui avaient fait faussement considérer le nerf trijumeau qui innerve la muqueuse nasale comme étant le nerf de l'odorat. Le cas célèbre de Marie Lemens (absence de nerfs olfactifs constatée fortuitement dans une autopsie) ne prouve pas grand'chose, car on n'a jamais su positivement si cette femme n'avait pas d'anosmie. L'expérience montre que les animaux chez qui on détruit les lobes olfactifs perdent l'odorat. D'autre part, si la section ou la lésion du nerf trijumeau entraînent aussi la perte de l'odorat malgré l'intégrité du nerf olfactif, cela tient évidemment à ce que la section du trijumeau a produit dans la muqueuse des troubles trophiques qui ont rendu les *cellules terminales olfactives* incapables d'être impressionnées.

Le *centre cérébral olfactif* n'est pas exactement connu.

La sensation olfactive demande un certain temps pour se produire après le contact du corps odorant sur la muqueuse olfactive et peut présenter une assez longue durée. Mais quand l'excitation est répétée, la sensation disparaît très rapidement, la sensibilité des organes terminaux s'émoussant très vite.

D'après ce que nous avons dit plus haut, l'odorat peut donc être considéré comme le plus sensible de nos sens, puisque nous pouvons sentir des particules de certains corps si petites que nous ne pourrions ni les voir, ni les toucher, ni les goûter. L'intensité des sensations olfactives est en rapport avec la finesse innée ou acquise de l'odorat et avec l'étendue de la surface impressionnée. Les animaux qui ont l'odorat très développé, comme le chien par exemple, ont une muqueuse olfactive et un bulbe olfactif proportionnellement très grands et ils tirent de ce sens des indications merveilleuses et aussi importantes, quoique

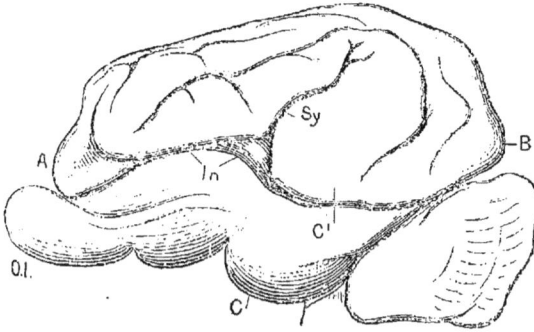

FIG. 288. — Encéphale du porc montrant le développement considérable du lobe olfactif. (Huxley.)

différentes, que celles que fournit la vue. « L'odorat est pour eux, dit Buffon, un organe universel de sentiment; c'est un œil qui voit les objets non seulement où ils sont, mais partout où ils ont été. C'est le sens par lequel l'animal est le plus tôt, le plus souvent et le plus sûrement averti, par lequel il agit et se détermine, par lequel il reconnaît ce qui est convenable ou contraire à sa nature, par lequel enfin il aperçoit, sent et choisit ce qui peut satisfaire son appétit. » L'odorat, comme le goût, serait plus sensible chez l'homme que chez la femme.

Usages. — L'usage de l'odorat est en rapport avec la conservation de l'individu et, jusqu'à un certain point, pour beaucoup d'espèces animales, avec la conservation de l'espèce. Dans le premier cas, l'odorat garde l'entrée des voies respiratoires et s'assure de la pureté de l'air que nous respirons en nous révélant la présence des gaz ou des vapeurs nuisibles que peut contenir cet air. Il nous renseigne aussi sur la qualité des aliments que nous ingérons. Et on sait que les animaux auxquels on présente des aliments nouveaux pour eux commencent toujours par les sentir. C'est chez les animaux aussi qu'on constate, au plus haut degré, les rapports de l'odorat avec la fonction de reproduction et les odeurs dégagées au moment du rut servent aux deux sexes à se retrouver à de grandes distances. Il n'est pas jusqu'à l'homme même chez qui cette influence de certaines odeurs ne se fasse sentir dans la sphère génitale et V. Hugo parle avec raison quelque part d' « un parfum qui fait aimer ». Cette influence aphrodisiaque des parfums est recherchée aussi, comme on le sait, dans les harems de l'Orient.

SENS DU TOUCHER

Le toucher sert à apprécier les propriétés les plus simples des corps, telles que leur consistance, l'aspérité de leur surface, leur température, et il nous fournit ainsi des notions qui sont pour nous la base de jugements sur le volume, la forme, le poids, la position, la nature, etc., des corps extérieurs. Il est réparti sur tout le tégument externe et sur les muqueuses dermo-papillaires; aussi le désigne-t-on parfois sous le nom de sensibilité générale qui prête à la confusion, car on le donne aussi à l'ensemble des *sensations internes* dont nous parlerons dans un article séparé. Les sensations de *douleur* sont rattachées au toucher par quelques auteurs. Cette manière de voir, qui ne pourrait, d'ailleurs, s'appliquer qu'aux douleurs d'origine cutanée, ne saurait être acceptée et il est préférable de faire rentrer la douleur dans les sensations internes générales.

Divers ordres de sensations fournies par le toucher. — Même débarrassé des sensations douloureuses, le toucher par la variété des sensations qu'il nous fournit paraît être un sens assez complexe, comprenant en quelque sorte plusieurs sens secondaires, ce qui semble ressortir de la multiplicité des modes de terminaison périphérique des nerfs sensibles. On tend à admettre en effet, aujourd'hui qu'il y a une espèce particulière de terminaison nerveuse pour chaque ordre de sensations fournies par le toucher. Ces sensations sont la sensation de contact à laquelle se rattachent celles de pression et de poids, et la sensation de température.

Organes terminaux sensitifs. — Ils sont constitués chez l'homme par les corpuscules du *tact* ou de Meissner, les corpuscules de Krause, les corpuscules de Pacini et les ramifications intra-épidermiques de Cohnheim et Langerhans. Les corpuscules de Merkel et les anneaux nerveux des poils tactiles sont d'autres formes d'organes terminaux développées surtout chez les animaux. Les corpuscules de Meissner, situés dans les papilles nerveuses du derme (fig. 289) sont abondants, surtout à la face palmaire des doigts et des orteils et à la pointe de la langue; les corpuscules de Krause situés aussi dans les papilles dermiques se rencontrent plus particulièrement dans les muqueuses de la conjonctive, des lèvres et de la bouche et dans celle des organes génitaux externes. Les corpuscules de Pacini ne sont pas situés dans la peau, mais au-dessous, et appendus à des filets nerveux, surtout au niveau des nerfs collatéraux des doigts et des nerfs intercostaux. Leur présence dans le mésentère, dans les *, dans les articulations, etc., les a fait considérer par quelques auteurs comme n'étant pas des organes tactiles, mais comme représentant simplement

FIG. 289. — Derme de la paume des mains avec corpuscules du tact.

des moignons de nerfs (Pouchet). Enfin les ramifications nerveuses libres, simples filaments nus, diffèrent des précédentes terminaisons et se rapprochent de celles des sens spéciaux en ce qu'elles ne sont pas contenues dans le derme, mais s'insinuent entre les cellules épidermiques et arrivent par leurs extrémités jusqu'au niveau de la surface épithéliale (fig. 291). — On les trouve dans la cornée, l'épiderme cutané des mains, la muqueuse du larynx et celle du vagin.

1. — SENSATION DE CONTACT

Toucher proprement dit ou sensation de contact. — C'est la plus simple des impressions sensorielles. Elle est produite par le contact d'un corps sur la surface sensible et nous renseigne, par suite de notre éducation antérieure, sur sa consistance, sa forme, l'état lisse ou rugueux de sa surface, ses qualités irritantes, etc. Quoiqu'il y ait une certaine variété dans ces impressions, elles appartiennent toutes évidemment au même groupe et, comme l'a fait remarquer Dalton, il n'y a pas de différence essentielle entre l'effet produit par le contact d'un instrument piquant et celui produit par l'irritation causée sur la peau par un sinapisme ou par un courant électrique interrompu, sur la langue par des liquides piquants, et sur la pituitaire par des vapeurs irritantes. Ce sont là des impressions de sensibilité tactile.

Acuité ou finesse tactile. — Le degré de sensibilité tactile varie beaucoup suivant les différentes régions. On le mesure au moyen du compas *esthésiomètre* de Weber, dont le degré d'écartement des pointes, pour qu'elles soient distinctement perçues toutes les deux, varie avec les points touchés. On constate ainsi que, sur la ligne médiane du dos, les pointes doivent être écartées de 5 à 6 centimètres pour donner lieu à deux sensations, tandis qu'au-dessous de cet écartement la peau ne perçoit qu'une seule sensation pour les deux points. A l'avant-bras il ne faut que 3 cent. et demi à 4 centimètres

FIG. 290. — Corpuscules de l'acini.

FIG. 291. — Terminaisons nerveuses libres dans l'épithélium de la cornée.

d'écartement; au dos de la main 4 millimètres; à la paume 3 millimètres; à la pulpe des doigts 2 millimètres et à la pointe de la langue, où la finesse du tact est, au maximum, 1 millimètre seulement. La pointe de la langue est donc 50 à 60 fois plus sensible que le milieu du dos. C'est par les corpuscules de Meissner et de Krause que sont recueillies les sensations tactiles.

Certaines parties du corps sont spécialement affectées à l'exercice du toucher, non seulement parce qu'elles ont la plus grande acuité tactile, comme la tache jaune a la plus grande acuité visuelle, mais encore par le fait de leur conformation et de leur mobilité. Chez l'homme, les mains sont les organes les mieux adaptés à ce but grâce à leurs nombreuses articulations, aux mouvements variés des doigts qui peuvent s'appliquer sur toutes les surfaces et se mettre successivement en contact avec leurs saillies et leurs dépressions, nous renseignant ainsi sur la texture, la consistance et la forme des corps extérieurs. On sait à quel degré de perfection le sens du toucher digital peut arriver chez les aveugles et la multiplicité ainsi que l'exactitude des jugements qu'ils peuvent en tirer.

Chez les animaux nous voyons d'autres organes remplir des fonctions analogues à celles de la main. Le mieux doué sous ce rapport, après les singes, qui ont de véritables mains, est l'éléphant, dont la trompe pourvue de trente mille muscles est un organe aussi puissant que délicat et peut exécuter, comme on tail, des merveilles de force et d'adresse. Le boutoir du porc et de la taupe, la lèvre supérieure du tapir, du cheval, etc., les moustaches des félins et des rongeurs, dont chaque poil est entouré d'un anneau tactile, les poils des ailes des chauves-souris, le bec du canard et de la bécasse, etc., etc., sont aussi des organes du tact adaptés à des conditions spéciales d'exercice de la sensibilité.

Sensation de pression.

— Ce n'est qu'un degré plus fort de la sensation de contact, au-dessus duquel on arrive par degrés à la sensation de douleur. La sensibilité à la pression est à son maximum à la peau du front, de la tempe et de l'avant-bras, où l'on perçoit une pression de 2 milligrammes, tandis qu'il faut un poids de 10 milligrammes pour que la pulpe des doigts éprouve la sensation de pression. C'est dans les corpuscules de Pacini qu'on a placé le siège des sensations de pression.

Caractères des sensations tactiles.

— Ils sont relatifs à la *durée*, à l'*extériorité*, à la *localisation* des sensations.

Il y a une certaine persistance des sensations de pression comparable aux images positives consécutives dans l'œil. Après une pression assez forte de la peau du front avec une pièce de monnaie, on éprouve encore pendant quelques instants la sensation de la présence de la pièce après qu'elle a été enlevée. Si on fait tourner une roue dentée contre la pulpe du doigt, quand ce doigt reçoit 1,500 chocs par seconde les impressions se fusionnent et les dents de la roue ne sont plus perçues isolément.

Comme il ne se produit de sensations tactiles distinctes que lorsque l'excitant est appliqué à un organe nerveux terminal, les sensations tactiles sont toujours rapportées à l'extrémité des nerfs sensibles, c'est-à-dire à la surface de la peau et dans une région déterminée qui est celle du point touché. Si des sensations ou des modifications de la sensibilité générale autres que les sensations tactiles *distinctes* sont développées sur la terminaison d'un nerf, nous pouvons encore, quoique avec moins d'exactitude, rapporter la sensation à un point particulier du corps. Ainsi, lorsque nous sommes piqués ou brûlés nous pouvons localiser la piqûre ou la brûlure. Quand un tronc nerveux sensitif est excité, la sensation est toujours rapportée aux terminaisons périphériques du nerf. Ainsi un coup sur le nerf cubital, au coude, est ressenti comme une douleur aiguë dans le petit doigt et l'annulaire correspondant à la distribution du nerf, et les sensations

FIG. 292. — Expérience d'Aristote.

provoquées dans le moignon d'un membre amputé sont rapportées au membre absent. Quand le froid est appliqué au coude, il est senti comme froid dans la peau du coude, mais le refroidissement du nerf cubital en ce point, puisque l'excitation d'un tronc nerveux ne donne lieu qu'à des sensations générales, produit simplement une douleur qui est rapportée au côté cubital de la main et du bras (Foster). C'est cette faculté de localisation qui explique une illusion du toucher déjà signalée par Aristote. Dans la situation ordinaire des doigts le côté radial du médius et le côté cubital de l'annulaire ne peuvent toucher en même temps un objet de petite dimension tel qu'une bille de marbre. Or si en fermant les yeux nous croisons ces deux doigts et que nous interposions la bille entre le côté radial du médius et le côté cubital de l'annulaire (fig. 292), comme nous savons, par l'habitude, qu'un seul objet ne peut toucher en même temps ces deux points de notre peau, nous croyons toucher deux billes distinctes, l'une en dehors du médius, l'autre en dedans de l'annulaire. Mais en répétant l'expérience nous corrigeons ce jugement, et l'illusion disparaît.

Cercles et aires de sensation. — Si on cherche dans certaines régions, au bras par exemple, au moyen du compas, quelle est la limite dans laquelle l'une des pointes étant fixée l'autre n'est pas sentie, on détermine un territoire

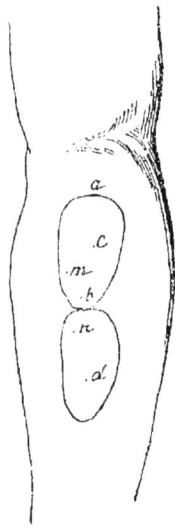

FIG. 293. — Cercles de sensation tactile.

circulaire dans l'intérieur duquel les deux pointes ne donnent qu'une seule sensation. Cet espace a été appelé cercle de sensation. Il est très étendu dans le dos; à l'avant-bras (fig. 293). Ces il est plus étroit et a la forme d'une ellipse cercles de sensation peuvent pour la même région varier de grandeur suivant que l'esprit est distrait ou attentif. Ils sont comparables au champ visuel et, de même que celui-ci, se compose d'unités ou d'aires visuelles, le cercle de sensation tactile se compose d'unités ou d'aires tac-tiles.

Quand les deux pointes du compas donnent lieu à deux sensations distinctes, il n'est pas nécessaire qu'il n'y ait que deux fibres nerveuses excitées, il faut seulement que les deux aires de sensation cérébrales ne soient pas trop com-plètement confondues. Le développement du toucher par l'exercice s'explique non par un plus grand développement des organes terminaux, ni par la formation de nouvelles fibres nerveuses dans la peau, mais par une limitation plus exacte des aires de sensation dans le cerveau.

La peau est donc divisée en petits champs d'expansion nerveuse à peu près à la manière d'une mosaïque : chaque fibre nerveuse correspond à un petit champ de la mosaïque qui est comme l'arrondissement tactile de cette fibre. Pour qu'une sensation soit double il est nécessaire qu'un certain nombre de champs nerveux ou aires tactiles (au moins un) soit interposé entre les deux champs excités par les pointes du compas. Admettons, comme dans la figure 294, qu'il faille 12 de ces petits champs intercalaires pour obtenir une sensation double : a et b se trouveront ainsi sur la limite de la sensation simple. Il en sera de même de c et de d puisqu'il faut entre eux le même nombre de champs inter-calaires. Il résulte de cela qu'un cercle de sensation n'a point de limites précises.

sur la peau et qu'on peut le concevoir déplacé à volonté, ainsi que l'indique la ligne ponctuée pourvu qu'il contienne le nombre nécessaire de champs nerveux dans toutes les directions (Bernstein).

Ces faits prouvent donc que la propriété de la peau de distinguer l'écartement de deux points est en réalité un attribut du cerveau qui remarque qu'entre ces deux points, il en existe un certain nombre d'au-tres inexcités. Le nombre minimum de ces derniers suffisant pour donner naissance à deux sensations distinctes varie suivant les individus et suivant les régions. Chez le même individu, par suite de l'exer-cice, il peut diminuer beaucoup. Or, comme la dis-tribution cutanée des nerfs ne varie point, il s'ensuit que l'exercice amène simplement un perfectionne-ment psychique et que les cercles de sensibilité existent non pas dans la peau, mais dans le cerveau.

FIG. 294. — Aires de sensation.

II. — SENSATION DE TEMPÉRATURE

Température des surfaces sensibles. — L'organisme, au point de vue de la température de ses diverses parties, est comparable à un édifice chauffé par un appareil à circulation d'eau chaude. Au niveau de la surface cutanée, comme au niveau des surfaces des appartements chauffés, il se fait un apport de calorique par la face profonde, une perte de calorique par la face libre en contact avec l'air ambiant. Quand l'apport et la perte se balancent, comme cela a lieu à l'état normal, la température de la peau reste *constante* et nous n'avons aucune sensation. On dit que la peau est au point *zéro*. Mais dès que l'équilibre entre le gain et la perte est rompu, il se produit une sensation de chaud ou de froid, suivant que la température de la peau monte au-dessus ou descend au-dessous de ce point zéro. C'est par l'intermédiaire des modifica-tions de la température propre de notre peau, modifications que nous perce-vons exclusivement, que nous pouvons juger de la température des corps qui sont en contact avec elle.

Le point zéro, c'est-à-dire la température normale de la peau, est très va-riable et peut être, au même moment, différent dans les différentes régions du corps. Ainsi, par exemple, à un moment donné, le front et la main peuvent ne donner lieu l'un et l'autre à aucune sensation de température ; cependant, si l'on applique la main sur le front, on la sent froide ou chaude, parce que les degrés de ces deux parties diffèrent. La température normale d'une région de la peau peut aussi varier suivant les moments. Si la main est placée pendant un certain temps dans un milieu chaud, la sensation de chaleur cesse bientôt, et il s'établit un nouveau point zéro à un degré plus élevé. Toute oscillation de

la température au-dessus ou au-dessous de ce nouveau zéro donnera lieu de
nouveau à une sensation de chaud ou de froid.

Une des conditions nécessaires pour que les changements de températur
produisent une sensation, c'est que ces changements soient brusques; gr
duels, la sensation est faible ou nulle.

Acuité thermesthésique. — Le degré de sensibilité thermique varie suivant les régions de la peau et ces variations ne coïncident pas avec celle de la
sensibilité tactile. La pointe de la langue est le point le plus sensible, puis le
paupières, les joues, les tempes, les lèvres, le dos de la main. Aux jambes
au tronc, cette sensibilité est au minimum.

Il est possible, avec quelque attention, de distinguer les divers degrés d
température, surtout pour les températures voisines de celle de la peau, c'e
à-dire de 35° à 40°. Le doigt peut alors percevoir, d'après Weber, jusqu'à de
différences de $\frac{1}{5}$° de degré, en sorte qu'on peut distinguer deux verres d'ea
l'un à 40°, l'autre à 40° $\frac{1}{5}$°. A des températures trop basses ou trop élevées, il
n'y a plus qu'une sensation de douleur. A température égale, les corps bon
conducteurs, tels que les métaux, paraissent plus froids ou plus chauds qu
les corps mauvais conducteurs, le bois, par exemple, parce qu'ils enlèvent ou
cèdent à la peau, dans le même temps, plus de calorique que ces derniers.

Caractères des sensations thermiques. — Les sensations de température
persistent un certain temps après l'application de l'excitant. Leur intensit
dépend d'abord de la rapidité du changement de température qu'a subi l
peau et, en second lieu, de l'étendue de la surface impressionnée. C'est ain
qu'en prenant un bain froid, l'eau qui avait paru tiède et agréable, quand
n'y plongeait que la main, paraît tout à fait froide quand le corps y es
plongé tout entier. De même pour un bain chaud.

Les muqueuses dermo-papillaires sont douées, comme la peau, de la sen
bilité thermique; mais les muqueuses profondes en sont dépourvues et l'in
gestion d'un liquide trop chaud fait éprouver au niveau de la muqueuse œs
phagienne ou stomacale une sensation douloureuse et non une sensation d
température.

Comme nous l'avons dit précédemment, les nerfs eux-mêmes ne sont pas
sensibles à la chaleur et l'application directe du chaud ou du froid sur un tron
nerveux donne une sensation locale de douleur et non de chaud ou de froi
Il faut donc, pour que la sensation thermique se produise, une excitation di
recte de la peau, c'est-à-dire des organes récepteurs périphériques. Ces organe
récepteurs paraissent être les terminaisons nerveuses libres intra-épider
miques.

Le sens de la température peut être exalté, diminué ou même aboli, san
que les autres sensibilités cutanées soient modifiées ; il peut aussi être con
servé alors que ces autres sensibilités ont disparu. Ces diverses modifications
s'observent dans les maladies des centres nerveux et dans l'hystérie. Lorsqu'il
y a, dans ces maladies, des sensations de chaleur qu'aucune modification de

température périphérique ne justifie, ces sensations sont dites *subjectives;* ce sont de véritables hallucinations du sens thermique. Mais les sensations de froid et de chaleur, éprouvées dans la fièvre, sont des sensations réelles et *objectives.* Elles correspondent, en effet, à des modifications de la température de la peau d'origine vaso-motrice. Le frisson de la fièvre est dû à la contraction des vaisseaux cutanés ; la peau recevant moins de sang se refroidit, et nous percevons ce refroidissement. Le thermomètre indique cependant que la température centrale est augmentée. Dans le stade de chaleur qui succède au frisson, les vaisseaux cutanés se dilatent, le sang traverse la peau en plus grande abondance, la réchauffe et nous fait alors éprouver une sensation réelle de chaleur périphérique, bien que le thermomètre n'accuse alors aucune élévation nouvelle de la chaleur du sang.

SENSIBILITÉ GÉNÉRALE OU SENSATIONS INTERNES

Les sens spéciaux, vue, ouïe, odorat, goût, toucher, en nous mettant en rapport avec les objets extérieurs, nous donnent des sensations précises et spéciales. La sensibilité générale, au contraire, qui comprend une foule de sensations vagues et indéterminées, ne nous fait connaître que des *états* particuliers subjectifs de notre organisme. Les sensations internes ont été divisées en plusieurs catégories : les besoins, les sensations fonctionnelles, la douleur.

Besoins. — Les sensations de cette espèce ne semblent pas être produites par une excitation des nerfs sensitifs, mais par une influence agissant directement sur les centres nerveux, soit par l'intermédiaire du sang, soit autrement. La faim, la soif, le besoin de respirer, le besoin de dormir, le besoin sexuel, la nausée, la fatigue, le bien-être, la volupté, etc., rentrent dans cette catégorie.

Sensations fonctionnelles. — Elles résultent de l'exercice des différentes fonctions. Le bien-être qu'on éprouve à respirer un air pur en sortant d'une atmosphère viciée, à digérer un bon repas, à détendre ses muscles engourdis, etc., les sensations de bâillement, d'éternuement, de toux, de déglutition, de vomissement, de défécation, de miction, de clignement, de volupté génitale, formant ce que Ch. Richet a appelé les sensibilités motrices, sensibilités qui ont pour point de départ des impressions aboutissant fatalement à un réflexe conscient, quoique involontaire, sont des sensations fonctionnelles. C'est aussi parmi les sensations fonctionnelles qu'on peut classer le sens musculaire dont nous parlerons plus loin et qui, par la nature des impressions qu'il fournit, est en quelque sorte intermédiaire entre le toucher et les sensations générales.

Douleur. — La douleur n'est pas localisée dans les organes doués de la sensibilité tactile, quoiqu'elle y soit plus fréquemment éveillée dès qu'une

sensation normale est exagérée ; mais on la rencontre aussi dans tous les organes pourvus de nerfs qui, à l'état normal, ne nous donnent aucune sensation (os, muscles, viscères), même s'ils sont piqués, brûlés, etc., lorsqu'ils sont
sains, mais deviennent *spontanément* douloureux dès qu'ils sont malades.
Elle peut exister aussi dans les nerfs des sens spéciaux, mais le fait est contesté par beaucoup d'auteurs. A l'inverse des sensations tactiles, elle peut être
provoquée par une excitation forte portée n'importe où sur le trajet d'un nerf
sensible.

La *localisation* périphérique des sensations douloureuses est très imparfaite
en raison de leur caractère subjectif, d'une part, et, d'autre part, par suite de
l'*irradiation* qu'elles présentent sur d'autres nerfs que le nerf excité.

Certains faits pathologiques, analgésie sans anesthésie ou inversement, tendraient à faire admettre pour la douleur des nerfs indépendants des autres
nerfs sensitifs. On sait que certaines substances médicamenteuses, narcotiques,
anesthésiques, ont la propriété de diminuer et même de supprimer la douleur
pendant la durée de leur action.

Sens musculaire. — Les muscles sont pourvus de nerfs sensibles (dont la
terminaison est encore inconnue), qui nous donnent non des sensations tactiles ni même des sensations douloureuses (sauf à l'état pathologique,
crampes), mais qui excités d'une manière spécifique par la contraction musculaire, nous donnent la notion de l'état et du degré de contraction de nos
muscles. Nous sommes ainsi renseignés, d'abord sur l'*énergie* de la contraction, qui nous permet de juger du poids et de la résistance des objets ; puis
sur l'*étendue*, la *rapidité*, la *durée* et la *direction* de nos mouvements ; enfin
sur la *position* de nos membres et de notre corps. C'est là ce qu'on appelle
le *sens musculaire* dont la réalité, malgré les objections de Schiff, Aubert,
Trousseau, qui prétendent que nous avons conscience de nos mouvements par
les tiraillements de la peau, ne saurait plus être contestée aujourd'hui. En
effet, chez les hystériques, dont la peau des jambes absolument anesthésiée
ne ressent aucune sensation, la marche s'effectue avec régularité et précision,
grâce au sens musculaire qui leur permet de graduer la contraction de leurs
muscles. De même, une grenouille écorchée et par conséquent sans sensation
tactile, nage et saute avec des mouvements parfaitement coordonnés. Elle ne
le peut plus si les racines postérieures des nerfs rachidiens sont coupées. Cependant, les racines antérieures ou motrices restent intactes. L'incoordination
motrice qu'on observe chez les ataxiques provient précisément d'une abolition du sens musculaire.

A l'état normal, le sens tactile peut coopérer, dans une certaine mesure,
avec le sens musculaire. Il est probable aussi que les nerfs sensibles des tendons et ceux des articulations où existent de nombreux corpuscules de Pacini, jouent aussi un rôle important dans les notions fournies par le sens
musculaire.

L'action de *soupeser*, qui met en jeu surtout le sens musculaire, peut nous
fournir des renseignements très précis sur le poids des objets. Ainsi, d'après

Weber, en soupesant à l'aide des muscles de l'avant-bras, les corps placés sur la main, nous distinguons deux poids qui sont dans le rapport de 39 : 40. La sensation simple de pression tactile, pour deux objets placés sur la main appuyée, ne peut apprécier que des différences plus fortes, comme 29 : 30.

Pour quelques auteurs, le sens musculaire serait non pas un sens périphérique, mais au contraire un sens d'origine centrale, et pour Wundt, par exemple, « le siège des sensations du mouvement serait non dans les muscles, mais dans les cellules nerveuses motrices des cornes antérieures, parce que

Fig. 295. — Terminaisons nerveuses dans les tendons. Les fibres nerveuses se terminent par des plaques réticulées de fibrilles primitives ou par des corpuscules. (Klein.)

nous n'avons pas seulement la sensation d'un mouvement réellement exécuté, mais même celle d'un mouvement simplement voulu; la sensation du mouvement paraît donc liée directement à l'innervation motrice ». Wundt l'appelle donc *sens de l'innervation musculaire.*

Mais les anciennes expériences de Cl. Bernard et de Brown-Séquard, celles plus récentes de Sachs, confirmées par F. Franck, ne laissent aucun doute sur l'existence des fibres centripètes, allant des muscles à la moelle par l'intermédiaire des racines postérieures, et le sens musculaire est bien un sens périphérique, dont on a même découvert récemment les centres de perception cérébrale dans l'écorce des lobes temporaux et pariétaux.

Les *réflexes tendineux* (phénomènes du genou, du tendon d'Achille) sont dus précisément à ces nerfs centripètes des muscles et aussi à ceux des tendons qui présentent soit des plaques réticulées (fig. 295), soit des corpuscules terminaux tout à fait analogues aux corpuscules de Pacini et aux corpuscules de Herbst de la langue du canard.

SYSTÈME NEURO-MUSCULAIRE

Considérations générales :
I.   Physiologie générale du muscle;
II. Physiologie générale du nerf;
III. Physiologie générale de la cellule nerveuse.

Généralités. — Trois groupes principaux de fonctions caractérisent l'activité du système neuro-musculaire chez les animaux supérieurs et l'homme, les fonctions sensitives, les fonctions motrices et les fonctions excito-motrices ou réflexes. La mise en jeu de ces fonctions est sous la dépendance d'une propriété générale de ce système, l'*excitabilité*, c'est-à-dire l'aptitude particulière qu'il a d'être tiré de l'état de repos et mis en activité sous l'influence stimulatrice des excitants extérieurs ou intérieurs. L'excitation, c'est-à-dire la mise en jeu de la propriété physiologique générale du système nerveux, *la névrilité*, comme on l'appelle aujourd'hui, tout en étant inconnue dans son essence, peut être considérée comme consistant en un changement dans les relations mutuelles des molécules constitutives de la substance nerveuse, par conséquent en un *mouvement moléculaire* comparable à la vibration des corps sonores par exemple et produisant à son tour des effets physiologiques qui se manifesteront par des sensations, des idées, des contractions musculaires.

L'observation attentive de nous-mêmes montre l'existence de phénomènes distincts, qu'on peut classer en deux grands groupes : les uns, qui sont sous la dépendance du *moi*, et dont nous avons conscience ; les autres qui s'accomplissent en dehors de notre conscience proprement dite.

Les premiers, les plus élevés, et aussi les plus compliqués sont tous les phénomènes de sensibilité proprement dite, de volition, d'idéation : le cerveau est l'organe dans lequel ils s'engendrent.

Le cerveau, par l'intermédiaire des nerfs sensitifs, est en relation avec le monde extérieur ; il en reçoit des impressions et réagit. Les vibrations lumineuses tombant sur la rétine, les excitations mécaniques, portées sur une partie quelconque, sensible du corps, en ébranlant les nerfs correspondants produiront des modifications moléculaires dans les cellules cérébrales et à ces modifications correspondront des modifications de conscience, c'est-à-dire des phénomènes subjectifs, une sensation lumineuse ou tactile, normale ou douloureuse, suivant la nature et les relations du nerf impressionné et l'intensité de l'excitant. A l'occasion de la sensation produite, l'animal exécutera des mouvements variés, adaptés en général à un but, qui seront les manifestations extérieures, l'aboutissant de la sensation (paroles, gestes, cris).

À un degré plus élevé, la sensation pourra être élaborée par un travail spécial à l'encéphale et transformée en idée, et à l'occasion des perceptions actuelles et des perceptions anciennes exhumées par la mémoire et fixées par l'attention, notre moi pourra se livrer à une sorte de délibération, à des jugements suivis d'une décision ; des mouvements volontaires, enfin, pourront être la conséquence de cette décision par le fait de la mise en jeu des centres excito-moteurs en relation avec les centres sensitifs ébranlés.

Dans la deuxième catégorie des actes nerveux se placent tous ceux qui s'accomplissent en dehors de notre conscience proprement dite. Dans l'énoncé ci-dessus, nous avons conduit l'ébranlement moléculaire exercé à la périphérie des nerfs sensitifs jusqu'aux centres encéphaliques, centres de la sensation, de l'émotion, de la pensée. Elle peut ne pas remonter jusque-là, et, par conséquent, ne pas donner naissance à des sensations, et cependant amener une réaction motrice, qui dans quelques cas sera très compliquée, présentant même une adaptation à un but bien déterminé.

Il se produit ce qu'on appelle alors un *mouvement réflexe*, un mouvement dont le point de départ a été, comme plus haut, une excitation d'un nerf sensitif.

Les manifestations extérieures de la sensibilité consciente ou inconsciente, quoique très variées, sont toujours, en définitive, un mouvement (*a*) des muscles proprement dits volontaires ; (*b*) du cœur ou des muscles des vaisseaux ; (*c*) des sécrétions ; (*d*) ou l'arrêt d'un mouvement (arrêt du cœur). Il convient donc de commencer l'étude du système nerveux par celle des muscles, organes du mouvement, ainsi que par celle de la contractilité musculaire et des nerfs qui la mettent en jeu.

Dans l'exposé qui va suivre, nous ne parlerons que des actions névro-musculaires réflexes, celles qui se passent en dehors du cerveau proprement dit, et nous les envisagerons à un point de vue tout à fait général, renvoyant l'étude spéciale des phénomènes réflexes au chapitre des fonctions de la moelle.

Chez les animaux inférieurs, la contractilité et la sensibilité ne sont l'apanage d'aucuns instruments physiologiques spéciaux ; elles sont répandues en quelque sorte dans toutes les parties de l'organisme, et résident dans la substance molle, d'apparence gélatineuse, qui constitue le corps tout entier. Tel est le protoplasme ou sarcode des amibes, des cellules lymphatiques. (Voir pour les développements des propriétés du protoplasme p. 7, et aussi circulation capillaire et diapédèse.)

La substance protoplasmique de ces êtres possède donc les propriétés essentielles de l'animal vivant, la sensilité et la motilité, et, dans cette substance homogène aucune partie ne peut être rattachée à un système nerveux particulier. Pour la cellule lymphatique, élément du corps en liberté dans les liquides, ces propriétés ne sauraient être rattachées aux centres nerveux : le mouvement s'y produit sous l'influence de la seule irritabilité de la cellule et des excitants ; la cellule est indépendante, individualisée. Le faisceau musculaire strié, au contraire, est dépendant, soumis absolument au système nerveux central, c'est-à-dire qu'il ne se contracte jamais que lorsqu'il il y a été sollicité par l'activité de ce système. Entre ces deux extrêmes, cellule indépendante du système nerveux, et faisceau musculaire qui en est l'esclave, tous les intermédiaires se rencontrent.

C'est en effet, par une série de perfectionnements que les deux substances musculaire et nerveuse mélangées dans le protoplasme irritable et contractile arrivent à se différencier et à se localiser dans des éléments et des tissus particuliers, comme cela existe chez les animaux supérieurs.

Un premier degré de différenciation a lieu dans l'hydre d'eau douce. La paroi du tube qui forme le corps de l'hydre est formée de trois couches superposées qu'on a comparées aux trois feuillets de l'embryon. Une première couche constituée par des cellules volumineuses à noyau, formant le revêtement épithélial interne ou endoderme; une couche externe ectodermique (E), (fig. 296) formée également de grosses cellules à noyau; (M) une couche intermédiaire d'apparence fibreuse (en réalité musculaire), le mésoderme.

FIG. 296. — Cellules neuro-musculaires de l'hydre d'eau douce.
E. Ectoderme qui contient la partie protoplasmique. — M. Mésoderme qui contient la partie filamenteuse des cellules neuro-musculaires. (Fig. demi-schématique d'après Ranvier.)

Or, Kleinemberg, puis Ranvier, en isolant ces couches, ont reconnu que les cellules à noyau du feuillet cutané acquièrent en dedans, à leur extrémité profonde, des prolongements filiformes, rigides et contractiles, qui ne sont autre chose que les fibres musculaires du mésoderme, la partie externe, le corps de la cellule fonctionnant comme organe nerveux, sensitif, transmettant les excitations extérieures qu'il reçoit à la portion interne filiforme qui fonctionne comme muscle.

Ces curieuses cellules *neuro-musculaires de l'hydre* réunissent donc dans un même élément les deux grandes propriétés physiologiques de l'animalité, la sensibilité et la contractilité; il s'est fait un pas dans la différenciation du système neuro-musculaire. Une partie de la cellule est nerveuse, l'autre musculaire (fig. 297), épithéliale sensitive, l'autre musculaire.

FIG. 297.
C. e. s., cellule épithéliale sensitive;
p. m., partie musculaire.

Chez les embryons de vers, la différenciation de la continue. La moitié interne musculaire de la cellule acquiert un noyau, et se sépare de la moitié externe épithéliale sensitive, les systèmes musculaire et nerveux deviennent distincts comme le représente la figure 298.

Dans un degré plus avancé, la cellule nerveuse elle-même se différencie en cellule nerveuse sensitive et en cellule nerveuse motrice.

La représentation théorique de tout le système devient alors le schéma (fig. 299).

Sans doute une simplification aussi grande n'existe nulle part chez les animaux, les cellules de même nature étant groupées de façon à former des ganglions qui, fusionnés eux-mêmes, constituent des centres nerveux ; des fibres nerveuses intriquées font communiquer les cellules de ces ganglions similaires et dissimilaires entre eux, ainsi qu'avec ceux qui sont en dessous et en dessus; mais, pour le moment, cette représentation idéale nous suffit. Il est évident que si, à la suite d'une exci-tation de la cellule épithéliale *e* la fibre mus-culaire *m*, qui est à l'autre bout de l'arc nerveux, entre en contraction, comme il n'y a rien d'immatériel dans l'acte considéré, il a dû se produire un ébranlement particulier à la terminaison du nerf sensitif, ébranlement qui

FIG. 298.

C. e. s., cellule épithéliale sensitive; — *n. m.*, nerf moteur; — *c. m.*, cel-lule musculaire.

s'est transmis de proche en proche, molécule à molécule, par le nerf sensitif à la cellule nerveuse centrale sensitive ; celle-ci l'a transmis à son tour à la fibre nerveuse intercentrale qui l'a communiqué à la cellule nerveuse motrice;

FIG. 299.

c. n. m., cellule motrice ; — *n. m.*, nerf moteur ; — *c. m.*, cellule musculaire ; — *c. n. s.*, cellule sensitive *n. s.*, nerf sensitif; — *c. e. s.*, cellule épithéliale sensitive ; — *f. n. i.*, fibre nerveuse intercentrale.

de cette cellule il est passé au nerf moteur lequel, finalement l'a communiqué à la fibre musculaire qui, sous cette influence, est entrée en contraction. La même contraction eut suivi l'excitation portée sur un point du trajet du nerf sensitif ou du nerf moteur.

Il suit de là que les nerfs sont *excitables* et *conducteurs*, l'excitation en un point quelconque du nerf devenant cause d'excitation pour le point voi-sin, et ainsi tant que le permet la continuité de substance, jusqu'à l'acte terminal accompli, que nous avons supposé ici, un mouvement de muscle, mais qui peut être de la même façon une sécrétion de glande, une dé-charge d'un organe électrique, selon la terminaison particulière du nerf moteur.

Quelle représentation pouvons-nous nous faire de l'excitation du système neuro-musculaire et de sa transmission graduelle et plus ou moins rapide, selon les cas ?

Nous savons (voir p. 33, 37) que les éléments anatomiques des tissus sont le siège d'un mouvement moléculaire chimique incessant, chacun d'eux se détruit et se reconstitue par un double mouvement d'assimilation et de désassimilation, sans cesse ni trêve, et dont le résultat est de saturer les affinités chimiques de leurs principes constitutifs. Cette nutrition, avec son corollaire la dénutrition, s'active énormément sous l'influence du fonctionnement; le processus chimique du muscle qui travaille, sera dix ou vingt fois plus rapide que celui du muscle au repos complet. Si donc les éléments anatomiques passent de l'état de repos à l'état d'activité physiologique, sous l'influence des excitants, ceux-ci ont pour effet d'activer le mouvement, ou la moléculaire chimique nutritif et dénutritif. L'excitation de l'élément, ou la mise en jeu de son excitabilité, le développement de sa propriété physiologique (névrilité, contractilité), s'accompagne donc d'un processus chimique augmenté d'abord au point excité, et qui se communique de proche en proche, molécule à molécule, envahissant successivement, par continuité de substance, les divers éléments en connexion physiologique.

On peut se représenter les molécules nerveuses et musculaires à l'état vivant, comme animées d'une sorte de mouvement vibratoire (propre ou communiqué par les excitations périphériques) pendant les deux phases l'une duquel elles passeraient successivement par deux positions différentes, l'une dans laquelle elles se détruiraient, tandis que, dans l'autre, elles se reconstitueraient. Ces deux phases correspondraient au double mouvement nutritif et dénutritif qui ainsi serait discontinu et non simultané, comme on le représente habituellement. Les muscles, à l'état normal, ne sont jamais à l'état de repos complet, mais toujours dans un certain état de contraction faible, de tonus musculaire (voir p. 717) qui disparaît si l'on sectionne les nerfs sensitifs. Cette cessation de l'état tonique se manifeste non seulement par l'allongement du muscle, mais encore par une diminution marquée (de moitié environ du CO² produit) du mouvement nutritif.

Les extrémités nerveuses sensitives, même à l'état de repos du système névro-musculaire, sont donc toujours excitées, et ces excitations périphériques qui se propagent de là à tout le système, y entretiennent un mouvement nutritif et fonctionnel minimum. Sous l'influence d'une excitation de la cellule épithéliale sensitive par un excitant artificiel, l'ondulation vibratoire nutritive minimum est modifiée; elle est augmentée d'abord dans la molécule excitée, dont le mouvement de destruction et de reconstitution s'exagère; mais, tandis qu'elle passe à la phase de reconstitution, elle a communiqué l'ébranlement qu'elle a reçu à la molécule qui la suit, et qui, sous cette influence, passe à la phase de destruction accrue et ainsi successivement, jusqu'au muscle. La destruction d'une partie des substances explosives, que renferme le muscle, dégage une certaine somme d'énergie qui était latente dans la cellule sous forme d'affinités chimiques, mais qui apparaît alors sous forme de mouvement du muscle en même temps que de chaleur, d'électricité (voir p. 686). Les molécules nerveuses et musculaires, après le passage de l'ondulation nutritive accrue, reviendront à leur état de repos.

relatif primitif, si de nouvelles ondulations causées par la continuation de l'excitation périphérique ne suivent pas la première.

On verra plus loin que les agents ou excitants divers du système névro-musculaire agissent comme causes d'excitation, non par leur continuité et leur intensité, mais bien par les variations de l'intensité de ces excitants, ce qui ressort déjà des considérations précédentes.

La somme d'énergie si différente, manifestée par l'état de fonctionnement des nerfs et des muscles, résulte évidemment du rôle physiologique différent de chacun de ces éléments. L'énergie, pas plus dans les êtres vivants que dans le monde inorganique, ne se crée, elle se transforme. L'énergie manifestée sous forme de mouvement musculaire (pour soulever un poids), existe dans le muscle à l'état potentiel dans les substances oxydables, explosives, qui constituent ses tissus et ses réserves nutritives, absolument comme celle accumulée dans la cartouche d'un fusil. De même que celle-ci pourra devenir actuelle par le mouvement de détente de la gâchette, de même la première se manifestera sous l'influence du mouvement communiqué par l'excitant à la périphérie, et transmis au muscle qui se décharge sous cette influence. La dépense due au fonctionnement du nerf et du muscle est donc très différente et en raison de l'énergie déployée : très forte pour le muscle, elle devient presque inappréciable pour le nerf. (Voir *Manifestations électriques du nerf.*) Mais en revanche, le processus nutritif est facilement développé, les nerfs étant de tous les organes les plus excitables, en même temps que les meilleurs conducteurs des excitations,

1. — PHYSIOLOGIE GÉNÉRALE DU MUSCLE

Les deux propriétés du tissu musculaire. { La contractilité. { L'élasticité.
Analyse expérimentale de la contraction musculaire.
Application de la méthode graphique à cette étude.
Secousse. — Onde et contraction idio-musculaires.
Tétanos musculaire physiologique et contraction volontaire.
Phénomènes physiques du muscle. — Électricité du muscle. { Au repos. { En activité.
Organes électriques.
Phénomènes chimiques du muscle. { Fatigue et restauration musculaires. { Rigidité cadavérique.

Contractilité musculaire. — Deux propriétés essentielles caractérisent les muscles : la contractilité et l'élasticité.

La contractilité est cette propriété de certaines parties de la substance constitutive des muscles, qui fait que ces organes, sans avoir subi d'allongement préalable, peuvent se raccourcir temporairement.

L'élasticité est la propriété du muscle en vertu de laquelle l'organe, allongé sous une certaine traction, reprend exactement sa longueur primitive, lorsque la traction vient à cesser.

À l'état normal, la contractilité musculaire est mise en jeu par action nerveuse, volontaire ou réflexe pour les muscles striés volontaires, réflexe pour les muscles lisses de la vie organique. Artificiellement on peut la provoquer sur les muscles séparés du corps, par l'application d'un grand nombre d'excitants (mécaniques, physiques et chimiques), soit sur les nerfs moteurs, soit sur les muscles eux-mêmes. Dans tous les cas, elle appartient au tissu même qui la manifeste.

Des diverses parties qui composent les fibrilles du faisceau musculaire strié, les disques épais paraissent être les seules parties contractiles, les disques minces et les espaces clairs, n'ayant qu'un rôle purement mécanique. C'est du moins, ce qui semble ressortir des observations histologiques faites par Ranvier, dans le but de déterminer le rapport des différentes parties de la substance musculaire, fixées dans leur position respective, par l'injection interstitielle d'acide osmique, dans les quatre états physiologiques suivants du muscle : 1° tendu et au repos ; 2° tendu et contracté ; 3° revenu sur lui-même et au repos ; 4° revenu sur lui-même et contracté. Or, tandis que sur le muscle revenu sur lui-même (au repos et contracté), la fibre présente une striation uniforme et régulière (stries claires et foncées alternatives), sur le muscle tendu, au contraire, il est facile de reconnaître tous les détails de la striation musculaire : disques minces, espaces clairs, disques épais, avec cette différence capitale que, pour le muscle fixé, *tendu et tétanisé*, le disque épais a *diminué beaucoup de longueur*, et l'espace clair gagné au contraire.

FIG. 300. — Fibrille des muscles de l'aile de l'hydrophile.

a., disque épais ; *c.*, disque mince ; *b b.* espaces clairs.

Les disques épais sont donc contractiles, tandis que la substance des espaces clairs qui se déplace facilement dans la masse du faisceau constitue une substance indépendante, élastique, qui tend constamment à rapprocher avec une certaine force les disques épais des disques minces, que le muscle soit à l'état de repos ou à l'état de contraction.

Pour comprendre comment le retrait des disques épais provoque le raccourcissement du faisceau et augmente son épaisseur, il faut considérer que le disque épais qui est en forme de bâtonnet allongé, tend comme tout sarcode à devenir globuleux en se contractant. Donc diminution déjà de la longueur du faisceau par ce seul effet. Cette diminution de longueur sera encore augmentée par ce fait que les disques épais perdent de leur masse en rejetant une partie du plasma musculaire qui les imbibe, et qui, en se répandant sur les côtés de ces disques, entre les points d'union des fibrilles au niveau des disques minces, concourt pour une grande part, à l'augmentation du diamètre transversal du faisceau, et au durcissement du muscle dans l'état de contraction. La petitesse des éléments contractiles, comparée au faisceau musculaire qu'il s'agit de raccourcir, est évidemment en rapport avec la rapidité du mouvement produit, la détente nutritive sous l'influence de l'excitation nerveuse se faisant dans tous ces organites à la fois, l'action sera bien plus rapide que si elle devait se propager à une masse plus volumineuse, ce qui ralentirait, en outre, la sortie du liquide plasmatique et, par suite, le raccourcissement. C'est également avec la rapidité de la contraction qu'est en rapport la séparation du disque épais en plusieurs disques accessoires, que l'on remarque dans un certain état d'extension musculaire.

Les muscles étant contractiles et élastiques, il est évident que, dans toute action de ces organes, les deux propriétés physiologique et physique entrent en jeu. Ce que nous savons déjà du rôle de l'élasticité dans le fonctionnement des organes nous autorise à dire, par avance, que cette propriété du muscle est destinée à venir en aide, à la force engendrée par les parties contractiles, à augmenter son rendement, et, par suite, à concourir à l'accroissement de l'effet utile.

Élasticité musculaire. — Chaque faisceau musculaire et par suite chaque muscle représente un corps mou qui se laisse facilement allonger et plier dans tous les sens. Le muscle est *faiblement*, mais *parfaitement* élastique, de telle sorte que, si un poids relativement faible suffit à l'allonger d'une façon considérable, en retour il reprend exactement sa longueur primitive dès que la traction a cessé. Bien que l'élasticité du muscle soit une propriété physique, elle est cependant dépendante de l'état de vie du muscle, et tient essentiellement à sa composition chimique et à sa nutrition. C'est pourquoi elle est modifiée plus ou moins rapidement après la mort par le fait des altérations chimiques qui s'emparent du muscle, et en provoquent la rigidité cadavérique, et pendant la vie, sous des influences analogues qui résultent du travail forcé. La circulation artificielle au moyen du sang défibriné ou du sérum chez un animal qui vient d'être tué, retardera donc la raideur cadavérique (Brown-Séquard) en maintenant la nutrition du muscle, comme le repos chez l'animal surmené amènera le rétablissement normal de l'élasticité, en reconstituant la composition chimique ordinaire.

Le muscle pouvant passer du repos à l'action, sa substance offre deux états d'équilibre moléculaire : l'état de repos, et l'état de contraction musculaire. Dans ce second état, les molécules sont disposées de façon à raccourcir le muscle au tiers de sa longueur de repos. Son épaisseur augmente d'autant, et par suite sa densité ne change pas. (Voir plus bas.) L'élasticité du muscle n'augmente pas pendant sa contraction, mais diminue plutôt (Schwann). Pour allonger un muscle d'une quantité donnée, il suffira donc d'une traction ou d'un poids moindre, pour le muscle actif (tétanisé), que pour le muscle au repos, l'élasticité restant d'ailleurs parfaite dans les deux cas.

Si la contraction du muscle n'augmente pas son élasticité, elle augmente sa tension. Les muscles au repos, en effet, sont disposés sur les leviers osseux de telle façon qu'ils sont légèrement tendus. Sous l'influence d'une excitation, le muscle se contracte et de ce fait tend à se raccourcir des deux tiers de sa longueur, mais le déplacement qu'il peut faire subir aux os ne lui permet qu'un raccourcissement du tiers. Le muscle contracté est donc violemment tendu, dur et résistant au toucher [1].

Excitabilité propre du tissu musculaire. — Le muscle étant pénétré intimement partout par les fibres nerveuses motrices, et ne pouvant en être dépouillé anatomiquement, il est évidemment impossible d'exciter le muscle sans exciter en même temps les terminaisons nerveuses. La question de l'irritabilité propre du muscle serait donc encore discutée comme au temps de Haller, si, par un moyen détourné, Cl. Bernard n'était arrivé, à l'aide du curare, à faire la séparation physiologique du muscle d'avec ses nerfs. Ce poison, introduit sous la peau, est absorbé et porté par le sang aux extrémités des nerfs moteurs, dont il interrompt la continuité de substance avec les

FIG. 301. — Grenouille préparée à la manière de Galvani, pour montrer les effets du curare.

FIG. 302. — Grenouille préparée pour interrompre la circulation dans un membre.

muscles striés volontaires. Il sépare le nerf du muscle. Il en résulte que les excitations des nerfs moteurs ne peuvent plus se transmettre au muscle; l'animal est donc paralysé de tous les mouvements volontaires et réflexes, mais l'excitation artificielle portée sur le muscle lui-même en provoque aussitôt la contraction (fig. 301); le muscle est donc excitable par lui-même. La même démonstration peut se faire pour les animaux supérieurs à la condition d'entretenir la respiration artificielle pour empêcher l'asphyxie, et, par suite,

[1] Mais si par une section de l'une de ses insertions tendineuses, le muscle peut réaliser librement sa forme de contraction complète (réduction au tiers de sa longueur avec augmentation proportionnelle d'épaisseur), le muscle est alors plus mou qu'à l'état de repos et par suite moins élastique (état des muscles tétanisés dans le moignon des amputés).

l'arrêt du cœur qui résulterait de la paralysie des mouvements respiratoires (chez la grenouille, la respiration cutanée suffit à entretenir l'hématose, pendant longtemps, surtout en hiver). En modifiant l'expérience, on peut démontrer que le curare ne touche ni aux nerfs (fig. 302), ni aux centres nerveux. Pour cela, plaçons sur la cuisse une ligature qui étreint fortement les tissus et les vaisseaux, à l'exception du nerf sciatique, de façon à laisser intacte la continuité nerveuse des muscles de la jambe, avec les centres nerveux, et empoisonnons la grenouille, en instillant le curare sous la peau du dos. Après quelque temps l'animal se trouve paralysé de tous les mouvements volontaires et réflexes à l'exception de ceux des muscles dont les extrémités nerveuses ont été préservées de l'action du poison. On reconnaît, d'un autre côté, que la sensibilité est restée intacte, car si l'on pince un point quelconque de la peau du tronc et des membres paralysés, l'animal témoigne, par les mouvements du membre réservé, qu'il a perçu la sensation. Si on considère de plus, que les propriétés physiques des nerfs moteurs (voir *Courant des nerfs*) sont conservées intactes dans l'empoisonnement par le curare, on comprendra que ce poison n'agit nullement sur le système nerveux; il borne bien réellement son action à interrompre la continuité de substance du nerf au muscle, arrêtant ainsi le passage de l'excitation nerveuse à l'élément contractile.

La contraction du muscle consiste essentiellement dans un raccourcissement de ses fibres qui augmentent d'épaisseur, et durcissent *sans qu'il y ait de changement de volume appréciable de l'organe qui se contracte*. C'est ce que démontre l'expérience suivante (fig. 303) : dans un flacon rempli d'eau dont le goulot est surmonté d'un capuchon terminé par un tube capillaire, on suspend par les nerfs lombaires un train postérieur de grenouille préparé à la manière de Galvani, de telle façon que les nerfs reposent sur les extrémités intérieures au flacon, de deux fils de platine soudés dans le verre, et dont les bouts extérieurs (+ —) peuvent être reliés à volonté aux fils d'un courant excitateur. Tout le système étant exactement rempli d'eau jusqu'à un niveau marqué du tube capillaire (n), on constate que ce niveau ne change pas, soit qu'on fasse contracter les muscles en excitant les nerfs, soit qu'on les laisse au repos.

FIG. 303. — Appareil démontrant que le volume du muscle ne change pas pendant sa contraction.

Analyse expérimentale de la contraction musculaire.

Le muscle séparé du corps, ou le muscle intact, dépouillé physiologiquement de ses nerfs par l'action du curare, ou seulement isolé des centres
nerveux, ne se contracte jamais spontanément, mais l'expérimentateur peut
provoquer en lui des mouvements, en faisant agir sur le muscle ou sur ses
nerfs des excitations artificielles de diverses natures qu'il gradue à volonté.
Il peut également voir comment dans ces diverses conditions, l'action du
froid, de la chaleur, de la fatigue, des poisons modifient les contractions de
l'organe.

De tous les excitants du muscle, les excitants électriques sont les plus
importants, et doivent attirer spécialement notre attention. Les excitations
faradiques surtout, par la faculté qu'on a d'en graduer à volonté la force et
le nombre et d'en prolonger plus ou moins l'action sans altérer les tissus,
seront de préférence employées. La substitution de ces excitations, appliquées au muscle ou à ses nerfs, à celles émanées de la volonté, va nous
permettre de faire l'analyse de la contraction volontaire.

Application de la méthode graphique. — Pour mener à bien cette
étude, il faut enregistrer les phénomènes, inscrire simultanément les contractions musculaires et les excitations électriques qui les provoquent, l'observation seule, à l'œil nu, ne pouvant nous renseigner sur la durée de ces phénomènes rapides, et sur leur synchronisme.

FIG. 304. — Représentation
schématique des fléchisseurs
de l'avant-bras.

FIG. 305. — Représentation théorique du myographe.

Pour enregistrer, en les amplifiant, les contractions du muscle, on se sert
d'appareils appelés *myographes* et qui sont fondés sur le principe des leviers,
c'est-à-dire qu'on utilise les dispositions naturelles des muscles qui impriment
des mouvements aux leviers osseux. La comparaison de la figure 305 qui

représente le muscle gastro-cnémien de la grenouille fixé sur un myographe théorique, avec la figure 304 d'un muscle en place sur le levier osseux, fait

FIG. 306. — Myographe de Marey.

comprendre le principe des instruments employés pour la première fois par

FIG. 307. — Myographe double.

Helmholtz, dans l'étude de la contraction du muscle, et si perfectionnés depuis par Marey. La figure 306 qui représente une expérience en train, donne la disposition de l'instrument de Marey employé en France. Le myographe de la figure 307 est destiné à étudier simultanément l'action de deux muscles soumis à des influences diverses.

FIG. 308. — Régulateur Foucault.

La pointe écrivante du levier inscrit la courbe de la contraction sur un cylindre recouvert d'une feuille de papier enfumé et mu par un mouvement

FIG. 309. — Signal électrique de Marcel Deprez.

d'horlogerie, rendu uniforme par un régulateur Foucault. La figure 308 montre la disposition générale de l'instrument recouvert de papier et tournant au moment de l'inscription.

Les excitations électriques du courant induit sont marquées sur le papier noirci, au moyen du *signal électrique* de Marcel Deprez placé sur le trajet du

FIG. 310. — Chronographe électrique.

courant inducteur (fig. 309). La pointe écrivante de ce signal est placée à côté de celle du levier du myographe, exactement au même niveau, de telle façon que, si on fait contracter le muscle, en fermant le courant, le cylindre étant au repos, les points de départ des tracés de la pointe du myographe et de celle du signal se trouvent sur la ligne des abscisses.

Pour apprécier la durée des phases du mouvement musculaire, et ses relations dans le temps, avec les excitations électriques, on enregistre en même temps, sur le cylindre tournant d'une vitesse uniforme et rapide, les vibrations du *chronographe électrique* de Marey (fig. 310), relié à un diapason interrupteur d'un courant de pile, et vibrant 100 ou 200 fois par seconde (fig. 311).

FIG. 311. — Diapason interrupteur.

Effet musculaire d'une excitation unique de très courte durée. — Secousse musculaire. Lorsqu'on excite le muscle gastro-cnémien de la grenouille [1], ou son nerf, par une décharge électrique (*coup* ou *choc* d'induction), on provoque dans le muscle un mouvement convulsif d'une grande brièveté qu'on a dénommé *secousse musculaire* (Zuckung des Allemands) pour le distinguer de la contraction volontaire, toujours plus ou moins soutenue, quelque brève qu'elle puisse être.

La figure 342 représente le graphique complet de la secousse, simultanément avec les tracés du signal électrique et du diapason chronographe.

FIG. 342. — Tracés de la secousse; du diapason 100 V D; du signal électrique.

On voit que l'excitation du muscle ayant lieu en *e*, celui-ci commence sa contraction en *c*, achève son raccourcissement en *s*, pour entrer aussitôt dans sa décontraction qui finit en *d*, où le muscle ayant repris sa longueur primitive, rentre définitivement au repos. Le tracé chronographique donne, en centièmes de seconde, la durée de chacun de ces actes de la secousse, qui se trouve divisée ainsi naturellement en trois périodes. La première (*e c*) qui dure ici 0,01 de seconde a reçu le nom de *période d'excitation latente* ou de *temps*

[1] Il faut exciter le muscle par ses deux extrémités.

perdu du muscle. Elle exprime qu'il se passe dans le muscle excité de phénomènes préparatoires du raccourcissement effectif de l'organe, travail mécanique (soulèvement du poids tenseur du muscle à une certaine hauteur). La courbe du mouvement proprement dit, avec ses deux phases d'ascension et de descente, indique dans tous ses détails la manière dont fait la contraction.

La phase ascensionnelle ou *période d'énergie croissante* répond au raccourcissement de muscle; on voit que la contraction se développe avec une certaine vitesse, d'abord croissante, puis ralentie, jusqu'à un certain maximum en *S*. Sa durée est de 0,05 de seconde. La période de descente de la courbe indique la manière dont se fait la décontraction du muscle et la durée du retour de l'organe à sa longueur primitive. Plus longue que la précédente (0",055), elle se fait également en deux temps, rapidement d'abord, puis plus lentement. Ce fait indique que le muscle n'est pas inactif pendant cette période dite pour cela *d'énergie décroissante*, mais que sa décontraction, qui se fait lentement, oppose à chaque instant une certaine résistance au poids tenseur qui tend à ramener les muscle à son état primitif.

La durée totale de la secousse qui est ici de 0", 1 varie beaucoup, suivant une foule de circonstances. Elle peut être augmentée ou diminuée, et alors ses différentes périodes varient dans le même sens.

FIG. 343. — Caractère de la secousse suivant le degré de fatigue du muscle.
1, muscle frais; 2, muscle un peu fatigué; 3, muscle plus fatigué encore.

C'est ainsi que le froid, la fatigue du muscle, l'arrêt de sa circulation, augmentant la durée totale de la secousse, allongent également ses différentes périodes ascensionnelle et de descente, surtout cette dernière, en même temps aussi que la phase d'excitation latente. C'est ce que montre la figure 313.

Normalement, la secousse musculaire subira donc de grandes variations chez les animaux à sang froid, dont les propriétés physiologiques des tissus suivent les variations de la température extérieure. Chez la tortue la secousse est plus lente que chez la grenouille ; sur la limace, plus lente encore que chez la tortue. Chez les animaux à sang chaud et à température constante (excepté, par conséquent, les animaux hibernants), la secousse est moins variable, et plus rapide. Elle est très brève chez les oiseaux et plus encore chez les insectes. Des différences très remarquables existent pour les différents muscles du même animal (Ranvier), les muscles blancs ayant une secousse beaucoup plus rapide que celle des muscles rouges. Le muscle cardiaque après les muscles rouges, les muscles lisses bien après le muscle cardiaque

Rôle de l'élasticité et de la contractilité du muscle dans la secousse.

— Il est difficile, à première vue, de faire la part exacte qui revient à chacune des deux propriétés du muscle, dans la production des phases de la secousse, et dans leurs variations. Assurément les éléments contractiles du muscle interviennent seuls pour produire le raccourcissement des fibres musculaires et opérer le mouvement du levier. Mais il faut considérer que l'action musculaire n'est pas transmise directement au levier, mais bien par l'intermédiaire d'une substance élastique, qui est le muscle lui-même. Pour en comprendre l'influence revenons en quelques mots sur l'analyse expérimentale des phénomènes de la secousse. Soit le muscle élastique et contractile en place sur le myographe, et tendu par un ressort ou par un poids : tout le système est en état d'équilibre statique. Sous l'influence du choc d'induction, brusquement les éléments contractiles du muscle vont se raccourcir. Leur contraction va avoir pour *premier effet*, non pas d'entraîner le poids tenseur, retenu en vertu de son inertie, mais de développer dans les éléments élastiques du muscle, en les allongeant, une force élastique graduellement croissante jusqu'au moment où, par suite de l'extension de ces éléments, cette force sera devenue telle, qu'elle l'emportera sur l'inertie du poids : celui-ci sera soulevé et la contraction deviendra alors apparente extérieurement, manifestée qu'elle sera par son action sur le levier. Les éléments contractiles du muscle sont donc actifs, et *actifs effectivement* pendant la période d'excitation latente, qui devient ainsi la période de développement de la force élastique du muscle, dont la mise en jeu a pour effet d'amortir le choc dû à la contraction, et, par suite, d'augmenter le travail utile produit par la force musculaire.

L'expérience simple suivante permet de bien se rendre compte du rôle de l'élasticité dans la production du temps perdu. Un poids est fixé à une des extrémités d'un fil élastique et repose sur le sol. On tend verticalement le fil et le saisissant par l'autre extrémité, sans faire quitter le sol au poids. Exerçant alors une traction brusque sur le fil en élevant la main, on met en jeu son élasticité, et lorsque le poids est soulevé, on a la sensation très nette du retard du mouvement du poids sur celui de la main.

On peut comprendre maintenant le pourquoi des variations du temps perdu, du muscle qu'on observe suivant les conditions signalées plus haut, et comment les causes qui allongent la secousse en diminuant son amplitude, augmentent la période d'excitation latente. Le temps perdu étant en grande partie évidemment de développement de la force élastique du muscle, sa durée est évidemment en rapport avec la rapidité plus ou moins grande de la mise en jeu de cette propriété physique du muscle, en rapport par conséquent avec la rapidité de la mise en action des éléments contractiles du muscle. C'est pourquoi les muscles à action tonique, à contraction lente (muscles rouges, cœur, muscles lisses) donnent un temps perdu plus considérable que les muscles à action rapide (muscles blancs). Le froid, la fatigue, en modifiant la contractilité du muscle, soit par diminution du mouvement nutritif, soit par rétention dans le muscle du produit de combustion ou de fermentation, agissent dans le même sens. De même l'augmentation du poids tenseur, qui accroît le travail du muscle, allonge la secousse, et le temps perdu. L'intensité plus grande de l'excitant, jusqu'à une certaine limite, en augmentant la décharge nutritive et par suite la brusquerie et l'amplitude de la secousse, diminue au contraire la période du temps perdu.

Action du courant constant. — Un muscle intercalé par ses extrémités sur le trajet d'un courant de pile, d'intensité suffisante, *donne une secousse musculaire chaque fois qu'on ferme ou qu'on ouvre le courant* (secousse de fermeture et d'ouverture). Pendant tout le temps que le courant passe, le muscle reste au repos. Le muscle étant au repos pendant le passage d'un courant suffisant, *une secousse se produit si on augmente ou si on diminue brusquement l'intensité de ce courant;* il reste au repos si la variation d'intensité se fait lentement et graduellement. C'est ainsi qu'on peut, à l'aide d'un rhéostat, faire apparaître un courant dans un muscle, en augmenter progressivement la force, jusqu'au point de désorganiser le tissu, puis le faire disparaître de même, et recommencer, sans produire de secousse musculaire [1]. C'est donc *la rapidité de la variation de l'intensité du courant et non son intensité elle-même qui est cause d'excitation* et d'excitation d'autant plus forte que cette variation est elle-même plus brusque.

La secousse d'ouverture et de fermeture se montre également bien dans le muscle séparé du corps, qu'il soit pourvu de ses nerfs, ou qu'il en ait été dépouillé physiologiquement par l'action du curare. Le courant induit, au contraire, agit moins bien sur le muscle énervé, et son intensité doit être augmentée pour produire un effet. Le courant d'induction semble donc porter son action plus particulièrement sur les nerfs moteurs. De là l'application en électrothérapie des courants constants et faradiques, pour déterminer l'origine périphérique ou centrale de certaines paralysies : si le muscle, sensible aux excitations du courant continu, l'est peu ou pas à celles du courant faradique, la paralysie est d'origine nerveuse périphérique (paralysie *a frigore*, para-lysie des nerfs moteurs à la périphérie, comme dans l'action du curare). S'il reste sensible aux excitations faradiques, les nerfs moteurs sont intacts et non dégénérés et la paralysie est d'origine centrale.

Onde musculaire. — Dans certaines conditions d'excitation du muscle, en particulier lorsqu'on applique l'excitation du choc d'induction à l'une des

FIG. 314. — Aspect que présentent les ondes multiples sur une fibre musculaire.

extrémités du muscle, la mise en jeu des éléments contractiles n'a pas lieu dans toutes les parties du muscle à la fois, comme cela se produit dans le cas d'excitation du nerf, ou du muscle à ses deux extrémités. Il se produit

[1] Il n'y a d'exception que pour le muscle cardiaque qui, sous l'action du courant continu, donne des pulsations ou (secousses) rythmées.

point excité un nœud de contraction qui se propage tout le long du muscle jusqu'à l'autre extrémité, à la manière d'une onde à la surface de l'eau. Aëby (1862), puis Marey, en appliquant des leviers aux deux extrémités d'un muscle, ont enregistré les moments du passage successif de l'onde de gonflement local du muscle excité par un de ses bouts, pour une longueur donnée de muscle, et en ont déduit la vitesse de transport de l'onde musculaire qui serait de 1 à 2 mètres par seconde. Les mêmes influences qui modifient la durée de la secousse, modifient également la vitesse de l'onde musculaire. C'est ainsi que les deux courbes de la figure 315 montrent que cette vitesse est ralentie par le froid.

FIG. 315. — Deux déterminations de la vitesse de l'onde musculaire.

Le phénomène de l'onde musculaire, qu'on peut facilement constater au microscope en observant les muscles des insectes, se montre surtout bien sur les muscles près de perdre leurs propriétés, alors que l'excitabilité nerveuse a déjà disparu. Sa constatation sur le muscle normal, dépouillé de ses nerfs par le curare, est intéressante en ce sens qu'elle montre que les éléments contractiles excitables par eux mêmes peuvent transmettre l'excitation, l'ondulation nutritive, successivement aux autres éléments, l'excitation d'un élément devenant cause d'excitation pour le suivant, et ainsi tant que le permet la continuité de substance. On ne saurait tirer du phénomène de l'onde une théorie de la contraction musculaire. Lorsqu'un muscle se contracte sous l'action du nerf, ou par le passage du courant électrique dirigé dans le sens des fibres, il ne se produit pas d'ondes de contraction : le muscle se contracte également dans toute sa longueur. C'est un fait qu'avait déjà établi Aëby, l'auteur des ondes de contraction, lesquelles ne représentent pas la contraction normale et physiologique.

L'ébranlement moléculaire peut se produire dans le muscle comme dans le nerf, avec cette différence que dans ces derniers organes sa propagation est beaucoup plus rapide. (Voir *Vitesse de l'ondulation nerveuse.*)

Contraction idio-musculaire de Schiff. — Dans certaines conditions, sous l'influence d'une excitation unique, soit électrique, soit surtout mécanique, en un point limité du muscle, un *nœud de contraction durable* (contracture), apparaît aux points du muscle excité, et y reste localisé, sans propagation, comme dans l'onde, aux autres parties de l'organe. Ce phénomène se constate sur les muscles *très fatigués*, surtout chez les mammifères, alors que les excitations nerveuses ne sont plus transmissibles aux muscles. C'est le commencement de la mort du muscle et de l'apparition de la rigidité cadavérique. C'est l'indice de troubles profonds dans la nutrition et dans l'excitabilité des éléments contractiles, et, par suite, dans l'épuisement des réserves musculaires et la rétention dans le tissu des produits de déchets résultant d'un fonctionnement exagéré.

Effets musculaires des excitations multiples du muscle. — Nous savons que l'excitation du muscle ou de son nerf, par un choc d'induction provoque une secousse musculaire, c'est-à-dire une contraction très brève de 0,1 de seconde environ, après quoi le muscle rentre dans le repos complet. Mais il est évident que si, ayant provoqué une secousse par un choc d'induction, nous lançons dans ce muscle des chocs successifs espacés, toutes les secondes ou toutes les demi-secondes par exemple, nous obtiendrons une série de secousses séparées, chacune avec ses périodes caractéristiques et complètes.

Cherchons l'intensité du courant induit, juste suffisante pour produire une secousse d'une amplitude très faible. Si on lance sur les muscles, les chocs

FIG. 316. — Secousses de plus en plus élevées par suite de l'excitabilité croissante du muscle excité rythmiquement. (Muscle de l'écrevisse, Ch. Richet.)

égaux de ce courant, mais assez rapprochés, on observe une amplitude croissante des secousses (fig. 316), jusqu'à un maximum qui, une fois atteint, n'est

FIG. 317. — Effet de deux excitations musculaires (*e e'*) très rapprochées. Fusion des deux secousses en une secousse unique plus grande (grenouille).

plus dépassé (Ch. Richet). La conclusion importante de ce fait est donc que les *excitations successives du muscle augmentent son excitabilité.*

Il en est de même d'une excitation insuffisante à produire une secousse : si elle est répétée deux ou plusieurs fois, elle pourra produire un effet moteur.

Effet de deux excitations consécutives très rapprochées. — Une deuxième excitation peut frapper le muscle avant que l'effet de la première ne soit achevé. Si les deux excitations sont assez rapprochées pour que la deuxième (e') atteigne le muscle pendant sa phase ascensionnelle ou de raccourcissement, la seconde excitation s'ajoute à la première pour produire des effets confondus : il y a, comme on dit, fusion complète des secousses en une secousse unique en apparence (c d', fig. 317), mais notablement plus élevée et plus longue que celle (c c' d) qui serait résultée de l'excitation unique (e).

Fig. 318. — Effet de deux excitations musculaires (e e'), la deuxième atteignant le muscle déjà en décontraction. — Les deux secousses sont incomplètement fusionnées (grenouille).

La deuxième excitation (e', fig. 318) arrive-t-elle au contraire quand le muscle a déjà commencé son relâchement, la superposition des secousses n'est plus complète, mais marquée par un ressaut d'autant plus accentué de la ligne de descente, qu'il se produira à un moment plus avancé du relâchement du muscle.

Effets des excitations électriques fréquentes et rythmées. Tétanos musculaire physiologique. — Lorsqu'on lance sur le muscle des excitations élec-

FIG. 319. — Secousses musculaires peu fréquentes, incomplètement fusionnées. (Marey.)

FIG. 320. — Secousses musculaires assez fréquentes et presque fusionnées. (Marey.)

triques suffisantes, régulièrement espacées, mais assez rapprochées pour que chacune d'elles vienne saisir le muscle avant que l'effet musculaire de la précédente ne soit achevé, *le muscle entre dans un état de raccourcissement permanent* qui a reçu le nom de *tétanos musculaire physiologique*, par analogie avec l'état des muscles dans le tétanos pathologique.

On voit de suite que le nombre des excitations du courant faradique tétanisant est fonction de la durée de la secousse, de telle façon que si on représente par la fraction de seconde $\frac{1}{n}$ la durée de cette secousse, le nombre des excitations capables de provoquer le tétanos dans le muscle considéré devra être plus grand que n, autrement dit si la durée de la secousse d'un muscle est de 0,1 de seconde, il faudra plus de 10 excitations par seconde pour le tétaniser.

On voit également que deux cas peuvent se présenter : 1° la fusion des secousses formant le tétanos peut être partielle, et le tétanos incomplet ou imparfait. Dans ce cas la courbe du raccourcissement est onduleuse et présente des oscillations plus ou moins marquées qui correspondent aux secousses incomplètement fusionnées. Les graphiques des figures 319 et 320 de tétanos imparfait d'un muscle montrent comment le tétanos tend à se compléter, par fusion des secousses, à mesure qu'on augmente le nombre des excitations électriques qui les produisent.

2° Lorsque les secousses sont entièrement confondues, le tétanos est dit parfait ou complet. Dans ce cas, la courbe qui marque le raccourcissement

FIG. 321. — Tétanos parfait par fusion des secousses.

du muscle, au lieu de s'élever par ressauts successifs saccadés, comme dans le tétanos imparfait, s'élève rapidement à une hauteur maxima qui, une fois atteinte, est conservée sous forme de plateau (ss') pendant toute la durée du raccourcissement.

D'après ce qui précède, pour que la fusion des secousses soit complète et le tétanos parfait, il faut que les excitations qui le provoquent, viennent surprendre le muscle avant qu'il n'ait commencé à se décontracter, qu'il ait tout au plus achevé sa période de contraction. Si donc, $\frac{1}{n}$, est le temps exprimé en fraction de seconde, employé par un muscle pour effectuer sa période d'ascension, il faudra pour que le tétanos soit complet que le nombre des excitations soit au moins égal à n'. Si ce nombre est plus petit que n', mais cependant plus grand que n, le tétanos sera incomplet.

Discontinuité de la contraction tétanique. — Bien que le muscle en état de tétanos parfait soit immobile extérieurement, et comme fixé dans une nouvelle forme, ses éléments contractiles n'en sont pas moins animés de vibrations synchrones aux excitations qu'ils reçoivent du courant : le bruit musculaire ou rotatoire et les variations de l'état électrique du muscle tétanisé en fournissent la démonstration directe.

Bruit musculaire. — C'est le bruit sourd qu'on entend par l'auscultation d'un muscle qu'on fait contracter par l'application d'un courant tétanisant soit directement sur le muscle, soit mieux sur son nerf. Le son musculaire plus ou moins aigu, perçu ainsi, montre que le muscle donne autant de vibrations par seconde qu'il reçoit d'excitations du courant électrique (Helmholtz) [1].

Variations électriques du muscle tétanisé. (Voir p. 688.)

La contraction volontaire n'est qu'un tétanos musculaire physiologique. — Sous l'influence de la volonté la contraction des muscles s'accomplit d'un mouvement uniforme, qui se traduit graphiquement par un tracé régulier, comme dans le tétanos physiologique parfait. Comme d'un autre côté, la durée la plus courte d'une contraction volontaire dépasse toujours la durée d'une secousse, il en résulte que la contraction volontaire est en réalité un tétanos que la volonté commande, tout à fait analogue à celui déterminé par un courant faradique (Weber). Sous leur apparente immobilité, nos muscles, en contraction soutenue, sont bien réellement le siège de secousses élémentaires fusionnées, que l'œil ne peut percevoir, mais dont l'oreille saisit les vibrations par la perception du son musculaire ; ce son répond à une tonalité de 36 à 40 vibrations par seconde (Helmholtz) [2]. Tel est donc le nombre des vibrations des éléments contractiles des muscles dans la contraction volon-

[1] Il ne faudrait pas conclure toutefois, que le muscle peut recevoir un nombre illimité de secousses en un temps donné. Quand le nombre des excitations par seconde dépasse une certaine limite, le tétanos ne se produit plus, comme le montre l'expérience suivante : On détermine l'intensité du courant induit d'ouverture suffisant à produire une secousse musculaire par excitation du nerf, et l'on fait des interruptions de plus en plus fréquentes du courant inducteur au moyen de la roue interruptive ci-contre placée dans le circuit de pile, et mue par un moteur hydraulique. Le tétanos est produit encore par 1,000 excitations à la seconde ; avec 1,150 à 1,250 interruptions, on n'a plus qu'une secousse initiale et rien pendant tout le temps que passe le courant faradique.

[2] La constatation du bruit rotatoire peut se faire sur soi-même, dans le silence de la nuit, en serrant les mâchoires par la contraction soutenue des muscles masséters et temporaux, ou en fermant les yeux par celle des muscles orbiculaires. Peut-être le son musculaire perçu par l'oreille est-il le premier son harmonique de

FIG. 322. — Roue interruptrice du courant.

taire, tel est aussi le nombre des excitations que les cellules nerveuses motrices de la moelle transmettent aux nerfs moteurs et que les muscles reçoivent : c'est en un mot le rythme des innervations motrices centrales.

Rôle de l'élasticité du muscle dans le tétanos musculaire et la contraction volontaire. — En étudiant la circulation nous avons vu que la cause du mouvement du sang ne pouvait être qu'une force à action intermittente, et cependant le cours du sang au sein des tissus dans les réseaux capillaires des organes devait être régulier et continu; nous avons montré comment l'élasticité artérielle opérait cette transformation de mouvement qui a pour résultat non seulement de rendre possible le fonctionnement de nos organes, mais encore de diminuer considérablement le travail du cœur. Ici encore c'est en ayant recours à l'élasticité du tissu que la nature est arrivée à une transformation analogue. L'activité des éléments contractiles du muscle, de même que celle des éléments nerveux qui la met en jeu, ne peut être qu'une activité intermittente, et cependant le mouvement des muscles qui en résulte doit être continu et régulier, sans quoi le fonctionnement de ces organes ne saurait exister. C'est l'élasticité du muscle qui emmagasine une partie du mouvement produit à chacun des raccourcissements élémentaires, et qui restitue ce mouvement au moment des relâchements qui suivent.

Étant admis que dans le tétanos et la contraction volontaire, les disques contractiles sont animés de secousses ou vibrations synchrones aux excitations qu'ils reçoivent de l'excitant (faradique ou nerveux), il est évident que si ces vibrations étaient transmises directement au levier, ce levier serait lui-même agité par des oscillations correspondantes. Mais, il ne faut pas l'oublier, les éléments contractiles exercent leurs tractions sur le levier *par l'intermédiaire d'un trait élastique* qui est le muscle lui-même, et nous savons que le premier effet de cette traction n'est pas de vaincre l'inertie du poids tenseur et d'entraîner le levier, mais de développer dans le muscle élastique une force élastique capable d'opérer cet effet (voir p. 675); l'oscillation du muscle contractile sera donc achevée, et la décontraction commencée, alors que l'effet de cette première contraction, c'est-à-dire développement de la force élastique, ascension du poids et du levier, ne sera pas encore terminé; mais alors, sous l'influence de la seconde excitation, qui suit de très près la première, une deuxième oscillation contractile saisit le muscle, augmente à nouveau sa force élastique, élève encore le poids tenseur et le levier, pendant que le muscle qui commence à se décontracter est saisi par une troisième excitation, qui produit une nouvelle ascension du poids, et ainsi jusqu'à un certain niveau ou raccourcissement maximum. Alors un régime régulier et constant est établi, chaque oscillation contractile développée par

celui émis réellement par les muscles en contraction volontaire. De petites lames vibrantes accordées pour 18 à 20 vibrations à la seconde, placées sur des muscles en contraction vibreraient plus facilement que des lames accordées pour un autre son : les muscles vibreraient donc 18 à 20 fois par seconde; quoi qu'il en soit, il faut remarquer que ce nombre d'excitations, envoyées par les centres et les nerfs moteurs, aux muscles, est suffisant pour produire leur tétanos.

les excitations qui se succèdent régulièrement, a pour effet de remonter la force élastique du muscle et de lui permettre d'agir avec un retard qui est maintenant constant, pendant l'intervalle de repos qui sépare deux vibrations contractiles, pour maintenir le levier en contre-balançant l'action de la pesanteur qui tend à entraîner la chute du poids.

Phénomènes électriques du muscle.

Les tissus vivants, et principalement les tissus musculaire et nerveux, sont

FIG. 323. — Boussole de Wiedemann modifiée par d'Arsonval.

A, Aimant mobile dans l'intérieur d'une masse de cuivre qui constitue l'amortisseur. C, Miroir fixé à la tige qui surmonte l'aimant, laquelle est suspendue à un fil de cocon enroulé sur le treuil T. A droite lunette permettant de viser le miroir dans toutes les positions qu'il peut occuper sous l'influence des déplacements de l'aimant par le courant. — Circuit composé de deux bobines D D' symétriquement placées par rapport à l'aimant et mobiles sur une coulisse pour sensibiliser plus ou moins le galvanomètre ; sous le pied est un barreau aimanté pour astatiser l'instrument.

le siège de manifestations électriques importantes qui varient suivant qu'on examine les organes à l'état de repos et d'activité.

Les courants musculaires et surtout les courants nerveux, étant très faibles, il faut des appareils très sensibles pour les déceler. Aussi emploie-t-on des galvanomètres de grande résistance, à fil très fin et très long, qui multiplient un grand nombre de fois l'action du courant. Mais le galvanomètre, excellent pour mesurer l'intensité des courants, ne convient plus lorsqu'il s'agit de déterminer les variations rapides de leur intensité. On le remplace alors avantageusement par la boussole des tangentes (fig. 323), le galvanomètre apériodique de Deprez et d'Arsonval, et mieux encore par l'électromètre capillaire de Lippmann.

En dehors des instruments de mesure destinés à donner le sens, la force, et les variations d'intensité des courants des tissus, le physiologiste fait souvent aussi usage des galvanoscopes, dont les plus commodes sont la *patte galvanoscopique* (c'est-à-dire un membre postérieur de grenouille isolé avec son nerf) et le téléphone.

Si les courants des tissus sont très faibles, et les instruments employés pour les déceler très sensibles, il est important d'éviter dans les expériences, les

FIG. 324. — 1, Représentation schématique des électrodes impolarisables PP placées dans le circuit galvanométrique W fermé par un muscle M reposant sur deux surfaces : coussinets *t t* des électrodes. — II et III, Autres dispositions du muscle. — IV, Électrodes à pointes.

causes qui en dehors des tissus eux-mêmes pourraient donner naissance à des courants, ou faire varier ceux qu'on étudie. La principale provient des électrodes qui servent à placer les muscles ou les nerfs dans le circuit galvanométrique : ces *électrodes doivent avant tout être impolarisables*. Telles sont essentiellement celles de Regnauld et de du Bois-Reymond. Elles sont formées essentiellement de deux vases A et B remplis d'une dissolution neutre de sulfate de zinc, dans laquelle plongent, d'une part, les lames de zinc amalgamées reliées aux fils du galvanomètre, et d'autre part des coussinets de papier Joseph destinés à recevoir

voir le muscle ou le nerf qui doit fermer le circuit. Mais pour éviter le contact du sulfate de zinc avec les organes, on interpose deux lames de papier Joseph ou d'argile imbibée de la dissolution physiologique de chlorure de sodium à 0,5 p. 100, qui n'altère pas les tissus.

On comprend facilement qu'on puisse donner à ces électrodes les formes les plus diverses. Telle, par exemple, la disposition représentée figure 324, IV, qui permet d'explorer les divers points de la surface des organes.

Manifestations électriques du muscle à l'état de repos. — Si on place un muscle détaché du corps (gastro-cnémien de la grenouille, par exemple), coupé à une de ses extrémités perpendiculairement à ses fibres, sur les coussinets des électrodes impolarisables, de telle façon que la surface de section du muscle repose sur l'un des coussinets, et la surface extérieure sur l'autre, il se produit une déviation permanente de l'aiguille du galvanomètre, qui dénote l'existence d'un courant, dirigé extérieurement, par le circuit métallique, de la surface externe du muscle, à la surface de section, et par conséquent de la coupe à la surface du muscle intérieurement. On a donné le nom de pouvoir électro-moteur à la source électro-motrice continue qui dans la masse musculaire maintient la différence de tension électrique, de la surface du muscle par rapport à sa coupe.

Si on cherche à déterminer la distribution des tensions électriques, des divers points de la surface d'un muscle (fig. 325), ou mieux d'un tronçon régulier (tronçon cylindrique) d'un muscle, au moyen des électrodes à pointe de la figure 324, IV, qui se prêtent facilement à cette exploration, on constate que tous les points de la surface extérieure du muscle, qu'on appelle aussi section longitudinale naturelle, ont une tension positive par rapport aux divers points de la section transversale artificielle (coupe) ou naturelle (tendon) dont la tension est négative. La tension positive est d'autant plus forte qu'on se rapproche davantage de l'*équateur* du muscle (ou de la ligne circulaire située à égale distance des deux surfaces de section), et du centre de la surface de section pour la tension négative.

On a évalué à 0,1 d'élément Daniell la force électro-motrice des muscles de grenouille (mammifères également), constatée par la méthode précédente de du Bois-Reymond. Aussi n'est-il pas besoin d'instruments de précision pour mettre en évidence le courant musculaire. C'est ainsi qu'au moyen de la *patte galvanoscopique* on obtiendra une secousse musculaire chaque fois qu'on établira brusquement le contact du nerf avec les sections musculaires naturelle et artificielle, ou qu'on le supprimera de même. C'est ainsi également qu'on fera vibrer la membrane d'un téléphone placé dans le circuit du courant

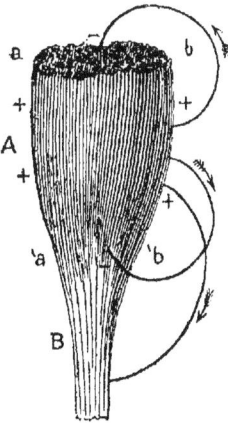

FIG. 325.

musculaire, sur lequel on pratique des interruptions au moyen du diapason, ou de la roue interruptrice représentée figure 322.

On a élevé des doutes sur l'existence des courants musculaires, dans le muscle intact au repos sur l'animal vivant (Hermann). Les tensions électriques se développeraient sous l'influence des *lésions du tissu musculaire*, la partie lésée du muscle devenant le siège d'une source électro-motrice qui la rendrait négative, par rapport à la partie intacte positive.

En fait, la surface d'un muscle absolument intacte ne donnerait pas de tension électrique, ou du moins que des tensions excessivement faibles même lorsqu'on explore comparativement les surfaces naturelles longitudinale et transversale (tendon), et lorsqu'un courant se manifeste, sa direction n'est pas fixe dans tous les cas, comme ci-dessus. Du Bois-Reymond, qui admet la préexistence des tensions électriques du muscle, a émis l'hypothèse qu'une particularité (la *parélectronomie*) de l'extrémité naturelle des fibres musculaires empêche les courants d'être dérivés en dehors dans le circuit galvanométrique.

Quoi qu'il en soit, les manifestations électriques du muscle isolé, si régulières, sont liées à la constitution physico-chimique du muscle vivant, et témoignent, par leur intensité et leur régularité, de l'énergie de l'excitabilité, de la vie du muscle avec laquelle elles disparaissent.

Manifestations électriques du muscle actif. — Le muscle actif est le siège d'une force électro-motrice qui témoigne qu'une certaine quantité de l'énergie développée au moment de la contraction, apparaît sous forme d'électricité.

Du Bois-Reymond, qui admet le pouvoir électro-moteur du muscle normal et au repos, a appelé *oscillation ou variation négative* le courant de sens contraire qui se développe dans le muscle qui passe du repos à l'activité. Hermann, qui n'admet pas le courant de repos, a désigné sous le nom de *courant d'action* la force électro-motrice qui devient libre au moment de la contraction.

Il faut étudier le *courant d'action* : a), dans la secousse ; b), dans le tétanos musculaire ; c), dans les muscles intacts sur le vivant :

a). *Dans la secousse*. — L'oscillation négative peut se constater de différentes façons, au moyen du galvanomètre. Un gastro-crémien de grenouille, muni de son nerf, étant disposé sur les coussinets des électrodes impolarisables, donne une déviation de l'aiguille qui accuse le courant normal du muscle. Si alors on lance un choc d'induction dans le nerf, une secousse du muscle se produit, et en même temps une déviation temporaire de l'aiguille qui revient du côté du zéro, puis reprend aussitôt sa position première sur le cadran : c'est la variation négative du courant.

L'oscillation négative du courant du muscle qui accomplit une secousse, constitue un excitant électrique suffisant à produire l'excitation du nerf d'une patte galvanoscopique qui repose sur ce muscle, et par suite une secousse de cette patte (contraction induite de Matteucci, ou secondaire de du Bois

Reymond). Si l'on dispose, deux, trois, quatre pattes galvanoscopiques de telle sorte qu'en provoquant une excitation du nerf de la première, l'oscillation de son muscle puisse exciter le nerf de la seconde patte, etc., on obtiendra ainsi une série de secousses induites secondaire, tertiaire, etc., qui suivront la secousse de la première patte.

Quelquefois même une des secousses intermédiaires peut manquer, mais l'oscillation du muscle ne s'en n'est pas moins produite, puisqu'il y a eu secousse induite de la patte qui suit.

Fig. 326. — Pattes galvanoscopiques disposées pour la contraction induite.

Le cœur, comme les autres muscles, présente à chacune de ses systoles une oscillation négative qui peut produire une secousse induite d'une patte galvanoscopique dont le nerf repose sur lui et non un tétanos : c'est une preuve qu'on invoque pour dire que la systole cardiaque est elle-même une secousse. Le cœur de la grenouille disposé sur les électrodes impolarisables et reliées à un galvanomètre apériodique ou à l'électromètre capillaire, fournit un autre bon moyen de démonstration du courant d'action, puisque rythmiquement, sans excitation, une oscillation négative de l'aiguille du galvanomètre, ou de la colonne mercurielle de l'électromètre, accompagne chaque systole spontanée de l'organe.

L'oscillation négative précède la contraction. — Elle a lieu pendant la période d'excitation latente du muscle, au début même de cette période : elle suit par conséquent de très près l'excitation.

La méthode suivante de Helmholtz, en donne la démonstration simple. On prend (fig. 327) deux pattes galvanoscopiques disposées sur un myographe double pour enregistrer les secousses par l'excitation du nerf, et déterminer le temps perdu de chaque : soit 0,01 de seconde ce temps. Le nerf du muscle B est alors disposé sur le muscle A, pour donner une secousse induite de B par excitation du nerf et secousse de A. Il est évident que si la secousse de B était produite par la secousse effective de A, le nerf de B excité en *c* amènerait la secousse de son muscle avec un retard de 0,01, c'est-à-dire en *c'*. Par suite, le retard total de la secousse de B sur l'excitation du nerf de A serait de 0,02 de seconde. Or, il n'est que de 0,011 de seconde. Mais comme le muscle B ne peut pas ne pas avoir un retard de 0, 0 1 sur l'excitation de son nerf, il s'en suit que le retard de la variation négative du muscle A, cause de la secousse de B, n'est que de 0,001 de seconde, c'est-à-dire que la

FIG. 327.

variation négative suit immédiatement l'excitation du muscle, si elle ne coïncide pas avec elle.

Bernstein, au moyen du rhéotome différentiel, a déterminé le moment précis de l'apparition de la variation négative, et sa durée, ainsi que sa vitesse de propagation dans le passage de l'onde musculaire.

La variation négative débute sans temps perdu dès que le muscle est excité. Si le muscle est curarisé (dépouillé de ses nerfs) et excité par un bout, le point excité développe immédiatement pour un instant très court (0″ 004) une tension électrique négative qui disparaît pendant que la tranche voisine devient négative à son tour, et ainsi jusqu'à l'extrémité du muscle; si le muscle est excité en son milieu l'onde négative parcourt le muscle dans les deux directions, absolument comme l'onde de contraction qu'elle précède de toute la durée du temps perdu.

b). Dans les muscles tétanisés. — Un muscle gastro-cnémien de grenouille étant disposé sur les coussinets des électrodes impolarisables de façon à donner une déviation de l'aiguille du galvanomètre accusant le courant normal du muscle, si on vient à tétaniser le muscle en faradisant le nerf, on constate que l'aiguille revient du côté du zéro, et se fixe en ce point pendant tout le temps que dure la tétanisation (du Bois-Reymond). C'est la variation électrique négative du muscle tétanisé. Cette variation n'est pas continue, mais composée d'une série de variations électriques aussi nombreuses que les excitations tétanisantes, c'est-à-dire que les secousses fusionnées qui composent le tétanos provoqué. — L'expérience de la patte galvanoscopique rapportée plus haut et répétée ici en tétanisant le nerf de la patte primaire, le démontre péremptoirement : on obtient un tétanos induit des pattes secondaire, tertiaire... qui dure aussi longtemps que dure la tétanisation du nerf par le courant (Matteucci). Si dans l'expérience faite avec la boussole, l'aimant se fixe au voisinage du zéro, c'est donc que son inertie l'empêche de suivre les oscillations rapides du courant [1].

e). Dans les muscles intacts sur l'animal vivant. — Les manifestations électriques n'ont pu être constatées avec évidence dans les muscles tout à fait intacts, à l'état de repos.

Chez l'homme, dans la contraction volontaire, du Bois-Reymond a montré par l'expérience suivante, l'existence d'un courant d'action : on plonge les mains dans un vase rempli d'un liquide conducteur et en relation avec un galvanomètre. L'aiguille reste immobile tant que les muscles restent au repos ; mais il se produit une déviation qui indique un courant allant de la main à l'épaule du bras que l'on contracte énergiquement. Toutefois, les recherches pour démontrer l'état oscillatoire électrique des muscles contractés volontairement ou par action réflexe, étaient restées infructueuses. Le tétanos secondaire d'une patte galvanoscopique dont le nerf repose sur un muscle dénudé, se contractant par action des centres, n'avait pu être obtenu (du Bois-Reymond, Harless, Toussaint et Morat). On n'obtenait jamais dans ce cas qu'une secousse initiale, et encore non constamment ; ce qui semble infirmer la théorie exposée plus haut (p. 81) de l'état oscillatoire tétanique, du muscle contracté volontairement. Des expériences nouvelles (Loven, 1879) en montrant, au moyen de l'électromètre capillaire, des variations rythmiques dans les muscles contractés volontairement, chez le crapaud, affirment la nature discontinue des excitations nerveuses centrales. Une patte galvanoscopique de grenouille, dont le nerf repose sur un des muscles de crapaud dans les conditions, donne des séries de secousses induites dont le nombre (8 à 9 à la seconde), représente le rythme des innervations centrales chez cet animal [2].

Organes électriques. — Certains poissons (gymnotes, silures, torpilles), au moyen d'organes particuliers dits *organes électriques*, ont la singulière propriété de développer de grandes quantités d'électricité à forte tension, et de donner volontairement des décharges analogues par leurs effets physiologiques et physiques, à ceux produits par la bouteille de Leyde, constituant ainsi pour l'animal un puissant moyen de défense et d'attaque.

[1] Le fait que l'aiguille se fixe près du zéro montre que la variation négative du muscle tétanisé se compose d'une série de courants d'action de sens contraire du courant de repos, et de force à peu près égale, et non d'une série de cessations du courant de repos ; l'interruption 20 ou 30 fois à la seconde du courant normal du muscle placé dans le circuit galvanométrique, ne donnant qu'une déviation très faible de l'aiguille du côté du zéro, par le fait de son inertie.

[2] Il est important de remarquer que le nombre de 8 à 9 excitations à la seconde est suffisant pour tétaniser les muscles du crapaud.

Par leur origine et par certaines analogies de structure avec les muscles striés ordinaires, les organes électriques [1] paraissent devoir être rattachés au système musculaire. Ce ne seraient que des muscles transformés. L'étude de ces organes est donc le complément de celle de l'électricité musculaire; qu'elle contribuera à élucider; il n'y a, d'un autre côté, aucune différence au point de vue général dans les conditions fonctionnelles et expérimentales dans lesquelles s'exécutent la décharge électrique et la contraction musculaire. L'animal, en effet, donne à volonté des décharges électriques. Cette propriété, comme la motricité, est donc subordonnée à l'influence du système nerveux moteur. La section des nerfs qui se rendent à l'organe électrique d'un côté paralyse complètement là faculté de donner des décharges par l'organe de ce côté (Spallanzani, Galvani, Humboldt). De même si on enlève la masse encéphalique (Todd). Mais on peut par l'irritation directe des lobes d'où naissent les nerfs électriques ou par l'irritation directe de ces nerfs ou de l'organe lui-même, amener de nouvelles commotions (Matteucci), ou enfin, par action réflexe en excitant la peau de l'animal, le cerveau étant enlevé. C'est-à-dire que la manifestation électrique, la décharge, se produit de la même façon que la manifestation des muscles striés ordinaires, la contraction.

Comme pour le muscle, plusieurs décharges fatiguent l'organe qui se restaure par le repos (Matteucci, Moreau). Fonctionnellement l'organe élec-

Fig. 328. — Torpille commune.

a. Organe électrique: — b, contour de celui du côté opposé; — c, moelle épinière; — d, moelle allongée et lobes électriques. Ces lobes donnent naissance aux nerfs électriques 5, 8, 8; — e, cervelet; — f, lobes cérébraux et processus olfactif.

[1] Ces organes, tous construits sur le même plan, offrent chez la torpille (fig. 328) une forme semi-lunaire (corps falciformes de Redi) et occupent tout l'espace compris entre la cage cartilagineuse des branchies et la nageoire latérale, tandis qu'en haut et en bas, ils sont en rapport immédiat avec la peau. Leur volume est considérable et leur poids de plus du quart du poids total de l'animal. Chez la torpille, quand on a dénudé la face supérieure de l'organe en enlevant la peau avec précaution, on voit (a, fig. 328) une série de figures polygonales à 5 ou 6 côtés, limitées par des cloisons qui renferment une substance gélatineuse d'un gris rosé. Ces figures polygonales se retrouvent sur la face ventrale de l'organe et en réalité correspondent réciproquement à autant de prismes verticaux serrés les uns contre les autres et occupant toute l'épaisseur du corps de l'animal. Ces prismes sont délimités latéralement par des cloisons membraneuses et subdivisés transversalement chacun par une série de lames ou plaques alternant avec la substance gélatineuse, comme les diverses rondelles alternent entre elles dans une pile à colonne de Volta. Sur chaque lame vient se terminer par continuité de substance une ou plusieurs fibres nerveuses, mais toujours sur la même face (ventrale) des lames qui est négative, ainsi que la partie correspondante du corps de l'animal, par rapport au dos de l'animal qui est positif. Chez le gymnote, les lames sont disposées d'avant en arrière, l'extrémité caudale étant négative.

tique semble être un muscle transformé de telle manière que l'énergie manifestée apparaît non plus sous forme de mouvement de masse, mais uniquement sous forme d'électricité. La décharge électrique représente donc, considérablement amplifiée, la variation négative qui se montre dans le muscle au début de la période d'excitation latente de l'énergie musculaire. La période d'excitation latente du muscle étant la période de développement de la force élastique celle-ci ne peut exister pour la décharge électrique ; comme la variation négative du muscle, la décharge se produit dès que l'organe est excité, sans temps perdu autre que celui nécessité par le transport de l'excitation dans les nerfs (Jolyet).

Phénomènes chimiques de la contraction. — La solution à $\frac{1}{1000}$ d'acide chlorhydrique, qui dissout les matières albuminoïdes, donne également avec les muscles une solution acide, d'une substance protéique non coagulable par la chaleur ; mais précipitable par neutralisation ; c'est la *syntonine* ou *acidalbumine*. Mais cette réaction n'est pas caractéristique.

Partant de ce fait qu'un muscle congelé n'a pas perdu sa contractilité après le dégel, Kühne a donné un procédé de préparation des albuminoïdes du muscle. Après lavage des muscles par l'eau salée physiologique (sol. à 1/2 p. 100) et les avoir dépouillés des tissus étrangers (tendons, etc.), on les congèle et on les réduit en poudre ou *neige musculaire*. Celle-ci se transforme en masse sirupeuse un peu au-dessous de zéro, on la filtre à cette même température et on obtient le *plasma musculaire*. Il coagule *spontanément* un peu au-dessus de zéro, en donnant comme le plasma sanguin un *caillot*, et par rétraction de celui-ci, un *sérum musculaire* citrin.

La coagulation du plasma musculaire qui se fait lentement à une basse température devient rapide à la température du corps (40°), ou si on le dilue par l'eau ; le coagulum ou *myosine* de Kühne a les caractères des globulines : insoluble dans l'eau, soluble à la faveur des chlorures de sodium, de magnésium, etc. Elle précipite par la dilution de la solution, ou par saturation du sel, par la chaleur à 55°. Les muscles, après rigidité cadavérique, traités également par la solution chlorurée ou par l'acide chlorhydrique à 10 p. 100, donnent après filtration une solution d'un corps albuminoïde qui a tous les caractères de la myosine, et qui forme la majeure partie des albuminoïdes du muscle.

Il résulte de là que la myosine n'existe pas dans le plasma musculaire à l'état vivant, c'est un produit d'altération ou de fermentation qui résulte de la mort du muscle (rigidité cadavérique), absolument comme la fibrine du plasma sanguin qui se forme dans le liquide sortant des vaisseaux. Ce qu'il y a dans le plasma musculaire, ce sont les générateurs de la myosine, comme il y a dans le sang les générateurs de la fibrine. (Voir *Théorie de la coagulation du sang*.) Après coagulation du plasma, le sérum musculaire contient encore d'autres substances albuminoïdes, coagulables par la chaleur : un premier précipité a lieu vers 45°, un deuxième vers 55 à 60°.

Le muscle renferme en outre des produits de désassimilation des albuminoïdes : de la créatine (0,20 à 0,40 p. 100), des traces de xanthine, de sarcine, d'acide urique, d'urée, de glycose dérivée du glycogène, de l'inosite dans le cœur.

Le glycogène représente une des matières ternaires constantes du muscle, au moins chez les animaux bien portants et non surmenés.

La coloration rouge des muscles est due à une petite quantité d'hémoglobine dans la substance contractile.

La réaction du muscle non fatigué est neutre ou légèrement alcaline.

Conditions du fonctionnement du muscle. — Les muscles par leurs contractions produisent du travail et dégagent de la chaleur. La source de l'énergie ainsi dégagée est évidemment empruntée aux matériaux combustibles de leur substance constitutive et du plasma qui les entoure. Or, les matériaux oxydables et fermentescibles du muscle sont : 1° d'une part, les matières albuminoïdes ; 2° d'autre part, les principes hydro-carbonés.

Partant de la constitution chimique du muscle riche en matières albuminoïdes, on avait cru tout d'abord trouver dans l'exagération de l'excrétion l'urée, c'est-à-dire de l'azote, la représentation ultime du travail musculaire. Or, il n'en est rien : l'azote éliminé par l'urée n'augmente pas ou n'augmente que d'une façon tout à fait insuffisante pour expliquer la somme d'énergie dépensée pendant le travail (Fick et Wislicenus).

Ce qui est augmenté considérablement pendant le travail musculaire, c'est l'exhalation de l'acide carbonique par les poumons, ainsi que l'absorption de l'oxygène. C'est ce que démontrent toutes les analyses du gaz de la respiration, faites dans ce sens par Lavoisier et tous les expérimentateurs qui l'ont suivi (Regnault et Reiset, Pettenkofer et Voit). L'accélération de la respiration qui résulte de tout travail musculaire et l'augmentation de la chaleur du corps sont la conséquence de l'exagération des combustions qui se passent dans les muscles aux mêmes moments, et ces combustions ont lieu aux dépens de la glycose (Cl. Bernard, Chauveau et Kaufman) :

1° Glycose du sang apportée au muscle et résultant de la transformation diastasique du glycogène du foie ;

2° Glycose dérivée du glycogène du muscle (dont les derniers termes de l'oxydation sont : l'acide lactique, l'eau et l'acide carbonique).

La démonstration de ces faits repose sur plusieurs ordres d'expériences, les unes ayant pour but l'analyse du sang avant et pendant le travail de l'organe, les autres l'analyse chimique comparative des muscles dans ces deux conditions différentes. Pour l'appréciation exacte des résultats fournis par la première série d'expériences, il ne suffit pas de déterminer les quantités de sucre, d'oxygène, d'acide carbonique contenues dans le sang artériel et dans le sang veineux, d'une part pendant l'état de repos du muscle, d'autre part pendant l'état d'activité. Il faut aussi connaître l'accélération que le travail imprime à la circulation, c'est-à-dire l'augmentation du débit sanguin au travers du muscle qui fonctionne. On y arrive par l'hémodromographe ou le Stromuhr, ou simplement en recueillant le sang qui s'écoule en un temps donné d'une plaie d'une veine émergente du muscle successivement dans l'un et l'autre état, Chauveau, dans ses expériences sur le muscle masséter du cheval, ayant trouvé un débit trois fois plus grand pendant la mastication, il en résulte que les chiffres alors trouvés dans les analyses du sang pour la glycose disparue, l'oxygène absorbé et l'acide carbonique produit pendant la traversée du muscle, doivent être multipliés par 3, pour obtenir les éléments d'une comparaison exacte. On constate ainsi que l'activité des combustions, mesurée par la quantité d'oxygène disparue et la quantité d'acide carbonique produite pendant le passage du sang des artères dans les veines, est environ 3 fois et demie plus grande dans le masséter pendant la mastication que dans le muscle au repos, de même que la quantité de glycose disparue.

D'un autre côté, l'analyse chimique du muscle qui a travaillé montre qu'il y a disparition du glycogène du muscle, et formation d'acide lactique, au point de rendre franchement acide la réaction neutre ou alcaline normale du muscle reposé[1]. C'est une observation facile à faire sur les muscles des animaux surmenés (bestiaux, gibier) ou tétanisés expérimentalement par la strychnine.

L'acide lactique produit étant formé aux dépens de la glycose du sang, dérivée du glycogène du foie, il y aura donc toujours du glycogène dans les muscles tant qu'il y en aura dans le foie pour subvenir à la dépense de glycose par le travail musculaire. La restauration du muscle pendant le travail régulier sera d'ailleurs facilitée par la suractivité circulatoire qui s'y passe aux mêmes moments. Mais si le travail devient forcé, le glycogène du foie diminue et même disparaît complètement comme chez les animaux surmenés. C'est alors que le glycogène disparaît aussi dans le muscle. De même, sur le muscle séparé du corps et tétanisé, ou même sur les muscles d'un membre dont on a lié l'artère, les nerfs restant intacts, le glycogène transformé en sucre par le ferment diastasique du muscle[2] s'épuise vite, n'étant plus fourni par la circulation (Chaudelou). La même raison, la tétanisation prolongée qui fait disparaître le glycogène du muscle (Nasse, Weiss) y fait apparaître des quantités appréciables de glycose (Ranke, Nasse).

La combustion du glycogène ou de la glycose qui en dérive par hydratation ne s'opère pas directement aux dépens de l'oxygène libre apporté aux muscles par le sang; mais elle a lieu par un mécanisme analogue à celui des fermentations (lactique, alcoolique). La formation de l'acide lactique, sous l'influence du ferment musculaire se fait aux dépens de corps qui cèdent faci-

[1] Il est certain que les substances non azotées du muscle se consomment et se détruisent, même dans les muscles à l'état de repos. Lorsque les muscles sont paralysés pathologiquement ou artificiellement par section des nerfs moteurs, le glycogène s'accumule dans leur tissu. La destruction incessante du glycogène, dans les conditions ordinaires, montre que les phénomènes chimiques qui accompagnent le repos musculaire et ceux qui accompagnent la contraction, sont au fond de même nature, et qu'en réalité les muscles soumis au tonus musculaire permanent ne sont jamais à l'état de repos complet. Pendant la contraction, il n'y a qu'exagération des réactions chimiques qui se passent dans les muscles.

[2] La substance musculaire peut transformer l'amidon en sucre (Magendie). On a isolé ensuite un ferment saccharifiant.

lement leur oxygène, de la glycose. Cela explique pourquoi, pendant le travail, l'absorption de l'oxygène ne marche pas parallèlement avec l'exhalation de l'acide carbonique.

On est conduit aujourd'hui de plus en plus à assimiler les phénomènes chimiques qui se passent dans l'organisme, sous l'influence du fonctionnement des éléments anatomiques, aux fermentations produites par les ferments figurés. Comme chez ceux-ci, de nombreux exemples montrent le fonctionnement aérobie et anaérobie des éléments des tissus dans l'organisme des animaux supérieurs. C'est ainsi que les cellules glandulaires salivaires au repos, offrent le fonctionnement aérobie des éléments anatomiques. Le rapport de l'oxygène disparu, à l'oxygène contenu dans l'acide carbonique produit pendant la traversée du sang dans la glande, est plus petit que l'unité.

Dans le fonctionnement de la glande, accompagné d'une destruction de glycose, avec production de chaleur, le sang veineux reste riche en oxygène, comme le sang artériel, mais contient beaucoup plus d'acide carbonique. Le rapport $\frac{CO^2}{O} > 1$ montre le fonctionnement anaérobie des cellules glandulaires. De même pour le muscle : au repos, $\frac{CO^2}{O} < 1$; en contraction, $\frac{CO^2}{O} > 1$. On sait d'ailleurs qu'un muscle peut se contracter plus ou moins longtemps dans l'hydrogène, en dégageant de l'acide carbonique et de la chaleur. Si donc l'intervention de l'oxygène libre n'est pas immédiatement nécessaire, c'est que la combustion avec production de CO^2 et de chaleur, n'est pas directe, mais a consisté en des dédoublements du genre des fermentations.

D'une expérience de Pettenkofer et Voit, Gautier a tiré la démonstration que pour l'ensemble des produits de fermentation chez les animaux supérieurs, les dédoublements anaérobies constituent un processus normal.

Un chien de 33 kil., qui absorbait par jour en oxygène :

Oxygène emprunté à l'air par la respiration.	477 gr.
Oxygène de l'eau totale des aliments et des boissons.	1.012
Oxygène des aliments secs	77
Oxygène absorbé, total.	1.566 gr.

rendrait dans le même temps, par les poumons, les urines, la peau et toutes les autres excrétions :

Oxygène excrété, total . . . . . . 1.599 gr.

Si on déduit de ce chiffre 1,599 gr. d'oxygène excrété, les 1,012 gr. d'oxygène reçus par l'animal à l'état d'eau, et qui n'ont pas évidemment provoqué de combustion, puisqu'ils sont entrés et sortis sous le même état, il reste : 1,599 — 1,012 = 587 gr. d'oxygène dans la totalité des excrétions des 24 heures. Or le chien n'ayant reçu par l'air que 477 gr. d'oxygène et en excrétant 587, la différence 587 — 477 = 110 gr. provient de la combustion autonome des aliments et des tissus passant à l'état d'acide carbonique, d'eau, d'urée, etc., sans nul apport d'oxygène extérieur, c'est-à-dire qu'en résumé, sur 587 gr. d'oxygène des excréta totaux (l'oxygène de l'eau entrée et sortie à l'état d'eau étant déduite) 477 gr. viennent de l'air et 110 de la matière organique elle-même des tissus en état de fonctionnement. Ce qui veut dire que les quatre cinquièmes de nos désassimilations sont de véritables combustions internes ou fermentations aérobies, comparables à l'oxydation de l'alcool sous l'influence du *mycoderma vini* ou *aceti*, et que le cinquième de ces dédoublements désassimilateurs se produit aux dépens des tissus eux-mêmes, sans recours à l'oxygène extérieur; en un mot, que cette partie de nos désassimilations est le résultat de fermentations anaérobies des éléments anatomiques des tissus, vivant à la façon des *ferments putrides, anaérobies*.

Ces fermentations anaérobies des tissus expliquent la présence dans les produits de désassimilation de produits semblables à ceux de la putréfaction, savoir : CO_2, $Az\,H^3$ libres ou combinés ; phénol, indol, scatol des excréments et des urines, acides acétique, butyrique et autres acides gras supérieurs, lactique, succinique, phénylacétique et propinique, des muscles, glandes, urines ; anthine et sarcine des muscles et des urines ; hydrogène, azote, hydrogènes sulfuré et phosphoré du tube digestif ; ptomaïnes des sécrétions, urines, suc musculaire, sang, etc., c'est-à-dire qu'il y a identité parfaite entre les fermentations opérées par les éléments anatomiques des tissus et la fermentation putride bactérienne.

Si les substances hydro-carbonées sont une source suffisante de l'énergie développée par le travail musculaire, ce n'est certainement pas la source unique. On sait que les animaux soumis à l'inanition se meuvent, alors que tout glycogène a disparu des muscles et du foie, que le muscle isolé se contracte après épuisement de son glycogène. On peut admettre avec Donders et Augthon que le muscle consomme alors des albuminoïdes, qu'ils proviennent du sang ou du muscle lui-même. Cette hypothèse est appuyée par le fait que c'est dans ce cas qu'on voit l'urée augmenter dans l'urine. Normalement, le muscle est analogue à une machine qui brûle du charbon et produit de la chaleur et du travail mécanique ; seulement, au lieu de charbon, il brûle des matières hydro-carbonées par un mécanisme différent de celui de la combustion directe, analogue sinon identique à celui des fermentations. Mais de même que les pièces de la machine s'usent par le fonctionnement, et doivent être réparées et entretenues, de même le muscle ou les substances albuminoïdes qui le constituent, s'usent également un peu en produisant des déchets azotés, qui tout en augmentant avec le travail produit, ne sont cependant pas en rapport avec l'usure du combustible hydro-carboné. Ces phénomènes d'usure qui se passent dans le muscle qui se contracte font connaître les phénomènes de réparation qui doivent l'entretenir en bon état : 1° l'absorption de substances riches en carbone, capables de donner par leur destruction la source d'énergie suffisante ; 2° de substances albuminoïdes pour subvenir à l'entretien de la machine musculaire et réparer son usure. Les premières emmagasinées dans le muscle (glycogène) ou qui lui sont apportées par le sang, d'une oxydation facile et rapide répondent seules aux explosions rapides et brusques de la force, les albuminoïdes à son développement soutenu. Cette double source du travail musculaire est démontrée par l'observation journalière.

Fatigue et restauration du muscle. — On entend par fatigue musculaire la sensation particulière éprouvée à la suite d'un travail forcé (soulèvement prolongé d'un poids, le bras tendu ; marche ou course longtemps soutenue) et accompagnée d'incapacité temporaire. Elle disparaît avec le repos et d'autant plus vite que l'on a cédé plus rapidement au sentiment de la lassitude. Le travail musculaire usant certains principes chimiques du sang et du muscle, ces principes finissent par s'épuiser. D'un autre côté, le muscle fatigué devient de moins en moins excitable, et il faut une intensité de l'excitant de plus en plus forte pour en provoquer la contraction. La fatigue musculaire s'accompagne donc d'une fatigue nerveuse correspondante, et due à des causes identiques. Il suit de là que, pour faire disparaître la fatigue, et rendre possible et normal le travail ultérieur des muscles, la condition nécessaire, c'est la restitution des principes usés, la restauration des tissus et des humeurs.

Toutefois, l'épuisement des matériaux et des réserves chimiques du muscle semble ne pas être la seule, ni même la cause principale de la fatigue musculaire. Par le fait du travail, il se forme dans les muscles des principes qui entravent sa contraction, qui *fatiguent la substance contractile* (Ranke), alors même que celle-ci ne serait nullement épuisée dans ses réserves; l'acide lactique formé est une de ces substances *fatigantes*. Si on en injecte une faible solution dans les vaisseaux d'un muscle normal, ou si on y fait passer du sang ayant traversé un muscle fatigué, la contractilité du muscle injecté diminue et disparaît. On rend au muscle son énergie première, en opérant son lavage par le sang, soit même en injectant dans les vaisseaux la solution physiologique de chlorure de sodium à 1/2 p. 100.

La restauration du muscle consiste donc non seulement dans la restitution des matériaux usés, mais encore dans l'enlèvement de certaines substances résultant du travail musculaire. C'est un point qui rapproche encore l'élément musculaire et les phénomènes chimiques de sa contraction, des ferments ordinaires et des fermentations qu'ils engendrent, car on sait que les fermentations s'épuisent vite et s'arrêtent même complètement, par la rétention et l'accumulation des produits de la fermentation dans le milieu fermentescible.

Rigidité cadavérique. — Elle consiste en un état de dureté ou de raideur particulière du tissu du muscle qui a changé de consistance et perdu son élasticité. C'est cette dureté des muscles qui, un certain moment après la mort, fixe les membres du cadavre dans une position déterminée (celle qu'ils avaient au moment de la mort) opposant ainsi une résistance plus ou moins grande aux mouvements qu'on cherche à leur imprimer. Lorsqu'elle est complète, tout le corps est comme solidifié en état de *raideur cadavérique*.

La rigidité musculaire, qui est le résultat du processus de formation et de coagulation de la myosine, aux dépens de ses générateurs qui existent dans le plasma des muscles vivants, débute aussitôt que ces organes ont perdu leur contractilité. Les mêmes causes, qui accélèrent ou retardent la perte de la contractilité, hâteront ou éloigneront de même l'envahissement du muscle par la raideur. Elle sera donc beaucoup plus lente à s'établir chez les animaux à sang froid que chez les animaux mammifères et surtout les oiseaux ; de même le froid (quelques degrés au-dessus de zéro) retardera l'arrivée de la rigidité musculaire, une chaleur élevée l'accélérera comme pour le phénomène de la coagulation du sang avec lequel elle offre de grandes analogies.

Dans les conditions ordinaires, le processus chimique qui s'accomplit intérieurement dans le muscle qui devient rigide, demande un certain nombre d'heures (dix à douze, à partir de la mort) pour arriver à son expression terminale, la rigidité cadavérique complète. Mais cinq à six heures après la mort, il est déjà assez avancé pour se traduire par un changement marqué dans la souplesse des membres. Arrivé à sa période d'état, la rigidité cadavérique dure un certain temps, puis diminue et disparaît lorsque la putréfaction vient liquéfier et transformer la myosine coagulée.

La rigidité cadavérique a pour cause prochaine la formation et la rétention dans le muscle de l'acide lactique formé aux dépens du glycogène qui dispa-raît. C'est pourquoi elle envahit presque immédiatement les muscles des ani-maux chassés (gibier) ou surmenés (bestiaux) et tués à l'état de fatigue, avant la restauration des muscles fatigués, comme elle envahit les muscles reposés dans les vaisseaux desquels on a injecté une solution acide ou même du sang qui a traversé des muscles fatigués. L'injection d'eau pure dans le muscle, ou son élévation à une température de 50°, provoque instantanément la rigidité par coagulation du plasma musculaire, sans réaction acide.

II. — PHYSIOLOGIE GÉNÉRALE DU NERF

La névrilité propriété générale des nerfs. — Les deux lois qui la régissent.
Étude spéciale de la neurilité. — Vitesse de l'ondulation nerveuse.
Excitants des nerfs. — Lois de l'excitation des nerfs. — Électrotonus..
Manifestations électriques du nerf { En repos. / En activité.

Propriétés générales des nerfs. La névrilité. — Les nerfs sont *excitables*, *conducteurs* et *excitateurs*.— 1° Les nerfs sont excitables, puisque les excitants artificiels appliqués sur un point quelconque de leur trajet provoquent toujours soit de la sensibilité, soit un mouvement; 2° ils sont conducteurs (*a*) dans le sens centripète des excitations portées à l'extrémité des nerfs sensibles; *b*) dans le sens centrifuge des excitations portées sur les nerfs moteurs; 3° en-fin, les nerfs sont excitateurs, puisque l'excitation appliquée en un point de leur parcours et transmise dans le sens centripète ou dans le sens centrifuge, met en jeu, dans le premier cas, la propriété physiologique spéciale des centres nerveux, la sensibilité, la contractilité du muscle dans l'autre.

On a appelé *motricité*, l'activité du nerf moteur qui provoque la contrac-tion du muscle, et *sensitivité*, celle du nerf sensitif qui produit la modification nerveuse centrale connue sous le nom de sensation. On a réservé le nom d'*excito-motricité* pour désigner l'activité du nerf centripète qui ne donne pas lieu à un phénomène sensible, mais seulement à une action réflexe motrice, sécrétoire, etc.)

Mais il est facile de comprendre que toutes ces dénominations s'appliquent en réalité à une seule et même propriété des nerfs (centripètes comme centrifuges), celle qu'ils ont d'être *excitateurs*, c'est-à-dire de transmettre l'ébranlement moléculaire produit sous l'influence de l'excitation en un point du nerf, successivement aux divers points de ce nerf, et de là aux o.ganes avec lesquels il est en connexion physiologique, par continuité de substance. On appelle *névrilité* ou *neurilité* cet état d'activité des nerfs, le même pour tous les nerfs, moteurs, sensitifs, cérébro-rachidiens ou sympathiques : c'est la propriété physiologique générale des nerfs, comme la contractilité est celle des muscles.

On voit par là que la spécificité d'action des nerfs, ou leur fonction (motrice, sensitive ou excito-motrice), résulte de leurs connexions centrale et périphérique, savoir : dans les cellules centrales sensitives, dans les éléments musculaires ou glandulaires, dans un organe électrique; la mise en jeu de la propriété physiologique d'un nerf quelconque, de sa neurilité, sous l'influence de l'excitation, produira donc soit une sensation, soit une contraction musculaire, une sécrétion, une décharge électrique, suivant l'une ou l'autre de ces terminaisons centrale ou périphérique. L'effet de l'excitation d'un nerf, *toujours le même* pour une terminaison donnée, a reçu de J. Müller le nom de *principe de l'énergie spécifique des appareils nerveux*.

La propriété qu'a le nerf de transmettre l'excitation successivement, molécule à molécule, tant que le permet la continuité de substance, indique déjà que l'excitation provoquée au milieu du nerf, doit se propager dans les deux directions, du côté du centre et du côté de la périphérie. (Voir plus loin.) Pour le nerf sensitif la propagation centrifuge, du côté des cellules épithéliales sensitives, ne peut évidemment donner lieu à aucun phénomène apparent. Pour le nerf moteur qui est en continuité de substance anatomiquement avec les centres sensitifs, si la propagation dans le sens centripète, de l'excitation du nerf en son milieu ne donne naissance à aucun phénomène de sensibilité, il faut admettre que l'excitation se trouve arrêtée dans son parcours centripète, dans les centres moteurs au delà desquels le physiologiste ne peut plus constater son action.

Excitants des nerfs. — Comme les muscles, les nerfs sont excitables sur tout leur parcours par un grand nombre d'excitants *artificiels*, mécaniques, chimiques et physiques. Nous connaissons déjà l'action du choc d'induction et du courant faradique sur les nerfs moteurs, pour la production de la secousse, et du tétanos musculaire (voir p. 678) et nous avons induit de cette action, le rythme des incitations motrices centrales (p. 681). Nous compléterons bientôt l'étude des autres excitants.

Physiologiquement et normalement, le nerf centripète est toujours excité par sa terminaison périphérique, le nerf centrifuge par son origine nerveuse centrale. En étudiant les organes des sens, en particulier, on insistera sur le mode de terminaison périphérique spécial à chacun d'eux qui rend le nerf tout particulièrement sinon exclusivement sensible à des excitants déterminés, ou *excitants adéquats*, comme par exemple les vibrations lumineuses pour le nerf optique, les ondes sonores pour le nerf acoustique, etc. Les nerfs centrifuges ont aussi leurs excitants spécifiques qui sont les incitations nerveuses centrales (volontaires, excito-motrices, excito-sécrétoires).

Deux lois fondamentales régissent l'activité nerveuse. — *1° Loi de l'intégrité de l'organe.* — La propagation de l'ébranlement moléculaire ou ondulation nerveuse, qui caractérise l'activité nerveuse, exige la *continuité du nerf*. Comme il n'y a de réellement continu dans la fibre nerveuse que le cylindre axe, c'est donc sa substance qui dans les nerfs reçoit et transmet l'ébranlement moléculaire, c'est son intégrité qui est nécessaire à l'activité normale du nerf.

Toute cause qui interrompt définitivement ou temporairement cette continuité, arrête ou suspend la transmission de l'ondulation nerveuse. C'est pourquoi la section d'un nerf moteur (sciatique de la grenouille), les deux bouts étant replacés au contact, ou seulement la ligature ou la compression du nerf, entre le muscle et le point excité, suffit à supprimer l'effet musculaire de l'excitation. De même pour le nerf sensitif, l'excitation au delà du point lésé ne produit plus de sensation [1].

2° *Loi de la conductibilité isolée* (J. Müller). — Cette loi est le corollaire de la précédente. La transmission ne pouvant se faire que par continuité de substance, chaque fibre nerveuse conduit l'excitation isolément, depuis le point de départ jusqu'à l'arrivée, sans qu'il y ait transmission dans le parcours, de l'excitation, aux fibres voisines non excitées.

C'est ainsi que si on excite une portion *isolée* d'un nerf moteur sectionné, les muscles seuls se contractent qui sont innervés par la subdivision nerveuse excitée. C'est ainsi également que l'excitation d'un point déterminé de la peau donne une perception nettement limitée au point excité, et non rapportée aux points voisins non excités.

Ces deux lois sont la condition nécessaire des actions nerveuses. Des fibres nerveuses très différentes au point de vue fonctionnel (motrices, sensitives, sécrétoires, vaso-motrices) étant mélangées dans les troncs nerveux, la localisation des sensations perçues, comme celle des mouvements commandés, ne serait plus possible, et notre organisme serait en proie aux illusions et à la confusion des actes, si les excitations des fibres nerveuses pouvaient se transmettre des unes aux autres dans leur parcours.

Étude spéciale de la neurilité et des excitants qui la développent

Vitesse de l'ondulation nerveuse. — La neurilité, l'ondulation nerveuse,

[1] L'existence des étranglements annulaires de Ranvier (fig. 329) est en rapport avec cette loi de l'intégrité du cylindre axe. Il est facile de comprendre que si les étrangle-

FIG. 329. — Fibre nerveuse à myéline.

ments annulaires n'existaient pas, la myéline, qui est liquide ou demi-liquide sur le vivant, s'accumulerait à la partie inférieure du nerf dans la station debout, exerçant ainsi une compression sur le cylindre axe incompatible avec son fonctionnement.

FIG. 330. — Disposition de l'expérience pour la détermination de la vitesse de l'action nerveuse dans les nerfs moteurs de la grenouille.

Le processus chimique (agent ou influx nerveux des anciens physiologistes) qui se développe dans le nerf, sous l'influence de l'excitation, n'envahit pas tout le nerf à la fois, mais s'y propage peu à peu, avec une certaine vitesse, du point excité à l'appareil terminal (cellule sensitive, muscle, organe électrique, etc.) qui en décèle l'arrivée par une sensation ou un mouvement, avec un retard plus ou moins grand, suivant la distance. Ce retard entre le moment de l'excitation du nerf et le moment de la manifestation fonctionnelle, variable suivant les cas, est évidemment composé a) d'une partie fixe, constante pour un cas donné, qui est le *temps perdu de l'organe* (temps perdu du muscle, temps perdu de la sensation, de la décharge électrique, de la sécrétion), et b d'une partie variable qui représente la durée du transport de l'ondulation nerveuse dans la longueur du nerf sur laquelle on a opéré.

1° *Vitesse de l'ondulation nerveuse dans les nerfs moteurs.* — C'est Helmholtz qui, le premier, en 1850, détermina la vitesse de propagation de l'action nerveuse dans les nerfs de la grenouille. Après lui, Valentin, du Bois-Reymond, Marey, et tous les physiologistes, ont répété son expérience en la variant, et confirmé ses résultats. L'expérience est disposée comme pour l'inscription de la secousse du muscle gastro-cnémien par excitation du nerf, avec cette différence que celui-ci a été isolé dans une longueur aussi grande que possible, depuis sa naissance dans le plexus lombaire, jusqu'à son entrée dans le muscle. Deux pinces excitatrices sont placées sur le nerf, l'une n (fig. 330) très près du muscle, l'autre au point le plus éloigné n', à cinq centimètres par exemple de la première. Elles sont reliées aux fils de la bobine induite b par l'intermédiaire d'un commutateur c, qui permet de lancer successivement le choc d'induction d'ouverture juste suffisant à produire une secousse, d'abord dans le bas du nerf (tracé 1), puis dans le haut (tracé 2), mais dans les deux cas, au même moment de la révolution du cylindre suivant la ligne e d, par le déclic qui ouvre le courant inducteur en d'. On constate que la secousse du muscle suit de plus près l'excitation du nerf, lorsque celle-ci est portée sur le nerf près du muscle, que lorsqu'elle est portée plus loin, la différence de temps, une vibration du diapason de 500 V D à la seconde, soit $\frac{1}{500}$ de seconde observée dans ces deux expériences consécutives, mesure la durée du transport de l'ondulation nerveuse dans les cinq centimètres de longueur de nerf entre n et n' et par suite la vitesse de l'ondulation nerveuse par seconde sera de 500 × 5, c'est-à-dire de 25 mètres.

2° *Vitesse de l'ondulation nerveuse dans les nerfs sensitifs.* — On peut déterminer de même, cette vitesse dans les nerfs centripètes, en excitant un de ces nerfs chez la grenouille, successivement en deux points aussi distants que possible, d'abord en n (fig. 331) à son entrée dans la moelle, puis à cinq centimètres plus loin du côté de la périphérie en n', et en enregistrant dans chacun des cas la secousse réflexe produite dans le muscle gastro-cnémien *du côté opposé*. On voit que la secousse musculaire a lieu plus tardivement dans le second cas (tracé 2) que dans le premier (tracé 1)[1]. Le retard, $\frac{1}{500}$ de seconde environ, pour cinq centimètres de nerf, indique que la vitesse de l'ondulation nerveuse est sensiblement la même dans les nerfs sensitifs que dans les nerfs moteurs, toutes les autres conditions de l'expérience étant d'ailleurs les mêmes.

Variations physiologiques de la vitesse de l'ondulation nerveuse. — Il importe de remarquer que la propagation de l'action nerveuse peut varier, non seulement d'une espèce animale à une autre, mais encore sur un même sujet, selon les conditions de l'expérience. Le froid, en particulier, ralentit notablement cette vitesse, la chaleur l'accélère : c'est ainsi que chez la grenouille, par exemple, dans les conditions ordinaires 15 à 20°, la vitesse étant de 25 mètres par seconde, elle peut tomber à 15 mètres, 10 mètres, et même moins si on abaisse la température ; chez l'homme, Helmholtz, Baxt, Marey, etc., ont assigné une vitesse de 30 à 35 mètres à l'action nerveuse dans les nerfs moteurs, par une méthode analogue à celle décrite plus haut (excitation à travers la peau successivement d'un nerf moteur en deux points aussi distants que possible et inscription des secousses musculaires qui en résultent).

On a également essayé de déterminer la vitesse de propagation dans les nerfs sensitifs de l'homme, mais ici les résultats obtenus par les divers expérimentateurs offrent des écarts considérables (30 à 100 mètres à la seconde) qu'on doit sans aucun doute rapporter aux conditions et aux méthodes très différentes des expériences. S'il est vrai que les nerfs, moteurs et sensitifs, ont la même propriété physiologique, il y a lieu de penser que toutes conditions étant identiques (comme celles de structure) la propagation de l'action nerveuse doit se faire de même dans les uns comme dans les autres.

Progression de l'ondulation nerveuse. — On admet que pendant son trajet dans le nerf, la vibration nerveuse ne reste pas égale à elle-même, mais qu'elle va grossissant comme une avalanche (Pflüger). Cela semble résulter de ce fait constaté que la secousse musculaire provoquée par une excitation toujours la même, est d'autant plus forte que l'excitation est portée sur le nerf plus loin du muscle. Le nerf est plus excitable loin du muscle (près de la section) que près du muscle.

D'un autre côté la progression de l'ondulation ne se fait pas avec une vitesse constante (Munk), mais retardée à mesure que la vibration avance du côté de la périphérie. On peut exprimer ces deux faits en disant qu'au fur et à mesure de sa progression la vibration nerveuse augmente d'amplitude, mais diminue de vitesse.

Les excitants des nerfs, qui mettent en jeu la neurilité, peuvent être distingués en excitants normaux ou adéquats des nerfs, et en excitants artificiels. Ceux-ci doivent seuls nous occuper ici, et nous bornerons l'étude

---

[1] La longueur du temps perdu (de 1 à c) est quatre fois plus grande dans ce cas que dans l'expérience précédente (fig. 330). La différence de temps représente la durée de l'acte réflexe proprement dit. (Voir plus loin.)

de leur action sur le nerf moteur seulement pour la commodité de l'exposition; tous les faits pouvant d'ailleurs s'appliquer aux autres nerfs.

Toute influence extérieure est un excitant du nerf, si elle agit rapidement en modifiant l'état d'équilibre des molécules nerveuses. Il y en a de plusieurs sortes : 1° excitants mécaniques. Ils comprennent les chocs, le pincement, la contusion, l'écrasement des nerfs. Toutes ces actions produisent bien l'excitation du nerf; mais en interrompant la continuité de la substance nerveuse aux points lésés, elles ne peuvent être renouvelées qu'à la condition de se rapprocher de plus en plus du muscle, ce qui constitue un grave inconvénient des excitants mécaniques en physiologie.

A côté se placent certaines influences physiques et chimiques qui agissent comme excitants du nerf, par suite des modifications physico-chimiques plus ou moins rapides qu'elles amènent dans le tissu nerveux. Telle est l'action du sel marin sur le nerf, et le tétanos du muscle qui en résulte par suite de la dessiccation active que subit le nerf sous cette influence. Une solution concentrée de sucre, de glycérine agissent de même. La bile, l'urée, l'alcool, l'éther et le chloroforme sont aussi des excitants du nerf, qui ont également l'inconvénient de détruire plus ou moins rapidement son tissu.

FIG. 332. — Petit appareil d'induction à chariot, de Ranvier.

L'électricité est l'excitant artificiel le plus propre à mettre en jeu l'action nerveuse. A cet effet, on emploie généralement l'électricité de tension, c'est-à-dire les décharges des appareils d'électricité statique (machines électriques, bouteilles de Leyde, condensateurs), ou on a recours aux appareils d'induction. Les courants produits par les bobines d'induction, par la facilité qu'on a d'en continuer l'action instantanée, en pratiquant des interruptions plus ou moins fréquentes du courant inducteur, ainsi que de les graduer à volonté, de les rendre aussi faibles qu'on veut, en éloignant de plus en plus la bobine induite de la bobine inductrice (fig. 332), sont les plus employés en physiologie, dans les expériences d'excitation des nerfs.

En faisant l'analyse expérimentale de la secousse et du tétanos musculaires, nous avons par le fait déjà étudié les effets produits sur le nerf par les coups ou chocs isolés du courant d'induction, ainsi que ceux du courant tétanisant (voir p. 673 et suivantes). Il nous reste à faire connaître sommairement l'action du courant constant sur les nerfs.

Lois de l'excitation des nerfs. — Le courant électrique n'excite pas le nerf quand il le traverse perpendiculairement à la direction de ses fibres. L'action excitante ne commence qu'avec un certain degré d'obliquité du courant qui devient maximum lorsque la direction est parallèle aux fibres. D'un autre côté, l'excitation est d'autant plus intense qu'une plus longue portion du nerf est comprise entre les électrodes. Pour le nerf moteur, le courant est dit *ascendant* quand le courant s'éloigne du muscle; il est *descendant* quand le pôle négatif est le plus rapproché du muscle.

Lorsqu'on applique un courant de pile, d'intensité suffisante, sur le nerf moteur, on constate qu'il se produit *une secousse du muscle chaque fois qu'on ferme ou qu'on ouvre le courant* (secousses de fermeture et d'ouverture). *Pendant tout le temps que le courant passe, le muscle reste au repos.*

Le muscle étant au repos pendant le passage dans le nerf d'un courant d'intensité suffisante, *une secousse se produit si on augmente ou si on diminue brusquement l'intensité de ce courant;* il reste au repos si la variation d'intensité a lieu lentement et graduellement. C'est ainsi qu'on peut, à l'aide d'un rhéostat, faire disparaître un courant dans un nerf, en augmentant progressivement la force jusqu'au point de désorganiser le tissu; puis le faire disparaître de même et recommencer sans produire de secousse musculaire. et par suite d'excitation du nerf. *C'est donc la rapidité de la variation de l'intensité du courant et non son intensité elle-même qui est cause d'excitation,* et d'excitation d'autant plus forte que cette variation est elle-même plus brusque.

L'excitation du nerf par la fermeture du courant semble donc être produite par l'ébranlement brusque de ses molécules qui prennent un nouvel état d'équilibre; l'excitation cesse quand celui-ci est atteint (passage du courant). pour réapparaître au moment de l'ouverture du courant par le rétablissement de l'état d'équilibre primitif.

L'excitation de fermeture naît au pôle négatif, celle d'ouverture au pôle positif. — On en trouve la démonstration dans l'observation suivante: lorsqu'un courant de pile traverse une longue portion d'un nerf moteur, le *temps perdu* de la secousse de fermeture et d'ouverture n'est pas le même suivant que le courant est ascendant ou descendant. Pour le courant ascendant le temps perdu de la secousse de fermeture, par exemple, est plus long que pour le courant descendant, précisément de toute la durée du temps que mettrait la vibration nerveuse à parcourir la portion du nerf comprise entre les deux électrodes. L'inverse a lieu pour le courant descendant (von Bezold).

Electrotonus. — Bien qu'il ne se produise pas de contraction pendant que le nerf est parcouru par un courant constant, du Bois-Reymond, Pflüger ont constaté que des phénomènes particuliers se produisent dans le nerf: l'excitabilité du nerf est modifiée dans le voisinage des pôles. Cette modification a reçu le nom d'*électrotonus.* La partie du nerf voisine du pôle positif (anode) est abaissée dans son excitabilité, elle est *anélectrotonisée* ou à l'état d'*anélec-trotonus*. Sa partie voisine du pôle négatif (*catode*) est augmentée dans son excitabilité ou à l'état de *catélectrotonus* [1].

Ces modifications électrotoniques de l'excitabilité du nerf, s'étendent à une certaine distance en deçà et au delà du point d'application des électrodes. Entre les deux pôles du courant polarisant, il y a un point neutre ou l'électrotonus fait défaut. La figure 333 fait bien comprendre ces variations de l'excitabilité nerveuse pendant le passage du courant.

FIG. 333.

Immédiatement après la rupture du courant polarisant, une modification de sens inverse se montre passagèrement dans l'excitabilité du nerf au voisinage des pôles.

L'excitabilité du nerf n'est pas seule modifiée sous l'influence du courant polarisant, mais encore sa conductibilité : elle est diminuée ou abolie dans la portion anélectrotonisée du nerf, pendant le passage du courant, et dans la portion catélectrotonisée immédiatement après la rupture du circuit de pile. Pour constater les phénomènes découverts par Pflüger, il faut, en dehors du courant électrique constant, appliquer sur le nerf un deuxième excitant, le courant induit, ou un excitant chimique, par exemple le sel en solution concentrée : le tétanos musculaire étant produit sous une de ces influences, si on applique alors sur le nerf un courant continu, de façon à ce que le pôle positif soit au voisinage de l'excitant, les contractions diminuent ou cessent, et inversement si c'est le pôle négatif.

Lois des secousses d'après Pflüger. — Nous avons vu ci-dessus que sous l'action du courant de pile d'intensité suffisante, sur le nerf moteur, la secousse du muscle ne se produit jamais qu'à la fermeture et à l'ouverture du circuit. Cela est vrai pour un courant d'intensité suffisante. Mais si on augmente ou si on diminue l'intensité du courant, et si on en fait varier le sens, la secousse d'ouverture ou de fermeture peut manquer suivant les cas. Si du fait que l'excitation par le courant constant naît au pôle négatif quand on ferme, et

---

[1] Ces termes employés d'abord par du Bois-Reymond pour désigner les modifications électriques du nerf par le passage du courant ont été appliqués plus tard également aux modifications de l'excitabilité nerveuse qu'on constate dans les mêmes circonstances.

au pôle positif quand on ouvre le circuit de pile, nous rapprochons les faits

FIG. 334. — Secousses de fermeture *f*, d'ouverture *o*, suivant le sens (ascendant ou descendant) et la force du courant (faible, moyen, fort).

relatifs aux modifications de l'excitabilité, et de la conductibilité du nerf dans les mêmes circonstances, on arrive facilement à poser la règle suivant laquelle apparaissent les secousses, ou la *loi des secousses*, en sachant d'ailleurs que la production de l'état catélectrotonique, est une cause d'excitation plus forte que la cessation de l'anélectrotonus, et que l'interruption de la conductibilité nerveuse au pôle positif quand on ferme, au pôle négatif quand on ouvre, n'a lieu que pour les courants de forte intensité. Donc, pour les courants très faibles, pas de secousses ; pour un courant faible, secousse de fermeture seule, quel que soit le sens du courant; pour un courant de moyenne intensité, secousse également à l'ouverture du courant; pour un courant fort, résultat inverse suivant le sens du courant; secousse de fermeture pour le courant descendant, d'ouverture pour le courant ascendant, par suite de l'interruption de la conductibilité nerveuse au pôle négatif quand on ouvre, au pôle positif quand on ferme.

La figure 333 résume graphiquement les divers cas de la loi des secousses de Pflüger, suivant que l'on fait varier le sens et la force du courant appliqué sur le nerf moteur.

Manifestations électriques du nerf.

Les manifestations électriques des nerfs offrent les plus grandes analogies avec celles des muscles et doivent également être examinées successivement dans l'organe au repos, et dans le nerf fonctionnant.

a). *Propriétés électriques du nerf à l'état de repos.* — Sous ce rapport surtout il y a parallélisme complet entre les nerfs et les muscles, aussi renverrons-nous pour les détails au paragraphe *électricité musculaire* (p. 683). Lorsqu'on ferme le circuit galvanométrique à l'aide d'un nerf disposé comme dans la figure 324, III, c'est-à-dire les deux électrodes étant en rapport avec deux points symétriques pris soit sur la surface naturelle du nerf, soit sur sa surface de section, l'aiguille du galvanomètre reste immobile et n'accuse aucun courant. Au contraire, si le circuit est fermé, entre la surface longitudinale et la section transversale du nerf, il est traversé par un courant qui va de la première à la seconde. Autrement dit, le nerf comme le muscle est *traversé* par un courant dirigé de la section transversale à la surface longitudinale seulement la force électro-motrice du nerf est beaucoup plus faible que celle du muscle et il faut des galvanomètres très sensibles pour en déceler l'existence ; dans le nerf sciatique de la grenouille elle atteint 0,02 d'un élément Daniell. Elle diminue rapidement dans le nerf qui a perdu ses propriétés et disparaît lorsqu'il est mort.

b). *Manifestations électriques du nerf actif. Variation négative.* — Lorsqu'on examine les nerfs (moteurs ou sensitifs) fonctionnant, l'œil ne peut absolument saisir aucun changement appréciable extérieurement. Des manifestations électriques sont les seuls signes qui décèlent alors la mise en jeu de la propriété physiologique générale du nerf, de la *neurilité*.

1° Un nerf étant placé sur les électrodes impolarisables, de manière à manifester le courant de repos, si on lance un choc d'induction à l'extrémité libre du nerf, il se produit un retour temporaire de l'aiguille du galvanomètre du côté du zéro : c'est la variation négative du courant du nerf. Bernstein, au moyen du rhéotome différentiel, a constaté que la variation négative se produit au point excité du nerf, au moment même de l'excitation *sans temps perdu*, que de là elle se propage successivement aux différents points du nerf jusqu'à l'autre extrémité, à la manière d'une onde qui a la même vitesse que l'influx nerveux. L'onde négative, comme la vibration nerveuse, parcourt donc 25 mètres par seconde dans les conditions ordinaires, l'une comme l'autre étant ralentie par le froid, etc.

2° Si, au lieu d'exciter le nerf par un coup d'induction, on l'excite par un courant d'induction fréquemment interrompu, autrement dit, si on *tétanise le nerf*, l'aiguille du galvanomètre se rapproche du zéro et se *fixe* dans son voisinage. C'est la variation négative du courant du nerf tétanisé (du Bois-Reymond). Elle s'observe également dans le nerf tétanisé à la suite d'excitations mécaniques chimiques et même des excitations nerveuses médullaires physiologiques, comme, par exemple, chez la grenouille empoisonnée par la strychnine, dans le nerf sciatique coupé, dont les surfaces reposent sur les électrodes. A chaque secousse tétanique convulsive de l'animal, il se produit une variation négative du courant manifestée par le retour et la fixation de l'aiguille du côté du zéro, tant que dure l'excitation du nerf. Bien que la variation négative du nerf tétanisé ne produise pas le tétanos induit de la patte galvanoscopique, comme on l'a vu plus haut pour le muscle, on doit admettre avec du Bois-Reymond que la variation négative du nerf dans ce cas est de nature oscillatoire. Le rythme de cet état oscillatoire étant le même que celui des excitations qui le provoquent, comme pour le muscle. (Voir page 680.)

Comme pour la propagation de l'ébranlement moléculaire ou ondulation nerveuse qui caractérise l'activité du nerf, la propagation de la variation ou onde négative, *exige la continuité du nerf;* elle ne se produit plus dès que cette continuité est interrompue (ligature du nerf ou section, les deux bouts étant rapprochés). L'onde négative, qui accompagne dans sa marche l'ondulation nerveuse, est donc bien également un phénomène d'ordre nerveux, qui se produit toutes les fois qu'un excitant, de quelque nature qu'il soit, réveille l'activité du nerf.

3° *Electrotonus.* — Du Bois-Reymond a donné ce nom à certaines modifications des tensions électriques de la surface d'un nerf traversé par un courant constant. Par extension, on a appelé de même les modifications de l'excitabilité et de la conductibilité du nerf qu'on observe dans les mêmes circonstances. (Voir p. 704.) Lorsqu'un nerf est traversé dans une partie de son trajet par un courant constant, les portions extra-polaires acquièrent dans une grande étendue une tension positive du côté du pôle positif, négative du côté du pôle négatif, autrement dit le nerf tout entier est traversé par un courant de même sens que le courant polarisant. Le courant électrotonique, constaté au galvanomètre dans chaque portion extra-polaire, est d'autant plus fort qu'on le dérive plus près des électrodes polarisantes, et que le courant polarisant est lui-même plus fort; il disparaît instantanément avec lui. L'électrotonus ne se produit qu'avec l'excitant électrique et ne paraît pas être un phénomène d'ordre nerveux comme la variation négative. Celle-ci ne prouve pas l'existence de courants dans le nerf au repos, mais dénote l'existence d'un travail bio-chimique ou de nutrition qui accompagne l'action nerveuse et en est la condition. (Voir plus loin *Conditions du fonctionnement du tissu nerveux*.)

III. — PHYSIOLOGIE GÉNÉRALE DE LA CELLULE NERVEUSE

PROPRIÉTÉS DES CELLULES NERVEUSES

1. Pouvoir excito-moteur ou réflexe.

Excitants des réflexes. Lois des réflexes $\begin{cases} \text{loi de la localisation.} \\ \text{loi de l'irradiation.} \\ \text{loi de l'ébranlement prolongé.} \\ \text{loi de la coordination.} \end{cases}$

Vitesse des réflexes. Décharge électrique réflexe.
2. Automatisme des centres $\begin{cases} \text{Tonus musculaire.} \\ \text{Mouvements rythmiques.} \end{cases}$
3. Phénomènes d'arrêt ou d'inhibition.
4. Régulation de la nutrition du nerf.

Dans l'étude qui précède, de la physiologie générale du muscle et du nerf, nous avons montré qu'on devait expliquer les manifestations fonctionnelles différentes de l'action des nerfs, par la différence des appareils qui les terminent. Tandis que les appareils terminaux des nerfs moteurs, sécrétoires, électriques sont situés à la périphérie du corps, ceux des nerfs sensitifs se trouvent placés, au contraire, dans les organes centraux du système nerveux, et constitués par les éléments cellulaires auxquels les fibres centripètes viennent aboutir. C'est donc aux cellules nerveuses qu'il faut attribuer les phénomènes particuliers qui résultent de l'excitation des divers nerfs centripètes.

Le nerf, avons-nous vu, a la propriété générale d'être excitable et de transmettre l'excitation qu'il a reçue jusqu'à un organe terminal auquel il la communique; mais *l'irritation ne peut se produire spontanément dans la fibre nerveuse non plus que se transmettre directement d'une fibre nerveuse à une autre.*

Ces lois de l'excitation des nerfs cessent de s'appliquer dans les organes où existent des cellules nerveuses, que ces cellules soient dans le cerveau, la moelle ou les ganglions périphériques :

1° La cellule peut transmettre l'excitation d'une fibre nerveuse à une ou plusieurs autres fibres nerveuses (pouvoir excito-moteur ou réflexe des cellules);

2° L'excitation peut naître spontanément dans la cellule nerveuse, sans cause extérieure apparente (automatisme des centres) ;

3° Elles peuvent suspendre leur action propre sous l'influence d'une excitation reçue des nerfs (phénomènes d'arrêt ou d'inhibition) ;

4° Les cellules règlent la nutrition des nerfs ;

5° Elles peuvent percevoir une excitation transmise, et la transformer en sensation.

Telles sont les propriétés qui appartiennent en propre chacune à des cellules particulières, du cerveau, de la moelle ou des ganglions périphériques.

Nous ne voulons pas ici faire la physiologie des diverses parties des centres nerveux, mais seulement étudier les propriétés générales des cellules formulées dans les quatre premières propositions ci-dessus, renvoyant pour le reste et pour les détails aux chapitres spéciaux concernant les fonctions des centres nerveux.

1° Pouvoir excito-moteur ou réflexe.

C'est par l'étude des réflexes qu'on peut le mieux constater la transmission de l'excitation d'une fibre nerveuse à une autre, par l'entremise des cellules

Fig. 335.

c. e. s. Cellule épithéliale sensitive excitée et transmettant successivement son excitation à : n. s., nerf sensitif ; c. n. s., cellule nerveuse sensitive ; f. n. i., fibre nerveuse intercentrale ; c. n. m., cellule nerveuse motrice ; c. m., fibre musculaire qui se contracte.

nerveuses. Celles de la moelle, le cerveau étant enlevé en totalité, suffisent à opérer ce transfert de l'excitation, et cela de la façon la plus complète.

Lorsqu'on excite une fibre sensitive, c'est-à-dire centripète, elle transporte son excitation jusqu'aux cellules nerveuses qui la transmettent à une fibre centrifuge, laquelle à son tour la transporte et la ramène à un autre endroit de la périphérie où elle se manifeste : c'est cette transmission de l'excitation d'une fibre centripète à une fibre centrifuge qui constitue l'action réflexe. Le réflexe peut se produire sur une fibre nerveuse motrice, et on appelle *mouvement réflexe*, le mouvement qui en résulte. La figure 335 représente schématiquement ce réflexe.

Le réflexe peut de la même manière se produire sur une fibre centrifuge sécrétoire, électrique : l'acte terminal manifesté est alors une sécrétion de glande, une décharge d'un organe électrique. C'est du *mouvement réflexe* qu'il sera surtout question ici, et nous ne nous occuperons que des réflexes dus à l'activité de la moelle épinière, sans participation du cerveau [1]. Un phénomène réflexe sera donc un mouvement provoqué dans une partie du corps par une excitation venue de cette partie en général, et agissant par l'intermédiaire d'un centre autre que le cerveau, et par conséquent sans intervention de la volonté : le mouvement de retrait de la patte à la suite du pincement d'un orteil de cette patte chez une grenouille *décapitée*, représente le type d'une action réflexe produite par la moelle épinière.

Comme nous l'avons déjà dit, dans la production du mouvement réflexe, l'irritation doit se transmettre par *continuité de substance* de la cellule épithéliale sensitive excitée à la cellule musculaire qui se contracte. La condition nécessaire du réflexe c'est donc que l'*arc réflexe* constitué par les fibres centripète et centrifuge, réunies par l'entremise des cellules nerveuses, soit continu. Toute interruption dans la continuité de cet arc par section du nerf moteur ou du nerf sensitif empêchera la production du réflexe. De même, chez la grenouille décapitée, si l'on détruit la substance grise de la moelle épinière, en passant un stylet dans son intérieur, tout mouvement réflexe est aboli, bien que les muscles restent contractiles directement ou indirectement par excitation de leurs nerfs moteurs. Il est incontestable que les cellules nerveuses jouent un rôle essentiel dans le phénomène réflexe et que c'est bien leur destruction dans ce cas qui empêche sa production. Le réflexe n'est pas la transmission directe de l'excitation de la fibre centripète à la fibre centrifuge par l'intermédiaire de la substance blanche de la moelle : le réflexe ne s'opère que là où existent des cellules nerveuses, et on verra plus loin, d'un autre côté, que le temps perdu de ce phénomène est beaucoup plus long que celui nécessité par le transport de l'excitation ou vibration nerveuse dans les fibres.

Excitants des réflexes. — Ils sont les mêmes que ceux des nerfs, c'est-à-dire mécaniques, électriques, thermiques, chimiques. Tous ces excitants agissent beaucoup plus facilement pour produire le réflexe lorsqu'ils sont portés sur la peau, c'est-à-dire sur les terminaisons périphériques des nerfs centripètes, que lorsqu'ils sont appliqués sur les troncs nerveux eux-mêmes. C'est ainsi que pour les excitations mécaniques qui sont très propres à manifester les réflexes, la peau de presque tous les animaux s'y montre très sensible. De simples attouchements ou pressions des doigts des membres suffisent à provoquer le retrait réflexe de ces membres, alors que souvent une pression, même très forte, du nerf sciatique reste sans effet [2].

Les excitants chimiques (diverses solutions plus ou moins concentrées d'une substance caustique, acides acétique, sulfurique) conviennent surtout lorsqu'il s'agit de graduer les excitations pour en constater les effets et les répéter, en lavant, après chaque essai, la partie touchée, chez la grenouille. Il en est

[1] Voir *Nerfs et Centres vaso-moteurs*, pour les réflexes des ganglions du grand sympathique.
[2] On a admis pour expliquer ces faits qu'il y a à la périphérie cutanée des appareils de renforcement des excitations. On a supposé aussi qu'en excitant un tronc nerveux, on excitait en même temps d'autres fibres qui empêchent plus ou moins l'effet réflexe des fibres cutanées. (Voir « Action inhibitoire ».)

de même de l'excitant électrique faradique qui, appliqué aux troncs nerveux centripètes, provoque des réflexes très réguliers, et qui par suite de la facilité qu'on a d'enregistrer le moment de l'excitation en même temps que celui du réflexe, convient surtout pour les expériences de mesure de la durée de ces phénomènes. Les excitants thermiques (corps chauds ou froids), peu employés dans les expériences physiologiques, sont excellents dans certains cas pathologiques (paraplégie, ataxie) pour provoquer les mouvements réflexes.

Une dernière condition de l'excitation pour la production des réflexes, c'est sa répétition. Généralement les centres réflexes ne fonctionnent pas par l'arrivée d'une seule excitation apportée par les nerfs centripètes, si cette excitation est d'intensité moyenne : dix-huit à vingt excitations à la seconde (Rosenthal, Stirling) produisent un effet réflexe maximum[1], alors qu'une seule excitation brusque et forte est peu efficace.

Lois des réflexes. — L'analyse des mouvements réflexes a conduit Pflüger à établir les règles de la manifestation de ces phénomènes.

1° *Loi de la localisation.* — Lorsque l'excitation d'une région sensible du corps est faible et peu soutenue, le mouvement réflexe qui la suit, se borne aux muscles de la partie d'où est venue l'excitation : on pince la patte d'une grenouille décapitée et l'animal retire sa patte; on touche la conjonctive et l'œil se ferme, etc. Cette localisation du mouvement réflexe s'explique bien, si l'on considère que les racines sensitives sont étroitement unies par l'intermédiaire de la substance grise de la moelle avec les racines antérieures de la même région; la stimulation des nerfs sensitifs se transmettra donc plus facilement aux nerfs moteurs correspondants, qu'aux autres racines plus éloignées, et seulement aux premières si l'excitation est suffisamment faible, et il y aura un mouvement borné au membre excité. Toutefois ce réflexe est déjà complexe, car le nombre des fibres motrices mises en jeu, l'emporte toujours sur le nombre des fibres centripètes excitées : c'est évident pour le cas où tout le membre postérieur se retire sous la stimulation de l'extrémité d'un seul orteil, et par suite déjà il y a *irradiation* de l'excitation dans la substance grise de la moelle.

2° *Loi de l'irradiation.* — Nous arrivons ainsi à la deuxième loi de Pflüger. Quand une excitation faible a produit un mouvement de retrait de la patte du même côté, une excitation plus forte, par un second degré d'irradiation, transmet l'ébranlement de la substance grise de la moelle du même côté à celle correspondante du côté opposé, à travers la commissure, et de là aux nerfs qui en partent, d'où mouvement également du membre homologue. C'est ainsi que chez les paraplégiques le chatouillement de la plante d'un pied provoque par *irradiation transversale* un mouvement de retrait des deux membres inférieurs. Si, chez la grenouille décapitée, l'excitation est plus intense, pince

[1] C'est également le rythme des excitations nerveuses centrales.

ment très fort du doigt d'une patte postérieure, l'irradiation a lieu également dans le sens longitudinal de la moelle, et provoque une réaction motrice du membre antérieur du même côté, puis du côté opposé par irradiation transversale. L'irradiation longitudinale n'a pas lieu seulement, comme l'avait cru Pflüger, dans le sens céphalique, mais également de haut en bas (Cayrade), c'est-à-dire qu'une excitation apportée à la moelle par une fibre centripète quelconque, peut irradier et se disperser dans tous les sens et se reporter sur tous les nerfs qui en partent, en provoquant une réaction motrice générale. C'est ce qui a lieu lorsque l'excitation est suffisamment forte, ou lorsque la moelle est très excitable, par exemple chez l'animal empoisonné par la strychnine où la moindre excitation d'un nerf centripète quelconque provoque un réflexe convulsif généralisé de tout le corps.

3° *Loi de l'ébranlement prolongé.* — Lorsqu'on excite un nerf, après chaque excitation il revient intégralement à son état primitif. Il n'en est pas de même de la substance grise de la moelle, de la cellule nerveuse qui continue à *vibrer* comme une cloche après le coup qui l'a frappée. C'est ainsi qu'un choc d'induction lancé sur la moelle provoque dans les muscles, non pas une secousse, comme pour le nerf moteur, mais un mouvement tétanique (Marchand). L'excitation mécanique de la moelle qui résulte de la décapitation rapide provoque chez les grenouilles un accès tétanique plus durable que le mouvement du muscle qui suit la section du nerf moteur.

D'un autre côté la secousse musculaire réflexe, obtenue par l'excitation d'un nerf sensitif, dure beaucoup plus que celle produite par l'excitation du nerf moteur (Wundt). Il en est de même pour la secousse produite par l'excitation d'une racine antérieure intacte, en connexion avec la moelle, et celle de la racine après section (Cyon). La première a la forme de la secousse réflexe ; l'excitation s'est propagée dans les deux sens, du côté de la périphérie et aussi du côté de la cellule motrice qui a reçu l'excitation et l'a renvoyée au muscle ; celui-ci, sous l'influence de ces deux ondes d'excitation marchant à la suite l'une de l'autre et très rapprochées, a accompli une secousse plus grande d'apparence unique, mais en réalité formée par la fusion de deux secousses.

La conséquence de la loi et l'ébranlement prolongé des cellules sous l'influence des excitations, c'est que la moelle présente à un haut degré les phénomènes de *sommation* ou d'addition latente : une excitation électrique insuffisante et par conséquent inefficace à produire le réflexe, peut devenir efficace par sa répétition : les effets successifs s'ajoutant produisent un état vibratoire cellulaire, de plus en plus ample, qui, finalement, produira un effet musculaire réflexe (Pflüger, Setschennoff, Tarchanoff, Baxt, Stirling). Celui-ci se fera d'autant plus attendre que les excitations seront plus espacées (toutes les deux secondes, intervalle limite). L'effet maximum est produit par dix-huit à vingt excitations à la seconde. Si l'on remarque que ce chiffre est également celui des innervations motrices volontaires, on est amené à penser que les cellules de la moelle épinière vibrent toujours suivant ce rythme. Ces faits sont importants à connaître et permettent de comprendre comment, dans certains cas pathologiques, des excitations centripètes, en apparence insignifiantes, finissent par produire, par leur prolongation, un ébranlement de la moelle épinière, qui se traduit par des réactions réflexes tétaniques. (Tétanos, éclampsies.)

4° *Loi de la coordination.* — Elle exprime ce fait que les réactions motrices de la moelle épinière sont adaptées, appropriées à un résultat : la préservation ou la défense. Elles sont en général telles qu'elles ont pour effet de soustraire la partie à l'influence de l'irritant ou de repousser l'excitant lui-même. C'est ainsi que le membre étendu se fléchit si on pince un orteil, et que si l'irritant (acide acétique) est appliqué à la région anale, des mouvements appropriés des deux membres se produisent pour l'écarter. Mais des réactions motrices de la moelle épinière, d'une adaptation plus complexe encore, *semblant même dénoter une sorte de pouvoir perceptif de cet organe*, peuvent se montrer, comme dans l'expérience de Pflüger. Il place une goutte d'acide acétique sur le haut de la cuisse d'une grenouille décapitée, la patte du même côté se lève et essaye d'essuyer l'endroit irrité; il coupe alors la patte, l'acide acétique étant appliqué comme auparavant, l'animal répète les mêmes essais, mais, ne pouvant atteindre le point irrité avec son moignon, lève l'autre patte après quelques instants d'agitation et comme d'*indécision apparente* et essaye de déplacer l'agent irritant[1].

Quelque difficile que soit l'interprétation de ces faits, on ne saurait doter la moelle épinière d'un pouvoir perceptif. Il est établi que les phénomènes de conscience et de perception vraies appartiennent chez l'homme aux hémisphères cérébraux, la moelle n'étant douée que du pouvoir réflexe. Nous sommes donc autorisés par induction à regarder les actes appropriés, quelque compliqués qu'ils puissent paraître, accomplis par la moelle des animaux, comme des actes réflexes, sans intervention de conscience vraie, si rudimentaire qu'on la suppose.

Les propriétés qu'ont les cellules nerveuses médullaires de recevoir l'excitation transmise, de la conserver et de l'amplifier en la dispersant si elle est répétée, suffisent à donner une explication satisfaisante des faits, surtout si l'on considère que les connexions commissurales des centres médullaires des deux moitiés de la moelle, réunissent ces centres dans une association physiologique pour une exécution de mouvements de même genre des membres homologues. L'intervention primitive de la volonté pour l'exécution des actes coordonnés de préservation et de défense, et l'habitude acquise par leur répétition, ont fini par produire une sorte d'*organisation de l'expérience antérieure.* On comprend alors très bien que si dans l'expérience de Pflüger le fait d'essuyer la peau irritée ne fait pas cesser l'irritation du nerf centripète, et par suite l'ébranlement cellulaire qui a provoqué la réaction motrice unilatérale (section de la patte, ou sans section de celle-ci, entretien de l'irritation), cet

[1] Voir également fonctions de la moelle et des ganglions sous-encéphaliques pour plus de détails sur les actions réflexes coordonnées.

ébranlement grossissant est transmis par irradiation à la substance grise du côté opposé et met à son tour en jeu la patte de ce côté, par association d'actes réflexes [1].

Vitesse ou temps perdu des actions réflexes. — C'est le temps employé par les cellules de la subtance grise pour reporter sur les nerfs centrifuges l'excitation transmise à la moelle par le nerf centripète, défalcation faite par conséquent du temps employé pour le transport de l'excitation dans le nerf sensitif et moteur, ainsi que pour la contraction musculaire dans le réflexe total. Il est facile de le déduire des expériences avec graphiques qui nous ont servi plus haut pour mesurer la vitesse de l'action nerveuse dans les nerfs sensitifs et moteurs chez la grenouille. (Voir p. 699.)

Reportons-nous à la figure 331. Dans cette expérience, le temps perdu total

FIG. 336. — Durée de l'acte réflexe total chez la grenouille.

(t c) qui s'écoule entre le moment de l'excitation du nerf sensitif près de la moelle (en n) et la contraction du muscle gastro-cnémien du côté opposé est égal à 21 vibrations du diapason de 500 VD à la seconde, soit $0''$,042 et constitué par le temps qu'a mis l'excitation à passer du nerf sensitif au nerf moteur du côté opposé, c'est-à-dire par le temps perdu du réflexe transversal cherché, augmenté du temps (t^n) employé pour le transport de l'excitation dans le nerf moteur jusqu'au muscle, et du temps perdu de ce muscle (t^m). Or le tracé 2 de la figure 330 montre que le temps perdu de la secousse lors de l'excitation du nerf moteur près de la moelle (en n') est égal à 6 vibrations du

[1] Lorsque l'axe cérébro-spinal est intact, c'est la volonté qui détermine les mouvements complexes, qui peuvent se continuer ensuite d'une manière purement réflexe, la volonté n'intervenant à nouveau que pour modifier ou arrêter le mouvement. C'est Prochaska qui un des premiers a montré que des mouvements complexes, adaptés à un but, peuvent se produire avec ou sans conscience et a proclamé le pouvoir excito-moteur de la moelle épinière. Il est curieux de voir à la même époque (1794) un littérateur, X. de Maistre, dans son *Voyage autour de ma chambre*, exposer son système de *l'âme* et de la *bête*, où il fait une étude complète et très remarquable des actions réflexes coordonnées; inconnues alors de tous les médecins.

diapason, soit 0″,012, par suite le temps perdu cherché du réflexe transversal = 0″,042 — 0″,012 = 0″,03.

Le temps perdu des réflexes est variable et dépend du degré d'excitabilité de la moelle ainsi que de l'intensité de l'excitation qui provoque le réflexe. Le froid l'augmente, la strychnine le diminue beaucoup. Il est plus court pour le réflexe unilatéral que pour le réflexe transversal.

Les graphiques suivants permettent de comparer la durée totale de l'acte

FIG. 337. — Durée du réflexe électrique chez la torpille.
Décharge d enregistrée par le signal Deprez.

réflexe dont la secousse musculaire est la réaction finale chez la grenouille à celle de l'acte réflexe ayant pour conséquence la décharge électrique chez la

FIG. 338. — Durée du réflexe électrique chez la torpille.
S décharge enregistrée par le muscle signal.

torpille, en même temps qu'ils montrent l'influence de l'espèce animale. Le tracé de la figure 336 a été obtenu en excitant la peau de la patte d'une grenouille en e et en enregistrant la secousse c du membre opposé. La durée

[1] Le temps perdu de la manifestation électrique réflexe, beaucoup plus long que celui de la secousse réflexe chez la grenouille, a une double cause et tient d'une part à la lenteur de conduction plus grande dans les nerfs de la torpille (7 à 8 mètres par seconde) que dans les nerfs de la grenouille et d'autre part à la durée de l'acte médullaire de

totale du réflexe (3 vibrations du diapason de 60 VD) est égale 0,05 de seconde.

La figure 337 représente le graphique de la décharge réflexe de l'organe électrique d reçue et inscrite par le signal électrique de Deprez à la suite de l'excitation au moment e de la peau. Le temps perdu total du réflexe dans ce cas (7 vibrations du diapason de 60 VD) est beaucoup plus long.

La figure 338 est le graphique d'une expérience de même genre avec cette différence que l'inscription de la décharge au lieu d'être marquée par le signal de Deprez est inscrite par un muscle de grenouille qui reçoit cette décharge.

2° **Automatisme des centres. — Tonus musculaire.**

L'excitation peut naître spontanément dans les cellules, sous l'influence de la volonté et en dehors de cette influence. Laissant de côté l'étude des actions volontaires, il ne sera question ici que des mouvements qui se produisent en dehors de la volonté et en apparence sans cause et désignés pour cela sous le nom de *mouvements automatiques*. Toutefois nous verrons que pour beaucoup de ces mouvements on a pu reconnaître les causes d'excitations des cellules qui les entretiennent.

Les mouvements automatiques peuvent être divisés : 1° en mouvements rythmiques, c'est-à-dire consistant dans la succession régulière et alternative de contractions et de repos de certains muscles ou de certains groupes de muscles (mouvements du cœur, mouvements de la respiration) ; 2° en mouvements toniques dans lesquels la contraction est durable et persistante, quoique sujette à des variations d'intensité (contractions toniques des muscles, des vaisseaux, de l'iris, tonus musculaire).

Tonus musculaire [1]. — Dans l'étude du pouvoir réflexe des cellules, nous avons procédé comme si ces éléments étaient à l'état de repos permanent et ne passaient à l'état d'activité temporaire ou intermittente que sous l'influence des excitations artificielles portées sur les fibres centripètes. Or la moelle est en réalité à l'état d'activité permanente. La contraction tonique constante des sphincters ne peut en effet être entretenue que par des excitations rythmées parties de la moelle et qui leur sont transmises par les nerfs moteurs. La tonicité des autres muscles qui n'est pas apparente dans l'état normal se manifeste tout particulièrement quand leurs antagonistes sont paralysés. Dans la paralysie de la 7ᵉ paire, par exemple, c'est la raison de la déviation

réflexion plus grande dans le premier cas que dans le second. En tenant compte de la différence de vitesse de la vibration nerveuse et de l'absence de période d'excitation latente dans l'organe électrique, la durée de l'acte réflexe médullaire est plus de deux fois plus longue chez la torpille que chez la grenouille.

[1] Pour les autres mouvements toniques, voir la physiologie spéciale, en particulier centres et nerfs vaso-moteurs, qui entretiennent le tonus vasculaire.

permanente des traits de la face, du côté opposé au nerf paralysé. De même quand les extenseurs d'un membre sont paralysés, la contraction tonique des fléchisseurs entraîne la flexion permanente du membre, etc.

Le tonus musculaire est une action réflexe, qui implique par conséquent l'état d'intégrité des trois parties de l'arc diastaltique, fibre centripète, substance grise, nerf centrifuge : ces parties sont dans un état d'activité constante sous l'influence d'excitations centripètes latentes arrivant continuellement de la périphérie. C'est ce que démontre l'expérience de Brondgeest, répétée par Rosenthal, à savoir que la section des nerfs centripètes d'une partie en état tonique en fait immédiatement cesser le tonus. Inversement l'état tonique des sphincters, par exemple, est augmenté, et ceux-ci se resserrent plus fortement quand les orifices muqueux qu'ils protègent sont excités anormalement (fissure à l'anus). Si donc des excitations partent incessamment de la moelle et avec un rythme déterminé et entretiennent le tonus musculaire elles ne s'y engendrent pas. De même pour les convulsions en apparence spontanées qui suivent l'empoisonnement par la strychnine, elles paraissent également avoir leur origine dans les excitations latentes périphériques, l'état d'hyperexcitabilité de la moelle par le poison étant d'ailleurs la condition première et nécessaire de l'amplification et de la dispersion des excitations centripètes. C'est ce que prouve une expérience de Magendie en montrant que les convulsions strychniques ne se produisent pas chez la grenouille dont toutes les racines postérieures sont coupées. S'il en reste une, les convulsions spontanées se montrent et générales. Il en est de même chez une grenouille écorchée et décapitée pour écarter les excitations de la volonté, les accès tétaniques strychniques ne se produisent plus spontanément.

Centres des mouvements rythmiques. — Les principaux sont ceux de la respiration et du cœur. Les manifestations de l'activité fonctionnelle du cœur et des muscles de la respiration si immédiatement nécessaires à la vie sont sous la dépendance de centres spinaux et cardiaques. Ces centres pourraient être excités à fonctionner et par conséquent dégager la force nécessaire au mouvement, sous la seule stimulation nutritive et celle de certains principes du sang, en dehors de toute excitation venue du dehors. Ils mériteraient donc bien la qualification d'*automatiques*. C'est ainsi, par exemple, que pour le centre respiratoire bulbaire, la cause de l'activité des cellules de ce centre serait dans la composition du sang. Quand le sang est saturé d'oxygène le nœud vital suspend son activité. Lorsque, au contraire, il est peu chargé d'oxygène, les mouvements respiratoires deviennent plus forts. Mais il n'en est pas moins vrai qu'à l'état normal le rythme respiratoire est réglé aussi en partie par des excitations nerveuses centripètes réflexes. C'est la suppression des excitations périphériques pulmonaires qui, dans la section des deux nerfs pneumogastriques, modifie si profondément en le ralentissant le rythme de la respiration. C'est leur rétablissement artificiel qui, lors de l'excitation modérée des bouts centraux de ces nerfs, ramène la respiration au type normal.

Pour les mouvements rythmiques du cœur, voir Centres cardiaques au chapitre de la *Circulation*, et muscle cardiaque pour l'explication du rythme.

3° Phénomèmes d'arrêt ou d'inhibition.

Une autre propriété des cellules nerveuses est la suivante : leur activité propre ou communiquée peut être arrêtée par une excitation venue d'un autre point des centres nerveux ou de la périphérie. Cette propriété des cellules d'être arrêtées dans leur fonctionnement par action nerveuse constitue le *phéno-mène d'arrêt* ou *d'inhibition*, et il se rencontre dans toutes les parties du système nerveux. Ici nous aurons surtout en vue l'arrêt le mieux connu, celui qui se montre dans les mouvements automatiques. La plus importante de ces actions nerveuses d'arrêt, et la plus anciennement connue, est celle exercée dans l'expérience dite de Wéber, par l'excitation du bout périphérique du nerf pneumogastrique coupé : le cœur s'arrête en diastole, d'où le nom de *nerf d'arrêt* ou *frénateur* du cœur donné au pneumogastrique. Pareillement l'excitation de certains nerfs, dits *vaso-dilatateurs* (corde du tympan) pro-voque par action centrifuge la paralysie de la tunique musculaire des vaisseaux qui se laissent alors dilater sous la pression sanguine. Dans ces cas, l'action inhibitoire a lieu à la périphérie, à la suite d'excitations artificielles portées sur des conducteurs nerveux centrifuges par rapport aux centres nerveux proprement dits. Physiologiquement donc ces nerfs servent de voie aux exci-tations qui, parties des centres, vont exercer leur action inhibitoire à la péri-phérie. C'est l'inhibition périphérique. Dans d'autres cas l'arrêt du mouvement a lieu par action nerveuse centripète. L'exemple le plus remarquable de ce genre d'inhibition est l'arrêt des mouvements de la respiration par excitation des fibres nerveuses centripètes des nerfs pneumogastrique et laryngé supé-rieur. L'inhibition est dite alors centrale.

Si l'inhibition a son siège dans les cellules nerveuses, on doit retrouver ces éléments dans tous les cas où le phénomène se produit, aussi bien dans l'inhi-bition périphérique que dans l'inhibition centrale. Pour l'arrêt des mouve-ments de la respiration à la suite d'excitation centripète des fibres du nerf vague, évidemment la seule explication possible est celle qui consiste à admettre que l'excitation centripète a déterminé dans le centre automatique bulbaire de ces mouvements, une suspension d'action : les nerfs respiratoires n'étant plus excités par le centre bulbaire, il en résulte tout naturellement un arrêt des mouvements de la respiration. Les nerfs d'arrêt dans ce cas agissent sur les cellules nerveuses dans lesquelles se produit l'excitation qui entretient le mouvement automatique.

L'analogie devait faire supposer que l'inhibition périphérique se produit par le même mécanisme. L'histologie, en montrant l'existence de centres périphériques sur le trajet des nerfs cardiaques dans le cœur, et des nerfs vaso-dilatateurs dans les vaisseaux, la physiologie, d'autre part, en faisant connaître l'action de ces centres, ont étayé cette théorie. Le cœur possède en son sein des ganglions nerveux qui sont des centres moteurs automatiques du cœur et grâce auxquels cet organe continue à battre après qu'il a été séparé du corps. De même, les petits ganglions ou les cellules disséminées sur le trajet des nerfs vaso-dilatateurs, sont des centres moteurs à activité autonome qui contribuent pour une part à entretenir le tonus des vaisseaux. L'arrêt du cœur par excitation des nerfs vagues ou la paralysie des muscles des vaisseaux par excitation des nerfs vaso-dilatateurs aurait lieu par l'intermédiaire de ces centres périphériques qui suspendraient leur action[1].

On peut aller plus loin et se représenter d'une façon théorique l'action inhibitoire exercée par les nerfs d'arrêt sur les cellules automotrices. Pour le cœur, ces cellules automotrices sont des cellules de Beale, possédant par conséquent deux prolongements, l'un spiral (fibre sympathique), l'autre droit (fibre du pneumogastrique). La cellule à fibre spirale (fig. 339) dégage donc constamment, en vertu de son activité propre, l'excitant transmis à la fibre spirale sympathique (s), qui le communique à son tour à la fibre musculaire

Pn

Sp

s

m

FIG. 339.

cardiaque qui se contracte. (Voir *Système névro-musculaire du cœur* pour plus de détails et pour l'explication du rythme cardiaque.) On peut concevoir que les excitations du courant faradique, portées sur les nerfs pneumogastriques, ou celles émanées du centre modérateur bulbaire, transmettent à la cellule spirale, par l'intermédiaire de sa fibre droite Pn, un ébranlement qui diminue ou fasse équilibre, en l'annihilant, à l'ébranlement qui constitue le mode d'activité propre de la cellule : le ralentissement ou l'arrêt des pulsations du cœur en sera la conséquence. C'est la théorie que Cl. Bernard a indiquée sous le nom de *théorie de l'interférence nerveuse*, rapprochant l'action inhibitoire produite des phénomènes d'interférence étudiés en physique[2]. La même représentation théorique peut servir à expliquer l'action inhibitoire vasodilatatrice. (Voir, pour les détails, *Nerfs vaso-dilatateurs.*)

Les centres nerveux supérieurs exercent une influence modératrice sur les réflexes. — Outre que la volonté peut enrayer certains réflexes et les émotions arrêter les mouvements automatiques[3], on a montré (Setschenow)

---

[1] On a supposé aussi que les nerfs modérateurs du cœur se rendent dans les fibres musculaires de cet organe et on a attribué à ces nerfs la faculté de rendre directement les fibres musculaires cardiaques incapables de se contracter.

[2] L'expérience suivante pourra peut-être permettre de mieux comprendre l'action nerveuse d'arrêt : on isole sur une grande longueur le nerf d'une patte galvanoscopique de grenouille et on l'introduit, comme le faisceau de fils de fer, dans une petite bobine à fil fin bien isolé, qui peut être, à volonté, traversé par un fort courant de pile. Si, excitant l'extrémité sortante du nerf par un courant induit tétanisant juste suffisant, on remarque que le tétanos ainsi provoqué dans les muscles de la patte de grenouille cesse ou réapparaît suivant qu'on ferme ou qu'on ouvre le circuit de pile avec la bobine. Eh bien! de même que les molécules nerveuses sont fixées par une sorte de polarisation pendant le passage du courant dans l'expérience ci-dessus, de même l'état vibratoire moléculaire de la cellule spirale est arrêté par l'excitation qui lui arrive par la fibre droite.

[3] Respiration, cœur, tonus des sphincters, tonus vasculaire.

qu'une section de la moelle au-dessous du bulbe augmentait d'une façon considérable son pouvoir réflexe. Les lobes optiques chez la grenouille constitueraient un deuxième centre modérateur des réflexes. L'excitation de ces lobes, les hémisphères étant enlevés, non seulement diminuerait, mais pourrait même arrêter le pouvoir réflexe de la moelle. Il faut considérer d'un autre côté que des sections successives de divers segments supérieurs de la moelle augmentent, au fur et à mesure qu'on descend plus bas, l'excitabilité réflexe du segment inférieur, sans qu'on soit autorisé pour cela à dire que les segments supérieurs jouent le rôle de centre modérateur pour les réflexes des segments qui sont au-dessous. Etant donnée la propriété de la substance grise médullaire de disperser les excitations, on peut comprendre que l'ébranlement médullaire, produit par une excitation centripète donnée, sera d'autant plus grand et la réaction plus forte que la dispersion de l'excitation sera moins étendue. Mais il n'en reste pas moins vrai que le cerveau est un centre modérateur des actions réflexes ainsi que des mouvements automatiques.

4º Régulation de la nutrition des nerfs.

Un dernier rôle de la cellule, c'est la régulation de la nutrition des nerfs. Ce rôle des cellules a été révélé par l'histologie et bien étudié par A. Waller qui a fait connaître sous le nom de *dégénération* des nerfs, les altérations qui se montrent dans les fibres nerveuses séparées de leurs *centres trophiques*.

Lorsqu'un nerf mixte est sectionné, le bout périphérique subit une altération qui est déjà très manifeste après une semaine (il a déjà perdu, en quatre jours chez tous les animaux, sa propriété physiologique, son excitabilité et ne fait plus contracter les muscles quand on l'excite). Pour le nerf moteur, l'altération progresse du point de section vers la périphérie, et de la périphérie au centre pour le nerf sensitif, c'est-à-dire selon le sens de la conduction nerveuse physiologique.

Si on coupe les racines nerveuses avant leur coalescence, la racine postérieure entre le ganglion intervertébral et la moelle [1], on constate, pour la racine antérieure, que le bout périphérique seul s'altère, tandis que le bout qui tient à la moelle reste inaltéré. Pour la racine postérieure, c'est le bout qui tient au ganglion qui reste inaltéré, alors que le bout central s'altère. Si la section est faite au delà du ganglion, le bout central de la racine postérieure reste inaltéré. La conclusion, c'est donc que les cellules de la substance grise de la moelle sont le centre trophique des fibres nerveuses motrices, tandis que pour les fibres sensitives ce sont les cellules du ganglion interver-

[1] Pour ces expériences, A. Waller a opéré sur la deuxième paire cervicale chez le chat, chez cet animal, la deuxième paire rachidienne offre cette particularité anatomique, que la coalescence des racines se fait en dehors du canal rachidien. La section isolée des racines peut donc se faire sans ouvrir la canal vertébral, condition importante pour la survie des animaux.

tébral qui jouent ce rôle. On a fondé sur les faits découverts par Waller une méthode d'investigation anatomique (méthode Wallérienne) pour démêler dans les nerfs complexes, au moyen de sections nerveuses convenablement faites et par l'étude microscopique de l'altération consécutive, l'origine et la nature (centripète ou centrifuge) des fibres qui les composent.

Conditions du fonctionnement du tissu nerveux. — *Composition chimique.* — Le tissu nerveux mélangé à d'autres éléments anatomiques (vaisseaux, sang, tissu conjonctif) dont il est impossible de le séparer, offre une composition chimique complexe et imparfaitement connue. En outre la substance grise diffère de la substance blanche.

Comme tout tissu de cellules, la substance grise est riche en matières albuminoïdes. Pour les nerfs le cylindre d'axe, émanation de la cellule, a des réactions micro-chimiques du tissu gris.

La myéline des tubes nerveux, liquide ou demi-liquide, sur le vivant est formée de corps de la série grasse; la gaine est de nature conjonctive et élastique.

Le *protagon* qu'on isole de la substance blanche par l'éther et l'alcool n'est peut-être pas un corps chimique, mais un mélange de *lécithine* et d'un glucoside, la *cérébrine.*

La cholestérine et la *neuro-kératine* complètent les principes constitutifs de la substance nerveuse. La neuro-kératine, analogue de la kératine de l'épiderme, est remarquable par sa résistance aux réactifs, et forme une enveloppe à la myéline des nerfs.

Dans le cerveau, on constate la présence des produits de désassimilation des substances albuminoïdes (créatine, xanthine, hypoxanthine, acide urique de la nucléine). Dans les cendres la prédominance du potassium et de l'acide phosphorique.

	SUBSTANCE GRISE	BLANCHE
Eau.	80,85 p. 100	65,76
	À L'ÉTAT SEC	
Substances albuminoïdes et glutine. . . .	55,57	24,72
Lécithine	17,24	9,90
Céribrine	0,53	9,55
Choluticine et graisses	18,68	51,90
Substances insolubles dans l'éther	6,71	3,34

La substance blanche a une réaction neutre ou légèrement alcaline. — La substance grise est légèrement acide *même à l'état de repos cérébral* (acide lactique). Sous l'influence du travail cérébral, on a signalé l'augmentation de l'excrétion du phosphore par les urines, et l'exagération de l'acidité de la substance grise. L'intensité des échanges nutritifs plus grande dans la substance grise que dans la blanche, est le résultat de la différence de l'activité fonctionnelle. La vascularité relative si différente des deux substances nerveuses parle dans le même sens. L'acidité constante de la substance grise, malgré la présence dans le tissu d'une grande quantité de sang alcalin, indique bien d'un autre côté l'intensité des réactions chimiques qui s'y passent.

Influence du sang sur le fonctionnement des centres nerveux. — Comparés aux centres nerveux, les nerfs sont dans une remarquable indépendance du sang et de la circulation. Un nerf isolé dans une certaine étendue de son parcours, et par conséquent soustrait à la circulation, conserve ses propriétés physiologiques un temps considérable (des heures), pourvu toutefois qu'on l'empêche de se dessécher et que sa terminaison (centrale ou périphérique pour les nerfs sensitifs ou moteurs) conserve ses relations vasculaires. La substance grise, au contraire, et les terminaisons nerveuses, suspendent leurs fonctions dès qu'on y interrompt la circulation, comme le démontrent les expériences suivantes :

a). *Expérience de Sténon.*— Si chez un lapin on pose une ligature sur l'aorte abdominale isolée au niveau des reins, on produit presque instantanément une paralysie du train postérieur, pour le mouvement et la sensibilité; la paraplégie disparaît et les fonctions réapparaissent bientôt si on laisse la circulation se rétablir, en dénouant la ligature.

b). La ligature simultanée des artères carotides et vertébrales (Vulpian), ou l'injection de poudre inerte (lycopode) dans les artères du cerveau (Flourens, Vulpian), provoque la *syncope cérébrale* presque instantanée; le fonctionnement cérébral réapparaît par le rétablissement de la circulation (enlèvement des ligatures artérielles.

Si, laissant persister l'arrêt de la circulation, on recherche comment disparaît l'excitabilité nerveuse et musculaire sous cette influence, on constate que le nerf perd bientôt sa faculté de provoquer la contraction du muscle (après un quart ou une demi-heure) alors que le muscle conserve sa contractilité beaucoup plus longtemps. Toutefois, le nerf a conservé ses propriétés physiologiques et physiques (voir plus haut) comme le muscle, si l'excitation portée sur le nerf n'est pas transmise au muscle, c'est qu'il y a interruption dans la continuité de substance entre le nerf et le muscle, par le fait de l'arrêt de la circulation à la terminaison périphérique du nerf (plaque terminale probablement).

Les mêmes expériences que ci-dessus peuvent être faites chez les animaux inférieurs. La ligature du bulbe aortique sur la grenouille, qui interrompt la circulation suspend d'abord le fonctionnement des centres (cerveau et moelle), mais plus tardivement que chez les animaux supérieurs (une demi-heure en été, une à deux heures en hiver), l'animal perd peu à peu ses mouvements volontaires et réflexes, la perte de l'excitabilité nerveuse et musculaire ne survenant que beaucoup plus tard. Si avant cette action ultime, on vient à dénouer la ligature aortique, la circulation se rétablit sous l'influence des contractions persistantes du cœur, et on voit alors réapparaître après un temps plus ou moins long (un quart d'heure à une heure), les fonctions des centres, d'abord les actions excito-motrices ou réflexes, puis les actions volontaires, assistant ainsi à une véritable résurrection de l'animal.

FONCTIONS DES CENTRES NERVEUX

Moelle épinière.
Encéphale.

MOELLE ÉPINIÈRE

Division du sujet. — Depuis la fin du siècle dernier (Prochaska, 1784) on sait que la moelle joint à ses fonctions d'organe conducteur des impulsions sensibles et motrices celles non moins importantes de centre d'innervation. Si même on considère la question du point de vue élevé de la physiologie et de l'anatomie comparées, on voit que, tandis qu'à partir de l'homme et des vertébrés supérieurs, le cerveau et son rôle diminuent progressivement, la moelle et ses fonctions acquièrent au contraire une importance prépondérante. En sorte que chez les vertébrés inférieurs la moelle devient véritablement le principal des centres nerveux, le siège de la plupart des réflexes et que ses fonctions conductrices passent en quelque sorte au second plan. Chez les invertébrés même, le ganglion cérébral est si peu différencié qu'il se distingue peu ou pas, par sa structure et ses fonctions, des autres ganglions qui forment la partie la plus importante du système nerveux. Nous allons donc étudier d'abord les fonctions de la moelle comme centre d'innervation.

1. — MOELLE COMME CENTRE NERVEUX

La moelle réunion de centres réflexes. — La moelle épinière est par excellence l'organe de l'action réflexe et sans revenir en tout point sur les considérations générales qui ont été données sur les actions réflexes, à propos de la physiologie générale du système nerveux, nous devons étudier avec quelques détails les phénomènes réflexes spéciaux à la moelle.

L'étude de ces phénomènes doit être faite sur des animaux dont la moelle a été séparée du cerveau par une section complète, de façon à éliminer tout ce qui pourrait tenir à l'action de l'encéphale. La grenouille et les animaux à sang froid sont les plus favorables à cette étude. Chez eux l'arrêt de l'excitabilité réflexe qui suit immédiatement la décapitation ou la section médullaire est de très courte durée, et le pouvoir réflexe reparaît vite dans toute sa simplicité. Chez les mammifères, au contraire, la section nerveuse abolit pour un temps assez long l'excitabilité réflexe de la moelle, et chez le chien, par exemple, pendant les premiers jours et les premières semaines qui suivent la division de la moelle dans la région dorso-lombaire, les membres postérieurs flasques et paralysés ne donnent lieu, quand on les pince, à aucune réaction

motrice. Mais après plusieurs semaines ou plusieurs mois, bien que la paralysie continue, la moindre excitation portée sur ces membres provoque des
mouvements réflexes complexes et coordonnés. Il importe en outre de savoir
que chez les mammifères, les phénomènes réflexes varient d'intensité suivant
les espèces et, dans la même espèce, suivant l'âge, la race, la force ou la faiblesse, l'état de jeûne, etc.

Un mouvement réflexe est essentiellement constitué par trois éléments :
1° une impression périphérique transmise par un nerf centripète à la subs-

FIG. 340. — Groupement et connexions des cellules nerveuses dans la substance grise
de la moelle. (Huguenin.)

tance grise de la moelle; 2° la transformation de cette impression (non perçue
par le cerveau) en une impulsion motrice, au niveau de la substance grise;
3° le transport de cette impulsion réfléchie par un nerf centrifuge jusqu'au
muscle qui se contracte.

Si l'on coupe la moelle sur une grenouille, en arrière de l'origine des nerfs
brachiaux, après un temps très court, où, sous l'influence du *choc*, les membres
postérieurs sont paralysés, ces membres reprennent leur attitude normale. Si
l'on pince ou si l'on électrise faiblement un des doigts d'une des pattes postérieures, il se produit un mouvement dans le membre tout entier, mais la
partie antérieure du corps reste immobile.

Si l'excitation est plus forte, non seulement le membre excité se contractera plus énergiquement, mais encore le membre opposé et, si la moelle est
coupée en avant des membres antérieurs, une excitation plus forte du même
doigt d'une patte postérieure, provoquera des mouvements dans les deux
membres postérieurs et dans les deux antérieurs.

Nous voyons donc qu'il y a plusieurs degrés dans ces mouvements réflexes
et le plus simple, le seul même qui mériterait peut-être le nom de mouvement
réflexe est celui qui se produit dans le membre dont le doigt a été excité. Il y
a là une vraie récurrence, une vraie réflexion de l'excitation apportée à la

moelle par les nerfs sensitifs de la peau des orteils. Mais au fond, dans les autres degrés, le phénomène est le même et c'est pourquoi on a étendu à tous le même nom.

La preuve que la moelle est le point de réflexion est fournie par ce fait que si l'on détruit la partie de moelle où se rendent les fibres sensitives du point excité, toute action réflexe devient impossible.

Un certain nombre de réflexes peuvent être accompagnés de sensations perçues, tels sont l'éternûment, la toux, le vomissement, dont les impressions initiales périphériques déterminantes sont parfaitement perçues et qui sont, comme on sait, involontaires et incoercibles. Mais la sensation concomitante n'est que surajoutée sans être nécessaire et chez les apoplectiques, les individus chloroformés ou les animaux auxquels on a enlevé les hémisphères cérébraux, ces réflexes se produisent encore. Il en est de même du cri réflexe et des mouvements consécutifs au chatouillement.

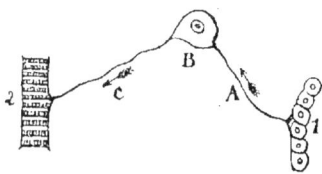

FIG. 341. — Schéma d'un réflexe simple.

1. épithélium sensible; — 2, fibre musculaire; — A, nerf centripète: — C n, centrifuge; — B, centre réflexe.

Classification des réflexes médullaires. — Ils peuvent se produire dans la sphère de la vie animale ou dans celle de la vie organique et être produits dans chaque cas, par l'excitation d'un nerf sympathique ou d'un nerf cérébro-spinal.

Le tableau suivant en fournit un certain nombre d'exemples et en indique le classement.

NATURE DE L'EXCITATION	NERFS CENTRIPÈTES	CENTRE DE RÉFLEXION	NERFS CENTRIFUGES	MOUVEMENTS PRODUITS
I. — MOUVEMENTS RÉFLEXES DES MUSCLES DE LA VIE ANIMALE 1° *Provoqués par des excitations des nerfs de la vie animale.*				
Contact du sol.	N. plantaires.	Moelle.	N. du membre inférieur.	Marche.
Chatouillement de la plante du pied.	id.	id.	id.	Mouvements du membre inférieur.
Flexion forcée du pied.	N. du pied.	id.	id.	Épilepsie spinale.
Irritation de la pituitaire.	N. trijumeau.	Moelle et bulbe.	N. des muscles expirateurs.	Éternument.
Irritation de la muqueuse du larynx.	N. laryngé supérieur.	id.	id.	Toux.
Irritation du pharynx.	N. glosso-pharyngien.	id.	Pneumogastrique et N. des muscles abdominaux.	Vomissement.
Action d'un bain froid.	N. cutanés.	Moelle.	N. moteurs rachidiens.	Tremblement.
Certaines blessures..	N. sensibles de la région.	id.	id.	Tétanos.
Contact du sperme sur muqueuse uréthrale (éjaculation)....... Etc., etc.	N. dorsal de la verge	id.	N. des muscles du périnée.	Contractions des muscles du périnée.

NATURE DE L'EXCITATION	NERFS CENTRIPÈTES	CENTRE DE RÉFLEXION	NERFS CENTRIFUGES	MOUVEMENTS PRODUITS

2° Provoqués par des excitations des nerfs de la vie organique.

NATURE DE L'EXCITATION	NERFS CENTRIPÈTES	CENTRE DE RÉFLEXION	NERFS CENTRIFUGES	MOUVEMENTS PRODUITS
Présence de vers intestinaux.	N. de l'intestin.	Moelle.	N. moteurs cérébro-spinaux.	Convulsions.
Lésions irritatives des ovaires.	N. des ovaires.	id.	id.	Convulsions hystériques.
Irritation de l'utérus gravide.	N. de l'utérus.	id.	id.	Éclampsie réflexe.
Vomissement.	N. sympathiques de l'estomac.	Moelle.	N. diaphragmatique et abdominaux.	Contraction des muscles abdominaux.
Défécation.	N. du rectum.	id.	id.	Contraction des muscles abdominaux.
Accouchement.	N. de l'utérus.	id.	id.	Contraction des muscles abdominaux.
Colique néphrétique.	N. du rein ou d'uretère.	id.	N. du muscle crémaster.	Contraction du crémaster.
Péritonite. Etc., etc.	N. du péritoine.	id.	N. diaphragmatique.	Hoquet : convulsion du diaphragme.

II. — MOUVEMENTS RÉFLEXES DES MUSCLES DE LA VIE ORGANIQUE

1° Provoqués par des excitations des nerfs de la vie animale.

NATURE DE L'EXCITATION	NERFS CENTRIPÈTES	CENTRE DE RÉFLEXION	NERFS CENTRIFUGES	MOUVEMENTS PRODUITS
Irritation violente de la peau ou d'un nerf sensitif quelconque.	N. cérébro-rachidien de la région excitée.	Moelle ou bulbe.	Fibres sympathiques.	Dilatation d'iris.
Irritation violente de la peau ou des nerfs des membres postérieurs.	id.	Moelle	Nerfs de la vessie.	Contraction de la vessie (chiens curarisés, quelques paraplégiques).
Frottements du gland.	N. dorsal de la verge	id.	Filets nerveux des vésicules séminales	Contractions des vésicules séminales.
Froid sur la peau.	N. cutanés.	Moelle.	Filets sympathiques de la peau.	Contraction des arrectores pilorum. Chair de poule.
Irritation des nerfs dans la peau enflammée (panaris p. ex.).	N. de la région excitée.	Moelle.	N. vaso-moteurs de la région excitée.	Congestion et rougeur inflammatoire.
Irritation violente de la peau ou des nerfs mis à nu. Etc., etc.	id.	id.	Fibres sympathiques du cœur.	Accélération des battements du cœur.

2° Provoqués par des excitations des nerfs de la vie organique.

NATURE DE L'EXCITATION	NERFS CENTRIPÈTES	CENTRE DE RÉFLEXION	NERFS CENTRIFUGES	MOUVEMENTS PRODUITS
Irritation de la muqueuse intestinale.	N. sympathiques sensitifs.	Moelle et plexus intestinaux.	N. sympathiques moteurs.	Contractions de l'intestin.
Irrigation du cœur..	N. cardiaques sensitifs.	Moelle ou ganglions intra-card.	N. cardiaques moteurs.	Réveil des battements du cœur.
Afflux exagéré de sang dans le cœur.	N. dépresseur.	Moelle	N. grands splanchniques.	Dilatation des vaisseaux de l'abdomen.
Injection d'eau froide dans l'utérus.	N. sympathiques sensitifs.	id.	N. sympathiques moteurs.	Réveil des contractions de l'utérus en *inertie*.
Irritation de l'intestin par vers intestinaux.	N. intestinaux.	id.	Sympathique cervical.	Dilatation de la pupille.
Contact des aliments sur les surfaces de l'estomac et de l'intestin. Etc., etc.	id.	id.	{ N. moteurs. / N. sécrétoires.	Contractions des tuniques musculaires. / Sécrétion des glandes.

Tels sont les mouvements réflexes que l'on peut indiquer pour servir d'exemple et montrer le classement qu'on en peut faire. Il n'a été tenu compte que des réflexes qui se font par l'intermédiaire de la moelle et surtout des réflexes moteurs, à l'exclusion des réflexes secrétoires, mais de très nombreuses actions réflexes (motrices, vasculaires, sécrétoires) ont lieu au niveau du bulbe et leur classification est naturellement la même.

D'autres actions réflexes médullaires qui intéressent surtout le pathologiste peuvent se produire sans excitation périphérique. Mais l'excitation porte alors sur les origines des nerfs sensitifs ou excito-moteurs, au niveau même de la moelle, dans le cas où celle-ci ou ses enveloppes, sont atteintes de lésions irritatives.

Caractères généraux des réflexes médullaires.— Lois des réflexes.— Les expériences de vivisection et l'observation clinique ont montré depuis longtemps (Herbert-Mayó, Calmeil) que les excitations modérées de la peau produisent des mouvements limités aux muscles de la région excitée, tandis que les excitations plus fortes produisent des mouvements plus étendus. Les *lois* de propagation de ces mouvements ont été non pas découvertes, mais formulées par Pflüger dont on leur a donné le nom. Ces faits se montrent très nettement chez une grenouille dont on a coupé la moelle en avant des nerfs brachiaux. Si on pince modérément un des doigts d'une patte postérieure, il se produira un mouvement réflexe dans cette patte (*loi de l'unilatéralité*); si la pression est plus forte, les deux membres postérieurs se contracteront, mais le membre excité, le droit, par exemple, plus fort que l'autre (*lois de la symétrie et de l'intensité*), et si la pression augmente encore, les mouvements s'étendront aux pattes antérieures (*loi de l'irradiation*).

Enfin, si l'excitation est très violente, ou si des excitations faibles sont répétées très souvent en un temps donné (sommation), les mouvements peuvent se produire dans tous les muscles du corps (*loi de la généralisation*) et donner lieu à de véritables convulsions.

Cette expérience donne les mêmes résultats chez les mammifères. Les effets sont aussi les mêmes si l'excitation, au lieu de porter sur la peau, porte sur le trajet d'un nerf mis à nu ou sur le bout central d'un nerf coupé. Mais les mouvements sont, dans ce cas, beaucoup moins énergiques que lorsqu'on excite les terminaisons même des nerfs à travers la peau ou les muqueuses.

Cayrade a montré, contrairement à l'opinion de Pflüger, que l'excitation réflexe ne se propage pas dans la moelle forcément de bas en haut, mais peut tout aussi facilement se propager de haut en bas.

Le *mécanisme* intime des actions réflexes médullaires n'est pas connu d'une façon certaine, bien que les hypothèses sur la façon plus ou moins probable dont il s'accomplit, ne manquent pas.

D'après ces faits, on peut donc distinguer trois catégories de mouvements réflexes.

1° Les réflexes *simples* ou *partiels*, limités à un seul muscle ou à un petit groupe de muscles et consécutifs à l'excitation d'une région donnée : par exemple, la projection de la jambe par le choc du tendon rotulien, l'occlusion des paupières par l'attouchement de la conjonctive, etc.

2° Les réflexes *coordonnés*, étendus à plusieurs groupes musculaires, ou même à la plus grande partie des muscles du corps et caractérisés par leur coordination en vue d'un but déterminé. Ces mouvements d'ensemble sont si évidemment adaptés à un but de préservation ou de défense, qu'on pourrait croire que la moelle est douée d'intelligence et de conscience. On peut ainsi voir une grenouille décapitée coasser quand on lui caresse le dos, ou (quand c'est un mâle, au printemps), embrasser dans ses pattes antérieures, l'objet quelconque avec lequel on lui excite la peau du ventre. Mais, en général, ces mouvements tendent à soustraire la partie irritée à l'influence de l'irritant, ou repoussent l'excitant lui-même. Ainsi, chez la grenouille ou le triton décapités, la jambe étendue se fléchit ou se retire si l'on pince l'orteil; si une goutte d'acide est appliquée sur la région anale, les deux pattes se contractent et, par un mouvement très compliqué, viennent frotter la partie excitée à l'aide de la partie postérieure des tarses. On peut même voir, quand on opère au printemps, sur des grenouilles vigoureuses, l'animal sauter et nager, après la section de la tête, comme une grenouille ordinaire.

De semblables mouvements coordonnés se montrent aussi chez les mammifères. Les jeunes chats et les lapins décapités étendent les jambes quand on excite la surface saignante, comme s'ils sentaient la douleur. Chez des animaux jeunes et très vigoureux, on peut observer, parfois, après la décapitation (agissant elle-même comme un stimulant énergique), des bonds ou une course régulière pendant quelques secondes.

Pareil phénomène a pu être observé chez l'homme lui-même après la décollation par la guillotine ou par un boulet sur les champs de bataille. Mais en général, chez les mammifères, la commotion nerveuse de la décapitation abolit immédiatement le pouvoir réflexe, et pour étudier chez eux les actions réflexes de la moelle, il est préférable de pratiquer la section du bulbe et d'entretenir la vie par la respiration artificielle.

Cette coordination des mouvements constitue donc pour la moelle une faculté élevée, mais il y a plus encore, comme le montre l'expérience de Pflüger :

Si on met une goutte d'acide sur la cuisse d'une grenouille décapitée, la patte du même côté s'élève et vient essuyer l'endroit irrité. Si on coupe la patte, l'acide étant appliqué comme auparavant, l'animal, après quelques essais inutiles avec son moignon, *lève l'autre patte* et cherche à écarter l'agent irritant. Il ne faut point voir dans ce fait la preuve de l'existence d'une faculté psychique, d'une véritable conscience dans la moelle, mais simplement un mécanisme préétabli en vertu duquel s'exécutent des mouvements appropriés n'impliquant ni le pouvoir instinctif ou *psychique* (*Rückenmark's-seele*) admis par Pflüger, après Legallois et Prochaska (*sensorium commune*), ni même la sensibilité médullaire admise par Schiff (Goltz).

3° Les mouvements réflexes *désordonnés* ou *convulsions* sont les contractions cloniques ou toniques de plusieurs groupes musculaires ou de tous les muscles, du corps sans but déterminé. Ils résultent ou de l'augmentation d'excitabilité de la moelle (Voy. le paragraphe suivant), ou de l'augmentation d'intensité de l'excitation. Dans ce dernier cas, les convulsions proviennent ou de l'intensité absolue de l'excitation, par exemple la névralgie de la face amenant la contraction des muscles (tics douloureux) ou de la *sommation* d'excitations faibles se succédant rapidement : exemple, l'orgasme vénérien succédant à des frottements rapides et répétés du gland.

Causes qui peuvent modifier le pouvoir réflexe de la moelle.

I. **Exagération de l'excitabilité médullaire.** — Toutes les causes qui diminuent ou suppriment l'activité cérébrale et en particulier les lésions (sections, compression) qui interrompent la continuité de la moelle épinière et la séparent tout entière, ou en séparent une partie de l'encéphale, augmentent l'excitabilité réflexe médullaire au point que, sur une grenouille décapitée, des excitations légères, qui ne provoquaient aucun mouvement auparavant, produisent des mouvements plus ou moins énergiques et plus ou moins étendus. Setschenow a admis que le cerveau contiendrait des centres modérateurs ou d'arrêt du pouvoir réflexe de la moelle et que les sections interrompant cette action modératrice amènent précisément l'hyperexcitabilité. Mais Schiff a montré que les sections successives de la moelle augmentent progressivement l'excitabilité des parties situées en arrière de la section, en sorte, dit Vulpian, qu'il faudrait admettre que chaque point de la moelle serait en quelque sorte un centre modérateur pour les parties situées en arrière, ce qui n'est guère admissible. Jolyet a montré en effet que l'expérience de Schiff doit être expliquée non par l'admission d'une série de centres modérateurs, mais par ce fait que chaque section empêche l'irradiation, c'est-à-dire la division de l'excitation dans une partie plus étendue de la moelle et que, par conséquent, l'excitation de moins en moins divisée produit des effets de plus en plus énergiques.

Certains poisons agissent à la façon des sections médullaires : tels sont la strychnine et la brucine, dont le pouvoir convulsivant est bien connu, la thébaïne, la codéine et l'opium lui-même, le curare, le venin de salamandre et certains poisons d'épreuve, la picrotoxine, l'acide phénique, la caféine. Leur action intime, difficile d'ailleurs à expliquer, se porterait, d'après Vulpian, sur la substance grise de la moelle. Quelques plaies peuvent aussi, dans des conditions dont le déterminisme n'est pas rigoureusement connu, produire une exaltation du pouvoir réflexe de la moelle qui constitue le tétanos, et dans la rage il y a aussi exaltation de l'excitabilité médullaire.

II. **Diminution de la réflectivité médullaire.** — Arrêt des réflexes. — **Inhibition.** — Tous les ébranlements violents du système nerveux central, commotions cérébrales, plaies de la moelle, etc., le *choc* nerveux consécutif à certains traumatismes, l'excitation violente des nerfs sensitifs, la fatigue médullaire, abolissent pour un temps plus ou moins court le pouvoir excito-réflexe de la moelle. L'électrisation généralisée, l'action de certaines substances, telles que les anesthésiques, le chloral, le bromure de potassium, l'aconitine, l'acide prussique, la belladone, la digitale produisent aussi la diminution ou l'arrêt complet des réflexes. L'oxygène en excès dans le sang agit aussi de même et les convulsions réflexes consécutives à l'administration de la strych-nine, brucine, thébaïne et caféine, peuvent être empêchées ou arrêtées par une respiration artificielle énergique.

Mais certaines influences, nées dans les centres (volonté) ou y arrivant, pendant l'exécution d'un mouvement réflexe, peuvent aussi suspendre com-plètement ce mouvement (inhibition). Ainsi, grâce à un énergique effort de volonté, on peut empêcher l'occlusion instinctive et réflexe des paupières, ou les mouvements résultant du chatouillement de la plante des pieds. On peut résister un certain temps au besoin d'uriner ou de déféquer, mais la volonté est sans nulle action sur le réflexe pupillaire et tous les réflexes internes. Si pendant l'application d'un excitant qui doit produire un réflexe, on excite simultanément un nerf sensitif en quelque autre partie du corps, l'action réflexe qui résulterait du premier excitant est totalement empêchée ou ralentie (Herzen, Schiff). Ainsi, en se mordant la langue, on peut empêcher le chatouil-lement des narines de produire l'éternuement réflexe. Ce phénomène semble être de même nature que celui qui résulte de l'excitation directe des lobes optiques chez la grenouille (centre inhibitoire de Setschenow). L'animal (auquel on a enlevé les hémisphères seulement) est suspendu par la tête avec les jambes trempant dans un acide étendu. Or, la rétraction réflexe des jambes provoquée par l'irritation de l'acide a lieu, si on irrite simultanément les lobes optiques, après un temps beaucoup plus long que sur une grenouille ordinaire et sur-tout que sur une grenouille décapitée. La présence des centres encéphaliques ralentit donc les réflexes médullaires, l'excitation de ces centres les ralentit davantage encore ou les abolit (Setschenow). Mais l'inhibition qui se produit, sur la grenouille décapitée, par l'application simultanée de deux excitants prouve que des actions d'arrêt peuvent aussi se produire en l'absence du centre de Setschenow qui n'est pas dès lors un centre exclusif. Le mode d'action de ces influences d'arrêt n'est pas bien connu. Y a-t-il interférence d'ondes d'excitation (Cyon), production de mouvements antagonistes (Schlosser), augmentation d'excitabilité d'un centre d'arrêt sous l'influence de deux exci-tations simultanées (Goltz) ? On ne sait. (Voir p. 719.)

Vitesse des réflexes. — Le temps que l'excitation met à passer du nerf sensitif au nerf moteur n'a pas toujours la même durée. Il est plus court avec des excitations fortes, plus court aussi pour les mouvements produits du côté excité que pour ceux produits du côté opposé, ce qui indique que les ébranlements produits dans la moelle se propagent plus facilement dans le sens longitudinal que dans le sens transversal. La strychnine diminue la durée des réflexes. Le froid, la fatigue de la moelle, les lésions de l'ataxie chez l'homme la prolongent. La durée du réflexe de l'occlusion des paupières est de 0" 06 de seconde entre l'excitation de la conjonctive et l'occlusion. En déduisant le temps employé pour le passage des impulsions afférentes et efférentes le long des nerfs trijumeau et facial et pour le *temps perdu* du muscle orbiculaire, il reste 0" 05 de seconde pour la durée des opérations nerveuses centrales. La vitesse du courant nerveux est en moyenne de 30 mètres par seconde et on a calculé que chez une baleine de 30 mètres de long frappée à la queue par un harponneur, il faudrait 1" pour que l'impression du coup arrivât au cerveau, 0",1 pour traverser le cerveau, et 1" pour le retour de l'impulsion motrice, en sorte que le harponneur aurait un peu plus de 2" pour fuir hors de la portée de la baleine.

Influence de la circulation sur le pouvoir réflexe de la moelle. — Le sang est absolument nécessaire à la moelle et au cerveau pour la production des réflexes. L'expérience de Sténon en fournit la preuve. On lie l'aorte abdominale sur un lapin au-dessus de l'origine des artères rénales et on voit, au bout de quelques instants, l'animal traîner ses membres postérieurs paralysés et inertes. Les réflexes sont alors abolis. Si on délie l'aorte deux ou trois minutes après l'apparition de la paralysie, la circulation se rétablit dans le train postérieur et dans la partie postérieure de la moelle, et les mouvements réflexes et volontaires reparaissent non pas instantanément, mais après quelques instants, quand les altérations des cellules nerveuses produites par l'anémie se sont dissipées. Si on lie le bulbe artériel chez la grenouille (Vulpian) on observe des résultats analogues, et *tous* les centres nerveux (moelle et encéphale) privés de sang perdent, après un temps variable suivant la force de l'animal ou la saison (1 à 3 h.), leurs propriétés réflexes. En levant la ligature, ces propriétés reparaissent au bout d'un temps plus ou moins long (1/2 à 1 h.), suivant la durée de l'anémie, c'est-à-dire de la privation d'oxygène pourvu toutefois que la suspension de la circulation n'ait pas duré plus de trois à quatre heures (sauf en hiver). Chez les mammifères et chez l'homme, cette interruption ne doit pas durer plus de quelques minutes. Aussi chez les suppliciés le pouvoir excito-réflexe disparaît au bout de trois à quatre minutes et les contractions prétendues réflexes observées par Ch. Robin une heure après la décapitation ne sont certainement que des phénomènes de contraction *idio-musculaire*. Chez les mammifères nouveau-nés, l'excitabilité réflexe peut persister au contraire plus d'un quart d'heure, de même que chez les mammifères hibernants décapités pendant leur sommeil hibernal.

Automatisme de la moelle. — Quelques physiologistes ont étudié sous ce nom un certain nombre d'actions de la moelle qui ne sont au fond que des phénomènes réflexes. En réalité, la moelle ne possède aucune spontanéité motrice comparable à la volonté et lorsqu'on voit se manifester des phénomènes en apparence spontanés, il faut les attribuer à des excitations externes ou internes qui nous échappent. Une grenouille sans cerveau placée dans un équilibre parfait où nulle excitation ne lui est communiquée, protégée contre de brusques changements de température, contre une évaporation trop rapide, etc., reste indéfiniment immobile et meurt sur place. Cependant, on peut voir sur le chien, après la section de la moelle dorsale, des mouvements en apparence spontanés dans la sphère commandée par la moelle lombaire (contraction rythmique du train postérieur). Chez les mammifères nouveau-nés, on voit aussi, après la décapitation, des mouvements d'apparence spontanée qui paraissent plaider en faveur de l'automatisme de la moelle. Mais ces mouvements, d'ailleurs différents des mouvements coordonnés et adaptés à un but qui résultent de l'action volontaire, paraissent dus à l'activité plus grande des échanges nutritifs et des mouvements moléculaires dans le tissu nerveux des mammifères, d'où découle une plus grande tendance à l'activité fonctionnelle. (Voir, pour plus de détails, p. 717.)

Tonus musculaire. — Parmi les preuves de l'automatisme de la moelle, on cite souvent la tonicité musculaire. Tous les nerfs moteurs sont, en effet, soumis à une stimulation centrifuge continue provenant du centre cérébro-spinal et provoquant dans les muscles une tendance incessante à la contraction et même une contraction légère, manifeste surtout dans les sphincters. (Tonus musculaire. Voir p. 717.) Mais cette action continue de la moelle sur tous les muscles aux nerfs desquels elle donne origine est provoquée par des stimulations excito-motrices centripètes provenant soit des muscles eux-mêmes, soit des téguments qui les recouvrent et rentre ainsi dans la catégorie des phénomènes réflexes.

Ce qu'on a appelé le « phénomène du tendon » a été rangé aussi dans la classe des manifestations de la réflectivité médullaire sous le nom de réflexe tendineux. Il y a là un réflexe véritable et le phénomène est dû en réalité à la stimulation directe du muscle et de son tendon; la moelle y est également intéressée, car le phénomène n'a plus lieu chez un animal dont la moelle a été détruite ou séparée des muscles par la section du nerf, ou simplement des racines postérieures. On sait aussi qu'il disparaît chez l'homme dans l'ataxie locomotrice. Tout ceci indique que la nutrition et l'irritabilité du muscle sont gouvernées par des influences émanées de la moelle, lesquelles sont elles-mêmes sous la dépendance d'une action mal connue provenant du muscle et arrivant à la moelle par les racines postérieures. (Voir *Sens musculaire.*)

Centres réflexes médullaires ordinaires. — Les anciennes expériences de Legallois ont montré que sur un tronçon de moelle isolé, sur l'animal vivant, par deux sections transversales, l'excitation des nerfs sensitifs qui se rendent à ce tronçon peut produire des contractions réflexes dans les muscles animés par les nerfs moteurs qui sortent de ce tronçon. En rapprochant les deux sections, on a vu que les réflexes se produisent tant que le segment a une certaine longueur. Masius et Van Lair ont cherché à préciser le siège et l'étendue des centres réflexes des nerfs rachidiens chez la grenouille. On peut conclure de leurs recherches que, chez tous les vertébrés, chaque nerf a dans la moelle un *centre* peu étendu et plus ou moins distinct de celui des nerfs qui le précèdent et le suivent immédiatement. Ce centre est situé dans le côté correspondant au nerf avec les racines duquel il est en relation anatomophysiologique. Ce centre est en rapport d'abord avec le centre homologue placé dans l'autre moitié de la moelle, ensuite avec les autres centres réflexes de la substance grise, d'où la facilité de propagation des actions réflexes nées de l'excitation d'un point limité de la peau.

Centres automatiques. — Un certain nombre des centres réflexes médullaires, qu'on est parvenu à localiser, ont une grande importance physiologique. Ce sont les suivants : centre *cilio-spinal* ou des mouvements de l'iris, centre *cardiaque accélérateur*, centre *respiratoire*, centres *génito-spinal*, *ano-spinal*, *vésico-spinal*, centres *vaso-moteurs* et *vaso-dilatateurs*, centres *sudoripares*.

Bien que ces centres médullaires puissent agir quand le bulbe est séparé de la moelle, ils sont cependant, à l'état normal, subordonnés à l'activité des centres situés plus haut dans le bulbe et le cerveau qui peuvent intervenir pour augmenter ou inhiber leur action. Nous ne parlerons ici que de quelques-uns de ces centres, les autres ayant été amplement étudiés ailleurs.

1° *Centre cilio-spinal.* (V. *Innervation de l'iris*, p. 631.) — Il est situé dans la partie inférieure de la moelle cervicale et s'étend jusqu'au niveau de la troisième vertèbre dorsale. Il préside à la dilatation de l'iris et est excité par l'obscurité.

2° *Centres vaso-moteurs* disséminés dans toute l'étendue de la moelle et soumis à l'action prédominante des centres vaso-moteurs du bulbe. (V. *Innervation vaso-motrice*, p. 499.)

3° *Centres sudoripares* (les seuls bien connus des centres sécréteurs). Même distribution que les précédents. (V. *Innervation des glandes sudoripares*, p. 269.)

4° *Centres respiratoires.* — Soumis aussi au centre respiratoire du bulbe. Les sections de la moelle à des niveaux de plus en plus élevés paralysent successivement les muscles abdominaux (section au-dessus de la huitième paire dorsale), les intercostaux (au-dessus de la première paire dorsale), les grands dentelés et les pectoraux (au-dessus de la cinquième cervicale), et enfin le diaphragme (nerf phrénique, au-dessus de la quatrième cervicale), d'où résulte l'asphyxie.

5° *Centre ano-spinal* (Masius) ou de la défécation. — Entre la sixième et la septième vertèbres lombaires (lapin). Préside à la tonicité musculaire et à la contraction réflexe du sphincter.

6° *Centre vésico-spinal.* — Comprend deux centres antagonistes, l'un pour le sphincter de la vessie situé au niveau de la cinquième lombaire chez le chien, de la septième chez le lapin, et le centre du *detrusor urinæ* ou de la miction situé au niveau de la quatrième lombaire (lapin).

7° *Centre de l'érection.* — Situé dans la moelle lombaire (Goltz). Les fibres centripètes sont les nerfs sensibles du pénis, les fibres centrifuges les nerfs érecteurs compris dans les première, deuxième et troisième paires sacrées et dont l'excitation produit la dilatation des vaisseaux du pénis.

8° *Centre de l'éjaculation* ou *génito-spinal* (Budge). — Situé également au niveau de la quatrième lombaire chez le lapin, il a pour fibres afférentes des filets sensibles du nerf dorsal de la verge, pour fibres efférentes des filets compris dans les quatrième et cinquième paires lombaires qui passent dans le grand sympathique et vont se distribuer aux canaux déférents et aux vésicules séminales; tandis que d'autres filets sortis avec les troisième et quatrième nerfs sacrés s'unissent aux nerfs du périnée et se distribuent au muscle bulbo-caverneux (*accelerator urinæ et seminis*). — Chez la femelle ce centre préside aux mouvements de l'utérus.

II. — MOELLE COMME ORGANE DE CONDUCTION NERVEUSE

Rôle conducteur de la moelle. — Comme organe chargé de porter au cerveau les impressions sensitives recueillies à la périphérie, et aux muscles l'incitation émanée du cerveau, la moelle joue en réalité le rôle d'un gros nerf et c'est exclusivement ainsi que la considéraient les anciens physiologistes avant qu'on eût découvert son importance comme centre indépendant. De même en effet qu'un nerf qui a été coupé, la moelle sectionnée cesse de conduire les impulsions sensitives et motrices, et toutes les parties du corps innervées par des nerfs émanés de la moelle au-dessous du point sectionné sont complètement paralysées et restent insensibles et inertes (paraplégie). Mais ce qu'on ne peut pas faire pour un nerf mixte, c'est-à-dire la distinction anatomique de ses fibres sensitives et de ses fibres motrices [1], on a cru pouvoir le faire pour la moelle grâce à son plus grand volume, grâce aussi à ce fait que les nerfs, avant de pénétrer dans sa substance, se séparent en deux faisceaux ou racines reconnus, depuis Bell et Magendie, pour contenir l'un les fibres sensibles, l'autre les fibres motrices et paraissant se continuer directement chacun avec la partie de la moelle dans laquelle ils se jettent. On a donc été conduit *a priori* à considérer comme conducteurs de la sensibilité les cordons postérieurs de la moelle dans lesquels se perdent les racines postérieures sensibles; comme conducteurs de la motricité les cordons antéro-latéraux d'où naissent les racines antérieures motrices. Mais, comme l'ont montré les recherches ultérieures, c'est là une vue erronée et il ne faudrait pas croire que les impressions sensibles puissent aller tout droit le long d'une même fibre de la périphérie au centre de perception, pas plus qu'une impulsion motrice puisse cheminer directement du centre à la périphérie, le long d'une autre fibre. Le nombre des fibres de la moelle est pour cela beaucoup trop faible, et il en résulte que la conduction dans la moelle n'est pas simple, comme cela a lieu dans un nerf, mais s'opère par un système plus ou moins compliqué de relais. Nous avons vu qu'il existe dans la substance grise de la moelle de véritables mécanismes capables de produire, par action réflexe, des mouvements entièrement coordonnés et adaptés à un but. Ce sont ces mécanismes qu'utilise aussi la moelle pour la conduction de la sensi-

[1] La méthode de Waller permet de faire cette distinction mais seulement à l'aide du microscope.

bilité et de la volonté et quand nous voulons par exemple remuer un doigt l'incitation volontaire partie du cerveau arrive, par une voie plus ou moins directe, jusqu'aux cellules motrices du renflement cervical avec lesquelles les fibres nerveuses allant au doigt sont en relation, et produit dans ce groupe de cellules un ébranlement qui amène un dégagement d'énergie le long des fibres appropriées.

D'un autre côté, les sections pratiquées sur la moelle ont montré que la conduction peut encore se faire après l'interruption, en apparence complète des cordons blancs de la moelle. Cette transmission a lieu alors par des chemins de traverse grâce auxquels les impressions nerveuses finissent par atteindre, après un détour plus ou moins long, les cellules d'où naissent directement les nerfs périphériques. Il peut donc se faire, après une lésion interrompant la continuité des cordons, une circulation nerveuse collatérale, comme il se produit, après la ligature d'un vaisseau, une voie collatérale qui rétablit le cours du sang dans le membre opéré. C'est grâce aux nombreuses anastomoses que présentent les cellules de la substance grise, formant le *reticulum* de Gerlach, que se produit ce phénomène. Il résulte de cette conductibilité *indifférente* que le rôle précis de chacune des parties de la moelle ne peut pas être facilement établi et qu'il règne encore beaucoup d'obscurité, malgré des expériences très nombreuses, mais le plus souvent contradictoires, sur les voies de transmission dans la moelle. Nous allons essayer d'exposer à cet égard les faits les mieux établis.

FIG. 342.
Cellule nerveuse de la moelle.
Les prolongements ramifiés se résolvent en un fin réticulum où aboutit une fibre venue d'une racine postérieure.

Voies de transmission de la sensibilité. — Les recherches les plus récentes de Ludwig et Woroschiloff ont montré que les impressions de sensibilité *générale* (*tactile et thermique*) et *du sens musculaire* apportées par les racines postérieures dans les cornes postérieures de la substance grise passent, de là non dans les cordons postérieurs, comme on l'a cru longtemps, mais dans les cordons *latéraux* du côté opposé d'où elles gagnent les centres supérieurs. La section partielle des cordons latéraux abolit la sensibilité dans certaines régions de la peau seulement, la section totale abolit la sensibilité dans tout le côté opposé du corps situé au-dessous de la section.

La sensibilité *excito-réflexe* est conduite par des fibres centripètes qui pénètrent par les racines postérieures dans les cellules des cornes postérieures et ces cellules se mettent ultérieurement en rapport avec les autres groupes réflexes par l'intermédiaire de fibres qui suivent les cordons postérieurs et antérieurs (?). L'altération de ces cordons, en détruisant l'intégrité des mécanismes réflexes de la moelle, détruit aussi l'harmonie des mouvements et amène l'incoordination qui caractérise l'ataxie locomotrice.

La sensibilité *à la douleur* se transmet surtout par la substance grise de la moelle (Schiff) et la section totale de cette substance grise produit l'*analgésie* simple sans anesthésie (si les cordons latéraux restent intacts). La section partielle affaiblit seulement et ralentit la transmission des impressions douloureuses. La dissociation de la sensibilité ordinaire (tactile, thermique) et de la sensibilité à la douleur est évidente chez l'homme, dans le cas de chloroformisation incomplète. Les opérés sentent alors le contact et le froid de l'instrument sans éprouver de douleur.

Les vues de Brown-Séquard sur les voies spéciales que suivraient dans la moelle les diverses impressions sensitives (tactiles, thermiques, dolorifiques, etc.) n'ont pas été confirmées par l'expérimentation des auteurs plus récents.

FIG. 343. — Schéma des transmissions sensitives et motrices de la moelle.

S, racine sensitive ; — M, M', racines motrices ; — a, cellule de la corne postérieure transmettant l'impression sensible arrivée par S, soit à la fibre a' qui passe du côté opposé et remonte par les cordons latéraux si l'impression est *consciente*, soit aux cellules c des cornes antérieures si l'impression est *inconsciente* et provoque un réflexe simple réfléchi par la racine M dans les muscles du même côté. Si l'impression est plus forte, les muscles du côté opposé sont aussi mis en jeu par l'intermédiaire de la fibre d qui porte l'ébranlement nerveux de c à E. Les cellules motrices peuvent aussi être incitées directement à dégager leur énergie dans les nerfs moteurs correspondants par les fibres volontaires f qui viennent de la moitié opposée du cerveau et s'entre-croisent dans le bulbe.

Voies de transmission de la motricité. — Les incitations *volontaires* sont transmises, chez l'homme, par les cordons antérieurs et latéraux ; chez le lapin, par les cordons latéraux seuls (Ludwig et Woroschiloff). A la hauteur voulue, ces incitations passent dans les cellules des cornes antérieures et, de là, dans les racines antérieures des nerfs. Les sections partielles du cordon latéral abolissent les mouvements volontaires seulement dans les muscles correspondant aux nerfs qui naissent au-dessous de la section. Le rôle des cordons latéraux dans la transmission de la sensibilité tactile d'une part et du mouvement volontaire d'autre part indique que ces cordons doivent augmenter de bas en haut en grosseur et en richesse de fibres. C'est ce qui a lieu, en effet, comme le montre la comparaison des aires de section des cordons latéraux à des niveaux de plus en plus élevés, depuis la dernière paire sacrée jusqu'au premier nerf cervical.

Les incitations *inhibitoires* des réflexes cheminent dans les cordons antérieurs d'où elles passent, au niveau du centre réflexe mis en jeu, dans la substance grise pour agir sur les cellules de ce centre réflexe.

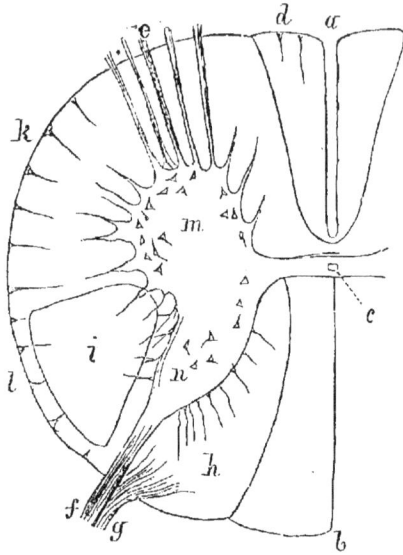

Les incitations motrices *involontaires*, c'est-à-dire des mouvements convulsifs, incoordonnés, sont conduites par la substance grise de la moelle d'où elles passent dans les racines antérieures. Telles sont, par exemple, les convulsions produites par l'anémie et l'asphyxie des centres bulbaires.

Les incitations (réflexes) *vaso-motrices* cheminent dans les fibres des cordons latéraux, pénètrent, à un niveau donné, dans la substance grise d'où elles sortent par les racines antérieures et parviennent aux vaisseaux soit directement, en suivant les nerfs rachidiens, soit en passant dans le système sympathique par les *rameaux communicants*.

Les incitations motrices (réflexes) *respiratoires*, provenant du centre bulbaire, descendent dans les cordons latéraux du même côté et passent par les racines antérieures dans les fibres qui innervent les muscles de l'appareil respiratoire.

FIG. 344. — Schéma de la moelle dans la région cervicale montrant les différents faisceaux conducteurs.

a, sillon longitudinal antérieur; — *b*, cordon de Goll; — *c*, canal central; — *d*, faisceau pyramidal antérieur ou direct; — *e*, racines antérieures motrices; — *f* et *g*, faisceaux latéral et médian des racines postérieures sensitives; — *h*, faisceau cunéiforme ou de Burdach; — *i*, faisceau pyramidal croisé ou de Türck; — *k*, zone radiculaire antérieure du cordon latéral; — *l*, faisceau cérébelleux direct; — *m*, corne antérieure; — *n*, corne postérieure.

Transmission directe ou croisée? — 1° *Sensibilité.* — L'expérimentation et la clinique montrent qu'il n'y a pas d'*entre-croisement complet* entre les éléments conducteurs de la sensibilité dans la moelle. Mais il paraît y avoir un entre-croisement *partiel* et une partie des fibres sensibles du membre postérieur *droit*, par exemple, traverse les commissures de la moelle pour passer dans la moitié *gauche*. Parmi d'innombrables expériences pour ou contre cette manière de voir, celle de Ludwig et Miescher est une des plus inattaquables, le degré de sensibilité étant mesuré non d'après les mouvements ou les cris de l'animal, mais d'après les variations de la pression intra-carotidienne mesurée avec un manomètre. Quand on excite le nerf sciatique sur un animal, auquel on a pratiqué des sections médullaires, la pression augmente si on a conservé intacts les cordons latéraux, l'augmentation est plus faible si on coupe un de ces cordons, plus faible encore si on coupe le cordon latéral du côté opposé à celui du sciatique excité, nulle enfin (ce qui indique une insensibilité complète) si on coupe le cordon latéral des deux côtés. On en conclut que les fibres sensitives du sciatique gauche parcourent la moelle dans le faisceau latéral droit pour la plupart; dans le faisceau latéral gauche pour le plus petit nombre et réciproquement.

Chez les mammifères et l'homme, cet entre-croisement partiel se fait sur toute la longueur de la moelle, mais chez les pigeons, il ne commence qu'au-dessus du renflement lombaire et il manque chez la grenouille.

2° *Motricité*. — La transmission motrice est aussi en grande partie *directe* et pour une faible partie *croisée* (seulement dans la région cervicale). En sorte que les hémisections qui, au niveau de la région lombaire et dorsale, abolissent le mouvement du côté opéré seulement, le diminuent aussi sensiblement du côté opposé à la hauteur de la région cervicale. Inversement l'excitation d'un cordon antérieur produit des mouvements dans le membre correspondant et aussi (quoique plus faibles) dans le membre opposé (Vulpian). L'entre-croisement aurait lieu par la substance grise et par la commissure blanche.

Excitabilité de la moelle. — On a beaucoup discuté pour savoir si la moelle est excitable par les excitants électriques ou mécaniques appliqués directement. Il est facile de constater que, si on applique sur la moelle deux électrodes et qu'on fasse passer un courant, il se produit des mouvements musculaires, des contractions dans les artères, etc. Mais ces effets, comme on l'a reconnu, appartiennent à l'excitation des racines nerveuses éminemment excitables auxquelles s'est transmise la stimulation électrique. En est-il de même si on élimine l'action de ces racines en les sectionnant? C'est sur ce point de l'excitabilité propre de la moelle que commencent les divergences. Tandis que Van Deen, Chauveau, Schiff, Huizinga considèrent la substance blanche des divers cordons comme absolument inexcitable, Fick, Engelken, Gianuzzi, Vulpian, Luchsinger, admettent au contraire l'excitabilité propre de ces cordons, se traduisant, pour l'excitation des cordons antéro-latéraux par des mouvements; pour celle des cordons postérieurs par de la douleur et par des mouvements réflexes (dilatation de la pupille) ou par une augmentation de pression sanguine mesurée au manomètre.

Pour les fibres vaso-motrices, les excitations de toute nature se traduisent constamment, comme l'ont vu Ludwig et ses élèves, par une contraction très manifeste des vaisseaux. Quant à la substance grise, si elle est insensible aux actions mécaniques ou électriques, Luchsinger a montré que ses centres moteurs sont directement excités soit par les poisons (picrotoxine, nicotine), soit par le sang asphyxique ou chauffé à 40°. On peut donc conclure de tout cela que la moelle épinière est excitable, à un certain degré, par voie expérimentale, mais qu'il faut pour l'exciter des stimulants plus énergiques que pour les racines nerveuses. Ses véritables excitants sont les excitants naturels, c'est-à-dire l'influx nerveux centripète et centrifuge.

ENCÉPHALE

Connexions des diverses parties de l'encéphale.
I.   Bulbe.
II. Mésocéphale et cervelet { Fonctions d'ensemble.
                             { Fonctions propres à chaque partie.
III. Cerveau proprement dit (hémisphères).

Jusqu'à ces dernières années, on n'avait pu pénétrer dans l'analyse des fonctions du cerveau (encéphale) qu'avec beaucoup d'incertitude. Cela tient à ce qu'on n'avait pas établi d'une façon rigoureuse le déterminisme complet des expériences sur les animaux non plus que celui des faits si nombreux que présente la pathologie cérébrale. Aussi la physiologie du cerveau était-elle pleine d'obscurités, de lacunes, de contradictions même. « On peut s'expliquer ces dissidences, dit Longet, en se rappelant que la pathologie cérébrale, qui a servi en grande partie à édifier la physiologie, est si riche de faits qu'elle n'en refuse à aucun système ; tout ce qu'on veut y voir, on l'y trouve ; tout ce qu'on lui demande elle le donne ; suivant la manière dont on l'interroge, elle conduit à l'erreur, au doute ou à la vérité. »

Depuis quelques années, il a été fait de nombreux progrès dans cette étude et s'il reste encore beaucoup à découvrir, on peut considérer cependant les découvertes déjà faites comme un important acheminement vers la connaissance de la vérité. L'anatomie, la vivisection, la pathologie ont apporté presque simultanément toutes les trois leur contingent de faits nouveaux ou mieux observés et c'est la physiologie du cerveau, non pas définitive, mais telle que l'ont établie ces récentes acquisitions que nous allons brièvement faire connaître. Ce résumé, en exposant les connaissances actuelles, montrera combien il reste encore à faire pour arriver à la solution de ce problème aussi captivant que difficile, légué par la sagesse antique à tous les philosophes de l'Avenir et que résume le célèbre Γνῶτι σέαυτον.

RÉSUMÉ ANATOMIQUE DE LA STRUCTURE ET DES CONNEXIONS DES DIVERSES PARTIES DE L'ENCÉPHALE

Schéma de Meynert. — Les physiologistes et les cliniciens suivent aujourd'hui, pour la plupart, dans l'étude des relations réciproques des diverses parties de l'encéphale, la description donnée par Meynert, et, bien que cet auteur n'ait pas dissipé toutes les obscurités de ce sujet éminemment compliqué, bien que ses recherches aient été profondément modifiées sur plusieurs points importants par des recherches plus récentes (celles de Wernicke en particulier), nous adopterons cependant son schéma général

FIG. 345. — Schéma des systèmes de projection de Meynert.

CC, écorce de cerveau ; — Cs, corps strié ; — N, noyau lenticulaire ; — To, couche optique ; — V, Tubercules quadrijumeaux ; — P, pédoncule cérébral ; H, calotte ; p, pied du pédoncule cérébral ; — 1, 1, fibres de la couronne rayonnante du corps strié ; — 2, 2, fibres rayonnantes du noyau lenticulaire ; 3, 3, de la couche optique ; 4, 4, des tubercules quadrijumeaux ; — 5, 5, faisceaux allant directement à l'écorce cérébrale (Flechsig) ; — 6, 6, fibres allant des tubercules jumeaux à la *calotte* ; — 7, 7, fibres de la couche optique à la *calotte* ; m, leur trajet ultérieur ; — 8, 8, fibres du corps strié et du noyau lenticulaire au *pied* du pédoncule cérébral ; M, leur trajet ultérieur ; — S, S, trajet des fibres sensitives ; — R, coupe transversale de la moelle ; — W, v, et h, W, racines antérieures et postérieures de la moelle ; — a, a, fibres d'association ; — c, c, fibres commissurales.

afin de faciliter pour les étudiants la compréhension des nombreux ouvrages de physiologie et de pathologie cérébrales qui s'appuient sur les vues de Meynert.

L'écorce grise du cerveau est étendue au-dessus d'une épaisse masse de fibres blanches qui va en convergeant de cette écorce vers les gros ganglions de la base. Toute cette masse de substance blanche des hémisphères porte le nom de *couronne rayonnante*. Elle renferme toutes les voies motrices qui vont du centre psychique à la périphérie et toutes les voies sensitives qui apportent à ce centre les impressions périphériques. D'une façon générale, toutes ces fibres motrices et sensitives convergent en bas vers les gros ganglions du cerveau, mais n'y pénètrent pas toutes. Ce premier ensemble forme le *système de projection de premier ordre*. A côté des fibres rayonnantes, la substance blanche des hémisphères comprend : 1° des fibres *commissurales* réunissant entre elles les parties homologues de l'écorce des deux hémisphères (corps calleux, commissure antérieure); 2° des fibres arquées ou système d'*association* reliant des parties non homologues de l'écorce d'un même hémisphère.

Les ganglions interrompent en quelque sorte le trajet des fibres du système de projection de premier ordre (*masses d'interruption* de Meynert), mais ils jouent aussi, comme le fait remarquer Huguenin, le rôle d'organes de *réduction* par la raison que les fibres qui sortent de ces ganglions sont beaucoup moins nombreuses que celles qui y entrent. Ces ganglions comprennent la couche optique, le corps strié, le noyau lenticulaire et les tubercules quadrijumeaux.

De ces ganglions part un système de fibres extrêmement complexe qui se dirige en bas et se termine dans la substance grise du canal encéphalo-médullaire (*système de projection de deuxième ordre*). Si certaines fibres de ce système ont un trajet très court et se terminent au-dessus du bulbe, d'autres ont un trajet très long et vont jusqu'à la région sacrée de la moelle. — Cette substance grise forme aussi pour le système de projection de deuxième ordre une masse d'interruption. — Mais, loin d'être un organe de réduction pour ces fibres, elle les renforce au contraire par des fibres nouvelles, en sorte que les fibres qui sortent du bulbe et de la moelle sont plus nombreuses que celles qui y entrent.

Meynert a découvert que le système de projection de deuxième ordre est formé de deux faisceaux anatomiquement bien distincts et qui ne se mêlent qu'en bas dans la moelle épinière. L'un de ces faisceaux vient de la couche optique et des tubercules quadrijumeaux et forme l'*étage supérieur* du pédoncule cérébral (*calotte* des auteurs allemands), il conduit exclusivement des incitations réflexes. L'autre faisceau émané du noyau lenticulaire et du corps strié forme l'*étage inférieur* ou *pied* du pédoncule et conduit les incitations volontaires. La cause des incitations réflexes conduites par la calotte ne réside pas, comme pour les mouvements volontaires transmis par le pied, dans l'excitation de l'écorce du cerveau, mais elles naissent dans la couche optique et les tubercules jumeaux. Il y a, en effet, au moins un gros nerf des sens, le nerf optique, qui pénètre dans ces ganglions, la surface du corps est aussi en connexion avec eux; mais on ignore comment se font ces connexions. Il n'en est pas moins établi qu'aucune région n'est plus favorable aux réflexes que celle-ci, bien qu'on ne puisse préciser la nature de ces mouvements réflexes qui, nés par suite d'impressions périphériques, s'accomplissent dans le meilleur ordre, par suite de l'habitude, sans que le *sensorium* ait besoin de s'en mêler. Cependant, pour le tubercule jumeau antérieur, on connaît avec certitude ses connexions avec le noyau de l'oculo-moteur et du pathétique, peut-être aussi avec le moteur oculaire externe et l'anatomie permet ainsi de comprendre les réflexes qui se passent en ce point. L'étude des mouvements des yeux, par exemple, révèle ce fait que les points identiques de la rétine doivent avoir des centres coordonnés dans les tubercules quadrijumeaux d'où partent des connexions avec les noyaux des nerfs moteurs de l'œil. Meynert a montré que dans la série animale la voie de la calotte est d'autant plus développée que l'animal est plus inférieur, c'est-à-dire qu'il n'offre que des mouvements volontaires relativement peu accusés, en rapport avec le faible développement du pied du pédoncule et des hémisphères cérébraux eux-mêmes.

En ce qui concerne les fibres sensibles ou centripètes, leur marche est différente. Ces fibres, venues des cordons postérieurs de la moelle, s'entre-croisent au niveau du bulbe et s'accolent aux fibres motrices centrifuges du pédoncule, unies elles ne traversent pas les ganglions derrière lesquels elles passent (capsule interne) pour gagner directement l'écorce du cerveau en se réunissant à la couronne rayonnante.

Les fibres qui partent de la substance grise du bulbe et de la moelle et forment les nerfs, représentent un système de *projection de troisième ordre*. Ces fibres, nous l'avons dit, sont plus nombreuses que celles du système de deuxième ordre, ce qui prouve que la substance grise bulbo-médullaire donne naissance à un grand nombre d'entre elles.

Le cervelet n'est pas intercalé dans les systèmes de projection précédents et forme un organe assez indépendant du reste de l'encéphale, quoiqu'il lui soit rattaché, ainsi qu'à la moelle. Les connexions du cervelet avec le cerveau sont : 1° les pédoncules cérébelleux supérieurs venant de la couronne rayonnante, mais dont l'origine dans l'écorce cérébrale est inconnue; ils passent sous les couches optiques et les tubercules jumeaux mêlés aux fibres de la calotte et entrent dans le cervelet après une décussation complète; 2° les pédoncules cérébelleux moyens qui forment en grande partie la protubérance et proviennent de fibres du pédoncule cérébral, qui se recourbent au niveau du pont de Varole au lieu de poursuivre leur trajet dans le bulbe.

Le cervelet est réuni à la moelle par les pédoncules cérébelleux inférieurs formés de deux faisceaux, l'un qui va aux cordons postérieurs de la moelle (*cordon grêle* et *cordon cunéiforme*), l'autre qui va aux cordons antérieurs de la moelle (*corps restiforme*).

I

BULBE OU MOELLE ALLONGÉE

Le bulbe est cette partie des centres encéphaliques qui s'étend de la moelle épinière à la protubérance et au cervelet. Il paraît n'être qu'une dépendance de la moelle qu'il surmônte à la façon d'un chapiteau ; mais, comme il est logé dans le crâne, comme il se développe aux dépens de la vésicule cérébrale postérieure, les anatomistes le rattachent avec raison à l'encéphale. Toutefois, au point de vue physiologique, il se rapproche beaucoup plus de la moelle dont il possède, à un degré plus élevé, toutes les propriétés. Sauf en ce qui concerne les mouvements du cœur et de la respiration, il ne jouit d'aucune spontanéité, d'aucun automatisme dans la production des nombreux actes où il intervient. Chez une grenouille, à laquelle on a enlevé toutes les parties de l'encéphale situées au-dessus du bulbe, on n'observe plus après la disparition des effets du *schock* opératoire, aucun mouvement spontané. Le corps prend

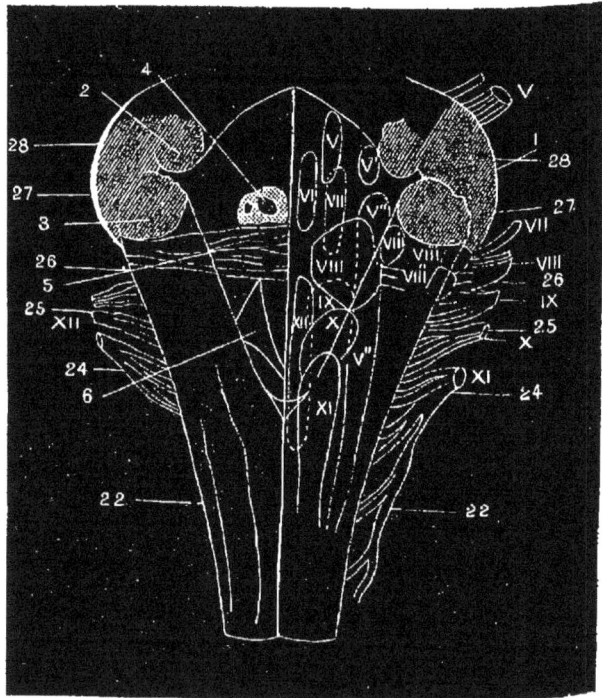

FIG. 346. — Vue par transparence des noyaux du bulbe (de face postérieure).

V, noyau moteur du trijumeau ; — V', noyau médian et V" noyau sensitif du trijumeau ; — VI, noyau de l'oculo-moteur externe ;— VII, noyau du facial ; — VIII, noyau médian postérieur de l'auditif ; — VIII', noyau médian antérieur ; — VIII", VIII''', noyaux latéraux postérieur et antérieur de l'auditif ; — IX, noyau du glosso-pharyngien ; — X, noyau du pneumo-gastrique ; — XI, noyau du spinal ; — XII, noyau de l'hypoglosse; — 1, pédoncule cérébelleux moyen ; — 2, antérieur ; — 3, postérieur ; — 4, *eminentia teres* ; — 5, stries acoustiques ; — 6, aile grise. — Les chiffres romains V-XII indiquent les racines nerveuses correspondantes. (D'après Erb.)

la position de l'animal au repos, et il reste indéfiniment immobile si aucun excitant extérieur ne vient le toucher. Mais, dans le cas contraire, la complication et la coordination des mouvements qu'on peut alors observer sont véritablement surprenantes, comme nous le verrons plus loin, à propos du cerveau. Mais ces mouvements ne sont que de simples réflexes, en tout semblables à ceux qui se produisent dans la moelle. Nous devons donc considérer

le bulbe, comme nous avons fait pour la moelle, à deux points de vue :
1° comme organe centre d'innervation réflexe; 2° comme organe conducteur
d'impressions nerveuses.

1° BULBE COMME CENTRE NERVEUX

Les propriétés excito-réflexes que nous avons étudiées dans la moelle
atteignent dans le bulbe un haut degré de développement, et cet organe est le
siège de très nombreux centres réflexes de mouvements spéciaux coordonnés,
de divers centres automatiques, de centres sécrétoires et enfin de centres

FIG. 347. — Vue par transparence des noyaux du bulbe (de profil).

Py, faisceau pyramidal; — PD, décussation des pyramides; — O, olive; — Os, olive supérieure; —
noyau moteur du trijumeau; — V', V'', noyaux sensitifs moyen et inférieur du trijumeau; — VI, noyau de
l'oculo-moteur externe; — Gf, genou du facial; — VII, noyau du facial; — VIII, noyau médian postérieur de
l'auditif; — IX, noyau du glosso-pharyngien; — X, noyau du pneumo-gastrique; — XI, noyau du spinal; —
XII, noyau de l'hypoglosse; — Kz, noyau du faisceau grêle; — RV, racines du trijumeau; — RVI, de l'oculo-
moteur externe; — RVII, du facial. (D'après Erb.)

coordinateurs de tous les mouvements du corps et enfin de centres convulsifs.
C'est dire combien est grande l'importance du bulbe envisagé comme source
d'innervation, et il n'est guère de fonction de l'organisme sur laquelle il n'ait
d'action. L'énumération suivante comprend les divers centres spéciaux du
bulbe :

A. — CENTRES DE MOUVEMENTS ASSOCIÉS

1. Centre de la mastication et de la succion. (Noyaux du facial, de l'hypoglosse et moteur du trijumeau.)
2. — de la déglutition.
3. — du vomissement.
4. — de l'occlusion des paupières.
5. — de la toux et de l'éternuement, confondus peut-être avec le centre
expirateur.
6. — de la phonation (centre labio-glosso-laryngé).

B. — CENTRES DES MOUVEMENTS AUTOMATIQUES

7. Centres de la respiration ou nœud vital (centres inspirateurs; centres
expirateurs.
8. — frénateur et accélérateur du cœur.
9. — vasomoteur général tenant sous sa dépendance tous les autres
centres vasomoteurs, y compris ceux de la moelle.
10. — dilatateur de la pupille (Schiff et Salkowski).

C. — CENTRES SÉCRÉTOIRES

11. Centre de la sécrétion salivaire.
12. — des sécrétions digestives (gastrique (?), pancréatique).
13. — sudoral (double, comme le prouvent les cas de sueurs unilatérales);
tenant sous sa dépendance les centres sudoraux de la moelle.
14. — diabétique et centre polyurique.

D. — CENTRES GÉNÉRAUX MOTEURS

15. Centre de coordination de tous les mouvements réflexes de locomotion.
16. — convulsif, situé près du précédent, excité par l'excès de CO^2 ou le
défaut d'O par l'action de certains poisons convulsivants
et enfin par l'excitation directe.

L'étude détaillée de ces divers centres a été déjà faite à propos de chacune
des fonctions auxquelles ils président et nous nous contenterons, pour ne pas
tomber dans de longues répétitions, de renvoyer aux différents chapitres de
ce livre. L'étude des centres frénateur et accélérateur du cœur est faite à
propos de l'influence du système nerveux sur les mouvements du cœur (p. 485);
celle des centres vaso-moteurs, à l'occasion de l'innervation des vaisseaux

(p. 498); celle des centres respiratoires, dans le chapitre respiration (p. 335), et celle du centre diabétique, à propos de la glycogénèse (p. 196), et ainsi de suite.

2° BULBE COMME ORGANE DE CONDUCTION NERVEUSE

Le bulbe rachidien relie la moelle épinière aux autres parties de l'encéphale. Il transmet donc, d'une part, les impressions *sensibles* au cerveau et, d'autre part, les diverses excitations motrices à la périphérie. Toutefois, les conditions de cette transmission ne sont pas encore exactement connues et il règne à ce sujet des divergences entre les physiologistes.

Pour les uns, cette double transmission est entièrement croisée et la section d'une moitié du bulbe abolirait complètement la sensibilité et le mouvement dans la moitié opposée du corps. Pour les autres, au contraire, l'hémisection n'abolit pas la sensibilité. Il est donc probable que cette transmission se fait aussi par la substance grise. Quant à la transmission motrice, elle est réellement *croisée* et s'opère par les pyramides antérieures et par le faisceau intermédiaire. Le croisement a lieu dans le bulbe lui-même pour les fibres motrices du corps, dans la protubérance pour les fibres motrices de la face. Comme l'ont montré depuis longtemps les expériences de Vulpian, cet entre-croisement n'est que partiel chez les animaux et les hémisections bulbaires ne produisent jamais d'hémiplégie totale. Chez l'homme même, quelques observations cliniques ont montré qu'il pouvait aussi être incomplet.

11

MÉSOCÉPHALE ET CERVELET

A. — FONCTIONS GÉNÉRALES

PHÉNOMÈNES QUI SE PRODUISENT CHEZ UN ANIMAL SANS HÉMISPHÈRES CÉRÉBRAUX

Pour déterminer les fonctions des parties situées entre les hémisphères cérébraux et le bulbe (tubercules quadrijumeaux, pédoncules cérébraux, protubérance, cervelet) il faut éliminer toutes les actions dues au fonctionnement des hémisphères cérébraux et pour cela extirper ces hémisphères. Les phénomènes qu'on observe alors, varient suivant les espèces animales, en raison de la plus ou moins grande solidarité qui existe entre les divers centres du système cérébro-spinal de ces espèces.

Grenouille. — Après l'ablation de ses hémisphères cérébraux, l'animal garde son attitude normale et la reprend si on l'en écarte. Par exemple, mise sur le dos, elle se retourne et se remet sur ses pattes. Elle maintient aussi son centre de gravité et placée sur une petite planchette qu'on incline et qu'on fait tourner lentement, elle en suit les mouvements, gagnant le bord supérieur, puis l'autre face de la planchette et ainsi de suite, de façon à rester toujours en équilibre (Goltz). On lui pince la patte, elle fait un saut; on la jette à l'eau elle nage régulièrement jusqu'à ce qu'elle soit épuisée de fatigue ou qu'elle arrive au bord du bassin, sur lequel elle saute et reste alors immobile; on lui touche légèrement le dos, elle coasse et chaque attouchement provoque un coassement comme une touche de clavier qui donne sa note; on la met dans un bassin dont on chauffe l'eau et elle saute hors du bassin dès que l'eau lui paraît trop chaude; on met un obstacle devant elle et on la pince, elle évite l'obstacle en sautant, etc. En un mot, elle se comporte exactement comme une grenouille ordinaire et, sans hémisphères cérébraux, elle paraît jouir cependant de toutes ses facultés.

Toute différente est la grenouille à laquelle on a enlevé aussi les tubercules jumeaux, le cervelet et le bulbe et qui n'a plus que la moelle épinière.

FIG. 348. — Encéphale de la grenouille grossi.

1, N. olfactifs ; — 2. lobes olfactifs ; — 3. hémisphères cérébraux ; — 4. couches optiques. — 5. glande pinéale; — 6. lobes optiques; — 7. quatrième ventricule; — 8. cervelet rudimentaire; — 9. bulbe.

Dans ce cas, l'animal placé sur le dos n'essaye plus de se retourner, et, même en position normale, il ne se tient plus appuyé sur ses pattes antérieures mais s'affaisse sur le sol. Jetée dans l'eau, elle tombe au fond au lieu de nager et se laisse bouillir si on chauffe l'eau. Si on la pique, elle ne marche plus ou ne bondit plus en avant, mais remue simplement ses membres de diverses manières. Quand on lui caresse le dos, elle ne coasse plus et mise sur un plan incliné où son centre de gravité est déplacé, elle ne fait plus d'effort pour rétablir son équilibre, mais tombe comme une masse inerte. Ainsi donc, quoiqu'il y ait dans la moelle épinière de la grenouille, comme nous l'avons vu plus haut, un grand nombre de mécanismes coordinateurs, il est évident que tout ce qui se rapporte aux mouvements d'ensemble du corps et au maintien de l'équilibre, forme un mécanisme beaucoup plus compliqué qui siège, non dans la moelle, mais dans le bulbe et dans le mésocéphale.

Toutefois, bien que la grenouille privée seulement de ses hémisphères cérébraux paraisse se comporter exactement comme une grenouille normale, il y a néanmoins une différence importante. C'est que toute spontanéité, toute expérience du passé ont disparu et que, si aucune excitation ne vient la solliciter, elle restera indéfiniment immobile, comme une grenouille empaillée, et, entourée de nourriture, se laissera mourir de faim. Il faut pour la faire vivre, lui enfoncer la nourriture jusque dans le pharynx.

Pigeon. — Flourens, Longet, Vulpian ont étudié en détail les phénomènes qui suivent, chez le pigeon, l'ablation des hémisphères. Comme la grenouille, il garde son équilibre et le reprend si on l'en écarte. On le met sur le dos, il revient sur ses pattes ; on le pousse, il marche ; on le jette en l'air, il vole : on tire un coup de pistolet, il tressaille ; on approche une lumière de ses yeux, sa pupille se contracte ; on déplace la lumière, il la suit de la tête et des yeux. Il répond donc à toutes les excitations et les sensations et les mouvements paraissent conservés. Mais si on l'abandonne à lui-même, il tombe dans un profond sommeil, d'où le font sortir, momentanément, les excitations précédentes. Cependant de temps à autre et sans excitation apparente, il ouvre les yeux, se secoue, lisse ses plumes, fait quelques pas, puis s'accroupit et se rendort. Il est passé à l'état de machine et n'a plus aucun mouvement spontané, aucune volonté de manger et, pour le faire vivre, il faut le nourrir artificiellement.

Mammifères. — L'extirpation du cerveau ne permet la survie que chez les mammifères inférieurs : lapins, cobayes, rats et l'expérience réussit mieux chez les jeunes, par suite de la solidarité moindre qui existe entre leurs centres encéphaliques et du retentissement moins général de l'opération. Les phénomènes sont en somme les mêmes, à peu près, que chez la grenouille et le pigeon, indiquant la persistance de l'équilibre, des mouvements (un peu affaiblis cependant) et des sensations (tactiles, visuelles, auditives), mais la volonté et la conscience sont abolies. Si on pince fortement un point de la peau, l'animal se débat ou fuit et, en outre, pousse des cris plaintifs, qui indiquent qu'il a ressenti la douleur.

En un mot, nous voyons que chez la grenouille, le pigeon, le lapin, les hémisphères cérébraux ne sont pas indispensables au maintien de l'équilibre, à la coordination des mouvements, à l'expression des émotions et comme ces facultés disparaissent si on enlève aussi le mésocéphale et le cervelet, nous sommes conduits à placer dans cette région de l'encéphale les centres de ces facultés. Mais les animaux réduits à ces centres, n'agissent plus que comme des machines, que met en branle une excitation *extérieure* (ou un malaise intérieur) et qui s'arrêtent dès que cesse l'excitation. L'animal pourvu de ses hémisphères cérébraux possède, au contraire, *en lui-même* la condition des actes qu'il accomplit, cette condition c'est la volonté. Voici de la sorte, bien établie, la fonction respective des hémisphères, d'une part, du mésocéphale et du cervelet, d'autre part. Les premiers ont en eux-mêmes leur condition d'agir et leurs actes sont spontanés et conscients ; les autres ne sont que des centres d'actes réflexes ou mieux responsifs comme on les appelle en Allemagne (*Antwörtbewegungen*) et les sensations qu'ils perçoivent sont *brutes* et n'impliquent aucune conscience.

Nous devons étudier maintenant en elles-mêmes chacune des manifestations fonctionnelles que nous avons reconnu appartenir au mésocéphale et qui sont : 1° l'équilibration du corps ; 2° la coordination des mouvements et 3° l'expression des émotions.

Fonction d'équilibre.

Nous avons dit qu'un animal sans hémisphères cérébraux maintient parfaitement son équilibre et le reprend quand il a été dérangé, exécutant dans ce but une foule de mouvements musculaires, tous adaptés à cet usage et variant suivant les positions. La gymnastique équilibriste à laquelle peut se livrer la grenouille dans les expériences de Goltz est des plus curieuses à cet égard. Trois facteurs interviennent dans cette fonction : 1° des sensations venues de la périphérie (tactiles, musculaires, visuelles, labyrinthiques) et transmises par des nerfs centripètes ; 2° un centre récepteur et élaborateur de ces sensations; 3° des impulsions motrices venues de ce centre et allant aux muscles par des nerfs centrifuges. La lésion de l'un ou de l'autre des organes conducteurs ou récepteurs ou de tous les trois ensemble, donnera lieu à la destruction plus ou moins complète de la faculté d'équilibre.

L'influence des *impressions tactiles* (de contact) est démontrée par le fait qu'une grenouille écorchée ne peut plus ni sauter, ni nager, si se retourner quand on l'a mise sur le dos. La section des racines postérieures des nerfs spinaux produit le même effet. On sait que l'ataxie locomotrice est caractérisée par des lésions des cordons postérieurs ou sensitifs de la moelle. La perte du *sens musculaire* peut aussi être invoquée comme cause de la perte de la faculté d'équilibre.

Les *impressions visuelles* quoique ayant un rôle moins considérable pour l'équilibration, que celles venues de la surface cutanée et de l'oreille interne, exercent cependant une grande influence et peuvent, dans une certaine mesure, chez les ataxiques, par exemple, compenser la perte des impressions tactiles; mais, dès que le malade ferme les yeux, l'équilibre devient impossible. Le vertige visuel d'origine centrale ou périphérique, détermine comme on le sait, une perte d'équilibre, même avec l'intégrité des sensations tactiles et labyrinthiques.

Enfin, les impressions venues de l'*oreille interne* (canaux semi-circulaires), sont, comme Flourens l'a découvert, les plus importantes de toutes celles qui concourent au maintien de l'équilibre. Quand on divise les canaux membraneux, on observe des troubles remarquables de l'équilibre, variables suivant le siège de la lésion. La section chez le pigeon, des canaux horizontaux, produit des mouvements de la tête, de gauche à droite et *vice versa*, dans le même plan, avec nystagmus et tendance de l'animal à tournoyer autour d'un axe vertical. Après la division des canaux verticaux inférieurs ou postérieurs (transversaux par rapport à la tête), la tête oscille rapidement d'avant en arrière et l'animal tend à faire la culbute en arrière, la tête par-dessus les pieds. La blessure des canaux verticaux supérieurs fait aussi osciller la tête d'avant en arrière, avec tendance à culbuter en avant, les pieds par-dessus la tête.

Des sections combinées des divers canaux produisent les contorsions les plus bizarres. Après la destruction de tous les canaux, l'animal ne peut plus guère se tenir en équilibre.

Tous ces phénomènes, vérifiés chez le pigeon par tous les physiologistes, ont été observés chez les mammifères et même chez l'homme, dans les cas de maladie de ces organes (vertige de Ménière). Chez la grenouille, la destruction des canaux ne produit pas de déviations de la tête, mais la coordination des mouvements de tout le corps est troublée.

L'explication de ces troubles est assez difficile. Flourens a montré cependant qu'ils ne tiennent pas à la perte de l'ouïe, car celle-ci est conservée. La destruction du limaçon, au contraire, abolit le sens de l'ouïe sans troubler l'équilibre. Le fait que ces troubles ont lieu chez des pigeons privés de leurs hémisphères cérébraux, montre aussi que la perte d'impressions conscientes quelles qu'elles soient, n'intervient pas non plus. Ce ne sont pas davantage de simples troubles moteurs réflexes consécutifs à des excitations venues de ces canaux (Löwemberg) ou du nerf auditif lui-même (Brown-Séquard). Il paraît plus probable qu'au moment où la tête de l'animal opéré se déplace, l'endolymphe des canaux tend à se déplacer ou au moins à comprimer plus spécialement un point de ces canaux (l'ampoule), sur lequel se ramifient les nerfs vestibulaires des crêtes acoustiques et donne lieu à une sensation indiquant le sens du déplacement de la tête (Goltz). Dans la position fixe de la tête il y a équilibre statique, mais à chaque mouvement, la tension exercée sur les ampoules change, celle-ci étant plus considérable dans les ampoules les plus déclives. Ces ampoules et leurs canaux seraient donc des organes sensitifs donnant à l'animal la notion de la position de sa tête dans l'espace, et comme ces canaux sont précisément orientés suivant les trois dimensions de l'espace, leur lésion ne permet plus à l'animal de juger de la position de sa tête et amène le vertige. L'objection de Bœttcher que les troubles observés viennent non de la lésion des canaux, mais des tiraillements subis par les nerfs ampullaires et transmis aux centres moteurs, est réfutée par ce fait que, s'il en était ainsi, les phénomènes seraient identiques, quel que fût le canal lésé.

Les canaux semi-circulaires représentent donc l'organe du *sens de l'équilibre*. Il est beaucoup plus douteux qu'ils constituent, comme Cyon a cherché à l'établir, un *sens de l'espace* qui permettrait aux animaux, surtout aux oiseaux, de s'orienter dans l'air.

Coordination des mouvements.

Chez les animaux privés de leurs hémisphères cérébraux, poissons, grenouilles, oiseaux, lapins, nous avons vu qu'il se produit, sous l'influence d'excitations extérieures appropriées, des mouvements parfaitement coordonnés. Chez l'homme lui-même, si on ne peut enlever expérimentalement le cerveau, on peut constater cependant que la locomotion coordonnée se continue, une fois mise en jeu, avec une précision parfaite, sans l'intervention des hémisphères qui peuvent être occupés à un autre travail. La coordination des mouvements est donc une fonction des centres encéphaliques inférieurs. Cette fonction est en partie confondue avec celle de l'équilibration, mais on peut le séparer théoriquement en supposant un animal doué de la faculté de conserver une position équilibrée déterminée, mais ne pouvant pas coordonner le mouvements nécessaires pour ressaisir cet équilibre si on venait à le déranger. Trois facteurs sont aussi nécessaires à cette fonction : 1° système conducteur d'innervations centripètes, surtout tactiles accessoirement visuelles; 2° centre récepteur; 3° système conducteur d'impulsions motrices. Les innervations centripètes semblent passer en grande partie à travers le cervelet d'où la perte de l'équilibre et de la coordination dans les lésions de cet organe. Le centre récepteur n'est probablement pas unique et la coordination résulte au contraire du concours synergique d'une foule de centres les uns conscients, les autres réflexes, ce qui explique qu'en somme la coordination motrice peut être troublée non seulement par les lésions du cervelet, mais encore par celle de la plupart des parties du mésocéphale (tubercules jumeaux, protubérance, couches optiques) et du bulbe.

Expression instinctive des émotions.

Le coassement provoqué chez la grenouille sans hémisphères, par l'attouchement du dos, les cris plaintifs et répétés des lapins sans cerveau dont on pince fortement la peau, les tressaillements des rats, semblablement opérés, en entendant un sifflement prouvent que l'expression des émotions peut se faire de la même façon chez les animaux privés de conscience par l'ablation de leurs hémisphères cérébraux que chez des animaux intacts. Nous reparlerons plus loin de cette fonction dont le centre est dans la protubérance et dans les tubercules quadrijumeaux postérieurs. Chez les mammifères et chez l'homme la chloroformisation abolit les perceptions conscientes du cerveau et met les opérés dans le cas des animaux sans lobes cérébraux, c'est-à-dire laisse subsister les fonctions mésencéphaliques et en particulier les cris. Ces cris disparaissent dans la chloroformisation complète.

B. — FONCTIONS SPÉCIALES DU CERVELET ET DU MÉSOCÉPHALE

1° CERVELET

Fonction d'équilibre. — De nombreuses hypothèses ont été émises sur les fonctions du cervelet, et il n'est guère de fonction nerveuse dont on ne l'ait fait le siège. Mais ce qui semble se dégager des recherches expérimentales et des observations cliniques contemporaines c'est que cet organe n'est en rapport ni avec la sensibilité, ni avec la pensée mais seulement avec le mouvement dont il contribue à coordonner et à équilibrer les manifestations comme l'ont montré les expériences de Flourens. « Dans le cervelet, dit cet auteur, réside une propriété dont rien ne donnait encore l'idée en physiologie et qui consiste à *coordonner* les mouvements *voulus* par certaines parties du système nerveux, *excités* par d'autres... Le cervelet est le siège exclusif du principe qui coordonne les mouvements de locomotion. »

Quand on enlève une mince tranche du cervelet sur un pigeon, l'équilibre de l'animal devient incertain, si on enlève de nouvelles couches de l'organe, l'animal présente une agitation générale, les mouvements deviennent brusques et irréguliers; et enfin, si on enlève tout le cervelet, le pigeon ne peut plus se tenir en équilibre sur ses pattes, ni marcher, ni voler, tous ses mouvements sont désordonnés bien qu'aucun muscle ne soit paralysé. L'animal, bien diffé- rent de celui auquel on a enlevé les lobes cérébraux est dans un état conti- nuel d'agitation, mais il ne peut produire aucun mouvement déterminé. L'intelligence d'ailleurs n'est pas troublée et l'animal voit, entend, sent les excitations tactiles, mange, cherche à fuir, etc. Les lésions du cervelet peuvent laisser survivre les animaux et alors, si ces lésions étaient superficielles, au bout de quelques mois, le pigeon reconquiert sa faculté d'équilibre; si l'abla- tion du cervelet a été totale, les mouvements restent toujours désordonnés. Flourens et d'autres ont répété ces expériences sur d'autres animaux avec des résultats semblables. On a constaté en général que les lésions latérales ou asymé- triques produisent des troubles beaucoup plus prononcés que les lésions médianes ou symétriques.

Ainsi chez le singe, Ferrier a confirmé que la division complète du cervelet, sur la ligne médiane ne produit que des troubles légers de l'équilibre; la blessure de la partie anté- rieure du lobe moyen, provoque des cul- butes en avant, celle de la partie posté- rieure de ce même lobe des culbutes en arrière; au contraire, la blessure d'un lobe latéral produit des *mouvements forcés* de rotation de tout le corps, autour de l'axe longitudinal, en général vers le côté blessé, avec *nystagmus* (oscillation latérale des yeux) et déviations persistantes des yeux, faits déjà constatés par Magendie pour les lésions des pédoncules cérébelleux moyens.

FIG. 349. — Encéphale de pigeon.

O, lobes olfactifs; — H, hémisphères; — P n, glande pinéale; — Lo, lobes optiques (tubercules jumeaux); — Cb, cervelet; — M, moelle allongée; — 2, nerf optique; — 4, nerf pathétique; — 6, nerf moteur oculaire commun.

Les lésions du cervelet chez l'homme troublent aussi l'équilibre et produisent une allure titubante analogue à celle d'un homme ivre. Il existe cependant des observations dans lesquelles une destruction presque totale du cervelet a pu se rencontrer sans qu'on ait constaté de troubles moteurs pendant la vie, ce qui s'explique peut-être par la lenteur des processus destructifs.

L'électrisation du cervelet limitée à un des lobes latéraux produit aussi du nystagmus et des déviations des yeux ; si elle est forte, l'animal tombe et roule autour de son axe longitudinal. L'électrisation du lobe moyen produit des mouvements de la tête en avant ou en arrière, suivant le point électrisé. Chez l'homme on a pu électriser le cervelet à travers le crâne, en plaçant les électrodes derrière les oreilles. Il se produit alors du vertige, la tête et les yeux se tournent du côté du pôle positif, les objets extérieurs semblent tourner en sens inverse du mouvement de la tête et des yeux c'est-à-dire vers le pôle négatif et finalement l'individu tombe du côté du pôle positif.

Théorie de l'action coordinatrice du cervelet. — S'il est évident que le cervelet est en rapport avec la coordination de tous les mouvements combinés du corps, il n'est pas facile d'indiquer par quel mécanisme cette influence se produit. Le cervelet est-il le siège du *sens musculaire* comme le prétend Lussana? Est-il simplement un lieu de passage pour les fibres du sens musculaire qui, arrivées de la moelle par les pédoncules cérébelleux inférieurs ressortent, après avoir fait un grand crochet, par les pédoncules cérébelleux supérieurs? Est-il le rendez-vous non seulement des fibres sensitives des muscles, mais encore de certaines fibres venues des autres sens (vue, ouïe, toucher) qui se mettraient ensuite en rapport d'une part avec les centres moteurs volontaires de l'écorce cérébrale, de l'autre avec les centres moteurs réflexes des ganglions cérébraux? Il est difficile de se prononcer entre ces diverses hypothèses.

Ce qu'il y a de certain, c'est que les lésions du pédoncule cérébelleux inférieur (corps restiforme) ou d'une olive produisent à peu près les mêmes troubles moteurs que la destruction d'un lobe latéral du cervelet et il n'est pas douteux que ces corps restiformes, continuation des cordons postérieurs, ne conduisent des innervations centripètes.

Une branche du nerf acoustique se rend, comme on sait, dans le cervelet et ce fait paraît expliquer comment les lésions des canaux semi-circulaires troublent l'équilibre, comme celles du cervelet lui-même, et donne peut-être la raison du vertige auditif.

L'opinion de Gall, qui faisait du cervelet le siège du sens génital est généralement abandonnée aujourd'hui, car elle ne repose sur aucun fait démonstratif. Le vrai centre nerveux sexuel est situé dans la région lombaire de la moelle épinière et tandis que l'électrisation du cervelet ne produit chez le chien aucun changement dans les organes génitaux, l'électrisation de la moelle lombaire même séparée par une section du reste du système cérébro-spinal, produit l'érection et l'éjaculation. (Voir plus loin.)

2° TUBERCULES QUADRIJUMEAUX

1° Centres de vision. — La destruction unilatérale des tubercules quadrijumeaux chez les mammifères ou des lobes optiques qui en sont les homologues, chez les oiseaux, les batraciens et les poissons, produit la cécité, soit du côté opposé (animaux à entre-croisement des nerfs optiques, pigeon, lapin, etc.); soit du même côté (animaux à entre-croisement incomplet : chien). La destruction totale de ces tubercules, produit la cécité des deux yeux avec dilatation permanente de la pupille (Flourens). Si la destruction porte seulement sur les hémisphères cérébraux avec conservation des tubercules jumeaux, l'animal continue à être impressionné par la lumière et sa pupille reste contractile. Il suit des yeux et de la tête les mouvements d'une bougie allumée. Mais bien que ces impressions lumineuses ne puissent donner lieu à une élaboration intellectuelle, on peut conclure cependant de ces deux ordres de faits que les impressions visuelles sont transformées en sensations (imparfaites ou *crues* (Vulpian) dans les tubercules quadrijumeaux et que ces organes sont les centres de la vision. L'anatomie nous montre en effet que le plus grand nombre des fibres du nerf optique gagnent les tubercules quadrijumeaux antérieurs à travers les bras conjonctifs et se rendent seulement ensuite aux centres psycho-optiques de l'écorce cérébrale. L'extirpation d'un œil chez un jeune animal produit l'atrophie du tubercule antérieur opposé.

2º **Centres réflexes pour les mouvements du globe oculaire et de l'iris.** — Le centre de coordination des mouvements de l'œil et celui des mouvements de la pupille sont situés dans l'intérieur ou du moins dans le voisinage des tubercules antérieurs. Ces deux centres sont reliés ensemble de telle sorte que, lorsque les yeux sont dirigés en bas et en dedans, comme pour la vision rapprochée, les pupilles se contractent, quand les yeux regardent en haut et sont parallèles, les pupilles se dilatent. Il n'y a pas de changement quand les deux yeux sont dirigés du même côté. L'excitation électrique directe du tubercule antérieur droit produit la rotation à gauche des deux yeux, et *vice versa*. Une excitation entre les tubercules antérieurs sur la ligne médiane fait converger les deux yeux. En même temps que ces mouvements provoqués du globe, il se produit des mouvements associés de l'iris (presque toujours une dilatation de la pupille, sauf dans le cas de convergence des yeux), comme avec les mouvements volontaires de l'œil. Il paraîtrait que les centres de ces mouvements associés sont situés non dans les tubercules quadrijumeaux, mais au-dessous, dans la partie antérieure du plancher de l'aqueduc de Sylvius et qu'ils sont indirectement excités lorsqu'on électrise les tubercules.

3º **Centres réflexes pour certains mouvements coordonnés de tout le corps.** — **Mouvements forcés.** — Outre les mouvements des yeux qu'accompagnent habituellement des mouvements associés de la tête, les tubercules quadrijumeaux, surtout les postérieurs, paraissent produire ou du moins coordonner les mouvements des membres (Serres, Flourens). L'extirpation des tubercules bijumeaux d'un côté chez le pigeon fait tourner l'animal sur lui-même du côté opéré (mouvements forcés), mais ce mouvement de rotation serait dû à la lésion des pédoncules cérébraux sous-jacents. Il en est de même de l'excitation électrique forte qui produit une déviation de tout le corps vers le côté opposé, un mouvement de recul et même des battements des ailes. Bien que les mouvements volontaires soient encore possibles après extirpation des tubercules quadrijumeaux, si les hémisphères sont intacts, ce qui indique que ces derniers peuvent suppléer aux innervations élaborées par les tubercules; comme les mouvements pour rétablir l'équilibre du corps peuvent encore s'exécuter sur un animal privé d'hémisphères, mais ayant ses tubercules intacts et qu'ils deviennent impossibles dès que ces derniers sont aussi détruits, on est en droit de conclure qu'il existe positivement au niveau de ces tubercules des centres réflexes importants pour la production des mouvements combinés des muscles de tout le corps. On ne connaît qu'imparfaitement les voies centripètes et centrifuges de ces réflexes.

4° **Centres de mouvements expressifs**. — L'excitation légère de la surface des tubercules jumeaux ne provoque aucun signe de sensibilité. Mais si on excite leur profondeur, des douleurs vives éclatent et l'animal crie et se débat avec violence. On voit se produire en même temps les mouvements des yeux, de la tête et du tronc que nous venons d'étudier. Ces cris indiqueraient, d'après Ferrier, que les tubercules, surtout les postérieurs, jouent un certain rôle dans l'expression des émotions.

Les mouvements dans l'estomac, l'intestin et la vessie, les changements dans la pression sanguine et certaines modifications du rythme de la respiration signalés par divers auteurs comme résultant de l'excitation des tubercules quadrijumeaux ne prouvent pas que ces tubercules contiennent des centres pour tous ces mouvements, mais simplement qu'ils sont en connexion avec les vrais centres de ces mouvements situés dans le bulbe et dans la moelle.

3° PROTUBÉRANCE. — PÉDONCULES CÉRÉBELLEUX ET PÉDONCULES CÉRÉBRAUX

I. **Protubérance**. — Longet a fait remarquer un des premiers que ce qui constitue essentiellement la protubérance ce ne sont point ses fibres transversales superficielles dont les usages semblent se lier à ceux des lobes latéraux du cervelet et qui manquent chez les animaux (oiseaux, reptiles, poissons) où ces lobes manquent eux-mêmes, mais bien un amas central de substance grise qui fait de cet organe un véritable centre d'innervation. Or, cet amas gris se retrouverait aussi chez les animaux en apparence dépourvus de pont de Varole.

Excitabilité. — L'excitabilité des parties superficielles ne détermine en avant ni mouvements ni signes de douleur; en arrière, au contraire, elle produit une vive douleur. L'excitation profonde (électrique ou mécanique) amène des convulsions générales épileptiformes.

Rôle conducteur de la protubérance. — Les faisceaux de la moelle traversant en partie la protubérance, les lésions de cet organe devront troubler la conduction de la sensibilité et de la motricité. On ne sait que peu de chose en ce qui concerne la première, tandis qu'on a pu constater souvent que les lésions unilatérales de la protubérance produisent une paralysie *croisée*. Il peut y avoir en même temps une paralysie faciale du même côté que la lésion, c'est-à-dire du côté opposé à la paralysie des membres (*hémiplégie alterne* de Gubler) qui s'explique par ce fait que la lésion atteint le facial au-dessous de son entre-croisement, lequel a lieu dans la protubérance même.

Centres d'innervation de la protubérance. — A. *Centres moteurs.* — Les expériences d'ablation des hémisphères cérébraux, du cervelet, des corps striés, des couches optiques et des tubercules quadrijumeaux sur des lapins et des chiens ont montré que les mouvements des membres peuvent encore s'exécuter, alors qu'il ne reste plus de l'encéphale que la protubérance et le bulbe; l'animal peut même se tenir en équilibre et marcher si on a conservé le cervelet. — Dès que la protubérance est enlevée, l'animal reste entièrement immobile. La protubérance est donc le centre des mouvements de locomotion.

Quelques autres centres, en particulier le *centre convulsif* du bulbe, s'étendent plus ou moins dans la protubérance, bien qu'ils ne lui appartiennent pas en propre. (V. *Bulbe.*)

B. *Centres sensitifs.* — De même un animal réduit à sa protubérance par l'extirpation de toutes les parties de l'encéphale situées au-dessus continue à manifester par des cris plaintifs d'un caractère tout spécial et bien différents des cris purement *réflexes* qu'il pousse encore quand il n'a plus que le bulbe, les douleurs qu'il éprouve si on le pince, si on le pique, etc. La protubérance est donc le centre perceptif des impressions sensitives, le centre de la sensibilité générale, et si la transformation des sensations en idées ne peut plus se faire après l'extirpation des lobes cérébraux, la sensation brute de douleur n'en est pas moins perçue sans le concours de ces lobes.

II. **Pédoncules cérébelleux.** — 1° *Pédoncules inférieurs.* — Nous avons vu qu'ils sont formés de deux faisceaux, l'un qui continue les cordons postérieurs de la moelle (cordon grêle et cordon cunéiforme), l'autre qui va aux cordons antérieurs de la moelle (corps restiforme). La lésion unilatérale de ces pédoncules amène l'incurvation en arc du corps du côté lésé (Rolando Magendie), mais seulement lorsque le *faisceau intermédiaire* du bulbe sous-jacent a été touché (Longet).

2° *Pédoncules supérieurs.* — Ils se rendent dans la couronne rayonnante pour se terminer d'une façon inconnue dans l'écorce cérébrale. Leur lésion produit une courbure de la colonne vertébrale à concavité dirigée du côté de la lésion. Leur excitation détermine de la douleur et une courbure en sens inverse.

3° *Pédoncules moyens.* — Pourfour du Petit a constaté, le premier, que la section d'un des pédoncules moyens fait tourner l'animal sur lui-même. La rotation a lieu du côté opéré si la blessure porte sur la partie *postérieure* du pédoncule (Magendie) et du côté opposé si ce sont les parties *antérieures* contenant des fibres entre-croisées qui sont atteintes (Longet Schiff). Elle est accompagnée de nystagmus et de déviation des yeux, tous phénomènes qui se produisent aussi dans les lésions du cervelet lui-même. Si la section est complète, la rotation a lieu aussi du côté opposé, par suite de la prédominance des fibres entre-croisées sur les fibres directes.

III. **Pédoncules cérébraux.** — Ils constituent la grande voie de communication (motrice et sensible) entre la moelle épinière et les parties plus élevées de l'encéphale, le *pied* conduisant les mouvements volontaires et la sensibilité consciente, la *calotte* les mouvements réflexes nés dans les centres ganglionnaires (corps strié, couche optique, tubercules jumeaux). Leur division complète, en avant de la protubérance, empêche la motricité volontaire et l'exercice *complet* de la sensibilité, mais la paralysie des membres n'est pas absolue et les excitations douloureuses provoquent encore des cris plaintifs, la protubérance étant, comme nous l'avons vu, un foyer d'innervation motrice et un centre perceptif et pouvant encore fonctionner même séparée du cerveau. La division unilatérale des pédoncules provoque, comme réaction immédiate, des cris de douleur et des convulsions dans la moitié opposée de corps, puis bientôt une anesthésie et une paralysie complète de ces mêmes parties. La simple blessure, sans section complète, de l'un des pédoncules produit des mouvements de manège.

Mouvements forcés.

On désigne sous le nom de mouvements forcés ou irrésistibles (*Zwangbewegungen*) certains mouvements singuliers qui sont provoqués par les lésions des diverses parties du mésocéphale (pédoncules cérébraux, protubérance, tubercules quadrijumeaux) et du cervelet. L'animal exécute ces mouvements comme mû par une force intérieure irrésistible, et on les observe aussi chez l'homme dans les affections de ces mêmes régions du cerveau.

1° Une des formes les plus communes de ces mouvements est celle dans laquelle l'animal tourne continuellement autour de son axe longitudinal, on l'observe surtout après la section d'un des pédoncules cérébraux, d'un des côtés de la protubérance (pédoncule cérébelleux moyen), mais on l'a aussi rencontré après les lésions du bulbe ou des tubercules quadrijumeaux. L'animal tourne tantôt du côté lésé, tantôt du côté opposé et quelquefois successivement d'un côté, puis de l'autre. La rotation peut être extrêmement rapide. Cette forme de mouvement forcé a été observée chez l'homme.

2° Dans d'autres cas, l'animal exécute des mouvements de *manège* ou de cirque, c'est-à-dire qu'il se meut suivant un cercle. Cela a lieu surtout après la section incomplète d'un pédoncule cérébral ou après la section *transversale* de la protubérance, qui intéresse forcément ces pédoncules. Les lésions de tubercules quadrijumeaux et des couches optiques peuvent aussi avoir le même effet, peut-être par suite de la blessure concomitante du pédoncule cérébral sous-jacent.

3° Une variété de ce mouvement est celle dans laquelle l'animal se meut en rayon de roue ou en *aiguille de montre*, son train postérieur restant au centre du cercle comme un pivot, tandis que le train antérieur se déplace circulairement. Les lésions des tubercules jumeaux antérieurs en sont la principale cause, plus rarement celles de la protubérance et des couches optiques. Ce mouvement peut se transformer en rotation longitudinale.

4° Quelquefois l'animal tourne sur son axe transversal en faisant une série de cabrioles, ou se meut impétueusement suivant une ligne droite soit en avant, soit à reculons jusqu'à ce qu'un obstacle l'arrête. Ces derniers mouvements paraissent surtout causés par les blessures même légères des corps striés, et par celles du cervelet.

En l'état actuel de la science, on ne possède pas d'interprétation satisfaisante de ces mouvements quoique les hypothèses n'aient pas manqué. Il est certain qu'ils ne sont pas le résultat d'une paralysie, ni d'une contraction musculaire, bien qu'on puisse assez souvent rencontrer l'une ou l'autre. Il paraît plus naturel d'admettre que toutes les lésions énumérées plus haut interrompent ou altèrent la transmission des innervations centripètes qui contribuent au maintien de l'équilibre (sensibilité tactile et musculaire, vue) et que l'animal, n'ayant plus qu'une fausse perception de la position de son corps, et victime des illusions qu'elle entraîne, cherche par des mouvements toujours les mêmes à ressaisir son équilibre toujours perdu. Le vertige visuel dû aux déviations des yeux qui accompagnent presque toujours les mouvements forcés paraît avoir à ce point de vue un rôle considérable dans leur production (Gratiolet).

III

CERVEAU PROPREMENT DIT

Généralités sur la physiologie des hémisphères cérébraux :
A. Le cerveau et le mouvement.
B. Le cerveau et la vie organique.
C. Le cerveau et la sensibilité.
D. Le cerveau et la pensée.
E. Sommeil, rêves, hypnotisme.
F. Circulation et mouvements du cerveau.

GÉNÉRALITÉS SUR LA PHYSIOLOGIE DU CERVEAU (HÉMISPHÈRES CÉRÉBRAUX)

Aperçu général des fonctions du cerveau. — Le cerveau (hémisphères cérébraux) est un organe à fonctions multiples qui tient sous sa dépendance les sensations conscientes, la motricité volontaire et les phénomènes de la pensée (intelligence, sentiments, instincts, etc.). L'expérimentation sur le vivant, la pathologie, l'anatomie comparée concourent également à nous donner cette conviction que c'est par le cerveau que nous sentons, que nous voulons, que nous pensons.

Cependant l'ablation ou la destruction des hémisphères cérébraux chez un animal lui permettent encore d'exécuter des actes très compliqués, parfaitement adaptés à un but déterminé et très semblables en un mot aux actes conscients qu'il exécutait dans son état normal. Mais ces actes ne sont, en réalité, que des phénomènes réflexes produits dans les centres nerveux du mésocéphale ou du bulbe en vertu d'une organisation primitive ou acquise de ces centres, et ils ne rentrent pas dans la sphère des phénomènes vraiment psychiques. L'animal privé de ses lobes cérébraux ne possède plus, comme l'a vu Flourens, ni sensation, ni volonté, ni intelligence, et il est réduit à l'état de machine complexe qui n'entre plus en mouvement que sous l'influence d'excitations venues de l'extérieur ou de la profondeur de ses organes.

Localisation des fonctions cérébrales. — Les diverses fonctions qu'exécute le cerveau sont-elles la propriété de quelques parties seulement de cet organe ou sont-elles dévolues à toutes ses parties indistinctement et sans localisation? La réponse des physiologistes à cette question a varié plusieurs fois et nous devons rappeler en quelques mots les deux théories principales qui ont eu cours à cet égard. Au commencement de ce siècle, dans son célèbre *système phrénologique*, Gall avait assigné à chaque faculté intellectuelle et à chaque instinct un siège précis dans le cerveau. Mais ces localisations, absolument arbitraires et fantaisistes, du moins pour la plupart, ne méritaient pas d'être acceptées par les physiologistes et le règne du système phrénologique fut en effet de courte durée. Bouillaud et Andral, cependant, en s'appuyant sur des observations pathologiques, où une paralysie limitée avait été produite par une lésion limitée du cerveau, admirent qu'il existe dans le cerveau plusieurs centres moteurs correspondant aux mouvements des bras, des jambes, de la face, etc. Mais Flourens, en portant la question sur le terrain expérimental, montra d'une façon, en apparence décisive, qu'il ne saurait y avoir de localisations des facultés cérébrales, et son opinion fut universellement acceptée. « 1° On peut, dit-il, retrancher soit par devant, soit par derrière, soit par en haut, soit par le côté, une portion assez étendue des lobes cérébraux sans que leurs fonctions soient perdues. Une portion assez restreinte de ces lobes suffit donc à l'exercice de leurs fonctions;

2° A mesure que ce retranchement s'opère, toutes les fonctions s'affaiblissent et s'éteignent graduellement, et, passé certaines limites, elles sont tout à fait éteintes. Les lobes cérébraux concourent donc, par tout leur ensemble, à l'exercice plein et entier de leurs fonctions;

3° Enfin, dès qu'une perception est perdue, toutes le sont; dès qu'une faculté disparaît, toutes disparaissent. Il n'y a donc point de sièges divers ni pour les diverses facultés, ni pour les diverses perceptions. La faculté de percevoir, de juger, de vouloir une chose réside dans le même lieu que celle d'en percevoir, d'en juger, d'en vouloir une autre, et conséquemment cette faculté, essentiellement une, réside essentiellement dans un seul organe. »

De nombreux cas pathologiques, dans lesquels l'intégrité des fonctions cérébrales a coexisté avec la destruction de parties étendues du cerveau, venaient à l'appui des conclusions de Flourens, qui, on le sait aujourd'hui, sont absolument inadmissibles pour les mammifères supérieurs et pour l'homme dont le cerveau ne saurait être comparé à ceux du lapin et du pigeon, sujets des expériences de Flourens.

Cependant certaines observations étaient faites qui devaient ramener un jour triomphante « la belle doctrine des localisations » pressentie par Bouillaud et Andral. C'était d'abord Broca qui constatait (fait vaguement indiqué par Bouillaud et par Dax), la coïncidence fréquente de la perte du langage avec l'altération de la partie postérieure de la troisième circonvolution frontale gauche. C'était Hughlings Jackson, remarquant que certaines convulsions épileptiformes unilatérales et localisées étaient dues à une irritation localisée des circonvolutions qui entourent le corps strié de l'hémisphère cérébral opposé. C'était enfin (1870) Fritsch et Hitzig et, à leur suite, de nombreux expérimentateurs (Ferrier, Carville et Duret, Munk, Franck et Pitres, etc...) établissant, par une méthode nouvelle, l'existence à la surface de l'écorce grise du cerveau, d'une part de centres ou de zones circonscrites dont l'excitation provoque des mouvements dans des groupes déterminés de muscles, d'autre part de centres ou de zones circonscrites pour la perception des sensations.

Ces données appliquées à la clinique en recevaient bientôt une éclatante confirmation, grâce surtout aux travaux de M. Charcot et de ses élèves. Des cas, de jour en jour plus nombreux, de destruction de l'écorce cérébrale, suivis de troubles bien déterminés de la motilité, de la sensibilité, etc., ont été recueillis depuis cette époque et la doctrine des localisations cérébrales est acceptée aujourd'hui par tous les médecins. Cependant, comme nous le verrons plus loin, plusieurs physiologistes, et non des moins autorisés (Goltz, Schiff, Brown-Séquard, Hermann, Vulpian) la combattent encore ou du moins refusent de la considérer comme absolument démontrée et nous aurons à examiner plus loin les objections et les critiques qu'ont formulées ces savants.

Excitabilité du cerveau. — Jusqu'aux expériences de Fritsch et Hitzig l'écorce cérébrale était considérée par tous les physiologistes comme insensible à toutes les excitations mécaniques, chimiques, thermiques. Ainsi, on peut déchirer, couper, brûler la surface du cerveau chez un animal sans qu'aucune réaction motrice ou sensible se produise et on a constaté souvent chez l'homme lui-même, dans des cas de plaie du cerveau, cette insensibilité absolue. Cependant, tout récemment Luciani a admis que l'écorce des zones motrices chez le chien peut répondre aux excitations mécaniques, mais la durée de cette excitabilité est très courte et c'est pour cela qu'elle a échappé aux physiologistes. Dans certains cas, cette excitabilité de l'écorce grise qui, en tout état de cause, est très faible, si même elle existe, à l'état normal, peut être exagérée, à la suite d'inflammations, par exemple, et mise en jeu par des excitations mécaniques, en donnant lieu à des réactions motrices. L'excitation par les agents chimiques ne produit pas par elle-même de réactions appréciables ; mais, à la suite d'applications plus ou moins caustiques, il se produit souvent une inflammation diffuse qui peut être accompagnée de phénomènes convulsifs. L'excitation électrique, entre les mains de Magendie, Longet, Schiff, Vulpian, etc., était restée également sans effets, lorsqu'en 1870 Fritsch et Hitzig établirent formellement, par des expériences sur les chiens, que l'application directe du courant galvanique à la surface des hémisphères, dans certaines régions, déterminait des mouvements et, fait plus important encore, que ces mouvements se produisaient toujours dans le même groupe musculaire pour l'excitation du même point du cerveau. Ils ont ainsi délimité dans l'écorce cérébrale l'existence de centres distincts pour les mouvements des fléchisseurs et des extenseurs des membres, pour les mouvements de la face, de la tête et du cou. Ils ont constaté, en même temps, comme tous les expérimentateurs antérieurs, qu'une grande étendue de la surface des hémisphères est réellement *inexcitable*, quelle que soit l'intensité des courants employés, et c'est précisément sur cette partie inexcitable que les physiologistes avaient l'habitude d'appliquer les électrodes.

Toutes ces expériences répétées chez le singe leur donnèrent des résultats semblables.

Schiff, Ferrier, Carville et Duret, etc., confirmèrent la découverte de Fritsch et Hitzig, et l'excitabilité électrique de certains points du cerveau correspondant à ce qu'on a appelé les *centres moteurs* et dont nous étudierons plus loin la topographie, est donc un fait parfaitement démontré. Mais quelle doit en être l'interprétation ? C'est là que les physiologistes cessent d'être d'accord.

Pour les partisans des localisations, cette excitabilité appartient à la substance grise de l'écorce ; pour les adversaires de cette doctrine, l'écorce grise est partout et toujours inexcitable et ce sont les fibres de la substance blanche sous-jacente qui sont réellement excitées par le courant électrique. Nous montrerons plus loin que c'est la première opinion qui paraît être la vraie. Mais en attendant, nous allons résumer rapidement les causes qui font varier l'excitabilité de l'écorce grise, variations qu'il importe de connaître.

Variations de l'excitabilité de l'écorce cérébrale.

L'excitabilité de l'écorce du cerveau varie suivant un grand nombre de conditions dont il importe de connaître exactement le déterminisme, car ces différences expliquent la divergence des résultats obtenus par les expérimentateurs et nous montrent qu'on ne peut s'appuyer sur les expériences négatives qui n'ont pas été pratiquées dans des conditions identiques.

Causes diverses de variations. — Cette excitabilité varie suivant les espèces animales et, dans la même espèce, suivant l'âge, la race, le caractère de l'animal, l'emploi de l'anesthésie, les excitations antérieurement subies, etc. Le cerveau des animaux nouveau-nés est inexcitable pendant les premiers jours qui suivent la naissance. Les agents anesthésiques généraux, éther, chloroforme, chloral, morphine, diminuent rapidement l'excitabilité corticale et l'abolissent même complètement si leur action est poussée assez loin. L'asphyxie agit également dans le même sens. La réfrigération locale de la zone excitable au moyen de pulvérisations d'éther, paraît sans influence si elle est limitée, mais si elle est étendue à toute la zone excitable et poussée assez loin (de + 6° à 0°) l'excitabilité convulsive disparaît, sans qu'il cesse de se produire des mouvements simples. L'inflammation légère des circonvolutions produit une hyperexcitabilité considérable, mais de peu de durée; dès que l'inflammation devient plus intense et destructive, l'excitabilité de l'écorce diminue et disparaît même complètement.

Les excitations antérieures faibles et même insuffisantes isolément, répétées un certain nombre de fois, paraissent augmenter l'excitabilité corticale, puisqu'elles finissent par produire des réactions motrices (addition latente). Au contraire, les excitations trop fortes épuisent momentanément l'excitabilité, de même que des excitations modérées mais très répétées. Une douleur vive ressentie un peu avant ou pendant l'excitation, diminue ou abolit l'excitabilité.

Variations de l'excitabilité suivant les divers centres moteurs. — Les physiologistes qui ont étudié sur des mammifères les effets des excitations électriques de la surface du cerveau, ont tous constaté que les divers points dont la faradisation provoque des mouvements dans telle ou telle partie du corps, paraissent ne pas posséder le même degré d'excitabilité. Si l'on soumet successivement, par exemple, à la faradisation, sur un chien, la région cérébrale superficielle où l'on a placé le centre moteur pour les muscles de la face, celle où l'on a localisé le centre moteur pour le membre antérieur, et enfin le centre du membre postérieur, on reconnaît facilement que de ces trois régions, celle qui semble le plus excitable est la région *cérébro-faciale*; tandis que la région *cérébro-brachiale* et la *cérébro-crurale* ont à peu près la même excitabilité apparente, la première, cependant, ayant un léger avantage. Le courant induit qui, appliqué sur le centre cérébro-facial, fait contracter les muscles des joues et des paupières, ne donne plus rien quand il est appliqué aux centres des membres, et il faut rapprocher la bobine d'un centimètre pour obtenir des mouvements dans les membres. Vulpian attribue ces différences, non à des différences d'excitabilité de la substance grise des régions excito-motrices ou de la substance blanche sous-jacente, mais à la distance différente qui sépare les régions cérébrales électrisées, des foyers d'origine d'où émanent, soit dans le bulbe, soit dans la moelle, les nerfs mis en jeu par la faradisation de l'écorce grise du cerveau. Plus ces foyers sont éloignés de la région cérébrale électrisée, plus l'excitation de cette région doit être forte pour les atteindre. Cette théorie contredit, on le voit, la théorie célèbre de l'*avalanche*, de Pflüger, d'après laquelle les excitations électriques lancées dans un nerf moteur deviendraient de plus en plus fortes en parcourant ce nerf.

Division du sujet. — Ce n'est pas seulement l'existence de zones de motricité dans l'écorce des circonvolutions qui paraît avoir été mise hors de doute par Fritsch et Hitzig et les nombreux physiologistes venus après eux, mais encore l'existence de zones corticales en relation avec les diverses formes de la sensibilité, comme cela résulte des travaux de Hitzig et surtout de Ferrier, Munk, Luciani et Tamburini. Nous allons donc étudier d'abord les fonctions motrices du cerveau, puis les fonctions sensorielles; nous envisagerons ensuite les rapports du cerveau avec l'intelligence et nous consacrerons quelques pages à l'étude moins connue de l'influence du cerveau sur la vie organique. Dans chacun de ces chapitres, nous étudierons non seulement le rôle des circonvolutions, mais encore celui de la substance blanche sous-jacente (centre ovale) et des amas profonds de substance grise (région capsulaire et opto-striée).

A. — LE CERVEAU ET LE MOUVEMENT

Etat de la question. — Jusqu'à ces dernières années, il ne régnait que désordre et confusion dans les idées des physiologistes, au sujet des fonctions motrices du cerveau. Car, si, d'un côté, l'excision des lobes cérébraux chez un oiseau ou un lapin, est suivie d'une faiblesse à peine appréciable et d'ailleurs passagère, d'un autre côté, la pathologie démontre que chez l'homme, l'affaiblissement persistant et même la paralysie absolue des membres peuvent coïncider avec des lésions des mêmes hémisphères cérébraux. Sans doute, les hypothèses n'ont pas manqué pour l'explication d'une différence si radicale entre les résultats de la vivisection expérimentale et ceux de la pathologie humaine; mais on voit les physiologistes les plus autorisés, comme Longet par exemple, rester dans le doute et ne savoir que conclure au sujet du rôle propre du cerveau dans la production des mouvements.

Il est vrai qu'avec Flourens, il admet qu'il y a trois phénomènes essentiellement distincts dans un mouvement voulu : la volition de ce mouvement, la coordination des diverses parties qui concourent à ce mouvement et enfin, son excitation directe. La volition des contractions locomotrices émane exclusivement des lobes cérébraux, leur coordination du cervelet, leur excitation de la protubérance et de la moelle.

« Nul mouvement ne dérive *directement* de la volonté. Si la volonté peut régler la vitesse et l'énergie de certains mouvements, en déterminer le but, elle n'en est que la cause éloignée et non la cause directe. En effet, examine-t-on le rapport mutuel de la volonté comme cause, et du mouvement musculaire comme effet, on découvre aisément que ce rapport n'est pas immédiat, mais qu'un acte dont nous n'avons pas conscience, se passe entre l'un et l'autre

phénomène, aussi ne suffit-il pas qu'un mouvement soit voulu pour être exécuté, comme le prouve l'exemple des paralytiques.

La *volonté* donne l'impulsion déterminante, mais la contraction des muscles
qui est indispensable pour produire le mouvement, s'exécute à l'insu d'elle et
doit son origine à un tout autre principe, à une *autre force qui semble émaner
spécialement de la protubérance*, de même que le principe coordinateur de
l'action des divers muscles, aurait, d'après Flourens, sa source dans le cervelet. Aussi, l'irritation artificielle de la protubérance met-elle immédiatement
en jeu la contractilité musculaire, tandis que celle des lobes cérébraux, où
réside la volonté n'est suivie d'aucun effet analogue. » (Longet, 3ᵉ éd., 1869,
t. III, p. 160.)

Ainsi, c'est sur l'inexcitabilité des lobes cérébraux, que Longet s'appuie,
pour refuser à cette partie des centres nerveux d'autre participation à la production des mouvements, que celle qui provient de la volonté et qu'il soustrait, par conséquent, à l'influence de cet organe tous les mouvements non
spontanés.

Mais cette irritation artificielle des lobes cérébraux que Longet déclarait
en 1869, impuissante à mettre en jeu la contractilité musculaire, Hitzig et
Fritsch, l'année suivante, la montraient, au contraire, produisant des mouvements dans certains groupes musculaires, et renouvelaient ainsi, grâce à
cette découverte, la physiologie expérimentale des hémisphères cérébraux.

Procédés d'excitation. — Il importe de bien connaître, d'abord, la topographie de la surface du cerveau de l'animal sur lequel on opère (chien, chat,

FIG. 350. — Excitateur cérébral vissé dans
le crâne, de Franck.

FIG. 351. — Excitateur cérébral
à main, de Franck.

lapin, singe, etc.). On ouvre le crâne au point voulu, avec une couronne de
trépan et on agrandit l'ouverture avec des cisailles appropriées. On met le
cerveau à nu en incisant la dure-mère et, après l'arrêt de l'hémorragie, on

applique sur l'écorce deux électrodes à pointes mousses, dans lesquels on fait passer un courant constant (galvanisation, Fritsch et Hitzig) ou un courant induit (faradisation, Ferrier). Ce dernier est préférable et presque seul employé aujourd'hui. Il faut employer des courants aussi faibles que possible et n'excitant pas par diffusion à plus de quelques millimètres, le nerf d'une patte galvanoscopique ou l'aiguille du galvanomètre. Ces courants doivent être supportables à la pointe de la langue.

L'appareil de Franck (fig. 350, 351) pour l'excitation de l'écorce cérébrale rend très facile l'application du courant faradique.

L'animal est endormi assez pour supprimer les mouvements produits par la douleur, mais non complètement, ce qui abolirait l'excitabilité de l'écorce et

FIG. 352. — Disposition du récepteur du myographe à transmission pour l'exploration des mouvements des muscles extenseurs de la main du chien. (F. Franck.)

par suite les réactions motrices. Pour constater les mouvements même les plus légers, on se sert du myographe enregistreur dont le dispositif varie suivant les muscles explorés (fig. 352).

FONCTIONS MOTRICES DES CIRCONVOLUTIONS CÉRÉBRALES

Résultats fournis par l'excitation électrique.

Les effets produits par l'électrisation des différents points de l'écorce du cerveau sont variables suivant le point excité. Certains points sont toujours inexcitables, certains autres donnent toujours lieu, quand on les excite, à des mouvements évidents dans un ou plusieurs groupes musculaires du côté opposé. La détermination exacte de ces points excitables dits « centres moteurs » a une très grande importance pour la physiologie du cerveau et nous allons brièvement indiquer leur topographie chez les mammifères habituellement soumis à l'expérimentation. Les recherches faites sur les autres classes de vertébrés (oiseaux, reptiles, batraciens, poissons) n'ont donné que

FIG. 353. — Schéma montrant la décroissance des zones corticales motrices des vertébrés supérieurs aux vertébrés inférieurs, d'après Ferrier.

1, chat; 2, lapin ; 3, cochon d'Inde ; 4, rat,; 5, pigeon ; 6, grenouille ; 7, poisson.

des résultats très incertains, et parmi les mammifères eux-mêmes, comme on devait s'y attendre, on observe une réduction, une simplification dans le nombre et l'étendue des zones excitables à mesure qu'on passe des groupes supérieurs aux groupes inférieurs comme le montre la figure d'ensemble, où, de 1 à 4 sont représentés des cerveaux de chat, lapin, cochon d'Inde et rat. Les mêmes chiffres correspondent dans toutes les figures aux mêmes territoires moteurs et les légendes que nous donnons plus loin pour les cerveaux du chien et du singe indiquent la nature de ces territoires. C'est sur le chien qu'ont été faites les premières et les plus nombreuses expériences relatives aux localisations. Mais, tandis que Fritsch et Hitzig n'avaient déterminé que de *simples points* moteurs au nombre de cinq, Ferrier, dont les travaux ont été confirmés depuis, a déterminé de véritables *zones* (marquées sur les figures par des cercles), dans toute l'étendue desquelles l'électrisation produit des mouvements particuliers.

FIG. 354. — Schéma du cerveau du chien, vu d'en haut, d'après Fritsch et Hitzig, avec l'indication des points excitables.

Centres moteurs chez le chien. — Le cerveau du chien présente deux scissures importantes *scissure de Sylvius* A et *scissure cruciale* ou *sillon crucial* (Gratiolet). D'autres sillons à direction antéro-postérieure partagent la surface de chaque hémisphère en quatre circonvolutions fondamentales.

Le *gyrus sigmoïde* est la courbe que décrit la première circonvolution autour de la scissure cruciale.

Si l'on excite l'écorce occipitale ou temporale, on n'obtient rien, mais aux environs du sillon crucial, c'est-à-dire sur le gyrus sigmoïde, et aux divers points de la deuxième et de la troisième circonvolution, on provoque des contractions dans les groupes les plus divers des muscles du tronc et des membres du côté opposé. La figure, que nous donnons d'après Ferrier, indique ces divers centres, que la légende explique.

FIG. 355. — Schéma du cerveau du chien. (D'après Ferrier.)

A, scissure de Sylvius ; — B, sillon crucial ; — O, bulbe olfactif. — II, I, III, circonvolutions longitudinales ; — IV, gyrus supra-sylvien.

1, *La patte de derrière opposée s'avance pour marcher.*

3, *Mouvement ondulatoire ou latéral de la queue.*

4, *Rétraction et adduction du membre antérieur opposé.*

5, *Élévation de l'épaule et extension en avant du membre antérieur opposé.*

7, *Fermeture de l'œil opposé avec mouvements de l'œil et contraction de la pupille.*

8, *Rétraction et élévation de l'angle opposé de la bouche.*

9, *Ouverture de la bouche, mouvements de sortie et de rentrée de la langue. — Action bilatérale. — Aboiement parfois.*

11, *Rétraction de l'angle de la bouche par l'action du peaucier.*

12, *Ouverture des yeux avec dilatation des pupilles, les yeux et ensuite la tête tournant du côté opposé.*

13, *Les yeux se dirigent du côté opposé.*

14, *L'oreille se dresse.*

15, *Torsion de la narine du même côté.*

Centres moteurs chez le singe. — La surface des hémisphères cérébraux du singe (macaque) est divisée en lobes et en circonvolutions dans lesquels on retrouve, bien qu'à un degré moindre de développement, toutes les particularités du cerveau humain. Les centres d'excitation électrique sont indiqués sur la figure par des cercles délimitant l'étendue de la surface dont l'excitation produit certains mouvements déterminés. Ces régions ne sont pas toutes bien distinctes l'une de l'autre et, là où elles se touchent, l'excitation peut faire naître des mouvements propres à l'une et à l'autre surtout si le courant est fort.

FIG. 356. — Schéma de la face externe du cerveau du singe. (D'après Ferrier.)

Les chiffres sont expliqués par la légende.

1, Le membre postérieur opposé s'avance comme pour marcher.

2, Mouvements combinés du membre postérieur avec mouvements adaptés du tronc comme pour saisir un objet ou se gratter le ventre avec le pied.

3, Mouvements de la queue.

4, Rétraction et adduction du bras opposé, la paume en arrière comme pour nager.

5, Extension en avant du bras et de la main opposés. Cercles (a) (b) (c) (d). Mouvements individuels et combinés des doigts et du poignet avec fermeture du poing = mouvements de préhension.

6, Supination et flexion de l'avant-bras qui se porte vers la bouche.

7, Rétraction de l'angle de la bouche par contraction des zygomatiques.

8, Élévation de l'aile du nez et de la lèvre supérieure.

9 et 10, Ouverture de la bouche avec protraction (9) et rétraction (10) de la langue.

11, Rétraction de l'angle opposé de la bouche avec inclinaison latérale de la tête par contraction du peaucier.

12, Ouverture des yeux et déviation latérale des yeux et de la tête du côté opposé.

13, 13', Les yeux se dirigent du côté opposé avec déviation en haut (13) ou en bas (13').

14, L'oreille opposée se dresse, la tête et les yeux se tournent du côté opposé, les pupilles sont très dilatées.

15, Torsion de la lèvre et de la narine du même côté.

L'excitation des autres régions de l'écorce cérébrale (lobes frontaux en avant de 12, insula de Reil, lobe central, lobes occipitaux, gyrus fornicatus) aussi bien chez le chien que chez le singe n'a donné à Ferrier que des résultats négatifs. Mais Munk a découvert dans le lobe frontal le centre des mouvements du tronc, et d'après lui, le faible développement du lobe frontal chez les animaux tiendrait au peu de mobilité du tronc. Chez le singe au contraire et surtout chez l'homme, la station bipède demande l'intervention très active des muscles du tronc, aussi le lobe frontal est-il très développé chez eux afin de pouvoir innerver ces nombreux et puissants muscles. Chez les animaux nouveau-nés, l'excitation non plus que la destruction de l'écorce aux points d'élection ne produit rien, les centres moteurs ne se développent que peu à peu.

Centres moteurs chez l'homme. — Bien que deux chirurgiens, l'un américain, l'autre italien n'aient pas craint d'essayer sur l'homme dans des cas de destruction de la voûte cranienne, l'électrisation de la substance corticale du cerveau avec des résultats d'ailleurs peu précis et des accidents manifestes qui doivent faire condamner de pareils essais, c'est surtout par les observations anatomo-cliniques dans lesquelles on a déterminé exactement, après la mort, le siège des lésions corticales ayant produit pendant la vie des paralysies localisées ou des convulsions partielles, qu'on est arrivé à établir le siège et les limites de la zone motrice chez l'homme. Ces recherches ont montré que la plus grande analogie existe, à cet égard, entre la topographie des centres moteurs chez l'homme et chez le singe. (V. pl. loin p. 776.) L'exacte connaissance de cette topographie peut avoir une grande importance chirurgicale aussi bien au point de vue du diagnostic que du traitement (trépanation) dans certaines affections cérébrales.

En résumé, nous voyons que, chez les animaux supérieurs, la surface excitable du cerveau occupe la région moyenne des hémisphères, tandis que les régions antérieure et postérieure sont inexcitables. Cette région moyenne répond au lobe fronto-pariétal. Elle est traversée par le sillon de Rolando chez l'homme et chez le singe, par le sillon crucial chez les carnassiers, et c'est sur les circonvolutions qui entourent ces sillons (gyrus sigmoïde, circonvolutions centrales antérieure et postérieure, circonvolutions frontale et pariétale ascendantes) que sont groupés la plupart des points excitables de l'écorce.

Caractères des réactions motrices. — Quand on applique à un centre

FIG. 357. — Analyse de la réaction motrice. (D'après F. Franck.)

A. Secousse musculaire provoquée par une excitation induite appliquée au centre moteur cortical. (Muscles extenseurs du poignet du chien. Myographie à transmission.)
B. Secousse musculaire provoquée par la même excitation appliquée au bout périphérique du nerf médian. — R. F. M. Courbe musculaire ; — E. Instant de l'excitation ; — T. Temps inscrit par le chronographe ; — Durée du retard ou temps perdu dans l'un et l'autre cas.

cortical une secousse électrique unique, suffisamment forte, les muscles commandés par ce centre présentent une contraction brusque fort semblable à celle que produit l'excitation directe du muscle ou du nerf qui l'anime par une secousse électrique unique. Si on fait passer lentement une série de secousses il se produit une *addition latente des excitations* donnant lieu à des contractions musculaires bien nettes alors même que chaque secousse isolée eût été trop faible pour produire une contraction, et à des contractions de plus en plus intenses si les secousses sont d'intensité suffisante pour produire chacune une réaction motrice. Enfin, si on fait passer rapidement un grand nombre d'excitations électriques, on produit un véritable tétanos musculaire. Franck a montré que le nombre d'excitations nécessaires pour obtenir la fusion parfaite des secousses musculaires (tétanos fusionné) par l'excitation du centre cortical chez le chien est de 45 par seconde, exactement comme quand on excite directement le muscle ou le nerf. Une particularité des excitations corticales consiste dans la production d'un *tétanos secondaire*, c'est-à-dire dans la persistance de la contraction tétanique du muscle, un certain temps après que l'excitation corticale a cessé, phénomène qui n'a pas lieu après l'excitation directe du muscle ou du nerf.

Une autre particularité du tétanos cortical c'est sa cessation au bout de quelques instants, même lorsque les excitations continuent. Il semble que l'activité de la substance nerveuse corticale *s'épuise* rapidement et devient insensible aux excitations. Le muscle se décontracte alors lentement et reste à l'état de repos. Cet épuisement qui dépend du cerveau et non pas du muscle n'est d'ailleurs que de courte durée, et après un repos de quelques minutes, le centre cortical se montre de nouveau excitable.

La durée du *temps perdu* c'est-à-dire du temps qui s'écoule entre le passage du courant dans l'écorce et le commencement de la contraction musculaire est de 4 à 11 fois plus considérable que si la transmission s'était faite complètement le long d'un nerf tel que le sciatique par exemple. La conductibilité des centres est donc moins grande que celle des nerfs, et c'est surtout la substance grise qui paraît intervenir comme agent de retard.

Épilepsie corticale. — Si au lieu d'exciter les centres moteurs avec des courants faibles, on emploie des courants plus forts, ou si on opère sur un animal non anesthésié, on voit que l'excitation provoque des convulsions tétaniques qui d'abord localisées à un groupe musculaire (monospasme), puis à un côté (le côté opposé) du corps (épilepsie hémiplégique) peuvent, si l'excitation devient plus forte ou plus longue, se généraliser à tous les muscles (épilepsie généralisée). Ces convulsions présentent d'abord une phase tonique (tétanos épileptique) puis une phase clonique comme dans l'épilepsie véritable. L'animal ne perd connaissance que quand les convulsions se généralisent et l'attaque dure de quelques secondes à deux minutes.

Chez l'homme, comme Hughlings Jackson l'a fait remarquer il y a long-temps, on observe assez fréquemment des convulsions qui ne sont jamais généralisées d'emblée, mais commencent toujours par un groupe musculaire, s'étendant ensuite à toute une moitié du corps et enfin au corps tout entier et qui sont sous la dépendance d'une irritation corticale aiguë ou chronique du côté opposé du cerveau (tumeurs, inflammations). Cette épilepsie corticale ou *jacksonienne*, bien connue aujourd'hui, est donc, comme les convulsions épileptiques qu'on provoque expérimentalement chez les animaux, due à une irritation de la zone motrice et il n'y a pas de zone épileptogène spéciale distincte de la zone motrice.

Résultats fournis par la méthode des destructions partielles.

La contre-épreuve des résultats fournis par l'excitation des centres moteurs du cerveau consistera évidemment à voir ce qui se produit quand on supprime l'action de ces centres en les détruisant expérimentalement. On a essayé de nombreux procédés de destruction : injections interstitielles, oblitérations vasculaires par embolies, congélation, cautérisation, dilacération, incisions profondes, abrasions superficielles et quelques autres encore. Pour les circonvolutions, le procédé le plus commode et le plus sûr est celui des abrasions superficielles ; pour les parties centrales on emploie utilement celui des incisions profondes. L'opération consiste à découvrir par plusieurs couronnes de trépan la région qu'on veut atteindre, la dure-mère est incisée en croix, ses lambeaux relevés, et on abrase avec un bistouri, les portions de circonvolution mises à nu. La plaie est aussitôt recousue et guérit en général assez rapidement. On peut ainsi observer les effets immédiats et éloignés de la suppression de la partie enlevée.

Disons tout d'abord qu'on conçoit facilement qu'un certain nombre de phénomènes observés doivent tenir au traumatisme opératoire, à la réaction inflammatoire consécutive plutôt qu'à la suppression de la partie nerveuse enlevée. La distinction qu'on a essayé de faire entre les symptômes d'*irritation* qui seraient fugaces, et les symptômes de *suppression* qui, au contraire, persisteraient est plus théorique que pratique et il faudrait conserver le scepticisme le plus grand à l'égard des résultats obtenus par cette méthode, si on n'en pouvait corriger les imperfections. On peut en effet éviter les principales causes d'erreur par des expériences multipliées, faites dans des conditions variées et en comparant les résultats de lésions de même nature et de même étendue pratiquées sur des points différents de l'encéphale.

Effets des destructions partielles de la surface du cerveau chez les vertébrés. — Les vertébrés inférieurs, poissons, grenouilles, tortues, ne paraissent ressentir aucun effet dans leurs mouvements de la destruction d'une partie de leur écorce cérébrale. Il en est de même chez les oiseaux; et même chez certains mammifères tels que le lapin, on n'observe que des troubles à peine marqués, à la suite de la destruction des zones motrices (la destruction des zones non motrices, frontales et occipitales, ne produisant aucun effet). Mais il en est tout autrement chez les mammifères supérieurs, chiens et singes.

1° *Chez le chien.* — D'abord, comme chez le lapin, la destruction des parties non excitables par l'électricité ne produit aucun effet sur la motilité et l'animal marche et court comme avant. Mais la destruction des parties excitables amène des troubles manifestes, dans le côté opposé, bien étudiés par Carville et Duret.

Nous avons vu plus haut que, chez le chien, les centres pour les mouvements des membres résident dans le gyrus sigmoïde. Si on extirpe, ou si on détruit par cautérisation les centres de l'hémisphère gauche, par exemple, l'animal, en essayant de se lever, tombe à droite, les membres de ce côté se repliant flasques et impuissants sous lui. La moitié correspondante de la face est aussi paralysée. Cependant la paralysie n'est pas absolue, comme cela a lieu chez le singe, car l'animal réussit bientôt à se mettre sur ses pieds, mais il est moins solide, ses membres droits chancellent, il marche sur le dos du pied, il glisse, etc., et Goltz a remarqué que, chez le chien aussi bien que chez le singe et chez l'homme, comme nous le verrons plus loin, ce sont surtout les mouvements acquis par l'éducation et par conséquent volontaires (l'action de donner la *patte*, par exemple chez le chien, les mouvements professionnels chez l'homme : l'écriture, etc.), qui disparaissent le plus complètement, tandis que les mouvements réflexes purs sont moins atteints (mouvements des yeux, mouvements de défense, etc.). Mais peu à peu la force revient et l'animal ne tarde pas à guérir entièrement de sa paralysie (sauf une certaine inhabileté qui persiste toujours), si l'extirpation n'a pas été trop large. La paralysie persiste au contraire si l'écorce cérébrale au niveau des centres a été largement enlevée. Chez l'homme, les observations cliniques montrent que la destruction des centres moteurs (les masses ganglionnaires étant intactes) est toujours suivie d'une hémiplégie durable.

2° *Chez le singe,* les expériences de destruction montrent, comme les expériences d'électrisation, que la région *antérieure* correspondant à la pointe des lobes frontaux ne possède pas de fonctions motrices. De même pour la région *postéro-inférieure* comprenant les lobes occipitaux en totalité, les lobes temporaux et une bonne partie des lobes pariétaux. La destruction la plus étendue du cerveau dans tous ces points ne détermine aucune paralysie motrice apparente. — Au contraire la région *moyenne,* comprenant les circonvolutions rolandiques (frontale et pariétale ascendantes) et les parties adjacentes du lobe frontal et du lobe pariétal est nettement en rapport avec les fonctions motrices, et la destruction isolée d'une portion étendue de cette région produit toujours une paralysie très manifeste du côté opposé du corps portant sur la face et les membres et offrant tous les caractères de l'hémiplégie vulgaire de l'homme. Cette hémiplégie, à l'inverse de ce qui a lieu chez le chien, est persistante et les muscles paralysés, d'abord flasques, deviennent ensuite contracturés comme chez l'homme. Par des lésions bien limitées en largeur mais comprenant toute l'épaisseur de l'écorce, on produit de véritables monoplégies du membre inférieur, du membre supérieur ou de la face.

A côté des troubles moteurs, on observe des troubles sensitifs qui avaient échappé aux premiers expérimentateurs mais qui ont une très grande importance. Le membre dont le centre moteur a été détruit devient en effet anesthésique, et, s'il exécute des mouvements, ces mouvements sont maladroits, ataxiques, indiquant en un mot que l'animal n'a pas conscience de la position de son membre et de la contraction de ses muscles. On en a conclu que l'écorce cérébrale extirpée contenait avec le centre moteur un centre sensible pour la sensibilité tactile et musculaire du membre (H. Munk). Les troubles moteurs s'expliquent alors par la perte même de la sensibilité tactile et musculaire, comme quand on sectionne les racines postérieures des nerfs (Schiff). (V. *Sensibilité tactile et musculaire*.) — Cette anesthésie diminue progressivement et disparaît quand le membre a recouvré sa force et ses mouvements; elle persiste au contraire dans le cas où la paralysie est définitive.

Explication du retour des fonctions d'un membre après l'extirpation des centres. — Théorie des suppléances. — Nous avons vu que chez le chien, après l'extirpation du gyrus sigmoïde, la paralysie qui se produit d'abord ne tarde pas à disparaître. Or, c'est là un fait difficile à expliquer. Prétendre, en effet, que l'hémisphère dont on a détruit un centre est suppléé par l'autre hémisphère dont le centre homologue subit un développement compensateur, c'est se payer de mots. Carville et Duret ont bien montré en effet que si, après l'incision du gyrus sigmoïde droit, l'animal étant d'abord paralysé, puis guéri, on enlevait le gyrus sigmoïde gauche, il n'y avait pas paralysie des deux côtés; on ne peut admettre, par conséquent, la suppléance par les parties similaires de l'hémisphère opposé. — Faut-il alors supposer que la suppléance se fait par quelque autre point de l'hémisphère du même côté? Mais, s'il en est ainsi, l'existence des centres moteurs deviendrait bien problématique. Il est vrai d'ajouter que l'extirpation complète d'un centre entraînant une paralysie définitive et non curable, lorsque la guérison a lieu, c'est qu'il est resté une certaine portion du centre, et cette portion peut suffire pour le rétablissement des fonctions motrices sans invoquer aucune suppléance. Diverses autres explications ont encore été données dont la discussion nous entraînerait trop loin; concluons que la vraie raison est sans doute encore à trouver.

Résultats fournis par les observations cliniques chez l'homme.

L'impossibilité d'expérimenter chez l'homme sur un organe aussi profond et aussi important que le cerveau est compensée par la fréquence et l'infinie variété des lésions traumatiques et des lésions de cause interne que peut présenter cet organe et qui exactement relevées à l'autopsie, avec la précision que donne la connaissance plus approfondie de la topographie cérébrale, et comparées avec les symptômes observés pendant la vie ont la valeur de véritables expériences. La pathologie du système nerveux appuyée sur une anatomie pathologique rigoureuse, est donc véritablement, comme l'avait dit autrefois Magendie, la physiologie expérimentale appliquée à l'homme.

Zones non motrices. — Comme on l'a observé depuis longtemps, les plaies du cerveau ne donnent pas toujours lieu à des symptômes identiques. Tantôt des plaies profondes et de grandes pertes de substance du cerveau ne produisent aucun trouble dans les mouvements volontaires.

Tantôt, au contraire, des lésions cérébrales relativement peu étendues, déterminent des convulsions ou sont suivies de paralysies incurables. Toutes ces différences nous sont maintenant expliquées par ce que nous avons dit précédemment, à savoir l'existence à la surface du cerveau de zones non motrices dont ni l'excitation ni la destruction ne provoquent de réactions fonctionnelles, et de zones motrices où la moindre excitation ou lésion retentit immédiatement sur la motilité. Les recherches des cliniciens ont aujourd'hui parfaitement déterminé ces territoires de l'écorce du cerveau. Parmi ceux dont la destruction limitée n'est jamais accompagnée de troubles notables du mouvement on trouve :

1° Toute la région préfrontale, c'est-à-dire les 1re, 2e et 3e circonvolutions frontales ; la première circonvolution frontale interne et la portion antérieure et réfléchie de la circonvolution du corps calleux, enfin les circonvolutions orbitaires.

2° Toute la région pariéto-occipitale située en arrière d'une ligne passant par les pieds des lobules pariétaux supérieur et inférieur. Elle comprend en dehors, les lobules pariétaux supérieur et inférieur, le pli courbe et les trois circonvolutions occipitales ; en dedans, le lobule quadrilatère, le lobule cunéiforme et la face interne des circonvolutions occipitales ; en dessous, les circonvolutions occipitales.

3° Toute la région sphénoïdale des hémisphères.

4° Les circonvolutions de l'insula.

Les lésions destructives survenues dans ces régions ne produisent aucun trouble moteur mais peuvent produire, comme nous le verrons dans un autre chapitre, des troubles sensitifs et intellectuels. Parmi ces derniers, nous étudierons avec soin l'aphasie et l'agraphie qui ne sont pas, ainsi que quelques-uns l'ont cru, des troubles moteurs, mais des troubles de la mémoire motrice.

La localisation de quelques centres peu importants (mouvements de la paupière supérieure par exemple) qu'on a voulu placer dans certains points des zones non motrices, est encore incertaine et ne doit être acceptée qu'avec réserves.

Zones motrices corticales. — Elles sont, comme chez le singe, localisées autour du sillon de Rolando, dans les circonvolutions frontale et pariétale ascendantes et le lobule paracentral. Les lésions de ce territoire ou zone motrice produisent une hémiplégie corticale identique à l'hémiplégie centrale vulgaire (Charcot). Il y a paralysie de toute la moitié opposée du corps (face et membres), d'abord complète mais diminuant peu à peu, les mouvements instinctifs reparaissant tandis que les mouvements acquis par l'éducation restent abolis. Ces lésions corticales sont suivies d'une dégénérescence descendante qui peut aller jusqu'aux faisceaux pyramidaux de la moelle tandis que les lésions des zones non motrices ne déterminent aucune dégénération secondaire (Charcot et Pitres).

Si la destruction de la zone motrice est très limitée (1 à 2 cent. de diam.) elle produit la paralysie isolée ou *monoplégie* d'un groupe musculaire (bras, jambe, face). C'est l'étude attentive de ces cas de monoplégie qui a permis

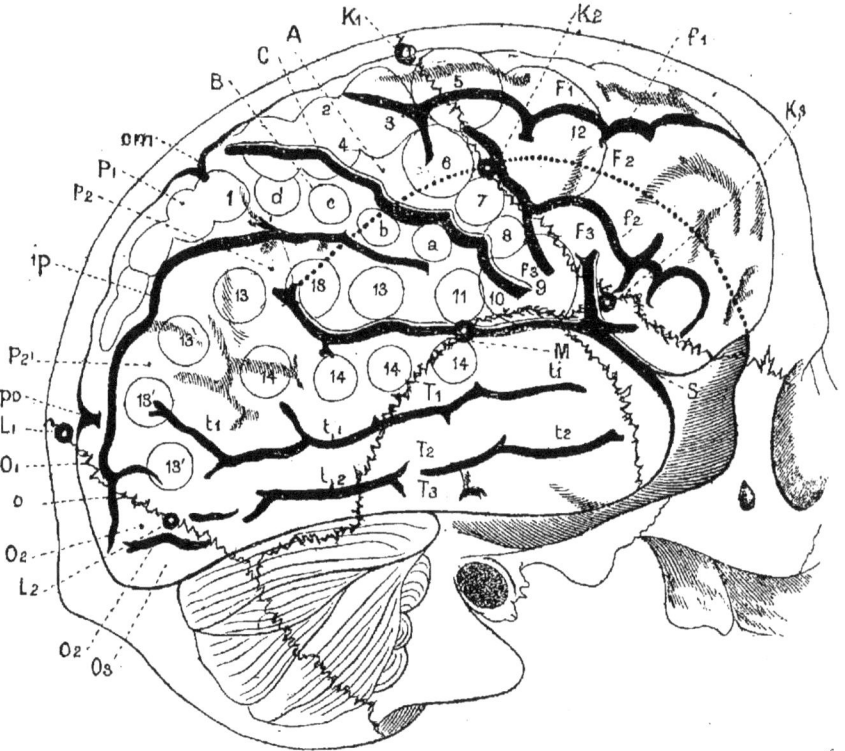

FIG. 358. — Topographie des centres corticaux moteurs chez l'homme et rapports de ces centres avec les parois du crâne. (D'après Landois.)

Les chiffres 1 à 14, les petites lettres *a* à *d* ont la même signification que dans la figure 356 du cerveau du singe.

S. Scissure de Sylvius avec ses deux branches verticale et horizontale ; — C. Sillon de Rolando ; — A. Circonvolution centrale antérieure ou frontale ascendante ; — B. Circonvolution centrale postérieure ou pariétale ascendante. F₁, F₂, F₃. Première, deuxième et troisième circonvolutions frontales ; — f₁, f₂. Sillons frontal supérieur et inférieur ; — f₃, sillon frontal perpendiculaire ; — P₁, P₂, lobules pariétaux supérieur et inférieur. P₂, aussi circonvolution supra-marginale ; P₂', circonvolution angulaire ou pli courbe ; — *ip*, sillon interpariétal ; *c m*, extrémité du sillon calloso-marginal ; — O₁, O₂, O₃. Première, deuxième et troisième circonvolutions occipitales ; — *p o*, scissure pariéto-occipitale ; — Ô, sillon occipital transverse ; — o₂, sillon occipital inférieur longitudinal ; — T₁, T₂, T₃. Première, deuxième, troisième circonvolutions temporo-sphénoïdales ; *t₁ t₂*. Premier et deuxième sillons temporaux. — K₁, K₂, K₃. Points de la suture coronaire du crâne ; L₁, L₂. Points de la suture occipitale ; — M, point de la suture temporale.

d'établir positivement la topographie des centres moteurs chez l'homme, laquelle concorde d'ailleurs, ainsi qu'on devait s'y attendre, avec celle du singe.

Le centre moteur de la jambe (1, fig. 358) occuperait la partie supérieure de la circonvolution pariétale ascendante et peut-être les parties voisines du lobe temporal jusque dans le lobule paracentral à la face interne de l'hémisphère.

Le centre moteur du bras (2, 3, 4, 5, 6, *a*, *b*, *c*, *d*) siège dans le tiers moyen et supérieur de la frontale ascendante, la partie correspondante du lobule paracentral et la partie postérieure de la première frontale et la pariétale ascendante. Il comprend les centres secondaires des mouvements suivants : 2, 3, 4, mouvements complexes du bras et de la jambe opposés et du tronc, comme dans l'action de nager; 5, extension en avant du bras et de la main opposés; 6, supination et flexion de l'avant-bras opposé; *a*, *b*, *c*, *d*, mouvements isolés ou combinés des doigts et du poignet de la main opposée. Mouvements de préhension.

Le centre moteur de la tête et de la face (7, 8) occupe le tiers inférieur des frontale et pariétale ascendantes et les parties voisines de la troisième frontale. Les localisations suivantes sont moins certaines ;

Le centre moteur des muscles de l'œil et de la paupière (13, 13') occuperait le pli courbe et la deuxième pariétale ;

Le centre moteur du cou et de la nuque (12) serait dans la partie postérieure de la deuxième frontale.

Le centre moteur des muscles de la bouche et de la langue (9,10) paraît être placé à l'extrémité la plus inférieure de la frontale ascendante, au voisinage immédiat du pied de la troisième circonvolution frontale. (Voir plus loin *Aphasie*.)

Le centre thermique d'Eulemburg et Landois serait situé aussi chez l'homme dans la zone motrice et quelques observations tendraient à montrer que des altérations de cette zone peuvent produire une inégalité dans la température des deux côtés du corps.

Chacun de ces centres peut donc être lésé isolément ou conjointement avec un autre (monoplégies associées). Il en résulte diverses monoplégies corticales : oculomotrice, crurale, brachiale, brachio-crurale, linguo-faciale et facio-brachiale.

Nous avons signalé précédemment l'épilepsie cérébrale localisée à certains groupes de muscles (monospasmes) ou étendue à tout un côté (épilepsie hémiplégique) ou généralisée, comme résultant de l'excitation de la zone motrice, chez le chien et chez le singe. Elle s'observe aussi chez l'homme, dans de nombreuses circonstances (lésions irritatives aiguës ou chroniques) et nous n'y reviendrons pas.

FONCTIONS MOTRICES DU CENTRE OVALE

Résultats des excitations. — La substance blanche immédiatement sous-jacente à l'écorce grise donne, lorsqu'elle est mise à nu, et excitée directement par l'électricité au niveau des points correspondant à la zone motrice, les mêmes réactions motrices que l'excitation de l'écorce elle-même. Mais les parties qui correspondent aux régions inexcitables de l'écorce sont également inexcitables. Enfin, dans la partie excitable de la substance blanche, on peut aussi limiter des territoires distincts pour chaque groupe de mouvements, tout comme dans l'écorce, et c'est cette identité d'action qui a permis à quelques physiologistes de prétendre que tous les phénomènes dus à l'excitation de l'écorce étaient dus en réalité à la propagation de l'excitation aux faisceaux blancs sous-jacents.

Les caractères graphiques des mouvements produits par l'électrisation de la substance blanche sous-jacente aux régions excitables de l'écorce sont presque entièrement semblables à ceux qui suivent l'excitation de l'écorce; et nous n'y reviendrons pas.

Résultats des destructions expérimentales.—Si on coupe les faisceaux du centre ovale partant d'une région quelconque de l'écorce, on supprime les fonctions de cette région de l'écorce, comme si on l'avait détruite elle-même. Ainsi, chez le singe et le chien, la section sous-corticale des régions non motrices du cerveau (y compris le corps calleux) ne donne aucun trouble du mouvement, tandis que la section pratiquée au-dessous des circonvolutions rolandiques ou du gyrus sigmoïde paralyse l'animal exactement comme eût fait la destruction de l'écorce correspondante.

Le corps calleux qui se rattache au centre ovale est une région inexcitable dont l'irritation, pas plus que la destruction, ne provoque aucun trouble appréciable du mouvement ni de la sensibilité.

Résultats de l'observation clinique chez l'homme. — L'observation clinique fournit des résultats identiques à ceux de l'expérimentation et montre, quand on a pris soin de déterminer exactement la topographie des lésions du centre ovale, que les lésions destructives, ramollissements, foyers hémorrhagiques, abcès, etc., siégeant dans les faisceaux préfrontaux, occipitaux ou sphénoïdaux ne déterminent par elles-mêmes aucun trouble persistant de la motilité volontaire. Au contraire, les altérations de la région fronto-pariétale du centre ovale, c'est-à-dire des faisceaux sous-jacents aux circonvolutions motrices produisent constamment des paralysies persistantes du côté opposé du corps plus ou moins limitées (monoplégies), ou étendues à toute la moitié du corps et de la face (hémiplégie), avec dégénération consécutive du faisceau pyramidal.

FONCTIONS MOTRICES DE LA RÉGION CAPSULAIRE (OPTO-STRIÉE)

La région capsulaire comprend les masses grises de la base des hémisphères, c'est-à-dire le corps strié, la couche optique, l'avant-mur et les bandes de substance blanche placées entre eux, c'est-à-dire la capsule interne et la capsule externe.

Résultats des excitations. — Contrairement à Longet, à Ferrier, à Carville et Duret, F. Franck a constaté que le corps strié et la couche optique sont inexcitables, tandis que la capsule interne, surtout dans sa portion antérieure, est éminemment excitable et provoque des mouvements violents et généraux prédominant dans le côté opposé du corps.

Résultats des destructions. — La destruction isolée des divers noyaux gris, corps strié et couche optique, d'ailleurs très difficile à pratiquer, n'a fourni que des résultats contradictoires dont on ne peut tirer aucune conclusion positive et nous n'y insisterons pas davantage.

La destruction limitée de la capsule interne, plus facile (Veyssière), a montré qu'il existe dans ce point trois régions différentes, la région antérieure neutre, la région moyenne motrice, dont la destruction amène une hémiplégie plus ou moins complète, la région postérieure sensitive, qui produit, quand elle est détruite, une hémianesthésie du côté opposé.

Résultats de l'observation clinique chez l'homme. — Bien que les lésions isolées de chacune des diverses parties de la région capsulaire soient très rares, il semble que ce doive être la pathologie humaine qui donnera un jour la clef de la physiologie de cette partie du cerveau. Mais il importe de faire table rase, au point de vue qui nous occupe, de tous les résultats fournis à la pathologie par la longue suite des observateurs, car tous ces résultats concernent des cas de lésions complexes et ne peuvent nous servir. En effet, contrairement aux données courantes, des observations de lésions isolées qu'on possède déjà, on a pu conclure que le noyau lenticulaire, le noyau caudé et la couche optique ne sont en rapport direct ni avec la motricité, ni avec la sensibilité.

Quant à la capsule interne, la clinique et l'anatomie pathologique confirment les données de l'expérimentation en montrant que les lésions destructives du tiers antérieur de la capsule interne (provenant du lobe préfrontal) n'altèrent ni la motilité, ni la sensibilité; que celles du tiers moyen (en rapport avec les circonvolutions fronto-pariétales) provoquent des paralysies motrices persistantes suivies de dégénérescence secondaire et de contracture permanente; et qu'enfin celles du tiers postérieur (dont les fibres proviennent des régions sphéno-occipitales) déterminent des paralysies sensitivo-sensorielles.

B. — LE CERVEAU ET LA VIE ORGANIQUE

Réactions organiques des excitations cérébrales. — Tout le monde connaît l'influence si accusée que les émotions, c'est-à-dire certaines manifestations de l'activité cérébrale, telles que la colère, la peur, la joie, le chagrin, etc., exercent sur les fonctions organiques, et les troubles respiratoires, circulatoires, pupillaires, sécrétoires, vésicaux, intestinaux, etc., qui peuvent en résulter. Nous avons, à propos de la physiologie de chacune de ces fonctions, indiqué les influences nerveuses qui peuvent les modifier. Mais il n'est pas sans intérêt de faire maintenant une revue d'ensemble des rapports du cerveau avec la vie organique et d'étudier en particulier, avec l'aide des nouvelles méthodes d'investigation, si l'application d'une excitation artificielle en divers points du cerveau peut provoquer des réactions organiques comme elle produit des réactions motrices.

Or l'expérimentation, démontre en effet que l'excitation modérée de certaines régions de l'écorce et celle des faisceaux blancs sous-jacents provoquent des réactions organiques variées. Mais, fait important à signaler, la destruction de ces régions n'entraîne nullement la perte de la fonction organique mise en jeu par l'excitation, et le cœur, par exemple, ne s'arrête pas quand on enlève la région dont l'excitation agit sur lui. Si ces régions corticales et souscorticales représentent des *localisations* organiques, moins bien limitées d'ailleurs que les localisations motrices, elles n'ont donc pas toutefois la valeur de *centres*, c'est-à-dire d'appareils nerveux producteurs des mouvements organiques ou des sécrétions. D'une façon générale, c'est au niveau même de la zone motrice que les irritations électriques, thermiques, inflammatoires provoquent des réactions organiques et, dans cette zone, c'est l'excitation d'un point quelconque (mais surtout des deux marginales antérieure et postérieure chez le chien et chez le chat), et non d'un point déterminé pour chaque fonction organique, qui produit des réactions circulatoires, respiratoires, sécrétoires, etc. Il n'y a donc pas, à vrai dire, de centre cortical cardiaque respiratoire, etc. Au delà de la zone motrice, l'excitation modérée reste inefficace.

Lorsque les excitations, au lieu d'être modérées, sont très intenses, on voit survenir, en même temps que des convulsions plus ou moins généralisées (épilepsie corticale), des troubles circulatoires, pupillaires, sécrétoires, etc., très accusés, qui, bien qu'associés aux convulsions motrices, n'en dépendent pas, comme le prouve la curarisation (qui supprime ces dernières) et doivent être considérés comme une véritable *épilepsie interne*. F. Franck a fait une bonne étude de ces réactions organiques et il est parvenu à dissocier des réactions épileptiques les réactions simples, desquelles seules nous dirons quelques mots.

Influence sur la respiration des excitations corticales. — Nous avons déjà indiqué au chapitre *Respiration*, page 338, l'influence du cerveau sur la respiration, et les modifications qui surviennent dans le nombre, l'amplitude et le sens des mouvements respiratoires. Nous n'y reviendrons pas.

Influence sur la circulation. Centres vaso-moteurs et centres cardiaques corticaux. — Les palpitations du cœur, la syncope, la rougeur ou la pâleur de la face, etc., sous l'influence des émotions, disent assez quelle est l'influence du cerveau sur le cœur et l'appareil circulatoire. Cette influence du cerveau, réflexe, comme dans le cas des émotions, douleurs, etc., ou spontanée (évocation, souvenir d'une impression agréable ou pénible), produit soit une action excitante (palpitations, pâleur par resserrement des vaisseaux), soit une action d'arrêt ou inhibitoire (syncope, rougeur par paralysie des vaisseaux). Depuis la découverte de l'excitabilité de l'écorce cérébrale, de nombreux auteurs ont étudié l'influence expérimentale des excitations corticales sur l'appareil circulatoire; mais, malgré l'assurance de leurs affirmations sur l'existence de centres cardiaques et vaso-moteurs, on doit conserver des doutes, car en comparant les résultats obtenus par ces auteurs, on constate les plus grandes divergences dans les phénomènes observés. Ces recherches sont en effet extrêmement délicates, et il est très difficile de dégager les réactions vasculaires simples, indépendantes des accès épileptiques que provoquent si facilement les excitations corticales, des réactions tumultueuses qui caractérisent ces accès. Franck, qui a repris ces expériences, en conclut que les effets vaso-moteurs sont à leur maximum quand on excite la région motrice; qu'ils sont étendus à tout le corps et non circonscrits à la région dont les muscles correspondent au point cortical excité; que ces effets sont toujours vaso-constricteurs; et, enfin, que l'écorce cérébrale ne contient pas de véritables centres vaso-moteurs, c'est-à-dire des points producteurs de réactions vasculaires, mais que les circonvolutions se comportent comme les surfaces sensibles et sont des points de départ d'excitations qui se rendent aux centres vaso-moteurs bulbaires. Il en est de même pour les réactions cardiaques et il n'existe, en aucun point de l'écorce cérébrale, de centres modérateurs ou accélérateurs du cœur, mais de simples surfaces sensibles (Franck).

Centre thermique. — Eulemburg et Landois ont admis l'existence dans l'écorce motrice d'un centre dont l'excitation abaisserait la température des membres du côté opposé, mais non de la tête, tandis que son extirpation élèverait cette température d'une façon notable et pour un temps variable, et ils ont rattaché à l'action de ce centre les modifications thermiques qui se produisent chez les hémiplégiques. Des expériences de vérifications faites par Küssner tendent à prouver que ce centre n'existe pas.

Influence sur les mouvements de la pupille. — On connaît l'extrême sensibilité de l'appareil musculaire de l'œil et en particulier de l'iris qui répond avec une grande rapidité et dans le sens le plus favorable à la perception de la lumière, aux excitations physiologiques s'exerçant par voie directe ou réflexe sur les centres nerveux. L'association des mouvements de l'iris avec ceux de la paupière et du globe oculaire lui-même est due à l'influence sur les nerfs divers qui commandent ces mouvements de centres coordinateurs en rapport avec l'origine des nerfs optiques. Certaines influences cérébrales, siégeant dans l'écorce, provoquent aussi ces mouvements associés : le souvenir d'images terrifiantes, la nouvelle d'un événement imprévu et pénible agissent ainsi; la pupille se dilate, l'œil devient fixe, les paupières s'ouvrent largement. Inversement, sur un sujet hypnotisé, la suggestion d'un objet lointain, vivement éclairé, fait resserrer la pupille et fermer à demi les paupières. Or, depuis les expériences de Ferrier, on explique ces phénomènes par l'action de centres corticaux oculo-pupillaires. Ferrier a découvert en effet que l'électrisation sur le singe de la région 12 de sa nomenclature (fig. 356) produit *l'écartement des paupières, la dilatation bilatérale de la pupille, la rotation des yeux et de la tête vers le côté opposé.* Dans la région 13,13', on voit les *yeux dirigés du côté opposé avec déviation en haut* (13), ou *en bas* (13'), *contraction des pupilles et tendance à l'occlusion des paupières.* Dans la région 14, on note le *redressement de l'oreille avec tête et yeux tournés du côté opposé, pupilles très dilatées.*

FIG. 359. — Schéma de la face externe du cerveau du singe.

Si au lieu d'employer des courants modérés, on emploie des courants intenses, leur application, même en un point quelconque de l'écorce, provoque une attaque d'épilepsie franche ou larvée (si l'emploi du curare empêche la manifestation des convulsions), mais accompagnée constamment dans les deux cas d'une dilatation pupillaire. On peut donc dire que l'irido-dilatation constitue un signe formel d'épilepsie même sans convulsions. Au contraire, l'irido-constriction est toujours une réaction simple des excitations corticales et ne s'observe que dans les excitations limitées aux régions 12 et 14 de Ferrier. Comme pour les effets cardiaques et vaso-moteurs, il n'y a pas lieu d'admettre pour les réactions oculo-pupillaires, des centres corticaux au sens propre du mot, mais simplement des points de départ localisés de ces réactions, points de départ qui ne sont même pas probablement spécialisés en irido-dilatateurs et irido-constricteurs, mais qui agissent indifféremment dans l'un ou l'autre sens, suivant les conditions de l'expérience.

Influence des excitations du cerveau sur les sécrétions. — L'action excitatrice ou inhibitoire des incitations psychiques (souvenir, peur, joie, douleur, etc.), sur les sécrétions, est bien connue, et nous en avons déjà parlé page 227. Nous devons rechercher ici si l'excitation expérimentale reproduit cette double action du cerveau.

a) *Salive.* — L'excitation de toute la surface excitable du cerveau, et non pas seulement du gyrus sigmoïde, produit la salivation. Mais il ne saurait être question de centre salivaire et l'écorce, ainsi que les faisceaux blancs sous-jacents, jouent simplement le rôle d'une surface sensible. L'épilepsie provoquée s'accompagne aussi de salivation.

b) *Sueur*. — L'apparition de sueurs peut se produire sous l'influence de diverses émotions, mais dans ces cas l'influence du cerveau n'est probablement qu'indirecte, car l'excitation de l'écorce cérébrale n'a pas donné de résultats favorables à l'idée d'un centre sudoral.

c) *Urine, bile, sucs digestifs*. — Si la clinique montre l'action incontestable des émotions, des troubles cérébraux, etc., sur ces diverses sécrétions, l'expérimentation n'a fourni que des résultats peu probants ou négatifs sur l'influence du cerveau sur ces mêmes sécrétions.

Influence du cerveau sur la vessie. — L'action des émotions sur la vessie est bien connue et on a spirituellement appelé « *l'incontinence des candidats* » cet impérieux besoin d'uriner que produit l'appréhension d'un examen ou d'un concours. Le mécanisme de la miction dans ce cas est différemment interprété. Pour les uns, il y aurait contraction simultanée du corps et du col de la vessie et prédominance finale des contractions du corps qui surmontent la résistance sphinctérienne. Pour les autres, il y aurait surtout, en même temps que contraction du corps, inhibition du sphincter qui se relâche et laisse passer l'urine.

L'excitation de la région voisine du sillon crucial provoque si facilement la contraction de la vessie qu'on a pu dire que cet organe est un esthésiomètre plus sensible que le cœur et les vaisseaux et ne le cédant pas à l'iris lui-même. Mais cet effet est inconstant ou du moins s'épuise très rapidement, et ne se reproduit qu'après un certain repos. Cette région excitable ne joue toutefois que le rôle de surface sensible et non de centre cortical des contractions vésicales.

C. — LE CERVEAU ET LA SENSIBILITÉ

Les anciennes expériences d'extirpation du cerveau chez les animaux n'avaient pas amené tous les physiologistes qui les avaient pratiquées à considérer le cerveau comme le *siège exclusif de la faculté de percevoir les impressions sensitives*. Si Flourens affirmait qu'en perdant ses lobes cérébraux, l'animal perd la perception de toutes ses sensations, Magendie, Bouillaud, Gerdy, Longet, se refusaient à admettre que ces lobes fussent l'organe unique des *perceptions*. Il est certain, comme le fait remarquer Longet, que la *sensibilité générale* persiste malgré l'ablation des deux lobes cérébraux, et des chiens ou des lapins ainsi mutilés, crient, gémissent et s'agitent toutes les fois qu'on les soumet à l'action d'une cause de douleur physique. Il en est de même de la première période du sommeil anesthésique où l'animal, devenu étranger au monde extérieur et privé momentanément d'intelligence et de volonté, conserve cependant encore une certaine sensibilité et crie et s'agite, si on le pince fortement. L'extirpation de la protubérance ou l'anesthésie poussée jusqu'à la résolution complète, faisant cesser ces manifestations de la sensibilité, c'est dans la protubérance que Longet, avec Gerdy, etc., place le centre perceptif des impressions sensitives. Mais il admet que la protubérance ne perçoit que l'impression *brute* et que l'élaboration de celle-ci en impression *consciente* (image sensorielle, idée, volition) s'opère exclusivement dans les lobes cérébraux. Cette conclusion elle-même ne s'appliquait qu'aux sensations *générales* de tact et de douleur, et il déclarait qu'aucune donnée ne permettait de penser que la perception des sensations *spéciales* (ouïe, vue, goût, odorat) eût lieu, même partiellement, dans la protubérance (Vulpian y a placé depuis le centre du goût), mais qu'elle devait avoir lieu uniquement dans les lobes cérébraux.

Les recherches expérimentales faites sur les animaux depuis 1870 ont apporté des contributions importantes à la connaissance des rapports de la sensibilité et des hémisphères cérébraux, qui fait l'objet de ce chapitre, et montré l'existence de *centres sensitifs* corticaux analogues aux *centres moteurs*. C'est Ferrier qui, le premier, a reconnu, dans l'écorce cérébrale, l'existence de régions circonscrites destinées à la sensibilité et constituant des centres de sensations soit pour la sensibilité générale, soit pour les sensibilités spéciales. Après lui H. Munk, Luciani et Tamburini, ont apporté dans cette étude une grande subtilité d'analyse expérimentale; mais il reste encore bien des points obscurs et bien des contradictions entre les divers auteurs. Il semble résulter cependant de leurs recherches que chaque fonction sensitive du cerveau est *localisée* dans un point limité des circonvolutions cérébrales, et qu'il existe des *centres corticaux sensibles* comme il existe des *centres moteurs*.

Nous suivrons la marche que nous avons suivie pour l'étude des fonctions motrices du cerveau et nous étudierons les fonctions sensitives successivement dans les circonvolutions, dans le centre ovale et dans la région opto-striée.

A. — FONCTIONS SENSITIVES DES CIRCONVOLUTIONS

Les centres psycho-sensoriels ou *corticaux* sensoriels sont unis aux nerfs sensoriels par des tractus de fibres. La destruction totale d'un de ces centres abolit les sensations provenant du sens correspondant. La destruction partielle peut laisser intact en apparence le fonctionnement du sens intéressé, mais si un chien ainsi opéré voit, entend, flaire, il ne sait plus ce qu'il voit, ce qu'il entend ou ce qu'il flaire.

Mais les lésions destructives de l'écorce n'ont pas été seules employées pour déterminer les zones sensorielles ; les ablations des yeux chez les jeunes animaux et les atrophies des circonvolutions occipitales observées à la suite sont venues donner une nouvelle preuve de l'existence de centres visuels corticaux. Chez le singe, en raison du perfectionnement plus grand du cerveau, les troubles sensoriels consécutifs aux destructions limitées de certains points de l'écorce sont en général plus démonstratifs que chez le chien. En voici les principaux résultats.

Centre psycho-optique. — Ce centre que Ferrier plaçait d'abord exclusivement dans le pli courbe constituerait, d'après de nouvelles expériences de cet auteur, plutôt une zone visuelle qu'un simple centre et comprendrait le pli courbe et le lobe occipital, c'est-à-dire des régions correspondant assez exactement aux origines des nerfs optiques décrites par Gratiolet et plus récemment par Wernicke. Les plis courbes suffisent seuls quand les lobes occipitaux sont détruits et réciproquement; mais, tandis que les lobes occipitaux peuvent être enlevés sans qu'il s'ensuive de troubles visuels, l'extirpation des plis courbes produit une cécité temporaire qui guérit grâce à l'intégrité des lobes occipitaux.

La destruction d'un lobe occipital seul n'est suivie d'aucun trouble évident; celle d'un pli courbe produit l'amblyopie croisée et temporaire. Mais la destruction d'un lobe occipital et du pli courbe du même côté détermine l'hémiopie croisée en paralysant les rétines du côté de la lésion. Ferrier en conclut que les yeux ont un double rapport avec les centres visuels: 1° monoculaire entre l'œil opposé et le pli courbe ; 2° binoculaire entre le lobe occipital et le côté correspondant des deux yeux.

Pour Munk, il existe une *sphère visuelle* étendue comprenant tout le lobe occipital, mais il y a un point de ce lobe au niveau duquel se déposent plus spécialement les images commémoratives des impressions visuelles. Lorsqu'on extirpe ce point chez le chien, on détermine la *cécité psychique* de l'œil du côté opposé qui perd ainsi les images commémoratives des objets qu'il a vus autrefois (amnésie optique) c'est-à-dire que l'animal voit, mais ne sait pas ce qu'il voit. Mais, grâce aux parties voisines de la sphère visuelle restées intactes, l'animal peut acquérir de nouvelles notions par une seconde éducation et la vision se rétablit ainsi dans son œil. Si toute la sphère visuelle a été détruite, cette seconde éducation est impossible, les impressions recueillies par la rétine ne donnant plus lieu à aucune perception consciente, il y a *cécité absolue et définitive*. — Les résultats sont différents chez le singe et la destruction du centre visuel produit non la cécité de l'œil du côté opposé, mais celle des moitiés des deux rétines situées du côté de la destruction (hémiopie) en sorte que la sphère visuelle droite correspond à la moitié droite de chaque rétine et la sphère visuelle gauche à la moitié gauche.

Centre psycho-acoustique. — Ferrier le localise à la partie postérieure des première et deuxième circonvolutions temporo-sphénoïdales. L'extirpation du point central de ce centre d'un côté produirait une *surdité psychique* ou *amnésie acoustique* du côté opposé analogue à la cécité psychique. Munk et Luciani pensent que la sphère auditive s'étend sur tout le lobe temporal et peut-être même au delà.

Centres olfactif et gustatif. — Ferrier les place tous deux chez le singe dans le *gyrus uncinatus* ou extrémité *antérieure* de la circonvolution de l'hippocampe. Munk place le centre olfactif dans la circonvolution de l'hippocampe. Mais ces déterminations, quoique vraisemblables d'après les travaux de Broca qui a montré qu'une des racines du nerf olfactif prend naissance dans cette circonvolution, n'ont rien de certain.

Centre psycho-tactile. — Ce centre se trouverait d'après Ferrier dans la région de l'hippocampe, mais Munk désigne comme *sphère de la sensibilité générale* toute la surface du cerveau en rapport avec les centres moteurs. Pour lui en effet ces derniers centres ne sont pas spécialement moteurs, mais servent aussi à la *sensibilité tactile musculaire et douloureuse* du côté opposé. Nous avons signalé plus haut les troubles sensitifs qui accompagnent l'extirpation des centres moteurs et qui, d'après Munk, seraient la véritable cause des troubles musculaires observés dans ce cas, mais cette conclusion est peut-être forcée et il faut s'en tenir à la réserve de Nothnagel « que les régions de l'écorce dont la lésion produit d'une part la paralysie, d'autre part le trouble de la sensibilité musculaire, occupent manifestement des territoires proches l'un de l'autre, mais qu'elles ne sont pas identiques ».

Centres corticaux sensoriels chez l'homme. — En ce qui concerne les centres sensoriels chez l'homme, on pourrait, par analogie, les localiser comme chez le singe, mais on possède, bien qu'en petit nombre encore, certaines observations cliniques qui permettent de ne pas douter de leur réalité. Les centres visuels seraient localisés dans deux zones de l'écorce : 1° la zone *externe* comprenant la première et la deuxième circonvolutions occipitales, avec le pli courbe et le lobule du pli courbe ; 2° la zone *interne* représentée par le *coin* et peut-être par le pied de la deuxième temporale adjacente (Rondot).

Trois sortes de troubles visuels peuvent suivre les lésions destructives (hémorrhagies, ramollissement, traumatismes) de ces deux zones : 1° l'hémianopsie latérale homonyme ; 2° l'amblyopie croisée ; 3° la cécité psychique.

L'étude des atrophies cérébrales consécutives aux destructions anciennes des fonctions oculaires montre aussi que les lobes occipitaux font partie de l'appareil de la vision.

Les rares observations où l'on a noté des troubles auditifs (surdité verbale seulement) en rapport avec des lésions corticales, ont montré ces lésions variables d'ailleurs, dans le lobe temporal gauche.

On ne sait rien des centres corticaux dont la destruction pourrait produire des troubles du goût et de l'odorat chez l'homme, et quant aux altérations de la sensibilité générale dépendant de lésions corticales, l'étude en est des plus obscures et nous avons relaté plus haut les deux opinions contradictoires de Ferrier et de Munk.

Objection de Goltz aux localisations sensorielles. — D'après Goltz, les couches corticales sont fonctionnellement homogènes et quelles que soient les régions de ces couches que l'on détruise, les voisines sont aptes à les suppléer tant pour le mouvement que pour la sensibilité.

Goltz soutient que la totalité des lobes postérieurs du cerveau peut être extirpée sans affecter davantage la vision que ne le fait la destruction des lobes antérieurs ou moyens. Dans ses dernières recherches, comme dans les premières il maintient énergiquement qu'il n'a pas plus obtenu de signe manifeste de localisation en ce qui concerne la vision ou un autre sens qu'en ce qui concerne les mouvements. Quand, chez le chien, les lésions sont légères, la guérison des troubles post-opératoires de la vision, des autres sens et de la sensibilité générale peut être complète. Quand une portion plus étendue du cerveau est extirpée, quelle que soit la région de l'hémisphère, certains troubles particuliers de la vision et des autres sensations correspondant à la cécité psychique observée par Munk, se produisent et peuvent persister. Dans le cas de la vision, le caractère saillant de ces troubles est que, bien que l'animal puisse voir et emploie en effet sa vue pour éviter les obstacles et diriger ses mouvements, cependant les objets qu'il voit ne produisent pas sur lui leur effet accoutumé ; il cesse en effet de reconnaître beaucoup de choses et devient indifférent à des images qui l'impressionnaient jadis vivement. Il ne reconnaît plus sa nourriture, il n'a plus peur du fouet qui le frappe, il ne donne plus la patte, et il reste parfaitement indifférent quand le garçon de laboratoire se présente dans un déguisement étrange qui le mettait en fureur avant l'opération. Un autre caractère singulier de ce trouble de la vision est que la guérison dans une très grande mesure peut se faire dans certaines circonstances au moyen d'une nouvelle éducation, et le chien peut ainsi réapprendre à reconnaître sa nourriture et à craindre le fouet. Il serait cependant hasardeux de prétendre que, dans ce cas, le trouble était certainement d'origine psychique et dû à l'absence de la faculté d'apprécier pleinement les sensations brutes. Il se pourrait, en effet, que ces sensations fussent elles-mêmes imparfaites et incapables de donner lieu à des perceptions suffisamment nettes, tous les objets apparaissant peut-être au chien comme vus à travers un voile et avec leurs couleurs effacées, ce qui expliquerait qu'il ne reconnaît plus sa nourriture, etc.

B. — FONCTIONS SENSITIVES DU CENTRE OVALE

Les fibres blanches de la couronne rayonnante sont trop intimement mélangées pour qu'on puisse distinguer celles qui sont sensitives de celles qui sont motrices. Cependant, malgré le petit nombre d'observations de lésions limitées du centre ovale, on peut établir que les lésions du centre ovale situées au-dessous des régions de l'écorce qui ont des fonctions sensitives ou sensorielles nettement définies, produiront les mêmes troubles que les lésions destructives de ces régions corticales.

C. — FONCTIONS SENSITIVES DE LA RÉGION CAPSULAIRE

1° **Capsule Interne.** — Au niveau de la capsule interne on a pu faire la distinction des fibres et on sait aujourd'hui que les faisceaux du tiers postérieur de la capsule compris entre la couche optique et le noyau lenticulaire sont un lieu de passage, un carrefour où passent toutes les fibres sensitives du côté opposé du corps avant de diverger vers l'écorce cérébrale (Charcot).

Il en résulte que les lésions de ces faisceaux, pathologiques ou expérimentales (Veyssière), produisent une hémianesthésie de tout le côté opposé du corps. La partie la plus postérieure de tous ces faisceaux dirigée vers l'écorce occipitale et temporale est en rapport avec les centres psycho-sensoriels, et ses lésions limitées n'ont produit qu'une paralysie des sens spéciaux, vue, ouïe, odorat du côté opposé. Si tout le carrefour sensitif est détruit, on observe l'abolition complète de la sensibilité générale et spéciale, c'est-à-dire une *hémianesthésie sensitivo-sensorielle*. Enfin une lésion limitée à la partie antérieure du faisceau n'entraîne que l'hémianesthésie tactile sans toucher aux sens spéciaux.

L'amblyopie croisée s'expliquant mal avec le fait de la semi-décussation des nerfs optiques dans le chiasma, Charcot a supposé qu'il se fait un second entre-croisement complémentaire du premier, dans un point d'ailleurs mal déterminé, peut-être dans le voisinage des tubercules quadrijumeaux. Les diverses variétés de troubles visuels s'expliquent très bien de la sorte et le schéma (v. fig. 244) a été adopté par la plupart des auteurs.

2° Ganglions de la base. — Couches optiques.

L'excitation des couches optiques est sans effet et leur extirpation ou leur destruction — abstraction faite des troubles de la vue dans l'œil du côté opposé (cécité) — n'a donné que des résultats négatifs ou des mouvements forcés (inclinaison latérale de la tête et des membres, mouvements de manège) analogues à ceux que produit la section transversale des pédoncules cérébraux. Aussi est-il probable qu'ils sont dus à la section des fibres pédonculaires sous-jacentes aux couches optiques et conduisant certaines innervations centripètes (sens musculaire) se rendant à l'écorce, en traversant ces couches optiques. Les couches optiques seraient en outre, d'après Meynert, le siège de centres réflexes très compliqués grâce auxquels l'animal sans hémisphères peut encore exécuter des mouvements très complexes, mais dépourvus de spontanéité. Ces réflexes paraissent être mis en jeu par des innervations centripètes inconscientes arrivant de la périphérie aux couches optiques. Ferrier suppose que ces dernières élaborent et transmettent à l'écorce cérébrale toutes les impressions sensitives ou afférentes, comme le corps strié élabore (?) et transmet à la périphérie les impulsions motrices efférentes, et Luys professe, depuis longtemps, une opinion analogue, faisant de ces organes une sorte de *sensorium commune*.

Mais, en réalité, toutes les tentatives expérimentales faites jusqu'à ce jour pour déterminer les fonctions de la couche optique sont insuffisantes et contradictoires. Les auteurs ont confondu le plus souvent les phénomènes dépendant des lésions de la couche optique elle-même avec les phénomènes produits par les lésions de la capsule interne et des faisceaux pédonculaires. De même, les cliniciens les plus autorisés pensent que les symptômes attribués aux lésions de la couche optique doivent être rapportés à la compression (hémorrhagies, tumeurs) ou à l'altération concomitante des organes voisins. La physiologie et la clinique s'unissent donc pour nous montrer que les fonctions des couches optiques sont encore complètement inconnues.

D. — LE CERVEAU ET LA PENSÉE

Le cerveau, organe de la pensée. — Des preuves nombreuses, quoique plus ou moins indirectes, ont montré depuis longtemps que les hémisphères cérébraux sont le siège des fonctions intellectuelles proprement dites. On observe en effet que, dans les lésions graves du cerveau, les qualités morales, les facultés de comparer les impressions, de former des jugements, d'associer des idées, d'exprimer des souvenirs, etc., s'affaiblissent ou disparaissent ; que le développement de l'intelligence et des facultés morales suit pas à pas, dans l'enfance, l'évolution et le perfectionnement apparent de l'encéphale ; que chez les vertébrés, à mesure qu'on s'élève dans la série, depuis les poissons jusqu'à l'homme, l'encéphale devient de plus en plus considérable et que cet accroissement chez les animaux supérieurs porte presque exclusivement sur les hémisphères proprement dits.

On remarque aussi que chez les mammifères les plus intelligents, outre qu'ils augmentent de volume relativement aux autres ganglions encéphaliques, les lobes cérébraux se plissent à leur surface, c'est-à-dire présentent des circonvolutions. Ces circonvolutions, absentes ou à peine indiquées chez les mammifères inférieurs, *lissencephala* d'Owen, peu intelligents (sauf le castor), se compliquent de plus en plus chez les carnassiers, les cétacés, l'éléphant, les singes ordinaires, les singes anthropoïdes (*gyrencephala*) et enfin l'homme lui-même (*archencephala*). Chez les races humaines inférieures, chez les microcéphales, les idiots, le cerveau a des circonvolutions moins nombreuses, moins plissées, et se rapproche en quelque sorte du type cérébral simien. Au contraire, chez les hommes d'une grande intelligence, on a noté en général un remarquable développement du cerveau. Le poids moyen de l'encéphale des Européens étant de 1,400 à 1,500 grammes, le cerveau de Cromwell aurait pesé 2,231 grammes, celui de Byron 2,238 ; mais ces chiffres paraissent erronés. Les suivants sont authentiques : Cuvier, 1,829 grammes, D' Abercrombie 1,786, Dante 1,556, sir James Simpson 1530, Daniel Webster 1,516, Agassiz 1,512, Gauss, 1,491, Dupuytren 1,436, Gambetta 1,241. On voit que plusieurs de ces chiffres rentrent dans la moyenne ou la dépassent à peine, et il est certain que les données qu'ils fournissent n'ont pas une bien grande valeur relativement au rapport qu'on a établi entre l'intelligence des grands hommes et le poids de leur cerveau, car, outre que les variations observées rentrent dans le domaine des variations individuelles se rapportant à la stature générale du corps, à l'âge, on n'a pas tenu compte dans les pesées du poids particulier des hémisphères cérébraux séparés des autres parties, cervelet, mésocéphale, bulbe, sans rapport avec les fonctions intellectuelles, et on a donné en bloc le poids de l'encéphale tout entier. En outre, tel cerveau très petit, comme celui de Gambetta, peut présenter une remarquable complication des lobes frontaux et en particulier de la troisième circonvolution frontale, de sorte que la considération du poids brut est primée par le degré de complication des circonvolutions (M. Duval). Mais il n'en est pas moins établi que, d'une façon très générale, la moyenne du poids du cerveau, ou, ce qui revient à peu près au même, les dimensions du crâne (linéaires ou cubiques) sont en rapport avec le degré de l'intelligence, comme l'indiquent les chiffres suivants :

Poids moyen du cerveau (Davis).	Capacité moyenne du crâne (Broca).	Circonférence moyenne du crâne (Broca).
21 Anglais = 1425 gr.	Européens 1460 à 1530 c.c.	25 Étudiants = 567
25 Chinois = 1357 gr.		
5 Esquimaux = 1396 gr.	Nègres d'Océanie 1253	23 Infirmiers = 549
9 Nègres = 1322 gr.		
17 Australiens = 1197 gr.	Australiens 1228	Différence 18

Chez les idiots, on a trouvé des cerveaux du poids de 765, 730, 637, 566, 517, 425, 368 et 241 grammes.

A côté de ces résultats fournis par l'observation pure, l'expérimentation physiologique est venue apporter aussi son contingent de preuves. En effet, « les animaux auxquels on a extirpé les lobes cérébraux, dit Flourens, perdent toute perception, toute intelligence en général ; ils perdent encore jusqu'à ce toute perception, toute intelligence en général ; ils perdent encore jusqu'à ce instincts propres inhérents à chaque espèce et si tenaces en chacune d'elles. D'un autre côté, comme nul de ces instincts, comme nulle des facultés intellectuelles et perceptives ne se perd par l'ablation du cervelet ou par celle des tubercules quadrijumeaux, il en résulte que tous ces instincts, que toutes ces facultés appartiennent donc bien exclusivement aux lobes cérébraux ».

Localisations psychiques. — Les expériences sur les animaux donnent des résultats qui sont différemment interprétés par les physiologistes. Pour Ferrier et quelques autres, l'activité intellectuelle aurait son siège essentiel dans la partie antérieure des lobes frontaux. Cette opinion, qui était déjà celle de Gall et des phrénologues, repose sur le faible développement de ces lobes chez les animaux et chez les idiots (Rüdinger) et sur les troubles qui accompagnent les lésions étendues de cette partie du cerveau. Bouillaud, il y a longtemps, avait vu les pigeons, les lapins, les chiens, auxquels il enlevait la partie antérieure des hémisphères cérébraux, présenter «tous les signes d'un idiotisme profond». Ferrier, sur les singes, a observé la perte de la faculté d'attention après l'opération. Mais Flourens déclare qu' « on peut enlever soit par devant, soit par derrière, soit par en haut, soit par côté, une portion étendue des lobes cérébraux sans que leurs fonctions soient perdues ». Goltz, Brown-Séquard, Munk pensent de même qu'il n'y a pas de point spécialement affectés à l'intelligence dans le cerveau. Mais il faut reconnaître que le problème des localisations psychiques est encore plus difficile à résoudre que celui des localisations motrices et sensorielles, car pour l'intelligence il n'y a guère de comparaison à établir entre les animaux et l'homme.

D'autre part, la pathologie cérébrale nous montre des cas nombreux où on a observé la destruction de tout un lobe (frontal, ou occipital, ou pariétal) ou de deux lobes symétriques (les deux lobes frontaux, par exemple) sans qu'il y ait eu anéantissement de l'intelligence. Il n'est pas rare de voir des blessés dont les lobes frontaux ont été traversés par une balle, ayant conservé l'intégrité de leurs facultés intellectuelles. Un des cas les plus extraordinaires est celui qu'on appelle en Angleterre l'*american crow bar case*, où un individu dont la partie antérieure du cerveau avait été traversée par une barre de fer longue de 3 pieds 7 pouces, large de 1 pouce 1/4 et pesant 13 livres, servant à bourrer les trous de mine, guérit et survécut treize ans sans présenter de troubles bien notables.

Nous pouvons donc conclure de ces faits, qu'il ne paraît pas y avoir à la surface du cerveau de région spécialement affectée à l'intelligence.

Unité du cerveau moteur et sensitif, dualité du cerveau psychique.

— « Le cerveau en tant qu'organe de mouvement et de sensation est un seul organe composé de deux moitiés, en tant qu'organe de la pensée, c'est un organe double, chacune des moitiés étant complète par elle-même. Quand un hémisphère est enlevé ou détruit par la maladie, le mouvement et la sensation sont abolis d'un côté, mais les opérations mentales peuvent encore s'effectuer complètement par l'intermédiaire de l'hémisphère qui reste intact. L'individu dont la sensibilité et la motilité sont paralysées par une lésion du côté droit du cerveau, par exemple, peut encore sentir, vouloir, penser et comprendre d'une manière intelligente avec l'hémisphère qui lui reste » (Ferrier). Mais, dans les conditions ordinaires, il paraît y avoir fonctionnement synergique des deux moitiés du cerveau en ce qui concerne la pensée. Seule, l'idéation qui est en rapport avec le langage (et aussi avec l'écriture et la musique) résulte du fonctionnement d'un seul des hémisphères, l'hémisphère gauche, ce qui fait qu'on a pu dire que la plupart des hommes sont *gauchers* du cerveau. C'est, au contraire, l'hémisphère droit qui prédomine et qui même fonctionne seul pour le langage, chez les gauchers de la main.

De récentes expériences ont montré à Brown-Séquard qu'on peut transférer d'un côté à l'autre du corps l'anesthésie, l'hyperesthésie, la paralysie et des états variés d'hypothermie et d'hyperthermie dus à des lésions organiques du centre cérébro-spinal, sous l'influence d'une seconde lésion de ces centres, d'où il suit que ces manifestations ne seraient pas nécessairement des effets de la destruction de certains éléments nerveux possédant certaines fonctions, mais peuvent être le résultat de pures actions dynamiques exercées à distance par l'irritation que cause la lésion. Il en conclut, qu'une moitié de l'encéphale peut servir à la sensibilité, aux mouvements volontaires et aux actions vaso-motrices pour les deux moitiés du corps. Il y aurait donc dualité cérébrale complète. Il en serait de même pour la moelle, du moins en ce qui concerne la sensibilité et les actions vaso-motrices.

Physiologie de la pensée.

— Les processus physiologiques des manifestations intellectuelles nous sont encore presque complètement inconnus et la psychologie physiologique est dans un état si rudimentaire que nous ne pourrions entrer ici avec profit dans l'étude des questions qui se rattachent à l'intelligence : telles que la conscience, la formation des idées, la mémoire, la volonté, etc. Les hypothèses physiologiques ne manquent pas pour expliquer ces divers phénomènes, mais la seule faculté sur laquelle on ait réellement des notions assez précises, quant au mécanisme nerveux central qui y préside, est la faculté du langage et nous allons résumer brièvement les connaissances qu'on possède à cet égard et qui ont été déduites des troubles fréquents de cette faculté, particulière à l'homme.

Aphasies. — C'est le plus grand titre de gloire de Broca, d'avoir, le premier, établi la relation qui existe entre les troubles de la parole, connus aujourd'hui sous le nom d'*aphasie* et la lésion d'un point limité (le pied) de la troisième circonvolution frontale du côté gauche. Si, avant lui, Bouillaud et Dax avaient émis l'idée que la faculté du langage siège dans les lobes frontaux, il a eu le mérite de découvrir le point précis de cette localisation et d'établir d'une façon irréfutable les relations des lésions de ce centre avec l'aphasie. Les progrès de l'analyse clinique dans les maladies du cerveau, ont permis de reconnaître plusieurs variétés, là où Broca ne voyait qu'une seule espèce et il y a lieu de distinguer aujourd'hui entre les diverses aphasies.

L'homme peut communiquer ses idées, ses volontés, ses impressions, par plusieurs ordres de manifestations : la parole, l'écriture, le geste, qui constituent le langage en général. Pour cela, il faut qu'il ait acquis par l'éducation, l'habitude, en premier lieu, d'associer certains sons, certains signes, certains gestes avec certaines idées, et, en second lieu, d'associer l'innervation résultante (sensation auditive ou visuelle) avec une innervation motrice plus ou moins compliquée, qui se traduit par la parole, par l'écriture ou par le geste. La première opération consistant à recevoir et à emmagasiner les impressions auditives et visuelles des sons et des signes, siège dans les centres psycho-acoustique et psycho-optique de l'écorce temporale ; la seconde consistant à harmoniser des mouvements musculaires pour produire des sons, tracer des caractères ou faire des gestes, siège dans la circonvolution de Broca. Suivant que la lésion portera sur l'un ou l'autre de ces points, ou sur tous deux, on aura une aphasie sensorielle, motrice, ou totale (Wernicke).

Aphasie motrice. — L'aphasie motrice peut porter sur la parole, sur l'écriture ou sur le geste.

1° *Aphasie proprement dite. Aphémie, logoplégie.* — C'est la variété la plus commune et qui a servi de type à Broca. Les muscles articulateurs ne sont point paralysés et peuvent fonctionner pour d'autres mouvements (mastication, etc.), l'intelligence des mots est intacte, le malade peut écrire ses idées, mais « il a perdu le souvenir du procédé qu'il faut suivre pour articuler les mots ». Il ne peut non plus prononcer les mots qu'il lit (*alexie motrice*), mais il peut lire mentalement. Il est, en un mot, atteint d'amnésie des mouvements articulateurs de la parole (*amnésie phonokinétique*).

2° *Agraphie.* — L'agraphie pure, c'est-à-dire non associée à l'aphasie, est très rare. Le sujet parle, entend, lit les caractères imprimés ou écrits et les comprend, mais il ne sait plus écrire lui-même, bien qu'il n'ait pas le bras paralysé. Il a perdu le souvenir de l'innervation motrice nécessaire pour l'écriture, il est atteint d'amnésie *graphokinétique*, c'est-à-dire des mouvements graphiques. La lésion siège à l'union de la deuxième frontale gauche avec la troisième.

3° *Amimie.* — C'est de même une amnésie *mimokinétique*. L'amimie vraie ne s'observe guère. Le langage par gestes étant en quelque sorte instinctif et très simple, ne paraît pas se localiser d'une façon bien nette, car il porte sur trop de groupes musculaires. Mais on conçoit très bien que le langage des mains, chez les sourds-muets, acquis par une éducation spéciale puisse se perdre comme la parole elle-même ou l'écriture.

Aphasie sensorielle. — Elle peut porter sur le centre visuel, et par conséquent sur la connaissance des signes des mots, ou sur le centre acoustique, c'est-à-dire sur les sons des mots.

1° *Cécité verbale. Alexie.* — L'individu ne comprend plus les signes écrits, bien qu'il les voie (*cécité psychique partielle*), par conséquent il ne peut plus lire, même mentalement. Il parle et il écrit, mais comme quand on écrit les yeux fermés, et ne peut se relire ; ses mémoires phonokinétique et graphokinétique sont donc intactes. Il a perdu seulement la mémoire des signes graphiques (amnésie *logosémeiotique*). La lésion siège à gauche dans le pli courbe ou dans le lobule pariétal inférieur.

2° *Surdité verbale.* — C'est un trouble analogue au précédent, causé par une lésion de la première circonvolution temporo-sphénoïdale. Le malade ne comprend plus les sons des mots, bien qu'il les entende (*surdité psychique partielle*). C'est comme si on lui parlait une langue étrangère. Il parle, il écrit, il lit et comprend, par conséquent, les questions posées par écrit ; il n'a perdu, en un mot, que la mémoire des sons des mots (amnésie *logophonique*). (S'il sait plusieurs langues, cette amnésie peut ne porter que sur une de ces langues.)

Aphasie motri-sensorielle. — C'est la perte simultanée de la mémoire des mouvements articulateurs et de celle des sons des mots. L'individu ne parle plus et ne comprend plus le langage. Il y a aphasie *totale* (Wernicke). La lésion porte alors sur le centre de Broca et sur le centre auditif.

Durée des opérations cérébrales.

Si rapide qu'elle soit, l'élaboration de la pensée n'est pas absolument instantanée et on a pu, par quelques expériences assez simples, en mesurer la vitesse. Cette vitesse est moins grande que celle des actions purement réflexes ; elle varie d'ailleurs, suivant la nature de l'opération cérébrale, suivant les observateurs, etc.

Le cas le plus simple, est celui où une personne fait un signal, c'est-à-dire, par exemple, ouvre ou ferme un circuit galvanique, au moment où elle perçoit un pincement ou un choc électrique appliqué à la peau, ou bien voit une flamme, ou entend un son. Le temps qui s'écoule entre l'application de l'excitant et l'apparition du signal, prend le nom de *période de réaction* ou *temps physiologique*. Cette période comprend trois temps : 1° trajet de l'excitation centripète de la terminaison sensible périphérique au centre cérébral de perception ; 2° transformation par le cerveau de la sensation perçue, en réaction motrice ; 3° trajet de cette impulsion motrice du cerveau au muscle qui doit effectuer le signal. On connaît la vitesse de l'agent nerveux dans les nerfs sensibles et dans les cordons sensibles de la moelle et dans les nerfs moteurs et les parties motrices de la moelle. Ces diverses valeurs étant déduites de la durée totale de la période de réaction, on a la durée du temps employé par le cerveau pour transformer l'impulsion sensible en impulsion motrice.

La nature des sensations influe sur la durée de la période de réaction. C'est ainsi que cette période serait pour les sensations tactiles de 1/7 de seconde, pour les sensations auditives de 1/6 et pour les sensations visuelles de 1/5. Les sensations olfactives et gustatives (1/5 de seconde) se prêtent moins à l'expérimentation. On voit donc que les perceptions tactiles seraient les plus rapides, mais pour d'autres observateurs, ce seraient, au contraire, les sensations auditives. Ces dissidences s'expliquent par des différences des conditions où l'on opère (température ambiante, état de fatigue ou d'attention, d'exercice antérieur ou d'inexpérience et enfin, variations individuelles). En ce qui concerne le temps physiologique des sensations visuelles, les astronomes savent, depuis longtemps, que la même étoile passant au même moment devant le fil de la lunette de deux observateurs, n'est pas perçue et notée au même instant par les deux observateurs. Chacun a son *équation personnelle*, dont la valeur peut diminuer avec l'habitude.

Les sensations inattendues, ou celles qui comportent, par suite de la convention des expérimentateurs, une opération de discernement (la plus simple des opérations cérébrales) entre deux sensations soit visuelles (disque rouge ou disque bleu), soit tactiles (pincement du pied gauche ou du pied droit), ont une période de réaction plus longue. Le *psychodomètre*, le *nœmatachomètre*, etc., sont des appareils destinés à mesurer la vitesse des opérations de l'esprit.

E. — SOMMEIL. — RÊVES. — HYPNOTISME

Définition. — Ce n'est sans doute pas un physiologiste qui a dit que « le sommeil est l'image de la mort » car il ne faut pas une longue attention pour constater que, chez l'individu qui dort, si les fonctions de la vie de relation sont suspendues, les fonctions de la vie végétative (respiration, calorification, circulation, etc.) continuent à s'effectuer. Le caractère principal du sommeil est donc la cessation de l'activité automatique (ou volontaire) du cerveau et de tout le système nerveux, en général. Les mouvements volontaires sont suspendus, les organes des sens ou du moins leurs centres cérébraux ne perçoivent plus les impressions extérieures et les sensations internes (faim, soif, besoin d'expectoration, de miction, de défécation), n'éveillent également aucune perception. Cette suspension de l'activité du système nerveux survient pour l'homme, comme pour les animaux, à des intervalles périodiques qui correspondent avec la nuit, c'est-à-dire avec le moment où toutes les excitations extérieures (lumière, bruits, etc.), sollicitent à un moindre degré l'activité cérébrale. Le sommeil pouvant être considéré comme une véritable fonction du cerveau, nous devons nous demander comment on s'endort, comment on dort, pourquoi l'on dort.

Comment on s'endort. — Le sommeil, comme la faim et quelques autres besoins, s'annonce par une première sensation que Lasègue a heureusement comparée à l'appétit et qu'il a appelée l'*appétit* du sommeil. Si cet appétit n'est pas satisfait survient une sensation plus impérieuse, le *besoin* du sommeil, qui se traduit par une série de sensations que chacun connaît bien : pesanteur de la paupière supérieure, lourdeur des membres et de la tête, bâillement, affaiblissement de la sensibilité tactile et musculaire, diminution de l'attention, etc., en un mot une lassitude générale. On peut résister quelque temps à ce besoin, mais il finit par devenir si irrésistible qu'on y succombe dans les conditions les moins favorables : dans la station debout, en marchant, à cheval, dans les souffrances même de la torture, etc. Dans les circonstances normales, le sommeil ne s'empare pas brusquement de tout notre être : nos organes s'endorment successivement et à des degrés variables. Après les bâillements et l'engourdissement de l'attention et des mouvements, survient l'inertie des muscles de la nuque d'où les oscillations en avant de la tête, puis les muscles des membres se relâchent, puis ceux du tronc, enfin le muscle releveur de la paupière. Les sensations *visuelles* sont alors abolies, puis celles de l'ouïe un peu plus tard, et, la conscience du moi disparaissant, le sommeil est établi. Les conditions adjuvantes du sommeil sont la diminution des excitations sensorielles, obscurité, silence, ou la répétition de certaines sensations monotones, murmure du vent, chansons des nourrices, bercement, etc. Chez une jeune malade borgne et sourde d'une oreille et atteinte d'anesthésie tactile, olfactive et gustative, on provoquait immédiatement le sommeil en fermant l'œil et en bouchant l'oreille par lesquels elle communiquait avec le monde extérieur. L'habitude peut rendre, au contraire, certaines excitations nécessaires. Le meunier s'endort au tic tac de son moulin et se réveille dès qu'il cesse de l'entendre, certaines personnes ne peuvent dormir qu'avec une lampe allumée, etc.

Comment on dort. — A. **Phénomènes physiologiques.** — 1° *Fonctions de relation.* — Nous venons de voir que l'un après l'autre, les organes des sens s'endorment. Dans le sommeil complet (le premier sommeil) les diverses sensibilités spéciales et la sensibilité générale sont suspendues. Il en est de même de la motricité volontaire et tous les mouvements qu'on exécute souvent en dormant (tels que l'action de se retourner dans son lit, de remuer un membre, etc.) sont purement réflexes et consécutifs à des impressions périphériques non senties. L'homme qui dort est alors dans la situation d'un animal auquel on a extirpé les hémisphères cérébraux. La pupille est contractée. Les globes oculaires dirigés en haut et en dedans d'après les uns, en haut et en dehors d'après d'autres, seraient pour d'autres dirigés en avant avec leurs axes parallèles. Ils exécuteraient chez les enfants, des mouvements irréguliers et dissymétriques. On a pu dresser la courbe de l'*intensité* du sommeil en mesurant l'intensité de l'excitant extérieur (bruit) nécessaire pour réveiller. Elle atteint son maximum dans la première heure, pour diminuer ensuite continuellement jusqu'au réveil. Les organes des sens reprennent donc une certaine excitabilité, et c'est alors que surviennent les rêves.

2° *Fonctions de nutrition*. — Toutes les fonctions de nutrition : digestion, respiration, circulation, sécrétion urinaire, etc., continuent pendant le sommeil, mais s'exécutent avec un peu plus de lenteur. La respiration prend surtout le type thoracique et on observe souvent le phénomène de Cheyne Stokes.

L'état de la circulation cérébrale est surtout intéressant à étudier, car beaucoup d'auteurs en ont fait dépendre directement le sommeil. Mais tandis que, d'après les uns, il y a afflux de sang et congestion du cerveau pendant le sommeil, ce qui ferait ressembler le sommeil normal au *coma* des congestions morbides, d'après les autres il y a, au contraire, anémie des centres nerveux. Les expériences récentes de Mosso, de Salathé, de Franck faites au moyen du pléthysmographe (dans les cas de perte de substance de la voûte du crâne ou de persistance des fontanelles) ont démontré que cette dernière opinion est la vraie et que, pendant le sommeil, le cerveau contient moins de sang que pendant la veille.

B. **Phénomènes psychiques.** — La pensée s'endort-elle comme la sensibilité et le mouvement ? Pour certains philosophes, la pensée veille toujours et par essence même, ne saurait s'endormir étant immatérielle. La plupart des physiologistes admettent, au contraire, qu'elle peut s'endormir tout comme le corps. Il s'agit là, on le comprend, de cette vieille querelle au sujet des rapports de l'âme et du corps et nous ne saurions y insister dans un livre de la nature de celui-ci. Mais, s'il est certain qu'à la suite d'un grand épuisement musculaire on peut tomber dans un sommeil profond et complet qui est aussi le plus souvent le sommeil des ouvriers, des manœuvres et en un mot des hommes dont l'esprit peu cultivé est absorbé par la matière, il est certain également que, dans la plupart des cas, la pensée se poursuit pendant le sommeil sous forme de rêves. Les rêves tiennent donc à la persistance de l'excitabilité et du fonctionnement de quelques parties du cerveau. Dans ces parties ainsi éveillées il se forme des images d'une façon en apparence spontanée, mais, le plus souvent, sous l'influence de quelque impression des organes des sens, dont l'excitabilité, pour être diminuée, n'est pourtant pas complètement abolie, surtout une fois que le premier sommeil où l'on ne rêve guère est passé. Ces impressions, d'ailleurs, ne sont plus comme dans la veille, précises et en rapport avec l'intensité de l'excitant : une excitation énergique pourra ne produire aucun effet, tandis qu'une excitation faible réveillera les images étranges ou terribles. Les sensations internes peuvent aussi produire des rêves de nature très diverse. Le caractère essentiel des rêves c'est l'absence de suite, l'incohérence dans les images et les idées qui se succèdent et qui résultent d'un travail cérébral incomplet et désordonné dans lequel la volonté et la raison n'ont pas d'empire. En général, il ne reste au réveil aucun souvenir des songes de la nuit ; quelquefois, cependant, certains rêves paraissent faire une impression plus profonde et on peut encore une fois éveillé en reconstituer les scènes principales, mais ce souvenir s'efface lui-même au bout de quelques heures. Dans le rêve ordinaire, l'idéation motrice est, elle aussi, endormie et il nous arrive souvent en dormant de vouloir fuir un danger et de nous sentir comme paralysés. Cependant beaucoup de personnes parlent en rêvant et il en est quelques autres qui peuvent exécuter des actes très compliqués, tels que l'action de se lever, de se vêtir, de marcher, d'ouvrir des portes, d'écrire, etc., etc., avec la même coordination que dans l'état de veille. C'est là ce qui constitue le *somnambulisme* lequel consiste, ainsi qu'on le voit, dans le réveil de la motricité volontaire pendant que les autres facultés sont plongées dans le sommeil. L'analyse psychologique du sommeil, des rêves et du somnambulisme est une étude des plus intéressantes, mais qui ne saurait nous arrêter plus longtemps, et nous devons rechercher maintenant le but et les causes du sommeil.

Pourquoi l'on dort. — Le but du sommeil est de régénérer, par le repos, l'excitabilité de la substance nerveuse du cerveau. On sait que les muscles et les nerfs se fatiguent par une activité trop soutenue et perdent alors leurs propriétés qu'ils recouvrent au contraire par le repos. Il en est de même des organes des sens et, comme on l'a montré plus récemment, des organes sécréteurs, dont les phases de travail et d'inactivité (apparente) sont marquées par des processus histologiques différents. Pour le cerveau, tandis que la veille amène une prédominance marquée du mouvement de désassimilation, le sommeil, par suite de la persistance de toutes les fonctions de nutrition, est favorable, au contraire, au travail d'assimilation. Ce repos du système nerveux est un phénomène très général et que présentent même les animaux inférieurs. Quant à la cause de ce repos, c'est-à-dire du sommeil, elle paraît véritablement résider, comme l'admettait Bichat, dans cette grande loi d'intermittence d'action qui régit toutes les fonctions de l'économie. Le sommeil est donc la diastole du battement cérébral dont la veille représente la systole (Foster). Aussi les relations qu'on a voulu établir entre cet état et l'anémie cérébrale, ou la présence de tels ou tels principes chimiques dans la substance nerveuse, ou enfin telle autre condition physique, ne prouvent-elles pas que ces conditions soient la cause de ce phénomène. Il ne manque pas, en effet, d'hypothèses sur les causes du sommeil. Preyer l'attribue à l'action spéciale des résidus du métabolisme nerveux et en particulier de l'acide lactique et des lactates (comme pour la fatigue musculaire) sur la cellule cérébrale. Mais la présence de ces substances *ponogènes* (πόνος, fatigue) est loin d'être démontrée. Il en est de même de la diminution d'oxygène dont la consommation, pendant la veille, dépasserait l'apport d'après d'autres auteurs ; de sorte que le sommeil résulterait de l'épuisement de l'oxygène interstitiel du protoplasma cérébral. et aurait précisément pour but de refaire l'approvisionnement de ce gaz.

Sommeil provoqué. Hypnotisme. — Le déterminisme des conditions qui président au développement de ces états si bizarres et restés si longtemps mystérieux qu'on a appelés le *magnétisme animal*, le *somnambulisme provoqué*, l'*hypnotisme*, le *braidisme*, etc., commence à être établi avec une rigueur vraiment scientifique depuis que les physiologistes et les cliniciens s'en sont occupés. Mais c'est un sujet qui ne peut guère trouver sa place dans un livre élémentaire de physiologie, car son étude relève surtout de la pathologie nerveuse. Il n'est guère douteux, en effet, que la plupart des hypnotiques et des magnétisés ne soient des malades. Le sommeil magnétique est provoqué par une excitation faible et continue de la face (passes magnétiques), par la fixation du regard sur un objet brillant (métal, yeux du magnétiseur, etc.), par la pression de certains points de la peau (zones *hypnogènes*) etc., mais ce qu'il importe de préciser c'est que le prétendu fluide magnétique n'existe pas.

L'individu magnétisé tombe dans un état tout à fait comparable à celui d'un somnambule. Il ne peut plus se réveiller spontanément, et Tardieu relate un procès fait à un individu qui, ayant endormi un enfant par amusement, ne put plus le réveiller. Le réveil s'obtient, en général, par un léger souffle sur le front ou sur les paupières, ou par la pression de certains points hypnofuges. Les sujets magnétisables présentent, même en dehors de leur sommeil magnétique, des troubles de la sensibilité (stigmates hystériques : anesthésie, dysesthésie, hyperesthésie). Mais en outre, pendant le sommeil magnétique, on peut leur suggérer soit par la parole, soit par des attouchements, des anesthésies, des paralysies, des aphasies, des contractures (catalepsie), des hallucinations, etc., qui peuvent persister un certain temps après le réveil, et des actes dont l'exécution aura lieu à une date fixe souvent très éloignée du moment de la suggestion. Tous ces phénomènes démontrent une profonde dépression des fonctions psychiques et l'abolition de certaines facultés. Nous renvoyons pour leur étude aux récents travaux de Charcot, Pitres, Beaunis, Bernheim, Liégeois, etc.

F. — CIRCULATION CÉRÉBRALE. — MOUVEMENTS DU CERVEAU

Parmi les circulations locales, celle du cerveau est assurément une des plus intéressantes à étudier en raison des particularités qu'elle présente et de l'importance de l'organe qu'elle est chargée de nourrir. Les moindres modi-

...fications dans cette circulation (anémie, congestion) et, par suite, dans l'arrivée de l'oxygène se traduisent par des phénomènes qui ont leur retentissement sur toutes les autres fonctions. Et cependant la quantité de sang que reçoit normalement l'encéphale ne paraît pas en rapport avec la masse et l'importance fonctionnelle de cet organe, surtout si on la compare à celle que reçoivent le foie, la rate ou les reins. Chez le lapin par exemple, le poids du sang contenu dans le cerveau, à un moment donné, ne représente que cinq pour cent du poids total du cerveau, ce qui est la même proportion que pour les muscles, tandis que le poids du sang contenu dans le rein, représente douze pour cent du poids du rein, et le sang du foie trente pour cent du poids du foie. Les échanges nutritifs qui ont lieu dans le cerveau doivent donc être plus importants par leur nature que par leur quantité.

Mais si l'irrigation sanguine du cerveau est relativement moins abondante qu'on ne s'y attendait, toutes les dispositions ont été prises pour qu'elle fût aussi assurée et aussi régulière que possible.

Artères. — Quatre gros troncs artériels apportent à l'encéphale le sang qui lui est destiné : ce sont les vertébrales et les carotides internes. Leur trajet n'est pas direct, comme pour les autres artères, mais infléchi plusieurs fois, comme pour diminuer l'impulsion du sang qui les parcourt et protéger ainsi la substance nerveuse contre le choc systolique. On connaît les anastomoses que s'envoient ces artères à la base de l'encéphale en formant un cercle artériel, l'hexagone de Willis. Les branches anastomotiques (*communicantes*) jouent un rôle capital, car, grâce à elles, les artères d'un côté peuvent suppléer celles du côté opposé lorsque le tronc qui fournit ces dernières a été obstrué ou compris dans une ligature, et toutes les parties du cerveau continuent ainsi à recevoir du sang après comme avant l'obstruction. Les deux carotides primitives même ont pu être liées sur le même sujet, mais à des intervalles plus ou moins éloignés, sans qu'il soit survenu aucun trouble cérébral. Les larges communications artérielles entre la vertébrale et la carotide interne expliquent le rétablissement de la circulation dans ce cas.

La circulation intra-cérébrale proprement dite se compose de deux grands systèmes : celui de l'écorce, et celui des noyaux gris centraux. D'après M. Duret, ces systèmes seraient tout à fait indépendants l'un de l'autre et ne communiqueraient pas entre eux à leur terminaison, de sorte qu'il existerait dans le cerveau une zone neutre moins fournie de vaisseaux et qui, d'après M. Charcot, serait surtout le siège des ramollissements.

On sait que les artères de l'écorce arrivées à la surface du cerveau, se ramifient dans l'épaisseur de la pie-mère, en un nombre considérable de rameaux qui se capillarisent avant d'entrer dans la substance cérébrale. De même, les artères destinées aux ganglions se détachent directement, sous forme de vaisseaux très fins, des branches de l'hexagone.

Veines. — Toutes les veines de l'encéphale se jettent dans les sinus de la dure-mère qui reçoivent aussi la veine ophthalmique, quelques veines de la dure-mère et, fait important, des rameaux veineux du péricrâne (*veines émissaires*) et des veines diploïques, de sorte qu'il y a une communication assez active entre les circulations intra et extra-crânienne. — Tout le sang veineux contenu dans ces sinus arrive, en définitive, au niveau du trou déchiré postérieur d'où part la grosse veine jugulaire interne.

Le dégorgement de tout ce système veineux est facilité par l'inspiration qui appelle le sang dans la poitrine, retardé au contraire par l'expiration et même empêché dans l'effort, d'où la congestion du cerveau dans la toux, le vomissement, le rire prolongé, la défécation, etc., etc. Des dilatations ampullaires, placées de chaque côté des sinus, dans la dure-mère, et communiquant d'une part avec les sinus, d'autre part avec les veines cérébrales, et pouvant recevoir le trop-plein des uns ou des autres, constituent des *lacs dérivatifs de sûreté* qui empêchent la compression du cerveau.

Le caractère général de la circulation veineuse de l'encéphale, c'est la multiplicité des communications qu'elle présente, à l'inverse de ce que nous avons vu pour la circulation artérielle, dont chacune des branches terminales irrigue un territoire isolé.

1° Les sinus communiquent entre eux par des veines placées dans l'épaisseur de la dure-mère (veines *petites anastomotiques* et *grandes anastomotiques*); 2° des communications inter-hémisphériques sont réalisées par l'*hexagone veineux* de Trolard, par les *veines de Galien* qui se réunissent en un tronc commun, et par la *veine inter-hémisphérique supérieure* ou *supracalleuse*; 3° le système veineux cortical et le système veineux central communiquent entre eux par plusieurs branches. Toutes ces dispositions assurent la circulation en retour du sang et préviennent sa stase dans la substance du cerveau.

Le mécanisme vaso-moteur de la circulation cérébrale paraît jouer un rôle important, surtout dans l'enfance et la jeunesse, pour la régularisation de cette circulation dans certaines conditions (passage brusque de la position couchée à la position verticale par exemple). Il s'affaiblit au contraire dans la vieillesse, d'où divers troubles cérébraux.

Mouvements du cerveau. — Comme tous les autres organes, le cerveau éprouve, sous l'influence de l'afflux sanguin, une augmentation de volume et une diminution au moment de la diastole cardiaque. Cette expansion et ce retrait sont sensibles au doigt et à la vue, à travers les fontanelles du crâne du nouveau-né, ou chez l'adulte, dans le cas où un traumatisme ou une nécrose a produit une perte de substance dans les parois osseuses du crâne. On peut alors, au moyen du pléthysmographe, enregistrer ces mouvements.

F. Franck, sur une jeune femme atteinte d'une large nécrose du pariétal droit, a reconnu l'existence de *trois* ordres de mouvements du cerveau : 1° les *pulsations* correspondant aux battements artériels; 2° les *oscillations*, mouvements plus étendus que produisent une inspiration et une expiration successives, et isochrones à l'expiration ; 3° les *ondulations*, mouvements de variations lentes qu'on suppose subordonnées aux contractions rythmiques des petits vaisseaux (ou pour mieux dire à des changements dans la tonicité des petits vaisseaux).

Liquide céphalo-rachidien. — Mais le cerveau n'est pas, comme le foie ou le rein, enveloppé d'une simple capsule fibreuse qui peut se prêter aux variations de volume qu'entraîne l'afflux ou le départ du sang. Il est dans une boîte inextensible et les variations de volume qu'il subit produiraient une compression et une décompression alternatives et nuisibles des éléments nerveux, si une disposition mécanique ne venait obvier à cet inconvénient. L'encéphale, aussi bien que la moelle, ne remplissent pas complètement la cavité cranio-rachidienne et le vide qui reste est occupé par le liquide *céphalo-rachidien* qui forme, autour du cerveau et de la moelle, une mince nappe liquide (60 à 150 grammes à l'état normal). Ce liquide n'est pas dans l'intérieur de la cavité de l'arachnoïde, mais il est situé au-dessous du feuillet viscéral de l'arachnoïde, dans les mailles plus ou moins lâches du tissu conjonctif qui relie ce feuillet séreux à la pie-mère. Cette disposition, en lui laissant une certaine mobilité, l'empêche de s'accumuler, en vertu de son poids, dans les points les plus déclives. Enfin, si la cavité crânienne est inextensible et invariable, la cavité rachidienne présente, au niveau de chaque articulation des vertèbres, des lames fibreuses qui peuvent se laisser distendre, comme les lames de caoutchouc de certains régulateurs à air ou à eau, et augmenter ainsi momentanément la cavité qu'elles contribuent à limiter. Cela étant, dès que l'afflux sanguin systolique fait augmenter le volume de l'encéphale, une quantité correspondante de liquide céphalo-rachidien s'échappe dans le canal rachidien dont elle refoule les parois en partie membraneuses (Richet). Inversement, dans l'anémie du cerveau, le liquide cérébro-rachidien afflue dans le crâne. L'activité cérébrale s'accompagnant d'hyperémie de la substance nerveuse, les hémisphères deviennent turgescents et la pression sanguine s'élève ; le sommeil est, au contraire, caractérisé par des effets inverses.

SYSTÈME NERVEUX PÉRIPHÉRIQUE

Fonctions des nerfs. — Les différents nerfs de l'économie peuvent être classés en un certain nombre de groupes qui ont certains caractères communs et des caractères distinctifs. Ces groupes sont les suivants :

1° Les nerfs à conduction *centrifuge* renfermant :

    a. Les nerfs moteurs pour les muscles striés ;
    b.   —   —   —   lisses ;
    b'.   —   électriques chez certains poissons ;
    c.   —   secrétoires ou glandulaires ;
    d.   —   trophiques (?) ;
    e.   —   inhibitoires ou d'arrêt (N. vague par exemple pour le cœur) ;
    f.   —   vaso-dilatateurs.

2° Les nerfs à conduction *centripète* renfermant :

    a. Les nerfs de sensibilité générale ;
    b.   —   des sens spéciaux ;
    c.   —   excito-réflexes admis par quelques auteurs.

3° Les nerfs ou fibres *intercentrales*.

Ce qui détermine la fonction de ces nerfs, ce n'est pas leur nature propre qui est toujours la même, mais les organes terminaux (muscles, glandes, corpuscules sensitifs, etc.), dans lesquels ils viennent se rendre. (V. p. 698.)

I. — NERFS RACHIDIENS

Racines des nerfs rachidiens. — Loi de Magendie. — Ch. Bell entrevit en 1811, la nature différente des racines antérieures et des racines postérieures des nerfs rachidiens, différence qu'il interpréta, d'ailleurs, faussement.

Mais c'est Magendie qui la démontra par des expériences positives en 1822. Cette différence, formulée plus tard par Bell dont on lui donne injustement le nom, est la suivante : *les racines antérieures sont motrices, les racines postérieures sont sensibles.* Cette loi doit être formulée aujourd'hui d'une façon plus compréhensive : *les racines antérieures conduisent des inner-vations centrifuges* (motrices, secrétoires, vaso-motrices, inhibitoires); *les racines postérieures conduisent des innervations centripètes* (sensibles, excito-réflexes). L'expérience de Magendie est surtout démonstrative chez la grenouille : on voit ainsi que l'excitation, la section ou le pincement des racines postérieures des nerfs lombaires provoquent des mouvements de *tout l'animal* ; au contraire, le pincement de la racine antérieure ne provoque de mouvements que dans la jambe correspondante. Si on coupe les racines postérieures, l'excitation du bout central produit, comme plus haut, des mou-vements de tout l'animal, celle du bout périphérique est sans effet. Le membre tout entier est devenu insensible. Sur la racine antérieure coupée, l'excitation du bout central est sans effet, celle du bout périphérique est suivie de la contraction de la jambe correspondante ; mais en l'absence de cette excitation expérimentale, cette jambe est devenue paralysée et inerte. Donc, la section des racines postérieures abolit la sensibilité et celle des racines antérieures la motilité.

Sensibilité récurrente. — Magendie, opérant sur le lapin, constata une particularité qui semblait donner tort à la formule rappelée plus haut et dont l'interprétation n'a été donnée que plus tard. Je veux parler de la *sensibilité*

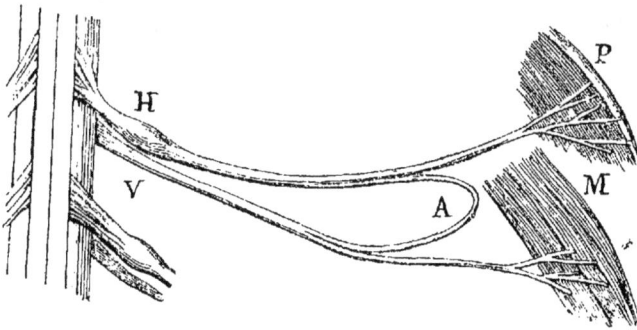

FIG. 360. — Sensibilité récurrente.

récurrente. Si en effet, on pince la racine antérieure intacte, l'animal donne des signes évidents de douleur. Cette sensibilité n'est point due à des fibres sensibles rentrant dans la moelle par la racine antérieure elle-même, car après la section de la racine, la sensibilité persiste dans le bout périphérique, elle disparaît, au contraire, complètement, si on coupe la racine postérieure. C'est donc par cette dernière que les fibres sensibles contenues dans la racine antérieure rentrent dans la moelle. Elles se réfléchissent donc de la racine antérieure sur la racine postérieure, et, au lieu de s'en aller à la périphérie, comme toutes les fibres de la racine antérieure, elles passent sur la racine postérieure et *rebroussent* vers la moelle, décrivant ainsi un trajet *récurrent.*

Ces fibres sensibles de la racine antérieure viennent des enveloppes de la moelle qui possèdent à la fois des nerfs sensibles et des nerfs vaso-moteurs. Il est probable qu'une partie des nerfs sensibles rentre directement par la racine postérieure. L'autre partie rentre indirectement en passant par la racine antérieure, dont elle forme les fibres sensibles récurrentes. De même pour les fibres vaso-motrices, il se pourrait qu'une partie passât par la racine postérieure, donnant au bout central de celle-ci une *motricité récurrente* qui s'exercerait sur les vaisseaux des méninges.

Les racines antérieures ne sont pas seules douées de la sensibilité récurrente; celle-ci se rencontre aussi sur le trajet des nerfs périphériques et, pour les nerfs mixtes, surtout vers leur terminaison. Les nerfs échangent ainsi entre eux des fibres, dans les points où ils sont voisins. Ainsi, par exemple, les nerfs moteurs crâniens sont sensibles dès leur sortie du crâne, grâce à des filets sensibles empruntés au trijumeau. Deux nerfs mixtes voisins échangent aussi des fibres. Ainsi après la section du nerf médian, on trouve au bout de quelques heures que le bout périphérique est sensible. Cette sensibilité est due aux anastomoses du médian avec le cubital (Arloing et Tripier).

Fonctions des nerfs rachidiens. — La physiologie spéciale des nerfs rachidiens ne peut être séparée de l'étude de leur distribution anatomique, et c'est dans les Traités d'anatomie qu'on la trouvera. Disons seulement que ces nerfs sont tous mixtes, c'est-à-dire qu'ils contiennent toutes les espèces de fibres *centrifuges* et *centripètes* que nous avons énumérées au commencement de ce chapitre, sauf les fibres sensorielles qu'on ne rencontre que dans certains nerfs crâniens.

II. — NERFS CRANIENS

Première paire : NERF OLFACTIF

La physiologie de ce nerf est faite à l'article *odorat*.

Deuxième paire : NERF OPTIQUE

C'est le nerf de la vision et son étude est faite avec le sens de la vue.

Troisième paire : NERF MOTEUR OCULAIRE COMMUN

C'est un nerf essentiellement moteur. Il possède une triple action :
1º Sur les mouvements de la paupière supérieure et du globe de l'œil ;
2º Sur la pupille.
3º Sur l'accommodation.

1º Action sur les mouvements de la paupière supérieure et du globe de l'œil. — Le nerf moteur oculaire commun se distribue au releveur de la paupière supérieure, au droit supérieur, au droit interne, au droit inférieur et au petit oblique.

Par le filet du releveur, il préside au relèvement de la paupière supérieure.

Par les nerfs qu'il fournit aux muscles du globe oculaire, il tient sous sa dépendance les mouvements qui portent l'œil en haut, en dedans, en bas et ceux qui le font tourner autour d'un axe antéro-postérieur.

Les muscles droits maintiennent le globe oculaire enchâssé dans la capsule de Ténon et l'empêchent d'être repoussé en avant par la pression des parties situées en arrière de cette capsule.

Chute de la paupière supérieure, déviation du globe oculaire en dehors par l'action combinée du droit externe et du grand oblique, diplopie *croisée*, position plus élevée de l'image fournie par le côté paralysé, inclination de l'extrémité supérieure de cette image vers la ligne médiane, abolition des mouvements de rotation de l'œil autour d'un axe antéro-postérieur lorsque la tête s'incline du côté opposé au côté lésé, ou plutôt lorsque le regard se porte obliquement en haut et en dehors, saillie assez prononcée du globe en avant, tels sont les effets de la paralysie, de la compression du nerf par une tumeur, de sa section ou de son arrachement.

Pour pratiquer cette section à l'intérieur du crâne, Valentin s'est servi du procédé suivant : La tête de l'animal étant solidement fixée, on enfonce un névrotome à lame triangulaire entre la saillie du condyle de la mâchoire inférieure en avant et la saillie du conduit auditif interne en arrière, on traverse ainsi l'écaille du temporal et on dirige l'instrument horizontalement en dedans en suivant le grand axe du rocher. Dès qu'on arrive sur le corps du sphénoïde on abaisse le manche de l'instrument et en poussant un peu le névrotome, on sectionne le nerf. On évite difficilement la blessure de l'artère carotide interne dans le sinus caverneux, blessure qui amène une hémorrhagie rapidement mortelle.

On peut aussi pour sectionner ce nerf, ouvrir le crâne, couper les lobes olfactifs et les nerfs optiques. En soulevant les hémisphères, on ne tarde pas à apercevoir le moteur oculaire commun.

Pour arracher le nerf, on se sert d'un crochet tranchant sur son bord concave, on pénètre dans le crâne par la paroi externe de l'orbite et on saisit le nerf qui est libre sur l'extrémité antérieure du repli de la dure-mère qui s'insère sur la selle turcique.

2° **Action sur la pupille.** — Le nerf moteur oculaire commun envoie au ganglion ophtalmique une branche très courte qui aborde ce ganglion par sa partie postéro-inférieure et qu'on désigne sous le nom de *racine motrice*. C'est dans cette racine que sont contenus tous les filets nerveux qui innervent le constricteur de la pupille. L'excitation ou la galvanisation intracrânienne du tronc nerveux pendant la vie ou immédiatement après la mort, produisent un rétrécissement de la pupille. La section ou la paralysie du nerf amènent la dilatation persistante de la pupille, qui ne peut plus se rétrécir sous l'influence de la lumière.

3° **Action sur l'accommodation.** — Le nerf moteur oculaire commun envoie des filets nerveux au muscle ciliaire ; ces nerfs passent par la racine motrice du ganglion ophtalmique, le ganglion et les nerfs ciliaires.

Trautvetter, en excitant le tronc du nerf, a vu se produire des variations de l'image par réflexion de la face antérieure du cristallin, comme il s'en produit dans l'accommodation. Il n'a pu constater ces phénomènes que chez les oiseaux. L'excitation directe des nerfs ciliaires, faite par Hensen et Vœlckers, amène une saillie de la face antérieure du cristallin.

Dans la paralysie complète du nerf, l'accommodation ne se fait plus.

Le nerf moteur oculaire commun n'est pas sensible à son origine. Il ne le devient qu'après son anastomosé avec l'ophtalmique. D'après Cl. Bernard, le tronc de ce nerf, dans son trajet intra-crânien, présente des signes évidents de sensibilité récurrente due à l'ophtalmique.

Le nerf moteur oculaire commun s'anastomose, pendant son passage à travers la paroi externe du sinus caverneux, avec le grand sympathique. Cette anastomose lui fournit probablement des vaso-moteurs pour les vaisseaux musculaires.

QUATRIÈME PAIRE : NERF PATHÉTIQUE

Le nerf pathétique est un nerf essentiellement moteur. Il innerve un seul muscle : le grand oblique. Il est donc l'agent des mouvements qui portent la pupille en bas et en dehors.

Après sa section ou sa paralysie, la pupille se porte en haut et en dehors par l'action du petit oblique. La diplopie existe ; mais les images sont homonymes. Celle de gauche correspond à l'œil gauche, celle de droite à l'œil droit. L'image qui correspond au côté lésé est située au-dessous de celle du côté sain, et son extrémité inférieure se trouve plus éloignée de la face. Quand la tête s'incline du côté sain, les deux images se rapprochent. Le phénomène contraire se produit quand la tête s'incline du côté lésé. On observe également l'abolition de la rotation de l'œil lorsque la tête s'incline du côté lésé ou lorsque le regard se porte en bas et en dehors.

Cl. Bernard attribue au pathétique la sensibilité récurrente, mais il n'a pu la vérifier expérimentalement.

CINQUIÈME PAIRE : NERF TRIJUMEAU

L'origine apparente du nerf trijumeau se voit sur la protubérance annulaire à l'union de la face inférieure et des faces latérales de cet organe. Le nerf naît par deux racines : une grosse racine ou racine sensitive, une petite racine ou racine motrice. Arrivée sur la face antérieure du rocher, la grosse racine se renfle en un ganglion appelé *ganglion de Gasser*. La petite racine ne prend aucune part à la formation de ce ganglion. Elle est située au-dessous de lui.

De la partie antérieure du ganglion de Gasser partent trois nerfs : l'ophtalmique de Willis, le maxillaire supérieur et le maxillaire inférieur.

La racine motrice va tout entière se jeter dans le nerf maxillaire inférieur.

L'ophtalmique de Willis et le maxillaire supérieur sont des nerfs sensitifs.

Le maxillaire inférieur est un nerf mixte. Toutes les branches du trijumeau contiennent des filets sensitifs, des filets sécréteurs, des filets vaso-moteurs. L'ophtalmique de Willis contient les filets dilatateurs de la pupille. Par suite de son union avec la petite racine du trijumeau, le maxillaire inférieur renferme, outre ses filets sensitifs, des filets moteurs. Ces filets vont se distribuer à tous les muscles masticateurs, d'où le nom de nerf masticateur donné au maxillaire inférieur. A chacune des branches du trijumeau est annexé un ganglion, à l'ophtalmique de Willis le ganglion ophtalmique, au maxillaire supérieur le ganglion sphéno-palatin, au maxillaire inférieur le ganglion otique. De plus, sur le trajet du nerf lingual se trouve le ganglion sous-maxillaire.

Nous étudierons successivement : 1° les filets communs à toutes les branches du trijumeau; 2° les filets dilatateurs de la pupille contenus dans l'ophtalmique de Willis; 3° les filets moteurs du maxillaire inférieur; 4° les différents ganglions annexés aux branches du trijumeau.

I. **Filets communs à toutes les branches du trijumeau.** — 1° *Filets sensitifs.* — Par ses filets sensitifs, le trijumeau tient sous sa dépendance la sensibilité de la peau de toute la face, de la partie antérieure du pavillon de l'oreille et du conduit auditif externe, des muqueuses suivantes : conjonctive, conduits lacrymaux, sac lacrymal, canal nasal, pituitaire, muqueuse pharyngienne, palatine, du sinus maxillaire, des gencives, de la lèvre supérieure, de la trompe d'Eustache, de la face interne des joues, du plancher buccal, de toute la partie de la muqueuse linguale située en avant du V lingual, d'une partie de la muqueuse de la caisse du tympan, du périoste des os de la face, des dents, enfin des muscles innervés par le nerf facial et le nerf masticateur.

La section du trijumeau abolit la sensibilité dans toutes ces régions.

Pour pratiquer cette section, on se sert du procédé suivant : la tête de l'animal étant solidement fixée on enfonce un instrument tranchant entre la saillie du conduit auditif externe en arrière et celle de la mâchoire inférieure en avant. On traverse ainsi l'écaille du temporal et on dirige l'instrument horizontalement en dedans, en suivant le grand axe du rocher jusqu'à ce que les cris de l'animal indiquent qu'on est arrivé sur le nerf. On relève alors le manche de l'instrument et on coupe le nerf. Suivant qu'on est allé en avant ou en arrière, on coupe en avant ou en arrière du ganglion de Gasser; suivant qu'on relève plus ou moins le manche de l'instrument on coupe toutes les branches ou seulement les deux supérieures ou l'ophtalmique seule.

Les filets sensitifs de l'ophtalmique de Willis et du maxillaire supérieur sont le point de départ des réflexes qui produisent la sécrétion des glandes nasales, palatines et probablement de celles du voile du palais.

Ceux du maxillaire inférieur produisent, par action réflexe, la sécrétion de la salive et des glandes buccales. Ils sont également le point de départ des mouvements de succion chez le nouveau-né, de la mastication et de la déglutition.

A l'état pathologique, ces nerfs déterminent également un grand nombre de mouvements réflexes, tels que crampes, convulsions, etc., etc.

On peut facilement se rendre compte de ces effets en excitant ou en sectionnant les différentes branches du trijumeau.

La section du lingual, pratiquée plusieurs fois chez l'homme, abolit le sens du goût dans la partie antérieure de la langue. Mais ces fibres gustatives n'appartiennent pas en réalité au lingual.

2° *Filets sécréteurs du trijumeau*. — L'excitation du bout périphérique du nerf lacrymal chez le lapin, le chien ou le mouton, produit une sécrétion abondante de larmes. Il en est de même de l'excitation du rameau temporomalaire du maxillaire supérieur.

Le trijumeau contient aussi des filets sécréteurs directs pour les glandes des fosses nasales et de la bouche en général, mais les expériences manquent à ce sujet. Pour les filets sécréteurs des glandes salivaires, on verra plus loin, à propos du facial et du glosso-pharyngien, dans quels rameaux nerveux ils sont contenus.

3° *Filets vaso-moteurs*. — L'ophtalmique contient les vaso-moteurs de l'iris, de la choroïde et de la rétine. Ces fibres vaso-motrices lui viennent de ses anastomoses avec le grand sympathique.

Est-ce à la section de ces filets vaso-moteurs que l'on doit attribuer les kératites observées à la suite de la section du trijumeau? Pour Snellen, les troubles trophiques observés du côté de la cornée, de la conjonctive et de l'iris à la suite de la section du trijumeau seraient dus à une cause mécanique. Privée de sensibilité, la cornée ne se débarrasserait plus des poussières ou des corps étrangers qui viennent la heurter. En couvrant l'œil avec l'oreille correspondante, les altérations ne se produisent pas.

On a encore attribué ces accidents au dessèchement de la cornée par l'air, soit à cause de l'absence du clignement, soit à cause de la diminution de la sécrétion des larmes. Mais ces altérations ne se produisent pas quand on enlève la glande lacrymale ou quand on empêche le clignement par la section du facial.

Schiff et V. Bezold croient que les altérations proviennent de la dilatation paralytique des vaisseaux sanguins à la suite de la section des vaso-moteurs provenant de la moelle allongée.

D'après Cl. Bernard, on doit rapporter ces phénomènes à la section des fibres vaso-dilatatrices qui arrivent au nerf entre le cerveau et le ganglion. La section du nerf à ce niveau amène des troubles du côté de l'œil sans que les fibres soient dégénérées.

Enfin M. Duval a vu les lésions oculaires se produire à la suite de la section intra-bulbaire de la racine inférieure du trijumeau. Cette expérience indiquerait peut-être la présence de fibres trophiques dans l'intérieur du nerf.

Le maxillaire supérieur fournit les filets vaso-moteurs qui accompagnent les artères des fosses nasales, le maxillaire inférieur ceux qui accompagnent les artères de la cavité buccale. Ces filets vaso-moteurs proviennent des anastomoses du trijumeau avec le grand sympathique.

II. Fibres dilatatrices de la pupille. — L'ophtalmique de Willis renferme les filets nerveux qui président à la dilatation de la pupille. Ces filets lui viennent en partie de la moelle par le sympathique, en partie du cerveau. (Voir l'*Innervation de l'iris.*)

III. Filets moteurs du maxillaire inférieur. — Le nerf maxillaire inférieur innerve le temporal, le masséter, les deux ptérygoïdiens, le ventre antérieur du digastrique, le mylo-hyoïdien et le péristaphylin externe. Il commande donc les mouvements suivants : élévation, abaissement, diduction de la mâchoire inférieure, tension du plancher buccal. En résumé, le nerf maxillaire inférieur préside au phénomène de la mastication. L'excitation directe ou la section du nerf rendent compte de ces faits. Après la section du tronc du trijumeau ou du maxillaire inférieur des deux côtés, la mâchoire reste pendante et l'animal ne peut ni mâcher ni avaler. Quand la section a été faite d'un seul côté, la mâchoire est déviée et attirée du côté sain.

Le maxillaire inférieur innerve de plus le muscle interne du marteau. Ce filet nerveux passe par le ganglion otique. Politzer et Ludwig ont obtenu des contractions du muscle interne du marteau par l'excitation intra-crânienne du trijumeau.

IV. Ganglions annexés aux branches du trijumeau. — 1° *Ganglion ophtalmique.* — Nous avons vu que le moteur oculaire commun donne au

ganglion ophtalmique sa racine motrice. La racine sensitive provient du nasal, la racine végétative du sympathique.

L'ablation du ganglion produit immédiatement l'insensibilité de la cornée.

Les nerfs ciliaires contiennent des filets moteurs, des filets sensitifs et des filets vaso-moteurs déjà étudiés. Tous les nerfs ciliaires ne proviennent pas du ganglion ophtalmique. Le nasal envoie au globe oculaire des filets nerveux, qu'on appelle ciliaires directs, par opposition à ceux qui passent par le ganglion et qu'on appelle ciliaires indirects.

D'après Cl. Bernard, les nerfs ciliaires directs se rendent à l'iris et à la conjonctive, les ciliaires indirects à l'iris et à la cornée. En effet, lorsqu'on sectionne le bulbe, la cornée reste plus longtemps sensible que la conjonctive. La mort par la strychnine produit des résultats inverses. Dans un cas de paralysie du trijumeau, l'œil était complètement insensible à l'exception de la cornée (Demaux).

La sensibilité de la cornée et celle de la conjonctive sembleraient donc jusqu'à un certain point indépendantes.

2° *Ganglion sphéno-palatin*. — Ce ganglion reçoit ses racines sensitives du tronc du maxillaire inférieur, sa racine motrice du facial par le grand pétreux superficiel, sa racine sympathique du plexus carotidien par le grand pétreux profond. Ces deux dernières branches arrivent au ganglion par le nerf vidien. Son extirpation a été tentée par Alcock, Cl. Bernard, Prévost. Elle n'est pas douloureuse, ne s'accompagne d'aucune modification de nutrition de la muqueuse nasale dont la sensibilité reste intacte, d'aucun symptôme du côté de l'odorat ou du goût.

Prévost a également essayé l'action de l'électricité sur ce ganglion, mais il n'a observé qu'un écoulement de mucus par la narine correspondante et une augmentation de température.

Les filets sensitifs fournis par le ganglion sphéno-palatin vont se distribuer aux muqueuses nasale et palatine. D'après Cl. Bernard les nerfs sphéno-palatins et palatins tirent leur origine du tronc du maxillaire supérieur et ne font que traverser le ganglion. Le nerf naso-palatin provient au contraire des cellules du ganglion.

Les filets moteurs fournis par le ganglion viennent du facial et vont innerver les muscles péristaphylin interne et palato-staphylin.

3° *Ganglion otique*. — La racine motrice vient du maxillaire inférieur, la racine sensitive du glosso-pharyngien par le nerf de Jacobson, le petit pétreux profond externe, le petit pétreux superficiel. La racine sympathique vient du plexus qui accompagne l'artère méningée moyenne.

Les filets sensitifs fournis par le ganglion vont à la muqueuse de la caisse du tympan.

Les filets moteurs innervent le péristaphylin externe et le muscle interne du marteau.

Le ganglion donne des filets sécréteurs à la parotide. Ces filets proviennent du facial. (Voir *Sécrétion parotidienne*.)

4° *Ganglion sous-maxillaire*. — Ce ganglion reçoit des filets nerveux de la corde du tympan et du grand sympathique. On a vu, à propos de la sécrétion salivaire, quelle était l'action de ces filets nerveux.

Il reçoit de plus des filets du nerf lingual.

D'après Bidder, ces filets sont de deux sortes : les uns viennent du bout central du lingual et fournissent la sensibilité à la langue, les autres proviennent du bout périphérique et n'offrent pas de dégénérescence après la section du lingual. Ces derniers filets transmettent au ganglion les excitations de la muqueuse linguale et déterminent la salivation sans l'intermédiaire d'un centre réflexe cérébro-spinal. Une expérience de Cl. Bernard tend en effet à démontrer que le ganglion sous-maxillaire peut agir comme centre réflexe, sans l'intervention du système cérébro-spinal. Après la section du lingual, au-dessus et au-dessous du ganglion sous-maxillaire et celle du sympathique, l'excitation du bout périphérique du nerf coupé produit la salivation, et cependant toutes les connexions qui unissent normalement le ganglion au système cérébro-spinal sont rompues. Si on excite la muqueuse linguale après avoir coupé le nerf au-dessus du ganglion, la salivation se produit aussi. Si on coupe le lingual entre la langue et le ganglion, la salivation ne se produit plus. Schiff et Eckhard ont attaqué l'opinion de Cl. Bernard.

Sixième paire : NERF MOTEUR OCULAIRE EXTERNE

Le nerf moteur oculaire externe est un nerf essentiellement moteur. Il n'innerve qu'un seul muscle : le droit externe.

Par sa galvanisation intra-crânienne l'œil est dévié en dehors.

A la suite de sa section ou de sa paralysie, l'œil est dévié en dedans (strabisme convergent). Il y a aussi de la diplopie. Les images doubles sont homonymes. Sa sensibilité est nulle.

Septième paire : NERF FACIAL

Le facial est un nerf moteur. Insensible à son origine, il possède la sensibilité récurrente à partir du trou stylo-mastoïdien. Deux de ses branches, la corde du tympan et le petit pétreux superficiel exercent une action incontestable sur la sécrétion des glandes salivaires. La corde du tympan possède aussi des fibres gustatives.

Nous examinerons donc ce nerf : 1° au point de vue de la motilité; 2° au point de vue de la sensibilité; 3° au point de vue de son action sécrétoire; 4° au point de vue de son action gustative.

I. **Action motrice**. — Le nerf facial innerve tous les muscles peauciers de la face et du crâne.

Par là, il tient sous sa dépendance les mouvements d'expression de la face, l'occlusion des paupières et le clignement, les mouvements des lèvres et des joues, les mouvements des narines, les mouvements du pavillon de l'oreille. Les paralysies, la section intracrânienne du nerf telle qu'elle a été pratiquée par Vulpian, Jolyet et Lafont, son arrachement pratiqué par Cl. Bernard chez le lapin rendent parfaitement compte de son action.

Voici le procédé dont se sont servi MM. Jolyet et Lafont, chez le chien : après avoir fait une incision derrière l'oreille, on met à nu la portion d'os comprise entre la ligne courbe occipitale supérieure et le condyle. On enlève cette portion d'os. On pénètre dans le crâne avec un instrument tranchant que l'on dirige vers l'œil du côté opposé. On ne tarde pas à sentir la saillie formée par la face postérieure du rocher. En raclant cette face postérieure, on parvient à couper le nerf. Inutile de dire qu'on sectionne en même temps l'auditif et l'intermédiaire de Wrisberg.

L'arrachement du facial ne peut se faire chez le chien, à cause de la densité du tissu conjonctif. Il réussit assez bien chez le lapin.

Pour procéder à cette opération, on fait une incision le long du bord postérieur de la branche montante. On découvre bientôt les branches nerveuses qui croisent ce bord. En suivant une de ces branches, on arrive sur le tronc du nerf, que l'on dénude jusqu'au niveau du trou stylo-mastoïdien. On le saisit avec une pince et on tire sans secousse. Grâce à ce procédé, on peut quelquefois conserver le nerf de Wrisberg et le ganglion géniculé.

A la suite de ces diverses opérations, on observe les phénomènes suivants :
Les muscles peauciers de la face étant paralysés, celle-ci devient immobile du côté où le nerf a été coupé, elle suit passivement les mouvements de la moitié intacte. Aussi les traits paraissent-ils déviés vers le côté sain. D'après Cl. Bernard, chez le lapin et le chien, les traits sont déviés du côté paralysé.

L'orbiculaire des paupières étant paralysé, l'occlusion de l'œil est impossible. Les larmes ne s'étalent plus uniformément au-devant de la cornée, parce que le clignement ne se fait plus. La paralysie du muscle de Horner entraîne le larmoiement. Les poussières et les corps étrangers restent en contact avec la cornée, ce qui peut amener, mais très rarement du reste, l'inflammation de cet organe.

Les muscles des lèvres ne pouvant plus agir, la mastication est très gênée. L'action de souffler, le jeu des instruments à vent, sont empêchés chez l'homme. Le courant d'air soulève la joue à chaque expiration.

Les muscles des narines étant paralysés, l'action de flairer devient impossible. Chez le cheval qui ne peut pas respirer par la bouche, la section des deux nerfs faciaux est mortelle.

Par suite de la paralysie des muscles de l'oreille, celle-ci reste pendante et ne peut exécuter aucun mouvement ;

2° Le ventre postérieur du digastrique et le stylo-hyoïdien (11). Le facial sert ainsi à l'élévation de l'os hyoïde et de la base de la langue ;

3° D'après L. Hirschfeld et Sappey, il donne un filet nerveux aux muscles stylo-glosse et glosso-staphylin (14);

4° Quand le siège d'une paralysie faciale se trouve situé en avant du ganglion géniculé, la luette est déviée du côté sain et le voile du palais, présente du côté malade une flaccidité qui contraste avec la courbure régulière du côté sain.

Nuhn, sur un décapité, et Davaine, chez les animaux, ont constaté des mouvements du voile du palais par l'excitation galvanique du tronc du facial. Le facial envoie donc des filets nerveux au voile du palais. Ces filets se rendent spécialement au péristaphylin interne (8) et au palato-staphylin (9). Pour arriver à ces muscles, ils suivent le trajet suivant : ils partent du tronc du

FIG. 362. — Schéma du nerf facial. (Beaunis.)

1, nerf de Wrisberg ; — 2, grand pétreux superficiel ; — 3, nerf vidien ; — 4, ganglion de Meckel ; — 5, anastomose du grand pétreux avec le nerf de Jacobson ; — 6, rameau sympathique ; — 7, nerf palatin postérieur ; — 10, rameau auriculaire ; — 11, rameau du stylo-hyoïdien et du digastrique ; — 12, anastomose avec le glosso-pharyngien ; — 13, rameau du stylo-pharyngien ; — 14, rameau pour la langue ; — 15, rameaux terminaux ; — 16, rameau du muscle *stapedius* ; — 17, petit pétreux superficiel ; — 18, ganglion otique ; — 19, filets pour la parotide ; — 20, 23, corde du tympan ; — 24, nerf lingual ; — 25, rameaux gustatifs de la corde ; — 26, rameaux sécrétoires pour les glandes sous-maxillaire 27. sublinguale 28.

facial au niveau du ganglion géniculé, passent dans le grand pétreux superficiel, le ganglion de Meckel et les nerfs palatins postérieurs (7).

5° Le facial innerve également le muscle de l'étrier (16).

II. **Sensibilité récurrente.** — Wrisberg, Bischoff, considéraient le facial comme un nerf mixte. Sa racine sensitive était représentée pour eux, par l'intermédiaire de Wrisberg, auquel se trouvait annexé le ganglion géniculé. Magendie et Cl. Bernard ont constaté d'une façon certaine que le facial est insensible à son origine.

Ce nerf est cependant sensible à sa sortie du trou stylo-mastoïdien. Une remarquable expérience de Cl. Bernard, montre qu'il doit cette sensibilité à son anastomose avec le rameau auriculaire du pneumogastrique. Cl. Bernard sectionne le facial au-dessous de son anastomose avec le pneumogastrique et constate la sensibilité du bout central, aussi bien que celle du bout périphérique. Il coupe alors le rameau auriculaire du pneumogastrique et dès lors toute sensibilité a disparu dans le bout central.

Après sa sortie du trou stylo-mastoïdien, le facial contracte des anastomoses avec l'auriculo-temporal et les diverses branches du trijumeau. C'est à ces anastomoses qu'est due la sensibilité récurrente constatée par Cl. Bernard sur les divers rameaux du facial. Si on coupe un de ces rameaux, le bout périphérique est sensible. Après la section du trijumeau, cette sensibilité disparaît.

III. Action sur la sécrétion salivaire. — Le facial agit sur la sécrétion salivaire par la corde du tympan, qu'il envoie à la glande sous-maxillaire et par le petit pétreux superficiel qu'il donne à la parotide. Cette action du facial sur la sécrétion de la salive, doit être étudiée avec les glandes salivaires. (V. p. 135.)

IV. Action sur la gustation. — Le nerf facial agit sur la gustation, par la corde du tympan. Toutes les fibres nerveuses de la corde du tympan ne se terminent pas dans le ganglion sous-maxillaire. Après la destruction de ce nerf, soit par sa section dans la caisse du tympan, soit par arrachement du facial, Prévost, Vulpian ont trouvé des fibres dégénérées dans les branches terminales du nerf lingual. Ces fibres ne pouvaient provenir que de la corde du tympan.

Restait à savoir quelle était la nature sensitive ou motrice de ces fibres? On admet actuellement qu'elles sont de nature sensitive et qu'elles servent à conduire vers les centres nerveux la sensibilité gustative.

En effet : Lussana et Inzani citent l'observation d'un individu qui, opéré dans l'oreille moyenne, par un charlatan, avait subi la section de la corde du tympan. A la suite de cette section, le goût se trouva aboli dans les deux tiers antérieurs de la moitié correspondante de la langue. La sensibilité tactile et douloureuse fut conservée.

La section du nerf lingual au-dessus de sa réunion avec la corde du tympan pratiquée par Schiff, laissa persister, quoique affaiblie, la sensibilité gustative dans la moitié antérieure de la partie correspondante de la langue. La sensibilité tactile et douloureuse fut totalement abolie dans la partie correspondante de l'organe. Il est vrai de dire que par l'excitation ou l'irritation mécanique de la corde, Trœltsch et Duchenne n'ont obtenu dans la partie antérieure de la langue qu'un picotement ou un fourmillement.

La dernière question qui se pose à propos de ces fibres gustatives de la corde, est celle de savoir comment elles gagnent les centres nerveux. Trois opinions sont en présence : 1° celle de Schiff: 2° celle de Lussana ; 3° celle de Carl.

1° Opinion de Schiff. — Les fibres gustatives de la corde suivent le lingual, la corde du tympan, le facial, le ganglion géniculé, le grand pétreux superficiel, le ganglion sphéno-palatin, le tronc du maxillaire supérieur et celui du trijumeau qui les conduit à l'encéphale. Cette opinion s'appuie sur certains cas de paralysie centrale du trijumeau avec abolition partielle du goût. Elle a contre elle l'expérience de Prévost, d'après laquelle l'extirpation du ganglion sphéno-palatin est sans action sur le goût.

FIG. 363. — Hypothèse de Schiff. (Duval.)   FIG. 364. — Hypothèse de Lussana. (Duval.)

2° Opinion de Lussana. — Pour cet auteur, les fibres gustatives de la corde suivent le trajet suivant : lingual, corde du tympan, facial, intermédiaire de Wrisberg, centres nerveux. Cette opinion s'appuie sur certains cas de paralysie faciale avec abolition du goût dans la moitié correspondante de la langue. Elle a contre elle les expériences de Vulpian, d'après lesquelles la section intra-crânienne du facial n'a donné que très peu de fibres dégénérées dans la corde du tympan.

3° Opinion de Carl. — Les fibres gustatives de la corde suivent le trajet suivant : nerf lingual, tronc du maxillaire inférieur, ganglion otique, petit pétreux superficiel, nerf de Jacobson, glosso-pharyngien. Cette opinion s'appuie sur une observation que Carl a faite sur lui-même. A la suite d'une lésion de l'oreille moyenne, il a perdu complètement le goût dans la partie antérieure de la langue du même côté. Le facial et le trijumeau sont intacts. L'excitation mécanique de la corde produit une salivation abondante et une sensation de picotement, preuve qu'elle n'est pas altérée. Carl en conclut que l'abolition du goût tient à la destruction des rameaux de Jacobson, branches du glosso-pharyngien.

On voit par ce qui précède que la question n'est pas complètement élucidée. Certains auteurs refusent même à la corde toute espèce d'action gustative. Vulpian voit dans les filets que ce nerf donne à la pointe de la langue des fibres analogues à celles qu'il envoie à la glande sous-maxillaire. L'excitation de ces filets nerveux produit dans la pointe de la langue des résultats analogues à ceux qui se passent du côté de la glande sous-maxillaire par l'excitation des mêmes filets, c'est-à-dire que la pointe de la langue du côté électrisé rougit et s'échauffe.

Nerf intermédiaire de Wrisberg. — Avant de terminer, disons quelques mots de l'intermédiaire de Wrisberg. La nature de ce nerf est peu connue.

Wrisberg, Bischoff, en faisaient la racine sensitive du facial, à laquelle se trouvait annexé, comme aux racines postérieures des nerfs rachidiens, un ganglion, le ganglion géniculé.

Longet croit que ses filets vont se rendre au muscle de l'étrier et au muscle interne du marteau. Aussi le nomme-t-il nerf moteur tympanique. Nous avons vu que le muscle interne du marteau était innervé par le maxillaire inférieur.

Cl. Bernard le regarde comme provenant du grand sympathique. Pour cet auteur, il se rendrait dans les nerfs pétreux et la corde du tympan. Il agirait sur les muqueuses. Le facial serait le nerf des mouvements de relation; l'intermédiaire de Wrisberg, le nerf des mouvements organiques.

Nous connaissons l'opinion de Lussana, d'après laquelle les filets gustatifs passeraient par le nerf de Jacobson, qui se trouverait ainsi rattaché au glosso-pharyngien.

HUITIÈME PAIRE : NERF AUDITIF

Pour la physiologie du nerf auditif, voir le chapitre *Ouïe*.

NEUVIÈME PAIRE : NERF GLOSSO-PHARYNGIEN

Le nerf glosso-pharyngien prend son origine réelle dans le bulbe par un double noyau : un noyau moteur situé sur la colonne de substance grise qui prolonge dans le bulbe la tête de la corne antérieure de la moelle épinière; un noyau sensitif, situé au niveau du plancher du quatrième ventricule, sur le prolongement de la base de la corne postérieure. Cette double origine nous explique la nature du nerf.

Le glosso-pharyngien est un nerf mixte.

La sensibilité des racines du nerf a été constatée par la généralité des expérimentateurs.

Il y a plus d'obscurité au sujet de son action motrice. Cependant par l'excitation de ses racines, Chauveau a obtenu des contractions dans les muscles du pharynx, Volkmann et Klein en ont vu dans le stylo-pharyngien et le constricteur supérieur.

Longet considérait le glosso-pharyngien comme un nerf sensitif à son origine. Les propriétés motrices qu'il présentait plus tard étaient dues à ses anastomoses avec le facial et autres nerfs crâniens.

Mais si les expériences sur les animaux sacrifiés ne permettent pas toujours de constater les propriétés motrices du nerf dès son origine, cela tient à la rapidité avec laquelle ses racines perdent leur excitabilité.

Nous étudierons le glosso-pharyngien : 1° au point de vue sensitif; 2° au point de vue moteur; 3° au point de vue de son action sur la sécrétion; 4° au point de vue de son action sur le goût; 5° enfin. nous dirons quelques mots du rameau de Jacobson.

I. Action sensitive.

— Le nerf glosso-pharyngien envoie des filets sensitifs au V lingual, et à toute la partie de la muqueuse linguale située en arrière du V lingual, aux piliers, à la face antérieure de l'épiglotte, à l'amygdale. Il fournit également des filets sensitifs au plexus pharyngien.

Par ces fibres centripètes, il devient le point de départ de nombreux réflexes en particulier de la nausée et du vomissement, d'où le nom de nerf nauséeux qu'on lui a donné. Après la section du glosso-pharyngien, la nausée et le vomissement ne se produisent plus par l'excitation de la partie postérieure de la langue, des piliers ou du pharynx.

L'excitation du bout central du glosso - pharyngien , pratiquée par Waller et Prévost sur les animaux. produit des mouvements de déglutition. Ludwig et Rahn ont également vu se produire, par l'excitation du bout central du glosso - pharyngien. une salivation abondante.

Si, sur des chats, on coupe le trijumeau et qu'on leur donne de la quinine dans du lait. il se produit une salivation abondante. Si, dans la suite. on coupe le glosso-pharyngien et qu'on recommence l'administration de la quinine, la salivation ne se produit plus (Stannius).

II. Action motrice.

— Les expériences de Chauveau, Volkmann et Klein, déjà citées, montrent l'action du glosso-pharyngien sur les muscles du pharynx.

Son action sur le voile du palais est incertaine. Si on coupe le nerf à sa sortie du trou déchiré postérieur, la galvanisation du bout périphérique ne produit pas de contractions dans les muscles du voile du palais, celle du bout central produit des contractions réflexes de ces muscles.

FIG. 365. — Nerf glosso-pharyngien.
(Beaunis.)

C, plexus carotidien ; — N, ganglion de Meckel ; — O. ganglion otique ; — 1, nerf de Jacobson et les rameaux qu'il envoie à : 2, fenêtre ronde ; 3, fenêtre ovale ; 4, plexus carotidien ; 5, trompe ; 6, grand pétreux superficiel ; 8, petit pétreux superficiel ; — 10, rameau pharyngien ; — 11, rameau lingual ; — 12, rameaux tonsillaires ; — 13, rameaux terminaux ; — 14. anastomose du facial VII avec le ganglion d'Andersh IX ; — 15, rameau du stylo-pharyngien ; — 16, anastomose avec le pneumogastrique X ; — 17, rameau pharyngien du pneumogastrique ; — 19, rameau fourni au ganglion d'Andersh par le ganglion cervical supérieur S.

Une expérience de Cl. Bernard démontre son action sur les piliers. Il coupe le facial à son entrée dans le conduit auditif interne. Il excite ensuite le glosso-pharyngien et obtient des contractions des muscles des piliers. Il ne peut en constater dans ceux du voile du palais.

III. Action sur la sécrétion salivaire. — Nous avons déjà vu que le glosso-pharyngien agissait par action réflexe sur la sécrétion de la salive. A-t-il une action directe sur la sécrétion de la salive parotidienne? Voir l'article de la *sécrétion salivaire*. page 135.

IV. Action sur la gustation. — Le glosso-pharyngien donne la sensibilité gustative au V lingual et à toute la partie de la muqueuse linguale située en arrière du V lingual. Sa section est suivie de l'abolition du goût dans ces parties.

Le glosso-pharyngien semble nous mettre en rapport principalement avec les substances amères.

Si on admet l'opinion de Carl, citée à l'article *facial*, le glosso-pharyngien deviendrait le nerf exclusif du goût.

V. Rameau de Jacobson. — Par ce rameau, le glosso-pharyngien donne la sensibilité à la muqueuse de la caisse du tympan, des fenêtres ronde et ovale, des cellules mastoïdiennes et de la trompe jusqu'à son orifice œsophagien.

Mais le nerf de Jacobson et ses branches ne contiennent pas seulement des filets nerveux provenant du ganglion d'Andersh. Les filets nerveux provenant du nerf de Jacobson forment une espèce de plexus dans lequel on trouve aussi des fibres provenant du facial, du plexus carotidien et du trijumeau. Toutes ces fibres ne s'épuisent pas dans la caisse du tympan. La plus grande partie ne fait que traverser la caisse en passant d'un tronc nerveux dans un autre.

Le glosso-pharyngien renferme des vaso-dilatateurs pour la base de la langue. En excitant le bout périphérique de ce nerf, Vulpian a constaté la dilatation des vaisseaux du côté correspondant de cet organe.

DIXIÈME PAIRE : NERF PNEUMOGASTRIQUE

Le nerf pneumogastrique naît du bulbe par deux noyaux, un noyau qui continue la tête de la corne antérieure de la moelle épinière, noyau moteur, un noyau qui se trouve sur le plancher du quatrième ventricule et qui continue la base de la corne postérieure, noyau sensitif.

Cette double origine nous explique la nature du nerf. Le pneumogastrique est un nerf mixte.

Sa sensibilité à l'intérieur du crâne a été constatée par Cl. Bernard. L'action motrice de ses racines a été vue par Chauveau, Cl. Bernard, Eckhard, Longet considérait le nerf pneumogastrique comme exclusivement sensitif à son origine. Ses filets moteurs provenaient des anastomoses qu'il contractait avec d'autres nerfs, le spinal, en particulier.

Digestion, respiration, circulation, telles sont les trois grandes fonctions influencées par le pneumogastrique. Nous allons voir son action sur chacune d'elles.

1. Action sur la digestion.

— Le pneumogastrique étend son action depuis le voile du palais et la base de la langue jusqu'à l'intestin et au foie.

1° *Voile du palais. Base de la langue. Pharynx.* — Le pneumogastrique donne des filets sensitifs à ces trois organes. L'excitation des filets qui partent de la base de la langue sert à transmettre aux centres nerveux l'impression qui provoque le réflexe de la déglutition. L'expérience suivante montre que ce réflexe ne peut se produire par toute espèce d'excitants. Si, après avoir fait la trachéotomie, on dépose, en passant par la trachée, des morceaux de viande dans l'intervalle des replis glosso-épiglottiques, le réflexe de la déglutition se produit. Si on touche ces parties avec une pince, on observe de la nausée ou du vomissement, mais le réflexe de la déglutition ne se produit plus.

L'excitation des racines du pneumogastrique amène des contractions dans les muscles constricteurs du pharynx et dans quelques muscles du voile du palais : azygos, péristaphylin interne et pharyngo-staphylin.

2° *Œsophage.* — Le pneumogastrique fournit des filets sensitifs à la muqueuse de l'œsophage. Ces filets, comme tous ceux qui naissent du nerf, au-dessous de l'origine du laryngé supérieur, ne possèdent qu'une sensibilité très obscure. Après la section du pneumogastrique, si on excite son bout périphérique, on obtient une contraction en masse de l'œsophage. La section des deux pneumogastriques abolit le troisième temps de la déglutition par paralysie des muscles de l'œsophage. Chauveau et Ranvier ont observé le phénomène suivant : lorsque la déglutition est commencée, elle se poursuit, même quand l'œsophage est tétanisé par l'excitation du pneumogastrique.

3° *Estomac.* — Les filets sensitifs que le pneumogastrique donne à cet organe ne possèdent qu'une sensibilité très obtuse.

L'excitation du bout périphérique du pneumogastrique provoque des contractions de l'estomac. La section des deux pneumogastriques n'abolit pas complètement ses mouvements. D'après Longet, l'action motrice du pneumogastrique sur l'estomac ne se fait sentir que quand cet organe est rempli d'aliments. Quant à l'action du pneumogastrique sur la sécrétion du suc gastrique, les expériences entreprises par les divers auteurs n'ont encore donné aucun résultat certain.

4° *Intestin grêle.* — D'après V. Braam-Honckgeest, l'excitation du bout périphérique du pneumogastrique amène des contractions, non seulement dans l'estomac, mais aussi dans l'intestin grêle. Pour Chauveau, l'action motrice du pneumogastrique s'arrête à l'estomac.

5° *Foie.* — L'excitation du bout central du pneumogastrique produit la glycosurie probablement par l'excitation d'un centre vaso-dilatateur.

6° *Rein*. — L'action du pneumogastrique sur le rein paraît douteuse. Cependant, par l'excitation de ce nerf au-dessous du diaphragme, Cl. Bernard s
constaté de la congestion rénale et une augmentation d'urine. Eckhard n'a pu
constater aucune action du pneumogastrique sur le rein.

7° *Rate*. — L'excitation du bout périphérique du pneumogastrique produit,
d'après Œhl, des contractions des fibres musculaires lisses de la rate. Bochefontaine n'a pu constater ces contractions que par l'excitation du bout central
du nerf.

Stiling croit avoir vu des contractions de la vessie par l'excitation des racines
du pneumogastrique; Kilian, des contractions de l'utérus. Ces expériences ont
besoin d'être vérifiées.

II. Action sur la respiration. — Le pneumogastrique innerve, par le filet
laryngé externe. le muscle crico-thyroïdien. Lorsqu'on sectionne ce filet
nerveux, la voix devient rauque par suite de la laxité des cordes vocales. Le
laryngé externe provient-il réellement du pneumogastrique? La question
n'est pas absolument tranchée. Chauveau a constaté que l'excitation intra-
crânienne du pneumogastrique produisait des contractions dans le muscle
crico-thyroïdien. On trouvera à propos du spinal, une expérience de Burckhardt qui semble prouver que le laryngé externe provient en réalité de ce
dernier nerf.

Le pneumogastrique innerve les muscles lisses des bronches, dont la contractilité a été mise hors de doute par les expériences de Williams et de Bert.

Le pneumogastrique donne la sensibilité à toute la muqueuse des voies
aériennes. Cette sensibilité diffère dans les différentes voies respiratoires.

Au-dessus de la glotte, la sensibilité du larynx est très grande. Tout ce qui
entre en contact avec la muqueuse de cette partie du larynx, produit une sensation très pénible, sensation suivie de toux. Cette muqueuse semble ne pouvoir supporter que le contact de l'air et de quelques corps volatils.

Au-dessous de la glotte, la sensibilité de la muqueuse est presque nulle. On
peut la pincer, la brûler, la piquer, remplir d'eau la trachée et les bronches
sans que l'animal en expérience présente aucun signe de douleur.

D'après Fr. Franck, les filets sensitifs de la trachée et des grosses bronches
passent par le nerf récurrent et l'anastomose de Galien, pour gagner le laryngé
supérieur. Les filets sensitifs pulmonaires remontent dans le tronc même du
pneumogastrique.

Le pneumogastrique contient les fibres centripètes qui président au réflexe
de la respiration. En effet, si on sectionne les deux pneumogastriques, on
observe les phénomènes suivants : les mouvements respiratoires se ralentissent; leur nombre peut tomber à la moitié ou au quart du chiffre normal.
Les inspirations deviennent lentes et profondes. La pause expiratoire augmente de durée. Au début, la rareté des respirations étant compensée par leur
profondeur, il entre dans le même temps, autant d'air dans les poumons
qu'avant la section. Mais au bout d'un certain temps, on observe un affaiblissement des échanges gazeux. L'exhalation d'acide carbonique et l'inha-

lation d'oxygène sont moindres, la coloration du sang est plus foncée, la température baisse.

D'après Fr. Franck, le ralentissement de la respiration qu'on observe immédiatement après l'opération est dû à l'allongement de l'inspiration. Ce n'est qu'après un certain laps de temps que l'inspiration devient plus brève et que l'expiration s'allonge de façon à produire une longue pause expiratoire.

La section des deux pneumogastriques est mortelle pour les animaux. Les jeunes succombent au bout d'un ou deux jours, les vieux au bout de deux à six jours. La cause de la mort est due à des phénomènes inflammatoires qui se manifestent du côté des bronches et du poumon. Ces lésions reconnaissent-elles pour cause, comme le prétend Traube, la pénétration des corps étrangers tels que matières alimentaires, salive, mucosités pharyngiennes dans les bronches? Cette pénétration exerce une certaine action sur la production des accidents, mais elle n'agit pas seule, car si on adapte un tube à la trachée pour empêcher cette pénétration, on n'empêche point la production des phénomènes.

Schiff admet que la section des filets vaso-moteurs amène une inflammation vaso-paralytique du poumon.

Pour Longet, la paralysie des muscles lisses des bronches a pour résultat l'expulsion incomplète des mucosités bronchiques. Dans ces cas, en effet, on trouve toujours une grande quantité d'écume bronchique.

La section d'un seul pneumogastrique entraîne simplement une diminution des mouvements respiratoires du côté lésé et les animaux continuent à vivre.

Nous venons de voir que le pneumogastrique présidait au réflexe de la respiration. Il s'agit de savoir maintenant de quelle façon s'exerce cette action. Pour cela, les physiologistes ont excité le nerf dans les différents points de son trajet. Mais ils ne s'accordent pas sur les phénomènes produits par ces excitations, et trois opinions sont en présence :

Première opinion. — C'est celle de Rosenthal, Traube, Eckhard et de la plupart des physiologistes allemands.

Pour ces auteurs le point de départ de l'excitation exerce une influence prépondérante sur les effets produits :

1° Lorsque l'excitation porte au-dessous de l'origine du laryngé inférieur, si elle est faible, il y a simple accélération des mouvements respiratoires, si elle est forte, on observe un véritable tétanos du diaphragme, et un relâchement complet des muscles expiratoires. Cet arrêt en inspiration peut durer plus de trente secondes.

2° Lorsque l'excitation porte au-dessus de l'origine du laryngé supérieur; si elle est faible, les mouvements respiratoires se ralentissent, si elle est forte, on observe un véritable tétanos des muscles expiratoires, de la fermeture de la glotte et un relâchement complet du diaphragme. La respiration s'arrête en expiration.

D'après cette théorie, il y aurait donc dans le pneumogastrique deux sortes de fibres centripètes produisant sur la respiration des effets absolument opposés; les unes, contenues dans le nerf avant l'origine du laryngé supérieur et provenant du poumon, exciteraient le centre inspirateur et paralyseraient le centre expirateur; les autres, contenues dans le laryngé supérieur, exciteraient le centre expirateur et paralyseraient le centre inspirateur.

Les rapports du laryngé supérieur avec le centre expirateur expliquent la toux qui se produit par l'excitation de la muqueuse du larynx. Waller et Prévost ont constaté la production de la toux par l'excitation directe du laryngé supérieur chez les animaux narcotisés.

A l'état normal, c'est le sang chargé d'acide carbonique qui est l'excitant des extrémités nerveuses des filets pulmonaires du pneumogastrique.

Deuxième opinion. D'après P. Bert le point du nerf où porte l'excitation est indifférent. Seule l'intensité de l'excitation a de l'influence sur les phénomènes respiratoires. En effet :

1° Si l'excitation est faible, les mouvements respiratoires sont accélérés;

2° Si l'excitation est forte, les mouvements respiratoires sont ralentis ;

3° Si l'excitation est très forte, les mouvements respiratoires sont arrêtés. Dans certains cas d'excitation très forte il peut y avoir mort subite.

L'arrêt de la respiration se fait tantôt en inspiration, tantôt et plus souvent en expiration.

Troisième opinion. — D'après F. Franck, l'excitation du pneumogastrique, du laryngé supérieur ou des autres nerfs sensitifs produit toujours une inspiration brusque et profonde. A cette inspiration succède un arrêt de la respiration dû au resserrement actif du poumon et des parois thoraciques.

III. **Action sur la circulation**. — Pour l'action du pneumogastrique sur le cœur et la circulation, voir l'article consacré au cœur et à la circulation.

Remarque. — Nous avons vu que le pneumogastrique envoyait au facial un rameau dit rameau auriculaire. Ce rameau renferme non seulement des filets sensitifs allant du pneumogastrique au facial, mais il paraît aussi contenir des filets moteurs allant du facial au pneumogastrique.

ONZIÈME PAIRE : NERF SPINAL

Le nerf spinal est un nerf moteur. Dans sa partie intra-crânienne, il présente la sensibilité récurrente.

Nous l'étudierons sous ces deux points de vue.

I. **Action motrice**. — Immédiatement après sa sortie du trou déchiré postérieur, le spinal se partage en deux branches : une branche externe et une branche interne.

1° La branche *externe* ou *médullaire* va innerver le sterno-cléido-mastoïdien et le trapèze concurremment avec le plexus cervical. Aussi sa section n'abolit-elle pas les mouvements de ces muscles;

2° La branche *interne* ou *bulbaire* va tout entière se jeter dans le plexus gangliforme du pneumogastrique. Cette branche interne exerce, en réalité son action sur le pharynx, le cœur et le larynx.

A). Action de la branche interne du spinal sur le pharynx. — L'excitation de la branche interne du spinal amène des contractions dans la partie supérieure du constricteur supérieur (Chauveau) après l'arrachement du spinal (arrachement qui réussit bien chez le chat et le lapin mais qui est impossible chez le chien), une grande partie des filets nerveux fournis au pharynx par le pneumogastrique est dégénérée (Burckhardt).

B). Action de la branche interne du spinal sur le cœur. Le premier, Waller a observé qu'après l'arrachement du spinal, si on donne aux fibres nerveuses le temps de dégénérer, l'excitation du pneumogastrique n'a plus d'action sur le cœur du côté où le spinal a été arraché. De l'autre côté, au contraire, cette action se produit.

Burckhardt a vu qu'après l'arrachement du spinal, toutes les fibres cardiaques du pneumogastrique étaient dégénérées.

Heidenhain a constaté l'accélération des battements du cœur après l'arrachement des deux spinaux. Schiff et Eckhard n'ont pu constater cette accélération.

La branche interne du spinal est donc la source des nerfs d'arrêt du cœur. Mais est-elle la seule? Schiff et Eckhard n'ayant pu constater l'accélération des battements du cœur après l'arrachement des deux spinaux, on peut se demander si des nerfs autres que le spinal n'envoient pas des fibres d'arrêt au cœur.

C). Action de la branche interne du spinal sur le larynx, la phonation et la respiration. — La branche interne du spinal innerve, par le récurrent, tous les muscles du larynx. En effet, l'excitation des racines bulbaires de ce nerf produit la contraction de ces muscles et, après son arrachement, la plus grande partie des fibres du récurrent sont dégénérées.

Le doute ne peut exister que pour le crico-thyroïdien. Chauveau, en effet, en excitant les racines du pneumogastrique a vu se produire des contractions dans ce muscle. Mais d'un autre côté, après l'arrachement du spinal, Burckhard a constaté que le laryngé supérieur contient des fibres dégénérées et son excitation ne produit plus la contraction des crico-thyroïdiens.

Le spinal innervant tous les muscles du larynx, on comprend le rôle important qu'il joue dans la phonation.

La section des deux récurrents est suivie d'aphonie. Les phénomènes qu'on observe du côté de la respiration sont les suivants :

Les dilatateurs de la glotte étant paralysés, il y a de la dyspnée, mais cette dyspnée ne se déclare que lorsque les animaux s'agitent ou sont effrayés. Chez les jeunes animaux, où la glotte interaryténoïdienne n'est pas encore formée, les lèvres de la glotte font soupape et tendent à se fermer au lieu de s'ouvrir à chaque inspiration. Aussi la section des deux récurrents est-elle pour eux rapidement mortelle, si on n'a pas la précaution d'introduire un tube dans la trachée. Chez les animaux adultes, la gêne de la déglutition et la dyspnée ne se font sentir que si on dérange brusquement l'animal. Cl. Bernard explique ce phénomène de la façon suivante ; pour lui, les muscles du pharynx ont un double rôle : 1° pousser les aliments dans l'œsophage ;

2° fermer le larynx. Après l'arrachement du spinal, ils ne conservent plus que le premier de ces rôles.

Pour Cl. Bernard, d'ailleurs, le pneumogastrique et le spinal seraient, au point de vue de la respiration, des nerfs antagonistes. Le pneumogastrique est le nerf de la respiration simple, organique, si l'on peut s'exprimer ainsi. Le spinal est le nerf de l'expiration forcée et volontaire, spécialement de l'expiration vocale. Le spinal, en d'autres termes, agit sur la respiration en tant qu'elle est liée à la phonation et à l'effort.

Et pour Cl. Bernard, le spinal exerce une action sur la phonation et l'effort non seulement par sa branche interne, mais aussi par sa branche externe. Dans la phonation, le sterno-mastoïdien et le trapèze maintiennent la dilatation du thorax et s'opposent à l'expiration. Ils servent à filer les sons. Dans l'effort, ils s'opposent à l'expiration. Plusieurs physiologistes, Longet en particulier, n'admettent pas cette théorie de Cl. Bernard.

II. Sensibilité récurrente. — D'après Cl. Bernard, le spinal possède dans sa partie intra-rachidienne la sensibilité récurrente qu'il doit à ses anastomoses avec les racines postérieures cervicales.

Le spinal est sensible dans sa partie extra-crânienne. Le pincement du bout central détermine de la douleur.

Douzième paire : NERF GRAND HYPOGLOSSE

Le grand hypoglosse est un nerf essentiellement moteur à son origine. Il innerve tous les muscles de la langue ainsi que le génio-hyoïdien et le thyro-hyoïdien.

Sa galvanisation produit des secousses convulsives dans la langue.

On sait que la langue possède deux sortes de mouvements : des mouvements qui la font changer de forme et des mouvements qui la déplacent en totalité. Ces derniers mouvements sont dus à l'élévation ou à l'abaissement de l'os hyoïde. Lorsqu'on a sectionné le grand hypoglosse, les mouvements qui font changer la forme de la langue sont abolis. Par suite la déglutition devient très difficile. Chez le chien l'action de laper devient impossible.

L'action du grand hypoglosse sur les muscles de la région sous-hyoïdienne est encore douteuse. En excitant les racines de l'hypoglosse, Volkmann n'a pu produire que très rarement des contractions très faibles dans les muscles de la région sous-hyoïdienne, qui reçoivent par conséquent leur innervation principale du plexus cervical.

Insensible à son origine, le grand hypoglosse présente plus loin des signes de sensibilité récurrente, qu'il doit à ses anastomoses avec le pneumogastrique et les nerfs cervicaux.

Le grand hypoglosse envoie à la jugulaire interne et au diploé des filets vaso-moteurs qu'il doit à son anastomose avec le grand sympathique.

III. — NERF GRAND SYMPATHIQUE

Nature du grand sympathique. — Le grand sympathique est l'ensemble des nerfs qui se distribuent aux viscères, aux parenchymes, aux vaisseaux, en un mot aux divers organes de la vie végétative. Il consiste en une série de ganglions disposés de chaque côté de la colonne vertébrale, réunis entre eux par des cordons et communiquant, d'une part, avec la moelle épinière par des filets, les *rami communicantes*; d'autre part, avec les organes auxquels ils envoient des nerfs. Dans la cavité abdominale, ces nerfs forment de grands plexus entremêlés de ganglions. Enfin, dans l'intérieur même des viscères, cœur, vessie, intestin, etc., les filets sympathiques présentent sur leur trajet de nombreux ganglions microscopiques regardés comme de petits *centres périphériques*. Entre l'opinion de Bichat qui en faisait un système absolument indépendant et autonome affecté spécialement aux fonctions de nutrition, et celle de quelques auteurs modernes qui lui refusent, au contraire, toute action propre et n'en parlent même pas dans leurs ouvrages (Foster, par exemple), doit se placer, au moins provisoirement, l'opinion mixte de ceux qui, bien qu'en rattachant étroitement ce système aux centres cérébro-spinaux, auxquels il emprunte, par les *nerfs communicants*, ses actions vaso-motrices, accélératrices des mouvements du cœur, etc., lui reconnaissent cependant le pouvoir de produire à lui seul, et après sépa-

FIG. 366. — Systèmes nerveux sympathique et cérébro-rachidien de la grenouille.

SM, SM, *rami communicantes*; S¹ à S¹⁰ ganglions de la chaîne sympathique; M¹ à M¹⁰ nerfs rachidiens; I à N nerfs crâniens, M, moelle épinière. (Huxley.)

ration ou destruction complète des centres cérébro-rachidiens, les mouvements du cœur, les contractions péristaltiques de l'intestin et de beaucoup d'organes viscéraux, conduits excréteurs, etc. Le nerf sympathique contient donc des fibres centripètes et centrifuges appartenant en réalité au système cérébro-spinal et des fibres émanées des cellules de ses propres ganglions.

Cette réserve faite, le nerf sympathique se montre comme un nerf très semblable aux autres et il répond aux mêmes excitants que les nerfs cérébro-spinaux, électricité, agents chimiques, etc.; mais l'excitant physiologique *volonté* n'a pas d'action sur lui et tous les mouvements qui se produisent dans sa sphère sont *involontaires*. A l'état physiologique, les excitations portées sur les nerfs sympathiques ne sont pas perçues par la conscience; la sensibilité consciente y est donc sinon nulle, du moins très obtuse, mais elle peut se développer considérablement dans les cas pathologiques. Les impulsions nerveuses traversant le sympathique sont donc : 1° centripètes ou excito-réflexes; 2° centrifuges ou motrices réflexes, sécrétoires réflexes.

Fonctions du grand sympathique. — La physiologie du sympathique a déjà été faite à propos des nerfs vaso-moteurs (p. 495), de l'innervation cardiaque (p. 485), de l'innervation pupillaire (p. 631), et nous n'avons pas à y revenir. Nous ne pouvons en faire qu'une simple énumération pour mémoire.

Le sympathique comprend quatre portions : céphalique, cervicale, thoracique et abdominale.

1° *Portion céphalique.* — Représentée par les ganglions en connexion avec quelques-uns des nerfs craniens et dont il est parlé plus haut. (V. *Ganglions ophtalmique, sphéno-palatin, otique et sous-maxillaire.*)

2° *Portion cervicale.* — Formée de trois ganglions et des cordons qui les réunissent. Ses fonctions ont été bien étudiées, grâce à la possibilité d'observer, à ce niveau, les effets de la section et de l'excitation. La section et l'excitation produisant l'une et l'autre, mais en sens inverse, des effets oculo-pupillaires, vaso-moteurs et calorifiques, on en conclut que le sympathique cervical contient des fibres irido-dilatatrices, des fibres motrices pour les muscles lisses de l'orbite et de la paupière supérieure, des fibres vaso-motrices sécrétoires et trophiques pour la tête. (V. p. 495 l'étude détaillée des *Fonctions du sympathique cervical.*)

3° *Portion thoracique.* — Elle contient des fibres accélératrices pour le cœur, le nerf dépresseur de Cyon (voy. p. 501 et suiv.), les nerfs splanchniques qui sont les nerfs vaso-moteurs de l'intestin et, de plus, inhibiteurs des contractions intestinales, enfin, des fibres inhibitoires pour la sécrétion rénale.

4° *Portion abdominale.* — Elle fournit, par ses nombreux plexus qui entourent les artères, les fibres vaso-motrices des organes abdominaux et des membres inférieurs, et, par ses ganglions extra ou intra-viscéraux, les nerfs moteurs et excito-réflexes de l'utérus, de la vessie, des vésicules séminales, du gros intestin.

FONCTIONS DE REPRODUCTION

Définition. Divers modes de génération. — La vie ne se maintient à la surface du globe que par la *reproduction* des êtres vivants. La reproduction ou *génération* est donc cette fonction par laquelle les êtres vivants (animaux et plantes) se multiplient et donnent naissance à des êtres semblables à eux. Il y a chez les animaux deux formes de génération : la génération *asexuée* spéciale aux êtres les plus inférieurs et la génération *sexuée*. Quant à la génération *spontanée* longtemps admise, son étude n'a plus qu'un intérêt historique. La génération asexuée comprend trois variétés : le *bourgeonnement*, la *fissiparité* et la génération par *spores*. (V. les traités de zoologie.) La génération sexuée la seule qui nous intéresse est l'unique mode de reproduction des organismes un peu perfectionnés. Elle exige le concours de deux éléments différents, l'*ovule* et le *spermatozoïde* portés soit par le même individu, bisexué ou hermaphrodite (nombreux invertébrés), soit par deux individus distincts appelés l'un *mâle*, l'autre *femelle* c'est-à-dire ayant chacun un *sexe* différent. L'homme naît d'un ovule fécondé par un spermatozoïde et sa génération dégagée aujourd'hui du caractère mystérieux qu'elle a longtemps gardé, obéit aux mêmes lois que celle des animaux supérieurs chez lesquels l'étude en est plus facile. Le sommaire du chapitre indique l'ordre que nous allons suivre dans cette étude écrite pour des étudiants en médecine et où l'on ne trouvera aucun des développements que l'on rencontre dans les physiologies à l'usage des gens du monde.

I. ORIGINE DES ÉLÉMENTS GÉNÉRATEURS

Sexualité blastodermique. — S'il existe des éléments dont le rôle soit identique dans toute la série animale, ce sont à coup sûr l'ovule et le spermatozoïde. Partant de la théorie des feuillets blastodermiques, dans laquelle on admet que, d'une façon générale, un même feuillet donne naissance à des organes homologues dans toute la série, on a admis que les éléments générateurs dérivaient toujours des mêmes feuillets blastodermiques. D'après une seconde hypothèse, certains auteurs ont voulu faire naître l'ovule d'un feuillet toujours différent de celui qui produisait le spermatozoïde (théorie de la sexualité des feuillets).

Voyons quels sont les faits les mieux connus à cet égard. Chez les Cœlentérés les produits des deux sexes naissent, suivant les genres, soit dans le feuillet externe, soit dans le feuillet interne (il n'y a ici que deux feuillets), ou bien encore l'élément mâle naît dans l'ectoderme, l'élément femelle dans l'endoderme. Kleinenberg et Balfour pensent que ces différences d'origine qui semblent enlever toute sa valeur à la théorie des feuillets blastodermiques peuvent s'expliquer par la migration des produits sexuels dans un feuillet autre que celui qui leur a donné naissance. Ils croient que les éléments des deux sexes naissaient primitivement dans l'ectoderme, puis que l'un ou l'autre de ces éléments ou tous les deux ont émigré vers le feuillet interne (cavité digestive) pour se trouver dans des conditions plus favorables de nutrition.

Chez certains Vers (chœtognathes) les éléments générateurs sont tout d'abord représentés par deux grosses cellules occupant une position déterminée dans l'hypoblaste [1]. Plus tard, chacune d'elles se segmente et donne naissance à un ovule et à un spermatozoïde. Dans ce cas, du moins, il est facile de constater que les éléments des deux sexes peuvent avoir une même origine blastodermique.

FIG. 367. — Bandelette génitale (poulet du cinquième jour).

a, coupe des canalicules du corps de Wolff; b, rudiment du canal de Müller; c, épithélium germinatif contenant des ovules primordiaux. (Waldeyer.)

Les éléments générateurs apparaissent de très bonne heure chez l'embryon des vertébrés (chez le poulet au cinquième jour, chez le lapin au douzième). Au niveau de la racine du mésentère, vers la partie postérieure du corps, l'épithélium qui tapisse la cavité générale (formée par le clivage du mésoblaste) s'épaissit de manière à former deux bandelettes saillantes. A ce moment, chez les mammifères et les oiseaux, le corps de Wolff (rein primitif) fait déjà saillie dans la cavité générale, de sorte que les *bandelettes génitales* constituées par l'*épithélium germinatif* (Waldeyer) se développent sur sa face interne qui regarde le mésentère. Parmi la masse des cellules polyédriques de cet épithélium germinatif, quelques-unes s'hypertrophient, affectent une forme plus ou moins arrondie, leur protoplasma est clair, leur noyau gros et granuleux. Ces phénomènes se produisent, d'après Waldeyer,

---

[1] Ectoderme ou Épiblaste = feuillet externe; Endoderme ou hypoblaste = feuillet interne; mésoderme ou mésoblaste = feuillet moyen.

quel que doive être le sexe de l'embryon; à ce moment-là l'embryon est neutre, il est simplement préparé pour la différenciation sexuelle.

A. — TYPE FEMELLE. — DÉVELOPPEMENT DE L'OVAIRE ET DE L'ŒUF

Développement de l'ovaire. — Le tissu conjonctif embryonnaire sur lequel repose l'épithélium germinatif envoie à travers cette masse épithéliale de fines travées qui la divisent en un certain nombre de lobes, distincts tout d'abord seulement par leur extrémité profonde, encore confondus entre eux

Fig. 368. — Coupe de l'ovaire d'un enfant nouveau-né.
a, épithélium germinatif; *b*, bourgeon épithélial; *c*, *c*, ovules intra-épithéliaux; *d*, *d*, cordon: *e*, *e*, groupes d'ovules en voie de se séparer en follicules; *f*, follicules déjà isolés; *g*, *g*, vaisseaux. (Waldeyer.)

Fig. 369. — Follicule primitif plus grossi.

à la périphérie. Les travées connectives continuant à s'accroître tendent à arriver jusqu'à la périphérie de la glande génitale (ovaire), mais là elles rencontrent la couche épithéliale superficielle formée de cellules prismatiques pressées les unes contre les autres; elles se recourbent au-dessous de cette barrière et forment là par leur réunion une lame connective continue, rudiment de l'albuginée de l'ovaire. Chacun des lobes déterminés par les cloisons connectives primitives est à son tour subdivisé en lobules ou petites masses épithéliales par des cloisons secondaires émanées des cloisons primitives. N'oublions pas que là, comme ailleurs, le tissu conjonctif embryonnaire se vascularise, de sorte que la lobulation de la masse épithéliale primitive a pour conséquence immédiate sa vascularisation.

Voici pour le développement général de l'ovaire. Pour préciser un certain nombre de détails importants nous allons décrire un ovaire d'embryon humain d'environ cinq mois. A la surface de cet ovaire on voit une couche d'épithélium prismatique limité à sa partie profonde par une mince couche connective, rudiment de l'albuginée. Les cellules épithéliales sont disposées en général sur une seule couche, leur protoplasma est clair, leur noyau ovoïde, granuleux, nucléolé. Parmi ces cellules prismatiques on en observe fréquemment d'autres, plus ou moins arrondies, comme hypertrophiées, à noyau plus granuleux et gros nucléole (ovules intra-épithéliaux). De la face profonde de l'épithélium on voit quelquefois partir des bourgeons coniques ou piriformes dans lesquels les cellules également pressées de tous côtés sont devenues polyédriques. Par leur face profonde ces bourgeons sont toujours séparés du tissu ovarique par l'albuginée rudimentaire. Au-dessous de celle-ci se massent des couches nombreuses de cellules épithéliales qui constituent les trois quarts de l'épaisseur totale de l'ovaire. Le bulbe, formé par une lame connective supportant les vaisseaux, aborde la base de cette masse épithéliale et envoie dans son épaisseur des travées conjonctives déterminant une sorte de lobulation de l'organe. Ces travées, relativement épaisses à leur base, vont en s'amincissant vers la périphérie où elles se terminent en formant l'albuginée. Les lobes sont d'autant plus distincts que l'on considère des couches plus profondes, plus voisines du hile. On observe même à ce niveau des îlots épithéliaux entièrement isolés, des traînées de cellules en voie d'isolement.

Les cellules épithéliales constituant la masse de cet ovaire embryonnaire sont arrondies, à protoplasma clair, à gros noyau granuleux, en tout semblables aux cellules hypertrophiées incluses dans l'épithélium prismatique. Un certain nombre paraissent en voie de division.

Vers la périphérie toutes ces cellules sont à peu près de même taille, il n'y a pas, à proprement parler, d'ovules primordiaux. Mais dans les couches plus profondes on voit des cellules qui, tout en conservant les mêmes caractères anatomiques, ont acquis une taille considérable qui les fait de suite distinguer. Ces cellules hypertrophiées (que nous pouvons maintenant désigner sous le nom d'ovules primordiaux) sont d'autant plus nombreuses et d'autant plus grosses que l'on se rapproche davantage du bulbe de l'ovaire. Cette hypertrophie est une conséquence de la vascularisation plus riche de ces couches profondes. On voit à ce niveau en effet des vaisseaux d'un volume relativement considérable, et les cloisons de tissu conjonctif plus épaisses et plus complètes limitent des lobes ou des cordons épithéliaux plus ou moins complètement isolés. Dans ces lobes et ces cordons il existe toujours un grand nombre d'ovules primordiaux. Les plus jeunes de ces ovules (c'est-à-dire les plus petits et les plus périphériques) présentent généralement, appliquées à leur surface, quelques cellules en forme de calotte (sur les coupes en forme de croissant). Chez les ovules plus âgés la forme de ces cellules est modifiée, elles deviennent cubiques. Ces cellules sont de nature épithéliale, comme le démontre leur évolution. L'ovule entouré de sa couronne de cellules épithéliales constitue un *ovisac* ou *follicule ovarien* primitif.

Chez le nouveau né, le tissu conjonctif et le système vasculaire de l'ovaire ont pris un développement considérable. On peut se représenter l'ovaire comme formé par un stroma fibreux creusé d'une multitude d'alvéoles, de formes diverses, généralement allongées et disposées par séries plus ou moins régu- lières qui divergent du centre à la périphérie. Ces alvéoles sont remplies par des amas d'ovules primordiaux entourés de leur couronne de petites cellules épithéliales. Vers les parties profondes de l'ovaire, on voit qu'un certain nombre d'ovisacs, entièrement séparés des autres par des cloisons fibreuses ont évolué en vésicules de Graaf. (Voy. plus loin la description de cette vésicule.) Il existe donc chez la femme des vésicules de Graaf dès la naissance et peut-être avant.

Le développement de l'ovaire, tel que nous venons de l'exposer d'après les recherches de Waldeyer, Foulis, Balfour, E. d'Antin et nos propres observations sur l'ovaire des embryons de l'homme et du chat, diffère considérablement de la théorie généralement exposée dans les ouvrages classiques français et qui est l'ancienne théorie de Pflüger plus ou moins modifiée. Dans cette manière de voir, on admet que de la face profonde de l'épithélium ovarien, partent des bourgeons épithéliaux contenant des ovules, bourgeons qui pénètrent de plus en plus dans le stroma con- jonctif de l'ovaire, par suite de la multiplication des ovules qui se dispo- sent en séries linéaires ou *cordons de Pflüger*. Ces cordons de Pflüger seraient ensuite segmentés en tronçons par la prolifération du tissu conjonctif ambiant. Chacun des tronçons constitué par un ovule central entouré par une couronne de cellules épithéliales évoluerait dans la suite en vésicule de Graaf. Quelques faits paraissent à première vue favorables à cette théorie, comme par exemple l'existence des petits bourgeons épithéliaux émanés de l'épithélium de la surface ovarique et que l'on observe chez l'embryon humain, dans l'ovaire adulte du lapin, du chat, etc... Mais ces bourgeons sont formés par des amas de petites cellules polyédriques toutes semblables entre elles; très rarement ils renferment des ovules; ils sont séparés des couches profondes de l'ovaire par l'albuginée, enfin leur nombre est toujours trop petit pour qu'on leur attribue la formation de l'énorme quantité d'ovules contenus dans un ovaire. Ils ne paraissent pas avoir d'importance fonctionnelle. Ce sont, en quelque sorte, les derniers produits de l'activité formatrice de l'épithélium germinatif, qui, comme nous l'avons vu, peut également continuer à former des ovules primordiaux, alors même qu'il est isolé du reste de l'ovaire par l'albuginée. Ces ovules intra-épithéliaux peuvent s'observer chez des chattes âgées de plusieurs mois dont l'ovaire possède une albuginée fort nette. La théorie de Pflüger assigne bien aux ovules et à leur enveloppe épithéliale leur véritable origine, mais elle attribue à l'épithélium qui recouvre l'ovaire des fonctions qu'il n'a pas, du moins chez les vertébrés supérieurs. Chez eux, en effet, la couche épithéliale superficielle de l'ovaire perd rapidement ses pro- priétés primitives de prolifération.

D'après ces données, on voit que c'est la prolifération de l'élément fibro- vasculaire, non la multiplication des ovules, qui détermine l'augmentation de volume de l'ovaire. A partir d'une certaine époque, évidemment difficile à préciser, mais qu'il nous paraît falloir placer dans la vie fœtale, le nombre des ovules va en diminuant. Certains auteurs (Pflüger, Kölliker, Balbiani) ont prétendu que les ovules se multipliaient dans les ovaires des femelles jeunes ou adultes, et principalement aux époques du rut, soit par suite de formation de tubes de Pflüger, soit par multiplication directe d'un ovule déjà formé. Le fait est possible, mais il est probablement exceptionnel. Le nombre des jeunes ovisacs inclus dans les ovaires d'animaux nouveau-nés est énorme. Sappey l'a estimé à 400,000 dans un seul ovaire d'une petite fille de trois ans. S'ils se multipliaient activement, l'ovaire augmenterait beaucoup de volume, ce qui n'a pas lieu. Loin de proliférer, un grand nombre d'ovisacs s'atrophient, disparaissent. Il faut bien qu'il en soit ainsi pour qu'un ovaire contenant à la naissance des milliers d'ovules n'en renferme plus vers cinquante ou soixante ans. En admettant chez la femme une période sexuelle de trente ans et l'émission d'un ovule à chaque menstruation, 300 à 400 ovules seulement seraient éliminés par ce procédé, soit une moyenne de 200 pour chaque ovaire.

Après la naissance et même pendant les derniers temps de la vie fœtale l'ovaire est donc plutôt un magasin d'ovules qu'un lieu de production. Les ovisacs ne s'y forment pas, ils s'y développent et y arrivent à maturité. La couche des jeunes ovisacs, la *réserve ovulaire*, est située immédiatement au-dessous de l'albuginée qui la sépare de l'épithélium ovarien. C'est cette couche qui a reçu de Sappey le nom de couche *ovigène* et qui serait, croyons-nous, plus justement nommée couche *ovigère*. Les ovisacs plus développés sont situés plus profondément, ce qui avait fait croire à une migration des ovules des couches périphériques dans les couches profondes de l'ovaire. Ce qui est vrai, c'est que les ovisacs les plus profonds sont les plus vieux, ou plutôt ce sont les premiers que le tissu conjonctif, support des vaisseaux nourriciers, ait isolés de la masse épithéliale primitive. Quand ils ont été éliminés, ceux qui viennent immédiatement au-dessus d'eux se trouvent être à leur tour les mieux nourris et se développent, de sorte que les vésicules en voie de maturation sont toujours les plus profondes.

Cette maturation des vésicules de de Graaf est le fait essentiel de la puberté, mais elle a souvent lieu bien avant. M. de Sinéty a montré que l'on trouvait fréquemment des vésicules de de Graaf entièrement développées chez le nouveau-né et même chez le fœtus de huit à neuf mois. Il pense qu'il se produit, au moment de la naissance, un peu plus tôt ou un peu plus tard suivant les sujets, des phénomènes d'hypernutrition du côté des organes génitaux internes, de même qu'il y en a du côté des mamelles. On sait, en effet, que ces dernières donnent fréquemment du lait véritable chez le nouveau-né de l'un et l'autre sexe.

Follicules de de Graaf. — Avant d'étudier la transformation des follicules primitifs en vésicules de de Graaf, nous allons déterminer les caractères de ces vésicules à l'état de maturité et décrire l'ovule adulte.

Comme son nom l'indique, la *vésicule de de Graaf* (R. de Graaf, 1668, ou *follicule ovarien* est une petite vésicule, une petite poche sphérique formée d'une enveloppe de tissu conjonctif qui contient l'ovule entouré d'un amas de cellules épithéliales, et un liquide, l'*ovarine*.

La vésicule de de Graaf a, chez la femme, un diamètre de 7 à 8 millimètres à son maximum de développement.

1° *Membrane externe ou conjonctive.* — Elle se distingue du stroma ambiant par la direction concentrique de ses fibres et leur tassement. Elle est formée de fibres conjonctives entre lesquelles on observe des cellules du tissu conjonctif et des éléments plus volumineux, granuleux, quelquefois chargés de gouttelettes graisseuses. Ce sont les *cellules interstitielles* décrites par Tourneux dans le stroma des glandes génitales mâle et femelle. Elles jouent un rôle fort important dans la formation des *corps jaunes*. Parmi ces divers éléments de la membrane externe rampent de nombreux vaisseaux sanguins et lymphatiques qui forment un riche réseau nourricier au contenu de la vésicule. Les

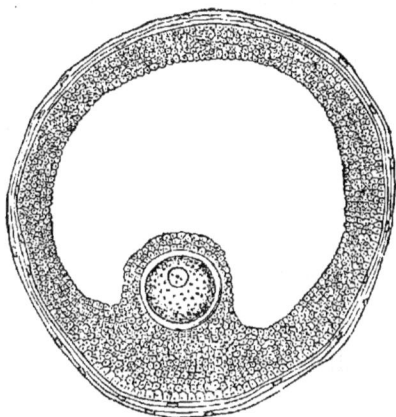

FIG. 370. — Follicule de de Graaf de la chatte.

artères abordent le follicule par la partie qui regarde le hile de l'ovaire, puisque c'est de là qu'elles viennent, leurs ramifications vont en s'atténuant vers le pôle opposé, il en résulte qu'il existe là une zone moins vasculaire que le reste de la membrane externe, et que l'on appelle la *macula* ou *stigmate*. C'est là que se fera la rupture du follicule.

2° La membrane externe ci-dessus décrite est doublée par une sorte d'épithélium pavimenteux stratifié, la *membrane granuleuse*, qui présente en un point un épaississement considérable, *cumulus proliger*, formé par un amas de cellules englobant l'ovule. Fait important, le cumulus proliger et par conséquent l'ovule lui-même siège toujours au pôle opposé de la macula, c'est-à-dire au point où les vaisseaux abordent la vésicule.

Ovule. — L'*ovule* est une grosse cellule de 0mm1 à 0mm2, constituée par une masse protoplasmique, un noyau nucléolé et une membrane d'enveloppe. On peut dire que c'est une cellule *enkystée*, car la formation d'une membrane d'enveloppe autour du protoplasma ovulaire, présente une analogie frappante avec la période d'enkystement d'êtres tout à fait inférieurs, des monères (*protomyxa aurantiaca*), que l'on voit à un moment donné s'entourer d'une membrane hyaline et passer

FIG. 371. — Ovule de lapin avec cellules du disque proliger restées adhérentes. (Waldeyer.)

à l'état de véritable ovule pour se diviser ensuite et donner naissance à un grand nombre d'individus nouveaux. (Voir fig. 12, p. 25.)

La membrane ovulaire ou *membrane vitelline* est relativement épaisse, transparente. Chez les poissons osseux, notamment les salmonides, elle présente une perforation appelée *micropyle*, qui permet l'entrée des spermatozoïdes dans l'œuf. La membrane vitelline des mammifères ne présente pas de micropyle, mais de très fines stries disposées radiairement et dans lesquelles certains auteurs ont voulu voir de petits canaux donnant accès dans l'ovule.

Le protoplasma ovulaire ou *vitellus* est semi-liquide et rempli de granulations dont la plupart sont de nature albuminoïde et quelques-unes de nature graisseuse.

Le noyau ou *vésicule germinative*, limité par une paroi propre, est parfaitement sphérique, clair, non granuleux, les réactifs le colorent vivement (*chromatine*). Il renferme un nucléole (*tache germinative*) souvent entouré de quelques granulations plus petites (*corpuscules pseudo-nucléaires*).

M. Balbiani a décrit dans l'ovule d'un grand nombre d'espèces animales très diverses, une sorte de second noyau généralement plus petit et moins net que la vésicule germinative. Ce corps porte le nom de *vésicule embryogène*. Il est généralement entouré d'une atmosphère de granulations particulièrement abondantes. M. Balbiani le considère comme formé par une des cellules de la capsule folliculaire qui aurait pénétré l'ovule et pourrait exercer sur lui une influence fécondante, très limitée chez les animaux supérieurs, c'est-à-dire ne pouvant déterminer que les premiers phénomènes de segmentation, mais suffisante chez certains invertébrés pour amener un développement complet (*parthénogénèse*). De fait, on ne sait rien de certain sur les fonctions de ce corpuscule ; le nom d'embryogène est tout au moins prématuré.

On peut distinguer deux substances différentes dans la partie protoplasmique de l'ovule : 1° le *protoplasma ovulaire* qui est la partie essentielle destinée à se segmenter après la fécondation ; 2° le *vitellus nutritif* représenté par les granulations albuminoïdes et graisseuses déjà mentionnées. Chez les mammifères, ces deux substances sont mélangées et les granulations du vitellus nutritif uniformément réparties dans la masse du protoplasma ovulaire. La segmentation porte également sur toute la masse de l'ovule. Chez les batraciens, il y a un commencement de séparation entre les deux substances : le protoplasma ovulaire est plus abondant à l'un des pôles de l'œuf, le vitellus nutritif domine au pôle opposé ; aussi, à ce pôle, la segmentation est-elle beaucoup moins active qu'au premier. Le jaune de l'œuf de l'oiseau doit être regardé comme le résultat de la séparation complète du protoplasma ovulaire et du vitellus nutritif, celui-ci ayant pris un développement exceptionnel, facile à expliquer. L'œuf ovarien de l'oiseau a la même origine que celui du mammifère, il est primitivement représenté comme lui par une cellule nue ; mais les conditions de sa transformation en embryon ne sont pas les mêmes. Il se transforme en dehors du corps maternel et par conséquent ne peut lui emprunter à ce moment les matériaux de nutrition nécessaires. Il faut donc que ces matériaux lui soient fournis avant son expulsion des organes génitaux de la mère. Aussi la cellule ovulaire de l'oiseau se charge-t-elle, dans l'ovaire, d'une énorme quantité de matériaux nutritifs représentés par

les globules du jaune d'œuf. Ces globules ne sont que des granulations vitel-
lines hypertrophiées et qu'on a pu, pour cette raison, comparer à des cellules.
Ils constituent le vitellus de nutrition. Une petite partie seulement de
l'énorme cellule constituée par le jaune de l'œuf prend part directement à la
formation de l'embryon ; c'est la tache blanche appelée *cicatricule* dans
laquelle on retrouve la vésicule germinative. Seule, la cicatricule se segmente.

FIG. 372. — Œuf de poule (méroblastique).

A à G, coquille et couches d'albumine formées dans l'oviducte ;
I à N, jaune formant l'ovule ; *I*, membrane vitelline ; L. cicatricule ou vitellus plastique ; *J, M, N*, vitellus nutritif ou jaune.

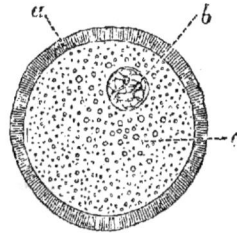

FIG. 373. — Ovule de chatte
(holoblastique) très grossi.

a, membrane vitelline ; *b*, vésicule
germinative avec son réseau de chromatine ; *c*, vitellus plastique.

Les œufs à segmentation partielle (oiseaux, reptiles, plagiostomes, téléostéens)
sont appelés *œufs méroblastiques*, les œufs à segmentation totale (mammifères, batraciens, cyclostomes) sont dits *œufs holoblastiques*. Il y a tous les
intermédiaires possibles entre les œufs vraiment holoblastiques et ceux vraiment méroblastiques.

Maturation des ovisacs. — Revenons sur la transformation de l'ovisac embryonnaire en vésicule de de Graaf. — Nous savons déjà que ce développement,
qui a lieu surtout après la puberté, peut se faire aussi avant, surtout à la naissance, que les ovules en voie de développement apparaissent toujours dans
les parties les plus profondes, les plus vascularisées de la région corticale
(réserve ovulaire). Toutes les parties essentielles de la vésicule de de Graaf
se retrouvent dans l'ovisac embryonnaire : cellule centrale qui est l'ovule
primordial, et, appliquée à sa surface une capsule de petites cellules
d'abord aplaties, puis s'épaississant graduellement pour devenir cubiques,
puis cylindriques. L'ensemble ainsi formé est entouré par le tissu conjonctif
qui se modifiera plus tard pour constituer la membrane nourricière de la vésicule. La condition du développement de l'ovisac est justement la vascularisation de sa membrane conjonctive. En même temps que ces vaisseaux se
développent, on voit apparaître, aux environs de l'ovisac, des amas de cellules
interstitielles (Tourneux). Ces cellules qui se logent dans les mailles du tissu
conjonctif paraissent émigrer du hile de l'ovaire vers les vésicules en voie

de développement et jouent probablement un rôle dans les phénomènes de nutrition dont ces vésicules sont alors le siège. Quoi qu'il en soit, nous savons qu'elles entrent dans la constitution de la capsule vasculo-conjonctive de la vésicule. Du côté de la capsule épithéliale de l'ovule on voit les cellules primitivement plates de cette capsule devenir cubiques, puis allongées radiairement autour de l'ovule. A un moment donné, elles se segmentent en deux parties : l'une périphérique, qui double la membrane conjonctive et constitue dès lors la membrane granuleuse ; l'autre centrale, qui reste adhérente à l'ovule et forme alors la *couronne radiée de Bischoff*, futur cumulus proliger. Entre les deux zones cellulaires ainsi constituées se forme l'*ovarine*, liquide chargé de granulations et de débris cellulaires.

Pendant que se développent ainsi la capsule conjonctive et les épithéliums périovulaires, l'ovule lui-même a subi plusieurs ordres de modifications : augmentation de volume d'abord, puisque de 20 à 25 μ son diamètre primitif, il acquerra graduellement de 150 à 200 μ. On voit en outre apparaître à sa périphérie une membrane limitante, d'abord extrêmement mince, origine de la zone pellucide. Enfin le protoplasma ovulaire se charge de granulations albumineuses et de granulations graisseuses chez certains animaux (chatte).

Un grand nombre d'ovisacs n'arrive pas à maturité et disparaît par des procédés divers. Pflüger a observé la dégénérescence graisseuse chez les jeunes chattes. Rouget a vu dans la zone des follicules primordiaux des masses réfringentes, aplaties, ovoïdes ou fusiformes, qu'il considère comme des ovules dégénérés. Nous croyons, en effet, qu'il s'agit, dans ce cas, d'ovules dont la zone pellucide s'est hypertrophiée et rétractée, comprimant et détruisant le protoplasma ovulaire.

Slavianski a décrit sous le nom d'atrésie folliculaire, une atrophie de vésicules de de Graaf développées pendant la période intermenstruelle, soit physiologiquement, soit à la suite d'intoxications ou de fièvres graves.

Corps jaunes. — Après émission de l'ovule (voir plus loin), une petite hémorrhagie se produit à l'intérieur de la vésicule et ce qui reste de cette vésicule donne lieu à la formation d'un *corps jaune*.

FIG. 374. — Coupe d'un corps jaune récent (schéma).

a, stroma de l'ovaire ; *b*, feuillet fibreux du follicule de de Graaf ; *c*, feuillet interne hypertrophié et plissé ; *d*, reste de la *granulosa* ; *e*, vaisseaux du follicule. (Balbiani.)

Le corps jaune est une sorte de néoplasme physiologique qui, à son état de complet développement, peut atteindre un diamètre de 2 centimètres et fait alors saillie à la surface de l'ovaire, qu'il déforme. A la coupe, le corps jaune se montre formé par une membrane plissée, très épaisse, de coloration jaunâtre, présentant une sorte de cicatrice au niveau du point qui a livré passage à l'ovule. La cavité circonscrite par cette membrane contient d'abord un caillot sanguin qui disparaît dans la suite, pour faire place à un noyau fibro-vasculaire de forme étoilée, envoyant ses prolongements entre les replis de la membrane.

Le microscope révèle dans cette membrane un stroma très délicat, formé par un tissu conjonctif analogue à du tissu réticulé et parcouru par de nombreux capillaires.

Les mailles du stroma sont occupées par de grosses cellules chargées de granulations jaunâtres et dont le nombre, le volume et la coloration déterminent l'épaisseur et la couleur de la membrane. Des cellules plus petites accompagnent les capillaires. Le corps jaune est essentiellement vasculaire, il possède deux systèmes de vaisseaux sanguins, l'un central, l'autre périphérique. Au centre, existent des lacs veineux, à la périphérie, un riche réseau artériel ; ces deux ordres de vaisseaux communiquent par de très nombreux capillaires qui traversent la membrane du corps jaune. Il existe également un double système lymphatique central et périphérique.

Les corps jaunes subissent une évolution différente, suivant que la grossesse a ou n'a pas suivi l'émission de l'ovule. Dans le cas de grossesse, le corps jaune (*corps jaune de la grossesse*) atteint un développement et une durée plus considérables. Il a tout son développement au deuxième mois, le conserve jusqu'au sixième, décroît à partir de ce moment, pour ne disparaître que plusieurs mois après l'accouchement. Dans le second cas, le corps jaune, dit *corps jaune de menstruation*, atteint tout son développement en trois semaines, puis diminue à partir de la quatrième. La régression des corps jaunes est due à une atrophie des grosses cellules granuleuses et à une sclérose progressive de la membrane dont ils font partie. Dans les vieux corps jaunes, celle-ci n'est plus représentée que par une lame mince, plissée, réfringente, dont la rétraction détermine les cicatrices qui dépriment la surface de l'ovaire chez les femmes âgées.

On a considéré la membrane du corps jaune comme résultant d'une multiplication des cellules de la membrane granuleuse restées à l'intérieur de la vésicule. Pour Robin, au contraire, la membrane du corps jaune n'est autre que l'enveloppe vasculo-conjonctive du follicule, hypertrophiée et plissée par suite de cette hypertrophie. Cette manière de voir paraît justifiée par l'analogie qui existe entre les grandes cellules des corps jaunes et les cellules interstitielles de la membrane externe du follicule. Quant à la cause du développement des corps jaunes, il est permis de supposer qu'à la suite de l'émission de l'ovule, les matériaux nutritifs continuant à affluer par le riche système vasculaire de la vésicule, mais ne trouvant plus, pour ainsi dire, de débouché du côté de l'ovule, sont utilisés par les cellules interstitielles qui, dès lors, augmentent de nombre et de volume.

L'hyperémie ovarique qui accompagne la grossesse expliquerait ainsi la plus grande durée des corps jaunes dans ce cas.

Migration de l'ovule. — Quand, par suite de l'amincissement progressif de sa partie saillante, la vésicule s'est rompue, l'ovule est projeté avec l'ovarine et il semble *a priori* qu'il devrait tomber dans la cavité péritonéale, puisque la trompe n'est pas, d'un façon constante du moins, en rapport immédiat avec l'ovaire. Normalement cependant, l'ovule arrive dans la trompe, mais par un mécanisme très différent, suivant les diverses espèces animales. Chez la grenouille femelle, il existe sur le péritoine de la paroi antérieure de l'abdomen des traînées de cellules à cils vibratiles dont le courant se dirige vers les ouvertures des oviductes. Thiry et M. M. Duval ont montré que ces cils avaient pour fonction de conduire dans le pavillon de la trompe les œufs tombés dans la cavité péritonéale. M. Duval s'appuyant sur l'existence d'un épithélium vibratile à la surface du ligament tubo-ovarique et sur la possibilité du développement de cils vibratiles autour de l'ovaire, lors de la menstruation, suppose que le mécanisme du passage de l'ovule dans la trompe pourrait se faire chez la femme, par le procédé qu'il a observé chez la grenouille. Ce mécanisme, néan-

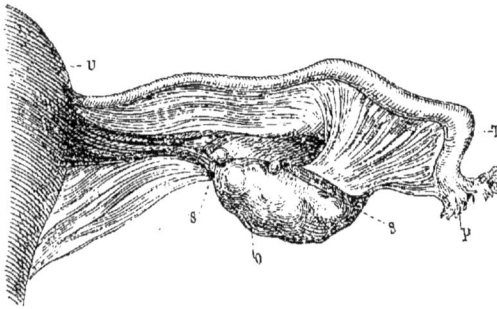

FIG. 375. — Ovaire et trompe.
U, utérus ; T. trompe ; P, son pavillon : O, ovaire ; S, follicules près de se rompre.

moins, ne peut être considéré comme tout à fait général chez les vertébrés. Il est évident qu'on ne peut l'admettre chez les oiseaux. C'est surtout pour l'œuf volumineux des oiseaux, que M. Rouget a montré le rôle de l'appareil musculaire lisse annexé aux trompes. Il a fait remarquer également que chez la plupart des mammifères, la dernière portion de la trompe décrit une grande circonvolution qui ramène le pavillon vers l'ovaire. Pendant la période d'ovulation, la trompe viendrait coiffer l'ovaire par suite de la contraction des fibres musculaires de l'aileron de la trompe, de l'aileron de l'ovaire et du ligament tubo-ovarique. On comprend dès lors que des adhérences anormales de la trompe ou de l'ovaire par suite de péritonite, puissent causer la stérilité.

Parvenu dans la trompe, l'ovule la parcourt grâce à l'action des cils vibratiles qui tapissent celle-ci et peut-être aux mouvements péristaltiques que lui permet sa structure musculaire. La progression de l'ovule dans la trompe paraît très lente, mais il est difficile de préciser le temps nécessaire à la traversée entière de la trompe. C'est là un phénomène dont l'observation directe n'est guère possible. On admet qu'il peut s'écouler 12 à 15 jours entre la rupture de la vésicule de de Graaf et l'arrivée de l'ovule dans l'utérus. Nous déterminerons plus loin en quel point de ce trajet se fait la rencontre de l'ovule et des spermatozoïdes, c'est-à-dire la fécondation.

Menstruation. — Au moment de la chute de l'ovule ou des ovules, les femelles sont aptes à être fécondées, aussi l'ovulation détermine-t-elle l'éveil des désirs génésiques, appelé rut chez les femelles des mammifères. Il est facile de comprendre toute l'importance du synchronisme de l'ovulation et du rut. On admet généralement que la chute d'un ovule est, chez la femme, le signal de la *menstruation* c'est-à-dire d'un ensemble de phénomènes périodiques analogue au rut. Cependant, depuis quelques années déjà, cette théorie a été vivement contestée. Voyons d'abord en quoi consiste le phénomène de la menstruation.

La menstruation est temporaire et périodique, elle ne s'accomplit que pendant une certaine époque de la vie (époque de la vie sexuelle) et pendant cette époque elle revient périodiquement à intervalles réguliers (*règles*). Le phénomène apparent de la menstruation est un écoulement de sang par la vulve, accompagné d'un retentissement général sur l'organisme : congestion des seins, douleurs vagues dans les reins, le bassin, etc... La menstruation s'établit en général peu à peu ; elle s'annonce par des douleurs périodiques dans le ventre, du gonflement des seins, un écoulement de mucus par la vulve, etc... Ces phénomènes sont généralement plus précoces chez les races des pays chauds que chez celles des pays froids. Chez les premières, les règles paraissent entre ouze et quinze ans, chez les races des pays tempérés, entre douze et dix-huit, enfin entre treize et vingt et un chez celles des pays froids. La bonne alimentation, la richesse physiologique avancent l'époque des règles, la misère, le travail excessif, la retardent. L'âge de la *puberté* se traduit encore chez la femme par d'autres signes extérieurs que la menstruation : les seins se développent, les poils apparaissent autour des parties génitales, la voix se modifie, les instincts changent, de nouvelles aptitudes se révèlent; en un mot, l'enfant devient femme.

La menstruation se continue jusque vers l'âge de quarante-cinq ans environ dans nos climats, époque où elle cesse en même temps que se produisent dans l'état de la femme, un certain nombre de phénomènes corrélatifs en rapport avec la perte des fonctions sexuelles. C'est là l'âge de la *ménopause* (cessation des règles) ; en général cet arrêt de la menstruation ne se fait pas brusquement. Il y a d'abord cessation momentanée des règles, puis elles reparaissent au bout de quelques mois, pour disparaître enfin définitivement. On voit exceptionnellement des femmes réglées jusqu'à cinquante, soixante et même soixante-dix ans. Du reste, l'âge de la ménopause est encore plus variable que celui de la puberté. Les femmes chez lesquelles la puberté a été la plus précoce sont aussi celles chez lesquelles la ménopause est la plus tardive, elles ont donc une durée de vie sexuelle plus longue que les autres femmes.

Les règles se reproduisent en moyenne tous les 28 jours. Il y a également des différences à ce sujet, on peut trouver des femmes réglées tous les vingt jours, d'autres tous les mois seulement. L'écoulement menstruel est intermittent, il dure de trois à six jours. On peut le diviser en trois phases. Au début des règles, on voit apparaître des mucosités, riches en cellules épithéliales et plus ou moins colorées par le sang ; peu à peu la proportion de sang augmente jusqu'à ce qu'il s'écoule du sang presque pur. Enfin le sang disparaît peu à peu, l'écoulement redevient à peu près ce qu'il était au début, sauf une moindre proportion d'éléments épithéliaux. La quantité de sang émis à chaque période menstruelle est en général de 100 à 200 grammes, mais il y a de très grandes différences individuelles à cet égard. Le sang des règles est du sang veineux très riche en acide carbonique; il n'est pas acide comme on l'a cru longtemps, il donne par la coagulation un caillot mou. Outre ses éléments normaux, ce sang contient un certain nombre de cellules cylindriques de la muqueuse utérine.

Toute cause de dépense physiologique anormale a pour effet la suspension des règles. Parmi ces causes, on peut citer les maladies aiguës, la grossesse, l'allaitement. Il n'est cependant pas rare de voir les règles reparaître au cours de l'allaitement. D'après de Sinéty, ce retour des règles ne s'accompagnerait pas, en général, d'une altération du lait comme on l'admet communément.

Un fait très curieux, est que l'hémorrhagie menstruelle peut être complétée ou même remplacée par des hémorrhagies se produisant au niveau de toute autre muqueuse que la muqueuse utérine, on a notamment observé à l'époque des règles, des hémorrhagies nasales, pulmonaires, intestinales.

Les phénomènes qui déterminent l'hémorrhagie menstruelle ont en outre un retentissement plus ou moins fort sur tout l'organisme de la femme : douleurs vagues ou plutôt sentiment de pesanteur ou de malaise dans les lombes, le bassin, congestion des seins, névralgies, migraines, en un mot *indisposition* au moral comme au physique.

Mécanisme de la menstruation. — Nous venons de décrire les manifestations extérieures de la menstruation, mais ce ne sont là que des signes des phénomènes importants dont les organes génitaux de la femme sont le siège à cette époque.

Rouget a montré qu'aux époques menstruelles le système musculaire à fibres lisses si développé dans les organes génitaux de la femme entrait en contraction, comprimait les riches plexus veineux de ces organes de manière à ralentir le cours du sang dans les veines. Les artères, grâce à l'épaisseur de leurs parois, sont à l'abri de la compression; elles présentent même alors des phénomènes de vaso-dilatation grâce auxquels l'apport du sang dans le système veineux de la région est augmenté. Il en résulte une sorte d'érection des organes génitaux femelles; nous retrouvons ici les deux causes qui déterminent l'érection : vaso-dilatation artérielle, obstacle au retour du sang veineux par des muscles lisses entrant en contraction. L'érection porte sur tous les organes génitaux de la femme : utérus, qui augmente de 1/3 ou 1/4, trompes, ovaires, ligaments larges qui deviennent bosselés et que l'on peut quelquefois sentir par la palpation.

Parallèlement à ces phénomènes d'érection de cause *musculaire*, se produisent d'autres phénomènes qui portent essentiellement sur le *système épithélial* de l'utérus. La muqueuse utérine se ramollit, s'épaissit, se plisse, ses glandes s'hypertrophient, son stroma est infiltré d'éléments embryonnaires, puis l'épithélium se détache par petits lambeaux. Cette desquamation ne porte que sur les parties superficielles de cet épithélium, qui se reforme rapidement au-dessous des parties éliminées. La chute de l'épithélium utérin est loin d'être totale, sauf les cas pathologiques, où il se détache tout entier à la fois sous forme d'une véritable caduque (dysménorrhée membraneuse *exfo-*

liante). Ce sont les débris épithéliaux de l'utérus qui forment, avec les produits de sécrétion suractivée des glandes utérines, les mucosités qui précèdent les règles. Quant à l'hémorrhagie menstruelle, elle est due à une rupture des capillaires superficiels distendus par l'érection des organes génitaux. — D'après de Sinéty, les trompes participent probablement à l'hémorrhagie menstruelle, mais leur épithélium ne se détache pas. La muqueuse du col de l'utérus ne participe ni à l'hémorrhagie ni aux phénomènes épithéliaux.

Causes.—Nous avons admis, en parlant de l'ovule, que sa chute était déterminée par la congestion ovarique accompagnant le développement du follicule de de Graaf et coïncidant avec la congestion générale des organes génitaux à l'époque de la menstruation. Ainsi, l'ovulation et la menstruation seraient deux phénomènes connexes. Le premier serait même la cause déterminante du second. MM. Küss et Duval admettent que « l'essence même de la menstruation est une mue épithéliale, sympathique du développement épithélial ovarique d'où résulte la chute des ovules ». Ils s'appuient sur ce qu'une mue semblable a lieu chez les femelles de mammifères à l'époque du rut. Pflüger relie également les deux phénomènes quand il prétend que la mue épithéliale de l'utérus a pour but d'offrir à l'ovule une surface en voie de prolifération sur laquelle il viendrait se greffer. Cette théorie de la corrélation des deux phénomènes est confirmée par les recherches de Rouget d'après lesquelles l'ovulation a lieu en général dans les derniers jours de la menstruation; les nécropsies de femmes mortes pendant leurs règles montrent aussi qu'il existe le plus souvent à la surface de l'un des deux ovaires un follicule rompu ou sur le point de se rompre. Cependant un certain nombre de faits prouvent que l'ovulation et la menstruation ne sont pas nécessairement liées l'une à l'autre. Ashwell, dans trois nécropsies de femmes mortes pendant l'époque menstruelle, n'a trouvé sur leurs ovaires ni corps jaunes ni trace aucune de rupture d'un follicule de de Graaf. Goodman a rassemblé vingt-sept cas d'ovariotomie double dans dix desquels il y eut conservation de la menstruation. Parker a constaté des grossesses trois et quatre ans après la cessation des règles. En un mot, il peut y avoir menstruation sans ovulation et ovulation sans menstruation; l'un des deux phénomènes ne serait donc pas la cause de l'autre. De Sinéty en conclut « que l'ovulation et la menstruation sont deux faits ordinairement connexes, mais non liés l'un à l'autre »; il ajoute que toute théorie sur leur nature est actuellement prématurée.

La menstruation a sur l'exhalaison de l'acide carbonique une action bien connue depuis les recherches d'Andral et Gavarret. Ils ont montré que la quantité d'acide carbonique exhalée, qui est à peu près la même chez le jeune garçon non pubère et chez la fille non réglée (à poids égal), va en augmentant avec l'âge chez le garçon tandis qu'elle devient brusquement stationnaire chez la fille à partir des premières règles; elle reste donc stationnaire de la puberté à la ménopause; à partir de cette dernière époque, elle augmente pendant quelques années pour diminuer ensuite par le fait de la vieillesse. Toute cessation des règles (grossesse, etc.) s'accompagne d'une augmentation dans la quantité d'acide carbonique exhalé.

B. — TYPE MALE. — DÉVELOPPEMENT DU TESTICULE ET DES SPERMATOZOÏDES

Développement du testicule. — Nous avons vu que la bandelette génitale développée sur le côté interne du corps de Wolff (germe uro-génital) n'était à son origine ni un ovaire ni un testicule, mais une sorte d'organe neutre pouvant évoluer vers le type mâle ou le type femelle sous une influence encore inconnue. Chez l'embryon destiné à devenir un mâle on voit, d'après Waldeyer, un arrêt se manifester dans la production des ovules primordiaux qui parsèment l'épithélium germinatif.

Dès le septième jour chez le poulet, vers le quatorzième chez le lapin, chez l'embryon humain de 30 à 40 millimètres, on aperçoit dans le testicule rudimentaire des cordons cellulaires droits ou légèrement flexueux, ébauche de tubes séminifères.

Quelle est l'origine de ces cordons ?

Valentin et Remak croyaient à une simple différenciation sur place des cellules du stroma de la glande.

Waldeyer admet que les tubes séminifères proviennent d'une prolifération des tubes supérieurs du corps de Wolff; cette opinion n'est probablement vraie qu'appliquée à la formation du *rete testis*.

Pour Kölliker, il se produit une immigration d'ovules venus de l'épithélium germinatif dans le stroma, et un développement excentrique des tubes du corps de Wolff qui iraient englober ces ovules.

Bornhaupt admet que chez le poulet les tubes testiculaires se forment par des invaginations dans le stroma sous-jacent des cellules rondes que Waldeyer a signalées après lui dans l'épithélium germinatif. Les éléments spermatogènes auraient donc la même origine que les ovules de la femelle.

Egli a constaté les mêmes faits chez le lapin. Chez les reptiles, Max Braun a également vu (chez l'embryon mâle) une pénétration des éléments de l'épithélium germinatif dans le stroma sous-jacent.

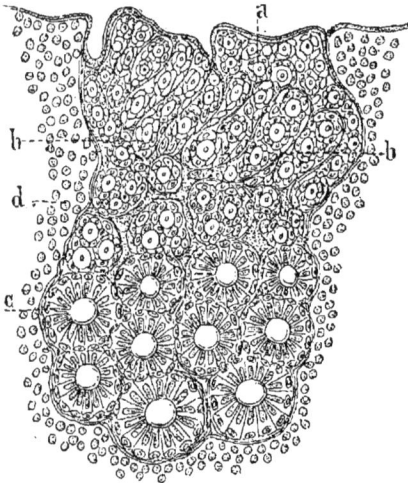

FIG. 376. — Coupe du testicule d'une raie adulte.

a, ovules primordiaux entourés d'épithélium; *b,* cordons de Pflüger mâles ; *c,* jeunes ampoules séminifères; *d,* stroma. (Balbiani.)

Les meilleurs arguments en faveur de l'origine des éléments spermatogènes dans l'épithélium germinatif sont fournis par l'étude du testicule des plagiostomes (Semper, Balfour, Balbiani, Tourneux).

Tous ces auteurs sont d'accord pour reconnaître la pénétration des cellules de l'épithélium germinatif dans le stroma testiculaire chez l'embryon. Chez l'adulte, il persiste même une bande d'épithélium germinatif (pli progerminatif) au niveau de laquelle se produisent toute la vie de nouvelles invaginations épithéliales. Elles ne donnent pas naissance à des tubes, mais à des ampoules formées chacune d'une grosse cellule centrale entourée d'une couche de petites cellules.

On ne peut s'empêcher de comparer l'ampoule testiculaire ainsi formée aux jeunes follicules que l'on trouve dans les couches périphériques de l'ovaire. Chez les animaux qui ont des tubes séminifères au lieu d'ampoules, on retrouve également, surtout dans le jeune âge, les deux formes d'éléments, la grosse cellule d'apparence ovulaire et les petites cellules épithéliales qui l'entourent.

A chacune de ces deux formes on a voulu attribuer une évolution différente. Mais l'accord n'est pas fait sur la destinée spéciale de chaque catégorie de cellules. Ainsi, pour de la Valette Saint-Georges, les tubes séminifères renferment deux espèces d'éléments : 1° les *spermatogonies* (cellules ovulaires), d'où naîtraient des spermatozoïdes à la suite de transformations; 2° les *cellules folliculaires* (petites cellules), auxquelles il n'assigne pas de rôle bien précis, rôle accessoire, en tout cas. M. Balbiani admet aussi deux formes cellulaires, mais, à l'inverse de la Valette Saint-Georges, il fait provenir les éléments mâles des petites cellules (cellules folliculaires), les ovules mâles étant destinés à disparaître. La théorie de M. Balbiani mérite d'être exposée. Il admet que la glande sexuelle mâle ou femelle renferme des éléments générateurs des deux sexes : l'ovule représentant l'élément femelle, la cellule folliculaire l'élément mâle. En un mot, la glande génitale est hermaphrodite, bisexuée, chaque sexe étant représenté par un élément. Dans l'ovaire, c'est l'ovule qui arrive à maturité, dans le testicule cet ovule subit la dégénérescence graisseuse et c'est la cellule épithéliale qui se transforme en spermatozoïde.

Spermatogénèse. — Malgré le nombre considérable de travaux parus sur la spermatogénèse, il est encore difficile d'exposer d'une façon claire et suffisamment générale les phénomènes de la spermatogénèse chez les vertébrés. C'est que le spermatozoïde est le résultat d'une évolution beaucoup plus compliquée que celle de l'ovule. Celui-ci, à sa maturité, n'est autre que la cellule de l'épithélium germinatif grossie et enkystée. Au contraire, les cellules des tubes séminifères subissent une série de modifications de forme avant de constituer l'élément dans lequel naîtra le spermatozoïde. Dans la génèse de celui-ci, il faudra donc étudier d'abord la formation de la cellule mère des spermatozoïdes, ensuite celle du spermatozoïde dans cette cellule. — Nous venons de voir que sur le premier point il existe deux manières de voir : l'une faisant provenir l'élément mâle des ovules primordiaux inclus dans les tubes séminifères, l'autre lui donnant pour origine les petites cellules périovulaires. Cette seconde théorie est celle de l'hermaphrodisme histologique de la glande génitale (Balbiani), elle est loin d'être démontrée vraie, et les observations qui nous paraissent le mieux établies, telles que celles de la Valette Saint-Georges et de M. Duval, sur le testicule de la grenouille, font provenir les spermatozoïdes des ovules mâles et non des cellules périovulaires. Quant à ces dernières, ce sont peut-être tout simplement des éléments jeunes, de futurs ovules, peut-être aussi des cellules indifférentes et à rôle accessoire, analogues à celles qui constituent le *cumulus proliger* du follicule de de Graaf. — Ce qui est encore mal connu, ce sont les intermédiaires entre l'ovule mâle et le spermatozoïde, c'est la formation du spermatoblaste. Les éléments qui remplissent les tubes séminifères sont essentiellement polymorphes, ils présentent des aspects divers suivant les espèces animales; avec cela ils sont très délicats et difficiles à fixer par les réactifs. Enfin la diversité des noms qu'on leur a imposés, surtout en Allemagne, a encore contribué à obscurcir la question.

Spermatogénèse chez la grenouille. — Pour fixer les idées, décrivons, d'après M. Duval, la spermatogénèse chez la grenouille. Pendant les mois de mars et d'avril, on observe dans les culs-de-sac séminifères la formation de grosses cellules ovulaires (ovules mâles) entourées des petites cellules que nous avons signalées à plusieurs reprises. De nombreux noyaux apparaissent bientôt dans l'intérieur de l'ovule mâle qui augmente graduellement de volume et que l'on désigne sous le nom de *kyste spermatique*. Vers la fin de l'été, on voit les noyaux se disposer régulièrement à la périphérie du kyste dont le centre reste occupé par une masse protoplasmique granuleuse. Peu à peu apparaissent dans cette masse des traînées de granulations dont l'extrémité effilée se trouve au centre du kyste, dont la base, plus large, correspond à un des noyaux de la périphérie. Chaque noyau avec sa traîne de granulations est l'ébauche d'un spermatozoïde. Plus tard, le kyste s'ouvre comme une figue trop mûre et les spermatozoïdes font alors saillie dans le cul-de-sac séminifère. Ils restent disposés par grappes réunies par leurs têtes qui regardent la paroi à laquelle les relie encore un pédicule protoplasmique. Plus tard ce pédicule se rompt, et les faisceaux spermatiques s'engagent dans les canaux excréteurs où ils commencent à se dissocier. Ces phénomènes sont terminés en octobre, et dès le mois suivant, on voit les petites cellules périovulaires se développer de manière à constituer de nouveaux ovules mâles qui seront le siège de la spermatogénèse pendant l'été suivant. Donc, chez la grenouille, l'origine des spermatozoïdes dans les ovules mâles paraît certaine.

Spermatogénèse chez les mammifères. — Ici la rapidité des phénomènes rend cette constatation plus difficile; il est néanmoins très probable qu'ils sont essentiellement les mêmes, bien qu'ils diffèrent notablement en apparence. Ainsi, chez les mammifères, en particulier chez le rat, on ne voit rien qui se rapproche comme aspect du kyste spermatique. Sertoli découvrit en 1877 des éléments à forme très particulière, cellules ramifiées, cellules en candélabre, auxquels Ebner, quelques années plus tard, attribua le nom et le rôle de *spermatoblastes*, c'est-à-dire d'éléments formateurs des spermatozoïdes. Ces éléments, de grandes dimensions, présentent une base élargie contenant un gros noyau et appliquée contre la paroi du tube séminifère. A cette base fait suite une tige protoplasmique qui la relie à l'extrémité centrale de la cellule, extrémité découpée en lobes, dont chacun renferme un noyau. C'est à chacun de ces lobes qu'il faut réserver le nom de spermatoblaste, bien que certains auteurs désignent ainsi l'élément tout entier. Chacun d'eux, en effet, va donner naissance à un spermatozoïde. A côté de chaque noyau spermatoblastique on voit apparaître un corpuscule réfringent qui prend bientôt la forme spéciale de la tête du spermatozoïde, chez l'espèce étudiée. Chez les sélaciens, la tête du spermatozoïde se développe au contraire aux dépens du noyau lui-même; la queue du spermatozoïde se montre d'abord sous la forme

FIG. 377. — Fragments de trois tubes séminifères du chien à des états divers de spermatogénèse.
(Klein.)

FIG. 378.
Partie supérieure: tubes séminifères du chien avec faisceaux de spermatozoïdes saillants dans le tube. (Klein.)
Partie inférieure : spermatogénèse du chat. (Théorie de Balbiani.)

d'une ligne réfringente très fine qui part de la tête pour augmenter graduellement de diamètre et de longueur et émerger ainsi du lobe spermatoblastique. Entre les grandes cellules en candélabre se présentent de nombreuses cellules de formes variées, probablement destinées à remplacer les premières qui se détachent et disparaissent après avoir donné naissance au faisceau de spermatozoïdes.

Comme l'a fait remarquer M. Duval, les grandes cellules en candélabre des mammifères sont les analogues des kystes spermatiques de la grenouille. Dans le premier type (mammifères), les bourgeons spermatoblastiques font relief sur la cellule mère comme les grains d'une fraise sur le réceptacle conique de celle-ci. Dans le second (grenouille), ils sont inclus dans son intérieur comme les grains d'une figue que renferme un réceptacle creux. Mais, dans ces deux cas, les spermatoblastes sont un produit direct de l'ovule mâle, et la netteté de cette descendance chez la grenouille porte à croire qu'il n'en est pas autrement chez les mammifères.

Spermatozoïdes. — Les spermatozoïdes sont formés de deux parties principales : 1° la *tête*, partie essentielle, agent fécondateur, qui en représente le noyau : 2° le *filament caudal*, ou *queue*, organe de locomotion, qui est le protoplasma cellulaire.

Chez l'homme, la tête du spermatozoïde est piriforme, à petite extrémité dirigée en avant. Elle a 5 μ de long sur 3 μ de large. La queue, longue d'environ 45 μ, va en s'amincissant de son extrémité adhérente à son extrémité libre. Son extrémité adhérente est souvent un peu renflée, on la désigne sous le nom de *segment intermédiaire*.

FIG. 379. — Spermatozoïdes.

a, b, c, d, ancienne théorie de la spermatogénèse ; *f, g, h,* spermatozoïdes de l'homme.

La fonction spéciale des spermatozoïdes est la fécondation de l'œuf. Il faut donc que le spermatozoïde sorti des organes génitaux mâles aille jusqu'au contact des organes reproducteurs femelles. Pour accomplir ce trajet dans les liquides des voies génitales femelles, ou même dans l'eau (poissons, batraciens), il doit présenter des mouvements propres. Ces mouvements sont dus aux vibrations de leur queue, analogue au flagellum de beaucoup d'infusoires. Ces vibrations se font dans le sens latéral, par conséquent la natation du spermatozoïde peut être comparée à celle d'un serpent. La tête est toujours la partie poussée en avant. Dans un liquide suffisamment dilué, la *vitesse* de progression des éléments spermatiques est d'environ 3 millimètres par minute. Leur longueur totale étant d'environ 50 μ, on voit qu'en une seconde ils progressent d'une quantité égale à leur propre longueur. Quant à la *direction* du mouvement des spermatozoïdes, les causes qui pourraient la déterminer n'ont pas été étudiées.

Après la mort de l'organisme qui les renferme, les spermatozoïdes continuent à se mouvoir pendant un certain temps, leur survie est plus longue que celle d'aucun autre élément anatomique. On a trouvé des spermatozoïdes encore capables de mouvement dans le canal déférent d'un taureau tué depuis six jours. Dans le col de l'utérus de la femme, on peut trouver, d'après Haussmann, des spermatozoïdes mobiles sept jours et demi après le coït. Chez les invertébrés, les spermatozoïdes peuvent se conserver pendant une période beaucoup plus longue : plus de trois ans dans le réceptacle séminal de la reine (femelle) des abeilles.

Il ne faut pas confondre la motilité avec la vitalité des spermatozoïdes. Celle-ci peut être conservée alors que les mouvements sont abolis. Ainsi les spermatozoïdes des mammifères sont immobilisés par le maintien suffisamment prolongé à une température inférieure à 30°; mais ils reprennent leurs mouvements si on les ramène à leur température normale. Du reste, ils peuvent supporter, sans périr, une température assez basse. D'après Mantegazza, du sperme refroidi à 0° peut reprendre ses mouvements s'il est ramené à 37°. Le sperme des animaux à sang froid peut être porté jusqu'à — 12° (de Quatrefages, expérience sur le brochet) et recouvrer ensuite ses mouvements. L'élévation de la température est, par contre, plus rapidement mortelle pour le sperme des animaux à sang froid que pour celui des animaux à sang chaud. D'après M. Balbiani, les spermatozoïdes de la truite sont tués par une température de + 40°. Ceux de l'homme, d'après Leuckart, ne meurent que vers 53° centigrades.

Vivant normalement dans un milieu légèrement alcalin (liquide des voies génitales mâles et femelles), les spermatozoïdes des vertébrés supérieurs meurent rapidement dans un milieu acide ou trop alcalin. C'est ainsi que l'acidité du mucus vaginal dans certaines maladies peut être une cause d'infécondité. Des solutions acides extrêmement faibles, par exemple l'acide chlorhydrique à $\frac{1}{7500}$ suffisent pour les tuer. L'eau pure arrête immédiatement leurs mouvements, du moins chez les vertébrés supérieurs. Il n'en est pas de même pour les poissons dont la fécondation se fait dans l'eau et dont les spermatozoïdes restent normalement en contact pendant quelque temps avec ce liquide. Les alcalis concentrés tuent les spermatozoïdes, à faibles doses au contraire (solutions à $\frac{1}{100}$ ou $\frac{1}{1000}$), ils activent leurs mouvements et peuvent même les faire reparaître s'ils ont cessé.

II. — MISE EN PRÉSENCE DES ÉLÉMENTS GÉNÉRATEURS. — COPULATION

Copulation. — Chez les animaux à fécondation *intérieure* et chez l'homme, la mise en présence des éléments générateurs ne peut avoir lieu que par le transport volontaire des éléments mâles dans les voies génitales femelles où ils rencontrent l'ovule. Ce transport a lieu par le rapprochement des sexes que l'on nomme accouplement, copulation, coït. Les deux sexes présentent donc des organes destinés à cette fonction et qui sont la verge ou organe d'*intromission* chez le mâle, le vagin ou organe de *réception* chez la femelle. La verge chez l'homme, pendante et molle à l'état habituel, doit, pour pénétrer dans le vagin, se redresser et se raidir. C'est là le phénomène de l'*érection* rendu possible par la présence dans la verge d'un tissu spécial dit *érectile*.

Érection. — Les organes érectiles de l'homme sont constitués par les corps caverneux et la portion spongieuse de l'urèthre avec le bulbe et le gland. Les organes érectiles doivent surtout leurs propriétés à ce fait que leurs artères communiquent avec les veines au moyen de larges sinus, dont l'ensemble forme une cavité cloisonnée, un réservoir multiloculaire. Ces sinus ne sont autre chose que des capillaires extrêmement dilatés, ainsi que le démontre l'observation du développement des organes érectiles. Là, comme ailleurs, les capillaires forment un réseau, aussi les diverses loges des trames érectiles qui cloisonnent ces loges sont formées de fibres connectives et élastiques avec une forte proportion de fibres musculaires lisses. Elles viennent s'appuyer extérieurement sur les membranes fibreuses qui limitent les parties érectiles. L'enveloppe fibreuse des corps caverneux est particulièrement résistante. Elle renferme très peu de fibres élastiques.

Les artères qui fournissent le sang aux mailles des organes érectiles sont remarquables par l'épaisseur de leur tunique musculaire et leur disposition en hélice. Quant aux veines, elles naissent non de toute l'épaisseur de ces organes, mais seulement de leur périphéric; les troncs qu'elles forment par leur réunion cheminent également à la surface des parties érectiles (veine dorsale de la verge).

Deux faits caractérisent l'érection : turgescence et rigidité; ce dernier phénomène est plus marqué du côté des corps caverneux. Pendant l'érection, l'urèthre est dilaté de la fosse naviculaire au bulbe, c'est-à-dire dans toute l'étendue de la gaine spongieuse.

De Graaf, en incisant la verge, liée à sa base, d'un chien en érection, et montrant qu'elle revient à ses dimensions primitives après un abondant écoulement de sang, a prouvé que l'érection est due à une accumulation de sang dans les organes érectiles. Ce sang est du sang artériel. De Graaf admettait une rétention du sang due à la compression exercée sur les veines du pénis par les divers muscles du périnée. L'érection peut être, en effet, déterminée par une compression du plexus de Santorini par la vessie pleine (érection matinale, érection des prostatiques), mais ce n'est pas là une érection complète, utilisable. Bœckel a pensé que les veines efférentes des corps caverneux pouvaient être comprimées dans leur trajet oblique à travers l'enveloppe fibreuse des corps caverneux quand ceux-ci sont gorgés de sang, à peu près comme l'embouchure en bec de flûte de l'uretère est fermée par la pression de l'urine que contient la vessie. Mais la rétention du sang veineux n'est pas tout dans l'érection. Eckhard a montré que la ligature des veines du pénis ne la détermine pas. L'érection est un phénomène actif; pendant sa durée, la pression est augmentée dans les veines dorsales (Lovèn), le sang veineux est rouge et contient plus d'oxygène que le sang veineux ordinaire (Launegrâce). Tout tend à démontrer qu'il y a un apport plus considérable de sang artériel, cette hyperhémie est sous la dépendance du système nerveux. Eckhard (1862), excitant chez un chien le bout périphérique des nerfs sacrés avec un courant interrompu, a vu la circulation du pénis s'activer et amener la turgescence de l'organe. La section des nerfs du pénis amène bien une turgescence, mais moins considérable; il y a donc dans l'érection une véritable vaso-dilatation active (voir p. 511). La ligature des veines efférentes augmente la rigidité de la verge, elle est réalisée sur le vivant par la contraction des muscles du périnée (bulbo-caverneux) et par celle des trabécules musculaires lisses des parties érectiles. En résumé, la turgescence est due à l'afflux sanguin, la rigidité à la contraction musculaire.

L'érection est un phénomène réflexe; il n'est soumis qu'indirectement à l'empire de la volonté qui est impuissante à l'empêcher quand des causes communiquent très largement ensemble. Les trabécules et les lamelles

suffisantes viennent à le déterminer. La *voie centripète* du réflexe est normalement le nerf sensitif de la verge (nerf dorsal). Mais on peut dire que
tous les nerfs de sensibilité spéciale ou générale de l'économie sont susceptibles de servir de voie centripète au réflexe de l'érection. Il peut également
avoir son point de départ dans le cerveau (imaginations, souvenirs, asso-
ciations d'idées, lectures, etc., etc.). Le centre de ce réflexe est situé dans la
moelle épinière, au niveau de la quatrième lombaire chez le chien (Budge).
(Voir les *Fonctions de la moelle*.)— Les voies centrifuges sont les nerfs érecteurs
d'Eckhard dont nous avons déjà parlé et les fibres qui innervent les muscles
bulbo-caverneux, ischio-caverneux, de Wilson, etc., et les muscles lisses des
cloisons des parties érectiles.

Érection chez la femme. — Il existe chez la femme comme chez l'homme
un appareil érectile; mais son développement est bien moindre et son fontion-
nement beaucoup moins nécessaire dans le coït que celui de l'appareil mâle.
Il est constitué : 1° par le *clitoris* analogue des corps caverneux de l'homme :
chacune des racines du clitoris est également entourée par l'ischio-caverneux ;
2° par le *bulbe* du vagin, analogue des corps spongieux de l'urèthre. Chacun
des deux bulbes n'est pas réuni à celui du côté opposé sur la ligne médiane, ils
sont séparés par la vulve. Aussi le muscle bulbo-caverneux est-il divisé en deux
parties, l'une droite, l'autre gauche, dont chacune embrasse la moitié correspondante du bulbe. — Le clitoris et le bulbe ont la même structure que
les organes qu'ils représentent chez l'homme. Le clitoris ne se redresse pas,
comme la verge, pendant l'érection; son extrémité antérieure (improprement
appelée gland) tend au contraire à se recourber davantage vers la vulve et
par conséquent à s'appliquer sur la face dorsale de la verge pendant le coït.
Le bulbe du vagin, comprimé par le constricteur du vagin (bulbo-caverneux)
tend à rétrécir l'orifice vulvaire et par suite à embrasser étroitement la verge.
Enfin les grandes lèvres possèdent un plexus veineux très riche, qui permet
sinon leur érection, du moins leur turgescence pendant le coït.

Le phénomène essentiel de l'érection est l'exagération de sensibilité que
possèdent alors les organes érectiles. Il y a même, pourrait-on dire à ce
moment-là, développement d'une sensibilité spéciale qui ne se retrouve
dans aucune autre surface sensible de l'économie. Mais la sensibilité du gland
ou du clitoris n'a pas en réalité d'excitant spécial comme les organes qui
possèdent une véritable sensibilité spéciale (organes des sens); elle est mise
en jeu par toutes les impressions tactiles, et normalement par le contact de
l'autre sexe.

Les sensations voluptueuses dont sont le siège les organes érectiles pendant
le coït ont pour but d'assurer la reproduction de l'espèce, en faisant de la
copulation, l'acte dont le désir s'impose avec le plus de force. L'érection est
surtout importante chez le mâle car elle se termine chez lui par l'éjaculation
du sperme qui est l'un des éléments essentiels de la fécondation.

Éjaculation. — L'éjaculation est la sortie par jets saccadés et rapides
du sperme hors du canal de l'urèthre du mâle sous l'influence de l'orgasme

vénérien. Mais le sperme destiné à l'éjaculation a parcouru, avant d'arriver dans le canal de l'urèthre, un chemin très considérable. Un spermatozoïde venu de l'extrémité distale d'un canalicule séminifère n'aurait pas parcouru (d'après les mensurations de Sappey) moins de 5 à 7 mètres. (Le canal de l'épididyme déroulé, est long d'environ 6 mètres ; la longueur moyenne d'un canalicule séminifère est de 0^m,75.)

Le système des voies spermatiques peut être comparé, au point de vue de l'hydrodynamique, à un système veineux ; les canalicules séminifères représenteraient les capillaires allant par des réunions successives (réunion des canalicules d'un même lobe, réseau de Haller, vaisseaux efférents) se condenser en un seul canal (épididyme et canal déférent). Le sperme progressant du testicule vers le canal, il est évident que le maximum de pression des voies spermatiques existe au niveau du testicule, le minimum à l'orifice des conduits éjaculateurs dans le canal de l'urèthre. La pression intra-testiculaire est due à plusieurs causes. 1° A la formation continuelle d'éléments spermatiques nouveaux qui chassent devant eux les éléments déjà formés (vis à tergo). — 2° A la congestion sanguine de ces organes sous l'influence des excitations génitales. — 3° Aux secousses imprimées par le crémaster lors du coït et à la pression des fibres lisses du dartos.

FIG. 380. — Voies spermatiques de l'homme.

a, lobes du testicule ; b, rete testis ; c, vaisseaux efférents : d, e, épididyme f, vas aberrans ; g, canal déférent.

— On ne peut faire entrer en ligne comme cause de progression des spermatozoïdes leurs mouvements propres ; ces mouvements n'existent pas dans le testicule, le sperme testiculaire est une masse pâteuse, les spermatozoïdes sont comme agglutinés les uns aux autres. Dans l'épididyme les cils vibratiles de l'épithélium doivent contribuer à faire progresser les spermatozoïdes ; mais à partir de l'origine de l'épididyme les fibres lisses qui entrent dans la structure des conduits vecteurs du sperme permettent des mouvements vermiculaires dont l'importance est très grande dans la progression du sperme. Au niveau de l'ampoule du canal déférent, la paroi de ce canal renferme de petites glandes dont la sécrétion fait subir une première dilution au sperme. C'est probablement cette ampoule qui remplit le rôle de réservoir du sperme souvent attribué aux vésicules séminales ; l'accumulation du sperme dans les vésicules est difficile à comprendre, vu la réunion à angle aigu du conduit excréteur des vésicules et du canal déférent.

Le sperme est versé dans le canal de l'urèthre par les orifices extrêmement étroits, des conduits appelés à tort éjaculateurs. Le peu de force de leurs parois, pauvres en éléments musculaires, ne permet pas de leur attribuer un rôle actif dans l'éjaculation. C'est dans la portion prostatique de l'urèthre, sur les lèvres de l'orifice de l'utricule prostatique et, au niveau de la partie moyenne du veru-montanum, que s'ouvrent les conduits éjaculateurs. On croit généralement que pendant l'érection le veru-montanum subit lui aussi une turgescence qui lui permet d'oblitérer le canal de l'urèthre en arrière de l'orifice des conduits éjaculateurs, ce qui expliquerait pourquoi la miction est impossible pendant l'érection et pourquoi le sperme ne reflue pas dans la vessie. Robin et Cadiat, s'appuyant sur leurs recherches anatomiques, nient la possibilité d'érection du veru-montanum. Il faut donc chercher ailleurs la cause de l'impossibilité de la miction pendant l'érection. Le muscle de Wilson qui embrasse la partie membraneuse de l'urèthre, est, comme nous l'avons vu, contracté pendant l'érection. Entre le veru-montanum et l'étranglement du canal de l'urèthre dû au muscle de Wilson, il existe donc, d'après M. Mathias Duval, une sorte de loge où le sperme s'accumule à haute pression pendant le coït sous l'influence des secousses imprimées au testicule par le crémaster et des mouvements vermiculaires du canal déférent. A ce moment, le sperme est dilué par le liquide des vésicules séminales et celui de la prostate ; il est donc suffisamment fluide pour être projeté sous forme de jet à travers le canal de l'urèthre béant pendant l'érection. L'éjaculation, d'après M. Duval, serait produite par une série de brusques relâchements, suivis chacun d'une courte contraction du muscle de Wilson qui seul fait obstacle à la sortie du sperme accumulé au niveau de la prostate. Ce muscle joue le rôle d'une « écluse livrant par saccades passage au liquide retenu en arrière d'elle ». La surface sensible dont l'excitation amène le réflexe de l'éjaculation est donc la muqueuse de la portion prostatique de l'urèthre, impressionnée par la présence du sperme à une tension suffisante. — Le muscle bulbo-caverneux est aussi généralement considéré comme agissant par ses contractions rythmiques dans l'éjaculation.

Sperme éjaculé. — Le sperme éjaculé est constitué par la *sécrétion sèche* (spermatozoïdes) du testicule, diluée par les liquides des diverses glandes échelonnées le long des voies spermatiques. Ces liquides sont : 1° liquide des glandes du canal déférent, visqueux, de couleur brunâtre ; 2° liquide des vésicules séminales, crémeux, grisâtre, riche en albumine, contenant des cellules épithéliales et des *sympexions* de nature azotée ; 3° liquide prostatique, blanc, contenant des gouttelettes de graisse, des matières albuminoïdes, du chlorure de sodium ; 4° liquide des glandes de Cowper, clair, filant, donne au sperme sa viscosité ; 5° liquide des glandes de Littre, peu connu (mucus uréthral). Le sperme testiculaire est épais, sans odeur, à peine alcalin ; l'odeur particulière du sperme éjaculé n'appartiendrait en propre, d'après Ch. Robin, à aucun des liquides sécrétés dans les voies spermatiques ; elle ne se développerait qu'à la suite du mélange de ces liquides.

La quantité de sperme émis dans une éjaculation varie de 1 à 8 grammes, selon les sujets, et, pour le même sujet elle varie aussi dans un rapport considérable suivant les circonstances.

On entend par éjaculation de la femme, une hypersécrétion des glandes du col de l'utérus vers la fin du coït. Le liquide excrété aurait encore pour fonction de diluer le sperme et de permettre des mouvements plus faciles aux spermatozoïdes. On a aussi appelé éjaculation de la femme, la sécrétion des glandes de Bartholin au début du coït. Mais cette sécrétion a principalement pour but de faciliter le glissement de la verge, elle est moins comparable à l'éjaculation de l'homme que la sécrétion exagérée des glandes du col de l'utérus.

III. — FÉCONDATION. — IMPRÉGNATION DE L'OVULE

Imprégnation de l'ovule. — L'imprégnation de l'ovule, c'est-à-dire sa pénétration par le spermatozoïde et les premiers phénomènes qui résultent de cette pénétration, constitue l'acte essentiel de la fécondation, le but de la copulation et des phénomènes qui l'accompagnent. On peut supposer la fécondation réduite à la mise en présence de l'ovule et du spermatozoïde, c'est du reste à peu près ce qui a lieu chez les vertébrés inférieurs et même chez les poissons, dont les mâles viennent simplement expulser leur sperme sur les grappes d'œufs déposées par les femelles autour des plantes aquatiques.

Les récents travaux de Herman Fol, de O. Hertwig, de Selenka, de Van Beneden, etc., ont jeté un jour tout nouveau sur l'imprégnation de l'ovule et les phénomènes dont l'ovule est le siège avant sa segmentation, phénomènes déjà vus, mais d'une façon incomplète par Ch. Robin. On peut les diviser en : A), phénomènes antérieurs à l'imprégnation de l'ovule, indépendants de cette imprégnation ; — B), imprégnation.

A). L'œuf de l'*Astérias glacialis*, étudié par H. Fol, présente une membrane vitelline molle et mucilagineuse, un vitellus granuleux, une vésicule germinative avec sa tache germinative. Peu de temps après la mise en liberté de cet œuf dans l'eau de mer, la vésicule germinative se rapproche de la surface du vitellus, elle change de forme et ses couleurs perdent leur netteté. La tache germinative disparaît, puis la vésicule germinative déformée s'allonge en un fuseau, à direction variable par rapport à la surface de l'œuf. Ce fuseau est formé de traînées protoplasmiques (*filaments bipolaires*), à chacune de ses extrémités, les réactifs permettent de distinguer un *aster*, petite figure étoilée constituée par des radiations protoplasmiques ; l'ensemble du fuseau et des asters constituent un amphiaster. Cet amphiaster se rapproche de plus en plus de la surface de l'œuf et l'un des asters va soulever le vitellus en un point de cette surface. La petite bosse ainsi formée, parfaitement transparente, se pédiculise et enfin se détache. C'est là le premier *globule polaire*. Après son émission l'amphiaster, réduit à l'un de ses asters, se reforme bientôt et il y a émission d'un second globule polaire.

Fig. 381. — Émission des globules polaires. (Fol.)

formé comme le premier. Ces globules polaires sont de véritables cellules ou plutôt des noyaux (partie essentielle de la cellule) nés par karyokinèse du noyau de l'ovule.

Après l'émission du second globule polaire il reste dans l'œuf un aster qui représente une partie de la vésicule germinative. Cet aster prend la forme d'un petit noyau arrondi qui regagne la partie centrale de l'ovule et que l'on désigne sous le nom de *pronucléus femelle*.

B). Imprégnation. — Elle a été étudiée par H. Fol et Sélenka, sur des œufs d'oursin mis en présence des éléments mâles. Ceux-ci s'avancent en droite ligne vers la couche périphérique de l'œuf. Arrivés dans cette couche molle et mucilagineuse ils y restent englués, seuls les plus vigoureux d'entre eux parviennent à se frayer un passage. Peut-être il y a-t-il là une lutte inconsciente de vitesse ou de vigueur entre les spermatozoïdes et une sélection au profit du plus fort. Quoi qu'il en soit dès que l'un des éléments mâles est arrivé à une distance suffisamment petite de la surface du vitellus, celui-ci émet à la rencontre du spermatozoïde un petit prolongement que Fol désigne sous le nom de *cône d'attraction*. Dès que ce prolongement a pris contact avec la tête du spermatozoïde il se rétracte dans le vitellus entraînant avec lui l'élément fécondateur. La tête seule de cet élément pénètre dans le vitellus, la queue reste engluée dans la membrane vitelline. Parvenue dans le vitellus la tête du spermatozoïde se gonfle, forme un noyau clair qui se rapproche du centre de l'œuf en s'entourant de radiations proto-

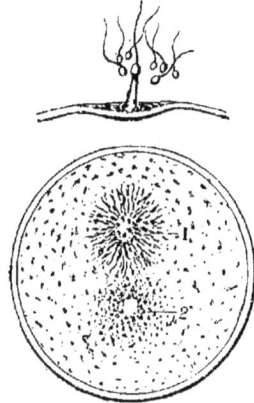

FIG. 382. — Imprégnation chez l'oursin.

Spermatozoïdes et cône d'attraction ; le pronucléus mâle 1, va vers le pronucléus femelle 2. (Fol.)

plasmiques qui en font un *aster mâle*. Celui-ci marche à la rencontre du pronucléus femelle ; arrivé à son voisinage il perd une partie de ses rayons et transformé alors en *pronucléus mâle* il s'accole, puis se confond avec le pronucléus femelle qui s'est creusé en gouttière pour le recevoir. Le produit de la fusion des deux pronucléi est le *noyau vitellin*, point de départ de la segmentation. — Ainsi l'ovule est fécondé par un seul spermatozoïde. Au moment où le contact s'établit entre le cône d'attraction et la tête du spermatozoïde, la couche hyaline qui entoure le vitellus se transforme en une véritable membrane, interdisant l'accès à tout autre élément mâle. Au niveau du cône d'attraction il existe dans cette membrane un petit orifice à travers lequel la substance du cône se continue avec le vitellus et que H. Fol désigne sous le nom de *micropyle d'occasion*.

On peut se demander quelle est la signification des globules polaires, éléments dont on ne voit pas l'utilité puisqu'ils disparaissent après leur émission. Comme tous les organes inutiles (organes témoins) les globules sont probablement des vestiges d'un mode d'évolution primitif de l'œuf, probablement de l'évolution parthénogénésique. Balfour suppose qu'après l'émission des globules polaires ce qui reste de la vésicule germinative dans l'intérieur de l'œuf est incapable de se développer davantage sans l'addition de la partie nucléaire de l'élément mâle ; s'il ne se formait pas de globules polaires la parthénogénèse pourrait exister. Par conséquent l'excrétion de ces globules serait un perfectionnement en rapport avec la fécondation sexuelle.

Les principes de l'anatomie générale permettent d'étendre aux vertébrés, et même aux vertébrés supérieurs les faits observés chez les invertébrés. Du reste, les recherches récentes de Van Beneden (sur la lapine et la chauve-souris) ont montré qu'il existait une très grande similitude entre la fécondation chez les mammifères et chez l'astérias glacialis. Il a également constaté qu'un seul spermatozoïde suffisait à la fécondation d'un ovule. Quand il y a pénétration de deux spermatozoïdes, ainsi que l'ont montré Fol et Selenka, le noyau vitellin formé par la fusion des deux pronucléi mâles avec le pronucleus femelle est plus gros que normalement et il donne naissance, non à un amphiaster, mais à un tétraster de segmentation. C'est là probablement qu'il faut rechercher l'origine des monstres doubles et non dans la fusion de deux embryons primitivement distincts.

Lieu et époque où s'opère la fécondation de l'ovule. — Nous avons dit que l'ovule mettait probablement de 12 à 15 jours pour traverser la trompe. Dans les deux tiers internes de ce conduit il se recouvre d'une couche albumineuse et ne peut être par conséquent fécondé dans cette partie de son trajet. C'est donc sur l'ovaire ou dans le premier tiers de la trompe que la fécondation peut avoir lieu. Coste, en tuant des animaux qu'il avait fait accoupler après l'époque du rut (alors qu'il y avait des ovules dans toute la longueur des oviductes), a constaté qu'aucun spermatozoïde n'avait pénétré jusqu'à la membrane vitelline des ovules situés dans les deux tiers internes de la trompe, ces ovules étant entourés d'une couche albumineuse.

D'autre part Bischoff, puis Wagner et Barry ont trouvé des spermatozoïdes sur des ovaires de chiennes vingt heures après l'accouplement. De ces diverses observations on peut conclure que c'est sur l'ovaire même ou dans le premier tiers de la trompe qu'a lieu la fécondation ; conclusion qui est confirmée encore par les exemples de grossesses tubaires, ovariques et péritonéales.

Comment les spermatozoïdes arrivent-ils des culs-de-sac vaginaux et des environs du col de l'utérus, où les porte l'éjaculation, jusque sur les ovaires ? On a invoqué un grand nombre de causes pour expliquer ce cheminement des éléments séminaux : 1° une aspiration du col de l'utérus sur le sperme, aspiration produite soit simplement par l'érection de l'utérus pendant le coït et l'écartement de ses parois, soit par une série de bâillements rapides du museau de tanche au moment de l'orgasme vénérien. Ce dernier fait a été observé chez une femme atteinte de chute de la matrice. — 2° D'après Coste, le transfert des spermatozoïdes serait un phénomène de capillarité, comparable à l'ascension d'un liquide entre deux lames de verre accolées. Une expérience de Liégeois confirme cette opinion : il enlève les organes génitaux d'une lapine et met du sperme à l'entrée du vagin; quelques heures après, il constate que des spermatozoïdes, vivants ou morts, se retrouvent jusqu'à l'extrémité des trompes. — 3° L'opinion la plus vraisemblable est celle qui attribue le transfert des spermatozoïdes à leurs mouvements propres sans admettre du reste que ces mouvements soient dirigés vers l'ovaire grâce à une sorte d'instinct. Les spermatozoïdes se dirigent dans tous les sens; au bout de quelques heures, on peut en trouver dans toutes les parties des voies génitales. Il faut remarquer que ceux qui pénètrent dans les trompes ont à remonter le courant vibratile dirigé de l'ovaire vers l'utérus. Cette dernière manière de voir sur le cheminement des spermatozoïdes est confirmée par les observations de fécondation, chez la femme, par simple dépôt de sperme à l'orifice vulvaire.

Fécondations multiples. — Le rapport numérique des grossesses multiples aux grossesses simples, chez la femme, est de plus de 1 p. 100 en moyenne. Presque toutes ces grossesses multiples sont des grossesses gémellaires, car si les grossesses *triples* s'observent quelquefois (2,623 cas sur 19,698,322, statistique de Wappœus), les grossesses quadruples et quintuples sont excessivement rares. D'après les statistiques, c'est en Bohême (1 sur 51 accouchements), puis en Angleterre (1 sur 63) que les grossesses gémellaires sont les plus fréquentes. Ensuite viennent l'Allemagne (1 sur 84) et la France (1 sur 92). — Les *conditions* de la multiparité sont : 1° l'âge de la femme et le nombre de ses grossesses; c'est de 23 à 29 ans que les femmes donneraient le plus de jumeaux; les multipares en donnent plus fréquemment que les primipares; 2° l'hérédité. Les femmes jumelles accouchent souvent de jumeaux. Il existe des familles chez lesquelles les grossesses gémellaires sont communes, d'autres où l'on n'en observe pas. — Les *causes* des grossesses gémellaires sont : 1° deux vésicules de de Graaf appartenant soit à un seul ovaire, soit à chacun des deux ovaires, arrivent simultanément à maturité et laissent échapper leurs ovules en même temps; 2° une seule vésicule de de Graaf contient deux ovules; 3° une seule vésicule de de Graaf contient un ovule à deux germes. Ces deux dernières causes ne sont que des hypothèses.

Superfécondation. — La superfécondation est la fécondation *successive* de deux ovules appartenant à une même période d'ovulation. Elle ne diffère donc du premier cas ci-dessus indiqué de la grossesse gémellaire qu'en ce qu'il y a eu deux fécondations au lieu d'une seule. La superfécondation ne peut guère se distinguer de ce cas de grossesse double que si les deux jumeaux ne sont pas de la même couleur, ce qui arrive si une femme blanche a eu des rapports presque simultanés avec un blanc et un nègre.

Superfétation. — C'est la fécondation à des intervalles plus ou moins éloignés de deux ovules appartenant à des périodes diverses d'ovulation. Le second ovule est fécondé alors que le premier est déjà un embryon. Il faut donc : 1° que l'ovulation se manifeste au moins une fois après que le premier ovule a été fécondé, c'est-à-dire après le début de la grossesse; 2° que le sperme arrive dans la trompe entre la caduque utérine et la caduque ovulaire (ces deux caduques se soudent au quatrième mois de la vie embryonnaire). La première condition (menstruation pendant la grossesse) n'a pas été scientifiquement constatée. Beaucoup d'exemples d'enfants mis au monde alors qu'un premier accouchement avait déjà eu lieu quatre mois, trois mois, un mois auparavant, sont sans doute peu authentiques. Il en est cependant quelques-uns relatifs à des enfants vivants et viables nés à des époques assez éloignées (deux ou trois mois), qui ne peuvent être expliqués d'une manière satisfaisante que par la superfétation.

IV. — PREMIERS DÉVELOPPEMENTS DE L'ŒUF FÉCONDÉ. — FORMATION DU BLASTODERME. — DÉVELOPPEMENT DE L'APPAREIL DE NUTRITION DE L'EMBRYON

Segmentation du vitellus. — La fusion des deux pronucléi en noyau vitellin est la cause physiologique qui imprime à l'ovule le mouvement évolutif dont le résultat sera la formation d'un organisme nouveau physiologiquement semblable à ses parents et des organes transitoires lui permettant de se développer dans l'œuf (ovipares) ou dans l'utérus maternel (vivipares).

C'est principalement aux recherches de Bischoff et de E. Van Beneden que l'on doit de connaître les premières phases du développement des mammifères. La description suivante se rapporte à l'œuf du lapin, étudié par Van Beneden.

FIG. 383. — Segmentation de l'ovule des mammifères.

Peu après la rencontre des éléments mâle et femelle, alors que l'œuf se trouve dans la partie externe de la trompe, le noyau vitellin s'allonge, devient fusiforme, puis se divise par karyomitose. Pendant cette division, le protoplasma ovulaire (contenant les granulations du vitellus nutritif dans les œufs holoblastes, tels que ceux des mammifères) se creuse superficiellement d'un sillon dit *sillon vertical*, dirigé suivant le *plan de segmentation*, qui est lui-même perpendiculaire au grand axe du noyau vitellin en voie de division. Le premier sillon vertical se creusant de plus en plus arrive à diviser l'œuf en deux globes accolés contenant chacun un noyau résultant de la division du noyau vitellin. De ces deux globes l'un est un peu plus gros et plus transparent que l'autre, on le nomme globe *épiblastique* ou *ectodermique*, d'après la nature des parties qu'il formera plus tard; l'autre est le globe *hypoblastique* ou *endodermique*. Un second sillon vertical (deuxième stade) perpendi-

culaire au premier détermine la formation de quatre globes, deux épiblastiques, deux hypoblastiques. A ce stade de quatre succède un stade de huit
(troisième stade) dû à la bipartition de chacun des globes par un sillon *équatorial* ou *horizontal*. Au quatrième stade il existe douze globes seulement,
car les quatre globes épiblastiques du stade précédent se sont divisés avant
les globes hypoblastiques. Au cinquième stade il y a seize globes, au sixième
il y en a vingt-quatre. La segmentation des globes épiblastiques marche donc
plus vite que celle des globes hypoblastiques; ils se disposent en une couche

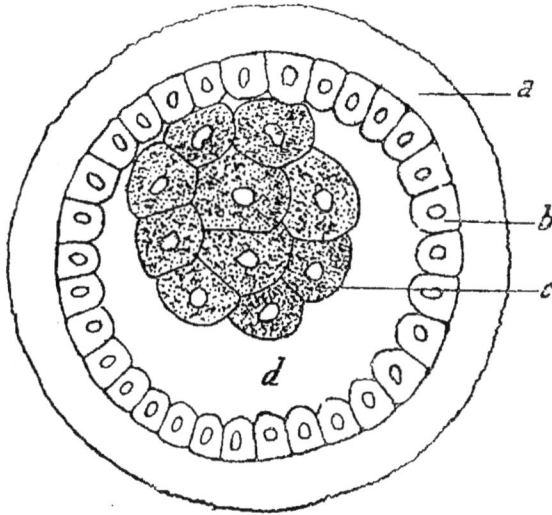

FIG. 384. — Œuf de lapine 70 heures après la fécondation.
a, membrane vitelline; *b*, épiblaste; *c*, masse hypoblastique; *d*, cavité en voie de formation. (V. Beneden.)

continue qui enveloppe partiellement la masse hypoblastique; cet enveloppe-
ment n'est jamais complet, l'hypoblaste reste à découvert par une petite
ouverture de couche épiblastique appelée *blastopore* (V. Beneden).

Tous ces phénomènes demandent environ trois jours; c'est à peu près à
cette époque que, chez le lapin, l'œuf arrive dans l'utérus. Le blastopore se
ferme, une cavité étroite apparaît entre la couche épiblastique et la masse
hypoblastique; elle sépare les deux sortes d'éléments, sauf au point précédemment occupé par le blastopore, au niveau duquel ils restent en contact.
La cavité, remplie du *liquide blastodermique*, augmente peu à peu de capacité par suite de l'extension que prend sa paroi épiblastique.

Vésicule blastodermique. — Il en résulte la formation d'une vésicule, la
vésicule blastodermique, d'environ 0^{mm},3 chez le lapin au troisième jour.
Elle est constituée par une couche cellulaire simple (épiblaste, ectoderme,
feuillet externe du blastoderme, appliquée à la face interne de la membrane
vitelline (enveloppe primitive de l'œuf). Au point précédemment occupé par
le blastopore, une petite masse cellulaire, l'hypoblaste, est accolée à la face
interne de l'épiblaste. La vésicule blastodermique grandit rapidement, la

masse hypoblastique s'étale en couche mince à la face interne de l'épiblaste; sa partie centrale présente deux couches cellulaires, sa partie périphérique est formée d'une seule couche qui prolifère et s'étend de plus en plus loin sous l'épiblaste. On appelle *aire embryonnaire* ou *région tridermique* la partie de la vésicule blastodermique qui présente au-dessous de l'épiblaste les deux feuillets constituant la partie centrale de l'hypoblaste. La *région didermique* entoure la région tridermique; elle est formée par l'épiblaste et

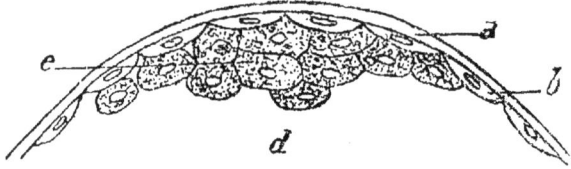

FIG. 385. — Ovule de lapine de 94 heures. — Aire embryonnaire.
a, membrane vitelline; b, épiblaste; c, hypoblaste; d, cavité blastodermique. (V. Beneden.)

le feuillet unique qui forme la périphérie de l'hypoblaste. Le reste de la vésicule blastodermique est seulement constitué par l'épiblaste : *région monodermique*.

Au cinquième jour, l'épaississement hypoblastique central (aire embryonnaire) est nettement divisé en deux couches. La couche inférieure (hypoblaste proprement dit feuillet interne du blastoderme), en continuité avec l'hypoblaste périphérique, est formée de cellules aplaties; la couche supérieure (mésoblaste, feuillet moyen du blastoderme), de petits éléments arrondis. Les cellules plates de l'épiblaste deviennent cylindriques par pression réciproque; de cette déformation résulte un allongement qui fait qu'elles se mettent en rapport par leur extrémité profonde avec les cellules du mésoblaste sous-jacent et paraissent se confondre avec lui, du moins dans la partie antérieure de l'aire embryonnaire. La suite de l'histoire du cinquième jour est assez mal connue. Quoi qu'il en soit, vers la fin du sixième jour l'aire embryonnaire, primitivement circulaire, devient ovale. Dans sa partie antérieure, on trouve seulement deux couches cellulaires (épiblaste et hypoblaste), mais dans sa partie postérieure il existe entre les deux feuillets précédents un mésoblaste. Ce mésoblaste est probablement le reste du mésoblaste d'origine hypoblastique dont nous avons parlé plus haut et qui, pendant le cinquième jour, paraît se confondre au niveau de la partie antérieure de l'aire embryonnaire avec l'épiblaste.

Le septième jour, l'aire embryonnaire devient piriforme, à grosse extrémité antérieure. Vers son extrémité postérieure apparaît la *ligne primitive* qui, en se creusant, forme le *sillon primitif*. En avant de la ligne primitive et sur son prolongement, sur la partie de l'aire embryonnaire qui ne présente momentanément que deux feuillets, apparaît pendant le huitième jour un sillon médian (sillon médullaire) peu profond, limité par deux replis. Ces replis (replis médullaires) décrivent un fer à cheval très allongé, dont l'ouverture, tournée en arrière, correspond à la partie antérieure de la ligne primitive. Ils constituent la première trace définie de l'embryon (future moelle épinière), le sillon primitif étant destiné à disparaître. Le mésoblaste, qui primitivement n'occupait que la partie postérieure de l'aire embryonnaire, gagne graduellement en étendue et finit par occuper toute l'aire embryon-

FIG. 386. — Ligne et sillon primitifs. — Replis médullaires.

naire qui est alors, dans toutes ses parties, composée de trois feuillets. Cependant au niveau du sillon, ou gouttière médullaire, il n'existe pas de mésoblaste. En ce point, l'épiblaste est directement appliqué sur l'hypoblaste. Ce dernier, formé de cellules aplaties dans le reste de son étendue, est, au niveau de la gouttière médullaire, constitué par des éléments cylindriques.

Vers la même époque (lapin, huitième jour), le mésoblaste, alors constitué par plusieurs couches cellulaires contiguës les unes aux autres, se clive en deux lames superposées, séparées par un espace virtuel comme le sont les deux feuillets d'une séreuse et également mobiles l'une sur l'autre. Les parties du mésoblaste adjacentes au sillon médullaire ne se clivent pas; à ce niveau, les deux feuillets mésoblastiques se continuent l'un sur l'autre et s'épaississent considérablement pour former les *masses latérales* situées de part et d'autre de la gouttière médullaire et destinées à former les corps vertébraux et les muscles moteurs des vertèbres. Des deux feuillets formés par le clivage du mésoblaste, l'un — *feuillet fibro-cutané, mésoblaste somatique* — s'accole à l'épi-

FIG. 387. — Division du mésoblaste en deux feuillets.

blaste pour former la *somato-pleure* (paroi thoraco-abdominale, paroi du corps); l'autre — *feuillet fibro-intestinal, mésoblaste splanchnique* — s'accole à l'hypoblaste pour constituer la *splanchno-pleure* (paroi de l'intestin). Entre la somato-pleure et la splanchno-pleure existe la cavité virtuelle dont nous venons de parler et qui n'est autre que la cavité pleuro-péritonéale (ou *cœlome*), plus tard cloisonnée par le diaphragme.

Ainsi différenciés, les feuillets du blastoderme vont, par une série de divisions et de différenciations cellulaires, d'invaginations, de bourgeonnements, etc., donner naissance à deux ordres de formations physiologiquement distinctes : 1° les organes qui servent à la nutrition de l'embryon, c'est-à-dire à l'absorption nutritive, à la circulation embryonnaire et aux excrétions; 2° les organes destinés à fonctionner chez l'adulte (poumons, organes des sens, système musculaire, système osseux, etc., en un mot, la masse du corps de l'embryon).

Nous étudierons seulement les organes de la première catégorie qui seuls ont trait directement à la physiologie de l'embryon. L'étude des autres organes se rattachant à l'anatomie, nous renvoyons, pour le développement de ces organes, aux traités d'embryologie.

Membranes de l'œuf. — L'embryon est un organisme greffé sur un autre organisme aux dépens duquel il se nourrit. Cette nutrition se fait par absorption à travers les membranes embryonnaires des principes fournis par le sang maternel. Ces membranes sont donc les premiers organes à étudier. D'une façon générale, elles ont reçu le nom de *chorion*. Mais il faut distinguer entre le chorion primitif, qui n'est autre chose que la membrane vitelline de l'œuf, et les second et troisième chorions, qui dérivent des feuillets du blastoderme.

La nutrition par absorption de principes fournis par la mère au fur et à mesure des besoins de l'embryon, n'est pas le seul mode de nutrition de cet embryon; il fait même défaut chez les ovipares, dont l'embryon se nourrit aux dépens des éléments accumulés lors du développement de l'œuf (jaune de l'œuf dans les œufs méroblastiques). Nous avons vu que dans l'œuf des mammifères et dans l'œuf humain (œufs holoblastiques) il existe une petite quantité de vitellus nutritif, quantité qui augmente par absorption dans les premiers jours du développement de l'œuf, de manière à constituer une sorte de réserve alimentaire tout à fait comparable au jaune de l'œuf de poule. Ce vitellus nutritif est contenu dans la vésicule ombilicale, qui n'est autre chose qu'une partie développée et différenciée de la vésicule blastodermique.

Que l'œuf soit ou non fécondé, les premiers échanges nutritifs qui s'accomplissent entre lui et le terrain où il se développe (trompe, puis utérus maternel) ont pour siège la membrane vitelline. La muqueuse utérine, lors de l'ovulation, s'hypertrophie, forme des replis plus ou moins profonds; c'est dans un de ces replis que vient se loger l'œuf à sa sortie de la trompe. Au point de contact de l'œuf, il se produit, par voie réflexe, une hypérémie et une suractivité de nutrition de la muqueuse, qui bourgeonne autour de l'œuf, de manière à l'envelopper complètement en formant la *caduque réfléchie* sur laquelle nous aurons à revenir. La membrane vitelline émet alors de petites villosités homogènes qui plongent dans le tissu de la muqueuse comme les racines d'un végétal dans le sol qui le nourrit, et qui ont pour effet d'augmenter l'étendue des surfaces absorbantes. Le rôle de ces villosités est fort actif jusqu'au moment de la formation de la vésicule ombilicale et de son système vasculaire.

Vésicule ombilicale. — Dès les premiers temps de son apparition, l'aire embryonnaire forme une légère saillie à la surface de la vésicule blastodermique. On peut la comparer à une petite nacelle à concavité tournée du côté de la vésicule. Ses bords s'incurvant du côté ventral de l'embryon qui se forme dans sa partie médiane tandis que ses deux extrémités se rapprochent l'une de l'autre, il en résulte une cavité en partie circonscrite par l'embryon mais ouverte du côté de la vésicule blastodermique. C'est là la future cavité intestinale de l'embryon. La cavité primitive de la vésicule blastodermique se trouve donc divisée en deux parties dont la plus petite est la cavité intestinale primitive (partie moyenne du tube digestif), la plus grande constitue la *cavité ombilicale*. Ces deux cavités communiquent par l'ombilic intestinal qui va se rétrécissant et s'allongeant de plus en plus sous les noms de *conduit vitellin* ou *omphalo-mésentérique*. A ce moment, le mésoblaste a subi le clivage en mésoblaste somatique et mésoblaste splanchnique. Il en résulte que la partie juxta-embryonnaire de la vésicule ombilicale a pour paroi la splanchno-pleure, c'est-à-dire l'hypoblaste et le mésoblaste splanchnique, tandis que, au moment de la formation, le reste de cette vésicule n'est limité que par l'hypoblaste. La totalité de la vésicule ombilicale et l'embryon lui-même sont en outre entourés par l'épiblaste. Plus tard, le mésoblaste splanchnique continuant à se

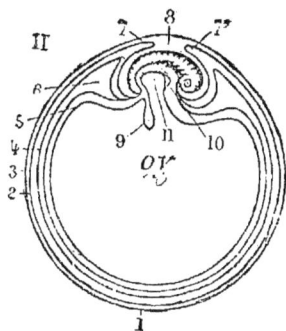

FIG. 388. — Coupe longitudinale de l'œuf.

OV, vésicule ombilicale ; 1, membrane vitelline ou chorion ; 2, épiblaste ; 3, lame externe du mésoblaste (feuillet fibro-cutané,; 4, lame interne (fibro-intestinale); 5, hypoblaste 6, cœlome externe ; 7, capuchon amniotique caudal ; 7', capuchon céphalique ; 8, ombilic amniotique ; 9, allantoïde ; 11, cavité intestinale.

développer par sa partie périphérique en s'insinuant entre l'épiblaste et l'hypoblaste, toute l'étendue de la vésicule ombililicale est limitée par le double feuillet de la splanchno-pleure.

C'est dans le feuillet externe de la splanchno-pleure (mésoblaste splanchnique) ou dans une couche spéciale de ce feuillet que se développent les vaisseaux omphalo-mésentériques destinés à absorber le contenu de la vésicule ombilicale au moyen de l'épithélium hypoblastique qui limite immédiatement cette cavité, de même que plus tard les racines de la veine porte absorberont les matériaux nutritifs contenus dans l'intestin au moyen de l'épithélium intestinal dérivé de l'hypoblaste. La vésicule ombilicale se forme chez l'homme vers la fin de la deuxième semaine, ses vaisseaux apparaissent vers le quinzième jour. Ses fonctions sont très transitoires chez les mammifères; elle est bientôt remplacée par l'*allantoïde*, qui constitue l'organe d'absorption nutritive pendant tout le reste de la vie embryonnaire.

Amnios. — L'incurvation des bords (lames ventrales) et des deux extrémités de l'embryon a pour effet de déterminer tout autour de cet embryon la formation d'une sorte de gouttière creusée à la surface du feuillet externe du blastoderme et séparant l'embryon du reste de cette surface. Le repli de l'épiblaste qui limite cette gouttière extérieurement à l'embryon, apparaît d'abord en avant de l'extrémité antérieure de celui-ci (repli céphalique), il forme un croissant à concavité postérieure. Puis apparaît le *repli caudal* tourné en sens inverse. La continuité entre ces deux replis s'établit bientôt par les *replis latéraux*, et tout l'embryon se trouve entouré par un repli circulaire formé par la réflexion de la somato-pleure (épiblaste et mésoblaste somatique) sur la face dorsale de l'embryon. Par suite du développement de cette

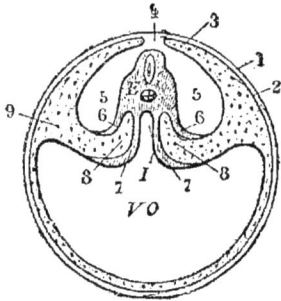

FIG. 389. — Coupe transversale de l'œuf.

1, m. vitelline; 2, épiblaste; 3, capuchon amniotique; 4, ombilic dorsal; 5, cavité amniotique; 6, somato-pleure; 7, splanchno-pleure; 8, cœlome interne; 9, cœlome externe; VO, vésicule ombilicale; I, gouttière intestinale.

membrane les replis céphalique, caudal et latéraux marchent à la rencontre l'un de l'autre vers un point idéal situé au milieu de la face dorsale de l'embryon en circonscrivant une ouverture de plus en plus petite (ombilic amniotique) dont les lèvres finissent par se souder. L'embryon se trouve ainsi enveloppé dans un sac limité intérieurement par l'épiblaste invaginé doublé extérieurement par le mésoblaste somatique; ce sac est l'*amnios*. Quant à la partie du feuillet externe qui n'a pas pris part à la formation de l'amnios, elle n'est pas doublée de mésoblaste somatique. Le pédicule qui existe après la soudure de l'ombilic amniotique, entre l'amnios et la portion non réfléchie du feuillet externe, ne tarde pas à se résorber, et alors l'embryon avec l'amnios et la vésicule ombilicale se trouvent inclus dans une

vésicule formée par l'épiblaste et appelée *deuxième chorion*. — Lors de sa formation, l'amnios est exactement appliqué sur la surface externe de l'embryon, plus tard il est séparé par le *liquide amniotique*. La paroi amniotique est mince, assez résistante, elle est constituée par une couche interne épithéliale qui représente la portion réfléchie de l'épiblaste et par une couche externe fibreuse renfermant des faisceaux conjonctifs, une substance amorphe et des cellules étoilées analogues à celles de la gélatine de Wharton et dérivant du mésoblaste somatique. Cette couche fibreuse renferme en outre des éléments musculaires lisses auxquels l'amnios doit une contractilité marquée. Les nerfs de l'amnios ne sont pas connus. D'après les recherches de Waldeyer, de Dastre, etc., il y existe quelques vaisseaux.

Liquide amniotique. — L'amnios contient un liquide dont la quantité va en augmentant jusqu'à la fin de la grossesse, où il peut en exister un litre. Clair au début, ce liquide devient blanchâtre dans les derniers temps de la grossesse. Il est formé par une forte proportion d'eau (985 parties en moyenne) tenant en solution des sels (chlorures de sodium, de potassium, lactate de soude), un peu d'albumine et de mucosine, un peu de glucose, enfin des produits excrémentitiels (créatine, créatinine, urée). En fait d'éléments figurés on y rencontre principalement des cellules épidermiques desquammées.

Le liquide amniotique provient-il de la mère ou du fœtus? Il est probable qu'il a une double origine. En effet, l'hydramnios, c'est-à-dire la production de liquide amniotique en quantité exagérée, coïncide fréquemment avec l'ascite de la mère; quand il se produit un décollement de la caduque, la paroi utérine, mise à nu en ce point, sécrète continuellement de la sérosité. D'autre part, il paraît assez difficile de nier que l'urine du fœtus soit excrétée dans le liquide amniotique et contribue ainsi à sa formation, si l'on remarque que l'oblitération de l'urèthre chez le fœtus produit presque toujours une distension énorme de la vessie et des uretères. Enfin, d'après Prochownick, la quantité d'urée contenue dans le liquide amniotique serait proportionnelle à l'âge et au poids du fœtus, autre argument en faveur de l'excrétion de l'urine fœtale dans les eaux de l'amnios. Quoi qu'il en soit, tout en attribuant au liquide amniotique une double origine, il est probable que la plus grande partie est fournie par la mère.

L'amnios peut être comparé à une séreuse, mais c'est une séreuse distendue par un liquide qui joue un rôle mécanique très considérable ; il forme autour de l'embryon un coussinet qui le protège contre les chocs, vu la transmission égale en tous sens des pressions par les masses liquides.

Deuxième chorion (Partie extra-embryonnaire non réfléchie du feuillet externe). — Après la fermeture de l'ombilic amniotique et la rupture du cordon cellulaire qui réunit la partie réfléchie de l'épiblaste (ou plutôt de la somato-pleure) avec la partie non réfléchie, l'embryon tout entier, y compris l'amnios et les formations splanchno-pleuriques embryonnaires (c'est-à-dire la vésicule ombilicale et plus tard l'allantoïde) est entouré par le feuillet externe appliqué au-dessous de la membrane vitelline primitive ; c'est là le deuxième chorion ou *membrane subzonale* de Turner (la zona n'est autre chose que la membrane vitelline). Ce deuxième chorion se fusionne avec le premier chorion (membrane vitelline), qui cesse d'être distinct. — D'après Dastre, le deuxième chorion serait formé non seulement par l'épiblaste, mais encore par le mésoblaste somatique, qui lui formerait une sorte de derme. Plus tard, quand l'allantoïde se développe et vient s'appliquer sur la face interne du deuxième chorion, il ne fait que lui fournir des anses vasculaires. En un mot, le deuxième chorion serait le chorion définitif, l'allantoïde ne fait que le vasculariser. Avant d'avoir reçu les vaisseaux allantoïdiens, le deuxième chorion émet des villosités non vasculaires qui pénètrent la caduque. Ces villosités se développent sur toute la surface du chorion ; plus tard, la plupart s'atrophient, elles ne persistent qu'au niveau du placenta.

Vésicule allantoïde et troisième chorion. — L'origine de la vésicule allantoïde, diversement interprétée, a été vue d'une façon certaine par Mathias Duval chez le poulet. Elle y apparaît vers la fin du deuxième jour sous la forme d'une invagination de l'hypoblaste qui pénètre dans le mésoblaste au-dessous de l'extrémité caudale de l'embryon et se dirige tout d'abord en arrière. Puis, par suite de l'incurvation de l'extrémité postérieure de l'embryon, cette invagination hypoblastique, que nous pouvons appeler désormais cul-de-sac allantoïdien, décrit un arc de cercle et tend à se porter de plus en plus en avant, de manière qu'elle devient inférieure puis antérieure. En même temps elle se creuse de plus en plus en refoulant devant elle le mésoblaste splanchnique; elle forme ainsi une sorte de mamelon qui fait saillie entre la splanchno-pleure et la somato-pleure extra-embryonnaires, dans le prolongement de la cavité pleuro-péritonéale ou cœlome externe. La vésicule allantoïdienne constituée intérieurement par l'hypoblaste (couche épithéliale) extérieurement par le mésoblaste splanchnique (couche connective) s'insinue entre le pédicule de la vésicule ombilicale et l'amnios, puis va s'appliquer à la face interne du deuxième chorion dans une étendue qui varie avec les espèces animales. Chez l'homme, le mésoblaste splanchnique de l'allantoïde (sa partie hypoblastique ne tardant pas à s'atrophier) s'étend de manière à envelopper complètement l'embryon. Il se fusionne avec le deuxième chorion de manière à former le *troisième chorion* ou *chorion vasculaire*. Le mésoblaste allantoïdien devient très vasculaire (artères allantoïdiennes ou ombilicales provenant de la partie postérieure de l'aorte), il émet

FIG. 390 et 391. — Développement de l'allantoïde.

1, chorion externe ; 2, épiblaste; 3, allantoïde; 4, vésicule ombilicale et ses vaisseaux ; 5, 5, amnios 6, embryon ; 7, pédicule de l'allantoïde.

des bourgeons contenant chacun une artère et une veine (racine des veines ombilicales) réunies par un réseau capillaire, bourgeons qui, revêtus de l'épithélium du deuxième chorion (feuillet externe) pénètrent la caduque utérine pour former la portion fœtale du placenta.

Le cul-de-sac par lequel débute l'allantoïde se montre avant que la cavité intestinale ne soit fermée par suite de la soudure des splanchno-pleures sur la ligne médiane. Une fois cette soudure effectuée, l'allantoïde née d'une invagination de la splanchno-pleure au niveau de la partie caudale de l'embryon, représentera une vésicule communiquant avec l'intestin postérieur; c'est ce qui permet de dire que l'allantoïde est un cul-de-sac de cet intestin, mais en réalité son origine est antérieure à celle de la cavité intestinale.

L'allantoïde apparaît probablement pendant la troisième semaine chez l'homme A la cinquième semaine, le chorion est vasculaire dans toute son étendue. Puis les villosités vasculaires disparaissent, sauf au niveau du placenta.

L'allantoïde contient un liquide qui a la propriété d'émulsionner les graisses et qui renferme de l'albumine, de l'urée et du glucose.

Membranes fœtales. — Nous avons vu que l'ovule, reçu dans un des replis de la muqueuse utérine, était bientôt complètement encastré dans ces replis et que, outre cette enveloppe d'origine maternelle, il présentait successivement le premier chorion et les deuxième et troisième chorions confondus. Que deviennent ces diverses membranes avec les progrès du développement de l'embryon ?

1° *Membranes d'origine maternelle, membrane externe de l'œuf ou membranes caduques.* — a). *Caduque réfléchie ou péri-ovulaire.* — La caduque est constituée par les replis de la muqueuse qui bourgeonnent autour de l'œuf de manière à l'envelopper entièrement. La face interne est pénétrée par

FIG. 392.   FIG. 393.   FIG. 394.

Mode de formation de la caduque. (Dalton.)

les villosités du chorion, elle ne présente pas de glandes. La face externe lisse est d'abord séparée du reste de la muqueuse utérine par un espace rempli d'un mucus appelé *hydropérion*. Par suite du développement de l'embryon cet espace diminue peu à peu et la caduque réfléchie arrive au contact de la muqueuse pariétale de l'utérus ou *caduque vraie*. Vers le cinquième ou le sixième mois, ces deux membranes commencent à se souder, elles sont entièrement confondues à la fin de la grossesse. Les vaisseaux de la caduque réfléchie s'atrophient rapidement, ils disparaissent vers le troisième mois.

b). *Caduque vraie. Caduque utérine.* — Pendant les deux premiers mois de la gestation l'hypertrophie dont la muqueuse utérine est le siège lors de l'ovulation, se continue. Elle s'infiltre d'éléments embryonnaires, ses vaisseaux sanguins se dilatent, se contournent, ses veines forment des sortes de lacs sanguins. Les glandes deviennent très longues et très flexueuses ; leurs orifices se dilatent ; l'épithélium cylindrique vibratile se desquamme, il est remplacé par un épithélium pavimenteux stratifié (Ch. Robin).

A son tour, après le deuxième mois de la gestation, cet épithélium pavimenteux se détache, les vaisseaux sanguins diminuent de volume, la muqueuse subit une sorte de dégénérescense fibreuse de sorte qu'elle est très amincie quand la caduque réfléchie, qui a subi une atrophie encore plus accentuée, vient se souder à elle. Sous la caduque en voie d'atrophie, se développe une muqueuse utérine de nouvelle formation qui remplace la muqueuse évacuée lors de l'accouchement.

2° *Membranes d'origine fœtale.* — *Chorion.* — Le chorion définitif est constitué par le deuxième chorion et le corps de l'allantoïde. D'après Dastre, le deuxième chorion ne serait pas seulement formé par la partie extra-embryonnaire de l'épiblaste, mais en outre par la partie correspondante du mésoblaste somatique représentant le derme du deuxième chorion; en un mot le deuxième chorion serait constitué par la somato-pleure extra-embryonnaire. L'épiblaste est représenté par une couche de cellules polyédriques infiltrées de granulations graisseuses qui entoure extérieurement le chorion. Quant à la portion fibreuse sous-jacente de cette membrane elle aurait une double origine 1° le mésoblaste somatique ; 2° le mésoblaste splanchnique formant

FIG. 395. — Œuf humain de 15 jours, grandeur naturelle. (Thomson.)
I. Œuf entier avec ses villosités.
II. Œuf ouvert montrant le petit embryon.

FIG. 396. — Œuf humain de 25 jours. (Coste.)
a, chorion ; — b, amnios ; — c, cavité du chorion ; — d, vésicule ombilicale ; — e, pédicule de l'allantoïde ; — f, embryon.

le corps de l'allantoïde. Cette couche fibreuse est constituée par des fibres connectives et des cellules fusiformes et étoilées. Nous avons vu que les artères du chorion proviennent des artères ombilicales et les villosités vasculaires qui occupent primitivement toute l'étendue du chorion, disparaissent peu à peu, sauf au niveau, où la caduque réfléchie se continue avec la caduque utérine (placenta).

Enfin, l'amnios qui, par suite de son développement vient se mettre en contact avec la face profonde du chorion et engaine le pédicule de l'allantoïde, celui de la vésicule ombilicale alors atrophiée, et les vaisseaux ombilicaux, forme à l'embryon une dernière membrane d'enveloppe.

Cordon ombilical. — Le cordon ombilical est d'abord représenté par le pédicule de la vésicule ombilicale et ses quatre vaisseaux omphalo-mésentériques. Bientôt le pédicule de l'allantoïde comprenant les quatre vaisseaux ombilicaux primitifs, s'insinue dans le cordon; ce sont ces vaisseaux ombilicaux (deux artères et une veine) qui en constituent la partie essentielle en reliant le fœtus au placenta. Le pédicule de la vésicule allantoïde et celui de la vésicule ombilicale disparaissent et le cordon est définitivement constitué

par les vaisseaux ombilicaux entourés par une gaine de tissu conjonctif
embryonnaire (gélatine de Wharton) ; cette gaine est elle-même limitée extérieurement par la gaine amniotique qui lui adhère d'une façon intime. La
longueur du cordon est en moyenne de 45 à 60 centimètres, sa grosseur est
variable. Il est en général inséré au milieu du placenta, quelquefois près de
l'un des bords (insertion marginale ou en raquette).

Placenta. — Le placenta est l'organe par l'intermédiaire duquel s'établissent définitivement les échanges nutritifs entre la mère et le fœtus. Il se
présente sous la forme d'une sorte de gâteau de forme ovalaire ou discoïde,
large de quinze à vingt centimètres, épais de un à trois, inséré sur la paroi
utérine par une de ses faces qui est spongieuse et saignante, tandis que l'autre
est lisse et donne attache au cordon ombilical. Il est essentiellement formé

Fig. 397. — Coupe schématique du placenta. (Dalton.)

a, face fœtale ; — *b*, face utérine ; — *c*, orifices des lacs dans lesquels plongent les villosités allantoïdiennes.

par les vaisseaux auxquels l'allantoïde sert de tissu vecteur, vaisseaux qui,
refoulant la partie épiblastique du chorion, constituent des villosités vasculaires allant s'enraciner dans la muqueuse utérine qui prend en ce point le
nom de *muqueuse utéro-placentaire*. Les vaisseaux capillaires de cette muqueuse se dilatent de manière à former des lacs sanguins dans lesquels
plongent les villosités choriales. Telle est la disposition générale du placenta ;
on voit qu'il est formé d'une partie appartenant au fœtus et d'une partie
appartenant à la mère.

a). *Placenta fœtal.* — Les villosités vasculaires de l'allantoïde en se
développant et se subdivisant forment des masses villeuses appelées *cotylé-
dons* qui sont, par rapport au placenta, ce que les lobules hépatiques sont par
rapport au foie. Chaque villosité est constituée par une artériole et une
veinule centrales réunies par un réseau capillaire et entourées par une

atmosphère de tissu muqueux peu abondant. La surface de la villosité est recouverte par un épithélium cylindrique provenant du feuillet externe.

Le tissu de la muqueuse utéro-placentaire bourgeonne et croît autour de chaque villosité de manière à l'entourer dans toute sa partie libre. Langhans a signalé deux sortes de villosités : les plus nombreuses, vasculaires, se divisent en fins prolongements, vraies racines absorbantes qui plongent dans les lacs sanguins maternels ; les autres seraient privées de vaisseaux et iraient se fixer solidement dans le tissu même de la muqueuse utérine.

c). *Placenta maternel.* — Nous venons de voir que le tissu de la muqueuse utéro-placentaire envoie des cloisons entre les villosités fœtales. Un phénomène plus important encore consiste dans les modifications vasculaires dont cette muqueuse est le siège. Dès les premiers mois de la grossesse les capillaires de la caduque utéro-placentaire se dilatent de manière à former une sorte de système caverneux, puis de véritables lacs sanguins dans lesquels plongent les villosités choriales. Au niveau de ces villosités, l'endothélium vasculaire qui limite les lacs sanguins fait défaut d'après Léopold, de sorte que les villosités fœtales sont en contact direct avec le sang maternel, tout comme les villosités intestinales avec les liquides nutritifs que renferme l'intestin.

D'après ce qui précède on voit qu'il n'y a pas d'anastomoses entre les vaisseaux du fœtus et ceux de la mère. C'est ce que démontrent toutes les expériences et la seule observation suffirait à le prouver. En effet, pendant plus de la moitié de la vie intra-utérine, les globules du sang du fœtus sont nucléés; or à aucune époque de la gestation, on ne trouve de globules à noyau dans le sang de la mère.

V. — FONCTIONS DE L'EMBRYON

Circulation; ses trois phases. — L'appareil circulatoire ayant pour fonction de porter dans l'intimité des tissus les éléments nutritifs et respiratoires absorbés au niveau de surfaces spéciales (vésicule ombilicale, placenta, intestin, poumon, branchies), il est évident que la disposition anatomique de cet appareil sera en rapport avec les divers modes de nutrition et de respiration. Or, l'embryon est un organisme qui subit une évolution rapide ayant pour effet de le faire passer de la forme cellulaire primitive (ovule) à celle beaucoup plus complexe nécessitée par la vie dans le monde extérieur [1]. Dans le cours de cette évolution chez les mammifères, les échanges nutritifs et respiratoires avec la mère passent par trois états successifs : 1° jusqu'à la formation de la vésicule ombilicale, il y a absorption des principes fournis par la mère au moyen des seules parois de l'œuf et sans système vasculaire; 2° période d'absorption des matériaux nutritifs accumulés dans la vésicule ombilicale par l'appareil de

[1] Nous ne considérons ici que les animaux arrivés à un degré complexe d'organisation et spécialement les Vertébrés.

la première circulation; 3° période d'absorption des matériaux nutritifs et respiratoires contenus dans le sang du placenta maternel par le sang du placenta fœtal (2° circulation ou circulation placentaire); 4° période extra-embryonnaire : le tube digestif et les poumons entrent en activité et par suite le système circulatoire pulmonaire et le système porte commencent à fonctionner, c'est là la circulation définitive.

Première circulation. — Dans l'aire vasculaire (aire opaque) de l'embryon, les diverses parties du système circulatoire apparaissent sous forme d'îlots cellulaires discontinus qui s'organisent sur place en vaisseaux ou en cœur. Il ne faudrait donc pas considérer les vaisseaux comme des produits

FIG. 398. — Schéma de la 1ʳᵉ circulation. (Poulet du 3° jour.)
c, cœur : — 1. sinus veineux; — 2, veines omphalo-mésentériques; — 3, arcs aortiques; — 4, aorte descendante déjà unique à cet endroit; — 5, canal de Cuvier avec les veines cardinales antérieure et postérieure; — C, artères omphalo-mésentériques; — 7, branches terminales des aortes; — 8, sinus terminal. (Foster et Balfour.)

de bourgeonnement de la paroi cardiaque; le cœur est même, à l'origine, complètement isolé des vaisseaux en voie de formation, de même que ceux-ci sont alors formés de segments discontinus. Le système vasculaire est d'origine mésoblastique (en effet, l'épiblaste et l'hypoblaste forment des épithéliums, lesquels sont dépourvus de vaisseaux). Les premiers vaisseaux apparaissent dans le mésoblaste splanchnique, ce que l'on s'expliquera facilement si l'on songe que leur fonction est d'absorber le contenu de la vésicule ombilicale limitée par ce mésoblaste splanchnique doublé d'hypoblaste (épithélium absorbant comme l'épithélium intestinal qui en dérive).

Cœur. — Le cœur apparaît (pendant la deuxième semaine chez l'homme) sous la forme de deux amas cellulaires situés de part et d'autre de la ligne médiane (Dareste) au côté ventral du pharynx immédiatement en arrière des arcs viscéraux (dont l'apparition est postérieure). Ces deux noyaux primitifs du cœur s'unissent sur la ligne médiane, puis les éléments qui les constituent se différencient : les plus externes en couche musculaire, les moyens en épithélium de l'endocarde, les plus internes en globules sanguins (?). Le cœur est alors représenté par un tube impair et médian, il est animé déjà de battements irréguliers. Le tube cardiaque ne tarde pas à s'incurver en S, de façon que sa partie antérieure artérielle se porte en avant et s'abaisse en même temps qu'elle s'incline à droite; sa partie postérieure, veineuse, se porte à gauche et en arrière de la partie artérielle. Tel est le cœur de la première circulation; on voit qu'il n'est composé que d'une oreillette et d'un ventricule. L'oreillette (chambre postérieure du cœur) reçoit les deux *veines omphalo-mésentériques* qui ramènent au cœur le sang d'un réseau veineux recouvrant toute la surface de la vésicule ombilicale. Le ventricule (chambre antérieure) émet par son extrémité antérieure (bulbe) *deux arcs aortiques*, qui se recourbent en arrière pour aller se réunir en une aorte impaire située au-dessous de la corde dorsale. Après un court trajet, cette aorte se bifurque (artères iliaques primitives futures) et de chacune des branches de bifurcation naissent les artères *omphalo-mésentériques* qui vont former un réseau serré à la surface de la vésicule ombilicale. C'est là un système circulatoire tout à fait élémentaire et que l'on peut théoriquement se représenter comme un cercle vasculaire en un point duquel se trouve un organe d'impulsion (cœur) du liquide sanguin.

Deuxième circulation. — La formation du placenta et la division en deux loges distinctes de la cavité ventriculaire primitive sont les deux principaux éléments de la transformation de cette première circulation embryonnaire (circulation ombilicale) en circulation embryonnaire définitive ou circulation placentaire. La bipartition du ventricule débute par l'apparition dans le fond de la cavité ventriculaire d'un repli semi-lunaire, qui, s'accroissant de plus en plus, forme une cloison inter-ventriculaire complète. La division en deux canaux distincts (aorte et artère pulmonaires) du tronc artériel, unique, primitif est un fait corrélatif de la segmentation du ventricule. Chaque cavité ventriculaire communique avec l'un des orifices artériels, le ventricule gauche avec l'aorte, le droit avec l'artère pulmonaire. Chez l'homme, le cloisonnement du ventricule et du tronc artériel primitif est terminé vers la huitième semaine.

FIG. 399. — Transformation des arcs aortiques chez l'homme.

a, tronc aortique gauche : — *c*, carotides primitives : — *c'*, carot. interne; — *c"*, carot. externe : — *P*, art. pulmonaire; — *p'*, ses branches; — *s*, sous-clavière; — *v*, artère vertébrale; — *b*, canal artériel; — *o*, aorte descendante (Rathke).

Le système artériel est pendant la même période le siège de très importantes modifications également en rapport avec le nouveau système de circulation qui est en train de s'établir. Au-dessous des deux premiers arcs aortiques, déjà décrits à propos de la première circulation, se développent sous forme d'anastomoses transversales entre les branches ascendante et descendante des crosses aortiques, quatre nouveaux arcs aortiques (2ᵉ, 3ᵉ, 4ᵉ et 5ᵉ). Ces cinq paires d'arcs artériels ne coexistent pas, les anciennes disparaissent au fur et à mesure que les nouvelles se forment. Les deux premiers arcs de chaque côté (les plus antérieurs) disparaissent sans laisser de traces. Le troisième forme le point de bifurcation de la carotide primitive. Le quatrième forme à droite la sous-clavière, à gauche, il se dilate pour former la crosse de l'aorte et, plus en dehors, la sous-clavière gauche. Le cinquième arc disparaît à droite, chez les mammifères ; à gauche, il va tout d'abord s'unir au quatrième pour former l'aorte descendante. Dans son trajet, il émet deux branches primitivement faibles, allant chacune se distribuer à l'un des poumons en voie de formation. Plus tard, ces deux branches prennent un développement considérable, de même que le segment du cinquième arc (artère pulmonaire), compris entre le cœur et leur point d'émergence. Elles forment alors les deux branches de bifurcation de l'artère pulmonaire. Quant à la partie du cinquième arc qui s'étend entre elles et l'aorte descendante, elle se développe beaucoup moins et porte le nom de *canal artériel*. Ce canal artériel s'oblitère quelque temps après la naissance, on voit qu'il constitue une anastomose étendue entre l'aorte et l'artère pulmonaire.

Le sang du fœtus est apporté au placenta par les *artères ombilicales* ou *allantoïdiennes*. Ces artères au nombre de deux sont chez l'embryon les branches terminales de l'aorte abdominale, les artères qui vont aux membres inférieurs étant alors très peu développées. Le sang revient du placenta par la veine ombilicale. Il y a primitivement deux veines ombilicales réunies près du cœur, en un tronc unique ; elles se jettent dans le tronc commun des veines omphalo-mésentériques. Bientôt la veine ombilicale droite disparaît, les veines omphalo-mésentériques diminuent de volume par suite de la résorption graduelle de la vésicule ombilicale, elles paraissent alors se jeter dans la veine ombilicale qui vient se placer à peu près sur la ligne médiane. Dès les premiers temps de son apparition, la veine ombilicale est entourée presque immédiatement au-dessous du cœur, par des bourgeons cellulaires, sortes de glandes en tube qu'émet la paroi intestinale et qui formeront la partie glandulaire du foie. Dans le réseau formé par l'anastomose de ces cordons cellulaires, se développe un système vasculaire qui entre en communication avec la veine ombilicale par deux groupes de canaux : les uns sont situés au-dessous du foie, ils conduisent donc dans cet organe une partie du sang de la veine ombilicale (vaisseaux afférents) et représentent les branches de la veine porte ; les autres situés au-dessus du foie, ramènent dans la veine ombilicale le sang qui a traversé le foie (vaisseaux efférents) : ils deviendront plus tard les veines sus-hépatiques. Quant à la portion de la veine ombilicale qui est comprise entre l'abouchement des vaisseaux afférents et celui des vaisseaux efférents, elle constitue le canal *veineux d'Aranzi* et représente la voie directe du placenta au cœur.

Oreillette. — L'oreillette primitive commence à se cloisonner quand la division du ventricule est complète (huitième semaine). La segmentation est déterminée par la formation d'un repli falciforme dont le rebord antérieur s'insère sur la paroi antérieure de la cavité auriculaire, et dont le bord postérieur concave regarde en arrière. Le *sinus veineux*, formé par la réunion du canal d'Aranzi et des veines sus-hépatiques avec la veine cave inférieure encore peu développée, vient s'ouvrir dans la partie droite de la cavité auriculaire; il se continue dans cette cavité par une sorte de demi-canal ouvert en haut et limité par deux bords saillants; le bord droit se continue avec l'éperon inférieur (valvule d'Eustache) du repli semi-lunaire inter-auriculaire, de sorte que l'orifice du sinus est en partie séparé de l'oreillette droite et s'abouche plus directement dans l'oreillette gauche. On appelle *trou de Botal* l'orifice de communication des deux oreillettes.

La valvule d'Eustache et le trou de Botal ont une importance capitale dans la circulation du fœtus. Ils sont rendus nécessaires par le non-fonctionnement du poumon fœtal, et voici comment : le ventricule gauche est le point de départ de l'aorte, artère nourricière de tout le corps. Il faut donc que ce ventricule gauche contienne du sang oxygéné; pendant la vie extra-embryonnaire, les veines pulmonaires lui fournissent ce sang. Mais chez le fœtus ce n'est pas le poumon, c'est le placenta qui est l'organe de l'hématose. Or, la veine du placenta (veine ombilicale), qui joue le rôle de veines pulmonaires, aboutit à l'oreillette droite par le sinus veineux. On voit maintenant l'importance du rôle de la valvule d'Eustache qui guide le sang oxygéné à travers le trou de Botal jusque dans l'oreillette gauche, d'où il passe dans le ventricule du même côté. Le remplacement au point de vue physiologique du poumon par le placenta chez le fœtus et, comme dispositions anatomiques corrélatives, l'existence de la valvule d'Eustache et du trou de Botal, telles sont les différences principales qui existent entre la circulation fœtale et la circulation définitive.

Le placenta n'est pas seulement le lieu de l'hématose du sang fœtal, c'est aussi la surface absorbante des éléments nutritifs du sang maternel; il représente donc à la fois la muqueuse pulmonaire et la muqueuse intestinale, et la veine ombilicale est à la fois une veine pulmonaire et une veine porte. Arrivé au foie, le sang de la veine ombilicale se divise en deux parts : l'une se rend directement dans le sinus veineux par le canal d'Aranzi, l'autre s'y rend également après avoir traversé le système porte du foie. Ce dernier reçoit aussi le sang de la veine mésentérique, qui se jette dans la veine hépatique afférente droite. Le lobe droit du foie reçoit donc un sang mélangé (sang veineux de la veine mésentérique et sang hématosé de la veine ombilicale), tandis que le lobe gauche reçoit du sang

FIG. 400. — Disposition vasculaire avant (I) et après (II) la naissance.

c, cœur : — F, foie ; — *c a*, canal artériel ; — 5, veines sus-hépatiques; — 6, v. cave inférieure; — 7, v. omphalo-mésentérique (future V. porte); — 8, v. ombilicale; — 9, canal veineux. Les parties ombrées, de la fig. II, sont les vaisseaux oblitérés à la naissance.

hématosé pur, d'où sa prédominance de volume chez le fœtus. Au-dessus du foie, le sinus veineux contient un sang mélangé formé par le sang hématosé du canal d'Aranzi et le sang veineux des veines sus-hépatiques et de la veine cave inférieure (veines des membres inférieurs, veines rénales, etc.). C'est ce sang encore riche en oxygène et en matériaux nutritifs que la valvule d'Eustache guide à travers le trou de Botal dans l'oreillette gauche et qui, parvenu dans le ventricule, est lancé par lui dans la crosse de l'aorte. Les sous-clavières et les carotides le portent dans le membre supérieur et dans la tête, et, devenu veineux, il revient dans l'oreillette droite par la veine cave supérieure qui reçoit aussi les veines vertébrales (veines azygos). De l'oreillette droite il passe dans le ventricule droit, qui le lance dans l'artère pulmonaire; une très faible quantité va aux poumons, qui ne fonctionnent pas encore, la majeure partie passe par le canal artériel et va se mêler au sang aortique au-dessous de la sous-clavière. Le segment de l'aorte qui fournit aux membres inférieurs contient donc un sang peu riche en oxygène, aussi le train postérieur de l'embryon se développe-t-il beaucoup moins vite que le train antérieur. C'est du reste, ce sang aortique qui, passant en partie par les artères ombilicales, va s'hématoser de nouveau et se charger de matériaux nutritifs dans le placenta. Les artères ombilicales remplissent donc à la fois le rôle physiologique de l'artère pulmonaire et des artères mésentériques.

Troisième circulation. — La troisième circulation ou *circulation définitive* qui s'établit par le fait de la naissance est caractérisée par la suppression de la circulation placentaire d'où oblitération et atrophie des vaisseaux afférents et efférents du placenta (artères ombilicales d'une part, veine ombilicale et canal veineux d'autre part) et par l'établissement de la circulation pulmonaire d'où développement des artères et veines pulmonaires et oblitération des voies de dérivation qui empêchaient le sang d'aller de l'oreillette droite dans le poumon (trou de Botal) et canal artériel.

Respiration. — La présence de l'urine (résidu d'oxydation des matières albuminoïdes) dans les excrétions du fœtus, les mouvements de celui-ci (cœur, etc.), sa chaleur propre (voy. *Calorification*), l'augmentation croissante d'acide carbonique exhalé par la mère du début à la fin de la grossesse (Andral et Gavarret), démontrent que le fœtus absorbe de l'oxygène et exhale de l'acide carbonique, c'est-à-dire qu'il respire.

Dans les premiers jours du développement, quand l'œuf ne possède pas encore de vaisseaux, il ne respire pas autrement qu'un élément anatomique quelconque; entouré par une muqueuse hyperémiée (caduque), il absorbe l'oxygène contenu dans le sang de cette muqueuse.

L'apparition du système vasculaire est en rapport avec l'augmentation de volume de l'embryon. En effet, l'absorption de l'oxygène par le tégument externe devient rapidement insuffisante, puisque la masse de l'embryon s'accroît suivant une progression géométrique, sa surface suivant une progression arithmétique seulement. Un appareil qui transporte l'oxygène dans le sein des tissus devient donc nécessaire : cet appareil est le système circulatoire, le globule rouge est le véhicule de l'oxygène (oxyhémoglobine). Dès que le système vasculaire de la vésicule ombilicale fonctionne, les globules de l'embryon absorbent l'oxygène des globules maternels (à travers le chorion) et vont le porter dans les divers organes embryonnaires. Il faut remarquer le lien physiologique qui unit l'apparition du globule rouge, véhicule de l'oxygène, et celle du premier organe qui travaille (*primum movens*), qui dépense de l'oxygène pour autre chose que la simple nutrition, le cœur.

La vésicule ombilicale disparaissant rapidement chez les mammifères, le placenta devient bientôt le lieu des échanges gazeux entre la mère et le fœtus. Ce n'est que pendant la phase placentaire, état définitif de la respiration fœtale, que cette respiration est bien connue. Dans les stades antérieurs, les expériences ne sont pas possibles vu la petitesse de l'embryon, on est forcé de s'en tenir au raisonnement; mais à partir de la phase placentaire la plupart des conditions de la respiration fœtale peuvent être étudiées expérimentalement.

Le fait que le placenta est bien la surface respiratoire du fœtus est démontré par les effets de la ligature du cordon ombilical; cette ligature amène très rapidement la mort du fœtus, qui présente toutes les lésions de l'asphyxie.

L'examen des vaisseaux du cordon permet de constater que le sang des artères ombilicales (remplaçant physiologiquement l'artère pulmonaire) est plus noir que celui de la veine ombilicale (veines pulmonaires); le sang que cette dernière ramène au fœtus s'est donc oxygéné dans le placenta.

La présence d'oxyhémoglobine dans le sang du fœtus a été démontrée d'une façon plus précise par Hoppe-Seyler et Zweifel. Ils ont examiné au spectroscope le cordon dans des cas où la ligature de ce dernier avait été faite avant la première inspiration du fœtus, où, par suite, le sang fœtal n'avait pu être oxygéné par la respiration à l'air libre. Ils ont très nettement constaté la présence des raies d'absorption de l'oxyhémoglobine.

Zweifel a fait d'autres expériences qui permettent de constater diverses conditions de la respiration fœtale, notamment de préciser la rapidité des échanges gazeux entre la mère et le fœtus. Ces expériences consistent à ouvrir dans une solution saline faible chauffée à + 38° l'utérus d'une lapine pleine, à la trachée de laquelle on a adapté une canule permettant de la faire respirer artificiellement ou d'arrêter la respiration. Quand la mère respire, les artères ombilicales sont noires, la veine rouge. Si l'on arrête sa respiration, elle présente au bout de trois minutes des phénomènes d'asphyxie, le sang de la veine ombilicale devient foncé, le fœtus *fait des mouvements inspiratoires*. Il faut en conclure que les échanges gazeux entre la mère et le fœtus sont très rapides, le fœtus s'asphyxiant presque en même temps qu'elle. Quant aux mouvements inspiratoires du fœtus, en voici la cause. On sait que le centre inspiratoire, situé dans le bulbe, est excité par la présence dans le sang de l'acide carbonique en trop grande quantité. Tant que cette quantité ne dépasse pas une certaine limite, le centre inspirateur ne transmet pas d'incitation motrice aux muscles inspirateurs; c'est pour cela que le fœtus recevant de l'oxygène du sang maternel ne fait pas de mouvements respiratoires. Mais si la mère s'asphyxie et ne fournit plus d'oxygène au fœtus, l'acide carbonique s'accumule dans le sang de celui-ci; il en résulte une excitation du centre inspirateur et des efforts d'inspiration. Aussi, dans l'accouchement, quand le cordon est lié, le fœtus ne recevant plus d'oxygène du sang maternel commence à respirer. On voit qu'il y a un vrai antagonisme entre le poumon et le placenta, le fonctionnement de celui-ci est la condition d'inactivité du premier. Inversement, si dans l'expérience de Zweifel on mettait le fœtus en communication avec l'air libre et que l'on parvînt à lui faire faire des mouvements inspiratoires, les échanges gazeux placentaires cesseraient ou diminueraient.

Il est donc bien démontré que le fœtus respire et qu'il absorbe son oxygène au niveau du placenta, de même qu'il y élimine son acide carbonique. Mais il nous reste à étudier la partie la plus importante de la respiration : le mécanisme de l'absorption de l'oxygène et son mode d'utilisation par les tissus.

Le placenta joue le rôle du poumon mais n'est pas un poumon. Dans ce dernier, l'air atmosphérique vient se mettre en rapport avec une nappe sanguine dont il n'est séparé que par deux couches endothéliales. Dans le placenta les villosités choriales du fœtus baignent dans le sang maternel, de même que les branchies d'un poisson baignent dans l'eau. Encore y a-t-il là une différence. Dans l'eau, l'oxygène est dissous ; dans le sang, il est, non pas dissous dans le sérum, mais combiné à l'hémoglobine. Gréhant a démontré que l'on pouvait faire respirer le poisson dans des conditions identiques à celles du fœtus. Il a mis un poisson dans du sang de chien défibriné et oxygéné ; le poisson vit ; donc il respire. Il reste cependant, nous semble-t-il, une difficulté à résoudre. Comment les globules du poisson ou du fœtus peuvent-ils déplacer de l'oxygène déjà placé sur des globules ? Il est probable qu'il tend à s'établir entre les globules maternels et les globules fœtaux mis en présence, un équilibre dans la proportion d'oxygène contenu dans l'hémoglobine des deux sangs. Ce qui confirme cette manière de voir, c'est que dans l'asphyxie de la mère, le sang maternel qui se désoxyde de plus en plus, arrive à emprunter de l'oxygène au sang fœtal. Dans ses expériences déjà citées, Zweifel a constaté qu'en arrêtant la respiration de la mère, le sang de la veine ombilicale, normalement rouge (oxygéné), devient de plus en plus noir, plus foncé même que celui des artères du cordon ; il explique ce fait en admettant que l'oxygène du sang fœtal repasse dans le sang maternel, quand celui-ci n'en reçoit plus de l'air extérieur.

Une conséquence de la répartition égale d'oxygène qui s'établit entre les deux sangs est que le sang artériel fœtal ne contiendra jamais autant d'oxygène que le sang artériel maternel, puisque ce dernier ne lui cède qu'une partie de son oxygène. L'observation démontre en effet que le globule fœtal est moins riche en hémoglobine, que le globule de l'adulte. Aussi, la respiration est-elle bien moins active pendant la vie fœtale qu'après la naissance, ce qui s'explique facilement si l'on songe que le fœtus n'a pas à résister aux mêmes causes de déperdition de chaleur que l'adulte et qu'il produit infiniment moins de travail mécanique.

Le fœtus se trouve dans des conditions jusqu'à un certain point comparables à celle du mammifère en état de sommeil hibernal. Ce dernier ne travaille pas, sa respiration est très peu active ; cependant les phénomènes de cicatrisation des tissus se font plus rapidement qu'à l'état de veille. Cl. Bernard l'a constaté sur des marmottes endormies auxquelles il avait pratiqué la section du grand sympathique cervical. Ch. Legros a vu un loir auquel il avait coupé la queue, se refaire cet appendice pendant la période de léthargie. Ces faits sont encore inexpliqués, mais il est bon de les rapprocher de la puissance de croissance des tissus fœtaux ; ils sont probablement dus à des conditions analogues de nutrition.

Nutrition du fœtus. — Deux choses sont à étudier au sujet de la nutrition fœtale : 1° les divers procédés d'absorption que présente le fœtus suivant qu'il est à l'état d'ovule, qu'il possède une vésicule ombilicale ou un placenta ; 2° les aliments dont il se nourrit, leur nature, leur quantité, leur mode d'emploi.

L'ovule, la vésicule blastodermique se nourrissent au contact des liquides maternels sans organes d'absorption différenciés connus. Dès que l'œuf a acquis un certain volume, des appareils spéciaux de nutrition deviennent nécessaires et apparaissent sous la forme de la vésicule ombilicale. Chez l'oiseau cette vésicule renferme toute la masse du jaune (vitellus nutritif) qu'elle absorbe peu à peu au moyen de ses vaisseaux propres, jusqu'à la fin de la vie fœtale. Chez les mammifères, les matériaux nutritifs que renferme la vésicule ombilicale, ne sont emmagasinés qu'après la fécondation, lorsque l'ovule a commencé à se développer. En effet, l'ovule a un diamètre de $0^{mm}2$, quand l'œuf humain a une vésicule ombilicale, il mesure un demi-centimètre, il lui a donc fallu absorber les éléments qui lui ont permis d'augmenter de volume. De même après que la vésicule ombilicale est formée et tout le temps qu'elle fonctionne (les cinq premières semaines), alors qu'il n'y a pas de placenta, le fœtus continue d'absorber par le chorion. En effet, pendant ce laps de temps il augmente de cinq millimètres à deux centimètres et demi. Sa nutrition semble donc se faire en deux temps : 1° absorption par le deuxième chorion des liquides maternels ; 2° distribution de ces matériaux à la masse de l'œuf par les vaisseaux de la première circulation. La vésicule ombilicale est alors comparable à la cavité digestive, et les vaisseaux omphalo-mésentériques à la veine porte.

Vers la sixième semaine, la vésicule ombilicale se flétrit, son rôle cesse, le fœtus entre dans une nouvelle phase d'absorption nutritive.

C'est désormais le placenta qui sera l'organe de cette absorption et il nous suffira de le démontrer pour réfuter du même coup les opinions anciennes d'après lesquelles le fœtus se serait nourri du liquide amniotique (liquide d'excrétion) soit en l'avalant, soit en l'absorbant par les lymphatiques cutanés.

Comment se fait l'absorption au niveau du placenta ? Puisqu'il n'y a pas d'anastomoses entre les vaisseaux maternels et les vaisseaux fœtaux, il ne peut y avoir que des échanges osmotiques, en d'autres termes, il ne peut passer que des matériaux dissous. De fait, on a inutilement tenté de retrouver dans le sang fœtal des poudres à l'état de division extrême (vermillon, encre de Chine, etc.) et même des bactéries injectées dans le sang de la mère (Davaine, Böllinger). Cependant, certaines bactéries extrêmement petites peuvent traverser le placenta. Le Dr Chambrelent, de Bordeaux, pour expliquer comment la variole pouvait se transmettre de la mère au fœtus, inocula à des lapines pleines, du sang de lapin mort du choléra des poules. Les femelles pleines ayant succombé à la maladie au bout d'environ douze heures, on recueillit le sang des fœtus avec les précautions voulues, une partie fut inoculée à des lapins, une autre fut soumise à la culture dans du bouillon de poulet. Les lapins inoculés moururent du choléra des poules, mais au bout de vingt-quatre heures environ seulement, presque tous les ballons cultivèrent. — Il faut donc admettre que le filtre placentaire n'est pas parfait et laisse passer, bien qu'en petit nombre, certains éléments figurés très tenus. Cela explique les cas de variole fœtale et comment la vaccination de la femme enceinte peut procurer au fœtus l'immunité vaccinale. Comme le font remarquer Tarnier et Chantreuil le sang du fœtus est toujours plus hydrémié, plus dilué que le sang maternel, ce qui fait facilement comprendre l'énergie avec laquelle il absorbe les matériaux dissous dans le plasma maternel. Il est même possible que pour cette raison, il se fasse très peu ou même pas d'échange de substances solides dissoutes du fœtus à la mère, tandis qu'il se fait des échanges gazeux dans ce sens.

C'est pour cela peut-être que l'on voit dès l'origine le fœtus posséder des organes excréteurs en activité (corps de Wolff, reins) et s'entourer d'un réservoir dans lequel il excrète les déchets impropres à la vie. On sait en effet que ces déchets contiennent des substances toxiques au plus haut degré (leucomaïnes) qui déterminent les accidents dits *urémiques* quand elles s'accumulent dans le sang.

Une preuve directe du passage à travers le placenta des principes contenus dans le sang de la mère est la constatation dans l'urine ou le sang du fœtus de substances médicamenteuses données à la mère. Benicke a expérimenté dans ce but l'acide salicylique. L'ayant administré à la mère quarante minutes avant l'accouchement, il l'a retrouvé au bout de très peu de temps dans l'urine du nouveau-né. Gusserow a constaté le passage de l'iodure de potassium ; il croyait ce phénomène très lent, mais Porak a trouvé de son côté qu'il suffisait de l'administrer à la mère vingt minutes avant le moment où l'on devait le chercher chez le nouveau-né.

Gilette rapporte des cas dans lesquels, après injection de morphine ou l'atropine à des femmes enceintes, on put constater l'action de ces alcaloïdes sur les nouveau-nés (ralentissement du pouls, dilatation de la pupille).

Enfin Fehling a démontré le passage de l'acide carbonique et du chloroforme.

En somme, il est bien prouvé que les substances dissoutes dans le plasma maternel passent à travers le placenta dans le plasma fœtal. Reste à déterminer quelles sont les substances que la mère doit fournir au fœtus pour son accroissement et en quelles quantités.

Un fait domine la nutrition du fœtus : il s'accroît très rapidement et ne produit pas ou très peu de travail mécanique. On en peut conclure qu'il aura besoin de beaucoup d'aliments histogènes, plastiques (albuminoïdes) et de peu d'aliments dynamogènes ou thermogènes (graisses, hydrocarbures). Ainsi formulée cette conclusion n'est pas entièrement exacte, si le fœtus consomme peu de graisses il en emmagasine beaucoup puisque le nouveau-né est gras. L'oxydation des hydrocarbures produit de l'acide CO_2, cet acide CO_2 du fœtus passe dans le sang de la mère et se retrouve dans les produits de son expiration; or, nous avons vu que la quantité de CO_2 exhalée augmente légèrement à mesure que le terme approche.

Sécrétions du fœtus. — L'oxydation des matières albuminoïdes produit en dernier terme de l'urée. D'après Prochownick, le liquide amniotique renferme toujours de l'urée à partir de la sixième semaine. Cette urée est produite par le fœtus et excrétée tant par la peau que par les reins. La quantité d'urée excrétée pendant le troisième tiers de la grossesse est certainement proportionnelle à la taille et au poids du fœtus; il est probable que le même rapport existe pour les autres périodes. De la sixième à la vingtième semaine on trouve 16 milligrammes d'urée pour 100 cent. cubes du liquide, la trente-huitième semaine 15 à 17 milligrammes; la quarantième semaine, 18 à 19 milligrammes, ce qui fait 19 centigrammes pour la quantité d'urée contenue dans le liquide amniotique, si l'on évalue la quantité de celui-ci à un litre.

Tous ces chiffres et tous ceux qu'a donnés Prochownick ne permettent pas de calculer quelle quantité d'urée excrète le fœtus par kilogramme de son poids et en un temps donné; malgré cela, on peut voir combien cette excrétion est faible par rapport à celle de l'adulte qui est de 1 gramme par kilogramme et par vingt-quatre heures. Si minime qu'elle soit, cette quantité d'urée ne paraît pas provenir exclusivement du fœtus. Ainsi, dans les cas d'hydropisie de l'amnios, la proportion d'urée par 100 cent. cubes de liquide amniotique s'élève de 22 à 34 milligrammes. Dans ces cas-là cependant le fœtus est moins développé que normalement et doit avoir excrété une plus petite quantité d'urée. Il faut donc admettre que, dans ces conditions du moins, une partie de l'urée du liquide amniotique provient de l'organisme maternel.

Le liquide amniotique renferme donc la principale sécrétion du fœtus, l'urée, excrétée par le rein (sous forme d'urine) et peut-être aussi par la peau alors très vasculaire. Une autre sécrétion fœtale est celle de la bile formant le *méconium* (mélange jaune de bile, de mucus et de débris épithéliaux) qui s'accumule dans le gros intestin depuis la fin du cinquième mois. Enfin on peut aussi regarder comme une sécrétion l'enduit visqueux blanchâtre (*vernix caseosa*) qui recouvre la peau du fœtus et résulte de la desquamation des cellules épidermiques infiltrées de graisse et macérées par le liquide amniotique.

En somme, la détermination du bilan nutritif du fœtus, c'est-à-dire des entrées de substances alimentaires et des sorties de produits excrémentitiels, est loin d'être entièrement faite. Au sujet des entrées nous ne pouvons consulter que l'alimentation de la mère. On sait seulement que bien que l'appétit de cette dernière ne soit pas toujours augmenté et puisse même être diminué, les fonctions d'assimilation sont plus actives dans la grossesse. Ainsi, d'après les recherches de Gassner, l'augmentation de poids total pendant les trois derniers mois serait de 1,500 à 3,500 grammes par chaque mois et porterait non seulement sur l'œuf et l'utérus mais sur l'organisme tout entier. Les plus importantes modifications du sang maternel portent sur la fibrine dont la quantité diminue pendant les six premiers mois et augmente dans les trois derniers.

Ce que l'on sait de plus précis sur l'assimilation fœtale est dû à Fehling. D'après lui, l'augmentation journalière proportionnelle des substances albuminoïdes irait en s'accentuant jusqu'au quatrième mois, puis diminuerait jusqu'au neuvième; au contraire, l'augmentation des matières grasses est plus intense au huitième et au neuvième mois que vers le quatrième.

Les substances albuminoïdes passent très probablement à l'état de peptones dissoutes dans le plasma fœtal. Les substances grasses doivent passer aussi à l'état dissous. En effet, Ahlfeld en nourrissant des chiennes pleines avec du lard constata que le sang des fœtus ne contenait pas de gouttelettes de graisse, bien qu'il y en eut dans le sang maternel. La graisse à l'état d'émulsion ne traverse donc pas le placenta.

Glycogénie fœtale. — Dans ses recherches sur la glycogénie, Cl. Bernard avait constaté que cette fonction du foie ne commence que vers le milieu de la vie fœtale. Le glycogène ou plutôt le sucre qui en dérive étant nécessaire au développement d'un grand nombre de tissus, il fallait ou bien admettre qu'il était fourni par la mère, ou bien qu'un autre organe que le foie le produisait chez le fœtus. La première hypothèse n'était pas admissible étant donné que le glycogène existe à l'état de granulations contenues dans des cellules spéciales (où on le reconnaît par l'emploi de la teinture d'iode acidulée qui le colore en rouge vineux) et qu'il ne peut sous cette forme traverser le placenta. Cl. Bernard chercha alors le glycogène dans les organes transitoires de l'embryon. Il le découvrit tout d'abord dans les placentas de cobaye et de lapin où les cellules glycogéniques s'étalent en couches entre la portion maternelle et la portion fœtale du placenta. Chez les ruminants, ce n'est pas dans le placenta, mais à la face interne de l'amnios que se trouvent les cellules glycogéniques. Elles se montrent sous la forme de villosités ou de plaques résultant de la prolifération locale de l'épiderme amniotique (ectoderme). Chez les oiseaux, les cellules glycogéniques forment de petits amas qui occupent les mailles du réseau capillaire de l'aire vasculaire dès sa formation. Ainsi la fonction glycogénique de l'embryon commence avec la vie de celui-ci avant que le foie se développe et possède ses fonctions. Mais dès que les cellules hépatiques produisent du glycogène, c'est-à-dire vers le milieu environ de la vie fœtale (ruminants), on voit les plaques glycogéniques de l'amnios subir la dégénérescence graisseuse.

La matière glycogène paraît nécessaire au développement du protoplasma tant végétal qu'animal. Ainsi les graines (grains de blé, pomme de terre) renferment toujours des matières amylacées ou sucrées. Cependant il faut remarquer que tous les tissus de l'organisme animal ne contiennent pas de glycogène pendant leur période histogénique. En se plaçant à ce point de vue, Cl. Bernard a divisé les tissus embryonnaires en deux classes.

1° *Tissus limitants, surfaces cutanées et muqueuses. Épithéliums. Peau.* La substance glycogène se trouve à l'état diffus dans les cellules de l'épiderme et le derme, dans les sabots des ruminants on en trouve également, on constate qu'elle disparaît dans les parties entièrement formées. Elle disparaît assez rapidement de la peau.

Sur toute l'étendue de la muqueuse intestinale on trouve des cellules glycogéniques. Il n'existe pas de glycogène dans les glandes, mais il en existe dans leurs conduits. Dans le poumon les voies aériennes (bronches et leurs ramifications) qui représentent des conduits glandulaires, possèdent seules des cellules à glycogène.

Il en existe également dans les voies génito-urinaires, jusque dans le rein.

2° *Tissus développés, profonds.* — Les tissus nerveux et osseux ne renferment de glycogène à aucune époque. — Quand les éléments musculaires striés sont en forme de tubes, les granulations qui remplissent ces tubes sont du glycogène. Quand la fibre musculaire est complètement développée, la substance glycogène y existe à l'état diffus.

Il existe également du glycogène dans les muscles lisses. Le glycogène disparaît très rapidement des muscles après la naissance par suite des mouvements de l'animal.

Sur un petit chat au moment de la naissance, Cl. Bernard en a trouvé dans les muscles. Sur un autre, le lendemain, il n'y en avait plus.

Chez l'adulte il n'existe plus de glycogène que dans le foie. Cependant on peut en voir se développer dans un muscle inactif (après section du nerf) surtout si l'animal est bien nourri.

Chez les animaux en hibernation, il y a une très grande quantité de glycogène dans le foie ; il peut même y en avoir dans le poumon et les muscles. C'est là un fait à rapprocher de la rapidité de régénération des tissus chez ces animaux.

Fonctions de relation du fœtus. — *Mouvements.* Bien que le cerveau et la moelle aient, chez le fœtus, un développement relativement plus considérable que chez l'adulte puisqu'ils représentent environ 14 p. 100 de son poids total; leurs fonctions sont nulles et la vie de relation de l'enfant dans le sein maternel se réduit à quelques mouvements évidemment réflexes qu'il exécute à partir du cinquième mois et que la mère perçoit. Placé à l'abri de toute excitation extérieure, le fœtus est plongé dans une sorte de sommeil et, bien que ses sens existent déjà en puissance, aucun excitant ne venant agir sur eux, ils ne peuvent donner lieu à aucune impression.

VI. — DURÉE ET FIN DE LA VIE EMBRYONNAIRE. — ACCOUCHEMENT

Chez l'homme la vie embryonnaire dure 275 jours, c'est-à-dire quarante semaines environ ou neuf mois, comptés à partir de la fin de la dernière menstruation. Mais l'impossibilité (sauf dans quelques cas certains d'un rapprochement unique [1]) de fixer en général l'époque précise de la conception fait que, dans la pratique, les accoucheurs admettent une limite de variation de vingt jours, au delà du terme indiqué plus haut et la loi reconnaît la légitimité de l'enfant né 299 jours après la dissolution du mariage. Le terme normal de la vie embryonnaire peut aussi être considérablement avancé par des causes diverses sans que l'enfant cesse d'être viable. Et aujourd'hui avec l'emploi des *couveuses* on arrive assez facilement à faire vivre des enfants nés à sept mois et même à six mois et demi.

Accouchement. — On trouvera dans les Traités d'accouchement la description et les caractères de la grossesse chez la femme; nous n'avons pas à en parler ici. Nous ne voulons pas davantage étudier le mécanisme de l'accouchement bien que ce soit une fonction naturelle. Nous dirons seulement quelques mots des causes et de la nature de cet acte. — A mesure que l'œuf se développe entouré des enveloppes que lui a fournies l'utérus (caduques), les parois de l'utérus lui-même s'hypertrophient et se vascularisent considérablement. Les fibres musculaires utérines subissent un développement énorme et deviennent très contractiles. Cependant elles ne se contractent que lorsque le terme de la vie embryonnaire est arrivé. A ce moment seulement, elles entrent en jeu et expulsent après un travail de plusieurs heures, le fœtus d'abord, puis ses enveloppes rompues préalablement sous leur effort. Ces contractions peuvent être enregistrées au moyen d'appareils inscripteurs et se montrent en tout semblables à celles des muscles lisses.

La contraction des fibres qui arrive à être très violente (*douleurs, coliques*) se fait d'une façon réflexe; le fœtus étant l'excitant et la moelle lombaire, le centre de ce réflexe. La volonté n'intervient qu'à titre d'adjuvant par la contraction des muscles abdominaux; elle n'est pas indispensable. En effet, la section de la moelle dorsale chez les chiennes pleines n'empêche pas la parturition, non plus que l'anesthésie chloroformique ou le coma éclamptique chez la femme. La nature réflexe des contractions utérines est bien mise en évidence par l'influence des excitations (frictions abdominales, introduction d'éponges vinaigrées) appliquées sur ou dans l'utérus après l'accouchement pour prévenir les hémorrhagies par inertie. De même l'ergotine agit directement sur le centre médullaire lui-même, comme aussi certains états asphyxiques du sang. Ajoutons enfin que, comme tous les autres, le réflexe de

---

[1] Même dans ce cas il peut y avoir une variation de plusieurs jours, la fécondation de l'ovule n'étant pas absolument simultanée avec le rapprochement sexuel. (V. p. 854.)

l'accouchement peut être *inhibé* par certaines influences telles par exemple que la présence d'un étranger dans la chambre de l'accouchée, etc.

Le caractère rythmique des contractions utérines (ou systoles) séparées par des pauses (diastoles), comme les contractions d'un cœur qui battrait très lentement (106 secondes en moyenne), a fait supposer que ce rythme pouvait être, comme pour le cœur, une propriété de la fibre musculaire ou au moins de ganglions nerveux intrautérins. Et, en effet, on a pu voir l'utérus se contracter même après la destruction complète de la moelle.

Quant à la cause qui fait que l'utérus, bien que depuis longtemps contractile, n'entre en contraction, c'est-à-dire n'est excité par le fœtus qu'au bout de 275 jours et non au bout de 260 par exemple (sauf les cas pathologiques), elle est inconnue malgré les nombreuses hypothèses faites à cet égard. Elle rentre dans la catégorie des caractères propres à chaque espèce animale et fixés par une longue hérédité. Pourquoi la vie embryonnaire qui dure 275 à 280 jours chez l'homme et le bœuf, dure-t-elle 350 jours chez le cheval et l'âne, 150 chez le mouton, 60 chez le chien, 30 chez le lapin? Pourquoi l'incubation est-elle de 25 jours chez le canard, de 21 seulement chez le poulet, etc.? Il est évidemment difficile de le dire et peut-être inutile de le chercher.

TABLE
MÉTHODIQUE DES MATIÈRES

PHYSIOLOGIE GÉNÉRALE

PHYSIOLOGIE SPÉCIALE

I. — FONCTIONS A ACTIONS CHIMIQUES

INDEX ANALYTIQUE DES MATIÈRES

H

O

P

X

Y

Z

ERRATA

Page 52. Analyse des globules : *au lieu de* : K Cl 0ᵍ,679, *lisez* : 3ᵍ,679.

P. 60. Avant-dernière ligne : *au lieu de* : rouge, *lisez* : jaune.

— Dernière ligne : *au lieu de* : alcaline, *lisez* : acide.

P. 248. Avant-dernière ligne : *au lieu de* : bullo-caverneux, *lisez* : bulbo-caverneux.

P. 247. 30ᵉ ligne — colluteurs, — collecteurs.

P. 396. 3ᵉ ligne — montre, — montrent.

P. 387. 10ᵉ ligne — le diastole, — la diastole.

P. 493. Légende de fig. — Goltz, — Bezold.

P. 527. fig. 214 (légende) — supérieur, — inférieur.

P. 577. 2ᵉ ligne — Trautveler, — Trautvetter.

P. 586. 7ᵉ avant-dernière ligne — Wolkmann, — Volkmann.

P. 619. Passim — consonance, — consonnance.

P. 435 et 437, redresser les figures 158 et 159.

www.ingramcontent.com/pod-product-compliance
Lightning Source LLC
Chambersburg PA
CBHW060713220326
41598CB00020B/2081